临床微生物学检验

主　　编　王　辉　任健康　王明贵

副 主 编　马筱玲　曹　彬　陈佰义

主　　审　陈民钧　张　正

编　　者（按姓氏汉语拼音排序）

曹　彬	首都医科大学附属北京朝阳医院	宁永忠	北京大学第三医院
陈佰义	中国医科大学附属第一医院	任健康	陕西省人民医院
陈宏斌	北京大学人民医院	苏建荣	首都医科大学附属北京友谊医院
褚云卓	中国医科大学附属第一医院	孙宏莉	中国医学科学院北京协和医院
冯献菊	郑州大学第一附属医院	孙自镛	华中科技大学同济医学院附属同济医院
胡继红	卫生部临床检验中心	王　辉	北京大学人民医院
胡云建	北京医院	王明贵	复旦大学附属华山医院
胡志东	天津医科大学总医院	吴伟元	暨南大学第二临床医学院深圳市人民医院
李若瑜	北京大学第一医院	徐英春	中国医学科学院北京协和医院
廖　康	中山大学附属第一医院	杨　青	浙江大学医学院附属第一医院
刘文恩	中南大学湘雅医院	余方友	温州医科大学附属第一医院
刘颖梅	首都医科大学附属北京朝阳医院	俞云松	浙江大学医学院附属邵逸夫医院
鲁辛辛	首都医科大学附属北京同仁医院	张莉萍	重庆医科大学附属第一医院
马筱玲	安徽省立医院	赵晓涛	北京大学人民医院

编写秘书　宁永忠　归巧娣　常文娇　陈宏斌

人民卫生出版社

图书在版编目（CIP）数据

临床微生物学检验/王辉,任健康,王明贵主编.—北京:人民卫生出版社,2015

ISBN 978-7-117-20521-4

Ⅰ.①临…　Ⅱ.①王…　②任…　③王…　Ⅲ.①病原微生物-医学检验　Ⅳ.①R446.5

中国版本图书馆 CIP 数据核字（2015）第 064395 号

| 人卫社官网 | www.pmph.com | 出版物查询,在线购书 |
| 人卫医学网 | www.ipmph.com | 医学考试辅导,医学数据库服务,医学教育资源,大众健康资讯 |

ISBN 978-7-117-20521-4

临床微生物学检验

主　　编：王　辉　任健康　王明贵
出版发行：人民卫生出版社（中继线 010-59780011）
地　　址：北京市朝阳区潘家园南里 19 号
邮　　编：100021
E - mail：pmph @ pmph.com
购书热线：010-59787592　010-59787584　010-65264830
印　　刷：人卫印务（北京）有限公司
经　　销：新华书店
开　　本：889×1194　1/16　印张：40　插页：4
字　　数：1239 千字
版　　次：2015 年 6 月第 1 版　2022 年 8 月第 1 版第 5 次印刷
标准书号：ISBN 978-7-117-20521-4/R·20522
定　　价：148.00 元

打击盗版举报电话：010-59787491　E-mail：WQ @ pmph.com
（凡属印装质量问题请与本社市场营销中心联系退换）

序 一

我国医学教育中医学微生物学课本的特点为基础微生物学及基础免疫学强,而临床微生物学知识不足。20 世纪 50 年代,医学微生物学系、免疫学系进入基础医学部。部分医院组建了检验科,成立细菌室,但是专业技术工作人员从数量、技术、学历到检测项目都不足,跟不上临床发展的需要,也落后于国外临床微生物学的快速进展。直至 20 世纪 70 年代末,改革开放后,国内临床微生物学明显发展。主要表现在:医疗系及检验系大专生、本科生、研究生先后成为主体;检测项目扩展到细菌、真菌、病毒等多个领域;工作面从医院常规检验到参与感染控制、参加临床会诊和病例讨论,主办各类微生物学、分子生物学、自动化仪器、微生物耐药性研究和监测培训班、学术研讨会;派送中青年专业人员到发达国家和地区留学进修,开拓了临床微生物学新的领域,新生了一批批年轻的感染病学、临床微生物学专家和教授。

王辉等教授在此时主编了《临床微生物学检验》一书,总结了我国现阶段临床微生物学突飞猛进的成果,明确了临床微生物学的工作定义、范围和概念,展现了这一领域中现代医院感染、感染控制、分子检测技术、微生物鉴定、耐药性监测、耐药机制方面的研究;各类大大小小的先进的自动化仪器的引进、实施、成果转化等。这些中青年专家,他们知识新异广博、经验丰富、勇于探讨、敢于革新。许多全国知名的临床专家受邀参与了第一篇感染性疾病的实验室诊断及第三篇病原体的编写。这些专家不仅掌握了很深的感染性疾病学理论基础和临床微生物学领域的知识和规范,而且具有丰富的临床实践经验和创新性的医学研究成果。这些专家的加入构成了本书坚实的临床基础,这是国内同类型书籍的一大进步。本书第二篇有关标本采集、运送和处理的章节,先进、生动、全面而实用,涉及了现代临床医疗发展中出现的各种各样复杂性感染的标本取材和临床微生物检测的流程问题,这些流程较为全面地覆盖了细菌、真菌、病毒、寄生虫等各个检测领域,弥补了大多数国内书籍在这方面的欠缺。本书第三、四、五篇的内容丰富多彩,不仅介绍了国外的最新进展,还融入了作者本人的经验和研究成果。本书的先进性还体现在介绍了近年来新发病原体、新技术,如分子技术和质谱技术等。全书处处可见国际、国内最新的指南和标准化操作规程,同时强调结合临床患者的具体情况进行微生物结果的报告和解释。

希望本书能促进临床医生多了解临床微生物学、感染病学和感染控制学知识,提高感染性疾病的诊治水平,降低感染的发生率和病死率。也特别希望从事临床微生物学检验的专业人员通过阅读此书,逐步构建并丰富自身临床微生物学的知识结构,勤练内功、勇于实践、敢于创新,不断提高自身的专业素质和水平;与此同时,我更深切希望实验室人员能够更多地深入临床,参加查房、会诊、阅读病例,关心患者疾病的发展和转归,关心检验报告对临床诊治的影响,将微生物学检验与临床紧密结合,以便更及时、准确地服务于临床,并不断满足临床的需求。

衷心祝愿我国的临床微生物学事业蓬勃发展!

中国医学科学院北京协和医院

陈民钧

2014 年 10 月

序 二

王辉教授等编著的《临床微生物学检验》一书的出版是我国临床微生物学和感染病学界一件值得庆贺的幸事。该书一改传统医学专科书籍的编写模式,将临床微生物学检验和感染病学有机地结合起来,实现了"无缝对接",科学地解决了基础和临床脱节的问题,正如本书的书名那样她是一部名副其实的"临床"微生物学"检验"。

该书在内容选取和编排上有着许多新颖之处,主要表现在如下一些方面:开门见山,第一篇就系统介绍了人体各部位感染的临床知识,包括该部位感染的概念或定义、常见的病原体、临床诊断、实验室诊断和抗感染治疗,犹如一部少而精的"临床感染病学",充分体现了本书的"临床"特征;基础微生物学和临床微生物学并重,既按照微生物种属分类特征介绍各种病原微生物的基础知识(第三篇),又详细叙述各种临床标本的采样和检验程序(第二篇),使基础服务于临床,体现了本书在基础指导下的临床实用性;临床微生物学的传统基础理论与学科前沿进展相结合,使得本书的内容既经典又现代,体现了学科的与时俱进;在介绍检验技术时,既介绍微生物表型特征的检验技术,又介绍生物组学、免疫学和基因技术,实现了传统技术与现代技术的完美结合。

本书的新颖构思应该归功于编者团队的组成,其中不仅有临床微生物学专家,而且还有许多临床抗感染专家,比如王明贵、曹彬和陈佰义教授等,均是目前工作在抗感染第一线的临床专家,这样的编委组成,在以往的临床微生物学专著中是十分少见的,这种大胆尝试和创新保证了本书的鲜明临床特征和临床实用性。

十分荣幸,我能作为本书最早的一批读者而"一饱眼福"。我由衷地祝贺本书的成功出版,祝愿她成为临床微生物学者和抗感染医生的"良师益友"和工作"伴侣";也祝愿我国的临床微生物学和感染病学在实现中国梦的征途中取得长足的进步。

南京医科大学第一附属医院

童明庆

2014 年 12 月

序 三

　　临床微生物学检验是医学微生物学、检验医学和临床感染病学密切结合的交叉学科,近年来发展极为迅速,但也面临着诸多的问题和挑战。

　　新病原体不断出现　据统计至少有 30 余种新病原体被发现,如轮状病毒、HIV、HCV、HHV-6、HHV-7、HHV-8 型、小 DNA 病毒 B19、大肠埃希菌 O157∶H7、O139 霍乱弧菌、嗜肺军团菌、幽门螺杆菌、伯氏疏螺旋体、人埃立克体和巴尔通体等。新发现的朊粒(prion)可引起羊瘙痒症、疯牛病和人的克雅病和库鲁(Kuru)病,是一种在微生物中尚未分类定位的新种,也属于人兽共患的病原体。此外,近年出现的 SARS 冠状病毒、高致病性禽流感病毒、新型甲型流感病毒和埃博拉出血热病毒的流行使全球公共卫生体系经受了严重的考验。

　　医院感染不断增加　由于人类寿命的延长和社会老龄化趋势,出现了一些免疫功能低下和易感的高危人群。人口的剧增造成环境的污染和恶化,肿瘤和代谢性疾病的增加,住院患者接受手术、各种导管、器官移植、抗肿瘤药物、广谱抗菌药物和免疫抑制剂等,均破坏了机体的免疫功能和正常菌群,导致医院感染的问题突出。

　　耐药问题日趋严重　由于细菌变异、抗菌药物的不合理使用以及感染控制方面的问题,导致对抗菌药物耐药的菌株增加和播散。在社区感染方面,对抗菌药物耐药的肺炎链球菌已成为世界性的问题。而在医院感染中,耐甲氧西林金黄色葡萄球菌(MRSA)已成为细菌多重耐药的典型。此外,20 世纪 90 年代以来,耐万古霉素的肠球菌(VRE)、产超广谱 β-内酰胺酶(ESBL)的革兰阴性杆菌感染已成为临床常见的耐药问题,甚至出现了耐碳青霉烯类的肠杆菌科细菌(CRE)、耐碳青霉烯类铜绿假单胞菌和鲍曼不动杆菌,其中有些菌株对常用抗菌药物几乎全部耐药。如果任其发展下去,细菌耐药的问题必将成为一个重大的公共卫生问题。

　　针对上述问题和挑战,必须加强临床微生物学检验的理论水平、学科建设和人才培养。王辉等教授主编的这本专著对临床微生物学检验作了系统、全面的阐述。全书共分五篇,第一篇为临床篇,系统介绍了人体各系统的感染性疾病的临床与实验室诊断,常见的病原微生物与抗微生物治疗原则;第二篇是检验流程和技术篇,着重介绍各种临床微生物检验的技术和各系统标本检测流程;第三篇是医学微生物篇,详细介绍了细菌、真菌、病毒、寄生虫和其他病原体的分类、致病性和实验室检查方法;第四篇是药敏试验篇,分别阐述了细菌、真菌、病毒等的耐药性及检测耐药性的方法;第五篇是感染控制篇,着重强调临床微生物学与感染控制的关系。本书充分体现了以下特点,即临床与检验结合,诊断与治疗结合,病原学与感染病学结合,把临床微生物学检验的理论、知识与技能融会贯通于感染性疾病的诊断和治疗之中。通篇理论联系实际,紧密结合临床,为检验医学系的学生、临床微生物学检验工作者和进修、实习人员、医院感染控制管理人员和临床感染性疾病专科医生的培养提供了一部很好的参考书,必将为进一步改善和提高我国感染性疾病的诊治水平,为临床微生物学检验的学科发展和人才建设作出重要的贡献。

上海交通大学医学院附属瑞金医院

倪语星

2014 年 12 月

前　言

　　临床微生物学是对感染性疾病的病原(包括细菌、病毒、真菌、寄生虫)进行检测、鉴定和抗微生物药敏试验的一门学科。随着医疗的不断进步,如各种器官移植技术、介入操作的迅速发展,抗菌药物广泛使用而造成的各类多重耐药菌、泛耐药菌的暴发和播散,临床微生物学在现代医学中的地位不断提高。特别是新发和再发感染性疾病的出现、生物恐怖威胁的增加,临床微生物学实验室作为发现病原的前哨,其作用越发凸显出来。

　　临床微生物学实验室主要作用在于:①对感染性疾病做出快速、准确的病原学诊断确诊依据,提供治疗、预防建议和咨询服务,参与疑难性感染性疾病的会诊;②监测和预警院内感染的暴发,确定暴发的来源并及时控制其播散;③参与医疗机构抗菌药物的管理工作;④提供药敏监测数据,为临床经验用药提供指导;⑤开展微生物学研究和教学工作。

　　近10年,我国临床微生物学快速发展。特别是2012年我国卫生和计划生育委员会(原卫生部)出台的抗菌药物专项整治项目中,对我国临床微生物学实验室的建设、临床微生物学标本的送检率等均提出具体要求,这极大促进了学科的发展。具体体现在:①从事微生物学检验的专职人员增加、素质水平提高;②实验室设备先进,大多数二级医院具备全自动血培养系统、自动鉴定和药敏系统,一些三级医院拥有了质谱仪;③疑难菌或不常见菌的诊断水平明显提高;④在国际会议上专题报告、口头发言的人数增多,很多研究论文得到国际同行的认可;⑤国际合作交流日益增多。

　　但我们仍然要清醒地认识到,我国临床微生物学的水平和欧美等发达国家还有相当大的差距;不同实验室水平参差不齐;医疗机构对临床微生物学专业的投入和重视程度还有待提高。总体水平和国际上的差距,深刻地体现在我们的标本量和标本结构组成上。以血培养为例,国内1500张床的三甲医院,血培养的数量为每天40~50瓶,而同级别的美国医院,可达到350瓶;我国大多数实验室收到的首位标本是痰标本,而痰标本在国外大概仅能排到第8位,仅为血培养的十分之一。标本送检率低的原因主要来自两方面:①临床医生的送检意识较为淡薄,很多感染性疾病的诊疗停留在经验用药的层面上,而非基于病原诊断的基础上;②实验室水平、能力不够,检验结果和临床一致性不高,未能取得临床的信任。要想追赶国际水平,必须从这两方面找原因。俗语道,"打铁还需自身硬",微生物学专业人员首先要具备这样的情怀,即"满腔的热情、探索微观世界的兴趣、超强的耐心、负责的态度",在此基础上,苦练基本功,包括镜检、鉴定、药敏、结果报告和解释、新技术手段,熟悉各类感染、各种标本常见的病原谱、各类抗菌药物的药理学特点等。自身素质提高了,方能走向临床,方能和临床有效对话,方能改变临床送检习惯和行为方式。在这个过程中,要抱着"请进来,走出去"的心态,要秉承"愚公移山"精神,要坚持"行动必有改变"的信念,走临床,寻共识。临床最终会从规范的送检行为中获益,他们会慢慢体会到,病原诊断所带来的"柳暗花明"和"峰回路转"的妙处,而我们自身也会感受到临床微生物学专业的价值和乐趣!

　　我们有必要将这些进展、变化现于笔端,呈现给对临床微生物学孜孜以求的同道们。本书正是出于这样的初衷开始编写的,它是国内临床微生物学专业的阶段性总结,承前启后,标志着国内临床微生物学已上新台阶。

　　本书编审团队由近30位来自临床微生物学、感染性疾病学、感染控制领域的专业人士组成。主编和副主编是有丰富临床经验的微生物学和感染性疾病学专家,而主审则是国内临床微生物学领域资深的顶级专家,可谓荟萃精华;临床微生物学一线进行检验、医疗、科研、教学的各方面人士均有参与,可谓众妙兼备。一年来,各位编审人员发奋努力、多方合作、夜以继日、不厌其烦,既有专业撰审的严谨,也有专业建设的热情。

而主编、副主编、主审更是呕心沥血、高屋建瓴、砥砺团队。这样的编审集体精诚团结、敬业奉献,如期奉献给各位读者、专业人士一本非常值得一读的参考书。

本书内容有如下特点:

1. 完整构建了临床微生物学专业的学科基础,囊括临床细菌学、真菌学、病毒学、寄生虫学等几大类微生物学科范畴,对临床微生物学的专业技术、观念、规律进行全面、细致的总结,并兼顾感染性疾病的诊断、治疗、预防和控制,对感染性疾病的主要感染类型、主要标本、主要微生物种属、主要耐药特征、感染控制要点等均进行整体的、充分的阐述。我们希望,一书在手,读者便可一览临床微生物学的根深叶茂!

2. 全面体现临床微生物学和感染性疾病学的学科进展。编审团队组成伊始,主编和主审多次强调学科进展、引文呈现、新内容阐述(新观点、新进展、新角度、新方法、新规律)等要求。在写作过程中,编撰专家阅读大量文献,包括各类感染或实验室诊断的国际指南,并将之有机结合在书籍写作之中。很多作者五易其稿,字斟句酌,旁征博引,深入浅出,很好地落实了实用性、先进性的撰写目标。

3. 精确遵循病原学诊断的工作规范和流程,即由感染性疾病的临床表现开始,引出病原学诊断的标本、由标本处理进抵微生物种属、并进而阐述耐药性和感染控制等相关内容。第一篇(临床部分)以临床诊断和病原学特征并重;第二篇(标本部分)依次强调了适应证、基于临床表现的标本处理流程、结果解释和临床沟通;第三篇(微生物种属部分)各章或节的前言,勾勒了种属鉴定的双歧思路和关键试验,之后按种属分别进行了全面阐述(分类、致病性、实验室检查、结果解释和应用),希望年轻的从业者起始就建立起"微生物鉴定的临床思维",而非"自动化仪器的奴隶";第四篇(药敏试验和耐药部分)既囊括了细菌学、真菌学领域的最新知识,又概述了病毒学的耐药特征和临床影响;第五篇(感染控制部分)则强调了微生物学在感染预防、控制中的作用。新结构体现了新思路,新思路会激发读者的新思考。

4. 本书回答了一线工作者面临的诸多实际问题。比如,血流感染的诊断标准、慢性阻塞性肺疾病急性加重时微生物的作用、各类标本的标准化处理流程和结果解读(特别是正常菌群和致病菌的鉴别)、血培养标准化处理和解释的精细要求、泌尿系统感染的标本处理要点、假体和植入物感染的微生物学检验流程、葡萄球菌和念珠菌分离株的结果解释、耐药性折点建立及修订原则、不常见菌的药敏试验和折点标准等。对一线从业人员而言,这些问题的阐述如同雪中送炭,立竿见影;可以有效地解决实际困难,提升专业水平;有助于及时扭转工作困境,增强专业自信;有助于为患者提供更为优质的专业服务。

本书主要面向临床微生物学、感染性疾病学、临床药学、感染控制学和可能涉及感染亟待病原学诊断的临床分支学科等专业人士,其他如基础微生物学、医学工程和技术等从业人员也会有所助益。本书不仅仅有利于检验医学工作本身,也会有利于临床会诊、科学研究、教学相长、专业管理。可以说本书和一切与感染及微生物学有关的从业人员都息息相关。

当然,本书也存在不足,主要体现在:

1. 本书强调实用性,但是部分领域由于国内自身积累的经验不足,导致相关内容有待充实和完善。随着国内临床微生物学的发展、文献的逐步丰富,下次再版时,本书的基础会更广泛、深入和扎实。

2. 就专业领域而言,深浅、宽窄不同。四大类病原(病毒、细菌、真菌、寄生虫)中一些种属相对涉及较少,如寄生虫。相关科研、教学、管理等阐述不够。

由于时间关系,本书其他错误、不足在所难免,敬请诸位读者谅解和指正,我们将以匡不逮。

最后,感谢各位编委、主审、编写秘书的辛勤工作,感谢人民卫生出版社的大力支持!更要感谢此书出版后,未来的您——每一位读者!相信每位读者的宝贵意见会让我们这本书不断进步。

我深信,临床微生物学的未来充满希望!

北京大学人民医院

王　辉

2014 年 8 月

目　录

第一篇

感染性疾病的实验室诊断

第一章

概　述

一、诊断原则

感染性疾病诊断分为三个层次：①确定是感染性疾病还是非感染性疾病；②确定感染部位；③如有可能，明确感染性疾病的病原学。感染性疾病诊断还需要考虑患者的宿主因素，如年龄、是否有糖尿病等基础病、是否存在免疫缺陷。

对于危及生命的严重感染，特别是需要长时间抗感染治疗的疾病，如心内膜炎、化脓性骨关节炎、脑膜炎，应该积极寻找病原学证据。另外，当感染性疾病患者对经验性抗感染治疗反应不佳时，也需要找到病原菌，或者排除非感染性疾病因素。

病原学诊断是感染性疾病诊断的金标准，只有了解病原学和药敏结果，才能真正做到选择正确的抗菌药物和合理用药，同时避免耐药的发生。最终可以节省医疗花费，减少住院时间，降低病死率。对临床医生而言，优化病原学诊断有三点要求：①临床医生采集合格的标本；②标本及时送达微生物学实验室；③如有可能，使用抗菌药物前留取标本。

1. 微生物学实验室与临床医生密切沟通，准确诊断感染性疾病　感染性疾病的病原学诊断包括从留取标本到获得药敏结果，是一个复杂的过程。无论是临床医生还是微生物学家，如果能熟悉整个过程，无疑对提高病原学检出率、指导合理使用抗菌药物有帮助。临床医生与微生物学家应该"优势互补"，共同进步。没有微生物学检验，临床仅仅是"经验主义"，抗菌药物的使用常常是无根据的；而没有临床，微生物学检验也就成了"无源之水"。

临床医生要熟悉各种细菌/真菌/分枝杆菌的形态、细菌/真菌鉴定和培养的操作常规，以及对各种抗菌药物的药敏规律。微生物学家还要起到架起临床与微生物学实验室之间桥梁的作用，并把细菌鉴定和培养的信息以最快的速度反馈回临床。微生物

学家还需要主动走出实验室，走到临床一线，帮助不太熟悉感染性疾病的医生解决临床难题，指导医生了解标本留取的要求、如何正确判读药敏报告、如何正确控制院内感染等。

对于任何一例感染性疾病，如果临床医生都能积极地追求病原学诊断，为一份痰、一份血、一份脑脊液标本多跑几次微生物学实验室，这样的医生一定能掌握必要的病原学知识，这样的医生也一定能成为合理使用抗菌药物的专家。同样道理，微生物学家如果发现了有重要临床意义的微生物学结果，比如阳性的血培养、脑脊液发现革兰阴性双球菌、脑脊液墨汁染色阳性、痰或支气管肺泡灌洗液发现抗酸杆菌、发现少见的耐药表型，主动和临床医生沟通，详细了解患者的临床表现和影像学特征，并向医生解释微生物学检验结果，这样不但可以提高病原诊断和治疗成功率，而且对于微生物学家也是重要的学习过程，不断促进微生物学家能力的提高。出色的微生物学家都经常到临床参加会诊和讨论，通过为感染性疾病患者提供高质量的会诊，和临床医生共同成长和提高。

2. 重视病史询问，鉴别感染性疾病和非感染性疾病　成功鉴别感染性疾病和非感染性疾病，不可能是一朝一夕之功。临床医生需要格外重视详细的病史询问和体格检查，不断总结经验教训，积累临床经验；用病原学诊断不断纠正自己临床诊断的偏颇。由此可见，重视内科基本功的训练，是提高感染性疾病和非感染性疾病鉴别诊断的最重要方法。

例如：仅仅根据发热症状和胸部影像学表现，不足以诊断医院获得性肺炎[1]，还需要仔细作出鉴别诊断：①老年男性，有长期吸烟史，出现咳嗽、咳痰表现，经抗感染治疗无明显缓解者，需进一步检查有无肺癌；②患者除了肺部症状，还有鼻出血、血尿、胃肠道出血、蛋白尿、皮下结节、坏死性溃疡及浅表皮肤糜烂，要考虑结缔组织病的可能。

3. 合格标本多次送检,重视微生物学检验标准化,提高病原学检出率 一个很简单的道理:如果临床医生不能给微生物学实验室送合格标本,就谈不上病原诊断,微生物学家这时真是"巧妇难为无米之炊"[2]。社区获得性肺炎在留痰之前哪怕用过一次抗菌药物,像肺炎链球菌和流感嗜血杆菌这样的苛养菌可能就培养不出来;血培养送检标本量和检出率有直接关系,标本量越大检出率越高;外科伤口感染如果拿棉拭子采集脓液送检,细菌培养阳性的机会大大下降,因为拭子只能蘸取 150μl 液体,而且厌氧菌在拭子中不能存活;疑似肺结核的患者,医生在患者留痰前花 2~3 分钟辅导标本留取要点,就能提高送检标本质量,提高检出率[3];有些情况下,还需要积极创造条件、抓住时机进行手术或者活检,因为组织标本对于明确病原诊断更有意义。

像临床医生重视病史采集和体格检查等基本功的训练一样,微生物学家也要格外重视微生物学检验基本功的训练,特别重视标本接种的标准化和显微镜检查。例如:如果痰细菌培养不能仔细做到三区划线,就无法获得单个菌落;如果没有获得纯培养,药敏结果就可能出现假阳性。虽然分子生物学技术不断发展,但是微生物学检验还类似于病理诊断,更多依靠微生物学家肉眼和显微镜下观察,临床经验对于微生物学鉴定有重要意义。

4. 正确理解药敏结果 当微生物学实验室从临床标本中分离出菌株后,下一步将进行体外药敏试验(AST),并按照美国临床实验室标准化委员会(Clinical and Laboratory Standards Institute,CLSI)指南进行结果判定。AST 结果是按照最低抑菌浓度(minimal inhibitory concentration,MIC)来报告的,根据 CLSI 的判定标准,结果可以释解为"敏感(sensitive,S)"、"耐药(resistance,R)"、"中介(intermediary,I)"或"剂量依赖型敏感(SDD)",目的是通过体外试验预测某种抗菌药物对某种病原菌临床治疗效果(成功还是失败)。

体外药敏结果的解释需要注意以下几点:

(1)首先医生要结合临床资料,判断所分离的病原菌是否是真正的致病菌。

(2)同一株菌不同抗菌药物之间的 MICs 值并不能直接比较。比如,一株大肠埃希菌,环丙沙星 MIC 为 2mg/L,头孢他啶 MIC 为 1mg/L,并不代表头孢他啶抗菌能力是环丙沙星的两倍。

(3)针对不同感染部位,AST 结果解释不同。虽然对于某些菌,CLSI 给出不同感染类型的药敏折点(例如肺炎链球菌对青霉素、头孢曲松等具有脑膜炎和非脑膜炎两种不同的药敏结果判定标准),但是目前 CLSI 还无法对所有的菌都制定出不同感染类型的判定标准。

(4)临床应注意实验室使用的药敏试验的折点的版本和范围。虽然 CLSI 每年都对药敏折点进行修订和更新,但实验室由于设备等条件所限,可能不能及时进行更新。

(5)目前某些药物的药敏折点的设定是基于检测出耐药菌来,还缺乏大量的临床数据。如肠杆菌科中碳青霉烯类的敏感性折点。

5. 传统方法与分子生物学诊断技术相结合,提高病原诊断率 随着 SARS 冠状病毒、高致病性 H5N1 禽流感病毒、新型甲型 H1N1 流感病毒,以及人感染 H7N9 禽流感病毒等新发呼吸道感染不断出现,分子生物学诊断已经成为临床微生物学实验室的不可缺少的检验技术,而且必将越来越受到重视。北京朝阳医院调查发现流感病毒、副流感病毒、腺病毒以及偏肺病毒引起的肺炎占门诊肺部感染的 9.6%,因此,病毒性肺炎不容忽视[4]。以前,采用传统方法检测,社区获得性肺炎的病原学诊断阳性率最高的只有 50%[5]。通过分子生物学诊断,我们对不明原因肺炎的认知程度逐渐增加。近期研究表明,应用分子生物学诊断方法,肺炎病原学检出率可以提高到 67%。与传统微生物方法比较,实时定量 PCR 技术不但可以提高呼吸道病毒的检出率,也可以提高肺炎链球菌的检出率[6]。分子生物学检测方法将成为实验室诊断主要的发展方向。

目前,分子生物学检测方法的研究热点是:①高通量:可以同时检测多种病原体;②标准化:包括从检测样本的选择、核酸提取方法和反应体系的优化,以及最终的结果判读标准等;③自动化:可实现从核酸提取到检测完成的全程自动化[7]。

总之,在细菌耐药受到广泛关注的今天,临床医生需要改变盲目依靠新的广谱抗菌药物来应对难治性感染的习惯。根据病原学结果,谨慎选择窄谱抗菌药物,才是科学的应对之道。临床微生物学实验室也需要不断采用新的病原学诊断方法,大力培养临床微生物学专家,不断提高能力,来满足感染性疾病诊治的需要。临床微生物学家不仅仅在实验室内部进行病原学检测,还肩负着病原学结果解释的重任。临床微生物学家需要经常走出实验室,参加临床感染性疾病的会诊工作,和临床各科进行联系,共同讨论感染症的诊断和治疗问题,提出相应建议和措施,并对技术工作进行检查和指导。

二、治疗原则

不合理使用抗菌药物导致耐药菌产生和传播,很多以前可治的细菌感染现在变成"不治之症"。2006 年美国感染性疾病学会(Infectious Diseases Society of America,IDSA)提出"Bad bugs,no drugs",提醒临床医生合理使用抗感染药物。2009 年 IDSA 再次发表社论,提醒临床医生警惕六种耐药菌(ESKAPE)感染,包括:屎肠球菌(Enterococcus faecium,E)、金黄色葡萄球菌(Staphylococcus aureus,S)、肺炎克雷伯杆菌(Klebsiella pneumoniae,K)、鲍曼不动杆菌(Acinetobacter baumannii,A)、铜绿假单胞菌(Pseudomonas aeruginosa,P)、肠杆菌科细菌(Enterobacteriaceae,E)[8]。面对细菌耐药难题,2011 年世界卫生日提出口号"antimicrobial resistance:no action today,no cure tomorrow(今天不采取行动,明天就无药可用)"[9]。另外,不合理使用抗菌药物不仅达不到治疗效果,还增加药物不良反应,并造成医疗花费的增长。

选择合适的抗菌药物,要遵循下列三个原则:首先要判断是不是感染;其次要正确理解经验性治疗和目标治疗;再次要了解抗菌药物的药代/药效学、副作用,以及影响抗菌效果的宿主因素。

1. 鉴别诊断是选择合适抗菌药物的基础。选择抗菌药物要把握一个原则,如果不是感染性疾病,尽量不用抗菌药物。当临床鉴别诊断困难时,抗菌药物的使用时机由疾患的危急程度决定:当怀疑脓毒症休克、发热伴粒细胞缺乏、细菌性脑膜炎时,抗菌药物应该立即给予,不能迟疑。但是,如果患者生命体征稳定,一般情况好,可以先不着急应用抗菌药物,先深入地了解病史,做全面的体格检查和必要的实验室检查,同时还要更加积极地寻找病原学证据。特别是亚急性感染性心内膜炎、脊柱骨关节炎,因为需要数周时间抗菌治疗,就需要在多次留取血培养以后再开始抗菌药物治疗。过早使用抗菌药物将抑制细菌生长,丧失掉病原诊断的机会。

2. 经验性抗菌治疗不是盲目治疗,而是在深入了解病原流行病学基础上的科学的抗菌治疗。

因为病原学结果常常需要等待 24~72 小时,因此,初始抗菌药物的选择常常是经验性的。但是,经验性选择抗菌药物绝对不是盲目选择,而是应该建立在对感染部位、宿主因素和病原流行病学深入了解的基础上。

(1)社区获得性皮肤软组织感染常见致病菌为链球菌属和葡萄球菌属;急诊细菌性脑膜炎常由肺炎链球菌或者脑膜炎奈瑟菌感染引起;医院获得性导管相关性血流感染常常由定植在皮肤表面的葡萄球菌引起。因此,选择抗菌药物就需要针对这些感染部位常见的病原菌选药。

(2)经验性选择抗菌药物要参照当地各种感染的病原学类型和常见耐药表型。

(3)经验性应用抗菌药物后要密切随访。如果是感染性疾病,而且抗菌药物选择得当的话,一般 48~72 小时见效。如果加用抗菌药物后 72 小时无效,或者病情继续加重,就需要考虑:是否为非感染性疾病? 感染灶是否未清除或引流不畅? 是否存在特殊感染(结核分枝杆菌、诺卡菌、肺孢子菌等)?

经验性抗菌药物治疗过程中,一旦病原学结果和药敏结果明确,就需要根据药敏结果调整用药:从联合治疗改为单药治疗;从广谱抗菌药物改为窄谱抗菌药物;选择价格便宜药物,降低花费;选择毒副作用小的抗菌药物。

3. 了解抗菌药物药代/药效学和宿主因素,抗菌药物选择"知己知彼"。要想合理选择抗菌药物,必须掌握常用抗菌药物的药代学和药效学。根据药代学/药效学(pharmacokinetics/pharmacodynamics,PD/PK)理论,抗菌药物的疗效可以分成两大类,一类"时间依赖性",以 β-内酰胺类为代表,疗效与 T>MIC(最低抑菌浓度)有关,要发挥这类抗菌药物最佳的疗效,必须一天多次给药;另外一类为"浓度依赖性",以氨基糖苷类(疗效与峰浓度有关)和氟喹诺酮(疗效与 AUC/MIC 有关)为代表,这类抗菌药物可以一天一次给药。

选择合适的抗生素,还应该充分了解各种抗菌药物的作用机制、抗菌谱、适应证、禁忌证、常见副作用和常用治疗剂量等知识。

对于严重感染,如心内膜炎和脑膜炎,常常需要选择杀菌剂。根据抗菌药物作用机制,直接作用于细菌的细胞壁(β-内酰胺类)、细胞膜(达托霉素)和 DNA(氟喹诺酮)的抗菌药物,能够直接造成细菌死亡,称为杀菌剂。而抑制蛋白质合成的称为抑菌剂(磺胺、四环素、大环内酯)。但是,这种区分不是绝对的,对某些细菌是杀菌剂的抗菌药物,对另外一些细菌可能为抑菌剂。

抗菌药物常见的不良反应包括直接作用和间接作用两种。直接作用:①药物过敏:表现为 IgE 介导的过敏性休克,以及皮疹、药物热。研究表明:抗菌药物相关不良反应占急诊就诊的药物不良反应的19%,其中过敏反应占抗菌药物不良反应的79%[10]。②肝、肾、血液、耳、神经毒性反应:这种不良反应常常出现在过量使用和长时间使用抗菌药物的时候。因此,对于治疗剂量和中毒剂量接近的抗菌药物(如万古霉素、多黏菌素),常常需要监测血药浓度。并根据机体肝肾功能状况,适当调整剂量,减少毒性作用。③药物相互作用:这种情况常常出现在不同抗菌药物竞争同一种代谢途径,如利福平是细胞色素 P450 酶系统的诱导剂,而大环内酯和唑类抗真菌药是 P450 的抑制剂。抗菌药物联合治疗(万古霉素、氨基糖苷类)可以引起严重肾毒性。间接作用:干扰正常菌群,导致二重感染(难辨梭菌肠炎)和耐药菌感染。

临床医师应该认识到:了解了抗菌药物的特性和副作用还不够,还需要充分考虑宿主因素,在抗菌药物治疗方面做到个体化。①肝肾功能状况:常常需要根据肝肾功能受损状况减少抗菌药物剂量,但是当与酶诱导剂如利福平联用时,需要增加药物剂量;②年龄:儿童抗菌药物需要根据公斤体重调整剂量,老年人血清肌酐水平并不能直接反映肾功能状态,需要适当减少剂量;③遗传因素:细胞色素 P450受遗传基因影响,但是应用于临床还需要大量临床数据的支持;④妊娠和哺乳:相对安全的药物包括青霉素、头孢菌素、大环内酯,而氟喹诺酮、氨基糖苷毒性大,应该避免使用;⑤宿主既往抗菌药物过敏史和最近 90 天抗菌药物使用史。如果有,应该避免使用该种药物。

4. 常见的不合理使用抗菌药物的情况[11]

(1)没有明确感染性疾病证据,长时间经验性使用抗菌药物。当诊断不明确时,不要盲目升级换代抗菌治疗,要仔细询问病史和查体,仔细鉴别。要记住:很多非感染性疾病,包括自身免疫病、恶性肿瘤,可能具有与感染性疾病类似的症状。

(2)没有感染临床表现,针对阳性细菌培养结果使用抗菌药物。记住:抗感染治疗的目标是感染性疾病,不是细菌。如果没有相应感染临床表现,阳性细菌培养结果往往代表定植,不需要治疗。

(3)当有体外药敏结果时,不及时降阶梯。经验性抗感染治疗有效,应该根据阳性药敏结果及时更换窄谱抗菌药物。这样既减少二重感染机会,也降低了抗菌药物花费。

(4)长时间预防使用抗菌药物。这种情况常常见于手术后,用于预防感染性疾病的发生。

(5)过度依赖一种或少数几种抗菌药物。过度依赖某几种抗菌药物容易导致细菌耐药发生。

需要注意的是,对于感染性疾病,虽然抗感染治疗是重要的,但是并非所有情况都是最重要的治疗手段。例如以下几种情况:①对于肝脓肿、腹盆腔脓肿等感染,外科清创、引流常常比抗感染药物更加重要。②免疫调节治疗:细菌性脑膜炎[12]、结核性脑膜炎[13]以及 HIV 相关肺孢子菌病,糖皮质激素辅助治疗能减少过度炎症反应;器官移植患者术后发生严重感染,常常需要权衡利弊,暂时减少免疫抑制剂的用量;放、化疗发生严重粒细胞缺乏,集落刺激因子(G-CSF、GM-CSF)通过升高白细胞增强机体抗感染能力;在严重感染时,补充免疫球蛋白可能有辅助治疗价值[14]。

总之,合理使用抗菌药物,鉴别诊断和病原学诊断是"精髓",治疗"感染菌",而非"定植菌",抗菌药物只能用在有细菌感染的患者身上,其他情况下使用抗菌药物则"弊大于利":抗菌药物不能替代洗手;抗菌药物不能替代无菌操作;抗菌药物不能替代引流和清创;抗菌药物不能作为"鉴别诊断"的工具。

(曹　彬)

参 考 文 献

1. Meduri GU, Mauldin GL, Wunderink RG, et al. Causes of fever and pulmonary densities in patients with clinical manifestations of ventilator-associated pneumonia. Chest, 1994, 106 (1): 221-235

2. Baron EJ, Miller JM, Weinstein MP, et al. A Guide to Utilization of the Microbiology Laboratory for Diagnosis of Infectious Diseases: 2013 Recommendations by the Infectious Diseases Society of America (IDSA) and the American Society for Microbiology (ASM). Clin Infect Dis, 2013, 57 (4): e22-e121

3. Khan MS, Dar O, Sismanidis C, et al. Improvement of tuberculosis case detection and reduction of discrepancies between men and women by simple sputum-submission instructions: a pragmatic randomised controlled trial. Lancet, 2007, 369 (9577): 1955-1960

4. Cao B, Ren L, Zhao F, et al. Viral and M. pneumoniae community acquired pneumonia and novel clinical outcome evaluation in ambulatory adult patients. Eur J Clin Microbiol Infect Dis, 2010, 29: 1443-1448

5. Jokinen C, Heiskanen L, Juvonen H, et al. Microbial etiology of community-acquired pneumonia in the adult population of 4

municipalities in eastern Finland. Clin Infect Dis, 2001, 32: 1141-1154

6. Johansson N, Kalin M, Tiveljung-Lindell A, et al. Etiology of community-acquired pneumonia: increased microbiological yield with new diagnostic methods. Clin Infect Dis, 2010, 50: 202-209

7. Beck ET, Henrickson KJ. Molecular diagnosis of respiratory viruses. Future microbiology, 2010, 5: 901-916.

8. Boucher HW, Talbot GH, Bradley JS, et al. Bad Bugs, No Drugs: No ESKAPE! An Update from the Infectious Diseases Society of America-IDSA Report on Development Pipeline. Clin Infect Dis, 2009, 48: 1-12

9. Margaret Chan. Remarks at a high-level panel on World Health Day 2011 Combat antimicrobial resistance: No action today, no cure tomorrow. Geneva, Switzerland, 7 April 2011. http:// www. who. int/dg/speeches/2011/WHD _ 20110407/en/index. html

10. Shehab N, Patel PR, Srinivasan A, et al. Emergency department visits for antibiotic-associated adverse events. Clin Infect Dis, 2008, 47(6): 735-743

11. Leekha S, Terrelll C, Edson RS. General principles of antimicrobial therapy. Mayo Clin Proc, 2011, 86: 156-167

12. van de Beek D, de Gans J, McIntyre P, et al. Steroids in adults with acute bacterial meningitis: a systematic review. Lancet Infect Dis, 2004, 4(3): 139-143

13. Thwaites GE, Nguyen DB, Nguyen HD, et al. Dexamethasone for the treatment of tuberculous meningitis in adolescents and adults. N Engl J Med, 2004, 351(17): 1741-1751

14. Kaul R, McGeer A, Norrby-Teglund A, et al. Intravenous immunoglobulin therapy for streptococcal toxic shock syndrome-a comparative observational study. Clin Infect Dis, 1999, 28(4): 800-807

第二章
血流感染和脓毒症

第一节 血 流 感 染

血流感染(bloodstream infection,BSI)是一种严重的全身感染性疾病,病原微生物在循环血液中呈一过性、间歇性或持续性存在,对机体造成损害,严重者可导致休克、多器官功能衰竭(multiple organ dysfunction syndrome,MODS)、弥散性血管内凝血(disseminated intravascular coagulation,DIC),甚至死亡。血流感染包括菌血症、脓毒症、导管相关血流感染。引起血流感染的微生物包括细菌、真菌、病毒及寄生虫,血培养阳性结果可提供临床病原学诊断的依据[1]。

传统上,根据感染的严重程度,将血流感染分为毒血症(toxemia)、菌血症(bacteremia)、败血症(septicemia)和脓毒败血症(pyemia)。但在临床实践中很难区分。即便是单纯的毒血症,患者也可能出现中毒性休克的严重表现。临床只能结合临床表现和血培养阳性(bacteremia)结果来确定。值得注意的是血培养阳性只代表血液中存在活菌,污染也可能导致血培养阳性。因此,血流感染需要患者出现血培养阳性细菌相匹配的临床表现。脓毒症(sepsis)这一概念近些年临床广为应用,强调了感染所导致的全身应答状态。

血流感染的分类主要是根据发病场所,将血流感染分为社区获得性血流感染(community acquired bloodstream infections,CABSI)及医院获得性血流感染(hospital-acquired bloodstream infections,HABSI)。近来,有人提出医疗保健机构相关性血流感染的概念,是针对在社区发病、但近期存在明确的医疗保健机构暴露史的血流感染。此外,根据有否原发病灶,血流感染可分为:①原发性血流感染:即血液培养分离出的致病菌与其他部位感染无关。②继发性血流感染:继发于另一部位感染(如尿路感染、呼吸道感染)的血流感染。有明确的感染源,血培养分离株源自该感染源。

近年来由于静脉导管留置、机械通气、肠外给药等侵入性设备及治疗的广泛应用,以及免疫抑制剂及大量抗菌药物的滥用,血流感染的发病率逐年上升。以人群为基础的针对血流感染发病率的流行病学研究结果显示,1974—1976年美国血流感染的发病率为80/100 000,1981—1994年丹麦血流感染的发病率为106/100 000,1992—2006年丹麦血流感染的发病率为153/100 000,2008年时英国血流感染的发病率为189/100 000。CABSI与HABSI发生率近似[2,3]。美国资料显示血流感染每年约为250 000例,占卫生保健相关感染的10%~20%,每年约导致90 000例患者病死,总病死率为17%,血流感染引起的死亡位居总死亡原因的第13位。国内有关报道提示,四年来血流感染发病率呈逐年上升趋势。住院患者中,血液科和感染科患者血流感染的年发生率分别达500/100 000和200/100 000,由此可见血流感染发病率及死亡率呈现全球性的增长[4,5]。

尽管广泛应用了广谱抗菌药物,HABSI仍然严重威胁患者的生命。HABSI可发生于临床各科室,其中ICU是高发病区,发生率达29.1%,成为ICU患者死亡的主要原因。

一、临床诊断

血流感染缺乏特异的临床表现,多可出现各器官、系统感染的症状和体征,而部分患者无感染征象而出现中毒性休克等表现,所以迅速做出血流感染的诊断存在一定的困难。

目前临床公认的血流感染的诊断标准最初见于美国疾病控制与预防中心(CDC)在1996年制定的《医院感染定义》[6]。将血流感染分为微生物学证实的血流感染(laboratory-confirmed bloodstream infection,LCBI)和临床脓毒症,采纳以下诊断标准:

1. 微生物学证实的血流感染至少需要符合下列标准之一。

(1)标准1:从至少1份血标本中分离出典型的病原菌,且与其他部位的感染无关。

(2)标准2:至少有以下1项症状或体征:发热(>38℃)、寒战或低血压,同时至少满足以下任意1项:①若血培养为常见皮肤污染菌(如类白喉棒杆菌、芽胞杆菌属、丙酸杆菌属、微球菌)需有不同时间2次或2次以上的血培养阳性;②若血培养为上述常见皮肤污染菌,血培养仅1次阳性,则需同时有静脉导管培养为阳性的同一病原菌;③血抗原测定阳性(如流感嗜血杆菌、肺炎链球菌、脑膜炎奈瑟菌或B群β-溶血链球菌),且症状、体征、实验室结果不能用其他部位的感染来解释。

(3)标准3:≤1岁的婴儿,至少有以下1项症状或体征:发热(>38℃)、低体温(<36℃)、呼吸暂停、心动过缓,同时至少满足以下任意1项:①若血培养为常见皮肤污染菌(如类白喉棒杆菌、芽胞杆菌属、丙酸杆菌属、微球菌)需有不同时间2次或2次以上的血培养阳性。②若血培养为上述常见皮肤污染菌,血培养仅1次阳性,则需同时有静脉导管培养为阳性的同一病原菌。③血抗原测定阳性(如流感嗜血杆菌、肺炎链球菌、脑膜炎奈瑟菌或B群β-溶血链球菌),且症状、体征、实验室结果不能用其他部位的感染来解释。

2. 临床脓毒症至少需要符合下列标准之一。

标准1:至少有以下1项原因不清的症状或体征:发热(>38℃)、低血压(收缩压≤90mmHg)、少尿(<20ml/h),同时满足以下所有条件:①未做血培养或血培养未分离到细菌;②在其他部位无明显感染;③医生已经开始适当的针对脓毒症的抗菌药物治疗。

标准2:指≤1岁的婴儿出现标准1中的情况。

之后,美国CDC在《医疗相关性感染监测定义》中对此诊断标准进行了阐述。此后先后于2008年及2011年进行了相应的修改,如2011年彻底去除临床脓毒症这一感染类型(包括新生儿),只保留微生物学证实的血流感染(LCBI),并做如下调整:将标准2、标准3中的"常见皮肤污染菌"这一专业术语改为"常见共生菌"(common commensal),并从棒杆菌属中删除白喉棒杆菌;去除了静脉导管培养及血抗原测定阳性2条依据。而2013年新发表的《CDC/NHSN各类感染的监测定义》要求标准2及标准3中提及的标准要件必须在一定时限内发生,即两个相邻的标准要件的间隔不能超过1天,并从芽胞杆菌属中删除炭疽芽胞杆菌;增加了黏膜屏障损伤(mucosal barrier injury)微生物学证实的血流感染(MBI-LCBI)。

MBI-LCBI至少需要符合下列标准之一:

标准1:任何年龄组的患者符合LCBI标准1,至少1份血标本中分离出病原菌,但病原体仅限于下列肠道病原菌:拟杆菌属、梭杆菌属、念珠菌属、肠球菌属、消化链球菌属、普雷沃菌属、韦荣球菌属及肠杆菌科。同时至少符合以下一项:①异体造血干细胞移植受者在过去的一年中是否在发生以下情况的同一次住院期间发现过血培养阳性。A. 3~4级胃肠道移植物抗宿主病;B. 在获得血培养阳性结果前的7天内出现24小时内腹泻量超过1升(<18岁的患者≥20ml/kg)。②在获得血培养阳性结果前的3天内是否有2天出现过粒细胞减少症(粒细胞绝对计数或白细胞总数<500/mm^3)。

标准2:任何年龄组的患者符合LCBI标准2,血标本中仅分离出草绿色链球菌,同时至少符合以下一项:①异体造血干细胞移植受者在过去的一年中是否在发生以下情况的同一次住院期间发现过血培养阳性。A. 3~4级胃肠道移植物抗宿主病;B. 在获得血培养阳性结果前的7天内出现24小时内腹泻量超过1升(<18岁的患者≥20ml/kg)。②在获得第一次血培养阳性结果前的3天内是否有2天出现过粒细胞减少症(粒细胞绝对计数或白细胞总数<500/mm^3)。

标准3:≤1岁的婴儿符合LCBI标准3,血标本中仅分离出草绿色链球菌,同时至少符合以下一项:①异体造血干细胞移植受者在过去的一年中是否在发生以下情况的同一次住院期间发现过血培养阳性。A. 3~4级胃肠道移植物抗宿主病;B. 在获得血培养阳性结果前的7天内出现24小时内腹泻量≥20ml/kg。②在获得第一次血培养阳性结果前的3天内是否有2天出现过粒细胞减少症(粒细胞绝对计数或白细胞总数<500/mm^3)。

我国卫生和计划生育委员会(原卫生部)2001年颁布的血流感染标准定义为:体温>38℃或<36℃,同时合并下列情况之一:①有入侵门户或迁徙病灶;②有全身中毒症状而无明显感染灶;③有皮疹

或出血点、肝脾肿大、血中性粒细胞增多伴核左移，且无其他原因可解释；④收缩压低于12kPa（90mmHg）或下降超过5.3kPa（40mmHg）；⑤血培养分离出病原微生物（若为皮肤正常菌群，如类白喉棒杆菌、凝固酶阴性葡萄球菌、丙酸杆菌等，需在不同时间采血2次或多次培养阳性）或血液中检测到病原体的抗原物质，可诊断为血流感染。

二、实验室诊断

1. 血培养　血培养被公认为是诊断血流感染的金标准。血培养的危急报告是立即启动经验治疗的提示，随后实验室将继续对该血培养进行密切关注，并随时将有价值的检验信息向临床报告。血培养的重要性显而易见[7]。

对引起血流感染的常见病原菌来说，传统的血培养方法可在48小时内提供结果。使用现代全自动连续监测血培养系统和培养基的情况下，包括苛养菌，如HACEK群细菌（嗜血杆菌属、凝聚杆菌属、心杆菌属、艾肯菌属、金杆菌属）和布鲁菌属的培养，也极少需要孵育超过5天。而一些微生物，如引起肺结核的分枝杆菌，其生长缓慢，经常要培养几周才能得到供生物化学分析、鉴定和株系/亚种分型的纯净培养物。双相真菌需要长时间孵育或需要特殊培养基或非培养方法。

目前虽然血培养的方法和技术日趋完善，大大提高了检测的敏感性和速度，但对于临床医生来说，数天的孵育、检测周期仍较长。对于较难生长的病原菌、已进行抗菌药物治疗的患者或存在导管相关性血流感染的病例敏感性仍不高，这些都将影响医生给予患者最合适的治疗，可能引发无效治疗和细菌耐药性。

血培养操作过程中易受到其他杂菌污染，影响结果的准确性。如凝固酶阴性葡萄球菌是人体皮肤正常定植菌，在血标本采集和鉴定过程中易造成污染。因此规范采集血液标本，严格按照标准操作，可大幅度提高检测质量和诊断的准确性。

血流感染时血培养标本留取要点：
·与采血时机相比，采血量更关键。每瓶8~10ml。
·静脉穿刺部位的消毒：成人及>2个月龄小儿选用氯己定或2%碘酊，<2个月时不推荐氯己定。
·启动抗菌药物治疗前采集血培养标本。
·经插管采集的血液标本污染（假阳性）风险更高。
·如果没有配套的经皮穿刺静脉血培养，不要送检导管尖端培养。
·孵育前，不要冷藏血液标本。
·成人每套血培养使用2~3瓶，至少1个需氧瓶、1个厌氧瓶，儿童1~2个需氧瓶。
·肺炎链球菌、一些革兰阳性菌可能在厌氧瓶生长更好。

2. 细胞因子及黏附因子　IL-1β、IL-6、IL-8、TNF-α对于早期诊断新生儿血流感染有重要作用。国外有报道，血管黏附分子-1（VCAM-1）、E-选择素对于血流感染早期诊断有意义。

3. C反应蛋白（C reactive protein，CRP）和降钙素原（procalcitionin，PCT）　CRP在血流感染初期开始升高，通过对血流感染患者血清中CRP检测，发现细菌性血流感染组高于真菌性血流感染组，对诊断血流感染有参考价值。PCT在血流感染时显著增高，可以作为血流感染早期的诊断依据。血清PCT水平高低反映疾病严重状态，也是判断预后的良好指标。

4. 1,3-β-D-葡聚糖　血流感染患者中检测血中的1,3-β-D-葡聚糖发现，真菌感染阳性组明显高于阴性组。

5. 分子生物学技术　基于PCR、实时荧光PCR等核酸检测技术发展迅猛，但大多技术用于血培养瓶阳性报警后的菌种鉴定中，而非直接检测未经培养的血液标本。目前为止，血培养仍然是BSI诊断的金标准。

三、常见病原微生物及其耐药性现状

血流感染性疾病病原菌的来源较多，包括血管内装置、尿路插管、呼吸道、肠道和腹膜、皮肤、胆道、腹膜内脓肿等，部分血流感染性疾病病原菌的来源难以确定[8]。

血流感染常见的病原菌主要有凝固酶阴性葡萄球菌、金黄色葡萄球菌、链球菌属（A、B群，肺炎链球菌）肠球菌属、单核细胞增生李斯特菌、脑膜炎奈瑟菌、大肠埃希菌、沙门菌属、铜绿假单胞菌、不动杆菌属、厌氧菌及念珠菌属等，嗜血杆菌、伴放线凝聚杆菌、人心杆菌、啮蚀艾肯菌、金杆菌、布鲁菌和分枝杆菌等也可引起血流感染。

20世纪90年代，美国及欧洲住院患者血液分离病原菌前2位是金黄色葡萄球菌和大肠埃希菌。

近20年来,凝固酶阴性葡萄球菌、肠球菌和真菌引起的血流感染发病率增加。我国CHINET(China antibiotic resistance surveillance program)和我国卫生和计划生育委员会(原卫生部)全国细菌耐药监测网(Ministry of Health National Antimicrobial Resistance Investigation Net, Mohnarin)监测结果也显示血流感染的病原菌以革兰阳性菌为主,居前几位的为凝固酶阴性葡萄球菌、金黄色葡萄球菌、肠球菌属。究其原因主要是导管相关感染增加、革兰阳性菌耐药性变化以及抗革兰阳性菌感染有效治疗药物缺乏等。由于凝固酶阴性葡萄球菌存在着较为严重的污染问题,所以其在血流感染中的作用存在争议。中国医院内感染的抗菌药物耐药监测项目(Chinese antimicrobial resistance surveillance of nosocomial infections, CARES)是收集患者病例资料的前瞻性细菌耐药监测网,检测结果显示血流感染前5位病原菌依次为大肠埃希菌(31.0%)、肺炎克雷伯菌(14.8%)、金黄色葡萄球菌(10.6%)、鲍曼不动杆菌(10.3%)、凝固酶阴性葡萄球菌(7.5%)[9]。以人群为基础的针对血流感染的病原学研究结果则显示大肠埃希菌处于首位,发病率为19/100 000~53/100 000。金黄色葡萄球菌处于次席,发病率为15/100 000~40/100 000,但归因死亡率处于首位,为15%~25%。肺炎链球菌位居第三位。

引起血流感染性疾病病原菌的耐药性亦不断增加,耐药现象在重症监护病房尤为严重。耐甲氧西林金黄色葡萄球菌(MRSA)、万古霉素耐药的肠球菌(VRE)、产超广谱β-内酰胺酶(ESBL)的革兰阴性杆菌及其他耐药菌株不断出现。CARES监测结果显示血流感染中MRSA分离率达到50%。在产ESBL的革兰阴性菌中,大肠埃希菌和肺炎克雷伯杆菌的分离数量仍居前列。大肠埃希菌和肺炎克雷伯杆菌对头孢噻肟、头孢曲松和氨曲南的敏感性均较差,对碳青霉烯类的耐药率分别约为3%和11%。不动杆菌属细菌对常用抗菌药物耐药严重,对碳青霉烯类抗菌药物的耐药率高达近60%。

四、抗微生物治疗

血流感染性疾病病情危急,一旦临床诊断确立,应及早进行病原学检查,在给予抗菌药物治疗前应留取血液及其他相关标本进行培养,并根据患者原发病灶、免疫功能状况、发病场所及其他流行病学资料综合考虑其可能的病原菌,尽早开始经验性抗菌

治疗。并在分离出病原菌后进行药敏试验,按药敏试验结果调整为目标性抗菌治疗[10,11]。抗菌药物可单用,亦可联合用药。铜绿假单胞菌、肠球菌等血流感染时需联合用药。疗程一般需用药至体温恢复正常后7~10天,有迁徙病灶者需更长,直至病灶消失。必要时尚需配合外科引流或扩创等措施。治疗初始阶段需静脉给药,以保证疗效;病情稳定后可改为口服或肌内注射。常见血流感染的目标性治疗如下:

1. 葡萄球菌血流感染　对于甲氧西林敏感葡萄球菌血流感染首选苯唑西林或氯唑西林,也可选用第一、二代头孢菌素、β-内酰胺类/β-内酰胺酶抑制剂复合制剂如氨苄西林/舒巴坦,严重感染可联合氨基糖苷类如阿米卡星;对于甲氧西林耐药葡萄球菌的血流感染首选万古霉素或去甲万古霉素,联合磷霉素。还可选用达托霉素治疗。

2. 肠球菌属血流感染　肠球菌属对头孢菌素天然耐药,粪肠球菌对氨苄西林等抗菌药物的敏感性较高,而屎肠球菌的耐药性高。对氨苄西林敏感者,首选氨苄西林或青霉素联合氨基糖苷类(庆大霉素或阿米卡星);对氨苄西林耐药或对青霉素过敏者,选用万古霉素;对于VRE,选用利奈唑胺。

3. 链球菌属血流感染　草绿色链球菌等链球菌属多对青霉素敏感,所致血流感染首选青霉素联合氨基糖苷类(庆大霉素或阿米卡星);对于青霉素过敏或耐药者,可选用头孢菌素。对青霉素中介或耐药者,可选用第三代头孢菌素、万古霉素等。

4. 肠杆菌科细菌血流感染　对于肠杆菌科细菌所致血流感染可选用第二、三代头孢菌素、β-内酰胺类/β-内酰胺酶抑制剂复合制剂、头霉菌素等。对于产ESBL肠杆菌科细菌血流感染可选用碳青霉烯类如亚胺培南、美罗培南等,严重感染可联合氨基糖苷类。如药敏结果显示敏感,环丙沙星等喹诺酮类也可选用。

5. 铜绿假单胞菌血流感染　铜绿假单胞菌引起血流感染时,多需联合用药,可选用具抗铜绿假单胞菌活性的β-内酰胺类如头孢他啶、头孢吡肟、哌拉西林/他唑巴坦、头孢哌酮/舒巴坦与氨基糖苷类如阿米卡星联合,或与喹诺酮类如环丙沙星联合,也可选用碳青霉烯类如亚胺培南、美罗培南。

6. 不动杆菌属血流感染　鲍曼不动杆菌对抗菌药物的耐药性上升迅速,临床选用药物困难。应根据药敏试验结果,选用β-内酰胺类,包括碳青霉烯类,联合氨基糖苷类或喹诺酮类。因舒巴坦对不

动杆菌属具抗菌作用,故含舒巴坦的 β-内酰胺类复合制剂对不动杆菌可能具有抗菌活性。

参 考 文 献

1. 周庭银,倪语星,王明贵.血流感染实验诊断与临床诊治.上海:上海科学技术出版社,2011

2. Laupland KB.Incidence of bloodstream infection:a review of population-based studies. Clin Microbiol Infect, 2013, 19:492-500

3. Laupland KB, Lyytikäinen O, Søgaard M, et al.The changing epidemiology of Staphylococcus aureus bloodstream infection:a multinational population-based surveillance study.Clin Microbiol Infect,2013,19:465-471

4. 马序竹,吕媛,郑波.卫生部全国细菌耐药监测网 2011 年血流感染细菌耐药监测.中国临床药理学杂志,2012,28(12):927-932

5. 李光辉,朱德妹,汪复,等.2010 年中国 CHINET 血流感染的病原菌分布及耐药性.中国感染与化疗杂志,2012,12(4):251-258

6. Garner JS, Jarvis WR, Emori TG, et al.CDC definitions for nosocomial infections//Olmsted RN. APIC Infection Control and Applied Epidemiology: Principles and Practice. St. Louis: Mosby;1996:A-1-A-20

7. Baron EJ, Miller JM, Weinstein MP, et al. A Guide to Utilization of the Microbiology Laboratory for Diagnosis of Infectious Diseases:2013 Recommendations by the Infectious Diseases Society of America(IDSA)and the American Society for Microbiology(ASM).Clin Infect Dis,2013,57:e22-e121

8. 梁琚,张洲,徐元宏.血流感染现状及诊断方法研究进展.国际检验医学杂志,2012,33(24):3020-3021

9. 陈宏斌,赵春江,王辉,等.2011 年中国十三家教学医院院内获得性细菌耐药性分析.中华内科杂志,2013,52(3):203-212

10. 王爱霞.抗菌药物临床合理应用.北京:人民卫生出版社,2008

11. 施海明,邹和建.内科学新理论新进展.上海:上海科学技术出版社,2012

第二节　血管内导管相关感染

随着医学的发展,血管内导管日益成为不可或缺的处置手段,广泛应用于患者的血流动力学监测、静脉营养支持、血液净化、快速输液、化疗等。随之产生的各种并发症也逐渐引起重视。其中血管内导管相关感染(intravascular catheter-related infection)发生率较高,为重症病房内常见的院内获得性感染之一,明显延长住院时间并增加了医疗费用[1]。

在对血管内导管相关感染的不断认识中,美国疾病预防与控制中心(CDC)/国家医疗安全网(NHSN)及感染性疾病学会(IDSA)提出了许多概念,例如 catheter-associated bloodstream infection(CABSI)、catheter-related bloodstream infection(CRBSI)、central line-associated bloodstream infection(CLABSI)等。这些概念易相互混淆,而且中文命名混乱,如 CABSI 和 CRBSI 都被翻译为导管相关血流感染;CABSI 被翻译为导管联合血流感染。在此对上述概念加以统一。

导管相关血流感染(catheter-associated bloodstream infection,CABSI)指使用中央静脉导管的患者发生的原发性、且排除其他部位感染的血流感染。

导管所致血流感染(catheter-related bloodstream infection,CRBSI)是指使用中央静脉导管的患者发生的原发性、且有实验室依据证明导管为感染来源的血流感染。

中央导管相关血流感染(central line-associated bloodstream infection,CLABSI)是指患者在留置重要导管期间或拔出中央导管 48 小时内发生的原发性、且与其他部位存在的感染无关的血流感染。中央导管(central line,CL)是指末端位置靠近心脏或下列大血管之一的,用于输液、输血、采血、血流动力学监测的血管导管。这些大血管包括主动脉、肺动脉、上腔静脉、下腔静脉、头臂静脉、颈内静脉、锁骨下静脉、髂外静脉、股静脉,以及新生儿的脐动脉或脐静脉。

CABSI 为导管相关血流感染的监测定义,具有可操作性,但当继发性血流感染的来源不清时,如术后手术部位、腹腔内感染、医疗保健相关肺炎或尿路感染,使用 CABSI 会高估 CRBSI 的真实发病率。美国 CDC 从 2008 年开始停止使用此定义,而启用 CLABSI 为导管相关血流感染的监测定义。

CRBSI 为导管相关血流感染的临床定义,用于临床诊断及治疗。诊断 CRBSI 比 CABSI 更严格,可掌握 CRBSI 的真实发病率,但受外界各种因素影响,操作性不强。

不同导管种类、导管用途、插管部位、操作实践、患者情况以及监测方法等,导致 CLABSI 的发病率存在很大差异。美国每年 CLABSI 发病数近 25 万例,归因死亡人数超过 3 万例。发展中国家 CLABSI 的发病率是美国的 3~4 倍。2009 年美国 NHSN 报告显示,ICU 的 CLABSI 发病率为 1.2~5.3 例/千插管日[2]。2011 年 WHO 估计,德国 CLABSI 发病率最低为 1~3 例/千插管日,中低收入国家(包括中国)为 12.2 例/千插管日,延长住院时间 4~14 天,归因死亡率为 4%~5%。2 项最新研究显示,中国 CLABSI 发病率为 3~8 例/千插管日,延长住院时间 15 天,死亡率增加 14%。

据美国 CDC 统计,ICU 内医院获得性感染中约 20% 为血流感染(BSI),其中近 87% 与中心静脉导管(CVC)有关。周围静脉导管常用于血管通路的建立。尽管周围静脉导管相关性感染的发生率较低,但由于此类导管应用频繁,故导管感染的并发症仍有相当多的年发生例数。大多数 CRBSI 与非隧道式中心静脉导管相关,尤其 ICU 内患者。隧道式中心静脉导管和经外周中心静脉导管的感染发生率比非隧道式中心静脉导管感染发生率低。肺动脉导管的血流感染率与 CVC 相似,据报道感染率最高的是短期无涤纶套导管及非隧道式血液透析导管、主动脉球囊反搏和左心室辅助装置,而完全植入式导管 CRBSI 发生率最低[3]。

国内报道,CRBSI 的发生率为 5.1‰~10.2‰,但均为地区性小样本调查。前瞻性研究显示,外周静脉导管留置的感染率最低为 1%,经皮颈内静脉或锁骨下静脉留置的导管感染率为 3%~5%,中心静脉的感染率最高约为 10%,甚至 CRBSI 所致的感染性血栓性静脉炎和感染性心内膜炎已成为临床棘手的严重并发症,是临床危重患者死亡的主要原因之一。

一、临床诊断

CRBSI 的临床表现有寒战、发热、置管部位红肿、硬结或有脓液渗出。此外,还可出现医院获得性心内膜炎、骨髓炎及其他迁徙性感染的相关症状。在临床上若有局部皮肤红、肿、脓等感染症状,全身症状表现为发热、寒战或低血压,经血培养,在中心静脉和外周静脉发现相同的常见致病菌,如凝固酶阴性葡萄球菌、表皮葡萄球菌、金黄色葡萄球菌、肠

球菌等,而又缺乏其他明显的感染源存在时,应高度怀疑 CRBSI[1,4]。

根据中华医学会重症医学分会制定的《血管内导管相关感染的预防与治疗指南(2007)》的诊断标准,CRBSI 的诊断分为以下情况:

1. 确诊　具备下述任一项,可证明导管为感染来源:①有 1 次半定量导管培养阳性(每导管节段≥15CFU)或定量导管培养阳性(每导管节段≥1000CFU),同时外周静脉血也培养阳性并与导管节段为同一微生物;②从导管和外周静脉同时抽血做定量血培养,两者菌落计数比(导管血:外周血)≥5:1;③从中心静脉导管和外周静脉同时抽血做定性血培养,中心静脉导管血培养阳性出现时间比外周血培养阳性至少早 2 小时;④外周血和导管出口部位脓液培养均阳性,并为同一株微生物。

2. 临床诊断　具备下述任一项,提示导管极有可能为感染的来源:①具有严重感染的临床表现,并导管头或导管节段的定量或半定量培养阳性,但血培养阴性,除导管无其他感染来源可寻,并在拔除导管 48 小时内未用新的抗菌药物治疗,症状好转;②菌血症或真菌血症患者,有发热、寒战和(或)低血压等临床表现且至少两个血培养阳性(其中 1 个来源于外周血)其结果为同一株皮肤共生菌(例如类白喉棒杆菌、芽胞杆菌、丙酸杆菌、凝固酶阴性葡萄球菌、微球菌和念珠菌等),但导管节段培养阴性,且没有其他可引起血行感染的来源可寻。

3. 拟诊　具备下述任一项,不能除外导管为感染的来源:①具有导管相关的严重感染表现,在拔除导管和适当抗菌药物治疗后症状消退;②菌血症或真菌血症患者,有发热、寒战和(或)低血压等临床表现且至少有 1 个血培养阳性(导管血或外周血均可),其结果为皮肤共生菌(例如类白喉棒杆菌、芽胞杆菌、丙酸杆菌、凝固酶阴性葡萄球菌、微球菌和念珠菌等),但导管节段培养阴性,且没有其他可引起血行感染的来源可寻。此外,导管定植即定义为导管尖端、皮下部分或者导管管腔使用定量或半定量法培养至少有一种微生物生长。

在《血管内导管相关感染的诊断和治疗临床指南:美国感染性疾病学会 2009 年更新》中,专家对何时及如何进行导管培养和血培养给予推荐意见[5]。其中具有较高推荐级别的意见包括:

(1)当怀疑 CRBSI 而拔除导管时应进行导管培

养,不应常规进行导管培养。

(2)不推荐进行导管尖端的定性肉汤培养。

(3)对抗感染导管尖端进行培养时,应在培养基中加入特异性抑制剂。

(4)导管尖端5cm半定量培养>15CFU(平板滚动法)或导管定量肉汤培养>100CFU(超声处理法)提示导管有细菌定植。

(5)进行短期留置导管尖端培养时,推荐使用平板滚动法作为常规临床微生物学检查。

(6)怀疑肺动脉导管相关性感染时,应对鞘管尖端进行培养。

(7)如果插管部位及导管接头的半定量培养为同一微生物,且均<15CFU,则强烈提示导管并非血行性感染的来源。

(8)开始抗菌药物治疗前留取血培养。

(9)如有可能,应由静脉输液小组人员留取血培养。

(10)经皮穿刺或导管留取血培养时,应仔细进行皮肤消毒,使用乙醇或碘酊或乙醇氯己定(>0.5%),不应使用碘伏(povidone-iodine);消毒时应充分接触皮肤,然后等待足够长的时间待其干燥,以减少血培养污染的机会。

(11)怀疑CRBSI时,在开始抗菌药物治疗前,应同时留取导管血和外周血进行培养,并注意在血培养瓶上标记血标本来源。

(12)导管尖端以及至少一次经皮穿刺留取的血培养分离到相同致病菌,即可确诊CRBSI;或者留取的两个血标本(一个经导管接头取血,另一个从外周静脉取血)培养满足CRBSI定量血培养或DTTP(differential time to positivity)标准。

(13)对于定量血培养而言,若经导管接头留取的血标本菌落计数至少为外周血标本菌落计数的3倍或以上,则为明确的CRBSI。

(14)对于DTTP而言,若经导管接头留取的血标本细菌生长较外周静脉血标本至少提前2小时,则为明确的CRBSI。

(15)定量血培养和(或)DTTP应在开始抗菌药物治疗前进行,每个培养瓶中的血标本量应当相同。

尽管IDSA指南明确推荐拔管后行导管尖端培养,但欧洲肾病最佳实践(ERBP)对这种既费时费力又增加医疗费用却收益低的方法提出了质疑。

二、微生物学诊断

1. 以拔管为基础的诊断技术

(1)半定量培养技术:又称平皿滚动法,是最常用的导管培养法。怀疑有CRBSI时,将已拔导管的一段在培养皿上进行滚动,第二天观察培养皿有无菌落形成,导管端经半定量培养≥15个菌落/导管段为阳性。

(2)定量培养技术:定量培养需用肉汤反复冲洗管腔或将导管段在肉汤中搅动,并用超声波进行降解,通过连续稀释后,将肉汤平铺于培养皿中,导管端经定量培养≥1000个菌落/导管段为阳性。若置管时间大于1周,定量培养结果会更准确。

(3)革兰染色法:革兰染色仅作为CRBSI的快速诊断法,在镜下每20个视野观察到1个微生物为阳性。与上述两种方法相比,革兰染色的敏感性和特异性较差,并且该种快速诊断法需要有经验的技术人员操作,耗时耗力。

2. 以留管为基础的诊断技术　传统观点认为,CRBSI的诊断依赖于拔除导管或经引导丝更换导管后做导管尖端的培养。然而,在怀疑其感染而拔除的导管中,只有15%~25%被证实存在感染。因此,很多情况下需要不拔除导管的诊断方法,尤其是病情危重或在新位置重新置管危险较大时。

(1)配对定量血培养:同时经中心静脉导管和外周静脉导管抽血培养,若中心静脉血培养的菌落数是外周静脉血培养菌落数的5倍以上,可作为CRBSI的诊断标准。有学者认为,定量血培养最适用于长期中心静脉置管的CRBSI诊断,但操作费时,费用较高。

(2)配对血培养阳性时间差:同时从中心静脉导管与外周静脉导管抽血培养,比较阳性结果出现的时间差。对于CRBSI的患者,其导管血培养阳性比外周静脉血培养阳性出现的时间至少早2小时。研究表明,该方法的敏感性为85%,特异性为81%,是诊断造血干细胞移植及肿瘤短期无隧道式中心静脉置管患者CRBSI简单可靠的方法。

(3)导管腔内毛刷:对于不能从导管获得血样的患者,建议使用导管腔内毛刷培养。理论上,该法可能会诱发短暂的菌血症,但研究结果存在异议。

总之,选择诊断方法的原则为:当怀疑CRBSI而拔除导管时,对导管尖端及皮下段进行定量或半定量法培养;当怀疑CRBSI又不能拔除导管时,则推荐使用配对血培养阳性时间差作为证明 CRBSI 存在的首选方法，其次才是定量的血培养法[5,6]。细胞因子及黏附因子、CRP、降钙素原、1,3-β-D-葡聚糖等项目参照本章第一节血流感染。

三、常见病原微生物及其耐药性现状

导管接头及穿刺部位周围皮肤表面微生物定植是血管内导管相关感染性疾病病原体的主要来源。皮肤定植的微生物从置管部位迁移至皮下隧道并定植于导管尖端是外周短期留置导管常见的感染途径。导管接头污染可导致长期留置导管的管腔内细菌定植，其他感染途径还有感染部位的血行播散及少见的输液污染。

血管内导管相关感染的病原菌主要包括：来源于皮肤污染的凝固酶阴性葡萄球菌、金黄色葡萄球菌、棒杆菌属；来源于医务人员手污染的铜绿假单胞菌、不动杆菌、肠球菌、嗜麦芽窄食单胞菌、白念珠菌及近平滑念珠菌，其他病原菌还有微球菌、无色杆菌科、快速生长的分枝杆菌（偶发分枝杆菌及龟分枝杆菌）及其他真菌（如糠秕马拉色真菌、红酵母菌属、镰刀菌属、毛孢子菌属及汉森酵母菌属）等。美国 CDC/NHSN 在 2006—2007 年从 10 064 例 CLABSI 获取共 11 428 份病原菌，结果显示，CLABSI 的病原谱与大部分医院感染的病原谱基本一致，最常见病原菌依次为凝固酶阴性葡萄球菌和金黄色葡萄球菌、肠球菌和念珠菌，其中凝固酶阴性葡萄球菌约占 34.1%，而革兰阴性杆菌约占 20%。之后美国 CDC/NHSN 又在 2009—2010 年从 27 766 例 CLABSI 获取共 30 454 份病原菌，结果与之前的监测结果相仿，只是凝固酶阴性葡萄球菌的比例下降至 20.5%，而革兰阴性杆菌的比例升至约 25%。Marcos 等对其医院 1991—2008 年所发生的中心静脉导管相关血流感染的病原菌进行分析，发现革兰阳性菌占 68.6%，革兰阴性杆菌占 25.2%。但革兰阴性杆菌所占比例由 1991 年的 4.69% 升至 2008 年的 40.23%。国内一些研究报道病原体分类中凝固酶阴性葡萄球菌占 35.6%，洋葱博克霍尔德菌占 28.8%，肺炎克雷伯杆菌及产超广谱 β-内酰胺酶的革兰阴性菌各占 6.8%。这些结果提示了革兰阴性杆菌有上升的趋势，但进一步分析发现，这些变化主要出现在 ICU，普通病房则表现为基本稳定，并且也与采取有效的预防措施后革兰阳性菌所致血管内导管相关感染减少有关。

美国 CDC/NHSN 在 2006—2007 年的监测数据显示 CLABSI 常见病原菌的耐药状况不容乐观，58.6% 的金黄色葡萄球菌为 MRSA，36.4% 的肠球菌为 VRE，耐碳青霉烯类的铜绿假单胞菌、肺炎克雷伯杆菌和鲍曼不动杆菌分别达到了 23%、10.8% 和 29.2%；而 2009—2010 年的监测数据显示 MRSA 为 54.6%，VRE 为 40.5%，耐碳青霉烯类的铜绿假单胞菌、肺炎克雷伯杆菌和鲍曼不动杆菌分别达到了 26.1%、12.8% 和 62.6%，大多数病原菌的耐药情况较前严重。这些病原菌的种类与病死率有一定相关性。金黄色葡萄球菌引起的 CRBSI 的病死率高达 8.2%。凝固酶阴性葡萄球菌所致的 CRBSI 的病死率较低，为 0.7%。真菌所致的 CRBSI 的病死率尚无统计数据。

四、抗微生物治疗

因 CRBSI 的病原体复杂，故初始治疗存在困难。而尽早进行抗感染治疗可以降低患者的病死率。根据《血管内导管相关感染的诊断和治疗临床指南：美国感染性疾病学会 2009 年更新》，在等待血培养结果的同时，初始经验性治疗需覆盖葡萄球菌。对于 MRSA 高发的医疗机构，经验治疗建议应用万古霉素。如万古霉素对 MRSA 的 MIC>2mg/L，可考虑替换治疗，如达托霉素。不推荐利奈唑胺用于疑似或确诊 CRBSI 的经验治疗。根据当地抗菌药物敏感性和疾病严重程度，决定经验治疗是否覆盖革兰阴性杆菌（例如选用第四代头孢菌素、碳青霉烯类、β-内酰胺类/β-内酰胺酶抑制剂合剂，联合或不联合氨基糖苷类）。中性粒细胞缺乏患者/重症患者伴发脓毒症、或多重耐药菌（MDR）定植患者疑为 CRBSI 时，经验治疗应联合用药以覆盖 MDR 革兰阴性菌，如铜绿假单胞菌，而后根据培养及药敏结果实施降阶梯治疗。股静脉留置导管的重症患者，疑为 CRBSI 时，经验治疗除覆盖革兰阳性菌外，尚需覆盖革兰阴性杆菌和念珠菌属。

有下列危险因素的患者，导管相关感染经验治疗应覆盖念珠菌：全胃肠外营养、长期使用广谱抗菌药物、恶性血液病、骨髓移植或器官移植受者、股静脉导管或多部位念珠菌定植。疑似导管相关念珠菌血症患者，经验治疗选用棘白菌素类，但部分患者可选用氟康唑。氟康唑可用于过去 3 个月内无吡咯类药物应用史，并且克柔念珠菌或光滑念珠菌感染危险性较低的患者。

当病原菌明确时,根据药敏结果调整抗菌药物以达到目标治疗。

参 考 文 献

1. 胡必杰,刘荣辉,陈玉平.中央导管相关血流感染预防与控制最佳实践.上海:上海科学技术出版社,2012

2. Hidron AI, Edwards JR, Patel J, et al. Antimicrobial-resistant pathogens associated with healthcare-associated infections: Annual summary of data reported to the National Healthcare Safety Network at the Centres for Disease Control and Prevention, 2006-2007. Infection Control and Hospital Epidemiology, 2008, 29:996-1011

3. Sievert DM, Ricks P, Edwards JR, et al. Antimicrobial-resistant pathogens associated with healthcare-associated infections: Summary of data reported to the National Healthcare Safety Network at the Centres for Disease Control and Prevention, 2009-2010. Infection Control and Hospital Epidemiology, 2013, 34:1-14

4. NP O'Grady, M Alexander, LA Burns, et al. Guidelines for the prevention of intravascular catheter-related infections. Clin Infect Dis, 2011, 52:e162-e193

5. LA Mermel, M Allon, E Bouza, et al. Clinical practice guidelines for the diagnosis and management of intravascular catheter-related infection:2009 Update by the Infectious Diseases Society of America.Clin Infect Dis,2009,49:1-45

6. 李骏,万献尧.血管内导管相关性血流感染诊治进展.中国呼吸与危重监护杂志,2012,11(4):410-414

第三节　脓　毒　症

脓毒症(sepsis)是指由感染因素引起的全身炎症反应综合征(systemic inflammatory response syndrome, SIRS),严重时可导致多器官功能衰竭(multiple organ dysfunction, MODS)和(或)循环衰竭。临床证实有细菌存在或有高度可疑感染灶,病原体主要包括细菌、真菌、病毒等。虽然脓毒症是由感染引起,但是一旦发生后,其发生发展遵循其自身的病理过程和规律,故从本质上讲脓毒症是机体对感染性因素的反应。

1992 年美国胸科医师学会/危重病协会(American College of Chest Physicians/Society of Critical Care Medicine, ACCP/SCCM)委员会共同商讨,对脓毒症及其相关的术语做出明确定义,并推荐在临床与基础研究中应用新的概念及标准[1]。按脓毒症严重程度可分为脓毒症、严重脓毒症和脓毒性休克。严重脓毒症指脓毒症伴有器官功能障碍、组织灌注不良或低血压。脓毒性休克指在脓毒症的基础上出现组织灌注不良,经足量的液体复苏后仍然伴有无法纠正的持续性低血压状态或血乳酸浓度 ≥ 4mmol/L,以伴有组织灌注不良为主要特征。患者可出现如乳酸性酸中毒、少尿或精神状态等急性改变。脓毒性休克也被认为是严重脓毒症的一种特殊类型。脓毒症、严重脓毒症和脓毒性休克是反映机体内一系列病理生理改变及临床病情严重程度变化的动态过程,其实质是 SIRS 不断加剧、持续恶化的结果。

随着对脓毒症研究的深入,发现感染虽然对脓毒症的发生有着极为重要的作用,却不是发病的直接原因,甚至有很大一部分脓毒症患者始终未找到明确的感染灶或细菌学证据。脓毒症患者机体存在着多种变化,如持续代谢亢进、高静息消耗、胰岛素抵抗、糖耐量异常,甚至组织低灌注、缺氧、乳酸性酸中毒、高血糖、负氮平衡、高脂血症、蛋白质严重分解、凝血功能紊乱、微循环血栓等。因为缺乏早期诊断,脓毒症的病死率一直居高不下。由于患者机体反应复杂,人们无法更直观、量化地评价疾病的严重程度,而慢性健康状态评价系统 Ⅱ(APACHE Ⅱ)、简化急性生理学评分 Ⅱ(SAP Ⅱ)等危重病的评价系统,虽然参数设定较为全面,提高了对疾病评价的完整性,但却因 SIRS 时机体呈现出连锁甚至瀑布式的变化而暴露出计算过程复杂,不能快速得出结果。2001 年 12 月,美国危重病学会(SCCM)、欧洲重症监护学会(European Society of Intensive Care Medicine, ESICM)、美国胸科医师学会(American College of Chest Physicians, ACCP)、美国胸科学会(American Thoracic Society, ATS)及外科感染学会(Surgicalinfection Society, SIS)共同讨论与重新评价1991 年 ACCP/SCCM 提出的脓毒症及其相关术语的定义和诊断标准等问题,最终形成了共识性文件。根据感染的依据、全身情况、炎症参数、血流动力学指标、器官功能障碍指标和组织灌注参数联合提出了较为详尽的脓毒症诊断要点,并提出了脓毒症的分阶段诊断系统(PIRO):易感性(predisposition, P)、感染或损伤(infection/insult, I)、机体反应(response,

R)和器官功能障碍(organ dysfunction,O),以便更好地识别和诊断。

全球估计每年有脓毒症病例1900万例,其发生率为300/100 000,每年以1.5%~8.0%的速度增加[2]。一项2003—2007年的美国调查显示,严重脓毒症的病例数增加71%,每年平均增长17.8%,总住院费用增加57%(154亿美元/年增加至243亿美元/年),且≥3个器官功能障碍患者比例增加1.2倍以上。其中约50%的严重脓毒症患者需要入住ICU。严重脓毒症患者医院病死率近30%,而脓毒性休克患者病死率高达50%以上,甚至可以超过80%。随着医疗技术水平的提高,严重脓毒症病死率呈现下降趋势。2003—2007年的美国调查显示,严重脓毒症病死率从37%降到29%,住院日从9.9天下降到9.2天,而在成功治疗后进入慢性治疗单元的患者比率从29%上升到35%,这将对社会医疗成本构成及护理资源分配产生深远影响[3,4]。

一、临床诊断

脓毒症主要表现为:①骤起寒战,继以高热可达40~41℃,或低热,起病急、病情重、发展迅速;②头痛、头晕、恶心、呕吐、腹胀、面色苍白或潮红、出冷汗、神志淡漠或烦躁、谵妄和昏迷;③心率加快、脉搏细速、呼吸急促或困难;④肝脾可肿大,严重者出现黄疸或皮下出血瘀斑等。

如病情发展,感染未能控制,可出现脓毒性休克及急剧发展为多器官功能不全乃至衰竭。

1992年ACCP/SCCM委员会确定了SIRS的概念,并制订了脓毒症、严重脓毒症和脓毒性休克的诊断标准。经过10年的研究和临床验证,2001年发表的多学科共识报道对SIRS和脓毒症的诊断标准又进行了修订,拓宽了临床症状和实验室检查[1,5]。

(一)2001年国际脓毒症定义会议列出的诊断标准

1. 脓毒症　已确定感染或高度怀疑,具有下述情况:

(1)全身情况:发热(>38.3℃)或低体温(<36℃);心率增快(>90次/分)或>年龄组正常值之上2标准差;呼吸增快(>30次/分);意识改变;明显水肿或液体正平衡>20ml/kg,持续时间超过24小时;高血糖症(血糖>7.7mmol/L,而原无糖尿病史)。

(2)炎症指标:白细胞增多(>12×10⁹/L)或白细胞减少(<4×10⁹/L)或白细胞正常但伴有不成熟细胞>10%;CRP>正常值+2个标准差;PCT>正常值+2个标准差。

(3)血流动力学指标:低血压(收缩压<90mmHg,平均动脉压<70mmHg或成人收缩压下降>40mmHg,或低于年龄正常值之下2个标准差);混合静脉血氧饱和度(SvO₂)>70%;心脏指数(cardiac index,CI)>3.5L/(min·m²)。

(4)器官功能障碍参数:氧合指数(PaO₂/FiO₂)<300;急性少尿[尿量<0.5ml/(kg·h)];肌酐增加≥44.2μmol/L;凝血功能异常(国际标准化比值>1.5或活化部分凝血活酶时间>60秒);肠梗阻(肠鸣音消失);血小板减少(<100×10⁹/L);高胆红素血症(总胆红素>70mmol/L)。

(5)组织灌注参数:高乳酸血症(>3mmol/L);毛细血管再充盈时间延长或皮肤出现花斑。

需要注意的是:新的诊断标准并未强调必须是在感染的基础上加上以上5条或其中几条以上表现才可以诊断为脓毒症,而更强调以异常的指标结合临床专科的具体病情变化来做出更符合临床实际的脓毒症临床诊断。

2. 严重脓毒症　合并出现器官功能障碍表现的脓毒症。

3. 脓毒性休克　其他原因不可解释的,以低血压为特征的急性循环衰竭状态,是严重脓毒症的一种特殊类型。包括:

(1)收缩压<90mmHg或收缩压较原基础值减少>40mmHg至少1小时,或依赖输液及药物维持血压,平均动脉压<60mmHg。

(2)毛细血管再充盈时间>2秒。

(3)四肢厥冷或皮肤花斑。

(4)高乳酸血症。

(5)尿量减少。

同时,会议推荐了脓毒症的分阶段诊断系统(PIRO),可以比较客观地反映病情轻重程度,进一步完善脓毒症诊断。PIRO系统的基本内容包括:①易感性指脓毒症患者病前的基础状况、年龄、性别、文化、宗教习俗、对疾病及治疗的反应性、对脓毒症的易感性(遗传背景与基因多态性)等;②感染或损伤主要涉及感染的部位、性质和程度、致病微生物种类及其毒性产物、药物敏感性等;③要求所采用的指标和(或)标志物能够准确、客观地反映机体反应严重程度,通过临床流行病学观察以确定新的指标是否有助于脓毒症患者的分层分析;④希望建立一个类似肿瘤患者诊断肿瘤淋巴结转移(tumor node metastasis,TNM)的分类系统,清晰而又准确地反映器官功能障碍程度。

(二)《脓毒症中西医结合诊治指南》内容

我国中西医急危重症专家在国际脓毒症定义会议诊断标准的基础上,于2011年制定了《脓毒症中西医结合诊治指南》[6,7],内容如下:

1. 感染指标 确诊或高度疑似的感染,具备下列临床特征:

(1)发热(深部体温>38.3℃)或低体温(深部体温<36.0℃)。

(2)心率>90次/分或>不同年龄段正常心率范围+2个标准差。

(3)气促,呼吸频率>30次/分。

2. 炎症反应指标

(1)白细胞增多(白细胞计数>12×10⁹/L)或白细胞减少(白细胞计数<4×10⁹/L),白细胞计数正常但不成熟>10%,淋巴细胞计数减少。

(2)CRP>正常+2个标准差。

(3)PCT>正常+2个标准差。

(4)血浆内毒素>正常+2个标准差。

(5)血糖>7.7mmol/L或110mg/dl(无糖尿病史)。

3. 器官功能障碍指标

(1)低血压状态:收缩压<90mmHg,平均动脉压<70mmHg或成人收缩压下降值>40mmHg;心排指数<3.5L/(min·m²)或皮肤苍白试验阳性。

(2)低氧血症(氧合指数PaO_2/FiO_2<300)或血清乳酸血>3mmol/L。

(3)急性少尿[尿量<0.5ml/(kg·h)持续2个小时以上],明显水肿或液体正平衡>20ml/kg超过24小时。

(4)血肌酐增加≥0.5mg/dl。

(5)高胆红素血症:总胆红素>4mg/L(70mmol/L)。

(6)血小板减少(<100×10⁹/L)或凝血异常(APTT>60秒或INR>1.5)。

(7)腹胀(肠鸣音减少)持续时间>24小时。

(8)意识状态为格拉斯哥评分<14分。

符合1中的两项以上和2中的一项以上指标即可诊断为脓毒症;在以上的基础上出现3中的任何一项以上指标者诊断为严重脓毒症;出现3中的任何两项以上指标者诊断为MODS。

二、实验室诊断

应用抗菌药物前,采集适当的细菌学标本,并尽可能在45分钟内完成;血培养至少双份(包括需氧和厌氧培养),应分别经皮穿刺和经血管内导管(除非导管留置时间<48小时)抽取标本,其他部位感染时也应在给予抗菌药物前留取标本,如尿、脑脊液、伤口或其他体液。需要对侵袭性念珠菌病进行鉴别诊断时可检测1,3-β-D-葡聚糖、甘露聚糖和抗甘露聚糖抗体[8]。及早进行影像学检查(如CT和床旁超声)以确定感染部位和引导留取培养标本。

实验室检查:

1. 血常规 能够较快速地反映感染状态。脓毒性休克的初期,白细胞计数及血小板计数可以明显减少。随着休克进展,白细胞计数通常发生逆转,并伴随着白细胞总数和中性粒细胞明显上升(中性粒细胞≥80%,且以幼稚型白细胞占优势),出现类白血病反应。

2. 血气分析 脓毒性休克的早期常表现出呼吸性碱中毒。随着休克的进一步发展,血清碳酸氢盐常降低,而乳酸增高,出现代谢性酸中毒,早期呼吸衰竭可导致低氧血症。

3. 血糖 脓毒症和脓毒性休克患者普遍存在胰岛素拮抗,导致高血糖症,与脓毒症和脓毒性休克的高病死率和高并发症发生率密切相关。一般建议将血糖值11.2mmol/L作为高危感染的血糖临界值。

4. 降钙素原(PCT) 在细菌毒素刺激下血清PCT水平增高明显,尤其是严重感染时,PCT水平快速升高。PCT是最敏感且MEDS评分(mortality in emergency department sepsis score)中最具特异性的指标,PCT的敏感性优于CRP,且PCT水平不仅能区别脓毒症与非脓毒症,还与脓毒症严重程度有很好的相关性,能够反映抗感染药物的疗效。

5. C反应蛋白(C-reactive protein,CRP) CRP是一种急性时相反应蛋白,是能够体现机体非特异性炎症反应的敏感标记物,由细胞因子诱导肝细胞产生。但CRP对脓毒症的特异性还存在争议。

6. 乳酸、乳酸清除率 血乳酸值>4.0mmol/L时具有乳酸性酸中毒的诊断意义,是监测和评估严重感染、脓毒性休克、全身氧代谢及组织灌注的敏感指标。复苏前乳酸浓度越高,6小时集束化治疗复苏达标率越低,24小时APACHE Ⅱ评分就越高,病死率也越高。同时,乳酸清除率可以精确地反映组织灌注,血乳酸的浓度与脓毒症的预后呈负相关关系。可以认为乳酸能够反映组织代谢脓毒血症的严重程度,但对于脓毒血症诊断的特异性并不强。

7. 白细胞介素6(interleukin-6,IL-6)　IL-6是机体感染后炎症反应早期释放的介质。一般认为,脓毒症时 IL-6 有重要的预测价值。由于 IL-6 缓慢而稳定的动力学特征,容易在血液标本中被检测到,从而成为脓毒症中一个重要的细胞因子生物标志物。

8. 前心房尿钠肽(pro-atrial natriuretic peptide,proANP)　有研究发现,proANP 在脓毒症患者中明显升高。proANP 与 APACHE Ⅱ 在预测脓毒症死亡方面可相互媲美,而 proANP 容易测定,且能反映其不同的病理生理改变。

三、常见病原微生物及其耐药性现状

脓毒症是由感染因素引起的 SIRS,以临床综合判断为主要依据,而以微生物学证实的(血培养阳性)称为血流感染。脓毒症的感染部位主要有呼吸道、腹腔、泌尿道、皮肤、器械相关、中枢神经系统及心内膜等,其中呼吸道感染最为多见。多项研究结果显示呼吸道感染占 40%~50%,泌尿道感染占 15%~30%,原发性血流感染占 10%~20%。而不同部位感染的病死率也不同,其中原发性血流感染的病死率最高,可达 30%~40%,呼吸道感染的病死率约为 20%。

脓毒症的病原菌因年龄、性别、感染部位、基础疾病、院内或社区获得性感染、机体免疫力不同而不同。研究显示,虽然革兰阴性菌仍是最常见的病原菌(约占 62.2%),但是革兰阳性菌所占的比例逐渐增多(46.8%),真菌所占比例达到 19%。发病率占首位的是金黄色葡萄球菌(20.5%),其次是假单胞菌属(19.9%),之后是大肠埃希菌、肠球菌、不动杆菌、克雷伯杆菌等。而病死率最高的病原菌为铜绿假单胞菌(77%),其次是真菌(44%)、金黄色葡萄球菌(41%)、不动杆菌属(40%)。

MRSA、产 ESBL 的肠杆菌科细菌、多重耐药甚至为全耐药的铜绿假单胞菌或鲍曼不动杆菌等耐药菌比例日益增高,在不同国家、不同病房中的比例存在差异。一项来自希腊的研究显示,普通病房和ICU 的脓毒症患者分离出耐药菌的比例分别为:产 ESBL 的肠杆菌科细菌为 27.1% 和 71.1%、MRSA 为 37.5% 和 100%、产 KPC 的革兰阴性菌为 14.8%

和 64.9%[9]。美国 CDC/NHSN 的监测数据显示,对碳青霉烯类耐药的肺炎克雷伯杆菌的比例从 2%(2001 年)上升到 10%(2011 年),对患者的生命造成巨大威胁[10]。

四、抗微生物治疗

《拯救脓毒症患者行动:国际严重脓毒症和脓毒性休克治疗指南:2012》是目前临床常用指南,其中针对抗微生物治疗的内容包括:

1. 确诊为脓毒性休克及严重脓毒症尚未出现脓毒性休克时,应在 1 小时内静脉使用有效抗菌药物进行治疗。

2. 早期经验性抗感染治疗包括一种或多种药物,这些药物可以对抗所有的可能病原体[细菌和(或)真菌或病毒],并且要有足够的药物浓度可以渗透到可能导致脓毒症的病灶中。抗菌药物给药方案应每天进行评估,以逐渐降低药物使用强度。

3. 对无感染证据的脓毒症初期患者,如果其体内 PCT 或相似的生物标志物水平较低,可考虑停止抗菌药物的经验性治疗。

4. 合并中性粒细胞减少的严重脓毒症患者以及合并 MDR(如不动杆菌和假单胞菌)感染的难治性患者采取经验性联合用药治疗。对于合并呼吸衰竭和脓毒性休克的严重感染患者,建议广谱 β-内酰胺类抗菌药物与氨基糖苷类抗菌药物或氟喹诺酮类抗菌药物联用治疗铜绿假单胞菌所致菌血症。对肺炎链球菌菌血症所致脓毒性休克患者,可将 β-内酰胺类和大环内酯类联用。经验性联合用药时间不应超过 3~5 天。一旦确定敏感的病原体,应减少抗菌药物种类,选择最恰当的单一药物治疗。

5. 抗菌药物治疗疗程一般为 7~10 天;临床反应慢、感染灶无法引流、金黄色葡萄球菌菌血症、一些真菌和病毒感染或免疫缺陷(包括中性粒细胞缺乏)的患者可能需要适当延长疗程。

6. 对由病毒感染引起的严重脓毒症或脓毒性休克患者,应尽早开始抗病毒治疗。

7. 已确定由非感染性因素引起严重炎性反应状态的患者,不应使用抗菌药物治疗。

(陈佰义　赵宗珉)

参 考 文 献

1. Levy MM, Fink MP, Marshall JC, et al. 2001 SCCM/ESICM/ACCP/ATS/SIS International Sepsis Definitions

Conference. Crit Care Med,2003,31(4):1250-1256

2. Mayr FB, Yende S, Angus DC. Epidemiology of severe sepsis. Virulence,2014,5:4-11

3. Lagu T,Rothberg MB,Shieh MS,et al. Hospitalizations,costs, and outcomes of severe sepsis in the United States 2003 to 2007. Crit Care Med,2012,40:754-756

4. Vincent JL,Rello J,Marshall J,et al. International study of the prevalence and outcomes of infection in intensive care units. JAMA,2009,302:2323-2329

5. Dellinger R P, Levy M M, Rhodes A, et al. Surviving Sepsis Campaign:international guidelines for management of severe sepsis and septic shock,2012. Intensive care medicine,2013, 39:165-228

6. 谢灿茂.危重症加强监护治疗学.北京:人民卫生出版社,2011

7. 罗翌.急救医学.北京:人民卫生出版社,2012

8. 李小平,殷俊,朱卫平.脓毒症和脓毒性休克的实验室诊断进展.现代检验医学杂志,2011,26:139-140、143

9. Koupetori M,Retsas T,Antonakos N,et al. Bloodstream infections and sepsis in Greece:over-time change of epidemiology and impact of de-escalation on final outcome. BMC Infectious Diseases,2014,14:272-281

10. Centers for Disease Control and Prevention (CDC). Vital signs:carbapenem-resistant Enterobacteriaceae.MMWR Morb Mortal Wkly Rep,2013,62:165-170

第三章

感染性心内膜炎

感染性心内膜炎（infective endocarditis，IE）是指因细菌、真菌和其他微生物（如病毒、立克次体、衣原体、螺旋体等）经血行播散而引起的心瓣膜或心内膜的炎症。IE 发病率及死亡率较高，心衰、脑卒中、多器官功能障碍和脓毒症是导致患者死亡的主要原因[1,2]。

2009 年欧洲心脏病学会（ESC）发布的《感染性心内膜炎预防、诊断与治疗指南》，简称《ESC 指南（2009 年版）》摒弃了沿用多年的急性、亚急性和慢性心内膜炎分类方法，提出了感染性心内膜炎分类新方法[3,4]。

1. 根据感染部位及是否存在心内异物分类

（1）左心自体瓣膜 IE。

（2）左心人工瓣膜 IE：瓣膜置换术后 1 年内发生的心内膜炎称为早期人工瓣膜感染性心内膜炎；手术 1 年后发生的心内膜炎称为晚期人工瓣膜感染性心内膜炎。

（3）右心 IE。

（4）植入器械相关性 IE（包括植入心脏起搏器及体内自动除颤器导线等，可伴有或不伴有心脏瓣膜受累）。

2. 根据感染方式分类

（1）医疗保健相关性 IE：包括院内感染和非院内感染。院内感染性 IE 是指入院 48 小时后出现 IE 的症状和体征；非院内 IE 是指入院 48 小时内出现 IE 的症状和体征，且该患者进行了以下医疗保健：①IE 发生前 30 天内进行了家庭护理、静脉药物治疗、血液透析或静脉化疗等；②IE 发生前 90 天内曾入院，并使用急救设备；③居住在康复中心或长期使用保健仪器。

（2）社区获得性 IE：患者不满足医疗保健相关性 IE 的标准，且在入院 48 小时内出现 IE 症状和体征者。

（3）静脉药瘾者 IE：患者经常应用静脉注射药物，且无其他感染途径者。

3. 活动性 IE　存在以下情况者可诊断为活动性 IE：①患者持续发热且多次血培养阳性；②手术时发现活动性炎症病变；③患者仍在接受抗菌药物治疗；④存在活动性心内膜炎的组织病理学证据。

4. IE 复发与再感染

（1）复发：是指首次发病后 6 个月内由同一微生物引起的心内膜炎再次发作。

（2）再感染：是指不同微生物引起的感染，或首次发病 6 个月后由同一微生物引起的心内膜炎再次发作。

尽管 IE 的诊断和治疗有很大的进展，但其死亡率和发病率并未减少，预后不佳且死亡率居高不下。美国对 1998—2009 年全国范围内住院患者进行的调查发现 IE 的年发病率为 12.7/100 000，每年增加 2.4%，死亡率为 14.5%。IE 流行病学特征发生了明显变化，主要表现在以下几个方面。

1）患者发病率随年龄增长而逐渐增加：IE 既往多见于年轻心脏瓣膜病（风湿性心脏病为主）患者，如今老年人 IE 患病率明显增加，其中 70～80 岁老年人年发生率达 14.5/100 000。

2）基本心脏病病因发生改变：从基础心脏病病因构成看，风湿性心脏病逐年递减（<20%），约 50% 老年患者基础病因是退行性瓣膜病（特别是退行性主动脉瓣狭窄），先天性心脏病约占 15%。老年患者中进行医疗保健相关操作者更易感染 IE。人工心瓣膜病、二尖瓣脱垂并发 IE 的发生率不断增加，一些新的发病因素如心瓣膜修补术后、退行性瓣膜钙化、静脉注射吸毒等也不断增加。

3）在所有关于 IE 的流行病学调查中，男女性别比例≥2∶1，与男性患者相比，女性患者预后较差，行瓣膜手术的比例也较低。

4）医疗保健相关性 IE 增多，主要途径是血行，其中周围静脉导管感染占医疗保健相关性 IE 的

1/3。其死亡率明显高于社区获得性 IE 的死亡率，这与医疗保健相关性 IE 患者发生感染性休克和缺少手术干预密切相关。

5）IE 复发多与治疗疗程不足、人工瓣膜感染有关。

一、临床诊断

IE 是一种可以累及多脏器的疾病，患者不仅可以出现心脏内局部破坏所致临床表现，还可以出现因无菌或化脓性赘生物碎片引起的远处栓塞或感染；菌血症导致远处血源性播散；对感染细菌的抗体反应、免疫复合物和抗体-补体沉积物与组织中沉积的抗原相互作用引起的组织损伤。临床主要表现是发热、贫血、体重减轻、血管栓塞及心脏杂音等改变，少数 IE 病例以经典的不明原因发热为特征。

根据致病微生物、有无基础心脏病及临床特点，推断临床诊断。以下临床表现者应怀疑 IE：①新出现的心脏杂音；②原因不明的栓塞事件；③原因不明的脓毒症；④与下列有关的发热：心脏人工材料包括人工心瓣膜、起搏器、埋藏式心脏复律除颤器、导管侵入检查等；既往 IE 史；瓣膜病或先天性心脏病；⑤其他易患因素：包括免疫缺陷疾病、近期菌血症、慢性心力衰竭、新发传导阻滞、血培养阳性或慢性 Q 热血清学阳性、血栓现象（如 Roth 斑、Janeway 损害、Oslar 结节等）、非特异性神经系统表现、肺部栓塞或浸润征（右心 IE）、原因不明的周围组织脓肿等。

IE 的死亡率较高，早期诊断及时治疗至关重要。由于 IE 临床表现变化很大，确定诊断较困难。1994 年 Durack 等提出的 Duke 标准，将超声心动图中发现的附着于瓣膜及其支持结构上，或移植材料上的赘生物、心内脓肿、或移植瓣膜新发生部分裂开作为心内膜受累证据，并作为临床诊断的主要指标。2000 年 Duke 标准进行了修订，增加了动物源性传播的 Q 热及葡萄球菌感染的比例，提高了经食管超声心动图（TEE）检查的诊断地位，成为目前临床主要使用的诊断标准。其具体内容为：

1. 主要标准

（1）血培养阳性：2 次不同的血培养均为 IE 的典型致病菌（草绿色链球菌、牛链球菌、HACEK 组细菌、金黄色葡萄球菌或社区获得性肠球菌）而无原发病灶；或非上述细菌感染但与 IE 一致的微生物持续性血培养阳性（持续性阳性定义为相隔>12 小时的 2 次或 2 次以上血培养阳性；或首末次血培养相隔时间>1 小时的 3 次血培养全部阳性）。

（2）单次血培养阳性为贝氏柯克斯体或 I 期 IgG 滴度>1：800。

（3）超声心动图检查发现感染性心内膜炎阳性表现：①赘生物；②心脏脓肿；③新出现的人工瓣膜裂开。

（4）新发生的瓣膜反流。

2. 次要标准

（1）易患因素、基础心脏病或静脉吸毒成瘾。

（2）发热：体温>38℃。

（3）血管损害征象：大动脉栓塞、脓毒栓塞性肺梗死、真菌性动脉瘤、颅内出血、结膜出血等。

（4）免疫异常征象：肾小球肾炎、Osler 结节、Roth 出血点及类风湿因子阳性。

（5）微生物学证据：血培养阳性、但未达到主要标准要求；或与感染性心内膜炎一致的活动性细菌感染的血清学证据。

确定诊断：2 条主要标准；或 1 条主要标准加 3 条次要标准；或 5 条次要标准。

可能诊断：1 条主要标准加 1 条次要标准；或 3 条次要标准。

由于修订 Duke 标准最初的目的是在流行病学研究和临床试验时使用，并未涵盖血培养阴性、感染累及人工瓣膜或起搏导线和累及右心（特别是静脉药瘾人群）的 IE 患者。因此，针对每一例患者具体诊断时更应注重临床特征，做出灵活判断，诊断标准不能代替临床经验判断。例如，发热患者有 IE 的易患因素，伴有血培养阳性或超声心动图检查发现赘生物其中之一，诊断就基本成立，而按照此修改 Duke 标准仅为可能诊断。此外，约 10% 的按照以上标准诊断的 IE 患者血培养阴性或无菌血症，称为"血培养阴性 IE"。对于此类患者，应考虑行 Q 热和巴尔通体感染的血清学检查以及瓣膜组织的 PCR 检查。

二、实验室诊断

连续血培养阳性结果是诊断 IE 的最基本方法，并可通过药物敏感试验指导抗菌药物的使用。因此，传统的血培养在 IE 的病因学诊断和指导抗菌药物治疗方面是必不可少的。但一次血培养阳性应谨慎确立 IE 的诊断，特别是在有可能污染的情况下，如凝固酶阴性葡萄球菌或棒状杆菌污染等。

血培养的注意事项：①尽可能在抗菌药物治疗

前留取血培养标本;②采集血培养标本时应严格无菌操作技术,不从静脉留置针或导管中取血;③对可疑急性 IE 患者,在开始经验性使用抗菌药物治疗前,在 5~10 分钟内抽取 2~3 份血培养标本;④对于可疑亚急性 IE 患者,间隔 30~60 分钟抽取 3 份血培养标本,若这些标本 24 小时内均为阴性,则需再抽取 2 份血培养标本;⑤成人每份血培养标本抽血 10~20ml,婴儿和儿童至少抽取 0.5~5ml;⑥每份血培养标本应该分别注入两个培养瓶中;⑦若所有血标本培养 5 天后均为阴性,而临床仍怀疑 IE 者,可将血标本传代至巧克力平板继续培养;⑧对于怀疑 IE 患者,外科手术取出的血栓或赘生物要进行组织学检查或培养。

除血培养外,以下检查项目对感染性心内膜炎的诊断也有作用。

1. 超声心动图检查 超声心动图检查可实时观察心脏瓣膜结构与功能、良好显示心内膜及评估继发血流动力学变化,已成为诊断 IE 的最佳影像学方法。因此,当临床怀疑 IE 时,应尽早进行经胸超声心动图(TTE)和经食管超声心动图(TEE)检查。超声心动图诊断 IE 主要影像学标准是:赘生物、脓肿及人工瓣出现新的瓣周裂隙。

虽然 TEE 敏感性及特异性均较高,但检测方法复杂,故主要用于以下情况检测:①临床高度怀疑 IE,但 TTE 检查结果阴性时;②TTE 影像质量差时;③有人工瓣膜或心内装置时。对于植入心内装置、人工瓣膜、既往有严重心脏间隔缺损、赘生物小或未发现赘生物者,TTE 及 TEE 有时均不能确定诊断,此时可考虑行 3D-TEE 检测。有研究显示,3D-TEE 对精确判断和定位赘生物、发现脓肿、瓣膜穿孔及腱索断裂比 2D-TEE 能提供更多诊断信息。《ESC 指南(2009 年版)》更加强调了超声心动图检查的重要性。

2. 多排螺旋 CT 与 PET-CT 检查 多排螺旋 CT 检查对诊断 IE 导致瓣膜异常有重要价值,可用于观察瓣周感染程度、主动脉根部瘤和瘘管形成。其对赘生物、脓肿和假性动脉瘤诊断的精确度与 TEE 相似,当临床怀疑 IE 而 TEE 结果阴性,或不能肯定时,或金属伪影影响成像效果时,多排螺旋 CT 是一种非常有用的影像学检查手段。

PET-CT 检查对不明原因发热患者感染灶的定位有重要价值,尤其对无症状的外周栓塞和感染灶迁徙的诊断特别有用。在临床无任何线索拟诊 IE 患者中,28% 可早期发生外周栓塞、感染灶迁徙或者有两者并存的表现。由于 PET-CT 能在早期无症状时发现病变,故其阳性结果有助于治疗策略的确定。虽然 PET-CT 不能像 TTE/TEE 检查发现小的赘生物,仍有研究显示在超声心动图检查结果不明确时,PET-CT 可以发现主动脉根部小脓肿及心脏起搏系统的感染。但目前 PET-CT 检查的最佳使用指征尚不明确。

3. 血液检查

(1)继发性贫血是本病特点之一,其中血小板平均体积、红细胞沉降率、CRP 及 PCT 是 IE 活动性的标志,其增高与患者预后不良相关。

(2)类风湿因子、抗磷脂抗体及抗白细胞抗体增加,少数患者可出现低滴度的自身抗体。

(3)肌钙蛋白增高与 IE 的神经系统事件、脓肿及死亡率有关,特别是合并脑钠肽(brain natriuretic peptide,BNP)升高者意义更大。

4. 免疫组化检查 对切除的瓣膜组织或栓塞标本进行免疫组化检查,对 IE 的诊断非常有用,但存在特异性抗体缺乏的问题。使用患者自身血清进行自动免疫组化检测可以克服上述困难、明确瓣膜中的微生物。

5. 血清学和核酸扩增 PCR 可以检测 IE 患者术后的瓣膜组织,为某些特殊细菌所致 IE 患者提供快速、可靠的检测方法。应用 PCR 检测被切除心脏瓣膜组织 16S rRNA 可用于血培养阴性病原学的辅助诊断,敏感性及特异性超过血培养或心脏瓣膜组织培养。应用 PCR 检测被切除心脏瓣膜组织的 18S rRNA 可用于血培养阴性患者真菌病原学的辅助诊断。研究发现,钙磷脂结合蛋白码(annexin code)和血小板活性的锝标记钙磷脂结合蛋白 V 闪烁显像可预测赘生物和栓塞。必须强调的是血培养作为最根本诊断方法的地位不能被其他方法所代替。

三、常见病原微生物及其耐药性现状

IE 的病原谱发生变化。多项研究报道葡萄球菌位居首位,链球菌已退至第二位,其次为肠球菌。革兰阴性杆菌 IE 占发病总数的 5%~10%,真菌性 IE 发病率<1%。但这种变化缺乏基于人群的流行病学调查结果的支持。该变化存在地域差异,发展中国家的变化较小[5,6]。IE 患者中多存在风湿性瓣膜病,表现为自体瓣膜 IE,仍多以草绿色链球菌为主。《热病》中分类列出自体瓣膜、非静脉吸毒、有瓣膜病或先天性心脏病而无其他致病因素者病原菌

包括草绿色链球菌 30%~40%，其他链球菌 15%~25%，肠球菌 5%~18%，葡萄球菌 20%~35%（包括凝固酶阴性葡萄球菌）。而发达国家如美国的葡萄球菌性 IE 增长较快[7]。长期血液透析、糖尿病、血管侵入性检查、静脉注射吸毒是金黄色葡萄球菌性 IE 的主要因素。

不同种类 IE 的病原菌也存在差异。口腔链球菌大多引起亚急性 IE。肠球菌是老年患者和医疗保健相关性 IE 的主要病原菌。肺炎链球菌和 β-溶血链球菌尤其在衰弱人群中更易导致 IE。凝固酶阴性葡萄球菌不仅引起人工瓣膜 IE 和自体瓣膜 IE，还引起植入器械相关性 IE，多见于早期和中期发病的人工瓣膜 IE。金黄色葡萄球菌是导致早期和晚期性人工瓣膜 IE 最常见的致病菌[8]。

近年随着广谱抗菌药物的广泛应用，革兰阳性球菌对青霉素类抗菌药物的耐药性不断增加。在 IE 常见病原菌中，金黄色葡萄球菌及凝固酶阴性葡萄球菌对青霉素的耐药率高，均超过 90%。MRSA 及 MRCNS 的分离率日益增多，可以达到 50%，甚至达到 90%。草绿色链球菌对青霉素的耐药率处于较低的水平，有研究报道为 6.5%，但草绿色链球菌对青霉素的中介率为 12.4%，提示耐药率有升高的可能。

四、抗微生物治疗

抗菌药物治疗是感染性心内膜炎治疗的基石，临床使用抗菌药物时应遵循以下原则：①用药要早；②剂量要足；③疗程要长；④根据血培养及药敏试验结果合理选择抗菌药物；⑤联合用药。

《ESC 指南（2009 年版）》明确提出了经验性抗菌药物使用方案和针对不同病原菌的抗菌药物使用方案。

（1）口腔链球菌和 D 组链球菌

1）青霉素敏感菌株：①4 周疗法：可选用青霉素、羟氨苄西林或头孢曲松。②2 周疗法：可选用青霉素、羟氨苄西林联用奈替米星或头孢曲松联用庆大霉素。β-内酰胺类过敏者可选用万古霉素。

2）对青霉素中介耐药菌株：4 周疗法：可选用青霉素或羟氨苄西林联用 2 周庆大霉素。β-内酰胺类过敏者的 4 周疗法，可选用万古霉素联用 2 周庆大霉素[9]。

（2）肺炎链球菌及 β-溶血链球菌：青霉素敏感菌株的治疗与口腔链球菌相似；合并脑膜炎者，应避免使用青霉素，可改用头孢噻肟、头孢曲松联用万古霉素。

（3）金黄色葡萄球菌和凝固酶阴性葡萄球菌

1）自体瓣膜：甲氧西林敏感菌株可选用苯唑西林或氯唑西林（4~6 周）联用庆大霉素（3~5 天）；对青霉素过敏或甲氧西林耐药菌株可选用万古霉素（4~6 周）联用庆大霉素（3~5 天）。

2）人工瓣膜：甲氧西林敏感菌株可选用苯唑西林或氯唑西林（≥6 周）联用利福平（≥6 周）及庆大霉素（2 周）；对青霉素过敏或甲氧西林耐药菌株可选用万古霉素（≥6 周）联用利福平（≥6 周）及庆大霉素（2 周）。达托霉素可用于金黄色葡萄球菌菌血症和右心 IE。另外，其他治疗方案如 β-内酰胺类加噁唑烷酮类、β-内酰胺类加万古霉素等也可选用。

（4）肠球菌属：肠球菌对 β-内酰胺类及庆大霉素敏感的菌株可选用阿莫西林或氨苄西林（4~6 周）联合庆大霉素（4~6 周）、万古霉素（6 周）联合庆大霉素（6 周）。

（5）革兰阴性菌：包括 HACEK（嗜血杆菌、放线杆菌、人心杆菌、啮蚀艾肯菌、金氏杆菌属）相关菌及非 HACEK 相关菌。产生 β-内酰胺酶的 HACEK 杆菌对头孢曲松、其他第三代头孢菌素及喹诺酮类敏感，而氨苄西林并非首选。常用治疗方案：头孢曲松持续 4 周。不产 β-内酰胺酶的 HACEK 杆菌可静脉滴注氨苄西林加庆大霉素，持续 4 周。非 HACEK 相关菌需长期（>6 周）联用 β-内酰胺类与氨基糖苷类治疗，有时尚需联合喹诺酮类药物或复方磺胺甲噁唑。

（6）真菌：可选两性霉素 B 单用或联用唑类抗真菌药。口服唑类需要长期应用。

（陈佰义　赵宗珉）

参 考 文 献

1. 葛均波,方唯一,沈卫峰.现代心脏病学进展.上海:复旦大学出版社,2012

2. 林曙光.心脏病学进展.北京:人民卫生出版社,2012

3. G Habib, B Hoen, P Tornos, et al.Guidelines on the prevention, diagnosis, and treatment of infective endocarditis (new version 2009): The Task Force on the Prevention, Diagnosis, and Treatment of Infective Endocarditis of the European Society of Cardiology (ESC). Endorsed by the European Society of Clinical Microbiology and Infectious Diseases (ESCMID) and by the International Society of Chemotherapy (ISC) for Infection and Cancer.Eur Heart J,2009,30:2369-2413

4. 郑宏健,卢新政.2009 欧洲感染性心内膜炎防治指南的解

读.心血管病学进展,2010,31:512-515

5. 陈中举,李丽,张蓓,等.感染性心内膜炎血培养病原菌的分布及耐药性分析.国际检验医学杂志,2012,33:1937-1938

6. 谢红梅,胡必杰,周春妹,等.218例感染性心内膜炎临床和病原学特征及预后分析.中华内科杂志,2014,53:363-367

7. DH Bor,S Woolhandler,R Nardin,et al.Infective endocarditis in the US,1998-2009:a nationwide study.PloS one,2013,8:e60033

8. C Selton-Suty,M Célard,V Le Moing,et al.Preeminence of Staphylococcus aureus in infective endocarditis:a 1-year population-based survey.Clin Infect Dis,2012,54:1230-1239

9. Moet GJ,Dowzicky MJ,Jones RN.Tigecycline(GAR-936)activity against Streptococcus gallolyticus(bovis)and viridans group streptococci.Diagn Microbiol Infect Dis,2007,57:333-336

第四章
中枢神经系统感染

第一节 脑 膜 炎

脑膜炎(meningitis)是一种主要由各种病原微生物感染引起的以软脑(脊)膜炎为主的中枢神经系统感染性疾病[1-3]。其病原微生物种类很多,常见的有:①细菌性:其中又可分为化脓性与非化脓性,前者以脑膜炎球菌、流感嗜血杆菌和肺炎链球菌最为常见,后者以结核分枝杆菌最为常见;②病毒性:如肠道病毒、腮腺炎病毒、淋巴细胞性脉络膜丛脑膜炎病毒、疱疹病毒、虫媒病毒等;③其他:如真菌(以新型隐球菌较常见)、螺旋体(如钩端螺旋体、梅毒螺旋体等)等。脑膜炎共同的临床表现为发热、头痛、呕吐、颈强直及脑脊液的炎性改变。临床上急性脑膜炎的病程通常在4周内,超过4周者称为慢性脑膜炎。合并脑炎者称为脑膜脑炎(meningo-encephalitis)。脑膜炎患者通常伴有其他部位的细菌或病毒感染并发症,比如耳部、窦或上呼吸道感染。急性脑膜炎发病率和死亡率高,治疗有一定难度。细菌性脑膜炎如治疗不及时,可能会在数小时内死亡或造成永久性脑损伤。病毒性脑膜炎多能完全恢复,少数遗留后遗症。

因为引起脑膜炎的病原微生物种类繁多且临床症状多样,所以脑膜炎的确切发病率不详。人口范围内的调查表明,病毒性脑膜炎最为常见,发病率为10.9/100 000,常发于夏季。细菌性脑膜炎的年发病率约为3/100 000。巴西的细菌性脑膜炎发病率较高,为45.8/100 000。美国一项针对2006年全美因脑膜炎住院患者的调查显示,共有72 000名脑膜炎患者,病毒性脑膜炎最为常见,占54.6%,细菌性脑膜炎占21.8%,真菌及其他病原体占7.3%[4]。我国一项针对2006年6月—2009年12月所发生的细菌性脑膜炎流行病学调查发现,细菌性脑膜炎发病率为1.84/100 000~2.93/100 000,而不足5岁儿童的发病率为6.95/100 000~22.30/100 000[5]。撒哈拉以南的非洲被称为"脑膜炎地带"[6],在一个世纪以来一直被脑膜炎球菌性脑膜炎大流行所困扰。有记录以来最大的脑膜炎大流行于1996—1997年在整个区域暴发,引发25万多病例及2.5万死亡病例。医疗条件、人口状况、社会经济条件、气候条件及并发感染等几个因素被认为与脑膜炎地带的流行发展有关。

一、临床诊断

作为中枢神经系统感染性疾病,脑膜炎不仅表现出发热、寒战、全身不适等感染性疾病所致的全身改变,而且可以表现出中枢神经系统受累的症状。90%的成人脑膜炎病例出现严重的头痛,其次是颈项强直、精神状态改变以及恶心、呕吐等。体征上主要表现为脑膜刺激征,包括颈强直、克氏征阳性、布氏征阳性等[7,8]。出现上述的全部症状及体征的病例并不多,不超过50%。其他与脑膜炎有关的常见体征包括恐光症以及声音恐惧症。小儿患者通常表现不典型,可能只会变得易怒、表现出不适或可能出现腿部疼痛、四肢发冷,以及皮肤颜色异常。未满六个月大的婴儿的囟门或会出现膨胀。

不同病原微生物所致脑膜炎的临床表现相近,很难区分。但是仍有一些特征性表现值得临床医生注意。比如细菌性脑膜炎多起病急骤、全身症状重、精神症状常见。结核性脑膜炎呈亚急性或慢性起病、病情逐渐加重。隐球菌性脑膜炎呈亚急性或慢性起病、病程进展缓慢、患者头痛剧烈、与全身症状不一致。病毒性脑膜炎常有特定的流行季节及特殊的全身表现,如肠道病毒可伴腹泻、皮疹或心肌炎等。脑膜炎球菌引发的流行性脑脊髓膜炎会先于其他症状出现皮疹,为迅速增多扩大的躯干、下肢、黏膜、眼结膜以及手掌和脚掌部位大量细小而不规则的紫色或红色小点状的瘀点,压之不褪色。单核细胞增生李斯特菌脑膜炎早期抽搐发生率高。

二、实验室诊断

确诊或排除脑膜炎的最重要的检查即通过腰椎穿刺来分析脑脊液标本。主要对脑脊液标本进行白细胞、红细胞、蛋白质和葡萄糖水平的检测。不同类型脑膜炎的脑脊液检查所见存在一定的差异:

(1)细菌性脑膜炎:压力常升高;外观混浊或呈脓性;细胞数明显升高,以中性粒细胞为主,通常为(1000~10 000)×10^6/L;蛋白升高;糖含量下降,通常低于2.2mmol/L;氯化物含量降低。

(2)病毒性脑膜炎:压力正常或增高;白细胞数正常或增高,可达(10~1000)×10^6/L,早期以多形核细胞为主,8~48小时后以淋巴细胞为主。蛋白可轻度增高,糖和氯化物含量正常。

(3)隐球菌性脑膜炎:压力常增高,多为200~400mmH$_2$O;白细胞数轻度至中度增多,常为(10~500)×10^6/L,以淋巴细胞为主;蛋白含量增高,糖含量降低。

(4)结核性脑膜炎:压力增高,可达400mmH$_2$O或以上;外观无色透明或微黄,静置后可有薄膜形成;白细胞数显著增多,常为(50~500)×10^6/L,以淋巴细胞为主;蛋白增高,通常为1~2g/L,糖及氯化物含量降低。

确诊需要依据病原学结果[9]。对于脑脊液标本的病原学检查主要包括脑脊液涂片革兰染色及脑脊液病原微生物培养。通常送检3或4管。第1管被皮肤正常定植菌群污染的概率最高,不应该送至微生物学实验室进行直接涂片、培养或分子生物学检查。进行细菌学检查的脑脊液标本,最少0.5~1ml,置于无菌容器。体积越大(5~10ml)培养敏感性则越高,也是最大限度分离结核分枝杆菌、真菌所必需的。如果进行多个检查,而标本体积不能满足全部检查需要时,需要给实验室提供检查的优先顺序。只要有可能,应该在启动抗微生物治疗前采集培养标本。

因为脑脊液标本中检查到细菌的阳性率并不高,为60%左右,而且采集标本前抗菌药物的使用也会造成检查阳性率进一步下降,所以细菌学检查阴性并不能够完全排除细菌性脑膜炎的诊断。革兰染色法操作简单,结果回报快,但在诸如单核细胞增生李斯特菌性脑膜炎等较少见的感染时,其可靠性降低。标本的细菌学培养更加准确,但获得结果可能需要48小时,有可能会造成治疗延误而危及患者生命。对脑脊液标本中白细胞分类所占比例加以检测,来判断是细菌性脑膜炎(通常以中性粒细胞为主)、病毒性脑膜炎(通常以淋巴细胞为主)或寄生虫性脑膜炎(通常以嗜酸性粒细胞为主)的方法简单快速,但在患病之初,并不是可靠的判定指标。

对病毒脑膜炎诊断而言,分子生物学已经取代病毒培养。例如采用PCR检测脑脊液中所含病毒核酸,用以区分病毒性脑膜炎的不同成因。血清学(确认不同病毒的抗体)也可用于病毒性脑膜炎的诊断。不过对细菌检查而言,分子生物学还不是常规试验。不推荐脑脊液细菌抗原检查,但对标本采集前已经启动治疗而革兰染色和培养都阴性的患者而言,可能有一些价值。若疑似为结核性脑膜炎,应进行抗酸染色法,结核分枝杆菌培养需要更长的时间,这一阶段则更多的使用PCR。对隐球菌性脑膜炎的快速诊断而言,隐球菌抗原试验在脑脊液标本的敏感性比血清高,敏感性、特异性都超过90%,已经取代了印度墨汁染色的诊断地位。但是印度墨汁染色具有低成本、快速的优势,所以在临床工作中仍不能淘汰。

此外,区分不同类型的脑膜炎还可以采用几种其他的特殊检测方法,如乳胶凝集试验、鲎溶解物试验(LAL)等,但都不作为常规推荐。

对于疑似病例,采集血液标本行急性炎症性指标(例如CRP、全血细胞计数)以及血液培养。如果脑部组织有肿块或颅内压增高时,为避免脑疝而禁止使用腰椎穿刺。若患者因脑部肿块或颅内压增高而处于危险状态,则优先推荐使用计算机断层扫描(CT)或磁共振成像(MRI)扫描,而不采用腰椎穿刺。在腰椎穿刺前需要采用CT或MRI,或行腰椎穿刺存在困难时,建议首先应用抗菌药物,以防止延误治疗。通常CT或MRI扫描技术用于检查后期,以评价脑膜炎发生并发症的可能。对于重度脑膜炎患者,则必须监测血电解质,如低钠血症在细菌性脑膜炎中比较常见,有多种原因,包括脱水、异常分泌的抗利尿激素(抗利尿激素分泌异常综合征,syndrome of inappropriate antidiuretic hormone,SIADH)或静脉液体输注过量等。

三、常见病原微生物及其耐药性现状

（一）细菌性脑膜炎

细菌性脑膜炎是中枢神经系统感染中最常见的疾病。美国年发病率大于 2.5/100 000，其中 70% 的患者是不足 5 岁的儿童。20 世纪 70—80 年代，流感嗜血杆菌、肺炎链球菌、脑膜炎球菌、B 群 β-溶血链球菌和单核细胞增生李斯特菌是细菌性脑膜炎最常见的 5 种细菌，约占 80%，其中流感嗜血杆菌可达 45%。近年来，由于疫苗的出现、推广以及抗感染治疗药物的进展，细菌性脑膜炎的流行病学发生巨大变化，其中流感嗜血杆菌的发病率明显下降。美国一项针对 1998—2007 年所发生的细菌性脑膜炎流行病学调查发现，上述 5 种病原体的总发病率下降 31%，从 2/100 000 降至 1.38/100 000，但是 <2 个月婴儿组的发病率仍很高（80.69/100 000）。肺炎链球菌的发病率下降 26%，脑膜炎奈瑟菌下降 58%，流感嗜血杆菌下降 35%，单核细胞增生李斯特菌下降 46%，B 群 β-溶血链球菌发病率无变化。目前，社区获得性细菌性脑膜炎主要的病原为肺炎链球菌（约 50%）、脑膜炎奈瑟菌（约 25%）、B 群 β-溶血链球菌（约 15%）和单核细胞增生李斯特菌（约 10%），而流感嗜血杆菌只占细菌性脑膜炎的 10% 以下。

不同年龄组发生细菌性脑膜炎时病原体有明显差异。<2 个月婴儿组中 B 群 β-溶血链球菌占 86.1%，也有报道 <1 个月新生儿组中，大肠埃希菌占重要地位，多来自产道，由于体内缺乏能中和病菌的 IgM，入侵的大肠埃希菌得以繁殖而致病。11~17 岁年龄段中脑膜炎奈瑟菌占 45.9%，成人中肺炎链球菌占首位[8]。在引起细菌性脑膜炎的病原体中，导致死亡率最高的是单核细胞增生李斯特菌（18.1%），其次是肺炎链球菌（14.7%）、B 群 β-溶血链球菌（11.1%）、脑膜炎奈瑟菌（10.1%）和流感嗜血杆菌（7.0%）。相关的预后危险因素包括年龄 >60 岁、高血压、入院 24 小时内出现惊厥、入院时意识不清等。由于术后广泛使用抗菌药物，开颅术后出现脑膜炎的病例不多见，其发生率为 1%~6%。开放性、凹陷性颅骨骨折发生颅内感染的概率为 4%~10%，外科清创术可降低其发生率。

近年来，耐药病原体导致的脑膜炎增多，其中肺炎链球菌的耐药倍受重视[10-12]。2008 年 CLSI 按青霉素使用途径和疾病修订了青霉素的药敏判断标准，对于脑膜炎，胃肠外青霉素 MIC ≤ 0.06μg/ml 为敏感，≥0.12μg/ml 为耐药[13]。2006—2008 年，北京儿童医院的一项研究显示，引起脑膜炎的肺炎链球菌对青霉素耐药的菌株达 76.6%[14]。此外，肺炎链球菌对三代头孢菌素如头孢曲松的耐药率也达到 10%~30%。

脑膜炎球菌对青霉素 G、阿莫西林和氨苄西林的敏感性仍较高，但已有 2%~4% 菌株出现中介。产 β-内酰胺酶的流感嗜血杆菌的分离率各异，最高达 42%，但对三代头孢菌素敏感性高[15]。

（二）结核性脑膜炎

结核性脑膜炎是由结核分枝杆菌引起的脑膜或脑脊髓膜非化脓性炎症，约占全身性结核病的 6%。在肺外结核中有 5%~15% 的患者累及神经系统，其中又以结核性脑膜炎最为常见，约占神经系统结核的 70%。结核性脑膜炎是结核病中最严重的类型，其死亡率高（约 50%）且幸存者多存在神经系统慢性后遗症。全球结核性脑膜炎的平均发病率为 1.37/100 000，其中发病率最高的国家依次为印度、中国、印度尼西亚、尼日利亚和南非。

耐药结核性脑膜炎，尤其是耐多药结核性脑膜炎（multidrug resistant tuberculous meningitis, MDR TBM）、广泛耐药结核性脑膜炎（extensive drug resistant tuberculous meningitis, XDR TBM）已成为全球普遍关注的严重问题[16]。WHO 报告指出目前肺结核病例中有 3.7% 的初治病例和 20% 的复治病例为耐多药结核。对于耐药结核性脑膜炎的研究缺乏基于人群的流行病学调查，多为基于医院的研究，结果各异，耐药结核性脑膜炎的比例为 8%~64%，耐多药结核性脑膜炎的比例为 2.5%~30%，我国 MDR-TBM 所占比例高于其他发展中国家，但低于肺结核耐多药率。

（三）病毒性脑膜炎

病毒性脑膜炎又称无菌性脑膜炎，是由多种病毒引起。85%~95% 由肠道病毒引起，其次为流行性腮腺炎病毒、淋巴细胞性脉络丛脑膜炎病毒、单纯疱疹病毒和腺病毒。肠道病毒主要经粪-口途径传播，少数通过呼吸道分泌物传播。大部分病毒在下消化道发生最初的感染，肠道细胞上有与肠道病毒结合的特殊受体，病毒经肠道入血，产生病毒血症，再经脉络丛侵犯脑膜，引发脑膜炎。

（四）隐球菌性脑膜炎

隐球菌性脑膜炎是由新型隐球菌感染脑膜和脑

实质所致的中枢神经系统的亚急性或慢性炎症性疾病,是深部真菌病中较常见的一种类型。新型隐球菌广泛分布于自然界,如水果、奶类、土壤、鸽粪和其他鸟类的粪便中,为条件致病菌,当宿主的免疫力低下时致病。最初常感染皮肤和黏膜,经上呼吸道侵入体内。鸽子和其他鸟类可为中间宿主,鸽子饲养者新型隐球菌感染发生率要比一般人群高出几倍。隐球菌中枢神经系统感染可单独发生,但更常见于全身性免疫缺陷性疾病、慢性衰竭性疾病时,如AIDS、淋巴肉瘤等。

四、抗微生物治疗

(一)细菌性脑膜炎

怀疑细菌性脑膜炎时,在脑脊液革兰染色及培养结果回报之前即应开始经验性抗菌药物治疗。社区获得性细菌性脑膜炎的常见病原菌为肺炎链球菌和脑膜炎奈瑟菌。由于已出现青霉素和头孢菌素耐药的肺炎链球菌,儿童及成人的社区获得性细菌性脑膜炎的经验性治疗应选择三代头孢(如头孢曲松或头孢噻肟)及万古霉素。对于<3个月龄、>55岁,或怀疑有细胞介导的免疫功能损害的患者,如慢性疾病、器官移植、妊娠、恶性肿瘤或应用免疫抑制药物,应加用氨苄西林治疗,以覆盖单核细胞增生李斯特菌感染的治疗。院内获得性脑膜炎,特别是神经外科手术后继发性脑膜炎,最常见的病原菌是葡萄球菌和革兰阴性菌,包括金黄色葡萄球菌。经验性治疗可联用万古霉素和三代头孢菌素。

病原菌明确者针对病原菌选用药物:①脑膜炎奈瑟菌性脑膜炎:青霉素敏感菌首选青霉素或氨苄西林,青霉素耐药菌则选择三代头孢菌素(头孢曲松或头孢噻肟);②治疗肺炎链球菌性脑膜炎:青霉素敏感菌首选青霉素或氨苄西林,青霉素耐药菌选择万古霉素单独使用或联用三代头孢菌素(头孢曲松或头孢噻肟);③流感嗜血杆菌性脑膜炎:非产酶菌可选用氨苄西林,产酶菌可用头孢曲松或头孢噻肟;④葡萄球菌性脑膜炎:甲氧西林敏感菌首选苯唑西林,甲氧西林耐药菌则选择糖肽类或利奈唑胺;⑤革兰阴性杆菌性脑膜炎:可选用头孢曲松、头孢噻肟、头孢吡肟、美罗培南等。

(二)结核性脑膜炎

对疑似结核性脑膜炎患者不必等待确诊之后才开始,应结合临床进行诊断性治疗。结核性脑膜炎治疗首选杀菌药,配用抑菌药,前者中细胞内外杀菌药有异烟肼、利福平,细胞外杀菌药有链霉素,细胞内杀菌药有吡嗪酰胺,抑菌药有对氨基水杨酸和乙胺丁醇等。近年有临床数据显示,利奈唑胺对结核性脑膜炎也有效,尤其是耐药菌株。2009年英国感染学会制定的结核性脑膜炎治疗指南中建议,强化治疗阶段(强化期)应用异烟肼、利福平、吡嗪酰胺,并与乙胺丁醇或链霉素或氟喹诺酮类药物联合治疗,疗程2个月;巩固治疗阶段(巩固期)应用异烟肼、利福平治疗,总疗程至少12个月。国内多主张结核性脑膜炎患者巩固期用4种药物联合治疗,但疗程至少在3个月,危重或难治性患者还应联合鞘内注射异烟肼。总疗程应在12~18个月,其中异烟肼为主要抗结核药物,常规应全程应用;链霉素总量不超过90g,疗程3个月;合并HIV感染或艾滋病患者避免使用利福平;治疗过程中需动态监测药物的毒副反应。对获得性耐药患者的化疗方案中,至少应包含2种或2种以上患者未曾用过或病原菌对之敏感的药物,耐多药结核性脑膜炎患者可选药物有对氨基水杨酸、丙硫异烟胺、卷曲霉素、环丝氨酸、阿米卡星、氧氟沙星等氟喹诺酮类、利奈唑胺等。

(三)病毒性脑膜炎

病毒性脑膜炎治疗主要为对症及支持疗法。有高热者可用退热药或物理降温;对剧烈头痛可用镇痛剂;颅内压增高者可用脱水剂。亦有主张用肾上腺皮质激素者,但尚有争议;有剧烈呕吐者应注意水、电解质、酸碱平衡;有癫痫发作者及时用抗癫痫药物。口服或静脉应用阿昔洛韦对单纯疱疹病毒及EB病毒、水痘带状疱疹病毒性脑膜炎有效,更昔洛韦对巨细胞病毒性脑膜炎有效。阿糖腺苷、利巴韦林、干扰素等也有报道应用于病毒性脑膜炎的治疗,但疗效并不肯定。

(四)隐球菌性脑膜炎

隐球菌性脑膜炎目前最主要的治疗参考标准是2010年美国真菌治疗协作组所制定的隐球菌病诊治指南,治疗共分为三个阶段:①急性期(诱导期):首选两性霉素B(amphotericin B,AmB)联合氟胞嘧啶治疗2周;②巩固期:改用氟康唑巩固治疗10周以上;③慢性期(维持治疗期):氟康唑长期维持治疗。隐球菌性脑膜炎特别强调早期治疗,必要时可多途径用药,联合用药。药量及疗程要足够,脑脊液正常后,须连续3次检查无菌后,才能停药。

参 考 文 献

1. 朱金生,王旭艺.神经内科危重症监护.北京:科学技术文献

出版社,2010

2. 刘道坤,高宜录.中枢神经系统急症.北京:科学出版社,2011

3. 王得新.哈里森临床神经病学.北京:人民卫生出版社,2010

4. Thigpen MC, Whitney CG, Messonnier NE, et al. Bacterial meningitis in the United States, 1998-2007. N. Engl. J. Med, 2011,364:2016-2025

5. Li Y, Yin Z, Shao Z, et al. Population-based Surveillance for Bacterial Meningitis in China, September 2006-December 2009.Emerg infect dis,2014,20:61-69

6. Lapeyssonnie L.Cerebrospinal meningitis in Africa.Bull World Health Organ.1963,28(1):1-114

7. Attia J,Hatala R,Cook DJ,et al.The rational clinical examination.Does this adult patient have acute meningitis? JAMA, 1999,282(2):175-181

8. van de Beek D, de Gans J, Tunkel AR, et al. Community-acquired bacterial meningitis in adults. N.Engl. J. Med, 2006, 354:44-53

9. Tunkel AR,Hartman BJ,Kaplan SL,et al.Practice guidelines for the management of bacterial meningitis. Clin Infect Dis, 2004,39(9):1267-1284

10. Appelbaum PC.Resistance among Streptococcus pneumoniae: implications for drug selection. Clin Infect Dis, 2002, 34: 1613-1620

11. Hakan Erdem, Nazif Elaldi, Nefise Öztoprak, et al. Mortality indicators in pneumococcal meningitis:therapeutic implications.Intern J Infect Dis,2014,19:13-19

12. Hsih-Yeh Tsaia, Tsai-Ling Lauderdalec, Jann-Tay Wanga, et al. Updated antibiotic resistance and clinical spectrum of infections caused by Streptococcus pneumoniae in Taiwan: Emphasis on risk factors for penicillin nonsusceptibilities.J Microb Immuno Infect,2013,46:345-351

13. Clinical and Laboratory Standards Institute(CLSI).Performance standards for antimicrobial susceptibility testing:18th informational supplement. Wayne.PA: Clinical and Laboratory Standards Institute, 2008: M100-S18

14. Xue L,Yao KH,Xie GL,et al.Serotype distribution and antimicrobial resistance of Streptococcus pneumoniae isolates that cause invasive disease among Chinese children. Clin Infect Dis,2010,50:741-744

15. Hedberg ST,Fredlund H,Nicolas P,et al.Antibiotic susceptibility and characteristics of Neisseria meningitidis isolates from the African meningitis belt, 2000 to 2006: phenotypic and genotypic perspectives. Antimicrob Agents Chemother, 2009,53:1561-1566

16. Garg RK, Jain A, Malhotra HS, et al. Drug resistant tuberculous meningitis. Expert Rev Anti Infect Ther, 2013, 11:605-621

第二节 脑 炎

脑炎(encephalitis)是指脑实质的炎症。广义上是指由任何有害因素引起的较广泛的脑实质病理变化。狭义上是指脑实质受病原直接侵犯所引起的炎性改变。本节所说的脑炎是指狭义概念,即感染性脑炎。其分类可依病程分为急性、亚急性、慢性;依病原微生物分为细菌性、真菌性、病毒性等;依流行情况分为流行性与散发性;依感染累及的部位分为脑炎、脑膜脑炎、脑膜脑脊髓炎等[1]。

研究结果表明,1958—2002年脑炎的发病率各不相同且变化范围很大,可为0.07/100 000~12.6/100 000,但是这些数据距今已有10余年的时间。近期研究结果显示:英国2005—2009年脑炎的发病率为3.89/100 000~4.63/100 000,较1998年的1.5/100 000有明显升高。新西兰2005—2009年脑炎发病率为0.5/100 000,法国2007年脑炎的发病率为2.6/100 000,澳大利亚脑炎的住院率为5.2/100 000。美国1998—2010年脑炎的住院率为6.9/100 000。发展中国家的实际数目应远大于这个数字。

脑炎有时难与脑膜炎相鉴别,故临床上常用脑膜脑炎来表示。非感染因素所致脑炎,如急性播散性脑脊髓炎(acute disseminated encephalomyelitis, ADEM)常可表现出与感染性脑炎相同的临床表现,给临床诊断带来困难。由缺氧、中毒、缺血再灌注、器官衰竭、代谢等因素所致的脑病也会混淆诊断,造成治疗延误或错误,所以临床医生应该高度重视[2,3]。

一、临床诊断

脑炎可表现为急性、亚急性或慢性起病,其中急骤起病多见。在免疫功能正常的人群中,肠道病毒性脑炎常表现为急性起病;而在免疫缺陷人群中则呈亚急性起病。某些"慢病毒感染",如亚急性硬化性全脑炎、风疹全脑炎、艾滋病脑病等则起病隐匿,呈慢性病程,不伴有发热。因为病变部位在脑实质,所以脑炎患者除出现发热、头痛等感染常见症状外,通常同时伴有精神错乱、行为异常、意识水平改变及局灶性或弥漫性神经功能缺损症状或体征。累及脑膜时,可伴有脑膜炎样症状。意识障碍可以表现为任一水平,从轻度嗜睡到重度昏迷。脑炎患者还可以有幻觉、焦虑、人格改变、行为异常,有时还会处于精神异常状态。多数重症脑炎患者会出现局灶性或全面性癫痫发作。实际上,任一局灶性神经功能缺损类型在脑炎中均有报道,其体征与症状反映了感染及炎症反应的部位。最常见的局灶性表现为失语、共济失调、偏瘫(合并腱反射亢进及伸性跖反射)、不自主运动(如肌阵挛发作、震颤)及脑神经麻痹(如动眼神经麻痹、面瘫)。下丘脑-垂体轴受累可导致体温调节障碍、尿崩症或者抗利尿激素分泌异常综合征(syndrome of inappropriate antidiuretic hormone,SIADH)。不同病毒侵犯中枢神经系统的不同区域,引起不同的神经病理改变,故可以根据临床表现鉴别脑炎的类型[4]。

单纯疱疹病毒以颞叶中、下回和额叶基底部累及最为严重,部分患者可累及海马、壳核、杏仁核,呈坏死性出血性脑炎。患者出现严重的幻嗅及幻味、嗅觉丧失、行为怪异、妄想和失语、人格改变及记忆障碍。

虫媒病毒(如西尼罗病毒、乙型脑炎病毒)导致的病变范围广泛,可累及脑至脊髓,以大脑皮质、间脑和中脑最为严重。患者病情进展迅速,有明显的脑干受累的症状及体征。多表现为明显的运动功能障碍(震颤、肌阵挛)或帕金森病样变。西尼罗病毒也可以表现为急性脊髓灰质炎样软瘫,肠道病毒71及其他肠道病毒有时也可有相同表现。尼帕病毒有特征性组织学改变,呈明显的坏死性血管炎及脑细胞损伤。狂犬病毒所致脑炎(狂暴型)最典型的表现是发热及伴有意识水平波动的过度兴奋。饮水(恐水症)或呼吸(气流恐怖)均可诱发恐怖的咽、喉、颈部肌肉及膈的痉挛。狂犬病患者也可以表现为瘫痪型(哑型),表现为急性上升性瘫痪。

许多病毒感染具有季节性,黄热病毒性脑炎等以节肢动物为媒介者,常发生于春、夏季节,经昆虫叮咬后发病。加利福尼亚脑炎和西部马脑炎以蚊虫为媒介,每年8月达到高峰。圣路易斯脑炎高峰稍晚。蜱传脑炎常见于春季和初夏。肠道病毒性脑炎常见于夏末和秋季,腮腺炎病毒性脑炎则常见于冬、春季,但疱疹病毒性脑炎在全年均有发生。冬季,由于啮齿动物进入室内,故淋巴细胞性脉络丛脑膜炎病毒性脑炎最为常见。除季节外,地理分布和旅行史亦有助于了解病毒类型。例如,加利福尼亚脑炎在欧洲和北美呈区域流行,西尼罗病毒性脑炎主要在北美流行,乙型脑炎则流行于亚洲大部分地区,蜱传脑炎在欧洲和俄罗斯广泛流行。

因为引起脑炎的病原种类繁多,每种病原引起的脑炎也存在着或多或少的不同之处,所以针对散发性脑炎缺乏统一的诊断标准。而对于流行性脑炎,我国卫生和计划生育委员会根据传染病防控的要求,制订了各种诊断标准。在此列出一些需要考虑为脑炎的情况:①急性起病,有神经系统损害的临床表现,伴全身感染症状;②脑脊液检查呈感染性改变,病原学检查(包括病原微生物分离、病原微生物的分子生物学检查等)阳性;③脑电图有不同程度的异常;④头颅CT及MRI显示异常或炎性水肿;⑤排除感染后及非感染性脑炎,如急性播散性脑脊髓炎(acute disseminated encephalomyelitis,ADEM)、狼疮脑病、代谢性脑病、中毒性脑病、感染后脑病等。流行病学因素对流行性脑炎的诊断可以提供重要的诊断依据。尤其应该注意发病的季节、患者的年龄、地理分布及旅行史、是否有过动物的咬伤或抓伤、是否接触过啮齿类动物或蜱[5,6]。

二、实验室诊断

与脑膜炎一样,脑炎患者脑脊液检查具有非常重要的诊断价值。脑脊液分离出病毒、细菌、结核分枝杆菌等病原微生物是诊断感染性脑炎的金标准。但是在临床工作中,从脑脊液中分离出病原微生物的阳性率很低,据许多研究报道,40%~85%的脑炎病因不清。加利福尼亚脑炎计划(The California Encephalitis Project)对1998—2005年登记的1570例免疫功能正常脑炎患者调查发现,病原明确的(包括确定和疑似)只有16%,其中病毒占69%、细菌占20%、朊病毒占7%、寄生虫占3%、真菌占1%。临床仅依据脑脊液培养难以做出诊断。

脑炎患者的脑脊液常规生化的变化对于脑炎的诊断价值与脑膜炎患者的相同。脑脊液见到异常淋巴细胞时应注意病毒感染,特别是EB病毒感染,偶尔也可见于巨细胞病毒、单纯疱疹病毒及肠道病毒。

大约20%的脑炎患者存在非创伤性脑脊液红细胞升高（>500/μl）。这种病理现象多在出血性脑炎时发生，多为单纯疱疹病毒、科罗拉多蜱热病毒感染，偶尔为加利福尼亚脑炎病毒感染。很少数腮腺炎病毒、淋巴细胞性脉络丛脑膜炎病毒或危重的单纯疱疹病毒性脑炎患者脑脊液葡萄糖水平减低。

脑脊液PCR已成为诊断中枢神经系统巨细胞病毒、EB病毒、水痘带状疱疹病毒、单纯疱疹病毒及肠道病毒感染的基本诊断性试验。因病毒不同，脑脊液PCR的敏感性和特异性不同。对单纯疱疹病毒性脑炎的研究提示，脑脊液PCR的敏感性（约98%）和特异性（约94%）与脑组织活检基本一致或较其更优越，且检测阳性率达1周。单纯疱疹病毒以外的其他病毒脑脊液PCR检查的敏感性和特异性尚不明确。肠道病毒脑脊液PCR的敏感性和特异性>95%。EB病毒脑脊液PCR结果的特异性尚未确定，但在中枢神经系统淋巴瘤及炎性脑脊液标本中存在明显的假阳性。免疫功能正常宿主患西尼罗病毒性脑炎时，脑脊液PCR的敏感性<60%。

对于包括西尼罗病毒在内的许多虫媒病毒，脑脊液血清学检查是非常重要的诊断方法。但对于如单纯疱疹病毒、水痘带状疱疹病毒、巨细胞病毒及EB病毒等病毒来说，血清学检查并不十分重要。

脑组织活检目前只在脑脊液PCR检查阴性、无法确定诊断，且有MRI异常、临床进行性恶化、阿昔洛韦及支持治疗无效的患者中进行。如果已行脑活检，应对脑组织行病毒培养，并行组织学及超微结构的检查。脑电图几乎均有不同程度的异常，主要为高幅慢波，多呈弥漫性分布，可有癫痫样电波，其变化是非特异性的，需排除其他大脑疾病；其异常程度与病情呈正相关系，病情越重、异常程度越强及持续时间越长，预后也越差。CT及MRI可显示异常或提示弥漫性炎性水肿，重症可显示大小不等、形态不规则、边缘不清的病灶；轻症及脑炎早期因组织结构改变，多未见明显改变；MRI分辨力优于CT，对预后判断及鉴别诊断有重要意义。

三、常见病原微生物及其耐药性现状

基于人群进行的急性脑炎的流行病学研究较少，同时因为病原微生物的分离及鉴定存在很大难度，40%的脑炎患者，甚至最多可达85%的脑炎患者病因不明，所以，脑炎尤其是感染性脑炎的发病率并不明确。引起脑炎的病原微生物种类繁多，包括病毒、细菌、真菌、螺旋体、立克次体、寄生虫等，其中病毒占据首位。数百种病毒均可导致脑炎，但常见是疱疹病毒、肠道病毒、虫媒病毒、腺病毒等。这些病毒导致脑炎的发病率因患者的免疫状态、病毒的流行性、地域等不同而存在差异。欧美国家中免疫功能正常的散发脑炎患者最常见的病毒是单纯疱疹病毒（herpes simplex virus，HSV）、水痘带状疱疹病毒（varicella zoster virus，VZV）及肠道病毒，其中单纯疱疹病毒（主要是HSV-I）可以达到40%~70%。而在我国，肠道病毒则是病毒性脑炎的首位病原体。流行性脑炎常由虫媒病毒所致，包括许多不同的病毒属，如甲病毒属（如东方马脑炎病毒、西方马脑炎病毒）、黄病毒（如西尼罗病毒、圣路易斯脑炎病毒、乙型脑炎病毒、蜱传脑炎病毒）和布尼亚病毒（如加利福尼亚脑炎病毒属、拉克罗斯脑炎病毒）等。回顾历史上美国的虫媒病毒性脑炎以圣路易斯脑炎病毒、加福尼亚脑炎病毒属为主。但1999—2002年在美国曾发生的流行性脑炎的最主要病原体是西尼罗病毒（west nile virus，WNV），引起4156例发病，284例死亡。俄罗斯、法国等也有发生，而该病毒以往只出现于非洲及中东。2012年美国再次暴发西尼罗病毒流行，我国尚未发现该病毒感染引起的疾病。

乙型脑炎病毒常见于亚洲。据世界卫生组织调查，每年会发生约67 900例流行性乙型脑炎（总发病率为1.8/100 000），其中33 900例（50%）发生在中国（我国台湾省除外），并且近51 000例（75%）发生在0~14岁的儿童中（发病率为5.4/100 000）。约55 000例（81%）发生在拥有完善的流行性乙型脑炎疫苗接种计划的地区或流行性乙型脑炎疫苗接种计划处于发展中的地区，而约12 900例（19%）发生在只有很少或没有该疫苗接种计划的地区。还有新的病毒性脑炎的病原不断出现，马来西亚报道257例由副黏病毒属的尼帕病毒导致的脑炎，死亡率为40%。手足口病毒以往很少引起神经系统损害，但在1998年我国台湾省发现很多患儿出现神经系统表现，2008年以来我国大陆该病广泛流行，CoxA16、EV71等病毒脑炎在我国南方地区占据很高的比率。虽然随着抗病毒药物的使用，耐药病毒株不断产生，但比例非常低，目前缺乏大样本的流行病学调查。

除病毒外，肺炎支原体、结核分枝杆菌、单核细胞增生李斯特菌也是引起脑炎的重要病原菌。

四、抗微生物治疗

因为引起脑炎的病原体纷繁复杂，所以抗微生物治疗存在困难。根据《美国感染性疾病学会2008年脑炎诊断和治疗指南》[7]，对于脑炎的病原学治疗如下：

（1）腺病毒科脑炎不需抗病毒治疗，主要采用支持治疗。

（2）疱疹病毒科中的单纯疱疹病毒性脑炎可选用阿昔洛韦。巨细胞病毒性脑炎可选用更昔洛韦加膦甲酸钠。EB病毒性脑炎不推荐使用阿昔洛韦，采用支持治疗。水痘带状疱疹病毒性脑炎可选用阿昔洛韦、更昔洛韦。

（3）正黏病毒科中的流感病毒性脑炎可选用奥斯米韦。

（4）副黏病毒科中的尼帕病毒性脑炎可选用利巴韦林。麻疹病毒性脑炎可选用利巴韦林。流行性腮腺炎病毒性脑炎不需抗病毒治疗，多采用支持治疗。

（5）反转录病毒科中的HIV性脑炎需要高效抗反转录病毒治疗。

（6）巴尔通体性脑炎可选用阿奇霉素、多西环素联用利福平。单核细胞增生李斯特菌性脑炎可选用氨苄西林联用庆大霉素。肺炎支原体性脑炎可选用阿奇霉素、多西环素、氟喹诺酮类。革兰阳性菌性脑炎多选用头孢曲松。

（7）立克次体脑炎可选用多西环素联用氟喹诺酮类。梅毒螺旋体性脑炎可选用青霉素G或头孢曲松。

（8）真菌性脑炎中的新型隐球菌性脑炎可选用两性霉素B联用氟康唑或氟胞嘧啶。

参 考 文 献

1. 谢灿茂.危重症加强监护治疗学.北京:人民卫生出版社,2011
2. Granerod J,Tam CC,Crowcroft NS,et al.Challenge of the un-known A systematic review of acute encephalitis in non-out-break situations.Neurology,2010,75:924-932
3. Vora NM,Holman RC,Mehal JM,et al.Burden of encephalitis-associated hospitalizations in the United States,1998-2010.Neurology,2014,82:443-451
4. Granerod J,Ambrose HE,Davies NWS,et al.Causes of en-cephalitis and differences in their clinical presentations in England:a multicentre,population-based prospective study.The Lancet infectious diseases,2010,10:835-844
5. 王得新.哈里森临床神经病学.北京:人民卫生出版社,2010
6. 卫生部合理用药专家委员会组织编写.临床微生物与感染.北京:中国医药科技出版社,2010
7. Tunkel AR,Glaser CA,Bloch KC,et al.The management of encephalitis:clinical practice guidelines by the Infectious Diseases Society of America.Clin Infect Dis,2008,47:303-327

第三节　脑　脓　肿

脑脓肿（brain abscess）是指化脓性细菌侵入脑内，引起脑的化脓性炎症，并形成局限性脓腔。少部分也可是真菌及原虫侵入脑组织而致。通常病灶周围有血管化的包膜。大脑炎（cerebritis）通常是指没有血管包膜的脑脓肿。脑脓肿是最常见的颅内感染性占位性病变[1,2]。

脑脓肿可在任何年龄发生，以儿童和青壮年多见，男女比例约2.5∶1。脑脓肿的发病率为0.3/100 000～1.3/100 000，发病率占神经外科住院患者2%左右，在经济落后、卫生条件差的国家和地区，脑脓肿的发生率明显较高。研究结果显示60年内细菌性脑脓肿的预后有非常明显的改善。细菌性脑脓肿的死亡率从40%下降到10%，患者的痊愈率从33%上升到70%。这些与颅成像、神经外科技术和抗感染治疗方面的进展密切相关[2,3]。

一、临床诊断

（一）脑脓肿分类

根据细菌感染的来源途径，脑脓肿常分为四类：

1. 邻近感染灶的直接播散所致的脑脓肿　中耳炎、乳突炎、鼻窦炎、颅骨骨髓炎及颅内静脉窦炎等化脓性感染性疾病病灶可直接向脑内蔓延，形成脑脓肿。其中以慢性中耳炎、乳突炎导致的脑脓肿最为多见，称为耳源性脑脓肿，约占全部脑脓肿的50%。耳源性脑脓肿多发生于颞叶（55%～75%）及小脑（20%～30%）。额叶脓肿多源于额窦炎、筛窦炎、蝶窦炎和上颌窦炎。耳源性脑脓肿多为单发。

由鼻窦炎引起的脑脓肿称为鼻源性脑脓肿,较少见。多发生于额叶底部,亦多为单发。偶有多发或多房性。头皮疖痈、颅内静脉窦炎及颅骨骨髓炎所致脑脓肿均发生在原发病灶的邻近,可发生脑脓肿及硬脑膜外、硬脑膜下或混合性脓肿。

2. 血源性脑脓肿　主要是由口腔、肺部、消化道、皮肤和心脏等远隔部位感染灶经血行播散而形成的,约占20%。感染来源为胸部各种化脓性感染,如肺炎、肺脓肿、脓胸、支气管扩张合并感染等引起的脑脓肿,称为胸源性脑脓肿。因细菌性心内膜炎、先天性心脏病,特别是发绀型心脏病等引起的脑脓肿,称为心源性脑脓肿。经动脉播散的脓肿常位于大脑中动脉分布的脑白质或白质与皮质交界处,故好发于额、顶、颞叶;而位于面部的感染灶好发于额叶。血源性脑脓肿多为多发。

3. 外伤性脑脓肿　多继发于开放性脑损伤,为化脓性细菌直接由外界侵入脑内所致。清创手术不彻底、不及时,有异物或碎骨片存留于颅内,可在数周内形成脓肿,少数可在伤后数月或数年甚至数十年才形成脓肿。一般3个月内引起的脓肿称为早期脓肿,3个月以上称为晚期脓肿。脓肿多位于外伤部位或其邻近部位。

4. 隐源性脑脓肿　指临床上无法确定其感染源的脑脓肿。可能是由于原发感染灶和脑内继发病灶均较轻微或机体抵抗力强,症状不明显或短期内自愈而未被发现,但细菌仍潜伏于脑内,一旦机体抵抗力下降,即可发病。因此,实质上这类脑脓肿属于血源性脑脓肿,在全部脑脓肿中所占的比率有逐渐增高的趋势。

(二) 临床表现

脑脓肿的临床表现可因脓肿形成的快慢、大小、部位与病理发展阶段的不同而不同[4]。通常有急性全身感染、颅内压增高和局灶定位三类临床表现。

1. 急性全身感染症状　患者多有原发感染性疾病灶,之后出现脑部症状及全身表现,一般发病急,出现发热、畏寒、头痛、恶心、呕吐、嗜睡或躁动、肌肉酸痛等,查体发现颈强直、克氏征及布氏征阳性。在急性脑炎阶段明显。经抗菌药物等治疗,部分患者可痊愈,部分感染局灶化,全身感染中毒症状逐渐缓解,而局灶定位症状及颅内压增高症状则逐渐明显。

2. 颅内压增高症状　可在急性脑炎阶段急剧出现,但多在脓肿形成后出现。随着脓肿逐渐增大,症状也进一步加重,头痛、呕吐、视盘水肿是其三大

主征。头痛常为持续性钝痛,并有阵发性加重,可为一侧性或全头痛。幕下脓肿则以枕部及额部疼痛为主,并牵涉至颈项痛。呕吐可为喷射性。检查眼底可有不同程度的视盘水肿,严重时可有视网膜出血及渗出。其他尚有代偿性脉搏缓慢、血压升高、呼吸缓慢。

3. 局灶定位征　根据脓肿病灶的性质、大小、部位不同可出现不同的局灶定位体征。如累及主侧半球,可出现各种失语。如累及运动、感觉中枢及传导束,则产生对侧不同程度的中枢性偏瘫和偏侧感觉障碍,也可因运动区等受刺激而出现各种癫痫发作。影响视路可出现双眼不同程度的同向对侧偏盲。额叶受累常出现性格改变,情绪和记忆力等障碍。小脑脓肿常出现水平性眼球震颤、共济失调、强迫头位、Romberg征阳性等局限性体征。脑干脓肿可出现各种脑神经损伤和长束征的脑干损害特有的复杂征象。罕见的垂体脓肿可出现垂体腺功能减退等改变。非主侧半球的颞叶和额叶脓肿则定位征不明显。

脑脓肿容易发生两种危象,即脑疝和脑脓肿破裂。颞叶脓肿易引起钩回疝,小脑脓肿易引起枕骨大孔疝。一旦出现脑疝,必须进行紧急处理,是神经外科常见的急重症,如处理不及时,可危及生命。另一危象即脓肿发生破裂,脓液可进入脑室或蛛网膜下腔,形成急性化脓性脑室炎和脑膜炎。患者可突发高热、昏迷、脑膜刺激征、癫痫发作或角弓反张。脑脊液检查可呈脓性脑脊液。处理复杂困难,若不及时,多数死亡。

所谓"暴发性脑脓肿"是指由于细菌毒力过强,或机体反应抵抗力差,因而起病急骤,病情发展迅速,脑组织发生较大范围坏死或严重水肿,很快出现颅内压增高和局灶症状,多数患者在脓肿包膜形成之前死亡。

脑脓肿的诊断首先应依据患者病史(原发化脓性感染性疾病史、开放性颅脑损伤史等)及随后出现急性化脓性脑膜炎、脑炎症状及定位症状,同时完善相关辅助检查。CT和MRI最有诊断意义,可确定脑脓肿的存在、位置、大小、数目和形状。

二、实验室诊断

1. 实验室检查[5]

(1)外周血象:脓腔形成后,外周血象多正常或轻度增高。70%~90%脑脓肿患者红细胞沉降率加

快。CRP增加,可凭此与脑肿瘤相鉴别。

（2）腰椎穿刺和脑脊液检查:通过腰椎穿刺可了解是否有颅内压增高及增高程度,但颅内压增高明显者,尤其病情危重时,腰椎穿刺应视为有"危险"的操作,一般不做。若需要检查时,则操作要非常慎重,穿刺成功后迅速接通测压器,测压后要十分缓慢放液,留少量脑脊液送检。术后患者要平卧6小时,并给予脱水降压。脑脊液检查可有白细胞增高,一般在（50~100）×10^6/L,蛋白也常升高,糖和氯化物变化不大或稍低。早期脑脓肿或脓肿接近脑表面或脑室时,脑脊液变化明显,若出现脓性改变则说明脓肿破溃。

通过脓液的检查和培养可进一步了解感染的类型,药敏试验对选择抗菌药物有指导作用,故穿刺脓液或手术摘除脓腔后,应及时送检,若行厌氧菌培养、送检的器皿应密闭与空气隔绝送检。并立即做细菌涂片染色镜检,尤其对脓液已破入脑内和脑室,而脑脊液呈脓性者,镜检可立即初步了解致病菌的种类,以指导用药。

根据脓液的性质也可大致判断细菌的类型,如葡萄球菌属的脓液呈黄色黏稠状、链球菌属的脓液呈黄白色稀薄状、变形杆菌的脓液呈灰白色稀薄有恶臭、大肠埃希菌的脓液呈粪便样恶臭、铜绿假单胞菌的脓液呈绿色腥臭。真菌以隐球菌常见。隐球菌可作墨汁染色。肺吸虫的脓液呈米汤样脓液或干酪样变,脓液内有虫卵。阿米巴脓液呈巧克力色、黏稠无味,在脓壁上可找到原虫滋养体。

2. 影像学检查　为进一步明确是否有脑脓肿和脓肿的性质及部位,影像学检查是不可缺少的。随着诊疗技术的发展,检查方式也不断更新,目前主要依靠CT扫描或MRI扫描检查,脑电图、脑超声检查、脑室造影、脓腔造影、脑血管造影、放射性核素等对脑脓肿的诊断已很少使用,但腰椎穿刺和头颅X线拍片对某些部位病变的检查仍有重要的诊断意义。

（1）X线平片:如耳源性脓肿可发现颞骨岩部骨质破坏、鼓室盖和乳突小房模糊或消失。鼻源性脑脓肿可有额窦、筛窦、上颌窦等充气不良或液气面存在,甚至骨质破坏。外伤性脑脓肿可发现颅骨骨折碎片、颅内金属异物。颅骨骨髓炎引起的脑脓肿,可发现颅骨有骨髓炎的改变。个别病例可见脓肿包膜钙化,小儿慢性脑脓肿可有颅骨骨缝裂开,骨板变薄,成人偶有蝶鞍扩大、后床突及鞍背吸收等颅内压增高的改变。

（2）颅脑CT扫描:CT问世前脑脓肿早期诊断较困难。自临床上应用CT检查后,脑脓肿的诊断变得容易而又准确,其死亡率也明显下降。

脑脓肿的CT表现根据病变发展阶段而不同。在急性脑炎期,病灶呈边缘模糊的低密度区,有占位效应,增强扫描低密度区不发生强化。脓肿形成后初期仍表现为低密度占位性病灶,但增强扫描在低密度周围可呈轻度强化,表现为完整的不规则的浅淡环状强化。脓肿壁完全形成后,其低密度边缘密度较高,少数可显示脓肿壁,增强扫描可见完整、厚度均一的环状强化,周围有明显不规则的脑水肿和占位效应,低密度区为坏死脑组织和脓液,如产气杆菌感染,可呈现气体与液平面,如为多房性,低密度区内可呈现一个或多个间隔。据临床和实验研究证明,CT所示脓肿环征,并不一定表示病理上的脓肿包膜。有研究发现出现脑炎第3天后即可出现环状增强征,这与炎症累及血-脑脊液屏障、炎症周围新生血管形成并和血管周围炎症细胞浸润等有关。从发病到脓肿初步形成需10~14天,完全成熟需6周。少数脓肿也可与脑炎期相混淆,故临床上对脑脓肿的诊断不能盲目完全依靠CT,还需结合病史和其他检查,全面考虑,以做出准确的客观诊断,但绝大多数的脑脓肿可根据CT扫描明确脓肿的部位、大小、形态、单房或多房、单发或多发等性质,CT扫描不仅有助于诊断,还有助于选择手术的时机和确定治疗方案,同时还可对治疗效果进行追踪观察。

（3）颅脑MRI检查:是继CT扫描后出现的检查方法。按脑脓肿形成的时间不同,表现也不同。急性脑炎期,仅表现为脑内不规则边界模糊的长T$_1$、长T$_2$信号影,有占位征,此期应与胶质瘤和转移瘤相鉴别。增强扫描比CT扫描更能早期显示脑炎期。当包膜形成完整后,T$_1$显示高信号影,有时尚可见到圆形点状血管流空影。通常注射Gd-DTPA后5~15分钟即可出现异常对比增强。延迟扫描增强度可向外进一步扩大,为脓肿周围血-脑脊液屏障的破坏。

（4）超声波检查:方法简便、无痛苦。幕上脓肿可有中线波向对侧移位,幕下脓肿常可测得脑室波扩大。

（5）脑血管造影:颈动脉造影对幕上脓肿定位诊断价值较大。根据脑血管的移位及脓肿区的无血管或少血管来判断脓肿部位。

三、常见病原微生物及其耐药性现状

引起脑脓肿常见的细菌有链球菌属、葡萄球菌属、肺炎链球菌、大肠埃希菌、克雷伯菌属、变形杆菌属和铜绿假单胞菌等，其中链球菌属占首位，约为34%，绝大部分是化脓链球菌，肺炎链球菌只占2.4%。葡萄球菌属占次席，为18%，其中金黄色葡萄球菌为84%，表皮葡萄球菌为16%。革兰阴性菌如大肠埃希菌、克雷伯菌属、变形杆菌属及肠杆菌科占15%。混合感染多见，约为27%[6]。

脑脓肿的来源不同，细菌也不同。耳源性脓肿多为以链球菌属或变形杆菌为主的混合感染；鼻源性脑脓肿以链球菌属和肺炎链球菌为多见；血源性脑脓肿取决于其原发病灶的致病菌，胸部感染多属混合性感染；创伤性脑脓肿多为金黄色葡萄球菌。

越来越多的脑脓肿并非缘于传统的化脓性感染，而是继发于结核分枝杆菌、真菌及寄生虫，包括弓形虫、曲霉、诺卡菌及新型隐球菌等感染。这些病原体仅存在于免疫功能低下的患者，如合并HIV感染、器官移植、肿瘤或应用免疫抑制剂者。在拉丁美洲或其移民中，脑脓肿的主要病原为猪肉绦虫（脑囊虫病）；印度及远东地区，中枢神经系统实质性病变的主要原因为结核分枝杆菌感染。

虽然已有许多研究揭示了脑脓肿来源的链球菌属、葡萄球菌属、大肠埃希菌等的耐药性，但对于脑脓肿液中这些病原体的耐药性缺少大样本研究。有研究报道MRSA呈上升趋势，占10%~15%。而作为医院内感染常见病原体，如产ESBLs肠杆菌科细菌、多重耐药鲍曼不动杆菌及铜绿假单胞菌引起脑脓肿的病例也逐渐增多[8]。

四、抗微生物治疗

脑脓肿的治疗应根据病程和不同的病理阶段、部位、单发、多房或多发，以及机体的反应和抵抗力、致病菌的类型、毒力和耐药性、原发病灶的情况等因素综合分析来制订合理有效的治疗方案，一般治疗原则是：当脓肿尚未形成之前，应以内科综合治疗为主。一旦脓肿形成，则应行外科手术治疗[9]。

经验性治疗时，通常根据脑脓肿的来源，分析病原菌种类及其对抗微生物药物敏感性、药物对血-脑脊液屏障通透性来选择抗微生物药物，原则上应选用对病原菌敏感的、容易通过血-脑脊液屏障的药物，在细菌尚未检出之前，可按病情选用广谱抗菌药物，待细菌培养和药敏试验结果回报后，予以适当调整。宜选用杀菌剂，一般静脉给药，必要时根据病情亦可采用鞘内、脑室和脓腔内注射。继发于鼻窦炎或伴发绀的先天性心脏病的脑脓肿首选大剂量青霉素，继发于中耳炎、乳突炎、肺脓肿的脑脓肿首选三代头孢菌素（头孢曲松或头孢噻肟）联用氯霉素，创伤或手术后首选苯唑西林或三代头孢菌素（头孢曲松或头孢噻肟）。

当病原菌明确后，根据药敏结果选用抗微生物药物。选择原则基本同细菌性脑膜炎一节。

参 考 文 献

1. 王得新.哈里森临床神经病学.北京：人民卫生出版社,2010
2. Helweg-Larsen J, Astradsson A, Richhall H, et al. Pyogenic brain abscess, a 15 year survey. BMC infectious diseases, 2012,12:332
3. Brouwer M C, Tunkel A R, McKhann G M, et al. Brain Abscess. N. Engl. J. Med,2014,371:447-456
4. Brouwer M C,Coutinho J M, van de Beek D. Clinical characteristics and outcome of brain abscess Systematic review and meta-analysis. Neurology,2014,82:806-813
5. Nathoo N, Nadvi S S, Narotam P K, et al. Brain abscess:management and outcome analysis of a computed tomography era experience with 973 patients. World neurosurgery, 2011, 75:716
6. Lakshmi V, Umabala P, Anuradha K, et al. Microbiological spectrum of brain abscess at a tertiary care hospital in South India：24-year data and review. Patholog Res Int, 2011, 2011:583139
7. Guinand Vives CH, Monsalve Duarte, GA, Beltrán SV, et al. Brain abscess caused by multidrug-resistant Acinetobacter baumannii:case report. J Neurosurg,2009,111:306-310
8. 朱金生,王旭艺.神经内科危重症监护.北京：科学技术文献出版社,2010

第四节　脑室分流术后感染

脑脊液循环或吸收障碍导致脑脊液容量过多，最终导致脑室扩大、颅内压升高、大脑功能障碍，从而形成脑积水。脑积水的治疗原则是将脑脊液从接近梗阻的部位分流到脑脊液可以吸收的部位。外科治疗方式主要有分流手术和脑室镜造瘘手术，其中分流手术是首选治疗方法。主要有脑室腹腔分流术（V-PS）、脑室心房分流术（V-AS）和脑室胸腔分流术（V-PLS）等，脑室腹腔分流术最为常用。据估计国内每年大约有15万例患者行脑室腹腔分流术，其中多数是儿童。脑室分流术后感染是脑室分流术后主要并发症之一[1-3]，成人的发病率在1.6%~16.7%，儿童的发病率在20%以上，其中<5岁的儿童和50~59岁的成人发病率最高。有其他先天性异常的患儿感染率也较高。感染的可能路径包括置入时污染、远端污染（逆行）、置入点皮肤破损和血行播散。脑室分流术后感染可分为两类，即外周感染及内部感染。外周感染是指发生在分流系统腔外，分流管所通过的组织间隙感染，出现皮下蜂窝织炎或皮下脓肿。极少波及脑脊液系统，局限性好。内部感染是指分流系统的阀、管、贮液囊等管腔内发生感染，可导致脑室炎、脑膜炎等颅内感染，也可引起腹膜炎、膈下脓肿或腹腔脓肿。一旦发生感染，须拔除分流管。分流术后感染对于低龄患者，特别是新生儿和婴幼儿影响很大，经常导致住院时间延长，推迟甚至失去成长教育机会。据文献报道，在接受脑室腹腔分流术的儿童中与感染相关的死亡率高达20%。尽管分流后感染在低龄患者中发病率很高，但多数患儿能够生存下来并进入成年期[4]。

一、临床诊断

感染的危险因素主要包括：低龄、术后脑脊液漏、颅内出血、多个分流管置入、既往90天内调整分流装置、术后速发型脑膜炎、住院时间长（>1个月）以及既往患分流术后感染[5]。85%的感染发生在术后1~2个月。发病率随调整分流装置的次数增多而上升。有研究报道，因各种原因导致调整分流装置的患者出现分流术后感染的几率是未调整分流装置患者的3倍以上，而超过50%的患者至少需要调整1次分流装置。分流术后感染的儿童比没有感染的儿童有较高的死亡率并且发作癫痫的可能性增加。有脊髓脊膜膨出并且分流术后发展为脑室炎的儿童比没有感染的儿童智商低。

临床表现多样并且随年龄、感染的部位、分流方式不同而不同，外周感染有发热、沿着分流管出现红斑或水肿、积液和假性囊肿。长期感染时可有切口

流脓、分流管外露。婴幼儿皮肤薄，分流管易将皮肤磨破造成外周感染。切口的脑脊液漏常引起污染，然后形成感染。

内部感染中脑膜炎或脑室炎的患者常见表现为头痛、嗜睡、发热、颈强直以及恶心、呕吐。婴儿可以表现为易激惹，更严重的病例表现为呼吸暂停及心动过缓。其他临床表现包括步态不稳、癫痫发作（特别是有癫痫发作病史的患者更易发生，也可能是新发）、视觉障碍（包括向上凝视麻痹及视神经乳头水肿）。腹膜炎、膈下脓肿或腹腔脓肿比较少见，多发生在脑室腹腔分流术后，典型的表现有发热、畏食、呕吐、腹痛和腹部压痛。脑室心房分流术后感染常表现为脓毒症、心内膜炎。此外，临床表现常常因感染性疾病原体的类型不同而不同。例如由革兰阴性菌，如大肠埃希菌引起的感染，常常表现为急性发作的腹部剧痛或脓毒症，而由皮肤微生物如表皮葡萄球菌引起的感染症状表现较轻微。金黄色葡萄球菌感染可在分流管的通路上出现红斑水肿。

二、实验室诊断

当脑室分流术后患者出现头痛、恶心、呕吐或意识改变，怀疑是否出现分流术后感染时，应采集完整的病史并进行仔细查体，收集必要的实验室检查和影像学资料。血白细胞计数及分类、CRP、PCT及血培养对诊断有所帮助。大多数患者可以出现血白细胞总、分数升高，CRP及PCT升高。血培养的阳性率因脑室分流术的方式不同而存在差异。脑室心房分流术后感染的血培养阳性率可达95%左右，而脑室腹腔分流术后感染的血培养阳性率只有23%。

在无菌的环境下用22G（或更细）的针头对分流管进行穿刺并测压，获取脑脊液标本，检测脑脊液内糖、蛋白、细胞计数及微生物特性以判断是否存在感染。糖水平降低、蛋白水平升高及有核细胞增高提示感染。脑脊液培养及涂片革兰染色以寻找致病菌。

影像资料有助于了解分流装置是否正常工作。因为感染可在分流装置的任何地方发生，所以必要时应对整个分流管通路进行彻底检查。X线平片可以发现分流管是否破损或断裂，以及是否存在液体聚集现象，比如腹腔脓肿或者因儿童身高增长导致分流管脱出腹腔。虽然CT和超声波检查对诊断无特异性帮助，但是室管膜出现增强是脑室炎的特点。通过这些影像学检查确定脑室有无扩大可以帮助诊

断分流装置是否出现故障。新旧影像资料的对比非常有意义。对于怀疑分流管远端阻塞或者有腹部触痛、腹胀的患者,超声检查有助于发现是否有液体聚集,并能定位分流管远端的位置。但是仅凭影像学资料来做出脑室分流术后感染的诊断仍然很困难。

三、常见病原微生物及其耐药性现状

脑室分流术后感染的常见病原菌是葡萄球菌属,通常引起早期感染(术后4周内),其中凝固酶阴性葡萄球菌占45%~60%,金黄色葡萄球菌占20%~33%,多来自患者的皮肤。晚期感染(术后数月)中约有15%与分流装置相关,多为内部感染。其中常见病原菌包括革兰阳性菌中的链球菌属、肠球菌属和革兰阴性菌中的铜绿假单胞菌、鲍曼不动杆菌、黏质沙雷菌、大肠埃希菌、嗜麦芽窄食单胞菌等。此外,免疫功能受损患者,接受全肠外营养、激素、广谱抗菌药物的患者还可以发现念珠菌[6]、分枝杆菌。

目前,甲氧西林耐药葡萄球菌属、多重耐药铜绿假单胞菌、多重耐药鲍曼不动杆菌、碳青霉烯耐药肠杆菌科细菌引起脑室分流术后感染的病例日益增多,给治疗带来困难。目前对于脑室分流术后感染的常见病原菌耐药性的研究多基于医院层面,样本量小,结果各异,多与所在医院、病区细菌耐药情况相关。MRSE的分离率为68%~81.2%,MRSA最高可达87.5%。

四、抗微生物治疗

尽管目前尚无系统的指南用以指导脑室分流术后感染的治疗[7],但较为公认的治疗方法是在抗微生物治疗的同时,通过手术将分流管外置(也就是分流管的脑室远端改道并且连接到一个密闭的引流系统)或者全部取出。在经过抗微生物治疗、脑脊液培养确定没有细菌生长后更换分流装置。建议在取出分流管10~14天后进行更换,至少要到末次培养阴性48小时后进行手术。更换分流管通常是在对侧重新置入新的分流系统。对于感染伴有腹部假性囊肿或脓肿的患者,腹部伤口必须引流并且要取出分流管。

抗微生物治疗的经验性用药需要参考脑室分流术的方式、脑室分流术后感染发生的时间、患者的状态等。同时尽早完善脑脊液培养及涂片检查以发现病原菌,便于目标性治疗[8]。脑室腹腔分流术的分流管末端位于腹腔内,存在着革兰阴性菌感染的风险,还应考虑病原菌耐药的可能性,所以经验性治疗时应选择可以覆盖上述病原菌的抗微生物药物。目前多推荐联合治疗:万古霉素联合一种血-脑脊液屏障通透性好的β-内酰胺类药物,如头孢吡肟、头孢他啶、美罗培南经静脉给药。对于无法耐受万古霉素治疗的患者,可以选用利奈唑胺,也可加用利福平以增加抗菌活性。疗程主要取决于脑室分流术的方式、分流装置的类型及病原菌,多数研究推荐7~10天,对于革兰阴性菌感染多需要10~14天。对于病情严重,难以治愈的患者或无法取出分流管的患者,有报道显示联合鞘内给药可提高治愈率和存活率。选用药物是万古霉素、庆大霉素。但这种给药方法缺乏指征及推荐剂量。

当脑脊液中分离出病原菌时,应根据药物敏感试验结果选择药物。对于表皮葡萄球菌及金黄色葡萄球菌,首选静脉滴注万古霉素,也可加用利福平以增加抗菌活性;对甲氧西林敏感的金黄色葡萄球菌感染,可以考虑使用苯唑西林。

真菌引起脑室分流术后感染的病例非常少见,发病率在0.01%,其中最主要的是念珠菌,此外,还包括新型隐球菌、曲菌、组织胞浆菌。首选两性霉素B脂质体,疗程多需要超过12周。备选药物包括氟胞嘧啶、氟康唑、两性霉素B。

尽管有报道显示单纯抗微生物药物治疗而不取出分流管也能治愈分流感染,但是与取出分流管相比,单纯抗微生物药物治疗,无论是静脉给药,还是静脉-鞘内联合给药,成功率低,治疗时间长,同时存在感染的脑脊液进入腹腔或血管系统的风险,并且常需要至少在某些部位部分性地调整分流管。因此,这种治疗方法只有在患者处于疾病的终末期、不能耐受麻醉或者裂隙脑室难以穿刺[9]的情况时才建议使用。

(陈佰义　赵宗珉)

参考文献

1. Simon TD, Hall M, Riva-Cambrin J, et al. Infection following initial cerebrospinal fluid shunt placement across pediatric hospitals in the United States. J Neurosurg Pediatr, 2009, 4:156-165
2. Langley JM, Gravel D, Moore D, et al. Study of cerebrospinal fluid shunt-associated infections in the first year following placement, by the Canadian Nosocomial Infection Surveillance. Infect Control Hospital Epidemiol, 2009, 30:285-288

3. Wells DL, Allen JM. Ventriculoperitoneal shunt infections in adult patients. AACN Adv Crit Care, 2013, 24：6-12

4. Korinek AM, Fulla-Oller L, Boch AL, et al. Morbidity of ventricular cerebrospinal fluid shunt surgery in adults：an 8-year study. Neurosurgery, 2011, 68：985-995

5. Lee JK, Seok JY, Lee JH, et al. Incidence and risk factors of ventriculoperitoneal shunt infections in children：a study of 333 consecutive shunts in 6 years. J Korean Med Sci, 2012, 27：1563-1568

6. Veeravagu A, Ludwig C, Camara-Quintana JQ, et al. Fungal infection of a ventriculoperitoneal shunt：histoplasmosis diagnosis and treatment. World Neurosurg, 2013, 80：222. e5-222. e13

7. von der Brelie C, Simon A, Gröner A, et al. Evaluation of an institutional guideline for the treatment of cerebrospinal fluid shunt-associated infections. Acta Neurochirurgica, 2012, 154：1691-1697

8. Drew R J, Cole T S, Lee M K, et al. Antimicrobial treatment options for neurosurgical ventricular shunt infections in children from 1993 to 2012：a systematic review. Child's Nervous System, 2013：1-10

9. 赵世光, 刘恩重. 神经外科危重症诊断与治疗精要. 北京：人民卫生出版社, 2011

第五章

眼部感染

第一节 结 膜 炎

一、概述

结膜炎(conjunctivitis)是眼科最常见的疾病,根据病因可分为感染性、免疫性、化学性或刺激性、全身疾病相关性、继发性和不明原因性结膜炎[1]。本节主要讨论感染性结膜炎,病原可为细菌、病毒或衣原体,偶见真菌、立克次体和寄生虫感染。

结膜炎症状有异物感、烧灼感、痒、畏光、流泪、结膜分泌物增多等。重要体征有患眼结膜充血、眼睑肿胀、结膜分泌物增多(可为脓性、黏脓性或浆液性)、滤泡增生、结膜水肿、滤泡、假膜和真膜、肉芽肿、假性上睑下垂,耳前淋巴结肿大等。临床上可根据结膜炎的基本症状、体征作出诊断,但不同病原所致的结膜炎临床表现和体征相仿,病因确诊需结合实验室检查。

二、细菌性结膜炎

按发病快慢可分为超急性、急性或亚急性、慢性。多数细菌性结膜炎特征性表现为急性乳头状结膜炎伴卡他性或脓性渗出物。起先单眼发病,后可波及双眼。偶有眼睑水肿。超急性细菌性结膜炎潜伏期短,病情进展迅速,结膜充血水肿伴大量黄绿色脓性分泌物,可有耳前淋巴结触痛。急性细菌性结膜炎传染性强,发病急,两眼同时或相隔1~2天发病。慢性细菌性结膜炎主要表现为眼痒、烧灼感、干涩感、眼刺痛及视力疲劳。

超急性细菌性结膜炎最常见病原为淋病奈瑟菌或脑膜炎奈瑟菌。急性细菌性结膜炎最常见病原为

金黄色葡萄球菌、肺炎链球菌和流感嗜血杆菌。金黄色葡萄球菌可发病在任何年龄段,肺炎链球菌和流感嗜血杆菌在儿童中发病率高于成人。其他病原菌感染如白喉棒杆菌、卡他莫拉菌、志贺菌属、假单胞菌属等少见。《欧洲临床微生物学手册》对126例青光眼或白内障术中通过结膜涂片采集到的结膜标本菌种分布进行分析,发现86.5%为表皮葡萄球菌(表5-1-1)[2]。法国国家眼科医院研究了300例结膜溃疡分离细菌菌种分布(表5-1-2)[2]。目前国内针对结膜炎病原菌及耐药情况的流行病学研究相对较少。北京、广东、深圳等地对急性细菌性结膜炎患者结膜囊分泌物进行细菌学检查,发现细菌培养阳性率为73%~80%,其中革兰阳性细菌为74%~88%,以表皮葡萄球菌、金黄色葡萄球菌多见;革兰阴性菌为11%~19%,以大肠埃希菌、淋病奈瑟菌、不动杆菌等多见。这些常见病原菌对临床上常用的环丙沙星、氧氟沙星和妥布霉素等抗菌药物仍有较高敏感性[3,4,5]。

表5-1-1　126例阳性结膜标本的菌种分布

细菌	数量	%
表皮葡萄球菌	109	86.5
金黄色葡萄球菌	7	5.5
肠球菌属	3	2.4
奇异变形杆菌	2	1.6
普通变形杆菌	1	0.8
不溶血链球菌	11	8.1
溶血链球菌	1	0.8
其他肠杆菌科	1	0.8
棒杆菌属	1	0.8

表 5-1-2　法国国家眼科医院 300 例结膜溃疡分离细菌菌种分布

分离菌	接触镜佩戴	角膜病变	外伤	手术	无风险因素	总计	除角膜接触镜外合计
革兰阳性球菌	52.5%	74%	84.5%	89%	64%	65%	76%
金黄色葡萄球菌	2	6	4	1	3	16	14
凝固酶阴性葡萄球菌	47	21	16	5	11	100	53
肺炎链球菌	1	1	4	–	1	7	6
其他链球菌属	–	6	3	2	1	12	12
革兰阴性球菌	–	0.3%	–	–	–	0.3%	1%
莫拉菌属							
革兰阳性杆菌	17%	17.5%	15.5%	11%	28%	18%	19%
棒杆菌属	1	2	1	–	1	5	4
痤疮丙酸杆菌	14	6	4	1	6	31	17
放线菌属	1	–	–	–	–	1	–
革兰阴性杆菌	30.5%	6.5%	–		8%	16.5%	4.5%
铜绿假单胞菌	19	–	–	–	–	19	2
变形杆菌属	–	1	–	–	1	2	2
沙雷菌属	11					11	
总计	95	46	32	9	25	207	112

细菌学检查包括结膜分泌物涂片或刮片、革兰染色镜检及细菌培养,应尽早进行,对病原学诊断和抗菌药选择有重要临床价值。操作中需严格执行无菌操作取样,并立即进行涂片和标本接种、培养。涂片应注意均匀、薄,革兰染色后于显微镜下观察。细菌培养需接种血琼脂、巧克力琼脂,培养阳性者应行药敏试验。有全身症状者应同时做血培养。结膜刮片和分泌物涂片进行革兰和吉姆萨染色,还可观察细胞反应,细菌性结膜炎结膜刮片和分泌物涂片可在显微镜下发现大量多形核白细胞和细菌,方法快速简单。

超急性细菌性结膜炎治疗应在诊断标本采集后立即进行。局部治疗和全身用药需并重进行。治疗推荐头孢曲松,儿童单次 25~50mg/kg,成人单次 1g 肌内注射或静脉注射给药。成人急性细菌性结膜炎可予 0.3% 加替沙星或 0.5% 左氧氟沙星或 0.5% 莫西沙星滴眼液治疗。次选多黏菌素 B+甲氧苄啶(TMP)滴眼液,或 1% 阿奇霉素治疗。慢性结膜炎需长期治疗,根据药敏试验结果选用抗生素,注意用眼卫生[6]。

三、衣原体性结膜炎

沙眼是由沙眼衣原体感染所致的一种慢性传染性结膜角膜炎,是导致失明的主要疾病之一。沙眼衣原体可分为 A、B、Ba、C 等 12 个血清型。地方性流行性沙眼多由 A、B、C 或 Ba 型所致。沙眼多为双眼发病,早期出现乳头肥大、角膜血管翳、黏液脓性分泌物等,晚期出现睑结膜、角膜瘢痕形成。根据世界卫生组织(WHO)标准,沙眼可分为 5 期:滤泡性沙眼(trachomatous follicular,TF)、炎症性沙眼(trachomatous inflammatory,TI)为活动期沙眼,需治疗;沙眼性瘢痕(trachomatous scarring,TS)是既往患过沙眼的证据;沙眼性倒睫(trachomatous trichiasis,TT)有潜在致盲危险,需行眼睑内翻倒睫矫正术;终末期沙眼为角膜混浊(corneal opacity,CO)[3,6]。

沙眼的实验室检查有:①结膜分泌物涂片和刮片行革兰和吉姆萨染色观察有无细胞内包涵体,有助于沙眼诊断,但并非特异性诊断。沙眼细胞学的典型特点是可检出淋巴细胞、浆细胞和多形核白细胞,但细胞学检查的假阳性率高。②分离培养法:标本应在 2 小时内接种,若在 24 小时内接种,标本可暂时保存于 4℃备用。培养沙眼衣原体多采用经放线酮处理的单层 McCoy 细胞或 Hela-229 细胞,35℃培养 48~72 小时,染色后镜下观察有无细胞内包涵体,或用免疫荧光法或酶联免疫法直接检测,但技术要求高,且耗时长、花费高、敏感性较低,临床上较少进行。③免疫学检测方法如直接荧光抗体测定、酶免疫法测定,分子生物学检测方法如核酸探针检测法、聚合酶链反应(polymerase chain reaction,PCR)、连接酶链反应(ligase chain reaction,LCR)等技术检测沙眼衣原体,有较高敏感和特异性,已得到广泛应用。

沙眼经验治疗首选阿奇霉素,次选多西环素或四环素。通常给药数月才见效,故亦有推荐四环素或红霉素局部用药。手术矫正倒睫、睑内翻,是防止晚期沙眼致盲的关键措施。

四、病毒性结膜炎

80%急性结膜炎为病毒感染导致,而65%～90%的病毒性结膜炎为腺病毒感染,主要表现为急性滤泡性结膜炎[2]。腺病毒是一种DNA病毒,共有A～F 6个亚属,49个型别,引起眼部感染的型别有Ad1～8型、11、14、19、37、40和41型。可分为31个血清型。儿童多为腺病毒血清型3型和7型感染,成人多为8型、11型和19型感染。

腺病毒性角结膜炎主要表现为两大类型,即流行性角结膜炎和咽结膜热。流行性角结膜炎起病急,症状重,双眼发病。早期常一眼先发病,数天后对侧眼也被累及。主要症状为充血、疼痛、畏光、伴有水样分泌物。患者常出现耳前淋巴结肿大和压痛。咽结膜热是由腺病毒3、4和7型引起的急性滤泡性结膜炎、伴有上呼吸道感染和发热的病毒性结膜炎。主要症状为全身乏力、发热、流泪、眼红、咽痛、耳前淋巴结肿大。

实验室检查包括:①结膜分泌物涂片和刮片行革兰和吉姆萨染色,可见大量单核细胞,有假膜形成时,中性粒细胞数量增加;②病毒培养方法操作烦琐,而且因病毒对细胞敏感性的不同而需要相应的细胞培养系统,技术复杂、价格昂贵且耗时较长,临床上较少进行;③PCR检测简便、快捷,有很高的可重复性,在病毒检测方面广泛应用;④检查患者急性期和恢复期血清中抗体效价也有助于病毒性结膜炎的诊断。

病毒性结膜炎通常可在数天或数周内自愈,无后遗症,不需抗感染治疗。病毒性结膜炎传染性强,必须采取措施减少感染传播。

第二节 角 膜 炎

一、概述

感染性角膜炎至今仍是世界性的常见致盲眼病。在亚洲、非洲地区的发展中国家,保守估计每年约有150万例新增单眼盲患者因角膜感染导致[7,8]。主要病原微生物为细菌、真菌、病毒或衣原体等。发达国家中以单纯疱疹病毒常见,发展中国家以细菌和真菌感染较为常见。起病较急,病情多较重,如果就诊不及时或治疗不恰当,可发生严重的并发症,如角膜穿孔、眼内容脱出、眼内炎等,即使药物能控制,也残留广泛的角膜白斑、角膜新生血管等后遗症,严重影响视力甚至失明。感染危险因素包括眼外伤、佩戴角膜接触镜时间过长、慢性眼部疾病、既往眼部手术史、其他眼部疾患及系统疾病(如糖尿病、类风湿关节炎等)。临床表现为眼痛、畏光、流泪、眼睑痉挛等,常伴有不同程度视力下降。典型体征为睫状充血,角膜浸润及角膜溃疡形成。《欧洲临床微生物学手册》推荐图5-2-1用于感染性角膜炎诊断和治疗策略[2]。

国内外关于感染性角膜炎的流行病学研究多以门诊及住院患者为基础,以人口为基础的研究报道不多,感染性角膜炎以人口为基础的发病率为0.36/10 000～79.90/10 000[8]。2002年中国香港地区感染性角膜炎年发病率为0.63/10 000,角膜接触镜佩戴者为3.4/10 000[7,8]。发展中国家感染性角膜炎的发病率明显高于发达国家。中国大陆目前尚缺少相关的流行病学调查资料。广东中山眼科中心对2004—2010年2046例角膜感染患者的菌属分布及耐药性进行回顾性分析发现,1022份培养阳性的标本中,细菌以革兰阳性球菌为主,为336株(占63.0%),其次为革兰阴性杆菌,为163株(占30.6%),其中表皮葡萄球菌最多,为257株(占48.2%),其次为铜绿假单胞菌,为84株(占15.8%);真菌以镰刀菌属最多,为180株(占32.2%),其次为曲霉菌属,为139株(占24.9%)。细菌分布近7年变化不明显,真菌中蠕孢菌属近7年有明显上升趋势,而曲霉菌属总体呈下降趋势。

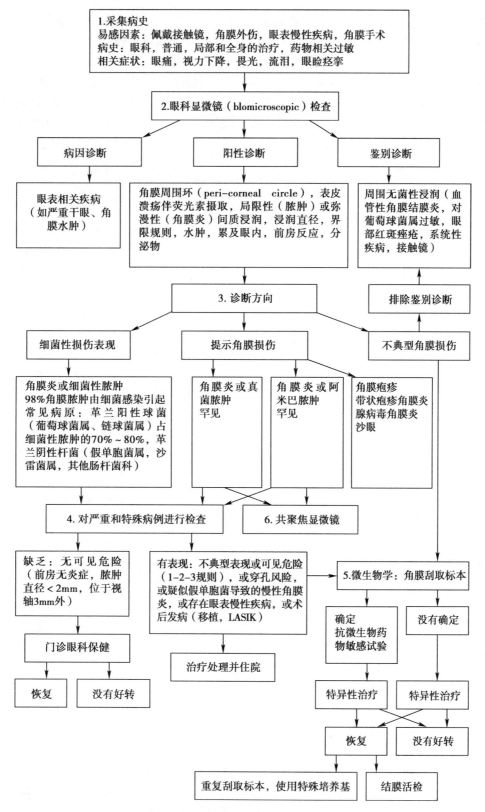

图 5-2-1 感染性角膜炎诊断和治疗策略

作为主要致病细菌的表皮葡萄球菌对氨基糖苷类抗菌药物的敏感性相对较好,而铜绿假单胞菌则对喹诺酮类相对较敏感[9]。

实验室检查包括:

(1)角膜病灶刮片检查:简单、快速,为门诊筛查病原菌的有效方法。感染性角膜炎如伴有角膜溃疡,均需行此项检查,对细菌性角膜炎通过刮片染色后可区分革兰阳性菌或阴性菌。对真菌性角膜炎,可从溃疡处取少量病变组织做 10%~20%氢氧化钾湿片，在显微镜下检查，如找到菌丝则可诊断真菌性角膜炎，镜检阳性率为 50%~90%。对棘阿米巴性角膜炎，10%氢氧化钾湿片可观察棘阿米巴包囊，是确诊棘阿米巴角膜炎的重要方法。对单纯疱疹病毒性角膜炎，角膜上皮刮片可发现多核巨细胞。此外，乳酚棉兰染色、乌洛托品银染色、荧光钙白染色、过碘酸-希夫(periodic acid-Schiff, PAS)染色等也用于快速诊断。病变发展到角膜深层或经药物治疗后，刮片镜检病原体阳性率明显降低，需多次取材。进展性角膜溃疡反复培养阴性或结果模棱两可，必要时需进行角膜病变区组织活检以提高阳性率。可用2mm 显微环钻，在活动性溃疡边缘采集标本分别送微生物和病理检查。对活检组织行病理学检查的常用染色方法有苏木精和伊红染色(hematoxylin and eosin stain, HE)、PAS 染色、铁苏木素染色、吖啶橙、吉姆萨染色等。不接受角膜活检的患者，可用带微孔的硝酸纤维膜覆盖于角膜溃疡表面并施加压力，送检纤维膜。

（2）病灶组织培养：病灶组织的细菌、真菌培养是诊断细菌或真菌性角膜炎的常用方法。细菌培养可应用血琼脂培养基、胱氨酸胰蛋白胨琼脂培养基、脑心浸液培养基，37℃培养。真菌培养可应用血琼脂培养基、巧克力培养基、马铃薯葡萄糖琼脂培养基等，30~37℃培养 3~4 天可见真菌生长，培养时间为4~6 周。棘阿米巴培养需特殊的培养基(常用带有大肠埃希菌的培养基)，密封后置于 28℃培养，1~2周后进行观察。对怀疑污染的角膜接触镜也需同时进行培养。培养阳性时需进行药敏试验。

（3）共焦显微镜检查：可对角膜各层实施四维扫描，具有可观察活体角膜细胞水平、无损伤、无需染色、高分辨率及反复检查的优点，适用于感染性角膜炎的早期病因诊断和评估疗效，对于棘阿米巴角膜炎和真菌性角膜炎有较高诊断价值。对真菌可观察不同时相角膜组织中的菌丝和孢子的情况，用于动态观察治疗效果，其检查阳性率为 96.9%。对于棘阿米巴性角膜炎，共焦显微镜能发现并动态观察包囊及滋养体的形态。

（4）分子生物学方法：PCR 方法可对样品中病原 DNA 进行扩增，大大缩短了检查时间，有较高敏感度和特异度，是印证临床诊断的一项快速和敏感的检测方法。近年来发展的原位 PCR 技术对病毒检测的敏感性和特异性更高。

二、细菌性角膜炎

感染性角膜炎中有 65%~90%为细菌性角膜炎。一般起病急骤，患眼有畏光、流泪、疼痛、视力障碍、眼睑痉挛等。体征有眼睑、球结膜水肿，角膜上出现溃疡，可有脓性分泌物，前房可有积脓。

细菌性角膜炎常见致病菌为葡萄球菌属(表皮葡萄球菌、金黄色葡萄球菌等)、链球菌属(肺炎链球菌、G 群和 A 群链球菌)、假单胞菌属、肠杆菌科细菌(变形杆菌属、沙雷菌属、克雷伯菌属等)。其中，70%~80%细菌性角膜炎由革兰阳性球菌如葡萄球菌属、链球菌属感染导致[9]。在中国细菌性角膜炎致病菌中，铜绿假单胞菌占第一位，但其比例从 20 世纪 90 年代开始有明显下降趋势，同时表皮葡萄球菌发生率则呈逐年上升。

一旦怀疑是细菌性角膜炎需给予积极治疗，初诊患者可根据临床表现、溃疡严重程度给予经验性广谱抗生素治疗，然后再根据细菌培养及药敏试验结果调整治疗方案。局部使用抗生素是治疗细菌性角膜炎的有效途径。急性无合并症的患者病原菌以金黄色葡萄球菌、肺炎链球菌、化脓性链球菌和嗜血杆菌属等多见，经验治疗可予 0.5%莫西沙星滴眼液或 0.3%加替沙星滴眼液。使用角膜接触镜的患者病原菌以铜绿假单胞菌多见，经验治疗常选用妥布霉素或庆大霉素滴眼液，或选 0.3%环丙沙星或0.5%左氧氟沙星滴眼液。同时推荐做接触镜拭子培养和药敏试验，根据拭子培养和药敏结果进行针对性治疗。角膜干燥、糖尿病、免疫功能抑制的患者常见病原菌为金黄色葡萄球菌、表皮葡萄球菌、肺炎链球菌、化脓性链球菌、肠杆菌科、李斯特菌等，推荐治疗为头孢唑林+庆大霉素或妥布霉素滴眼，次选万古霉素+头孢他啶滴眼。

三、真菌性角膜炎

真菌性角膜炎发病率较细菌性和病毒性角膜炎为低，外伤为主要诱因，其他诱因包括长期使用激素或抗生素、过敏性结膜炎、佩戴接触镜。起病较缓慢，刺激症状相对较轻，有视力障碍。主要体征为白色或乳白色角膜浸润灶，表面呈牙膏状或苔垢样。

真菌性角膜炎主要致病菌有曲霉菌属、镰刀菌属、弯孢菌属和念珠菌属。法国国家眼科医院2001—2005 年角膜真菌病和真菌性眼内炎分离的真菌分布如表 5-2-1 所示[2]。发达国家常见致病菌为白念珠菌,在发展中国家主要为镰刀菌和曲霉菌。近年国内研究发现真菌性角膜炎致病真菌仍以镰刀菌和曲霉菌为主,占总体的 71.7% ~ 82.1%,镰刀菌属比例仍呈上升趋势,曲霉菌属比例则在下降[8]。

真菌性角膜炎治疗首选 5% 纳他霉素滴眼液,每 1~2 小时滴眼,数天后减量至每 3~4 小时滴眼 1 次,后逐渐减量。次选 0.15% 两性霉素 B 滴眼,每 1~2 小时滴眼 1 次,根据疗效逐渐减量。

表 5-2-1　法国国家眼科医院 2001—2005 年
角膜真菌病和眼内炎分离的真菌分布

菌种	角膜	角膜,房水
白念珠菌	5	–
近平滑念珠菌	4	–
其他念珠菌属	–	1
构巢曲霉	1	–
烟曲霉	1	1
黄曲霉	1	–
黑曲霉	1	–
寄生曲霉 A. parasiticus	1	–
轮枝镰刀菌 Fusarium verticillioides	1	–
茄病镰刀菌 Fusarium solani	6	–
尖孢镰刀菌 Fusarium oxysporum	3	–
新月弯孢菌 Curvularia lunata	1	–
链格孢 Alternaria infectora	1	–
链格孢 Alternaria alternata	1	–
支顶孢 Acremonium spp	1	–
茎点霉 Phoma spp	1	–
球状茎点霉 Phoma glomerata	–	1
南海红树内生真菌 Microsphaeropsis spp	1	–
Polypaecilium	1	–
粉红黏帚霉 Clonostachis rosea	1	–

四、病毒性角膜炎

病毒性角膜炎多由单纯疱疹病毒,少数由腺病毒感染引起[8]。单纯疱疹病毒性角膜炎是目前眼部病毒感染中发病率最高的疾病,在角膜疾病中致盲率第一位,易反复发作。单纯疱疹病毒分为 I、II 型两个血清型(HSV-1 和 HSV-2),眼部感染多为 HSV-1 型。原发感染常不引起临床症状,缓解期潜伏在三叉神经节内,当机体免疫力低下或眼部的抗病毒防御能力不足时,则引起复发。单纯疱疹病毒复发多为单侧,3% 左右病例发生双眼感染[7]。常见症状为畏光、流泪、眼睑痉挛等。可表现为树枝状或地图状角膜炎、盘状角膜炎、坏死性基质炎等。治疗首选曲氟尿苷滴眼液,每 1~2 小时 1 滴,每天 9 次,直到上皮再生,然后每 4 小时 1 滴,每天 5 次,总疗程不超过 21 天。次选 0.15% 更昔洛韦眼液,适用于急性疱疹病毒角膜炎,儿童患者可应用阿糖腺苷眼膏。该病 2 年内复发率达 30% ~ 50%,对于反复发作及大量应用糖皮质激素或免疫抑制剂的患者,可选用阿昔洛韦 400mg 口服,每天 2 次,疗程 12~18 个月,作为预防治疗方案。

此外,眼水痘也需进行抗病毒治疗。病原为水痘-带状疱疹病毒。治疗首选泛昔洛韦每天 3 次,一次 500mg 口服或伐昔洛韦每天 3 次,一次 1g 口服,疗程 10 天。次选阿昔洛韦每天 5 次,一次 800mg 口服治疗。

五、原虫性角膜炎

主要病原为棘阿米巴原虫。棘阿米巴角膜炎表现为一种慢性、进行性的角膜溃疡,是一种严重威胁视力的角膜炎。常因角膜接触污染的接触镜或清洗镜片的药液感染。西方发达国家中 71% ~ 85% 的患者与配戴角膜接触镜有关。发展中国家患病率低于发达国家,可能与角膜接触镜佩戴率及诊治水平有关[8]。棘阿米巴角膜炎多为单眼起病,患眼出现眼异物感、畏光、流泪、视力减退、眼痛。体征初期表现为上皮混浊、假树枝状或局部点状荧光素染色,继而出现角膜基质环形或部分环形浸润,严重者可出现角膜溃疡、脓肿、溶解等。已知 5 种棘阿米巴可引起角膜炎,其中以卡氏和多嗜棘阿米巴最为常见。治疗推荐 0.02% 氯己定或 0.02% 聚双胍乙二醇酯,联合 0.1% 羟乙磺酸普罗帕脒或 0.1% 去氧苯脒妥滴眼治疗。

六、分枝杆菌角膜炎

发病率低,可见于角膜外伤、准分子激光原位角膜磨削术后。其中龟分枝杆菌和偶发分枝杆菌是引起角膜炎的主要菌种。患者眼部疼痛刺激症状较重,病情易反复,浸润灶呈灰蓝色或灰白色,边界羽毛状,中央区可溶解坏死,形成溃疡。临床怀疑分枝杆菌角膜炎时,需及时行角膜病灶刮片作抗酸染色以明确诊断,直接涂片抗酸染色镜检阳性率为22.0%～92.3%。同时,进行分枝杆菌培养以利于疾病的确诊。治疗可选择加替沙星或莫西沙星滴眼液,每天4次。视病情可局部或全身联合使用其他抗分枝杆菌药物[9]。

第三节　眼　内　炎

一、概述

感染性眼内炎是一种严重的眼科疾病,炎症反应迅速波及眼内组织,包括房水、玻璃体、视网膜等,甚至角巩膜和眼眶组织,发展为眼周围炎,如耽误治疗或治疗不充分可能导致失明。眼内炎可分为外源性眼内炎和内源性眼内炎。外源性眼内炎主要包括手术后眼内炎和外伤后眼内炎两类,内源性眼内炎主要由眼外感染通过血行播散引起[10]。

眼内炎诊断应根据病史、临床表现、眼部辅助检查和实验室检查判断。眼内炎临床表现为眼痛、视力下降、畏光流泪等,临床体征包括球结膜充血及水肿、角膜基质水肿、角膜后沉着、前房闪辉或积脓、晶状体或人工晶状体表面见渗出物沉积、玻璃体混浊、眼底出血斑等。细菌性感染的潜伏期常较短,真菌性感染潜伏期通常较长,眼部表现亦无前者明显。

实验室检查有:

(1)病原学检测:怀疑眼内炎时,应抽取患眼前房水或玻璃体标本进行细菌学检测。取标本前,结膜囊滴麻醉眼液或行球后麻醉,用针头从角膜周边部刺入前房抽取0.1ml房水,或从角膜缘后3mm进入玻璃体中央部吸取0.2～0.3ml玻璃体。也可行玻璃体切除手术时取玻璃体标本,标本取出后应立即放入培养瓶中。如果培养阳性,可根据急性眼内炎病原体或延迟眼内炎病原体情况分别接种于血平板培养基、伊红美蓝培养基、巧克力培养基、科玛嘉显色培养基、厌氧增菌瓶、沙保罗培养基等[11]。诊断内源性眼内炎时,应对血液、尿液、脑脊液、伤口等进行涂片培养,以发现原发感染灶的存在。

(2)分子生物学方法:PCR对眼内炎的病原学诊断具有快速和灵敏优势。细菌培养阳性者的PCR阳性率为100%,培养阴性者的PCR阳性率高达44.7%。PCR应用对真菌性眼内炎的检出率也有所提高。

(3)CT可显示在外伤性眼内炎中眼内异物的位置及眼球形态改变,B型超声可观察玻璃体和视网膜的状态。

二、眼科手术后眼内炎

眼科手术后眼内炎可发生于任何眼科手术之后,危险因素有眼附属器感染、免疫功能低下、使用糖皮质激素、糖尿病、肿瘤、肾功能不全、手术时间过长、玻璃体脱出、手术伤口闭合不良等。

急性术后眼内炎多发生于眼内手术后2～7天。白内障术后发生率为0.07%～0.12%。如联合人工晶状体植入术、青光眼手术或角膜移植手术,发病率会进一步升高[10]。病原菌以表皮葡萄球菌居多,约60%,金黄色葡萄球菌、链球菌和肠球菌各占5%～10%,革兰阴性杆菌占6%[5]。

若视力仅存光感或更严重,应立即行玻璃体切割术,并于玻璃体内注射万古霉素1mg和头孢他啶2.25mg。2～3天后可能需要再次玻璃体内注射抗生素。辅助的全身用抗生素(如万古霉素、头孢他啶、莫西沙星等)未能证实有价值,但仍可能有效。青光眼滤过术后的眼内炎病原菌常以链球菌属和流感嗜血杆菌多见,经验治疗可予以眼内局部注射抗菌药物(如万古霉素+头孢他啶),可全身应用氨苄西林/舒巴坦或头孢呋辛或头孢他啶。

术后延迟发生的眼内炎常出现于术后6周左右,病原体以痤疮丙酸杆菌、表皮葡萄球菌多见,金黄色葡萄球菌罕见。治疗需眼内注射万古霉素,通常需行玻璃体切割术。

三、外伤后眼内炎

外伤性眼内炎致伤原因多见于眼球穿通伤,国外文献报道,外伤性眼内炎发病率为4%～16%,合并眼内异物者为6%～30%。外伤后眼内炎的发生与外伤类型、伤口关闭时间、异物取出时间及性质密切相关[12]。病原菌以蜡样芽胞杆菌和表皮葡萄球菌常见。眼外伤致病菌中凝固酶阴性葡萄球菌约占23%,链球菌约11%。革兰阴性细菌和真菌也是较常见的致病菌。合并眼内异物者最常见病原菌为表皮葡萄球菌。外伤性眼内炎中混合感染多见,约为20.4%。对1990年1月至2009年12月广州中山大学中山眼科中心912例外伤性眼内炎患者进行研究发现,45.06%检出阳性,涂片阳性率为21.6%,培养阳性率为38.05%。致病微生物中革兰阳性菌、革兰阴性菌、真菌分别占55.62%、29.97%和17.58%。革兰阳性球菌为最常见致病菌(45.98%),其中又以表皮葡萄球菌最为常见(22.48%);真菌以酵母样真菌及曲霉菌多见。头孢他啶、头孢呋辛、环丙沙星对致病菌仍有较好抗菌活性。经验治疗可予玻璃体内给药,与手术后眼内炎相同,同时可与全身性应用克林霉素或万古霉素。手术后局部予妥布霉素或头孢唑林滴眼。

四、内源性眼内炎

内源性眼内炎是由于眼外感染的致病菌经血行播散引起的眼内感染,发病率相对较低,仅为眼内炎的2%~8%[13]。国内研究发现70%内源性眼内炎患者存在全身易感因素,最常见的为外科手术后。其他危险因素包括糖尿病、器官移植、糖皮质激素的应用、恶性肿瘤、静脉导管留置、肾衰竭、静脉应用毒品及HIV感染等。双眼发病约占25%,单眼发病多以左眼为主。

50%以上内源性眼内炎由真菌引起,多见于使用广谱抗菌药、应用糖皮质激素、留置静脉导管者。常见病原菌为念珠菌属(80%)、曲霉菌属(15%)。经验治疗可予两性霉素B玻璃体内给药。同时进行全身治疗:首选两性霉素B 0.7~1mg/kg+氟胞嘧啶25mg/kg,每天四次,或氟康唑每天6~12mg/kg;次选两性霉素脂质体或伏立康唑或棘白菌素类(如卡泊芬净)静脉滴注,疗程4~6周或更长,需多次复查证实痊愈。

无眼部手术史而疑为血行性感染者,常见病原菌为肺炎链球菌、脑膜炎奈瑟菌、金黄色葡萄球菌、B群β-溶血链球菌和肺炎克雷伯菌。经验治疗可予头孢噻肟或头孢曲松,联合万古霉素静脉滴注。玻璃体内使用抗生素与手术后眼内炎相同。

静脉使用海洛因者眼内炎感染常见病原菌为蜡样芽胞杆菌和念珠菌属。经验治疗可予玻璃体内给药,联合全身性应用万古霉素或克林霉素。

第四节　眼和眶周蜂窝织炎

眼部蜂窝织炎为眶内软组织的急性炎症,包括眶周蜂窝织炎和眼眶蜂窝织炎,可发生于任何年龄,多见于儿童。该病发病急骤,可引起永久性视力丧失,严重者可通过颅内或血行播散危及生命[14]。

一、病因

眼和眶周蜂窝织炎感染途径主要为:①眼眶周围组织炎症蔓延,包括眼睑、面部、鼻窦和口腔等处感染;②眼部外伤导致眶周组织损伤,或异物导致感染;③血行感染:机体其他部位感染病灶经血行进入眶内,或脓毒症时眼眶发生炎症;④医源性感染:各种眼部手术均可引起感染。有研究表明,16岁以下患者中,50%眼眶蜂窝织炎为外伤所致,17~40岁患者中,18.1%眼眶蜂窝织炎为鼻窦炎引起[15]。

二、病原菌

眼眶蜂窝织炎常见病原菌为肺炎链球菌、流感嗜血杆菌、卡他莫拉菌、金黄色葡萄球菌、厌氧菌和A组链球菌,继发于外伤者偶见革兰阴性菌感染。国外研究报道眼眶蜂窝织炎细菌培养阳性标本中,41.9%为金黄色葡萄球菌,25.8%为凝固酶阴性葡萄球菌。国内有学者对63例眼眶蜂窝织炎进行研究,发现18例细菌培养阳性标本中,77.8%为葡萄球菌属,以金黄色葡萄球菌多见[15]。

三、临床诊断

临床上不易严格区分眶周和眼眶蜂窝织炎。眶周蜂窝织炎主要表现为眶隔前眼睑和眼周围皮肤的急性红肿,疼痛感不甚严重,瞳孔及视力正常,眼球活动正常。眼眶蜂窝织炎则为感染侵犯眶隔后引起眼睑周围皮肤和眼眶内软组织的急性炎症，临床症状严重，表现为眼球突出、眼球运动障碍、眼睑红肿、球结膜充血、高度水肿等，严重者睑裂闭合不全，暴露性角膜炎，角膜溃疡，视力下降甚至丧失。患者疼痛明显，同时伴发热、恶心、呕吐等全身中毒症状，如感染蔓延至海绵窦引起海绵窦血栓（cavernous sinus thrombosis），则可引起谵妄、昏迷、惊厥等，危及生命。病变后期可出现眶内化脓灶，可多发脓腔或融合为一个较大脓腔。

四、实验室诊断

所有怀疑眼和眶周蜂窝织炎感染的患者均需行微生物培养，包括血、结膜囊分泌物、鼻喉腔及鼻窦分泌物培养，如有脑膜刺激征或双眼睑肿胀，应同时行脑脊液培养。但微生物培养阳性率较低。B超、CT、MRI检查对眼和眶周蜂窝织炎感染的诊断和治疗有重要意义，CT可发现眶内软组织肿胀、眼环增厚、眼外肌肥大及眶周围结构病变（如鼻窦炎症、骨膜炎、异物等），诊断价值较高。其他如血白细胞升高，中性粒细胞增多，血沉增快，C反应蛋白升高等亦可辅助诊断。

五、治疗

一经诊断应立即给予全身抗感染治疗。应于治疗前留取标本行微生物培养及药物敏感试验，积极寻找感染源。经验治疗可给予苯唑西林或氯唑西林[若为耐甲氧西林金黄色葡萄球菌（MRSA）感染，可予万古霉素]+头孢曲松+甲硝唑治疗。对青霉素类或头孢菌素类过敏的患者可给予万古霉素+左氧氟沙星+甲硝唑治疗。不能耐受万古霉素的患者可选

用达托霉素治疗。感染局限形成脓腔后可在超声引导下抽吸脓液或行脓肿切开引流术。

（王明贵　马　莹）

参 考 文 献

1. 葛坚.眼科学.北京：人民卫生出版社,2005
2. Cornaglia G, Courcol R, Herrmann JL, et al. European manual of clinical microbiology.European Society for Clinical Microbiology and Infectious Diseases and Société Française de Microbiologie,2012
3. Amir AA, Neal PB. Conjunctivitis: a systematic review of diagnosis and treatment. JAMA. 2013,310(16):1721-1729
4. 姜洋,金玉梅,罗岩,等.我国急性细菌性结膜炎最新病原学分析.眼科新进展,2013,33(4):335-337
5. 黎明,姚晓明,周青,等.新生儿急性细菌性结膜炎10年致病菌变迁.中国实用眼科杂志,2011,3(29):287-291
6. 汪复,张婴元.实用抗感染治疗学.第2版.北京：人民卫生出版社,2012
7. Philip AT, Pitchairaj G. Infectious keratitis. Curr Opin Infect Dis,2007,20:129-141
8. 鲜依鲆,邓应平.感染性角膜炎的流行病学研究现状.中华实验眼科杂志,2012,1(30):86-90
9. 何梅凤,吴伟,周家豪,等.感染性角膜炎病原菌分布特征及耐药性分析.中国医药,2011,12(6):1480-1482
10. 黎晓新,张正．眼内炎的诊断与处理及预防．中华眼科杂志,2006,10(92):946-950
11. 孙士营,孙晓艳,陈豪,等.感染性眼内炎患者病原学检测结果分析．中华医学杂志,2012,1(92):32-35
12. Gokce G, Sobaci G, Ozgonul C. Post-traumatic endophthalmitis: a mini-review. Semin Ophthalmol,2014
13. 段灵,张美霞,刘谊.感染性眼内炎研究现状及进展.中华眼底病杂志,2008,6(24):471-473
14. Baring DE, Hilmi OJ. An evidence based review of periorbital cellulitis. Clin Otolaryngol,2011,36(1):57-64
15. 杜军辉,王雨生,李夏,等.眶蜂窝织炎63例分析.中华眼视光学与视觉科学杂志,2010,5(12):382-384

第六章

呼吸系统感染

第一节　急性上呼吸道感染

一、概述

急性上呼吸道感染（acute upper respiratory tract infection）简称上感，是指发生在上呼吸道的急性感染，为外鼻孔至环状软骨下缘包括鼻腔、咽或喉部急性炎症的概称。流行病感冒（流感）不包括在本节讨论内容中。

上感在门急诊就诊患者中占首位，多发于冬春季节，多为散发，且可在气候突变时小规模流行。主要通过患者喷嚏产生含有病毒的飞沫经空气传播，或经污染的手和用具接触传播。可引起上感的病原体大多为自然界中广泛存在的多种类型病毒，同时健康人群也可携带。人体对其感染后产生的免疫力较弱、短暂，病毒间也无交叉免疫，故可反复发病[1]。

二、病原学

急性上感有 70%~80% 由病毒引起，包括鼻病毒、冠状病毒、腺病毒、流感和副流感病毒以及呼吸道合胞病毒、埃可病毒和柯萨奇病毒等。另有 20%~30% 的上感为细菌引起，可单独发生或继发于病毒感染之后发生，以口腔定植菌溶血性链球菌为多见，其次为流感嗜血杆菌、肺炎链球菌和葡萄球菌等，偶见革兰阴性杆菌。但接触病原体后是否发病，还取决于传播途径和人群易感性。淋雨、受凉、气候突变、过度劳累等可降低呼吸道局部防御功能，致使原存的病毒或细菌迅速繁殖，或者直接接触含有病原体患者喷嚏飞沫、空气以及污染的手和用具

诱发本病。老幼体弱，免疫功能低下或有慢性呼吸道疾病如鼻窦炎、扁桃体炎者更易发病。

三、临床表现类型

上感通常病情较轻、病程短、可自愈，预后良好。但由于发病率高，不仅影响工作和生活，有时还可伴有严重并发症，并具有一定的传染性，应积极防治。临床表现有以下类型：

1. 普通感冒（common cold）　又称感冒，是一种轻微的上呼吸道（鼻及喉部）病毒性感染。成人通常每年感冒 2~5 次；儿童每年感冒 6~10 次，校园中的儿童更可能多达 10 几次。随着年龄增长而免疫力下降是造成普通感冒次数增加的主因[2]。

虽然普通感冒在 19 世纪 50 年代才被确立为一项明确的疾病，但普通感冒从古代就在人类社群中传播。普通感冒的症状和治疗方法记载在现存最古老医书——埃及的埃伯斯医书上，这本著作成书于西元前 16 世纪。英文中的"catch cold"一词在 16 世纪开始使用，因为其症状与暴露在寒冷的天气造成的症状有相似性。

研究显示超过 200 种不同的病毒感染与普通感冒有关。普通感冒中最常见的病毒是鼻病毒（30%~50%），包含有 99 个血清型。其他病毒包括：冠状病毒（10%~15%）、甲型流感病毒（5%~15%）、人类副流感病毒、人类呼吸道合胞病毒、腺病毒、肠病毒和偏肺病毒等，其他的 20%~30% 是由未知的病毒所引起的。大部分情况下普通感冒患者会同时感染多种病毒[3]。

感染普通感冒的患者最先会感到疲倦、寒战、打

喷嚏、头痛,一两天后,开始产生流鼻涕与咳嗽的症状。症状大约在感染普通感冒16小时后开始显现,症状在感染2~4天后表现最为剧烈。大多数成人普通感冒后不会有发热的症状,但在婴幼儿身上经常发生。普通感冒症状通常在7~10天后会消失,但有些患者症状可持续3个星期。儿童症状表现持续时间较长,有35%~40%的儿童会持续10天以上的咳嗽;10%的儿童可能持续咳嗽超过25天。除此之外,普通感冒可有恶心、呕吐、腹痛、腹泻等消化道症状。

2. 病毒性咽炎、会厌炎和喉炎(Viral pharyngitis、epiglottitis、laryngitis)　系病毒所引起的咽喉部急性感染。其病原体种类很多,以疱疹病毒较多见,另外有鼻病毒、腺病毒、流感病毒、副流感病毒以及肠病毒、呼吸道合胞病毒等。当劳累过度、过敏体质、气温突变、身体受凉或某些物理、化学因素如汞、砷、铋、碘等的刺激,使身体抵抗力低下,易患此病。临床表现为咽痒和灼热感,咽痛不明显。咳嗽少见。会厌炎表现为剧烈咽痛和吞咽困难。喉炎多为流感病毒、副流感病毒及腺病毒等引起,临床表现为明显声嘶、讲话困难、可有发热、咽痛或咳嗽,咳嗽时咽喉疼痛加重。体检可见喉部充血、水肿,局部淋巴结轻度肿大和触痛,有时可闻及喉部的喘息声。

3. 疱疹性咽峡炎(herpangina)　是一种急性发热性疾病,本病病原体种类很多,以柯萨奇A组病毒(1~6,8,10,22)、疱疹病毒、EB病毒较多见。当劳累过度、过敏体质、气温突变、身体受凉或某些物理、化学因素等刺激,使身体免疫能力低下,易患此病。多见于3~10岁儿童,好发于夏秋季。同一患者可多次发生由不同型别病毒引起。潜伏期3~10天。常继发于急性鼻窦炎、肺炎、流行性感冒、疟疾、流行性脑膜炎,亦可单独发生,除咽部外,口腔黏膜亦可发生疱疹。此病如单独发生,常无全身症状。该病有流行趋势,常见于婴幼儿,患儿表现为骤起高热伴有咽喉痛、头痛、畏食,并常有颈、腹和四肢疼痛。在婴儿常发生呕吐和惊厥,起病2天内口腔黏膜出现少数(很少多于12个)小的(直径1~2mm)灰白色疱疹,周围绕以红晕,多见于扁桃体前部,但也可位于软腭、扁桃体、悬雍垂、舌部等,在以后的24小时内水泡破溃变为浅溃疡,直径一般在5mm以下,1~5天内愈合。并发症少见。症状一般7天内消失。感染后能产生持久免疫,但A组中其他型病毒或其他肠道病毒也可引起再次发病。

4. 细菌性咽扁桃体炎(bacterial pharyngotonsillitis)

是一种较为严重的扁桃体感染,患者的强烈的咽痛和高热为主要症状。病原体多为溶血性链球菌,其次为流感嗜血杆菌、肺炎链球菌、葡萄球菌等。起病较急,可有恶寒及高热,体温可达39~40℃,咽痛明显。可见咽部明显充血,扁桃体肿大、充血,表面有黄色点状渗出物,颌下淋巴结肿大、压痛,肺部无异常体征。幼儿可因高热而抽搐。咽痛明显,吞咽时尤重,甚至可放射到耳部。病程为7天左右[4]。

5. 中耳炎(otitis media)　中耳炎是引起儿科患者就医的最主要原因之一。临床症状主要表现为耳内堵塞感,耳鸣及听力障碍,小儿则常被家长发现听力减退而就医,诊断需靠耳镜检查、听力检查及导抗测试等。细菌感染所致的急性化脓性中耳炎,多继发于上呼吸道感染,或并发于鼓膜外伤穿孔感染等。本病多见于婴幼儿,突出症状为耳痛,小儿常哭闹,体温升高,患耳听力减退,病程稍久鼓膜可自行穿破,耳内流脓,此时耳痛及全身症状可随之减轻,耳镜检查早期可见鼓膜充血、膨隆,穿孔后耳道内有多量黏脓分泌物,穿孔多较小,位于鼓膜紧张部前下方。肺炎链球菌、未分型流感嗜血杆菌、卡他莫拉菌是引起中耳炎的最常见病原菌;金黄色葡萄球菌、化脓链球菌、铜绿假单胞菌少见一些。很多呼吸道病毒感染也会导致中耳炎。

6. 鼻窦炎(sinusitis)　鼻窦炎时出现鼻塞、流涕、头痛和鼻窦压痛。急性鼻窦炎患者可伴发热及全身不适症状。用鼻镜或鼻内镜检查可见鼻黏膜充血肿胀,中鼻道或嗅裂处有脓性分泌物,各相应鼻窦区有压痛。肺炎链球菌、未分型流感嗜血杆菌、卡他莫拉菌是急性鼻窦炎的最常见的细菌性病原。鼻窦炎中呼吸道病毒的地位需要进一步研究。金黄色葡萄球菌、革兰阴性杆菌、链球菌、厌氧菌更多和亚急性、慢性或医院内鼻窦炎有关。对免疫功能正常宿主,真菌和慢性鼻窦炎最相关。严重免疫功能受损、未控制的糖尿病患者中,真菌感染所致鼻窦炎常常很重,病死率高。

四、病原学诊断

化脓链球菌(A群β-溶血链球菌)是咽扁桃体炎最常见的细菌性病原。细菌培养、快速抗原检查和分子生物学方法可用于确定该菌所致咽炎的病原学诊断。过去十余年间,尤其是化脓链球菌快速抗原检查被广泛用于咽炎患者的评价。该试验技术上没有特殊要求,结果可信,常常用于床边(point-of-care)检查。非 A 群的 β-溶血链球菌,尤其是 C 群、G 群,作为咽炎病原的地位是有争议的。不过很多医生认为这些微生物有临床意义,会基于这些病原的检出而实施相应治疗决策。这些菌种感染后导致的链球菌性肾小球肾炎也见于病例报道。

呼吸道病毒是成人、儿童咽炎的最常见病原,不过不需要明确何种呼吸道病毒所致咽炎,因为目前还没有专门针对这些呼吸道病毒的特异性的治疗。

当中耳炎患者有细菌性感染风险(近期起病,鼓膜膨出,疼痛或有排出物)且对经验性抗菌治疗没有治疗反应;或者免疫抑制患者,建议采集中耳液进行病原学检查。通常,中耳液可以通过鼓膜穿刺获得;在有耳漏和鼓膜切开置管术的患者,通常在清洁耳道后,通过拭子收集标本亦可。咽部、鼻咽部、鼻前庭、或鼻抽吸物培养,对中耳炎病原诊断没有价值。

鼻窦炎病原学适用于复杂感染、慢性感染者。不推荐使用拭子收集鼻窦标本。上颌窦炎时,经鼻窦穿刺的抽吸物;或者在内镜引导下经中鼻道引流获得的标本是恰当的。儿科患者不推荐中鼻道引流标本,因为可能会有呼吸道病原定植。鼻引流液检查对确定上颌窦炎病原没有意义。额窦、蝶窦、筛窦感染时,需要外科医生采集标本[5]。

五、治疗

症状较轻的普通感冒不建议药物治疗,只要适当饮水,注意休息即可。对于年龄偏大、伴有发热、头痛、咳嗽症状者,应卧床休息,并服用药物对症治疗。目前尚无有效的广谱抗病毒药物,感冒时也不必使用。普通感冒不需要使用抗菌药物,但是对于有基础病的老人,以及婴幼儿,当出现并发症,如体温升高和白细胞增高时,可选择适当抗菌药物治疗[6]。

由于咽结膜热是由腺病毒感染的传染性较强的疾病,无特效药,有自限性,临床上多采取支持疗法。合并有浅层点状角膜炎或角膜上皮下浸润者,禁用配有地塞米松的滴眼液。体温>38.5℃ 者应积极退热,必要时补液,维持水电解质平衡。白细胞计数升高者,选择适当抗菌药物治疗。

治疗疱疹性咽炎时,除退热降温等对症处理外,还应根据病情轻重不同,静脉滴注或口服抗病毒的药物如利巴韦林等。若病毒合并细菌感染也可以同时服用抗菌药物如阿莫西林、阿奇霉素等。细菌性咽扁桃体炎、中耳炎、鼻窦炎治疗主要是抗菌药物治疗,可以选择的药物包括阿莫西林、阿莫西林/克拉维酸、头孢呋辛等。

(曹　彬)

参 考 文 献

1. Fendrick AM, Monto AS, Nightengale B, et al. The economic burden of non-influenza-related viral respiratory tract infection in the United States. Arch. Intern. Med, 2003, 163 (4): 487-494

2. Eccles R. Understanding the symptoms of the common cold and influenza. Lancet Infect Dis, 2005, 5(11):718-725

3. Palmenberg AC, Spiro D, Kuzmickas R, et al. Sequencing and analyses of all known Human Rhinovirus genomes reveals structure and evolution. Science, 2009, 324(5923):55-59

4. Bisno AL. Acute pharyngitis. N Engl J Med, 2001, 344(3): 205-211

5. Baron EJ, Miller JM, Weinstein MP, et al. A Guide to Utilization of the Microbiology Laboratory for Diagnosis of Infectious Diseases: 2013 Recommendations by the Infectious Diseases Society of America(IDSA) and the American Society for Microbiology (ASM). Clin Infect Dis, 2013, 57 (4): e22-e121

6. Simasek M, Blandino DA. Treatment of the common cold. American Family Physician, 2007, 75(4):515-520

第二节　社区获得性肺炎

一、概述

社区获得性肺炎(community-acquired Pneumonia, CAP)指在非医院环境(社区)中受致病微生物侵袭所发生的急性肺部炎症,以及住院 48 小时内所发生

的肺部感染。发达国家的统计资料显示,CAP 的发病率每年为 2.6/1000 ~ 13.4/1000,22% ~ 51% CAP 患者需住院治疗,每年有 0.1/1000 ~ 0.7/1000 死于 CAP。在普通人群中,年患病率为 0.1% ~ 1.16%;大于 65 岁人群中,年患病率为 2.5% ~ 4.4%。CAP 的病死率:门诊患者为 1% ~

5%,住院患者平均为 12%,入住重症监护病房者约 40%[1]。

二、临床表现

发热、咳嗽、咳痰,可有咯血、胸膜胸痛。若在出现呼吸道症状的同时,多系统损害的表现明显,包括肝功能异常(转氨酶升高)、肾功能受损(血尿、蛋白尿、氮质血症)、电解质紊乱(低钠血症)、神经系统症状(意识障碍)、消化系统表现(腹痛腹泻)等,要考虑嗜肺军团菌和流感病毒感染可能。

查体可见体温升高、受累肺区闻及湿啰音,及肺实变表现;严重感染者可表现为休克、DIC、ARDS 和意识障碍。

辅助检查主要有外周血 WBC>10 000/mm³,或<4000/mm³,伴或不伴核左移。

典型的胸片表现有:①片状、斑片状浸润影;②肺叶、肺段的实变;③毛玻璃样间质变;④可伴有感染侧的胸腔积液。

三、临床诊断思路

第一步:判断是不是 CAP。

如果以下三条都符合:①社区获得;②肺部感染的症状;③新出现的肺部 X 线浸润影,可基本确立 CAP 临床诊断。但应该注意除外肺结核、肺部肿瘤、非感染性肺间质性疾病、肺水肿、肺不张、肺栓塞、肺嗜酸性粒细胞浸润症、肺血管炎等非感染性疾病。在短期肺部同一部位反复发生感染,一定要警惕阻塞性肺炎(肺癌)。

第二步:评价 CAP 病情。

对于 CAP 患者应常规进行病情评估。有两种常用的量化评价系统:①美国标准:肺炎严重指数评分(PSI)(表 6-2-1);②欧洲标准:CURB-65[2]。

表 6-2-1　PSI 评分系统

患者特征	得分
年龄(年)	+岁(女性减 10 分)
基础疾病	
肿瘤	+30
肝病	+20
充血性心力衰竭;脑血管疾病;肾脏疾病	+10(每项)

续表

患者特征	得分
查体:	
精神状态改变;R≥30/min	+20(每项)
T<35℃或≥40℃	+15
SBP<90mmHg;P≥125bpm	+10(每项)
辅助检查:	
血气 pH<7.35	+30
BUN≥30mg/dl;Na<130mmol/L	+20(每项)
血糖≥250mg/dl;HCT<30%;PaO₂<60mmHg	+10(每项)
胸腔积液	+10
总分	

低危: I 级(小于 50 岁,无基础疾病)、II 级(≤70 分)和 III 级(71~90 分);

中危: IV 级(91~130 分);

高危: V 级(>130 分);

评分意义:①决定患者是否需要入院治疗甚至入 ICU:低危组中 III 级可短期住院观察;中危以上患者需住院治疗;②判断预后:低危组病死率小于 1%,高危组病死率明显升高(V级病死率最高可达 27%)。

CURB-65(欧洲):C(confusion):意识障碍;U(urea nitrogen):BUN 升高;R(respiratory rate):呼吸频率≥30 次/分;B(blood pressure):收缩压<90mmHg 或舒张压≤60mmHg;65 指年龄大于 65 岁。

出现以上任意一项,即表示病情严重,每一项一分,分数越高说明病情越严重(5 分者病死率 30%~50%)。CURB-65 评分预后与 PSI 系统评分是相关的,显然 CURB-65 较为简便。

CAP 中大约 70% 属于轻症,适合门诊治疗,但是仍有 10% 为重症,甚至收住 ICU 进行治疗。有作者提出 SMART-COP("聪明的警察")标准可以帮助医生判断一个重症 CAP 患者是否需要收入 ICU,接受呼吸支持或循环支持治疗(invasive respiratory or vasopressor support, IRVS)。SMART-COP 评分包括下列项目:[3]

S-低血压(2 分):收缩压<90mmHg;

M-胸片(1 分):多肺叶病变;

A-低白蛋白血症(1 分):ALB<3.5g/dl;

R-呼吸频率增快(1 分):年龄≤50 岁,RR≥

25/min;年龄>50 岁,RR≥30/min;

T-心率增快(1 分):HR≥125/min;

C-意识丧失(1 分):为新出现的症状;

O-低氧血症(2 分):年龄≤50 岁,PaO₂ <70mmHg、SaO₂≤93%,或 PaO₂/FiOa<333;年龄>50 岁,PaO₂<60mmHg、SaO₂≤90%,或 PaO₂/FiOa<250;

P-低 pH 值(2 分):动脉 pH<7.35。

将每项评分相加,就得到 SMART-COP 的总分数。研究认为,如果 SMART-COP>3 分,就需要收住 ICU 接受 IRVS 治疗。

四、病原谱和病原学诊断

(一)病原谱和耐药性

CAP 的病原谱不同国家、不同地区变化会非常大。了解当地 CAP 微生物流行病学特征对于临床抗感染优化治疗十分重要。综合各国多个研究,目前导致 CAP 最常见致病菌为肺炎链球菌,占20%~30%,其次为肺炎支原体和流感嗜血杆菌。由刘又宁教授牵头的我国 665 例成人住院 CAP 病原学多中心前瞻性调查发现:肺炎支原体是最常见的病原体,阳性率为 20.7%,其后依次为肺炎链球菌10.3%、流感嗜血杆菌 9.2%、肺炎衣原体 6.6%、肺炎克雷伯菌 6.1%、嗜肺军团菌 5.1%、金黄色葡萄球菌 3.8%、大肠埃希菌 1.6%、卡他莫拉菌 1.3%、铜绿假单胞菌 1.0%。在 195 例细菌培养阳性患者中,共有 10.2%(62 例)合并非典型病原体感染。69 株肺炎链球菌培养阳性菌株,对青霉素、阿奇霉素和莫西沙星的不敏感率分别为 20.3%、75.4%和 4.3%[4]。

肺炎支原体是临床最常见的非典型病原体。近年来,肺炎支原体大环内酯类药物的耐药问题逐渐受到关注。感染耐大环内酯肺炎支原体菌株将增加临床治疗难度,导致患者治疗时间延长,使用及更换抗菌药物频率及强度增加,加重医疗负担。中国肺炎支原体肺炎流行病学调查显示:儿童肺炎支原体对大环内酯耐药率达 90%以上,青年和成人耐药率达 70%左右[5]。

(二)病原学诊断

对于需要门诊治疗的 CAP 患者,一般不需要进行病原学检查。但是如果在门诊留痰很方便、病原学检查不会延误经验性抗菌药物治疗,则可以留取呼吸道标本检查;对于住院 CAP 患者,特别是需要收住 ICU 的患者,则要求进行下列病原学检查:

1. 痰 痰涂片革兰染色,痰培养+药敏。

2. 血清学实验 血清非典型病原及病毒抗体检测,需双份血清检测。

3. 支气管肺泡灌洗液(BALF)培养。

4. 尿 军团菌 Lp1 尿抗原,特异性高,对确定军团菌感染有意义。

关于标本留取:最好在使用抗菌药物之前采集合格痰标本,尽快送检,一般需送检三次,两次检测结果一致有临床意义。合格痰标本是指显微镜下多核白细胞>25 个/低倍视野、鳞状上皮细胞<10 个/低倍视野,或两者比例>2.5:1。血培养准确性高,但阳性率较低,开始治疗前当体温>38.5℃或有寒战时应留取血标本作需氧及厌氧培养+药敏。

CAP 治疗大部分是经验治疗,若经验性治疗有效则不必确定病原体,经验性治疗失败则需确定病原体。对于住院患者应争取确定病原体。

五、抗菌药物治疗及疗效评估

1. 经验性抗菌药物选择

(1)青壮年、无基础疾病患者(门诊患者):β-内酰胺类(常用阿莫西林、阿莫西林/克拉维酸、头孢呋辛、头孢克洛)或大环内酯类(阿奇霉素、克拉霉素)或四环素类(米诺环素、多西环素)。

(2)老年人或有基础疾病患者:β-内酰胺类/β-内酰胺酶抑制剂,或联合大环内酯类;3 代氟喹诺酮(左氧氟沙星)。

(3)住院患者:β-内酰胺类+大环内酯类(如阿奇霉素);"呼吸"氟喹喏酮(左氧氟沙星、莫西沙星、加替沙星)。

(4)反复住院及结构性肺炎(支气管扩张症)患者:抗菌药物需覆盖铜绿假单胞菌,β-内酰胺类+大环内酯类。

2. 给药方式和疗程 住院患者,推荐静脉-口服序贯治疗,病情平稳即咳嗽、呼吸困难好转,WBC 正常,体温下降后可以改为口服。疗程:一般门诊患者 7~10 天,住院患者 2 周,军团菌感染需 3 周。

3. 预后和疗效评估 如果患者体温及 WBC 下降、呼吸道症状(咳嗽、咳痰、呼吸困难)改善,说明抗菌药物治疗有效,而胸片表现不敏感,在治疗有效的最初几天,尽管临床反应良好,但是胸片的浸润影常还可有进展。

重症 CAP 病死率仍高达 30% 左右,而且这一比例并没有随着抗菌药物的应用而下降。一项研究表明:白细胞低于 $3.5×10^9/L$、年龄大于 65 岁、感染性休克、住 ICU 期间出现并发症、抗菌药物治疗不当是病死率增加的独立危险因素。也有研究认为:住院 24 小时内的血氧饱和度与 CAP 患者预后直接相关,另外,住院 8 小时内接受有效的抗菌药物治疗可以改善预后。

因此,为了降低重症 CAP 患者的病死率,早期诊断和早期治疗是关键,选择合适的抗菌药物(β-内酰胺类联合大环内酯或氟喹诺酮),积极改善氧合,积极纠正低血压和休克,注意避免住院期间的并发症,也是改善预后的重要措施。

六、预防

对老年人、儿童、医务工作者等高危人群,接种流感疫苗及多价肺炎链球菌疫苗有明确预防效果。

(曹　彬)

参 考 文 献

1. Almirall J, Bolibar I, Vidal J, et al. Epidemiology of community-acquired pneumonia in adults: population-based study. Eur Respir J, 2000, 15:757-763
2. Mandell LA, Wunderink RG, Anzueto A, et al. Infectious Disease Society of America/American Thoracic Society consensus guidelines on the management of community-acquired pneumonia in adults. Clin Infect Dis, 2007, 44(suppl 2):s27-s72
3. Charles PGP, Wolfe R, Whitby M, et al. SMART-COP: a tool for predicting the need for intensive respiratory vasopressor support in community-aquired pneumonia. Clin Infect Dis, 2008, 47:375-384
4. 刘又宁,陈民钧,赵铁梅,等. 中国城市成人社区获得性肺炎 665 例病原学多中心调查. 中华结核和呼吸杂志,2006, 29(1):3-8
5. Cao B, Zhao CJ, Yin YD, et al. High prevalence of macrolide resistance in Mycoplasma pneumoniae isolates from adult and adolescent patients with respiratory tract infection in China. Clin Infect Dis, 2010, 51(2):189-194

第三节　急性气管-支气管炎

急性气管-支气管炎(acute tracheobronchitis)是指累及小气道的急性炎症性病变,病毒或细菌的直接感染是引起气管-支气管黏膜急性炎症的最常见原因[1]。2005 年欧洲呼吸病学会定义[2],急性气管支气管炎是一种发生在无慢性肺部疾病患者的急性病症,症状包括咳嗽(伴或不伴咳痰)和提示下呼吸道感染(如咳痰、气促、喘息、胸闷/痛)的其他相关症状或体征,而不包括鼻窦炎或哮喘。

一、病原学和发病机制

急性气管-支气管炎的主要病原体可以是病毒、细菌和非典型病原体。多数研究结果表明病毒感染所占比例最高,非典型病原体比例最低。其中病毒以腺病毒、流感病毒、呼吸道合胞病毒以及副流感病毒较为常见。也有学者对社区医疗机构就诊的下呼吸道感染患者病原学分析,结果显示细菌(主要为肺炎链球菌)占 26%,非典型病原体(主要是肺炎支原体)占 24%,病毒占 19%[3]。但至今没有关于"细菌性支气管炎"的确切证据。多数患者病原体检测阴性。

非感染性因素如冷空气、粉尘及过敏原均可引起气管-支气管黏膜的急性炎症,但确切比例不清楚。

该病的主要病理改变是气管、支气管黏膜充血、水肿,分泌物增加,有淋巴细胞和中性粒细胞浸润,引起黏膜腺体增生、分泌物增加,一般病变局限于气管、叶支气管黏膜,严重者可蔓延至细支气管和肺泡。炎症消退后,气道黏膜的结构和功能可恢复正常。

二、临床表现

疾病较急,往往先出现上呼吸道感染的症状,如鼻塞、流涕、咽痛,可伴有发热、头痛、全身酸痛。半数患者逐渐出现干咳或伴少量黏痰,痰量增多、咳嗽加重。如伴有支气管痉挛,可出现不同程度的胸闷、气喘。通常咳嗽和咳痰可延续 2~3 周才消失,吸烟者更长。气道受累时,深呼吸及咳嗽时可有胸骨后疼痛。有慢性阻塞性肺疾病及其他损害肺功能的基础疾病者可有发绀和呼吸困难。

在成人,流感病毒、腺病毒和肺炎支原体感染可有发热、乏力、头痛、全身酸痛等症状。

胸部体检发现两肺呼吸音粗,可闻及散在干、湿性啰音,啰音部位常常不固定,咳嗽后可减少或消失。支气管痉挛时,可闻及哮鸣音。无并发症者不累及肺实质。胸部影像检查无异常或仅有肺纹理增重。多数病例的外周血常规显示白细胞计数和分类无明显改变。如白细胞总数和中性粒细胞比例增多可能提示存在细菌感染。降钙素原可能正常。痰液涂片和培养可发现致病菌。

三、诊断

通常根据病史、症状、体征、X 线表现、血常规、血沉、降钙素原等检查可作出临床诊断。

相关实验室检查可作出病原学诊断。鼻-咽拭子或下呼吸道分泌物通过免疫荧光技术、ELISA、RT-PCR 等可检测病毒抗原、抗体及核酸。也可以通过呼吸道分泌物培养分离病毒。

四、鉴别诊断

1. 流行性感冒　常有流行病史,呈规模不一的流行性暴发,起病急骤,全身症状明显,有高热、全身肌肉酸痛、头痛、乏力等症状,根据病毒分离、血清抗体和病毒核酸检测可确定诊断。

2. 急性上呼吸道感染　鼻咽部症状明显;通常无显著的咳嗽、咳痰;肺部无异常体征;胸部 X 线正常。

3. 其他疾病　支气管肺炎、肺结核、支气管哮喘(包括咳嗽变异性哮喘)、肺脓肿、麻疹、百日咳等多种疾病,均可能出现类似急性气管-支气管炎的临床表现,应注意仔细询问病史,如是否暴露于毒性物质、是否吸烟史、是否有其他系统症状、疫苗接种史等,结合流行病学资料,根据每种疾病的特点完善检查,逐一鉴别。

五、治疗

一般患者无需住院治疗,注意休息,多饮水。有慢性心肺基础疾病者,感染引起急性支气管炎导致严重通气不足时,需住院接受呼吸支持和氧疗。

对症治疗主要是止咳祛痰,剧烈干咳患者可适当应用镇咳剂,目前常用的祛痰剂包括盐酸氨溴索、N-乙酰半胱氨酸和鲜竹沥等。伴支气管痉挛时可用 β_2 受体激动剂和氨茶碱等。如以发热为主要症状者,应卧床休息,注意保暖,服用非甾体类解热药物。

对于未明确病原者,不应常规使用抗菌药物,盲目应用抗菌药物会导致耐药菌的产生、二重感染等一系列严重后果。如合并细菌感染者,可选药物为阿莫西林、头孢菌素、大环内酯类(红霉素、罗红霉素、阿奇霉素等)或喹诺酮类。

如出现高热,气管内脓性分泌物增多,氧饱和度持续下降等严重并发症时,应行血培养及下呼吸道分泌物培养,应用抗菌药物,注意覆盖肺炎链球菌、流感嗜血杆菌、金黄色葡萄球菌、非典型病原体等。

六、预防

有条件者可注射流感疫苗及多效价肺炎链球菌疫苗。冬季注意保暖,避免劳累,戒烟。做好环保工作,净化环境,防止空气污染,可预防本病的发生;参加适当的体育锻炼,增强体质,提高呼吸道抵抗力,也可以减少本病的发生。

（曹　彬　王一民）

参 考 文 献

1. 朱元珏,陈文彬.呼吸病学.北京:人民卫生出版社,2003:709-716
2. Torres A,Ewig S,Mandell L,et al. Respiratory infections.London:Hodder Arnold,2006:259-264
3. 陈灏珠,林果为.实用内科学.第 13 版.北京:人民卫生出版社,2009:1726-1727

第四节　慢性阻塞性肺疾病急性加重

一、概述

慢性阻塞性肺疾病（chronic obstructive pulmonary disease,COPD)是一种具有气流受限特征的、可以预防和治疗的疾病,气流受限不完全可逆、呈进行性发展,与肺部对烟草等有害气体或有害颗粒的异常炎症反应有关[1]。该病严重危害人类健康,造成患者严重的经济负担。

慢性阻塞性肺疾病急性加重（acute exacerbation of chronic obstructive pulmonary disease,AECOPD)是一种急性起病的过程,典型表现为呼

吸困难、咳嗽、痰量增多和(或)咳脓痰等急性症状重,通常需要调整以往常规治疗方案。需要注意,AECOPD应除外其他特异性疾病(如肺炎、充血性心力衰竭、气胸、胸腔积液、肺栓塞等)[2]。慢性阻塞性肺疾病急性加重是慢性阻塞性肺疾病患者死亡的主要原因,也是慢性阻塞性肺疾病患者医疗费的主要支出。

引起 AECOPD 最常见的原因是呼吸道感染。AECOPD 发病与气道炎症加重有关。细菌、病毒感染和定植常伴随慢性阻塞性肺疾病气道炎症的加剧。针对 AECOPD 的治疗目标是减轻急性加重的病情,预防再次急性加重的发生。

全球范围,包括我国,COPD 都是危害人类健康的常见病、多发病。慢性阻塞性肺疾病患者每年发生 0.5~3.5 次的急性加重,AECOPD 对患者生活治疗、疾病进展、经济负担产生严重负面影响。因此,早预防、早发现、科学治疗 AECOPD 是临床上一项重大和艰巨的医疗任务。

二、病因和发病机制

AECOPD 最常见诱因是呼吸道感染[3],多数患者可有明确的病毒或细菌感染依据,其他诱因包括吸烟、空气污染、吸入过敏原等。目前认为 AECOPD 发病因素为多源性,病毒感染、环境污染等因素可能加重气道炎症,进而继发细菌感染。

AECOPD 的主要病理生理改变是气道阻塞和气流受限,最终引起阻塞性通气功能障碍,引起缺氧和二氧化碳潴留,发生不同程度的低氧血症和高碳酸血症,最终出现呼吸衰竭。

三、临床表现

AECOPD 的主要表现是呼吸困难加重,常伴有气喘、胸闷、咳嗽加剧、痰量增多、痰液黏稠,甚至发热。急性加重期支气管分泌物增多,严重时发绀、头痛、嗜睡、神志改变等非特异性症状。痰量增多以及出现脓性痰常提示细菌感染。

四、实验室及辅助检查

1. 病原学检测

(1) 细菌感染与 AECOPD:长久以来,对于 COPD 急性加重过程中细菌所起的作用存在很多讨论,因为许多 COPD 患者即使无症状,气道中也可能存在细菌定植,而且患者一般状况的差异可能影响细菌致病的表现。在微生物检测中,痰培养往往不能反映下呼吸道感染的真实情况,引起 COPD 急性发作的主要病原菌——流感嗜血杆菌、肺炎链球菌、卡他莫拉菌等仅对人有作用,限制了动物模型的研究[4]。

多年前 Sethi[5]曾经认为下呼吸道感染对肺部尤其是气道是一种慢性炎症损害,各种细菌可能以抗原的身份诱发过敏反应,从而加重了气道高反应性。在吸烟人群中,细菌感染造成细菌在气道内的慢性定植,随着烟草对气道黏膜纤毛和局部免疫功能的破坏,细菌数量会逐渐增多,导致下呼吸道细菌定植更加容易,因此称之为"恶性循环假说"[6]。

一些研究结果显示 COPD 稳定期的细菌病原体和宿主的炎症反应和免疫反应有关。下呼吸道中有细菌定植的 COPD 患者痰液中肿瘤坏死因子(TNF)、白介素 8(IL-8)和白三烯等炎症趋化因子的浓度较无定植患者的痰液有明显升高。也有学者观察到支气管灌洗液中炎性因子的增高与 COPD 患者的细菌定植有关。这些研究成果在常见的肺炎链球菌、流感嗜血杆菌、卡他莫拉菌感染中也可以得到证实,因此推测,细菌在 COPD 患者气道内的定植诱导慢性炎症反应。

而明确细菌感染在 COPD 急性发作中的作用则困难更大。通常认为 AECOPD 的致病菌与下呼吸道的慢性定植菌相同,但近期"新致病菌株学说[7]"似乎有所不同。很多研究结果证实 AECOPD 患者检测出的流感嗜血杆菌、肺炎链球菌等可能并不是原有慢性定植菌的复燃,而是新致病菌株。也有学者提出、认同 AECOPD"细菌定量假说[8]",顾名思义 AECOPD 发作可能与气道细菌浓度有关。比如急性加重患者的脓性痰与下呼吸道细菌浓度高度相关,再比如抗菌药物治疗 AECOPD 的研究中,对患者进行抗菌药物治疗后细菌被清除,那下一次急性发作时间将延长,提示患者气道内细菌浓度的增加可能引起急性加重。然而,Sethi 再次推翻上述假说,他发现 COPD 稳定期与急性加重期患者气道内细菌浓度无差异[9]。

回归细菌本身,不管 COPD 稳定期还是急性加重期,通常认为痰液培养中流感嗜血杆菌、肺炎链球菌及卡他莫拉菌是最常见的细菌,其次为铜绿假单胞菌、肠道革兰阴性菌、金黄色葡萄球菌等。目前细菌学的研究仍以痰培养为主,但经支气管镜对下呼吸道行保护性毛刷病原学检查更有说服力。研究较多的是流感嗜血杆菌,被证实可通过在呼吸道组织的细菌慢性感染而定植。Lapteva 的研究中,92 例 AECOPD 患者中 28 例(33.7%)为流感嗜血杆菌,18 例(21.7%)是肺炎链球菌,19 例(22.9%)是混合感染。此外 AECOPD 严重程度不同,致病菌也可能存在不同,De Gualielmo 通过研究表明,重症 AECOPD 最常见的细菌是铜绿假单胞菌和 MRSA。但近年来国内一项大型多中心研究显示,在 884 例 AECOPD 患者中,331 例(37.4%)痰培养显示细菌结果,其中 78.8% 为革兰阴性杆菌,最常见的是铜绿假单胞菌及肺炎克雷伯菌,其次是流感嗜血杆菌,15% 为革兰阳性球菌,如肺炎链球菌和金黄色葡萄球菌。

由此可见,细菌在 AECOPD 发病中的作用可总结为,第一,细菌感染直接导致 COPD 急性加重;第二,细菌在气道内定植,慢性感染引起慢性炎症持续影响气道,引起气道阻塞加重。

对于重症 AECOPD 患者,每年急性加重超过 4次,推荐采用气管内吸取分泌物(机械通气患者)进行细菌检测,或应用经支气管镜保护性毛刷从末端气道获得的标本进行实验室检查。

(2)病毒感染与 AECOPD:上呼吸道病毒感染会引起 COPD 急性加重,而常见的病毒为鼻病毒、呼吸道合胞病毒、流感病毒等。鼻病毒是普通感冒最为常见的诱因,因此也成为 AECOPD 的重要触发因素。研究表明[10],COPD 患者感染鼻病毒之后会引起气道内定植细菌的增殖,进而引起炎症反应加重。呼吸道病毒通常存在季节性,在冬季流感病毒感染流行增加,同时 AECOPD 患者也增加。而且呼吸道病毒易复发,缺乏特异性药物,造成部分 AECOPD 患者病程长,易反复,花费大。2001 年贺蓓对慢性阻塞性肺疾病中腺病毒潜在感染进行研究显示[11],腺病毒感染可能对气流阻塞的发生存在一定作用。目前可采用痰液病毒核酸检测明确诊断。需要注意的是,大约 25% 的 AECOPD 住院患者存在病毒和细菌混合感染,并且其病情较重,住院时间明显延长。

(3)非典型病原体感染与 AECOPD:非典型病原体也是 AECOPD 不容忽视的因素,目前认为肺炎衣原体是慢性阻塞性肺疾病患者发生急性加重的一个重要诱因。研究结果表明,3% ~ 5% 的 AECOPD 患者是由肺炎衣原体所致。AECOPD 患者的肺炎衣原体感染率为 60.9%,显著高于对照组(15.9%),而慢性阻塞性肺疾病稳定期患者的肺炎衣原体感染率为 22.9%。对于非典型病原体感染可行血清抗体检测或核酸检测明确诊断。

(4)真菌感染与 AECOPD:COPD 是肺部真菌感染,尤其是合并侵袭性肺曲霉菌病的高危因素,排在恶性肿瘤、器官移植后,位居第 3 位。考虑可能与应用糖皮质激素、大量应用广谱抗菌药物、糖尿病、低蛋白血症等危险因素有关。AECOPD 合并侵袭性肺曲霉菌病诊断的金标准依然是组织学中发现曲霉菌,诊断的直接证据为痰及呼吸道分泌物分离出曲霉菌,诊断的间接证据为半乳甘露聚糖检测(galactomannan,GM 试验)、1,3-β-D 葡聚糖(G 试验)。影像学检查对真菌感染诊断有重要意义,尤其是出现新月征、Halo 征、空洞坏死等特异性较高。

2. 肺功能检查　对 COPD 诊断、严重程度评价、疾病进展状况、预后及治疗反应有重要意义,由于 AECOPD 患者病情严重,无法配合检查导致检查结果不够准确,因此急性加重期不推荐行肺功能检查。

3. 血气分析　这是评价急性加重期严重程度的重要检查。在呼吸室内空气条件下,$PaO_2 < 60mmHg$ 和(或)$PaCO_2 > 50mmHg$,提示呼吸衰竭。

4. 胸部 X 线检查　虽然 X 线胸片改变对 AECOPD 诊断特异性不高,但可以作为确定肺部并发症及其他肺部疾病鉴别诊断的一项重要检查,如肺水肿、胸腔积液等。

5. 其他辅助检查　协助判断是否伴有其他脏器系统的损害,评价疾病的严重程度。

五、诊断及鉴别诊断

根据吸烟等高危因素、临床表现和体征等,再结合肺功能检查证实不完全可逆的气道阻塞和气流受限,可能明确诊断 COPD。肺功能 $FEV_1\%$ 预计值和 FEV_1/FVC 这两个指标在临床最为实用。同时可以根据 $FEV_1\%$ 预计值下降的幅度结合患者临床表现进行严重程度分级和临床分期。

通常根据呼吸困难加重、痰量增多和(或)咳脓痰,可以在 COPD 基础上判断是否急性加重。同时应根据患者病程、症状、体征、肺功能检查、动脉血气分析及其他实验室检查指标进行比较,以判断 AECOPD 的严重程度。

少部分患者急性加重时治疗效果欠佳，需要鉴别是否存在其他一些已知病因或引起气道阻塞和气流受限的疾病，如肺炎、充血性心力衰竭、支气管扩张症、肺结核病、间质性肺炎等。

六、治疗

1. 控制性氧疗　氧疗是 AECOPD 住院患者的基础治疗。通过鼻导管吸氧或 Venturi 面罩吸氧使患者达到合适的氧合水平（$PaO_2 > 60mmHg$ 或 $SaO_2 > 90\%$），需要注意的是过高的吸氧浓度可能会造成 CO_2 潴留，甚至呼吸性酸中毒。如果发生严重的呼吸性酸中毒或 CO_2 潴留，需要无创机械通气辅助治疗，如果患者意识不清，出现昏迷症状，需要有创通气，重症监护室进一步治疗。氧疗后 30 分钟应复查动脉血气，以确认氧合满意，且未引起 CO_2 潴留和（或）呼吸性酸中毒。

2. 药物治疗

（1）支气管扩张剂：AECOPD 优先选择单一吸入短效 β_2 受体激动剂或联合吸入短效抗胆碱能药物，可以改善肺功能和临床症状。吸入性糖皮质激素在急性期应用效果尚不明确，茶碱类药物因血药浓度个体差异大，治疗窗与中毒窗窄，而仅适用于吸入短效支气管扩张剂效果不佳的患者。

雾化吸入短效支气管扩张剂：AECOPD 时首选短效 β_2 受体激动剂，若效果不佳，建议加用抗胆碱能药物（如异丙托溴铵）。AECOPD 患者存在严重呼吸困难、呼吸肌疲劳或感觉迟钝，使用压力喷雾器吸入用药比较合适，如果患者存在低氧血症，注意监测血氧饱和度，因为雾化吸入可能加重缺氧，而如果由氧气驱动，需要注意避免吸入氧浓度过高。患者接受机械通气治疗时，可通过特殊接合器进行吸入治疗。由于药物颗粒可沉淀在呼吸机管道内，因此所需药量为正常的 2~4 倍。

茶碱类药物：不作为首选，可适用于短效支气管扩张剂效果不佳的 AECOPD 患者，茶碱类药物扩张支气管的作用不如 β_2 受体激动剂和抗胆碱能药物，茶碱除了支气管扩张作用外，还能改善呼吸肌功能，增加心输出量，减少肺循环阻力，兴奋中枢神经系统，并有一定的抗炎作用。但由于茶碱类药物的血浓度个体差异较大，治疗窗较窄，因此需要密切监测茶碱的血药浓度。

（2）糖皮质激素：AECOPD 住院患者宜在应用支气管扩张剂的基础上，可加用糖皮质激素口服或静脉治疗以加快患者的恢复，并改善肺功能和低氧血症，还可能减少早期复发，降低治疗失败率，缩短住院时间。目前 AECOPD 糖皮质激素的最佳疗程尚没有明确，现推荐使用泼尼松 30~40mg/天，疗程 10~14 天。

3. 抗菌药物

（1）抗菌药物的应用指征：AECOPD 的感染病原体可能是病毒或细菌，因此抗菌药物是否可改善 AECOPD 存在争议。Anthonisen[12] 和他的团队进行的前瞻性研究显示：如果满足 3 项主要临床标准（呼吸困难加重、痰量增加、痰液变脓）中的 2 项（Anthonisen Ⅱ型），约 80% 的 AECOPD 患者会从抗菌药物治疗中获益；而满足全部 3 项主要临床标准的患者（Anthonisen Ⅰ型）对于抗菌药物治疗获益最大，可缩短急性发作的天数，加快肺功能恢复的速度。当 AECOPD 需要有创或无创机械通气时，也推荐使用抗菌药物。

（2）抗菌药物的类型：临床上应用抗菌药物的类型应根据当地细菌耐药情况选择。建议在抗菌药物治疗前完善痰细菌培养，尤其是反复感染、严重气流受限和（或）需要机械通气的患者，要警惕革兰阴性杆菌或真菌感染。

（3）抗菌药物的应用途径和时机：药物治疗的途径（口服或静脉给药）取决于患者的进食能力，最好口服给药，推荐疗程为 7~10 天。呼吸困难改善和脓痰减少提示治疗有效。

（4）治疗方案的选择：AECOPD 患者需要警惕铜绿假单胞菌感染，如果满足：①近期住院史；②经常（>4 次/年）或近期（近 3 个月内）抗菌药物应用史；③应用糖皮质激素；④病情严重（出现辅助呼吸肌参与呼吸运动、胸腹矛盾呼吸、发绀、下肢水肿、右心衰竭和血流动力学不稳定等征象）中的 1 项，应考虑铜绿假单胞菌感染。如能口服，则可选用环丙沙星或左氧氟沙星。需要静脉用药时，可选择环丙沙星和（或）抗铜绿假单胞菌的 β-内酰胺类，同时可加用氨基糖苷类抗菌药物。如果无铜绿假单胞菌感染的危险因素，根据急性加重程度、当地细菌耐药情况、费用等可选择阿莫西林/克拉维酸，也可选用左氧氟沙星或莫西沙星。

（5）初始抗菌治疗的疗效：抗菌治疗既要关注患者的短期疗效，如迅速改善患者症状、改善肺功能、缩短康复时间；又要尽量减少慢性阻塞性肺疾病患者未来急性加重的风险，减少 AECOPD 的频度，延长 2 次发作的间期，将细菌负荷降低到最低水平。

有不足 1/5 的 AECOPD 患者对初始经验性治疗效果不佳,考虑可能的原因是:①有长期应用激素病史,出现真菌、结核分枝菌等特殊病原体感染;②经验性治疗未能覆盖病原菌,如铜绿假单胞菌、MRSA或其他非发酵菌;③存在其他非感染性因素,如心功能不全肺水肿、肺栓塞等;④进行有创机械通气治疗的患者并发院内感染。处理措施通常是全面评估病情,去除非感染性因素,重新评估病原学检查,以及更换抗菌药物,以便覆盖铜绿假单胞菌、耐药肺炎链球菌和非发酵菌等。

4. 经验性抗病毒治疗　目前不推荐应用抗病毒药物治疗 AECOPD。尽管病毒感染在 AECOPD 发病过程中起了重要作用,尤其是鼻病毒。临床上已经尝试过应用多种抗病毒制剂治疗鼻病毒感染。但是,临床研究发现除了神经氨酸酶抑制剂能够有效地治疗流感之外,其他所有抗病毒药物均未证实有临床治疗效应。根据 2011 年 ERS 颁布的《成人下呼吸道感染的诊治指南(概述)》指出,抗病毒治疗需要注意发病时间,对于流感病毒感染需抗病毒治疗仅适用于出现流感症状(发热、肌肉酸痛、全身乏力和呼吸道感染)时间小于 2 天、并且正处于流感暴发时期的高危患者[13]。

5. 机械通气　为了缓解呼吸窘迫、纠正呼吸肌疲劳、纠正严重的低氧血症、治疗急性呼吸性酸中毒、维持血流动力学稳定、保证器官灌注、减少缺氧状态下全身及心肌的耗氧,适当时候需要应用机械通气。

6. 其他治疗　对不能进食者需予肠内或肠外营养补充能量;维持出入量、电解质平衡;加强痰液引流、积极排痰;积极治疗伴随疾病(如冠心病、糖尿病、高血压等)及并发症(消化道出血、休克等)。

七、预防

AECOPD 通常是可以预防的。戒烟、流感疫苗接种和肺炎链球菌疫苗接种、掌握药物吸入技术等现有治疗的相关知识,长效支气管扩张剂治疗联合或不联合吸入糖皮质激素,均可减少 AECOPD 的发生和住院次数。

有研究显示,预防应用大环内酯类抗菌药物可以减少 AECOPD 发生,改善患者的生活质量和临床症状。但 2013 年 GOLD 发布的 COPD 全球指南中明确指出:"持续应用抗菌药物对预防 COPD 急性加重无明显效果。有研究显示口服阿奇霉素(每天 1 次),可以有减少急性加重的效果。但综合考虑效果和不良反应的关系,暂时不能推荐这种治疗方法"[3]。

(曹　彬　王一民)

参 考 文 献

1. 朱元珏,陈文彬.呼吸病学.北京:人民卫生出版社,2003:709-716
2. 慢性阻塞性肺疾病急性加重(AECOPD)诊治专家组.慢性阻塞性肺疾病急性加重(AECOPD)诊治中国专家共识(2014 年修订版).国际呼吸杂志,2014,34(1):1-11
3. GOLD Executive Committee.Global strategy or the diagnosis, management,and prevention of chronic obstructive pulmonary disease(Revised 2013)[EB/OL].[2013-11-20].http://www.goldcopd.com
4. Murphy TF,Sethi S,Niedernam NS.The role of bacteria in exacerbations of COPD:a constructive view.Chest,2000,118:201-209
5. Sethi S.Bacterial Infection and the Pathogenesis of COPD.Chest,2000,117:286-291
6. Murphy TF,Sethi S.Bacterial infection in chronic obstructive pulmonary disease.Am Rev Respir Dis,1992,146:1067-1083
7. Murphy TF,Brauer AL,Eschberger K,et al.Pseudomonas aeruginosa in chronic obstructive pulmonary disease.Am J Respir Crit Care Med,2008,177:853-860
8. Stockley RA,Brien C,Pye A,et al.Relationship of sputum color to nature and outpatient management of acute exacerbations of COPD.Chest,2000,117:1638-1645
9. Sethi S,Sethi R,Eschberger K,et al.Airway bacterial concentrations and exacerbations of chronic obstructive pulmonary disease.Am J Respir Crit Care Med,2007,176:356-361
10. Molyneaux PL,Mallia P,Cox MJ,et al.Outgrowth of the bacterial airway microbiome after rhinovirus exacerbation of chronic obstructive pulmonary disease.Am J Respir Crit Care Med,2013,188:1224-1231
11. 贺蓓,赵鸣武,齐国英,等.慢性阻塞性肺疾病中的腺病毒潜在感染.中华结核和呼吸杂志,2001,24:520-523
12. Anthonisen NR,Manfreda J,Warren CP,et al.Antibiotic therapy in exacerbations of chronic obstructive pulmonary disease.Ann Intern Med,1987,106:196-204
13. Woodhead M,Blasi F,Ewig S,et al.Guidelines for the management of adult lower respiratory tract infections—summary.Clin Microbiol Infect,2011,17(6):1-24

第五节　支气管扩张

支气管扩张(bronchiectasis)简称支扩,是由感染、理化、免疫或遗传等原因引起的支气管及其周围肺组织的慢性炎症,导致的支气管壁组织破坏,管腔形成不可逆性扩张、变形。临床表现为持续或反复性咳嗽、大量脓痰和反复咯血。广义上的支气管扩张是一种病理解剖学状态,很多疾病影像学也表现为支气管扩张,如慢性纤维化或慢性结核分枝杆菌感染所致的牵拉支气管扩张也会出现类似的影像学表现,这些疾病不在本节讨论之列。过去,支扩在儿童和青少年是一个常见且致命的疾病,但随着人民卫生条件改善和营养加强,麻疹、百日咳疫苗的预防接种以及抗菌药物的早期有效应用,支气管扩张的发病呈逐年下降趋势。

一、病因和发病机制

多种原因可引起支气管扩张,通常分为先天性和继发性两种。先天性支气管扩张较少见,可能与先天免疫缺陷因素或者纤毛功能障碍导致黏液清除困难有关。继发性支气管扩张发病最常见的启动因子是原发和继发的感染。1984年Cole提出感染的持续刺激和气道阻塞形成了恶性循环[1]。感染是促使病情进展和影响预后的最主要原因,尤其是儿童,因气管和肺组织结构尚未发育完善,下呼吸道感染将会损伤发育不完善的气道组织,造成持续、不易清除的气道感染,最终导致支气管扩张。细菌定植及反复感染可引起气道分泌物增加,痰液增多,损害气道纤毛上皮,影响气道分泌物排出,加重气道阻塞。同时,气道细菌定植也会造成气道壁和管腔内炎症细胞浸润,造成气道破坏。长期支气管扩张,支气管周围组织会因炎症而破坏,导致弥漫性支气管周围纤维化。

二、病原

1. 常见病原微生物　60%~80%的稳定期支气管扩张患者气道内有潜在致病微生物定植,病情较轻者可以没有病原微生物定植,病情较重者常见的定植菌是流感嗜血杆菌,而长期大量脓痰、反复感染、严重气流阻塞及生活质量低下患者,气道定植菌多为铜绿假单胞菌[2-3]。

2. 不常见病原微生物　支气管扩张患者随着病程的延长,免疫机制的破坏加重,感染结核分枝杆菌感染的风险增高,而结核分枝杆菌引起的支气管扩张常因引流较好,而且以咯血为主要表现,因此称之为干性支扩。年龄超过15岁,有加重表现的患者应常规进行分枝杆菌培养[4]。

烟曲霉是支气管扩张患者最常见真菌,该菌导致原发性过敏性支气管疾病(如ABPA等),有报道真菌在支气管扩张气道的慢性定植[4]。除了完善痰或支气管镜标本培养检查外,可通过G试验或GM试验协助诊断。

3. 病理与病理生理　支气管扩张可以呈双肺弥漫性分布,亦可以局限于一个部位,多发生于引流不畅的下叶肺段,而且以左肺下叶和舌叶最为常见,左舌叶支气管开口与左下叶支气管开口相邻,后者炎症分泌物常累及前者,因此临床上常见到左下叶和舌叶支气管扩张同时存在。结核分枝杆菌感染引起的支气管扩张多分布于上肺尖后段,由于引流较好,一般以咯血多见而少有脓性痰。

病理生理改变:支气管扩张患者因支气管壁增厚,支气管黏膜破坏,常有脓性分泌物阻塞远端气道,支气管周围组织呈炎症改变,相应的肺组织可以表现为支气管肺炎、小脓肿或小叶不张。供血的支气管动脉也伴有扩张,与肺动脉终末支吻合形成小血管瘤,压力增高的小支气管动脉破裂可造成出血,少数患者可发生大咯血,出血量可达数百甚至上千毫升,出血后血管压力降低而收缩,出血可自动停止。

三、临床表现

支气管扩张一般都有在幼年反复呼吸道感染的病史(40%~70%),如麻疹、百日咳、鼻窦炎等,反复气道感染后出现支气管扩张的典型症状是慢性咳嗽(>90%),咳大量脓性痰(75%~100%)和反复咯血。感染程度与咳痰量成正比,重症患者痰量可达数百毫升。痰液呈黄绿色脓性,常带臭味,收集24小时痰液于玻璃瓶中静置可见典型痰液分层现象:上层为泡沫,下悬脓液成分,中为混浊黏液,底层为坏死组织沉淀物。72%~83%患者伴有呼吸困难,这与支气管扩张严重程度相关,且与肺功能 FEV_1 下降及高分辨 CT 显示的支气管扩张程度及痰量相关。超过半数患者会有反复咯血,但咯血量与病情严重程度、病变范围不完全一致。约三分之一患者可出现胸痛。支扩患者常伴有消瘦、食欲减退、贫血及生活质量下降。如果出现至少一种症状加重(痰量增加或脓性痰、呼吸困难加重、咳嗽剧烈、肺功能下降、疲劳乏力加重)或出现新症状(发热、胸膜炎、咯血等),往往提示出现急性加重。

典型的支气管扩张的体征是听诊闻及湿性啰音,伴或不伴干啰音,以肺底部多见。约三分之一的患者可闻及哮鸣音或粗大的干性啰音。反复咳嗽、咳脓痰患者常有消瘦、杵状指(趾)。晚期合并肺心病患者可出现右心衰竭的体征。干性支扩患者可以没有阳性体征。

四、实验室和辅助检查

1. 影像学检查　由于支气管扩张的本质是不可逆的解剖学改变,因此影像学对于诊断具有决定性价值。普通 X 线胸片诊断支气管扩张敏感性及特异性均较差,初期仅表现为肺纹理增重,后期可能会呈现"卷发征"或"蜂窝状",有时可见肺叶不张。传统诊断支气管扩张的金标准是支气管碘油造影,耐受性差加上后遗症多,现已被高分辨 CT(HRCT)取代,后者敏感性为 87%~97%,特异性为 93%~100%。

2. 纤维支气管镜检查　支气管扩张患者不需常规进行支气管镜检查,病变局限者可行支气管镜检查除外异物堵塞。经气管镜取培养标本对于明确感染的病原菌有一定价值。

3. 肺功能检查　所有患者均应行肺通气功能检查(FEV_1、FVC、PEF),免疫缺陷或原发性纤毛运动障碍患者每年至少复查 4 次。阻塞性通气功能障碍较为多见(>80%患者),33%~76%患者存在气道高反应性。合并气流阻塞,尤其是年轻患者,应行舒张试验评价用药后肺功能的改善情况。运动试验应作为肺康复计划的一部分。

4. 病原学检查　所有儿童和成人支气管扩张患者均应行下呼吸道微生物学检查。急性加重时应在应用抗菌药物前留取痰标本,单次培养阳性者应隔天多次送检。化脓性支气管扩张早期多以流感嗜血杆菌多见,也可以分离出肠杆菌科细菌和葡萄球菌,反复抗菌药物应用后,常常出现铜绿假单胞菌,

一旦出现,很难清除。持续分离出金黄色葡萄球菌需除外 ABPA 或囊性纤维化。应留取深部痰标本或通过雾化吸入获得痰标本;标本应在留取后 1 小时内送至微生物室,如患者之前的培养结果均阴性,应至少在不同日期留取 3 次以上的标本,以提高阳性率;急性加重时应在应用抗菌药物前留取痰标本,痰培养及药敏试验对抗菌药物的选择具有重要的指导意义。

5. 其他检查　2010 年英国胸科协会发布关于非囊性纤维化支气管扩张指南提到[5-6]:所有患者均应行如下检查:①炎症标记物(中性粒细胞计数、ESR、CRP、PCT):可反映疾病活动性及急性加重严重程度;②血清免疫球蛋白(IgC、IgA、IgM)和血清蛋白电泳:支气管扩张患者气道感染时各种免疫球蛋白均可升高,合并免疫缺陷时则可出现免疫球蛋白减低;③测定血清 IgE,行烟曲霉皮试,检测曲霉沉淀素以除外 ABPA。

五、诊断

典型的支气管扩张根据慢性咳嗽、咳大量脓痰、反复咯血及肺部感染等病史,肺部听诊及固定而持久的局限性湿啰音,结合影像学符合支气管扩张改变,可作出诊断。尤其依靠高分辨 CT 可以在结构上明确支气管扩张的诊断,但不能明确支气管扩张的病因,对于其他少见原因,需要进行必要的实验室检查。

六、治疗

在广泛应用抗菌药物前,手术切除可以治疗局限性支气管扩张。但目前,接受手术治疗的患者数目已大大减少。内科保守治疗无效者,如:①病变范围不超过 2 个肺叶,感染逐渐加重,内科控制不佳;②反复发作者;③严重呼吸道感染或大咯血,内科治疗或介入栓塞治疗不能控制;④合并肺脓肿或脓胸者,内科治疗效果不佳等,可考虑手术治疗。

内科治疗原则:控制感染、清除气道分泌物、抑制炎性反应。

1. 控制感染　为了控制感染、减少细菌负荷、阻断支气管扩张的炎症恶性循环,抗菌药物是治疗支气管扩张急性加重期最重要的药物。抗感染前必须进行痰培养及进行药敏试验。在等待培养结果时即应开始经验性抗菌药物治疗,选择方案应参考既

往痰细菌学结构,以覆盖流感嗜血杆菌、铜绿假单胞菌和厌氧菌为主。如无既往细菌学资料,可选择口服阿莫西林或克拉霉素(对青霉素过敏者),疗程为14 天。有铜绿假单胞菌定植的患者,可使用口服环丙沙星或左氧氟沙星,老年患者需警惕不良反应。严重感染时必须静脉用药,常用覆盖铜绿假单胞菌药物有:哌拉西林、头孢他啶、头孢吡肟、哌拉西林/他唑巴坦、头孢哌酮/舒巴坦、亚胺培南或美罗培南等,如有阳性的培养结果,应根据药敏结果用药。最佳疗程尚不确定,专家建议所有急性加重治疗疗程均应为 14 天。如治疗效果不佳,需再次留取痰培养并进行药敏试验。如混合其他细菌如流感嗜血杆菌、卡他莫拉菌、甲氧西林敏感的金黄色葡萄球菌(MSSA)、肺炎链球菌定植的患者,无需联合治疗。尽可能选择一种抗菌药物覆盖所有致病菌。疾病稳定期,一般不主张应用抗菌药物,相反长期应用抗菌药物容易诱导耐药菌定植。首次分离出铜绿假单胞菌应口服环丙沙星 14 天以清除细菌,口服治疗失败可采用静脉治疗。痰中分离到 MRSA 应予以清除,具体剂量及疗程应遵从当地微生物学建议。理论上采用抗菌药物轮换策略有助于减轻细菌耐药,但目前尚无临床证据支持其常规应用。

2. 祛除痰液　尽管目前没有资料支持胸部理疗能改善痰的清除能力,但国内外学者仍十分强调胸部物理个性化治疗包括体位引流、胸腔叩击拍背排痰、胸腔震荡、用力呼气锻炼等能改善呼吸道引流,遗憾的是由于患者不能接受和长期难以坚持,因此目前没有长期胸部物理治疗的随机对照试验。喘憋患者可考虑应用无创通气以减轻体位引流导致的呼吸负荷增加。改良重力辅助体位(非头低位)可用于传统倾斜体位存在禁忌证或不能应用者。当处于急性加重期或患者非常疲劳时,可以手动技术(拍背)辅助排痰。进行个性化治疗之前雾化吸入灭菌用水、生理盐水或高张盐水可以增加痰液咳出、减轻痰液黏稠度、改善清除效果。首次吸入高张盐水时,应在吸入前和吸入后测定 5 分钟 FEV_1 或 PEF,以评估有无气道痉挛。支气管高反应性患者吸入高张盐水前应预先应用支气管扩张剂。有研究显示吸入 β_2 受体激动剂可增强痰液廓清效果。

药物祛痰剂的使用:理论上盐酸氨溴索、鲜竹沥、乙酰半胱氨酸等能使痰液变得稀薄,利于痰液的排出,但没有明确的临床证据表明其有效性。

3. 抑制炎性反应及免疫调节治疗　为减少支气管扩张的急性发作次数,有限的资料推荐口服大环内酯类抗菌药物,如红霉素(400~600mg/天)、阿奇霉素(500mg,1 周 2 次)疗程 6 个月,可以作为免疫调节剂,减少痰量和疾病发作次数。

吸入糖皮质激素可拮抗气道慢性炎症,有限的随机对照试验研究结果显示应用吸入糖皮质激素可减少痰量,改善生活质量,铜绿假单胞菌定植者改善更为明显,但对肺功能及急性加重次数并无影响。目前证据不支持常规使用吸入糖皮质激素治疗支气管扩张(合并支气管哮喘者除外)。

白三烯受体拮抗剂在理论上能够抑制支气管扩张的中性粒细胞介导的炎症反应,但没有临床试验能够证实。

支气管扩张患者治疗目的为确定并治疗潜在病因以阻止疾病进展,维持或改善肺功能,减轻症状和减少急性加重次数以改善生活质量。

七、预防

我国支气管扩张人数众多,积极防治呼吸道感染,尤其在儿童期接种疫苗,及时治疗鼻窦炎、支气管肺炎,纠正免疫低下因素,对于预防支气管扩张的发生和进展具有十分重要的意义。

(曹　彬)

参 考 文 献

1. 陈灏珠,林果为.实用内科学.第 13 版.北京:人民卫生出版社,2009:1753-1756
2. Twiss J,Metcalfe R,Edwards E,et al. New Zealand national incidence of bronchiectasis "too high" for a developed country. Arch Dis Child,2005,90:737e40
3. Weycker D,Edelsberg J,Oster G,et al. Prevalence and economic burden of bronchiectasis. Clin Pulm Med, 2005, 12:205-209
4. Lipuma JJ. The changing microbial epidemiology in cystic fibrosis. Clin Microbiol Rev,2010,23:299-323
5. Pasteur MC,Bilton D,Hill AT,et al. BTS Guideline for non-CF Bronchiectasis. Thorax,2010,65(Suppl 1):i1-58
6. 马艳良,何权瀛.英国胸科协会非囊性纤维化支气管扩张指南简介.中华结核和呼吸杂志,2011,34:812-815

第六节　肺脓肿

一、概述

肺脓肿(lung abscess)是由于多种病原菌引起的肺组织坏死形成的,早期为肺组织的感染性炎症,继而坏死、液化、外周有肉芽组织包围形成脓肿。在急性肺脓肿时期未及时控制感染,使肺部的炎症和坏死空洞迁延发展到慢性阶段形成慢性肺脓肿。本节主要讨论急性肺脓肿。

肺脓肿感染途径可为:①吸入性:病原体经口、鼻、咽腔吸入致病。当全身免疫力与气道防御清除功能降低,吸入的病原菌可致病。还可由于鼻窦炎、牙槽脓肿等脓性分泌物被吸入致病。脓肿常为单发,吸入物易进入右肺。仰卧位时,好发于上叶后段或下叶背段;坐位时好发于下叶后基底段,右侧卧位时,则好发于右上叶前段或后段。病原体多为厌氧菌。②血源性:因皮肤外伤感染、疖、痈、中耳炎或骨髓炎等所致的菌血症,菌栓经血行播散到肺,引起小血管栓塞、炎症和坏死而形成肺脓肿。静脉吸毒者如有右心细菌性心内膜炎、三尖瓣赘生物脱落阻塞肺小血管形成肺脓肿,常为两肺外野的多发性脓肿。致病菌以金黄色葡萄球菌、表皮葡萄球菌及链球菌为常见。③继发性肺脓肿:支气管扩张、支气管囊肿、支气管肺癌、肺结核空洞等继发感染可导致继发性肺脓肿。支气管异物阻塞,也是导致肺脓肿特别是小儿肺脓肿的重要因素。肺部邻近器官化脓性病变,如膈下脓肿、肾周围脓肿、脊柱脓肿或食管穿孔等波及肺也可引起肺脓肿[1]。

二、临床诊断

肺脓肿的临床诊断一般根据典型病史、临床症状和体征[2]。

临床症状:①体温升高:体温可高达 39~40℃,血源性肺脓肿还伴有畏寒、寒战等脓毒症的表现。②咳嗽、咳痰:咳黏液痰或黏液脓性痰。如感染不能及时控制,可于发病的 10~14 天,突然咳出大量脓臭痰及坏死组织,每天可达 300~500ml,静置后可分成 3 层。③咯血:约有 1/3 患者有不同程度的咯血,偶有中、大量咯血而突然窒息致死。④全身中毒症状:气急、食欲缺乏、精神不振、乏力等。一般在咳出大量脓痰后,体温明显下降,全身毒性症状随之减轻,数周内一般情况逐渐恢复正常。肺脓肿破溃到胸膜腔,可出现突发性胸痛、气急,出现脓气胸。部分患者缓慢发病,仅有一般的呼吸道感染症状。血源性肺脓肿多先有原发病灶引起的畏寒、高热等全身脓毒症的表现。经数天或数周后才出现咳嗽、咳痰,痰量不多,极少咯血。

胸部体征:肺部体征与肺脓肿的大小和部位有关。初起时肺部可无阳性体征,或患侧可闻及湿啰音;病变继续发展,可出现肺实变体征,可闻及支气管呼吸音;肺脓腔增大时,可出现空瓮音;病变累及胸膜可闻及胸膜摩擦音或呈现胸腔积液体征。血源性肺脓肿大多无阳性体征。慢性肺脓肿常有杵状指(趾)。

影像学表现:①吸入性肺脓肿在早期化脓性炎症阶段,其典型的 X 线征象为大片浓密模糊浸润阴影,边缘不清,分布在一个或数个肺段,与细菌性肺炎相似。脓肿形成后,大片浓密阴影中出现圆形透亮区及气液平面。在消散期,脓腔周围炎症逐渐吸收,脓腔缩小而至消失,最后残留少许纤维条索阴影。慢性肺脓肿脓腔壁增厚,内壁不规则,周围炎症略消散,但不完全,伴纤维组织显著增生,并有程度不等的肺叶收缩,胸膜增厚,纵隔向患侧移位,其他健肺发生代偿性肺气肿。②血源性肺脓肿在一侧或两侧肺边缘部有多发的散在小片状炎症阴影或边缘较整齐的球形病灶,其中可见脓腔及气液平面。炎症吸收后可呈现局灶性纤维化或小气囊。③并发脓胸者,患侧胸部呈大片浓密阴影;若伴发气胸则可见气液平面。④侧位 X 线检查,可明确脓肿在肺脏中的部位及其范围大小,有助于作体位引流或外科治疗。胸部 CT 扫描多呈类圆形的厚壁脓腔,脓腔内可有液平面出现,脓腔内壁常表现为不规则状,周围有模糊炎性影。

三、实验室诊断

血常规:急性肺脓肿外周血白细胞计数及中性粒细胞比例均显著升高,白细胞总数可达(20~30)×

10^9/L,中性粒细胞在 80% ~ 90% 以上,核明显左移,常有毒性颗粒。

纤维支气管镜检查:有助于明确病因和病原学诊断,并可用于治疗。如有气道内异物,可取出异物使气道引流通畅。疑为肿瘤阻塞,则可取病理标本。还可取痰液标本进行培养。亦可借助纤维支气管镜防污染毛刷采样作细菌培养、吸引脓液以及在病变部注入抗菌药物,促进支气管引流和脓腔的愈合。

B 超或 CT 引导下经皮穿刺术:通过 B 超或 CT 引导进行经皮穿刺对肺脓肿的脓液引流,并将引流液送病原学检测,所获得的病原学标本少有污染,阳性结果意义重大[3]。

微生物学诊断:主要指痰涂片、培养及药敏或脓肿引流液培养和药敏。由于口咽部定植菌存在,痰培养结果不能完全代表肺脓肿的真正病原菌。对于怀疑血源性肺脓肿者,血培养可发现真正病原菌。伴有脓胸或胸腔积液者,胸腔积液病原菌检查阳性结果直接代表肺脓肿病原体,污染机会少。对免疫低下者的肺脓肿,还应行真菌和分枝杆菌的涂片染色和培养检查。

操作中应注意:①标本必须为临床医师严格无菌操作采取,并应用带盖的无菌容器在室温下立即转运送检,有条件的医院应加用无菌厌氧袋或厌氧箱做厌氧标本的转运;②标本在接种前应 1500r/min 离心 15 分钟或做增菌培养[4];③应接种血琼脂及巧克力琼脂,巧克力琼脂应温育于 CO_2 环境中,结核分枝杆菌培养应接种专用培养基;④仅对培养基上生长的有临床意义的病原菌作药敏试验;⑤药敏试验所测试抗菌药种类均应根据细菌对抗菌药的敏感性及临床可能选用的药物而确定的,药敏试验具体方法和标准操作流程应遵照 CLSI 文件进行,CLSI 对各种细菌的药敏试验中宜测试的药物品种进行了推荐,并详述了对照菌株和结果判读标准;⑥根据药敏结果和所在医院菌株耐药性情况,酌情加做特殊耐药表型检测,如产超广谱 β-内酰胺酶(ESBLs)肠杆菌科细菌、甲氧西林耐药金黄色葡萄球菌和万古霉素耐药肠球菌等;⑦及时将微生物检验结果反馈给临床医生,特别是耐药菌信息,及时指导临床调整用药[5]。

四、常见病原微生物

肺脓肿通常包括口腔厌氧菌群。其他细菌包括金黄色葡萄球菌、铜绿假单胞菌、肠道革兰阴性杆菌、出血败血性巴斯德菌、洋葱伯克霍尔德菌、类鼻疽伯克霍尔德菌、流感嗜血杆菌 b 和 c 型、军团菌、A 组链球菌、肺炎链球菌、咽峡炎链球菌群、诺卡菌属、红球菌属、放线菌属、梭菌等[6]。

2005 年 Wang 等人报道在我国台湾省肺炎克雷伯杆菌是社区获得性肺脓肿的最常见的致病病原体,占到 33%,而糖尿病是肺炎克雷伯杆菌肺脓肿的重要危险因素[7]。2010 年一项对 205 名患有肺脓肿的成年日本人进行的研究显示,有 122 名(59.5%)患者分离出细菌学结果,共分离出 187 种细菌。这 122 例患者中感染一种病原微生物的患者为 75 例(61.5%),感染两种病原微生物的患者为 35 例(28.7%)。这些患者分离出的单纯需氧菌、需氧菌和厌氧菌混合、单纯厌氧菌分别是 90 例(73.8%)、17 例(13.9%)和 15 例(12.3%)。四种最常见的病原菌分别为链球菌属(59.8%)、厌氧菌(26.2%)、孪生球菌属(Gemella)(9.8%)和肺炎克雷伯杆菌(8.2%)。缓症链球菌是链球菌属中最常见的[8]。而在西方国家社区获得性肺脓肿感染的最常见的病因是厌氧菌。消化链球菌属、梭杆菌属、普氏杆菌属、韦荣球菌属被报道是厌氧菌感染肺脓肿的最常见的病原微生物[9]。

五、抗微生物治疗

留取相关的检验标本(痰、血液或胸腔穿刺引流液)后,须立即予以抗菌治疗。应根据最可能的厌氧菌和兼性需氧菌选用疗效可靠、毒性最低的抗菌药物。之后可根据病原菌和药敏结果调整治疗方案[10]。

抗菌药物可以考虑选择:氨基青霉素/β-内酰胺酶抑制剂、有抗厌氧菌活性的呼吸氟喹诺酮(莫西沙星)、克林霉素。抗菌药物治疗在 80% ~ 90% 病例中疗效显著,所以只有发生严重并发症,如脓胸时才进行外科手术[11]。

除非有确切的临床证据或临床上高度怀疑不典型致病菌感染,否则就不应该使用大环内酯类抗菌药物。尽可能依据脓液、血培养结果和细菌学专家建议选择抗菌药物。青霉素以及青霉素联合 β-内酰胺酶抑制剂、甲硝唑、头孢菌素可以很好地透过胸膜腔,而氨基糖苷类抗生素胸膜透过率不佳而且在胸腔积液的酸性环境中可能失效,因此应尽量避免单独使用。克林霉素的胸腔浓度高,因此青霉素过敏的患者可以应用克林霉素单药治疗,或联合环丙沙星或头孢菌素。氯霉素、碳青霉烯类抗生素如美罗培南、三代头孢菌素和广谱青霉素如哌拉西林钠均有良好的抗菌活性,可作为备选[12]。

初始治疗应选用静脉抗菌药物,之后随临床症状的好转可改为口服抗菌药物。疗程一般4~6周,具体情况取决于临床症状、生化检查(如CRP)和影像学表现。

(曹彬 李冉)

参考文献

1. 陆再英,钟南山,谢毅,等.内科学.第7版.北京:人民卫生出版社,2008:30-32
2. 陈灏珠,林果为.实用内科学.第13版.北京:人民卫生出版社,2009:1694-1697
3. Yunus M. CT-guided transthoracic catheter drainage of intrapulmonary abscess. J Pak Med Assoc,2009,59:703-709
4. 周惠平,王金良,周贵民.临床微生物学标本采取和处理的规范化要求.中华检验医学,2000,23:312-314
5. Baron EJ, Miller JM, Weinstein MP, et al. A guide to utilization of the microbiology laboratory for diagnosis of infectious diseases: 2013 recommendations by the Infectious Diseases Society of America(IDSA)and the American Society for Microbiology (ASM)(a). Clinical Infectious Diseases, 2013,57:e22-e121
6. Lorber B. Bacterial lung abscess//Mandell GL, Bennett JE, Dolin R. Mandell, Douglas, and Bennett's principles and practice of infectious diseases. 7th ed. Philadelphia, PA: Churchill Livingstone Elsevier,2010:926
7. Wang JL, Chen KY, Fang CT, et al. Changing bacteriology of adult community-acquired lung abscess in Taiwan: Klebsiella pneumoniae versus anaerobes. Clin Infect Dis, 2005, 40: 915-922
8. Noboru Takayanagi, Naho Kagiyama, Takashi Ishiguro, et al. Etiology and Outcome of Community-Acquired Lung Abscess. Respiration,2010,80:98-105
9. Bartlett JG. The role of anaerobic bacteria in lung abscess. Clin Infect Dis,2005,40:923-925
10. 戴自英,汪复,张婴元,等.实用抗感染治疗学.北京:人民卫生出版社,2004:749-751
11. Markus Allewelt. Aspiration pneumonia and primary lung abscess:diagnosis and therapy of an aerobic or an anaerobic infection? Expert Review of Respiratory Medicine, 2007, 1: 111-119
12. Davies HE, Davies RJ, Davies CW, et al. Management of pleural infection in adults: British Thoracic Society Pleural Disease Guideline 2010. Thorax, 2010, 65 (Suppl 2): ii41-ii53

第七节 胸膜炎

胸膜炎是指由致病因素(通常为病毒或细菌)刺激胸膜所致的胸膜炎症。胸腔内可伴液体积聚(渗出性胸膜炎)或无液体积聚(干性胸膜炎)。炎症控制后,胸膜可恢复至正常,或发生两层胸膜相互粘连。

胸膜炎可由下列病因引起:肺炎、肺栓塞所致的肺梗死、癌症、结核病、类风湿性关节炎、系统性红斑狼疮、寄生虫感染(如阿米巴病)、胰腺炎、损伤(如肋骨骨折)、由气道或其他部位到达胸膜的刺激物(如石棉)、药物过敏反应(如肼苯哒嗪、普鲁卡因酰胺、异烟肼、苯妥英、氯丙嗪)等。常见有结核性胸膜炎,化脓性胸膜炎。本节所讨论胸膜炎主要指由微生物侵入宿主胸膜腔,造成明显损害而引起的急性感染性疾病,即主要讨论急性胸腔感染。

一、临床诊断

急性胸膜炎的临床诊断一般根据典型病史、临床症状和体征[1,2]。

临床症状:①胸痛是胸膜炎最常见的症状。常突然发生,程度差异较大,可为不明确的不适或严重的刺痛,或仅在患者深呼吸或咳嗽时出现,也可持续存在并因深呼吸或咳嗽而加剧。胸痛是由壁层胸膜的炎症引起,出现于正对炎症部位的胸壁。也可表现为腹部、颈部或肩部的牵涉痛。深呼吸可致疼痛,引起呼吸浅快,患侧肌肉运动较对侧为弱。若发生大量积聚,可致两层胸膜相互分离,则胸痛可消失。大量胸腔积液可致呼吸时单侧或双侧肺活动受限,发生呼吸困难。②咳嗽、咳痰。③呼吸困难与胸廓顺应性下降,患侧膈肌受压,纵隔移位,肺容量下降刺激神经反射有关。④炎性积液多为渗出性,常伴发热。脓胸时常伴有全身中毒症状,如畏寒、寒战等脓毒症表现。⑤肝脓肿所伴右侧胸腔积液可为反应性胸膜炎,亦可为脓胸,多有发热和肝区疼痛。

胸部体征:与积液量有关。少量积液时,可无明显体征,或可触及胸膜摩擦感及闻及胸膜摩擦音。

中至大量积液时,患侧胸廓饱满,触觉语颤减弱,局部叩诊浊音,呼吸音减低或消失。可伴有气管、纵隔向健侧移位。肺外疾病如胰腺炎和类风湿关节炎等,引起的胸腔积液多有原发病的体征。

影像学表现[3]:①胸腔积液在 X 线胸片上可清楚显示,如患者同时存在肺部渗出影和胸腔积液则提示肺炎旁胸腔积液的可能。侧位胸片可进一步确定后前位胸片无法发现的胸腔积液。②胸部超声也是一个应用广泛而有效的检查手段。超声监测可以确定胸腔积液的部位和量,并可以引导诊断性穿刺。因此,目前对于怀疑有胸腔积液的患者同时进行 X 线胸片和超声检查。因部分门诊患者无法进行常规超声检查,因此,X 线胸片仍是检测、诊断、随访胸腔积液的首选方法。③脓胸的常见病因之一为食管破裂,对于剧烈干呕或呕吐后迅速出现的胸腔积液需要考虑该诊断。诊断主要通过食管造影和胸腔积液淀粉酶升高。④增强 CT 可以用于诊断不明确的脓胸患者,如考虑可能存在胸部肿瘤和食管破裂的患者。增强 CT 还可以鉴别胸腔积脓和肺外脓肿,同时可帮助判断是否需要进行胸腔引流以及确定引流部位、引流管位置,引导引流及判断手术指征;脓胸患者 86% ~ 100% 均出现胸膜增厚,56% 肺炎旁胸腔积液的患者出现胸膜增厚;1/3 胸腔感染的患者合并中等纵隔淋巴结轻度肿大(<2cm)。⑤磁共振对于胸腔积液的诊断并不优于 CT,不作为常规检查,但是可以选择应用于对造影剂过敏的患者以及需要减少辐射的年轻及怀孕患者。

二、实验室诊断

(一)胸腔穿刺

诊断性胸腔穿刺:胸腔积液的特征可协助诊断和指导治疗。因此,合并肺部疾病或者近期有胸部创伤、手术或有脓毒症表现的患者需要进行诊断性胸腔穿刺。虽然脓胸患者男性多于女性,但进行胸腔引流的患者在年龄、白细胞计数、体温高峰、胸痛、影像学检查方面均没有明显差异。穿刺前需要进行影像学检查以减少风险,超声引导下的胸腔穿刺相对简单、安全并且可减少患者不适感。取样应遵循无菌原则并且在局麻下进行。

小量胸腔积液(<10mm)应用抗菌药物治疗可缓解。这些患者可以先观察,如果积液量增多并且出现脓毒症,则需要再次评估并进行诊断性胸腔穿刺;重症监护病房的患者常常因非感染原因出现胸腔积液如低蛋白血症、心力衰竭或肺不张,这些患者可以暂不穿刺,先进行临床观察,如果出现脓毒症表现则需要进行超声引导下胸腔穿刺取样,特别是对于接受正压通气的患者。

(二)胸腔积液实验室检查

对于非脓性胸腔积液的患者,如果考虑胸腔感染,则需要测定积液的 pH 值;如果怀疑胸腔感染而无法测定积液的 pH 值,则可以检测胸腔积液的葡萄糖水平。穿刺引流液体的性状需要记录,如果出现脓液即可诊断为脓胸;非脓性胸腔积液需要立即测定 pH 值,且常规进行蛋白含量测定和细菌培养;如果临床需要,还要进行细胞学检查和分枝杆菌培养等检查。

肺炎旁胸腔积液和脓胸均为炎性渗出液,其蛋白水平对于确定胸腔积液是否可自发缓解或需要胸腔引流无指导意义。渗出液体都以多核细胞为主,但多核细胞数目有较大差异。如果胸腔积液以淋巴细胞为主,则需要考虑结核与肿瘤。

胸腔积液测定 pH 值需要在避免接触空气的状态下保存在肝素抗凝的血气分析管内进行;因利多卡因为酸性物质,可降低测定的 pH 值,因此需要避免利多卡因对检测结果干扰;对于已经表现为脓胸的患者不推荐进行 pH 值测定,但是对于无法确定性状的浑浊积液可以应用血气分析仪测定 pH 值。很多临床应用表明该操作不会损坏血气分析仪。应用石蕊试纸或者 pH 计结果不可靠,因此这些检测手段不应该作为血气分析仪的替代测定手段。

胸腔积液 pH<7.2 是闭式胸腔引流的最强指征,而 LDH>1000U/L 以及葡萄糖<3.4mmol/L 并不能提高诊断的准确性。即使如此,如果积液的 pH 不能测定也可通过测定 LDH 及葡萄糖水平来决定是否进行胸腔引流,葡萄糖<3.4mmol/L 提示需要行胸腔引流。需要注意的是,有些情况如免疫疾病可以引起积液 pH 值低于感染性胸腔积液。研究表明,对于胸腔积液非脓性但是生化检查指标支持感染性的胸腔积液患者,进行胸腔引流有助于脓毒症的完全缓解。变形杆菌感染的复杂型胸腔积液 pH 值可大于 7.6,主要是因为该细菌可以分解尿素产生氨,从而形成碱性液体。如果一次胸腔积液穿刺标本与患者临床表现和超声检查结果不相符,可以重复进行穿刺;对于多腔胸腔积液,不同部位穿刺的生化检验结果可以不相同。胸腔积液的细胞因子和炎性介质水平(白介素8、肿瘤坏死因子α、血管内皮

生长因子、CRP)的检测可能会区别复杂型肺炎旁胸腔积液及其他渗出液,但尚需进一步研究。

肺炎症状持续≥3天的患者出现脓毒症表现和CRP升高提示可能出现胸腔感染。对于社区获得性肺炎的患者,经充分治疗后2天心率和血压将得到改善,治疗3天体温、呼吸频率和血氧饱和度状况应该改善,初始治疗失败的患者应该考虑到可能合并肺炎旁胸腔积液或脓胸。其中CRP是一个敏感指标,下降不足50%提示预后不佳和脓胸可能,对于这些患者应当尽快复查X线胸片。

应用临床变量可以辅助预测复杂型胸腔积液和脓胸的发生:①白蛋白<30g/L;②CRP>100mg/dl;③血小板计数>400×10⁹/L;④血钠<130mmol/L;⑤静脉药物滥用;⑥慢性酒精成瘾。同时具备至少2项条件的敏感性为87%,特异性为68.3%。阳性预测值为81.7%,阴性预测值为98.5%,该结果尚需进一步验证。

(三) 微生物学诊断

所有怀疑胸腔感染的患者均需要进行胸腔积液需氧菌和厌氧菌培养。14%胸腔感染患者血细菌培养阳性,而且经常是唯一阳性的病原学结果,因此所有考虑胸腔感染的患者均应当进行血培养[3]。

三、常见病原微生物

随着抗菌药物的使用,脓胸的发生率和细菌谱也发生了相应改变。在抗菌药物应用之前,肺炎链球菌占60%~70%,而目前降至不足10%;19世纪50年代,随着金黄色葡萄球菌的流行和耐药葡萄球菌的出现,脓胸的并发症和死亡率进一步增加;目前厌氧菌和革兰阴性菌感染也逐步增加。

最近在434例来自英国40个中心的大型试验中的胸腔感染患者中,社区获得性胸腔感染中革兰阳性需氧菌是最常见的病原微生物。前四种病原菌分别是链球菌属(52%)、厌氧菌(20%)、金黄色葡萄球菌属(11%)和革兰阴性需氧菌(9%)。链球菌属中以米氏链球菌、肺炎链球菌、中间链球菌最为常见。革兰阴性致病菌如肠杆菌科(尤其是大肠埃希菌)、流感嗜血杆菌在培养中较多见于合并感染。厌氧菌中梭杆菌属、拟杆菌属、消化链球菌属常见。厌氧菌感染比例逐渐增加,胸腔积液培养阳性率从12%至34%不等。但如果应用不同的监测方法如DNA扩增则厌氧菌的阳性率可高达76%。厌氧菌感染的临床表现往往比较隐匿,患者较少出现发热症状,而常伴有明显体重下降,有吸入性肺炎,口腔卫生不佳。

院内获得性胸腔感染患者中有50%的患者在胸水中培养分离出金黄色葡萄球菌,虽然在过去几年中提出的措施大大减少了感染的发生率,但是其中MRSA仍约占2/3,其次常见病原菌主要是革兰阴性需氧菌(17%)如大肠埃希菌、肠杆菌属、假单胞菌,这部分患者病情严重。

胸腔积液混合感染多见于合并基础疾病的老年患者,常见病原菌为革兰阴性菌和厌氧菌,这两种细菌很少单独培养阳性。真菌性脓胸很少见(不足1%),但病死率高(约73%),多见于免疫抑制人群,常见病原菌为念珠菌属。

不同国家胸腔感染病原菌不尽相同,可以根据当地具体情况经验性选择抗菌药物治疗。在流行地区,如泰国,胸腔感染患者中类鼻疽伯克霍尔德菌(革兰阴性菌)高达22%。

临床和生化辅助检查提示胸腔感染的患者中可有40%胸腔积液培养阴性。应用PCR方法检测致病菌比传统培养方法敏感性增加,但尚不能作为胸腔感染的常规检查。

四、抗微生物治疗

一旦诊断胸膜感染,所有患者都要尽快接受抗菌药物治疗。可按目前胸膜感染常见细菌谱并结合当地抗菌药物应用政策和耐药情况经验性选择;抗菌药物需要覆盖厌氧菌,除非培养结果明确为肺炎链球菌;除非有确切临床证据或临床上高度怀疑不典型致病菌感染,否则就不应该使用大环内酯类;尽可能依据胸腔积液及血培养结果和细菌学专家建议选择抗菌药物;青霉素以及青霉素联合β-内酰胺酶抑制剂、甲硝唑、头孢菌素可以很好地透过胸膜腔,而氨基糖苷类药物胸膜透过率不佳而且在胸腔积液的酸性环境中可能失效,因此应尽量避免使用;如细菌培养阴性,则抗菌药物应覆盖社区获得性病原体和厌氧菌;经验性抗菌药物治疗医院获得性脓胸,抗菌药物应覆盖MRSA和厌氧菌;如有客观证据或临床表现证实脓毒症好转,则静脉抗菌药物可改为口服,疗程至少3周;不推荐胸腔内应用抗菌药物;延长抗菌药物使用时间是必要的,可以在患者出院后继续门诊应用抗菌药物。

胸腔内注射抗菌药物有效性不详。在没有阳性培养结果的患者中,经验性应用抗菌药物需要覆盖可能的病原体。抗菌药物选择需要根据为社区获得性还是医院获得性感染以及当地医院政策及细菌耐药情况进行选择。社区获得性感染应用青霉素类可覆盖肺炎链球菌和流感嗜血杆菌，同时需要应用含β-内酰胺酶抑制剂的药物或甲硝唑覆盖金黄色葡萄球菌和厌氧菌。克林霉素的胸腔浓度高，因此青霉素过敏的患者可以应用克林霉素单药治疗，或联合环丙沙星或头孢菌素。氯霉素、碳青霉烯类抗菌药物如美罗培南、三代头孢菌素和广谱青霉素如哌拉西林钠均有良好的抗菌活性，可作为备选。

军团菌可以引起胸腔感染，但是多为自限性，很少引起脓胸。虽然大环内酯类药物不是治疗胸腔感染的常规用药，但是当明确或怀疑军团菌感染时可选择应用。同时5%~20%的支原体肺炎患者可能会合并胸腔积液，这些少量反应性胸腔积液一般经抗菌药物治疗后会自行消失，但需要进行诊断性胸腔穿刺，以除外并发复杂型胸腔积液和脓胸。

医院获得性脓胸往往继发于院内获得性肺炎、创伤或手术，抗菌药物需要覆盖革兰阳性、阴性需氧菌和厌氧菌。目前MRSA引起的院内获得性肺炎增多，因此经验性应用抗菌药物在治疗后期需要覆盖MRSA直至有明确的病原学结果。

初始治疗应选用静脉抗菌药物，之后随临床症状的好转可改为口服抗菌药物。疗程一般至少3周，具体情况取决于临床症状、生化检查（如CRP）和影像学表现。

（曹　彬　李　冉）

参考文献

1. 陆再英，钟南山，谢毅，等.内科学.第7版.北京:人民卫生出版社,2008:86-94
2. 陈灏珠，林果为.实用内科学.第13版.北京:人民卫生出版社,2009:1757-1763
3. Davies HE, Davies RJ, Davies CW, et al. Management of pleural infection in adults: British Thoracic Society Pleural Disease Guideline 2010. Thorax, 2010, 65 (Suppl 2):ii41-ii53

第七章
消化系统感染

第一节　急性胃肠炎

急性胃肠炎是胃肠黏膜的急性炎症,可由细菌及其毒素、病毒、真菌、寄生虫、物理、化学损伤等因素引起,按病因可分为感染性和非感染性。本节主要指进食被致病细菌、病毒或寄生虫污染过的食物,造成胃肠道功能障碍而引起的急性单纯性胃肠炎。

一、临床诊断

根据流行病学资料,结合典型的临床表现可作出临床诊断[1]。

1. 流行病学史

(1)不洁饮食史。

(2)集体发病。

(3)潜伏期短且起病急。

(4)发病率高,人与人之间不传染。

2. 临床表现　症状轻重不一,常见有以下几种:

(1)腹泻:次数多且粪便性状异常,如稀便、水样便、黏液便、脓血便或血便等。

(2)腹痛:多以脐周部胀痛为主,腹泻后疼痛减轻。

(3)恶心、呕吐:通常发病较急,程度剧烈,呕吐物中可含胆汁,或含血及黏液。当以呕吐为主要临床表现时,考虑病毒性胃肠炎或毒素食物中毒可能性大[2]。

(4)可伴有发热、头痛、全身不适、四肢无力等全身症状,肠出血性大肠埃希菌 O157:H7 感染可伴发溶血尿毒综合征和血小板减少性紫癜。

(5)呕吐、腹泻严重者可出现口干、皮肤弹性差等脱水表现,甚至出现酸中毒和休克。

3. 体征　常有发热、头痛及不同程度的中毒症状,严重者可有脱水甚至休克现象,上腹及脐周有压痛,肠鸣音多亢进。

二、实验室诊断

(一) 血常规

根据病原体不同有所差异。白细胞增多或中性粒细胞核左移提示细菌感染,对艰难梭菌相关性腹泻的预后判断有意义。嗜酸性粒细胞增多可以出现在寄生虫感染和寄生虫向肠道外迁移阶段[2]。

(二) 微生物学诊断

1. 检测对象　主要指对患者的呕吐、腹泻物以及进食的可疑食物作病原体检测,尤其是对有任何下列情况的患者:

(1)严重急性腹泻或伴有发热(≥38.5℃);腹泻伴有严重的基础疾病正接受抗菌药物治疗的住院患者(仅需检测艰难梭菌毒素)。

(2)持续性腹泻(时间≥14 天)。

(3)老年患者,免疫功能低下的患者,餐饮工作者,养老院或日托中心工作人员[2]。

2. 主要检测内容

(1)粪便肉眼观察、显微镜检(红白细胞、虫卵)、革兰染色涂片:应在取得粪便标本 4 个小时内进行直接显微镜检查寄生虫;应在取得粪便标本 12 小时内进行常规微生物学方法检测。如不能即刻进行粪便检查,则粪便必须尽可能快地固定。

(2)细菌培养及毒素检测:操作中应注意:①无菌操作,粪便标本挑取脓血、黏液粪质,不要混杂尿液,送检标本量不宜太少,食物标本如为冷冻产品,应在45℃以下不超过15分钟或2~5℃不超过18小时解冻。并应用带盖的无菌容器在室温下立即转运送检,有条件的医院应加用无菌厌氧袋或厌氧箱做厌氧标本的转运;② 标本在接种前应8000~10 000r/min离心1~2分钟;③病原菌分离培养与鉴定按《全国临床检验操作规程》进行;④检测是否存在志贺毒素、艰难梭菌毒素。

（3）病毒检测:送检标本必须应用无菌容器,尽快送检,防止细菌污染。传统的检测方法是:①通过电镜技术直接观察病毒颗粒;②基于感染细胞的培养,通过显微镜观察到细胞病变效应(cytopathic effect,CPE),这种方法只适用于在细胞培养中能明显感染的病毒,主要是肠道病毒。需要通过对样本的稀释或浓缩以使病毒达到一定浓度。

（4）病毒抗原检测和分子生物学检测:采用ELISA方法检测标本中轮状病毒、星状病毒和诺如病毒抗原。对ELISA检出的阳性标本做相应病毒的核酸提取和序列扩增。此外,PCR对于诊断艰难梭菌感染相关腹泻具有较高的灵敏度,但阳性预测值较低。

（三）内镜和活组织病理检查

应用内镜可以直接观察消化道内腔,可见胃肠黏膜充血、水肿、渗出,可有点状出血或小糜烂灶等。小肠黏膜活组织检查有助于发现某些寄生虫,如贾第虫属、类圆线虫属等[3]。

（四）其他

目前,粪便培养或粪便分离病原体耗时长,培养阳性率低,难以满足临床的需要。近年来对于急性胃肠炎早期实验诊断方面有些新的进展。

1. 粪便乳铁蛋白测定　细菌感染引起急性胃肠炎浸润白细胞常以中性粒细胞为主[4]。乳铁蛋白是一种在中性粒细胞内表达相对分子量约80 000的糖蛋白。粪便乳铁蛋白作为非侵入性肠道炎症指标,较传统粪便白细胞镜检特异性及灵敏性高,对肠道感染性疾病的体外诊断有着较大的临床价值。

2. 血清降钙素原、IL-6水平测定　降钙素原是近年来用于监测严重细菌感染的一项早期特异性诊断指标,其水平与细菌感染的严重程度呈正相关,对细菌性和病毒性感染性疾病具有良好的鉴别意义[5]。IL-6是肠黏膜感染和炎症时,上皮细胞分泌的一种多功能细胞因子,可作为早期鉴别细菌性和病毒性胃肠炎的早期标志,具有较好的灵敏度和特异性[6]。

三、常见病原微生物及耐药现状

急性单纯性胃肠炎的致病微生物主要有:①细菌:分为感染型和毒素型两类,感染型是指可在人的肠道中繁殖的微生物,常见有病原性大肠埃希菌、沙门菌属、志贺菌属等,毒素型是指可在食物或人的肠道中产生毒素的微生物,以金黄色葡萄球菌、肉毒梭菌为常见。②病毒:主要为诺如病毒,还有轮状病毒、肠道腺病毒、星状病毒、杯状病毒、冠状病毒、小圆病毒。③真菌:白念珠菌等;④原虫:微小隐孢子虫、贾第鞭毛虫等。

在美国,由诺如病毒引起的急性胃肠炎发病率最高,占急性胃肠炎的50%,超过细菌性引起的急性胃肠炎暴发数[7],而弯曲菌属超过沙门菌属成为导致急性胃肠炎的首位病原菌。

根据我国食源性疾病监测网络的数据,近几年来在细菌性急性胃肠炎患者中,致病菌主要为致病性弧菌,其检出率超过志贺菌属和沙门菌属,成为第一位病原菌。我国部分地区陆续报道了诺如病毒感染。但目前尚缺少病毒和寄生虫导致急性胃肠炎暴发的全国系统性流行病学及临床病原检验研究的数据。

艰难梭菌是院内感染的主要病原体,一些流行病学资料显示在儿科中过去5年内艰难梭菌的发生率翻了两倍。

据国内报道,副溶血弧菌对氨苄西林、头孢唑林、哌拉西林的耐药率均较高,致病性大肠埃希菌、志贺菌属对氨苄西林、复方磺胺甲噁唑、头孢三代和喹诺酮类药的耐药率有增长趋势,呈多重耐药。沙门菌属的耐药率虽低于志贺菌属,但其耐药率有上升趋势[8]。奇异变形杆菌的耐药性明显低于其他菌。金黄色葡萄球菌对大环内酯类药的耐药率高。

四、抗微生物治疗

本病是一种自限性的病理过程,病程短,病情不重者可不用抗微生物治疗,一般在以下情况考虑使用抗微生物药物:①发热伴有黏液脓血便的急性腹泻;②持续的志贺菌、沙门菌、弯曲菌感染或寄生虫感染;③感染发生在老年人、免疫功能低下者和抵抗力下降者、出现脓毒症或有假体者;④中、重度旅行者腹泻患者[9]。

（一）抗病毒药物

对诺如病毒、轮状病毒、星状病毒引起的急性胃肠炎，尚无有效抗病毒药物，个别患者可考虑免疫球蛋白。

（二）抗菌药物

送检呕吐物、粪便培养后，可经验性予以喹诺酮类抗菌药物治疗。近十年来氟喹诺酮类的敏感性有所下降，但除大肠埃希菌外，对多种感染菌的最低抑菌浓度仍在敏感范围内，因此仍是急性胃肠炎首选药物。艰难梭菌感染可用甲硝唑或万古霉素。临床提示弯曲菌感染者应加用红霉素，疗程 3～5 天。金黄色葡萄球菌及蜡样芽胞杆菌的致病作用主要来自肠毒素，抗菌药物对毒素无任何作用，但严重感染者仍应予抗菌药物以消灭致病菌[1]。

肠出血型大肠埃希菌引起的腹泻患者是否使用抗菌药物宜慎重决定。目前认为抗菌药物的使用并不能缩短病程或住院时间，还可能使细菌释放的志贺样毒素增多，增加溶血尿毒综合征的发生率，尤其要避免使用可能有肾毒性的抗菌药物，如氨基糖苷类抗菌药物[10]。

（三）抗寄生虫药

针对寄生虫选用相应驱虫药物，并防止再次感染，防止并发症。首选甲硝唑，对所有原虫均有效。螺旋霉素主要是抗贾第鞭毛虫和肠道内滴虫。

参 考 文 献

1. 翁心华，张婴元.传染病学.第 4 版.上海：复旦大学出版社，2009
2. Herbert L，DuPont MD. Acute infectious diarrhea in immuno-competent adults. N Eng J Med，2014，370：1532-1540
3. 陈灏珠，林果为.实用内科学.第 13 版.北京：人民卫生出版社，2009
4. 王鸿利，仲人前，洪秀华，等.实验诊断学.北京：人民卫生出版社，2001：324-325
5. Prat C，Sancho JM，Dominguez J，et al. Evaluation of procalcitonin，neopterin，C-reactive protein，IL-6 and IL-8 as a diagnostic marker of infection in patients with febrile neutropenia. Leuk Lymphoma，2008，49（9）：1752-1761
6. Yeung CY，Lee HC，Lin SP，et al. Serum cytokines in differentiating between viral and bacterial enterocolitis. Ann Trop Paediatr，2004，24（4）：337-343
7. Patel MM，Hall AJ，Vinje J，et al. Noroviruses：a comprehensive review. J Clin Virol，2009，44：1-8
8. 于国慧，董方，甄景慧，等.北京地区儿童感染性腹泻病原学和耐药性分析.临床儿科杂志，2010，28（6）：535-538
9. 缪晓辉，冉陆，张文宏，等.成人急性感染性腹泻诊疗专家共识.中华传染病杂志，2013，31（12）：705-717
10. Nelson JM，Griffin PM，Jones TF，et al. Antimicrobial and antimotility agent use in persons with shiga toxin-producing Escherichia coli O157 infection in FoodNet Sites. Clin Infect Dis，2011，52：1130-1132

第二节　病毒性腹泻

病毒性腹泻是由病毒感染所引起的以腹泻为主的肠道传染病，主要病原体为轮状病毒（A、B、C 组）、杯状病毒（诺如病毒、札如病毒）、肠道腺病毒和星状病毒。传播主要为"粪-口"途径，也可通过气溶胶经呼吸道途径感染。

一、临床表现

1. 潜伏期前驱症状　12 小时至 3 天不等，先于腹泻的前驱症状有发热、不适和恶心等。
2. 腹泻　粪便呈水样或蛋花汤样，带有少量黏液，无腥臭，每天数次至 10 余次，量较大。
3. 呕吐　病初即有呕吐，诺如病毒感染患者可仅有呕吐症状。

4. 腹痛　病毒多侵犯小肠，故多有中上腹痛或脐周痛，严重者表现为剧烈的绞痛，局部可有压痛，但无反跳痛。
5. 伴随症状　常伴发热、上呼吸道感染症状、脱水、电解质紊乱等。诺如病毒感染患者常有头痛、寒战、肌痛等症状。

二、实验室诊断

（一）血常规和粪常规

病毒性腹泻患者血白细胞总数一般不升高。粪便镜检偶见少量白细胞。

（二）血生化检查

对腹泻较重的患儿，应及时检查血 pH、碳酸氢根、血钠、血钾、血氯、二氧化碳结合力和血渗透浓度,对于诊断及治疗均有重要意义。

（三）微生物学诊断

主要包括粪便中病毒或病毒抗原的检测、病毒分离培养和血清抗体检测等。

1. 粪便电镜检查　是诊断病毒感染的金标准,包括直接电镜法和免疫电镜法。直接电镜法观察的灵敏度较低,要求样品中病毒 $\geq 10^6/ml$,只能用于早期大量排毒时采集的样本[1]。免疫电镜敏感性较电镜高。在检查之前,宜先用患者的恢复期血清进行显微镜涂膜检查,捕捉同型抗原,以提高检出率。但对显微镜操作者的技能和专业知识要求较高,且如果有过量的抗体存在,病毒可被掩饰,导致假阴性。

2. 粪便聚丙烯酰胺凝胶电泳(polyacrylamide gelelectrophoresis,PAGE)实验　此法可检测出粪便轮状病毒亚群及不同电泳型,有助于轮状病毒的分类和研究。

3. 免疫法　包括放射免疫法、生物素-亲和素免疫法和酶联免疫法(ELISA)。放射免疫法的灵敏度比免疫电镜高,不足之处在于检测需 6 天,且需要放射性核素作标记。生物素-亲和素免疫法,目前已成为美国疾病预防控制中心检测诺如病毒抗原和抗体的标准实验方法之一。酶联免疫法特异性强,灵敏度高,诊断迅速,且较经济,是目前可广泛应用的检测方法。

（四）分子生物学检测方法

杂交技术和反转录聚合酶链反应(RT-PCR):灵敏度、特异度高,尤其是低浓度的病毒感染(即可检测粪便中 $10^2 \sim 10^4$ 病毒颗粒/ml),避免 ELISA 中可能存在的抗原交叉反应。

核酸序列依赖扩增技术(NASBA):是由一对引物介导的、连续均一的、体外特异的对单链 RNA 进行恒温扩增的过程。与 RT-PCR 相比,灵敏度可达到 100%,特异度仅 50%,一致性为 67%。如果要在医院诊所常规使用,还有待于提高该测试的特异度和引物的设计。

（五）细胞培养

也可用于病毒的分离,但由于敏感性低、费时以及某些病毒无明显细胞病变等原因,较少使用。

三、常见病毒的流行病学特征及免疫性

轮状病毒(rotavirus,RV)多见于 6 ~ 24 个月的婴幼儿,好发于秋冬季,呈散发或小流行。据统计,

轮状病毒性腹泻在全球每年有 1.11 ~ 1.35 亿例,导致 65 万名婴儿死亡。在我国婴幼儿腹泻中病毒性腹泻约占 40%,其中主要为轮状病毒感染。RV 迄今已发现至少 7 个不同血清型与人类有关,与腹泻有关的血清型主要是 A、B、C 组。A 组主要引起婴幼儿(6 个月 ~ 2 岁)严重腹泻,B 组引起成人腹泻,仅见于我国,监测报告显示成人腹泻病患者阳性率为 5% ~ 23%[2]。C 组感染的发病率低,多散发,偶见暴发流行[3]。

轮状病毒感染后可获持久免疫力,主要由病毒型特异性的血清抗体和局部 SIgA 抗体等发挥保护性作用,但由于不同型别轮状病毒之间无交叉免疫,仍可出现无症状或轻微症状的再次感染。

诺如病毒(norovirus,NV)主要导致成人和儿童急性腹泻,寒冷季节呈现高发,是非细菌性腹泻暴发的最主要病原体,也是医院感染腹泻病的重要病原体,可引起院内暴发流行[4]。诺如病毒主要感染 5 岁以下儿童。诺如病毒目前已被欧美公认为导致成人病毒性胃肠炎的首要病原,也是儿童病毒性胃肠炎的第二位病原。近年来,全球诺如病毒感染呈上升趋势,美国每年约发生诺如病毒感染 2300 万例,在美国发生的急性胃肠炎暴发中,约 80% 由诺如病毒引起[5]。2011 年报告的有病原学结果的 5 起其他感染性腹泻暴发疫情中,4 起是诺如病毒引起。2006—2007 年全国病毒性腹泻监测网络报告的 19 起有实验室结果的胃肠炎暴发疫情中,12 起检出该病毒[6]。

NV 分为 GⅠ、GⅡ、GⅢ、GⅣ、GⅤ五个基因组,其中感染人的主要是 GⅠ、GⅡ和 GⅣ。20 世纪 90 年代,首次确认了 GⅡ.4 为世界范围内的诺和病毒主要流行株,不断出现新的 GⅡ.4 变异株而对人类健康造成很大的威胁,大部分的诺如病毒暴发和流行均与 GⅡ.4 变异株有关。

目前认为,NV 抗体没有明显的保护作用,尤其是无长期免疫作用,但有辅助诊断意义。

星状病毒感染多见于 2 岁以下儿童,有明显的季节性,在温带地区的流行季节为冬季,在热带地区为雨季。在迁延性腹泻病例中星状病毒的检出率增加。肠道腺病毒感染年龄主要为 5 岁以下,无明显季节性,全年均可发病。

四、治疗

病毒性腹泻为自限性疾病,通常病程在 48 ~

72h,有的则更短。一般不用抗病毒药物和抗菌药物,预后良好。治疗主要是对症治疗或支持疗法。脱水是诺如病毒腹泻致死的主要死因,故对严重病例,尤其是幼儿及体弱者应及时输液,纠正水、电解质、酸碱平衡失调,或口服 WHO 推荐的口服补液盐。

目前认为,干扰素和利巴韦林可有效抑制诺如病毒在复制子-承载细胞中的复制[7],但其具体疗效还须经进一步研究实践作出评价。

硝唑尼特对病毒性腹泻有一定治疗作用。来自美国的一项单中心研究显示,经 ELISA 法确诊为诺如病毒、轮状病毒和腺病毒感染的 50 例 12 岁以上(平均 33.5 岁)门诊腹泻患者,给予硝唑尼特 500mg,2 次/天,连服 3 天,结果所有患者的症状改善,治疗组平均症状改善时间为 1.5 天,而对照组平均症状改善时间为 2.5 天,无明显不良反应[8]。

五、预防

迄今为止,只有轮状病毒有疫苗可以预防,其他病毒无疫苗。

20 世纪 70 年代专家就开始了对轮状病毒的研究。1999 年,一种高效的轮状病毒疫苗 RotaShield 在美国上市,但不到一年就由于与肠套叠的发生有关联而退出市场。两种新的口服减毒活疫苗于 2006 年获准上市:单价人轮状病毒疫苗(Rotarix)和五价人-牛重配疫苗(RotaTeq)。轮状病毒疫苗可显著降低轮状病毒的发病率,也可预防感染引起的严重并发症[9,10]。WHO 建议把轮状病毒疫苗接种列入所有国家免疫规划以便提供保护[11]。

目前诺如病毒的疫苗研究主要为昆虫细胞和转基因植物系统表达的,针对 G II.4 型的单价病毒样颗粒(virus-like particles,VLPs)疫苗,除了单价 VLPs 疫苗的研究外,也有研究者进行了诺如病毒多价 VLPs 疫苗和诺如-流感病毒二价疫苗的研究[12,13]。

诺如病毒疫苗的研究目前取得一些进展,但还远没有达到临床应用要求,病毒的抗原漂移、不同亚型之间的重组,疫苗的交叉保护以及病毒在人体内的结合方式都有待进一步更深入的研究。

参 考 文 献

1. 何雅青,胡春凌.液相芯片检测轮状病毒和诺如病毒方法的建立.中国病毒病杂志,2011,9(1):376
2. Eckart AJ,Baumgart DC. Viral gastroenteritis in adult. Recent Pat Antiinfect Drug Discov,2011,6:54-63
3. 贾文祥.医学微生物学.北京:人民卫生出版社,2006
4. Greig JD,Lee MB. A review of nosocomial norovirus outbreaks:infection control interventions found effective. Epidemiol Infect,2012,140:1151-1160
5. 徐丹,陆学东.诺如病毒感染的研究进展.热带医学杂志,2011,1(11):109
6. 靳森,孙军玲,常昭瑞,等.中国 2006-2007 年诺如病毒胃肠炎暴发及其病原学特征分析.中华流行病学杂志,2010,31(5):549-553
7. Chang KO,George DW.Interferons and ribavirin effectively inhibit Norwalk virus replication in replicon-bearing cells. J Virol,2007,81(22):12 111-12 118
8. Rossiginol JF,EI-Gohary YM.Nitazoxanide in the treatment of viral gastroenteritis:a randomized double-blind placebo-controlled clinical trial. Aliment Pharmacol Ther,2006,24:1423-1430
9. Plosker GL. Rotavirus vaccine RIX4414(Rotarix™):a pharmacoeconomic review of its use in the prevention of rotavirus gastroenteritis in developed countries. Pharmacoeconomics,2011,29(5):439-454
10. Tate JE,Cortese MM,Payne DC,et al. Uptake,impact,and effectiveness of rotavirus vaccination in the United States:review of the first 3 years of postlicensure data. Pediatr Infect Dis J,2011,30(1 Suppl):S56-S60
11. Koletzko S,Osterrieder S. Acute infectious diarrhea in children. Dtsch Arztebl Int,2009,206(33):539-547
12. LoBue AD,Lindesmith L,Yount B,et al. Multivalent norovirus vaccines induce strong mucosal and systemic blocking antibodies against multiple strains. Vaccine,2006,24:5220-5234
13. Xia M,Tan M,Wei C,et al. A candidate dual vaccine against influenza and noroviruses. Vaccine,2011,29:7670-7677

第三节 艰难梭菌感染

艰难梭菌是一种厌氧的革兰阳性芽胞杆菌,广泛分布于自然环境,寄殖于人和动物的肠道中。芽胞抵抗力强,可在外界环境中存活数周至数月。当人体肠道菌群失调,艰难梭菌过度繁殖,释放毒素,而引起艰难梭菌感染（*Clostridium difficile* infection, CDI）[1]。1995 年美国卫生保健流行病学会（SHEA）确定艰难梭菌是急性感染性腹泻的主要病原之一，至今 CDI 的流行病学及治疗发生了显著变化，但艰难梭菌仍然是卫生保健机构相关腹泻最为重要的病原菌，同时在社区获得性腹泻病原中的重要性也逐渐显现[2]。

一、临床表现

（一）危险因素

CDI 最主要的危险因素为广谱抗菌药物的应用，与 CDI 关系比较密切的抗菌药物包括氟喹诺酮类、林可酰胺类和 β-内酰胺类。其他危险因素主要包括胃肠道外科手术、长期鼻饲和应用质子泵抑制剂等抑酸药物[4]，以及老人和体质虚弱者。

（二）临床表现

CDI 的临床表现多样，轻重不一，轻则为无症状带菌者，轻度腹泻，重至结肠炎、假膜性结肠炎、中毒性巨结肠甚至脓毒症等威胁患者生命。常见的症状包括水样腹泻、腹痛、发热、畏食、恶心和疲乏等。无特异性体征。可伴有白细胞升高、C-反应蛋白升高和白蛋白降低等。

（三）临床诊断

CDI 的早期临床诊断须结合患者 2 个月内抗菌药物使用史，或接受鼻饲等医疗设备 72 小时后，出现不成形便或腹泻，可临床考虑 CDI 诊断，但确诊则依赖病原菌阳性或假膜[5]。

二、实验室诊断

由于广谱抗菌药物的大量使用和高毒力株

027/NAP1/BI 的出现和流行，全球特别是欧洲和北美 CDI 的发病率迅速增多，出现暴发流行，给该病的临床诊断和治疗提出了新的挑战。我国艰难梭菌产毒株分离率较高，也有 027 型高致病株的报道，但临床报道 CDI 的患病率较欧美国家低[3]。

CDI 的确诊依赖病原菌阳性或内镜或病理发现假膜。实验诊断方法包括艰难梭菌的厌氧培养、细胞毒性试验、菌体及毒素抗原检测、毒素基因扩增检测等，其中毒素检测和培养细胞的毒素中和实验是目前实验室检测艰难梭菌的金标准[1]。

艰难梭菌的培养，需要严格厌氧环境，在含头孢西丁果糖琼脂培养基上菌落呈黄色，在紫外线照射下呈黄绿色荧光，培养对设备条件要求高，且不能确定菌株是否产毒素。用酶联免疫法检测谷氨酸脱氢酶可以快速确定粪便标本中艰难梭菌的存在，但亦不能确定是否产毒素。目前美国 Tech Lab 公司研发的新型酶联试剂盒，能对艰难梭菌谷氨酸脱氢酶（glutamate dehydrogenase, GDH）和艰难梭菌毒素同时进行检测。分子诊断技术增加了 CDI 快速诊断的可能性，目前已有多家公司的商用基因诊断试剂盒直接用于检测粪便标本中的艰难梭菌毒素基因，大大提高了检测的灵敏度。有研究利用各种试剂盒特点，提出应用 Techlab 的双抗原试剂与 BD GeneOhm 的毒素基因检测试剂结合的两步检测程序：在第一步抗原检测中，GDH 和毒素抗原均阳性或阴性的结果即可报告，而 GDH 和毒素抗原结果不一致的标本进入第二步，采用毒素基因检测。与标准方法相比，两步法诊断灵敏度达 96%，特异度 100%，同时减少了检测费用并缩短了报告周期[6]。几种常用检测艰难梭菌方法的比较如表 7-3-1 所示[1]。

表 7-3-1　常用艰难梭菌检测方法特点比较

检测对象	检测方法	优点	缺点
艰难梭菌	培养	灵敏度高，用于流行病学调查	阳性不能确定感染，因为许多是非产毒素性的；周期长，需厌氧培养条件
毒素（用粪便检测）	抗原检测（GDH）	快速，阴性预测值高	特异度低，需结合其他试验
	细胞毒试验	灵敏度高，特异度高	较慢（1~2d），需要细胞培养技术
	毒素抗原检测（ELISA）	简单，应用广泛，快速（数分钟至数小时）	阳性预测值较低，特别是在低流行区，且需要特殊设备
确定艰难梭菌是否产生毒素（用细菌检测）	毒素基因扩增（PCR）	灵敏度高，快速（数小时）	特异度稍低
	培养+细胞毒试验或毒素检测（ELISA 或 PCR）	特异度高，灵敏度高	操作复杂，较慢

有关艰难梭菌的检测,最新指南的观点为:①仅对腹泻患者的(不成形)粪便进行艰难梭菌或其毒素的检查;②作为诊断检测,艰难梭菌毒素基因扩增的检测优于 EIA 法检测毒素 A 和 B;③艰难梭菌谷氨酸脱氢酶检测结合 EIA 法检测毒素 A 和 B 亦可采用,但敏感度低于艰难梭菌毒素基因扩增;④不推荐重复检测多次;⑤亦不推荐随访检测,并根据检测结果决定是否治愈[5]。

三、艰难梭菌耐药性

一般艰难梭菌对甲硝唑和万古霉素高度敏感,耐药株罕见。然而 2008 年西班牙一所医院临床分离到的艰难梭菌中有 12% 对甲硝唑呈异质性耐药。且这种耐药性只能在新鲜菌株中观察到,当菌株经过多次传代或冻融后耐药性即消失[7]。国内一项较大的艰难梭菌耐药性研究中,共检测 188 株艰难梭菌对甲硝唑、万古霉素、红霉素、克林霉素等 12 种抗菌药物敏感性。所有菌株对甲硝唑高度敏感,绝大多数菌株对万古霉素高度敏感,但有 4 株 MIC 值上升至 4mg/L。分别有 19.7%、66.0% 和 69.7% 的菌株对莫西沙星、红霉素和克林霉素高度耐药;36.2% 菌株同时对红霉素、克林霉素、莫西沙星和四环素呈多重耐药。红霉素和(或)克林霉素耐药株中 76% 携带 ermB 基因,四环素耐药基因 tetM 阳性率 97.8%。所有莫西沙星耐药株菌检测到 DNA 旋转酶亚单位 GyrA 和(或)GyrB 的突变[8]。

四、抗微生物治疗

艰难梭菌感染的治疗原则首先是停用相关可疑抗菌药物,并予以液体和补充电解质等支持治疗。治疗方法包括应用抗艰难梭菌的抗菌药物、免疫调节和益生菌调节肠道菌群,必要时还需选择外科手术治疗[1,5]。

(一)抗菌药物治疗方案

首选口服甲硝唑或万古霉素。甲硝唑对轻中度病情者治疗效果与万古霉素相似,且价格低廉,但孕妇和哺乳期女性禁用。万古霉素对重症患者效果更好,但费用高,且使用后易选择产生耐万古霉素肠球菌。治疗初次发作的轻、中度 CDI 首选甲硝唑口服,每次 500mg,每天 3 次,疗程 10~14 天;治疗初次发作重症 CDI 首选万古霉素口服,每次 0.125mg,每天 4 次,疗程 10~14 天。治疗严重复杂的 CDI 推荐万古霉素口服给药(若发生肠梗阻也可直肠给药)单用或联合甲硝唑静脉滴注。万古霉素剂量为每次 500mg,每天 4 次口服,或 500mg 溶于生理盐水 100ml,每 6 小时 1 次保留灌肠;甲硝唑剂量为每次 500mg,每 8 小时静脉滴注一次。CDI 首次复发治疗方案通常与初次发作相同,但也应根据病情严重程度分层(轻、中、重以及复杂重度)制订方案。不应用甲硝唑治疗 CDI 的多次复发或慢性长疗程疗法,因为可能会出现神经毒性累积。第二次以上复发可选用万古霉素。其他可供选择用于治疗 CDI 的抗菌药物包括:雷莫拉宁、利福昔明、硝唑尼特和多聚体药物聚苯乙烯吸附剂(tolevamer)等。

(二)免疫调节治疗

可用单克隆抗体直接对抗艰难梭菌毒素 A 和 B,从而治疗腹泻。有报道静脉注射人免疫球蛋白配合基础疗法治疗重症病例获得成功,方法为:在抗菌药物治疗基础上给予静脉注射 150~400mg/kg 的人免疫球蛋白。

(三)菌群调节治疗

合适的益生菌应用可以预防抗菌药物相关性腹泻和治疗 CDI,且安全性较好,但对于免疫缺陷患者须谨慎。近年粪便移植亦备受关注,有报道在用万古霉素基础上,用正常人粪便 150g 以 300~400ml 生理盐水稀释后灌肠,恢复正常肠道菌群,可治疗复发性艰难梭菌腹泻。

(四)外科手术治疗

对特别严重的患者可考虑结肠切除术。检测血清乳酸水平和外周血白细胞计数有助于手术决策。血清乳酸水平升高至 5mmol/L 以及外周血白细胞计数增加至 $50×10^9$/L 与围术期病死率的明显上升相关。如果需要外科治疗,可以用保留直肠的方式实施次全结肠切除术。

参 考 文 献

1. 曲芬,汤一苇.艰难梭菌感染的流行状况及诊治进展.传染病信息,2010,23(1):8-10

2. 徐少华,黄海辉,李光辉.成人艰难梭菌感染临床实践指南:美国卫生保健流行病学会与感染病学会 2010 年更新.中国感染与化疗杂志,2011,11(6):426-427

3. Cheng VC, Yam WC, Chan JF, et al. *Clostridium difficile* ribotype 027 arrives in Hong Kong. Int J Antimicrob Agents, 2009,34(5):492-493

4. Kwok CS, Arthur AK, Anibueze CI, et al. Risk of *Clostridium difficile* infection with acid suppressing drugs and antibiotics:meta-analysis. Am J Gastroenterol, 2012,

107:1011-1019.

5. Surawicz CM, Brandt LJ, Binion DG, et al. Guidelines for diagnosis, treatment, and prevention of *Clostridium difficile* infections. Am J Gastroenterol, 2013, 108:478-498

6. Reyes RC, John MA, Ayotte DL, et al. Performance of TechLab C. DIFF QUIK CHEK and TechLab C. DIFFICILE TOX A/B II for the detection of *Clostridium difficile* in stool samples. Diagn

Microbiol Infect Dis, 2007, 59(1):33-37

7. Pelaez T, Cercenado E, Alcala L, et al. Metronidazole resistance in *Clostridium difficile* is teterogeneous. J Clin Microbiol, 2008, 46(9):3028-3032

8. 黄海辉, 吴湜, 朱德妹, 等. 临床分离艰难梭菌 188 株的耐药性研究. 中国感染与化疗杂志, 2011, 11(1):1-5

第四节 霍 乱

霍乱是由霍乱弧菌所致的肠道传染病, 起病急, 进展迅速, 可引起严重水样腹泻、脱水、酸中毒, 不及时诊治病死率高, 且能引起一定范围的暴发流行, 是《中华人民共和国传染病防治法》规定的甲类传染病。霍乱弧菌可分为古典生物型和埃尔托(Eltor)生物型; 根据菌体抗原(O 抗原)分为 155 个血清型, 其中 O1 血清群和 O139 血清群能引起霍乱的发病和流行, 是霍乱的主要病原菌。

2012 年全球 48 个国家共报告霍乱病例 245 393 例, 主要集中于非洲和亚洲, 其中死亡 3034 例, 病死率 1.2%[1]。

一、临床表现

(一) 危险因素

典型患者的吐泻物含菌量甚多, 可达 $10^7 \sim 10^9/$ ml。被污染的水和食物是主要传播途径, 故霍乱的主要危险因素为喝生水、生食海产品、喝不卫生饮料。

(二) 临床表现

一般潜伏期 1~3 天。绝大多数患者以急剧腹泻、呕吐开始。以无痛性腹泻为主, 少数患者可因腹直肌痉挛而引起腹痛, 不伴有里急后重; 粪便以米泔水样最为常见, 无粪臭, 微有鱼腥味; 腹泻次数频繁, 每天 10 余次, 每次可超过 1000ml。呕吐一般出现在腹泻后, 常为喷射性和连续性, 呕吐物先为胃内容物, 以后为清水样。由于频繁腹泻和呕吐, 大量水和电解质丧失, 患者可迅速出现脱水和微循环衰竭。若脱水得到及时纠正, 多数腹泻次数减少, 其他症状消失[2]。若病情危重, 重度脱水、休克、酸碱平衡电解质紊乱不能及时纠正, 可并发肾衰竭、急性肺水肿等。

二、实验室诊断

(一) 血液检查

一般红细胞总数和红细胞压积增高, 白细胞数可达 $(15 \sim 60) \times 10^9/L$, 分类计数中性粒细胞增多。血清钾、钠降低, 输液后甚至更为明显, 并发肾衰竭者血尿素氮升高。

(二) 细菌学检查

1. 涂片 粪便涂片革兰染色可见革兰阴性稍弯曲弧菌。采集患者新鲜粪便或呕吐物悬滴直接镜检或暗视野显微镜可见运动活泼呈穿梭状的弧菌。

2. 培养 所有疑似霍乱的患者, 粪便均应当用 pH8.4 的碱性蛋白胨水做增菌培养, 37℃培养 6~8 小时后, 若表面能形成菌膜, 则进一步做分离培养。可用庆大霉素琼脂平板或碱性琼脂平板。近年来亦可应用霍乱毒素基因的 DNA 探针, 做菌落杂交, 可迅速鉴定出产毒素 O1 群霍乱弧菌[2]。

(三) 分子生物学检查

近年来应用 PCR 技术来快速诊断霍乱。一般通过识别 PCR 产物中的霍乱弧菌毒素基因亚单位 *CtxA* 和毒素协同菌毛基因(*TcpA*)来区别霍乱弧菌和非霍乱弧菌。然后根据 *TcpA* 基因的不同 DNA 序列来区别古典生物型和埃尔托生物型。该方法 4 小时内可获得结果, 能检出每毫升碱性蛋白胨水中 10 以下霍乱弧菌[3]。

(四) 血清学检查

抗体一般起病后 5 天即可出现, 2 周达到高峰, 故起病 2 周后血清抗体滴度 1:100 以上或双份血清抗体效价增长 4 倍以上有诊断意义。

三、霍乱弧菌耐药性

1977 年以前霍乱弧菌耐药率较低,但之后主要由结合质粒介导的多重耐药菌株先后在坦桑尼亚等非洲国家和孟加拉国等亚洲国家流行。过去的二十年间,在有霍乱弧菌流行的国家,先后出现了对四环素、氨苄西林、卡那霉素、链霉素、磺胺类药物、甲氧苄啶和庆大霉素耐药的菌株[3]。目前发现的霍乱弧菌耐药机制除由结合质粒介导外,还包括外排泵、自发染色体突变和 SXT 整合子等[4]。2006—2009 年印度南部临床分离的 31 株霍乱弧菌 O1 型菌株,其中所有菌株对氨苄西林和多黏菌素 B 耐药,萘啶酸耐药率 97%,复方磺胺甲噁唑耐药率 90%,诺氟沙星和环丙沙星耐药率 32.3%,多西环素耐药率 29%,庆大霉素耐药率 10%,而氯霉素耐药率仅 3%[5]。

国内报道霍乱弧菌耐药性研究较少,2009 年杭州报道的 30 株 O1 型霍乱弧菌分离株(26 株临床株,4 株来自环境水样)对氨苄西林、妥布霉素和阿米卡星的耐药率分别为 20.8%,4.2% 和 4.2%[6]。而江苏省 1999—2005 年分离的 122 株临床 O139 群霍乱弧菌,对氯霉素、四环素、氨苄西林、复方磺胺甲噁唑、链霉素、庆大霉素、丁胺卡那霉素和诺氟沙星耐药率分别为 98.4%、94.3%、91.8%、88.5%、78.7%、77.1%、4.1% 和 1.6%[7]。

四、抗微生物治疗

霍乱的治疗包括隔离、补液、抗菌和对症治疗等。其中最重要的是补液和纠正水电解质和酸碱平衡。早期应用抗菌药物有助于缩短病程,减少腹泻次数和量以及缩短排菌时间,但一般作为补液治疗的辅助治疗[2]。首选阿奇霉素和多西环素,可选药物有环丙沙星、复方磺胺甲噁唑、呋喃唑酮等,疗程均为 3 天[8]。阿奇霉素每天 500mg;多西环素成人每天 200mg(或者 300mg 顿服),儿童每天 6mg/kg 分 2 次口服;环丙沙星成人每天 250~500mg,每天 2 次口服,也可采用静脉滴注,剂量 200mg,每天 2 次;复方磺胺甲噁唑成人每天 2 次,每次 2 片(每片含 TMP 80mg,SMZ 400mg,即 480mg/片),儿童每次 5mg/kg,每天 2 次;呋喃唑酮成人每天 4 次,每次 100mg,儿童每天 4 次,每次 1.25mg/kg[2,9]。

目前可供使用的口服霍乱疫苗有两种:Dukoral 和 Shanchol/mORCVAX 两种。前者是一种单价疫苗,由经甲醛和加热灭活的 O1 群霍乱弧菌全菌体和重组霍乱毒素制备而成;后者为二价口服霍乱疫苗,基于 O1 群和 O139 群霍乱弧菌的疫苗。在霍乱地方性流行区,应在采取其他控制措施的同时接种这两种疫苗。文献显示口服霍乱疫苗的保护作用持续时间为 2 年,因此建议初次接种后每 2 年加强 1 剂[10]。

参 考 文 献

1. Cholera,2012. Wkly Epidemiol Rec,2013,88(31):321-334
2. 陈灏珠.实用内科学.第 12 版.北京:人民卫生出版社,2005
3. Sack DA,Sack RB,Nair GB,et al. Cholera. Lancet,2004,363(9404):223-33
4. Kitaoka M,Miyata ST,Unterweger D,et al. Antibiotic resistance mechanisms of Vibrio cholera. J Med Microbiol,2011,60(4):397-407
5. Balaji K,Okonjo PA,Thenmozhi R,et al. Virulence and multidrug resistance patterns of Vibrio cholera O1 isolates from diarrheal outbreaks of South India during 2006-2009. Microb Drug Resist,2013,19(3):198-203
6. 郑伟,俞骅,汪皓秋,等.2009 年杭州市 O1 群霍乱弧菌的分子特征及耐药性.中华预防医学杂志,2011,45(10):895-899
7. 朱叶飞,顾玲,张雪峰,等.江苏省 1999-2005 年分离的霍乱弧菌耐药谱和毒力基因研究.江苏预防医学,2013,24(1):7-10
8. 汪复,张婴元.实用抗感染治疗学.第 2 版.北京:人民卫生出版社,2012
9. Bhattacharya SK. An evaluation of current cholera treatment. Expert Opin Pharmacother,2003,4(2):141-146
10. Cholera vaccines:WHO position paper. Wkly Epidem Rec,2010,85(13):117-128

第五节　幽门螺杆菌相关性胃炎

胃炎是一大类消化系统疾病,泛指胃黏膜对各种损伤的炎症反应过程。根据临床发病特点,可分为急性胃炎和慢性胃炎;根据病因不同分为幽门螺杆菌相关性胃炎、自身免疫性胃炎、应激性胃炎和特殊类型胃炎;根据病理改变分为浅表性胃炎、萎缩性胃炎等[1]。其中属于感染性疾病的主要包括:①由常见致病菌如沙门菌、嗜盐菌、致病性大肠埃希菌,或常见毒素如金黄色葡萄球菌毒素及肉毒梭菌毒素引起的部分急性胃炎(参见第一节　急性胃肠炎);②幽门螺杆菌(*Helicobacter pylori*,Hp)相关性胃炎,幽门螺杆菌感染是慢性胃炎的主要病因,90%以上的慢性胃炎有幽门螺杆菌感染,且在"Hp感染-慢性胃炎-黏膜萎缩-异型增生-胃癌"的发病模式中往往处于先导地位,故为本节叙述重点;③其他微生物引起的慢性胃炎,如细菌(非Hp)、病毒、真菌和寄生虫等,因极为少见,故不作叙述。

一、临床表现

Hp相关性胃炎和其他因素引起的慢性胃炎一样,临床表现缺乏特异性,且症状轻重与胃黏膜病理改变程度并非完全一致。大多数患者常无症状或由轻重不一的消化不良症状如中上腹隐痛、食欲减退、恶心、反酸、餐后饱胀感等。严重的萎缩性胃炎患者可有贫血、消瘦、舌炎、腹泻等[1]。若Hp参与消化性溃疡病理过程,则可表现为典型的中上腹反复发作性节律性疼痛,或以出血或穿孔等并发症为首发症状。

二、实验室诊断

慢性胃炎的诊断一般依靠胃镜下活检,胃黏膜行病理检查后明确。而Hp的诊断方法一般依据对人体有无创伤分为非侵入性和侵入性两类。非侵入性检测方法主要包括:^{13}C尿素呼气试验、粪便Hp抗原检测、血清抗体检测和快速尿Hp抗体检测等。侵入性操作主要依赖胃镜活检,包括快速尿素酶试验、组织学检查、细菌培养和Hp基因检测。

(一)非侵入性检查方法

1. ^{13}C尿素呼气试验　用^{13}C标记的尿素口服可被Hp分解产生$^{13}CO_2$,通过检测受检者呼出气体中检测出的^{13}C丰度判断Hp感染情况。^{13}C是一种较稳定的放射性核素,无放射性污染,对儿童和孕妇亦相对安全。一篇系统综述中提及尿素呼气试验(包括9个研究)的敏感度77%,特异度89%[2]。

2. 粪便Hp抗原检测　多克隆抗体酶联免疫法检测粪便Hp抗原的敏感度可达97%,特异度93%,且Hp根除后Hp抗原可从粪便中消失,故该方法被认为是监测治疗后Hp是否根治的最佳

方法[3]。

3. 血清Hp抗体检测　该方法主要用于大规模普查,亦可明确患者体内Hp毒素类别,但不能完全明确受检者当前是否有Hp活菌感染。

4. 快速尿液Hp抗体检测　用免疫层析法测定尿液中Hp抗体IgG,敏感度和特异度均在85%以上[4],但该方法目前临床使用较少。

(二)侵入性检查方法

1. 快速尿素酶试验(RUT)　Hp释放较多的尿素酶,可使试纸中的尿素快速分解产生氨气,后者使试纸变为紫红色,即为该试验阳性,胃黏膜本身或胃内其他细菌不会使试纸发生这种变化。该试验敏感度和特异度分别为79%和94%[2]。

2. 病理组织学检查　一般胃黏膜病理切片标本可见螺旋形细菌。敏感度和特异度分别为93%和85%[2],一般通过多点活检能提高诊断准确性。

3. 细菌培养　微需氧环境适宜生长,5%~7%O_2、5%~10%CO_2,最适宜温度36~37℃。在加入兔或羊血的牛心脑浸液布氏琼脂、哥伦比亚琼脂等平板上分离阳性率较高,但生长缓慢,一般需5~7天,可出现典型细小针尖状半透明不溶血菌落[5]。

4. Hp基因检测　一般采用PCR方法,是Hp检测最灵敏的技术,且对原材料要求低。但已被抗菌药物灭活的Hp仍有DNA残留于胃内而被扩增出来,造成假阳性结果,故一般不宜作为常规诊断手段。

三、幽门螺杆菌耐药性

幽门螺杆菌对多黏菌素、磺胺类、甲氧苄胺嘧啶和萘啶酸天然耐药。德国最近的一项前瞻性研究(2001—2012年),在接受治疗前分离的Hp菌株(902株)对甲硝唑、克拉霉素、环丙沙星/左氧氟沙星、四环素和阿莫西林的耐药率分别为29.4%、6.7%、14.0%、0.5%和0%。用药后菌株(621株)对前三类药物耐药性显著上升。且按分离年份统计,菌株对甲硝唑和克拉霉素的耐药率呈上升趋势,但对环丙沙星/左氧氟沙星耐药率自2007年后有所下降[6]。日本的研究也显示2002—2005年幽门螺杆菌对克拉霉素耐药率从19%上升至28%;韩国的研究结果相似[7]。国内近10年的研究较少,北京2000—2009年的数据,克拉霉素耐药率从15%上升至65%,甲硝唑耐药率从39%上升至79%[8]。但2011年承德地区报道的78株幽门螺杆菌药敏检测结果显示,菌株对阿莫西林和阿莫西林/克拉维酸敏感率保持100%;对克

拉霉素和罗红霉素敏感率分别为 97% 和 96%，剩余菌株为中度敏感菌株；对头孢他啶、阿米卡星、环丙沙星、左氧氟沙星、呋喃唑酮和甲硝唑的耐药率分别为 6%、6%、22%、56%、23% 和 45%[9]。

四、抗微生物治疗

以下情况伴有 Hp 阳性必须进行根除 Hp 的治疗：消化性溃疡、早期胃癌术后、胃 MALT 淋巴瘤、慢性胃炎伴胃黏膜萎缩、糜烂等。若计划长期使用 NSAID、有胃癌家族史、不明原因缺铁性贫血、特发性血小板减少性紫癜或其他 Hp 相关性胃病（如淋巴细胞性胃炎、胃增生性息肉等）推荐根治 Hp[10]。

一般在克拉霉素耐药率低的地区，可选择不包括铋剂的三联治疗方案；而在克拉霉素高耐药地区，则选择四联疗法。若有幽门螺杆菌菌株药敏结果，则推荐据此制订个体化给药方案，在根治 Hp 治疗前至少两周不得使用对 Hp 有抑制作用的药物，如 PPI、H2 受体拮抗剂（H2RA）和铋剂等，以免影响疗效。常用的一线三联治疗方案有：标准剂量 PPI+克拉霉素 0.5g+阿莫西林 1.0g；标准剂量 PPI+克拉霉素 0.5g/阿莫西林 1.0g+甲硝唑 0.4g/呋喃唑酮 0.1g。常用四联方案在三联方案基础上加用标准剂量铋剂。以上方案均每天两次，服用方法 PPI 早晚餐前服用，抗菌药物餐后服用，疗程一般推荐 7～14 天[11-12]。

（王明贵　秦晓华）

参 考 文 献

1. 陈灏珠.实用内科学.第 12 版.北京：人民卫生出版社，2005.

2. Tian XY, Zhu H, Zhao J, et al. Diagnostic performance of urea breath test, rapid urea test, and histology for *Helicobacter pylori* infection in patients with partial gastrectomy：a meta-analysis. J Clin Gastroenterol, 2012, 46(4)：285-292

3. Shimoyama T. Stool antigen tests for the management of *Helicobacter pylori* infection. World J Gastroenterol. 2013, 19(45)：8188-8191

4. Adachi K, Kawamura A, Ono M, et al. Comparative evaluation of urine-based and other minimally invasive methods for the diagnosis of *Helicobacter pylori* infection. J Gastroenterol, 2002, 37(9)：703-708

5. 周庭银.临床微生物学诊断与图解.第 3 版.上海：上海科学技术出版社，2012

6. Wuppenhorst N, Draeger S, Stuger HP, et al. Prospective multicentre study on antimicrobial resistance of *Helicobacter pylori* in Germany. J Antimicrob Chemother, 2014, 69(11)：3127-3133

7. Heo J, Jeon SW. Optimal treatment strategy for *Helicobacter pylori*：Era of antibiotic resistance. World J Gastroenterol, 2014, 20(19)：5654-5659

8. Gao W, Cheng H, Hu F, et al. The evolution of *Helicobacter pylori* antibiotics resistance over 10 years in Beijing, China. Helicobacter, 2010, 15：460-466

9. 李建辉, 张延方, 冯军, 等.承德地区 78 株幽门螺杆菌耐药性分析.抗感染药学, 2011, 8(2)：117-121

10. 吕农华.规范慢性胃炎的诊断与治疗.中华消化杂志, 2005, 25(2)：65-68

11. Cui R, Zhou L. *Helicobacter pylori* infection：an overview in 2013, focus on therapy. Chin Med J, 2014, 127(3)：568-573

12. Chey WD, Wong BC. American college of gastroenterology guideline on the management of *Helicobacter pylori* infection. Am J Gastroenterol, 2007, 102(8)：1808-1825

第八章

腹腔感染

第一节　腹　膜　炎

腹膜炎可由细菌、真菌、化学、物理损伤等因素引起,按病因可分为感染性和非感染性,按临床经过可分为急性、亚急性和慢性。本节所讨论腹膜炎主要指由微生物侵入宿主腹膜腔,造成明显损害而引起的急性感染性疾病,即主要讨论急性化脓性腹膜炎。

根据病原菌来源可分为原发性腹膜炎和继发性腹膜炎。原发性腹膜炎(自发性腹膜炎,primary peritonitis)是指腹腔内没有原发病灶,病原微生物来自腹腔以外的部位,通过血行播散,女性生殖系统上行扩散、腹膜外脏器和组织感染的直接扩散或肠腔内细菌透壁性扩散等。继发性腹膜炎(secondary peritonitis)则是指病原微生物来自腹腔内,多为急性腹腔内脏器的坏死、破裂、穿孔或炎性病变的直接扩散而引起腹膜腔的感染[1]。继发性腹膜炎治疗失败后的复发性腹膜炎或持续性腹膜炎,即第三型腹膜炎(tertiary peritonitis)[2]。临床上最常见的腹膜炎为继发性腹膜炎,腹腔内器官穿孔、内脏破裂、手术污染或吻合口漏等是其最常见的原因,病情多危重复杂,如果诊断不及时,有可能导致短时间内大量细菌与毒素入血,引起急性全身炎症反应综合征(systemic inflammatory response syndrome,SIRS),甚至继发多器官功能衰竭(MOF)而危及生命。

一、临床诊断

急性腹膜炎的临床诊断一般根据典型病史、临床症状和体征[1]。

(一)临床症状

1. 腹痛　是最主要的临床表现,疼痛一般呈持续性,难以忍受。

2. 恶心呕吐　腹膜受刺激后引起反射性恶心呕吐,以胃内容为主,而继发于麻痹性肠梗阻时可见胆汁甚至粪质。

3. 体温增高,脉搏加快,若患者脉搏增快体温反而下降则是病情恶化的征象之一。

4. 感染中毒症状　随病情发展可出现面色苍白、眼窝凹陷、皮肤干燥、四肢发凉、呼吸急促、脉细微弱、血压下降、神志不清等感染性休克表现。

(二)腹部体征

明显腹胀,腹式呼吸减弱或消失。腹部压痛、反跳痛和腹肌紧张是腹膜炎的标志性体征。腹部叩诊时胃肠胀气呈鼓音。胃十二指肠穿孔时膈下有游离气体,使肝浊音界缩小或消失。腹腔内积液较多时可叩出移动性浊音。听诊时肠鸣音减弱甚至完全消失。

(三)影像学表现

1. 腹部立位平片　胃肠道穿孔当腹腔内游离气体大于50ml时,可见膈下游离气体,但阳性率仅有80%左右,易漏诊;小肠普遍胀气,有多个小液平面,为肠麻痹征象。

2. B超　可显示腹腔内有不等量的液体。

3. 腹部CT　CT的腹膜炎相关表现都有相应的病理基础。腹膜炎的基本病理变化是充血、水肿、渗出及后期纤维化,相应CT扫描表现为壁腹膜增厚;腹腔积液是腹膜炎的一个常见表现,CT可清晰显示腹腔积液的分布区域及积液的量。

二、实验室诊断

（一）血常规

急性腹膜炎一般都有周围血白细胞计数升高并中性粒细胞比例增加，但在严重感染病例，白细胞计数反而可能下降。红细胞计数、血红蛋白定量和红细胞压积下降提示有出血。

（二）腹腔穿刺

1. 腹腔穿刺适应证　主要包括：

（1）腹水原因不明，或怀疑有腹腔内脏器出血。

（2）大量腹水引起难以忍受的呼吸困难及腹胀。

（3）需腹腔内注射药物或腹水浓缩后再输入等。

2. 一般根据穿刺液外观和常规生化结果可鉴别漏出液和渗出液，鉴别要点如表 8-1-1 所示。

3. 穿刺液可进行显微镜检、革兰染色涂片、抗酸染色涂片、细菌培养药敏和其他相关实验室检查如生化检验，有助于病原菌的诊断。

4. 腹腔穿刺液送细菌培养时要注意：需同时送需氧和厌氧培养，送检标本量均应大于 0.5ml，不可用拭子运送微生物学检查标本，且在运送厌氧标本时要求厌氧运输环境[2]，有真菌感染可能者，同时送真菌培养。

表 8-1-1　漏出液和渗出液鉴别要点

鉴别要点	漏出液	渗出液
原因	非炎症所致	炎症、肿瘤、化学或物理性刺激
外观	淡黄色，浆液性	不定，可为血性、脓性、乳糜性等
透明度	透明或微混浊	多混浊
比重	低于 1.018	高于 1.018
凝固	不自凝	能自凝
黏蛋白定性	阴性	阳性
蛋白定量	<25g/L	>30g/L
葡萄糖定量	与血糖相近	常低于血糖水平
细胞计数	常<100×10⁶/L	常>500×10⁶/L
细胞分类	以淋巴细胞、间皮细胞为主	根据不同病因分别以中性粒细胞或淋巴细胞为主，可找到病原菌
细菌学检测	阴性	可找到病原菌
积液/血清总蛋白	<0.5	>0.5
积液/血清 LDH 比值	<0.6	>0.6
LDH	<200U	>200U

（三）诊断性腹腔灌洗

腹腔穿刺阴性，但仍不能确定诊断时可作此项检查。经脐下小切口或直接用套管针穿刺，将多孔导管插入腹腔 20～30cm，注入 1000ml 生理盐水。根据回收液性状和检验结果诊断准确率超过 90%。白细胞计数是最重要的诊断指标，其达到 $0.2×10^9/L$，诊断急性腹膜炎的概率大于 90%[3]。

（四）微生物学诊断

腹膜炎微生物学诊断，主要指腹腔穿刺液或引流液病原菌革兰染色涂片和培养。操作中应注意：

1. 标本必须为临床医师严格无菌操作采取，并应用带盖的无菌容器在室温下立即转运送检，有条件的医院应加用无菌厌氧袋或厌氧箱做厌氧标本的转运。

2. 标本 3000r/min 离心 10 分钟，弃上清，取 1ml 沉淀，混匀后涂片进行革兰染色和抗酸染色，直接镜检观察是否存在普通细菌、抗酸染色阳性细菌、真菌等。

3. 送培养的标本在接种前应 1500r/min 离心 15 分钟或做增菌培养[4]。

4. 应接种血琼脂、中国蓝/麦康凯琼脂及巧克力琼脂平板，巧克力琼脂应温育于 CO_2 环境中，结核分枝杆菌培养应接种专用培养基。

5. 平板上优势生长病原菌，进行传统生化反应鉴定,或者应用微生物自动鉴定系统进行鉴定。

(五) 药敏试验

仅对培养基上生长的有临床意义的病原菌做药敏试验。

1. 药敏试验所测试抗菌药种类均应根据细菌对抗菌药的敏感性及临床可能选用的药物而确定的,药敏试验具体方法和标准操作流程应遵照临床实验室标准化研究所(CLSI)文件进行,CLSI对各种细菌的药敏试验中宜测试的药物品种进行了推荐,并详述了对照菌株和结果判读标准。

2. 根据药敏结果和所在医院菌株耐药性情况,酌情加做特殊耐药表型检测,如产超广谱 β-内酰胺酶(ESBLs)肠杆菌科细菌、甲氧西林耐药金黄色葡萄球菌和万古霉素耐药肠球菌等。

3. 及时将微生物学检验结果反馈临床,特别是耐药菌信息,及时指导临床调整用药[5]。

(六) 其他

近年来对于腹膜炎、腹腔感染早期实验诊断方面有些新的进展[6]。

1. 血浆 D-乳酸测定　正常人体内乳酸量很少,在腹腔感染环境下,肠源性内毒素、细菌和缺氧的共同作用,使次级炎性介质如各种细胞因子和各种氧类释放而导致肠道黏膜通透性升高,肠道中细菌产生的大量乳酸通过受损黏膜入血,故监测血乳酸水平可及时反映肠黏膜损害程度和通透性变化。

2. 血浆二胺氧化酶(diamine oxidase,DAO)活性测定　外周血中 DAO 活性能反映小肠黏膜的完整度及其修复程度。肠道膜细胞受损、坏死后该酶释放入血或随坏死脱落的肠道膜细胞进入肠腔内,导致血浆和肠腔 DAO 活性增高。

3. 尿和血清溶菌酶(lysozyme,LZM)活性测定　当机体发生严重感染,血清溶菌酶明显升高,超过近端肾小管再吸收能力时,尿溶菌酶含量才会出现异常。一旦尿溶菌酶出现阳性,提示机体发生严重感染。实验室诊断研究表明,尿或血清的溶菌酶活性对诊断腹腔感染有很高的特异性。

4. 放射性核素标记　以 $^{99}Tc^m$-六甲基丙二胺肟(HMPAO)标记白细胞应用最多。$^{99}Tc^m$-HMPAO 为脂溶性物质,可自由进入白细胞内而变为水溶性物质,滞于胞质中,白细胞向炎症灶聚集,γ 显像可显示 $^{99}Tc^m$-HMPAO 白细胞的体内分布情况。有研究报道腹腔感染患者注射 $^{99}Tc^m$-HMPAO 半小时后能够探测到体内感染病灶。

三、常见病原微生物及其耐药性现状

腹膜炎主要多由胃肠道内源性细菌感染所致。空腹时正常胃液含细菌 $10^3 CFU/ml$,绝大多数为兼性或微需氧革兰阳性菌,如乳杆菌属、链球菌属和念珠菌属。小肠上部细菌稀少,结肠中主要为粪质,细菌含量较多,为 $10^{11} CFU/ml$,主要为专性厌氧菌如脆弱拟杆菌和双歧杆菌,兼性需氧菌主要为大肠埃希菌,两者之比为 $10^3 \sim 10^4:1$,其他肠道菌群有草绿色链球菌、肠球菌属、真杆菌属、克雷伯菌属、变形菌属、肠杆菌属和产气荚膜梭菌等。由上消化道疾病(胃、十二指肠、胰腺和肝胆)引起者病原菌以需氧菌为多见,常见者多为大肠埃希菌等革兰阴性杆菌、肠球菌属、链球菌属和葡萄球菌属等。下消化道疾病(结肠、直肠病变)所致者则为厌氧菌多见。肠道内菌群相对稳定,但抗菌药物治疗后可显著改变[7]。

2009 年国内的一项多中心研究结果显示腹膜炎病原菌中革兰阴性菌占 71.7%,革兰阳性菌占 23.3%。病原菌中分离率位于前 5 位的分别为大肠埃希菌(38.8%)、肺炎克雷伯菌(10.2%)、铜绿假单胞菌(9.2%)、屎肠球菌(8.2%)和金黄色葡萄球菌(4.4%)[8]。

作为腹膜炎最主要的病原菌,肠杆菌科细菌的耐药率近年来显著上升。在上述国内腹腔感染病原菌流行病学多中心临床研究中,大肠埃希菌产 ESBLs 比例达 61.1%,而肺炎克雷伯杆菌产 ESBLs 菌株占 32%。90%以上的产 ESBLs 大肠埃希菌和肺炎克雷伯杆菌,对亚胺培南、美罗培南、替加环素和哌拉西林-他唑巴坦敏感;而不产 ESBLs 的大肠埃希菌和肺炎克雷伯菌,除头孢西丁外,对大多数常用 β-内酰胺类药物的敏感率均大于 90%。大肠埃希菌对氟喹诺酮类药物的敏感性较低,尤其是产 ESBL 的大肠埃希菌,对氟喹诺酮类的耐药率可达 60%以上。铜绿假单胞菌亦为腹膜炎较为常见病原菌,近期多重耐药铜绿假单胞菌(multi-drug resistant *Pseudomonas aeruginosa*,MDRP)也受到广泛关注,腹腔分离的铜绿假单胞菌 MDRP 比例达 15%左右,总体对多黏菌素 B、阿米卡星和哌拉西林-他唑巴坦的敏感率维持在 75%以上[8]。

肠球菌和金黄色葡萄球菌是腹膜炎常见革兰阳性球菌。腹膜炎患者分离的金黄色葡萄球菌中 MRSA 的发生率近 70%,对替加环素、万古霉素、替考拉宁、利奈唑胺等均敏感。而屎肠球菌庆大霉素耐药菌株的比例亦超过70%。

由于厌氧菌培养困难,目前很少有关于腹膜炎厌氧菌药敏结果的研究报道。

随着腹膜透析技术的不断发展,腹膜透析相关性腹膜炎(dialysis-associated peritonitis, DAP)的发生率有所下降,但仍是腹膜透析的严重并发症之一。根据近期的文献显示,引起DAP的病原菌中,革兰阳性菌占40%~54%,革兰阴性菌15.5%~32%,真菌<8%,分枝杆菌<1%,混合病原菌感染1.5%~11%,培养阴性7%~30%。与以往相比,凝固酶阴性葡萄球菌和金黄色葡萄球菌感染有显著性减少,混合病原菌感染和培养阴性腹膜炎有增加趋势。病原菌敏感性方面,凝固酶阴性葡萄球菌对环丙沙星敏感性显著下降;金黄色葡萄球菌中MRSA比例接近20%;肠杆菌科细菌敏感性没有显著变化,非发酵菌对头孢他啶和头孢吡肟敏感性显著下降,铜绿假单胞菌对亚胺培南的敏感性也显著下降[9]。

四、抗微生物治疗

早期应用抗菌药物可控制血流感染和早期迁徙性病灶,减少化脓性并发症,并预防感染的传播扩散。对于某些有脓肿形成等外科情况者,单用抗菌药物而不予以引流则很难治愈。

留取相关的检验标本(血液或腹腔穿刺引流液)后,须立即予以抗菌治疗。应根据最可能的厌氧菌和兼性需氧菌选用疗效可靠、毒性最低的抗菌药物。之后可根据病原菌和药敏结果调整治疗方案[7]。

根据2010年IDSA腹腔感染治疗指南,对于社区获得的腹腔感染,轻中度感染单药可选头孢西丁、莫西沙星、替卡西林/克拉维酸、替加环素或厄他培南,联合用药可选头孢菌素为基础的头孢唑林、头孢呋辛、头孢曲松或头孢噻肟+甲硝唑,或氟喹诺酮类为基础的环丙沙星或左氧氟沙星+甲硝唑;重度感染单药可选哌拉西林/他唑巴坦,亚胺培南/西司他丁、美罗培南或多利培南,联合用药选择头孢他啶或头孢吡肟+甲硝唑或环丙沙星或左氧氟沙星联合甲硝唑。氨基糖苷类药物抗菌谱相对较窄,耳毒性和肾毒性相对突出,故该指南不推荐将该类药物作为社区获得性腹膜炎的常规用药,而作为β-内酰胺类药物过敏的替代用药。对于择期或急诊手术后发生的

院内获得性腹膜炎,需根据所在医院病原菌药物敏感情况选择抗菌药物,需要包含广谱抗革兰阴性需氧和兼性菌的药物组成联合治疗方案(如哌拉西林/他唑巴坦,亚胺培南/西司他丁、美罗培南或多利培南单药,或头孢他啶、头孢吡肟分别联合甲硝唑,或联合氨基糖苷类或黏菌素等)[10]。当存在以下情况时需考虑覆盖产超广谱β-内酰胺酶(ESBLs)的革兰阴性杆菌:近3个月内有抗感染药物使用史,住院天数已大于5天,所处社区或医院的病原菌耐药率高,或存在免疫抑制的情况[11]。

对于腹膜炎患者,一般不常规给予抗念珠菌治疗,仅在患者近期接受免疫抑制治疗,或为术后腹膜炎,或复发性腹腔内感染,且确认念珠菌为致病菌时给予抗真菌治疗,首选氟康唑,对于氟康唑耐药的念珠菌,可选用两性霉素B、卡泊芬净或伏立康唑[2]。

抗菌药物的疗程依据感染的严重程度、临床反应和外周血白细胞计数而定,通常5~7天。患者符合下列条件可由静脉给药改为口服:症状体征显著改善、连续两次体温正常(间隔8小时)、白细胞计数下降、胃肠道功能适宜于口服。可根据病原菌和药敏结果选用窄谱抗菌药物,如未分离出病原菌,则口服药的抗菌谱应与所有静脉制剂相同[7]。

对腹膜透析相关性腹膜炎的经验性用药,需在留取透析液标本进行微生物学检验后尽早进行,一般需同时覆盖革兰阳性菌和阴性菌,推荐按照所在透析中心的病原菌药敏情况选择药物。抗革兰阳性菌的药物可选择头孢菌素类,若患者有MRSA定植或感染史,或对青霉素和头孢菌素过敏,或所在透析中心MRSA分离率高,则考虑用万古霉素。抗革兰阴性菌的药物可选择三、四代头孢菌素(头孢他啶、头孢吡肟)或氨基糖苷类或碳青霉烯类,若对头孢菌素过敏,可选择氨曲南。一旦获得病原菌药敏结果,则需对以上经验性用药方案进行相应调整。给药方式可选择随腹膜透析液腹腔内给药,每天抗菌药物在腹腔内保持6小时以上。当发生以下情况时需考虑拔除腹膜透析置管:合理的抗菌药物使用5天后感染不能控制、腹膜炎复发(recurrent,一次腹膜炎彻底治愈后4周内再次发生不同病原菌引起的腹膜炎)或再燃(relapsing,一次腹膜炎彻底治愈后4周内再次发生同一病原菌引起的腹膜炎)或重复感染(repeat,一次腹膜炎彻底治愈4周后再次发生同一病原菌引起的腹膜炎)、真菌性腹膜炎、结核性腹膜炎、多种肠道细菌混合感染[12,13]。

参考文献

1. 陈孝平,石应康,段德生,等.外科学.北京:人民卫生出版社,2002

2. Solomkin JS, Mazuski JE, Baron EJ, *et al.* Guidelines for the selection of anti-infective agents for complicated intra-abdominal infections. Clin Infect Dis, 2003, 37（8）:997-1005

3. 王培戈,彭新刚.急性腹膜炎的早期诊治.中华胃肠外科杂志,2011,14(7):561-563

4. 周惠平,王金良,周贵民.临床微生物学标本采取和处理的规范化要求.中华检验医学,2000,23(5):312-314

5. Baron EJ, Miller JM, Weinstein MP, et al. A guide to utilization of the microbiology laboratory for diagnosis of infectious diseases: 2013 recommendations by the Infectious Diseases Society of America(IDSA)and the American Society for Microbiology（ASM）. Clin Infect Dis, 2013, 57（4）:e22-e121

6. 黄美泰,韩景龙,曾俊杰.腹腔感染的早期实验诊断进展.中华普通外科学文献(电子版),2010,4(2):158-160

7. 戴自英,汪复,张婴元,等.实用抗感染治疗学.第2版.北京:人民卫生出版社,2004

8. 杨启文,王辉,徐英春,等.腹腔感染细菌流行病学调查.中华普通外科学文献(电子版),2009,3(5):427-433

9. 杨旭,宁永忠,张婕.腹膜透析相关性腹膜炎的微生物学.中国药物与临床,2013,13(5):630-633

10. Solomkin JS, Mazuski JE, Bradley JS, et al. Diagnosis and management of complicated intra-abdominal infection in adults and children: guidelines by the Surgical Infection Society and the Infectious Diseases Society of America. Clin Infect Dis,2010,50(2):133-164

11. Peleg AY, Hooper DC. Hospital-acquired infections due to gram-negative bacteria. N Engl J Med, 2010, 362（19）:1809-1813

12. Li PK, Szeto CC, Piraino B, et al. Peritoneal dialysis-related infections recommendations: 2010 update. Perit Dial Int, 2010,30(4):393-423

13. 陈文彬,潘祥林.诊断学.第7版.北京:人民卫生出版社,2010

第二节　胆　道　感　染

胆道感染属于外科常见感染性疾病,按发病部位可分为胆囊炎和胆管炎两类。本节主要讨论急性胆囊炎(acute cholecystitis)和急性胆管炎(acute cholangitis)。急性胆囊炎为常见急腹症,女性居多。急性胆管炎系指胆管不同程度的梗阻合并不同程度的感染而表现出的临床综合征。急性梗阻性化脓性胆管炎(acute obstructive suppurative cholangitis, AOSC)是胆道感染疾病中的严重类型,是因急性胆管梗阻并继发化脓性感染所致。胆道感染多数存在梗阻因素,最常见为结石,其他原因如胆道蛔虫、胆道良性狭窄、吻合口狭窄或肿瘤等,胆道梗阻后肠道细菌逆行进入胆管,造成感染。梗阻越完全,管腔内压越高,病情越重;胆管内压高达 $30cmH_2O$ 时,胆汁中的细菌和毒素可逆行进入肝窦,产生严重的脓毒症,发生感染性休克。

根据流行病学调查,全球 5%~15% 的人群存在胆道系统结石,其中每年有 1%~3% 的患者因为胆道系统结石而引起急性胆囊炎或急性胆管炎等胆道系统感染。我国胆道系统结石患者约占同期总住院人数的 11.5%[1]。

一、临床诊断

(一)临床症状

急性胆囊炎患者多数有胆囊结石病史,进脂肪餐后或夜间出现右上腹部剧烈绞痛或胀痛,疼痛常放射至右肩部,伴恶心、呕吐,合并化脓感染时可伴有 40℃ 以上高热,黄疸少见,或呈轻度黄疸,重度黄疸见于结石嵌顿于胆囊管或胆总管等引起胆道梗阻等情况。

急性胆管炎大多数患者有反复发作的胆道病史。部分患者可能有手术史。根据患者胆管梗阻的水平不同,梗阻的程度及胆道感染程度的不同,其临床表现不完全相同。肝胆管炎若在左右肝管汇合部以上梗阻合并感染,则腹痛轻微,一般无黄疸,以高热寒战为主要临床表现。腹部体征主要表现为肝大,无明显腹部压痛及腹膜炎体征;一侧肝管梗阻可出现不对称性肝大、患侧肝区叩痛和压痛。肝外胆管梗阻合并感染,临床主要表现为上腹部剧烈疼痛、寒战高热和黄疸,即典型 Charcot 三联症,是急性胆管炎的基本表现和早期症状。但胆管梗阻和感染进一步加重时,其临床表现将继续发展,出现低血压和神志改变,与之前三项统称为 Reynolds 五联症。急性梗阻性化脓性胆管炎起病急骤,发展迅猛,剑突下或右上腹剧痛或绞痛,继而寒战、高热、恶心、呕吐、黄疸,有时没等出现巩膜、皮肤黄疸时,就出现血压下降、脉快、神志淡漠、嗜睡、昏迷等症状。如未予及时有效的治疗,病情继续恶化,将发生急性呼吸衰竭和急性肾衰竭,严重者可在短期内死亡。

(二)腹部体征

急性胆囊炎早期可有右上腹压痛或叩痛。胆囊化脓坏疽时可扪及肿大的胆囊,压痛明显,范围增大,可出现反跳痛和肌紧张。Murphy 征阳性是急性胆囊炎典型体征。急性胆管炎一般患者体温高达40℃以上,脉率 120~140bpm,血压降低,呼吸浅快,黄疸,剑突下压痛和肌紧张,肝区叩痛,有时可扪及肝脏和胆囊肿大。

(三)影像学表现

超声检查为胆道感染首选诊断方法:急性胆囊炎时可显示胆囊增大、囊壁增厚、胆囊周围有渗出液,并可探及胆囊内结石影像;急性胆管炎时可发现肝内、外胆管不同程度扩张,胆总管或肝内胆管结石,胆管壁增厚,胆囊增大等。

急性胆囊炎 CT 检查诊断依据为:胆囊周围液体聚集、胆囊增大、胆囊壁增厚、胆囊周围脂肪组织出现条索状高密度区。CT 或 MR 等影像学检查通常难以直接确诊胆管的急性细菌性炎症,而是通过胆管扩张证明存在胆道梗阻和(或)发现其他病因学证据(肿瘤、胆囊结石、寄生虫等)来间接支持急性胆管炎的诊断[2]。

二、实验室诊断

急性胆囊炎若出现血白细胞明显增高提示胆囊化脓或坏疽,血清转氨酶和血清总胆红素可能有升高。急性胆管炎时血白细胞和中性粒细胞均明显增高,尿胆红素阳性,血胆红素升高,尤其是直接胆红素升高,碱性磷酸酶升高,血清转氨酶升高,多数患者出现代谢性酸中毒。重度感染时可出现肾功能和凝血功能异常。

寒战时做血培养,多有细菌生长。对于急性胆囊炎和急性胆管炎病情危重需要手术切除胆囊、解除梗阻时,应术中抽取胆汁做细菌培养(需氧+厌氧)和药物敏感性试验,对术后抗菌药物的选择有指导意义。

根据上述临床表现和实验室检查急性胆囊炎和急性胆管炎均可分为轻、中、重三度[1](表 8-2-1)。

表 8-2-1 急性胆囊炎和急性胆管炎严重程度

	急性胆囊炎	急性胆管炎
轻度	胆囊炎症较轻,未达到中重度评估标准	支持治疗和抗菌治疗有效
中度	1. 白细胞>18×10⁹/L 2. 右上腹可触及包块 3. 发病持续时间>72h 4. 局部炎症严重:坏疽性胆囊炎,胆囊周围脓肿,胆源性腹膜炎,肝脓肿	支持治疗和抗菌治疗无效,但不合并 MODS
重度	1. 低血压,需要维持性使用多巴胺>5μg/(kg·min) 2. 意识障碍 3. 氧合指数<300mmHg 4. 凝血酶原时间国际标准化比值>1.5 5. 少尿(尿量<17ml/h),血肌酐>20mg/L 6. 血小板<10×10⁹/L	1. 低血压,需要维持性使用多巴胺>5μg/(kg·min) 2. 意识障碍 3. 氧合指数<300mmHg 4. 凝血酶原时间国际标准化比值>1.5 5. 少尿(尿量<17ml/h),血肌酐>20mg/L 6. 血小板<10×10⁹/L

三、常见病原微生物及其耐药性现状

急性胆囊炎和急性胆管炎,胆道检出的病原菌通常为肠道革兰阴性杆菌,例如大肠埃希菌、克雷伯菌属、肠杆菌属、变形菌属,革兰阳性菌中最常见为肠球菌属。此外,亦常分离到拟杆菌属、梭菌属及梭杆菌属等厌氧菌,以拟杆菌属多见,占 80%~90%,尤以脆弱拟杆菌为主。通常为需氧菌与厌氧菌混合感染。

2011 年国家卫生和计划生育委员会(原卫生部)全国细菌耐药监测网的数据显示,2011 年度从全国 149 所医院胆道感染患者胆汁分离的病原菌共 8265 株,其中革兰阴性杆菌 5822 株,占 70.4%,革兰阳性球菌 2443 株,占 29.6%。最常见的革兰阴性杆菌为大肠埃希菌(25.3%)、肺炎克雷伯菌(11.4%)和铜绿假单胞菌(9.4%);最常见的革兰阳性球菌是粪肠球菌(8.6%)和屎肠球菌(7.2%)。大肠埃希菌和肺炎克雷伯菌对头孢噻肟耐药率分别为 67.7% 及 58.7%,对头孢吡肟的耐药率分别为 28.9% 及 24.8%。大肠埃希菌对左氧氟沙星耐药率为 56.3%,对碳青霉烯类的耐药率小于 2%。肺炎克雷伯菌对亚胺培南和美罗培南的耐药率为 6.1%~7.7%。铜绿假单胞菌和鲍曼不动杆菌对亚胺培南耐药率分别为 39.2%、79.4%。屎肠球菌和粪肠球菌对万古霉素的耐药率分别为 2.0%、1.5%[3]。

近期其他国家胆道病原菌分布情况的报道与我国基本相仿,胆道感染病原菌中,大肠埃希菌占 31%~44%,克雷伯菌属占 9%~20%,假单胞菌属 0.5%~19%,肠杆菌属 5%~9%,肠球菌属 3%~34%,链球菌属 2%~10%,金黄色葡萄球菌属 0~3.6%,厌氧菌 4%~20%[4-5]。

四、抗微生物治疗

急性化脓性梗阻性胆管炎为严重感染,常并发血流感染和休克,必须尽早给予抗菌药物治疗。急性胆囊炎重症或老年患者和有感染并发症者如急性胆囊蜂窝织炎、胆囊穿孔伴腹膜炎、胆囊周围脓肿或胆管炎等,经验治疗选用哌拉西林联合甲硝唑、或氨苄西林联合庆大霉素和甲硝唑、或亚胺培南或美罗培南或哌拉西林/他唑巴坦或氨苄西林/舒巴坦。亦可选用注射用第三代头孢菌素联合甲硝唑或克林霉素、氨曲南联合克林霉素。获知培养及药敏结果后调整用药方案。

围术期应用抗菌药物可预防术后感染并发症。围术期应用抗菌药物适用于老年人、有黄疸史或手术时黄疸、胆结石阻塞胆管、寒战及发热或有胆道手术史者。头孢菌素为合理选择,亦可选用氨苄西林/舒巴坦。气肿性胆囊炎、穿孔伴腹膜炎及疑为胆囊周围脓肿的患者需立即手术。在胆道阻塞时单用抗菌药物不能杀灭细菌,应及早手术解除胆管梗阻[6]。

根据 2013 年东京指南,急性胆囊炎和胆管炎的具体推荐抗微生物治疗药物和疗程[7]如表 8-2-2 和表 8-2-3 所示。该指南中提到,若所在社区产 ESBL 大肠埃希菌或肺炎克雷伯菌的比例高于 10%~20%,则经验治疗需常规覆盖该耐药菌,可选用碳青霉烯类、哌拉西林/他唑巴坦、替加环素或阿米卡星。社区获得的重度急性胆囊炎和胆管炎,经验治疗需常规覆盖假单胞菌,有时还需覆盖肠球菌。社区获得的粪肠球菌的常规治疗可选用氨苄西林,但屎肠球菌则需应用万古霉素作为首选治疗药物。对于万古霉素耐药肠球菌,则应选择利奈唑胺或达托霉素。由于厌氧菌分离率低,若存在胆-肠吻合的情况,则推荐覆盖脆弱拟杆菌等厌氧菌。医院获得的急性胆囊炎亦需常规覆盖假单胞菌、产 ESBL 革兰阴性菌。当引起胆道感染的病因得到控制了,抗感染治疗疗程一般至术后 4~7 天,若有残留结石或胆管梗阻,抗菌治疗需持续至解剖结构问题解除。

表 8-2-2 急性胆道感染的抗微生物治疗方案

严重程度	社区获得性胆道感染			医院获得性胆道感染
	轻度	中度	重度	
抗微生物药物	胆管炎	胆囊炎	胆囊炎和胆管炎	胆囊炎和胆管炎	胆囊炎和胆管炎
青霉素类为基础	氨苄西林/舒巴坦(需与氨基糖苷类联合)	氨苄西林/舒巴坦(需与氨基糖苷类联合)	哌拉西林/他唑巴坦	哌拉西林/他唑巴坦	哌拉西林/他唑巴坦
头孢菌素为基础	头孢曲松或头孢噻肟±甲硝唑 头孢哌酮/舒巴坦	头孢曲松或头孢噻肟±甲硝唑 头孢哌酮/舒巴坦	头孢曲松或头孢噻肟±甲硝唑 头孢哌酮/舒巴坦	头孢吡肟或头孢他啶±甲硝唑	头孢吡肟或头孢他啶±甲硝唑

严重程度	社区获得性胆道感染			医院获得性胆道感染
	轻度	中度	重度	
碳青霉烯类为基础	厄他培南	厄他培南	亚胺培南/西司他丁、美罗培南、多利培南、厄他培南	亚胺培南/西司他丁、美罗培南、多利培南、厄他培南
单酰胺类为基础	–	–	氨曲南±甲硝唑	氨曲南±甲硝唑
氟喹诺酮类为基础	环丙沙星、或左氧氟沙星、或帕珠沙星±甲硝唑 莫西沙星	环丙沙星、或左氧氟沙星、或帕珠沙星±甲硝唑 莫西沙星	环丙沙星、或左氧氟沙星、或帕珠沙星±甲硝唑 莫西沙星	–

表 8-2-3　抗微生物治疗推荐疗程

严重程度	社区获得性胆道感染			医院获得性胆道感染
	轻度	中度	重度	
诊断	胆囊炎	胆管炎	胆囊炎和胆管炎	胆囊炎和胆管炎
治疗疗程	胆囊切除术后 24h	一旦感染得到控制,推荐疗程为 4~7 天 若存在革兰阳性菌如肠球菌、链球菌引起的菌血症,最短疗程为 2 周		若存在革兰阳性菌如肠球菌、链球菌引起的菌血症,最短疗程为 2 周
延长疗程的特殊条件	术中若有胆囊穿孔、胆囊气肿或坏死,则推荐抗感染疗程延长至术后 4~7 天	若有残留结石或胆管梗阻,抗菌治疗需持续至解剖结构问题解除		

参 考 文 献

1. 中华医学会外科学分会胆道外科学组.急性胆道系统感染的诊断和治疗指南(2011 版).中华消化外科杂志,2011,10(1):9-12
2. 陈孝平,石应康,段德生,等.外科学.北京:人民卫生出版社,2002
3. 周春妹,胡必杰,吕媛.卫生部全国细菌耐药性监测网 2011 年胆汁培养病原菌耐药监测.中国临床药理学杂志,2012,28(12):933-937
4. Weber A,Schneider J,Wagenpfeil S,et al. Spectrum of pathogens in acute cholangitis in patients with and without biliary endoprosthesis. J Infect,2013,67(2):111-121
5. Sung YK,Lee JK,Lee KH, et al. The clinical epidemiology and outcomes of bacteremic biliary tract infections caused by antimicrobial-resistant pathogens. Am J Gastroenterol, 2012, 107(3):473-483
6. 汪复,张婴元.实用抗感染治疗学.第 2 版.北京:人民卫生出版社.2012
7. Gomi H, Solomkin JS, Takada T, et al. TG13 antimicrobial therapy for acute cholangitis and cholecystitis. J Hepatobiliary Pancreat Sci,2013,20(1):60-70

第三节　肝　脓　肿

按病原菌分类,肝脓肿主要可分为细菌性肝脓肿和阿米巴肝脓肿,临床上前者较后者多见。细菌性肝脓肿多源于胆道感染、阑尾炎、憩室炎和腹膜炎,也是肝移植后感染常见并发症之一。细菌性肝脓肿可发生于任何年龄,但儿童极少见,多继发于新生儿脐静脉插管后;而阿米巴肝脓肿多见于男性,且发病年龄较轻。本节主要讨论细菌性肝脓肿。

一、临床诊断

若患者出现寒战高热,肝区疼痛,乏力、食欲缺乏、恶心、呕吐等症状,查体有肝区压痛、叩击痛、肝肿大等典型体征,且患者有全身或胆道感染的病史,或患有糖尿病,临床应考虑肝脓肿诊断。

影像学:B超是诊断肝脓肿的首选方法。脓肿的声像图表现为液性暗区,脓腔内的坏死组织等有形成分,可造成点状或线状回声。脓肿边缘较厚而不甚规则,内有散在细小光点。肝脓肿尚未充分液化时,可表现为大片边界不清的低回声区。部分B超检查不能明确的病灶可结合CT和MR等检查明确。肝脓肿CT平扫的典型表现为肝内圆形或类圆形低密度灶,环绕脓腔的环形脓肿壁密度低于肝组织、高于脓腔,脓肿壁周围可有环状水肿带,边界不清。CT增强扫描90%脓肿壁明显强化,脓腔及周围水肿无强化,呈不同密度的环形强化带,即呈环征。20%脓腔内出现小气泡或气-液平面是肝脓肿的特征[1]。

二、实验室诊断

大部分患者伴有血白细胞计数明显增高,总数可达15×10^9/L,中性粒细胞比例在90%以上;血清转氨酶、碱性磷酸酶可轻度升高。腹水和黄疸少见,如有则提示肝脏广泛损害,早期出现明显黄疸,则多为胆管阻塞所致。急性期有10%~20%的患者血培养阳性。

超声或CT引导下的肝穿刺对确定肝脓肿的病原菌更有诊断意义,若抽出灰白色或黄色或带血性浑浊脓液考虑细菌性肝脓肿可能大,穿刺脓液应进行革兰染色、需氧菌及厌氧菌培养和药敏测定,但一般培养阳性率较低,为50%左右,可能与厌氧菌培养检测技术不恰当有关,而厌氧菌为肝脓肿主要病原菌之一。推荐取得脓液后,除常规需氧标本处理流程外,另用专门的厌氧标本运输管转运供厌氧培养的标本,0.5小时以内接种于厌氧血琼脂平板,放于厌氧箱或简易厌氧袋等专性厌氧环境中孵育,以提高厌氧菌培养阳性率。得到的菌株除可用生化板条进行菌种鉴定外,16sRNA分子鉴定法亦值得推荐。

三、常见病原微生物及其耐药性现状

细菌性肝脓肿通常为复合菌感染,多数可培养出肠道革兰阴性杆菌,通常为大肠埃希菌、肺炎克雷伯菌等。约50%的细菌性肝脓肿由厌氧菌所致,高达54%肝脓肿患者血培养厌氧菌阳性。常见厌氧菌有革兰阳性菌、拟杆菌属、梭杆菌属。金黄色葡萄球菌或化脓性链球菌检出率≤20%。金黄色葡萄球菌常见于儿童,主要是5岁以下儿童,通常为血源性感染引起。金黄色葡萄球菌肝脓肿通常为免疫缺陷(如急性白血病、慢性肉芽肿)患儿全身血流播散的一部分。少见情况下可自肝脓肿分离出小肠结肠炎耶尔森菌。念珠菌亦可侵入肝脏,绝大多数患者患有急性粒细胞性白血病,肝内小脓肿很可能继发于肠道念珠菌寄植或门静脉真菌血流感染[2]。

最近20年来,在很多地区,如亚洲(特别是我国台湾)、美国、欧洲等,肺炎克雷伯菌已超过大肠埃希菌成为细菌性肝脓肿的第一大病原菌。伴有胆道基础疾病者,大肠埃希菌常见;而糖尿病但无器质性疾病者,肺炎克雷伯菌常见[3]。台北市某医院1981—1993年146例脓液/血培养阳性肝脓肿细菌标本中78%(114/146)为肺炎克雷伯菌[4]。肺炎克雷伯菌肝脓肿以单数菌(仅肺炎克雷伯菌)引起的隐源性单个脓肿多见,患者多伴有糖尿病,临床症状不明显,脓肿气腔发生率高。特殊的K1血清型肺炎克雷伯菌引起的肝脓肿易并发转移性脑膜炎、眼内炎等[5-6]。

近年国内报道细菌性肝脓肿分离肺炎克雷伯菌对环丙沙星、阿米卡星、头孢噻肟、头孢曲松、头孢他啶、头孢吡肟、哌拉西林/他唑巴坦、亚胺培南的敏感率均保持于90%~100%;但分离的大肠埃希菌对上述药物敏感性相对较低,特别对环丙沙星的耐药率高达75%~80%,对头孢噻肟、头孢曲松、头孢他啶、头孢吡肟耐药率30%~40%,但对亚胺培南的敏感率仍在90%以上。其他革兰阴性菌,如鲍曼不动杆菌、铜绿假单胞菌、嗜麦芽窄食单胞菌等对上述抗菌药物的耐药率较高。金黄色葡萄球菌、粪肠球菌、尿肠球菌等阳性菌,对青霉素类耐药率超过50%,对环丙沙星敏感率75%左右,对万古霉素仍保持100%的敏感性[7-8]。

四、抗微生物治疗

通常肝脓肿的治疗包括穿刺引流和抗菌药物治

疗。一旦临床拟诊肝脓肿,应针对可能病原菌进行抗菌药物治疗。需覆盖厌氧菌,尤其是脆弱拟杆菌和肠杆菌科细菌,甲硝唑联合三代头孢菌素、哌拉西林/他唑巴坦或氟喹诺酮类。有指征时亦可用碳青霉烯类。获知病原菌及药敏结果后调整治疗方案,疗程宜长,通常超过 1 个月。为防止复发,多发性肝脓肿疗程有时可长达 4 个月[2]。

参考文献

1. 陈孝平,石应康,段德生,等.外科学.北京:人民卫生出版社,2002

2. 汪复,张婴元.实用抗感染治疗学.第 2 版.北京:人民卫生出版社,2012

3. Yang CC, Yen CH, Ho MW, et al. Comparision of pyogenic liver abscesses caused by non-*Klebsiella pneumoniae* and *Klebsiella pneumoniae*. J Microbiol Immunol Infect, 2004, 37 (3):

176-184

4. Chang FY, Chou MY. Comparision of pyogenic liver abscesses caused by *Klebsiella pneumonia* and non-*K. pneumonia* pathogens. J Formos Med Assoc, 1995, 94(5):232-237

5. Sachdev DD, Yin MT, Horowitz JD, et al. *Klebsiella pneumoniae* K1 liver abscess and septic endophthalmitis in a U. S. resident. J Clin Microbiol, 2013, 51(3):1049-1051

6. Siu LK, Yeh KM, Lin JC, et al. *Klebsiella pneumoniae* liver abscess:a new invasive syndrome. Lancet Infect Dis, 2012, 12 (11):881-887

7. 叶敬旻,陈燕凌.88 例细菌性肝脓肿病原菌菌群分析.中华医院感染学杂志,2009,19(9):1163-1165

8. 刘真真,熊亚莉,卢家桀,等.267 例细菌性肝脓肿患者的临床表现及病原学分析.临床内科杂志,2006,23(7):464-466

第四节 急性胰腺炎

胰腺炎一般分为急性胰腺炎(acute pancreatitis)和慢性胰腺炎(chronic pancreatitis)。急性胰腺炎是多种病因造成胰酶激活后所致的胰腺本身和胰周的炎性肿胀、渗出、坏死,并可伴全身重要脏器功能的改变;慢性胰腺炎则是胰腺组织结构和(或)功能出现不可逆的持续性损害,前者包括慢性炎症、腺泡萎缩、胰管变形、部分或广泛纤维化、钙化、假性囊肿形成,后者常以胰腺外分泌功能障碍造成吸收不良、内分泌功能障碍造成糖尿病为突出临床表现[1]。由于慢性胰腺炎一般不涉及病原菌感染和抗微生物治疗,故本节主要讨论急性胰腺炎相关内容。临床上按病情严重程度将急性胰腺炎分为轻症急性胰腺炎(mild acute pancreatitis, MAP)和重症急性胰腺炎(severe acute pancreatitis, SAP)。

急性胰腺炎病因众多,基本原因与壶腹部阻塞引起胆汁反流入胰管和各种因素造成胰管内压力过高、胰管破裂、胰液外溢等因素有关。导致胰管压力过高有很多因素,其中主要与胆道疾患及饮酒有关:我国 50%以上为胆道疾患引起胆源性胰腺炎,酒精性胰腺炎占 10%~20%;而西方国家胆源性胰腺炎和酒精性胰腺炎比例较为接近,均占 40%左右。其他少见病因:甲状旁腺功能亢进、高钙血症等代谢性疾病;胆总管探查术、括约肌成型术等手术后;服用硫唑嘌呤、磺胺类、呋塞米、雌激素等药物;十二指肠梗阻、壶腹部肿瘤、Oddi 括约肌功能不良等乳头及周围疾病;系统性红斑狼疮、类风湿关节炎等自身免疫性疾病;腮腺炎、柯萨奇病毒、支原体感染等感染性疾病等[1]。

目前全球急性胰腺炎的发病率为 4.9/100 000~73.4/100 000。近年来急性胰腺炎的发生率不断上升,根据美国住院患者出院调查,因急性胰腺炎住院的发生率从 1998 年的 40/100 000 上升至 2002 年的 70/100 000[2]。

一、临床诊断

(一)临床症状

1. 腹痛 患者常在胆石症发作后不久、大量饮酒或饱餐后产生持续性伴阵发性加剧的腹痛,腹痛性质可为钝痛、绞痛、钻痛或刀割样痛。

2. 腹胀 多数患者腹痛伴腹胀出现,多较为严重。有些患者腹胀的困扰超过腹痛,腹胀的程度通常也反映了病情的严重程度。主要因胰腺炎的大量渗出及产生炎症反应造成肠麻痹所致。

3. 恶心呕吐 发病开始即可出现恶心呕吐,频繁发作,程度剧烈,呕吐物多为胃内容物、胆汁或咖啡渣样液体,呕吐后腹痛不能缓解为其特点。

4. 发热 发热源于急性炎症、胰腺坏死组织或继发感染，发热伴黄疸者多为胆源性胰腺炎。发热与病情有一定关系：MAP 仅有轻度发热，一般持续3~5天；SAP 发热较高，持续不退，特别在继发感染时，呈寒战持续 38.5℃以上高热。

5. 低血压和休克　常出现于急性出血坏死性胰腺炎时，主要为已激活的酶对全身的影响及大量渗液导致有效循环血量锐减所致，表现为面色苍白、脉搏细速、血压下降。暴发型胰腺炎时可以突然上腹部痛及休克，伴呼吸系统等功能障碍和全身代谢紊乱等表现。

6. 其他　少数患者可出现少尿、消化道出血、呼吸急促、手足抽搐等症状。严重者可有 DIC 表现。

（二）临床体征

胰腺炎体征与病情的严重程度相关。MAP 腹部体征较轻，往往与患者剧烈腹痛主诉不相称，仅有上腹部，特别是左上腹轻压痛，多无腹肌紧张、反跳痛，可有腹胀和肠鸣音减少，部分患者有左侧腰背部轻度叩击痛，很少表现为弥漫性腹膜炎。SAP 患者均有腹部压痛、肌紧张、肠鸣音减弱或消失，发生弥漫性腹膜炎时出现全腹压痛、反跳痛，而胰腺与胰周大片坏死渗出时出现移动性浊音。并发假性囊肿或脓肿时上腹部可扪及肿块。血液、胰酶及坏死组织液穿过筋膜与肌层渗入腹壁时可见两侧胁腹皮肤呈灰紫色斑，称之为 Grey-Turner 征，而脐周皮肤青紫称为 Cullen 征，多提示预后差。肿大胰腺压迫胆总管可造成暂时性阻塞性黄疸，如黄疸持续不退且逐渐加深多为胆总管或壶腹部嵌顿性结石引起，少数患者可因并发肝细胞损害引起肝细胞性黄疸。左侧胸腔常有反应性渗出液，患者可出现呼吸困难。少见体征还有皮下脂肪坏死小结、下肢血栓性静脉炎、多发性关节炎等。严重者可出现精神症状，包括意识障碍、神志恍惚和昏迷[3]。

（三）影像学检查

1. X 线平片　腹部平片可排除胃肠穿孔、肠梗阻等急腹症，同时提供支持急性胰腺炎的间接证据，如哨兵襻征（sentinel loop），横结肠、胃十二指肠明显扩张充气；结肠切割征（colon cut-off），结肠痉挛近端肠腔扩张，含有大量气体，而远端肠腔无气体；网膜囊内渗出液积聚，胰腺区间液气平提示脓肿形成。胸片可发现胸腔积液，一般以左侧为著，膈肌抬高，肺不张，肺间质病变，心衰等。

2. B 超　可作为常规初筛检查，入院 24 小时内进行。作用在于发现：①胰腺肿大、弥漫性胰腺低回声，但难以发现灶状回声异常；②胰腺钙化、胰管扩张；③胆囊结石、胆管扩张；④腹腔积液；⑤假性囊肿。B 超对水肿型胰腺炎诊断有一定帮助，但对出血坏死性胰腺炎诊断价值相对较差。超声内镜在诊断结石的敏感性和准确性高于常规 B 超和 CT，对不明原因的胰腺炎超声内镜常可发现胆管内微小结石。

3. CT　目前 CT 检查是诊断急性胰腺炎及判断严重程度的重要手段。MAP 时胰腺弥漫性增大，密度不均匀，边界模糊，胰腺包膜凸起，胰周有渗液。SAP 时肿大的胰腺内出现皂泡状密度减低区，在增强时尤为明显。

根据 CT 表现，对急性胰腺炎严重程度可进行分级：①A 级：正常胰腺；②B 级：胰腺肿大；③C 级：B 级+胰腺周围炎症；④D 级：C 级+单区液体积聚；⑤E 级：多区液体积聚。A-E 级得分依次为 0-4 分。

坏死范围评分：①无坏死：1 分；②<1/3：2 分；③1/3~1/2：4 分；④>1/2：6 分。CT 严重程度指数（CT severity index，CTSI）指 CT 分级+坏死范围评分，CT 分级 A、B、C 或 CTSI≤2 分为 MAP；CT 分级 D、E 或 CTSI≥3 分为 SAP[1]。

二、实验室诊断

（一）检查项目

临床怀疑急性胰腺炎诊断时可进行以下项目的检查：

1. 胰酶测定　特别是血清淀粉酶对诊断意义极大。75%患者在起病 24 小时内血清淀粉酶超过正常上限 3 倍，并持续 3~5 天或更长时间，一般认为血清淀粉酶在发病 3~6 小时即可开始升高，24~48 小时达到高峰，而后逐渐下降。而尿淀粉酶一般在血清淀粉酶达到高峰时才开始上升。检测血清淀粉酶准确率高，影响因素少。临床上最常用的是 Somogyi 法，一般血清淀粉酶超过 500U/L 应考虑胰腺炎诊断。应当注意的是急腹症时淀粉酶均有升高，如消化性溃疡穿孔、肠系膜血管梗死、肠梗阻、胆道感染等，但绝大多数非胰腺炎疾病所致淀粉酶升高不超过正常上限三倍。另一方面，血清淀粉酶的高低与病变的严重程度不一定成正比，以下情况胰腺炎淀粉酶可不升高：①极重症急性胰腺炎；②极轻症胰腺炎；③慢性胰腺炎基础上急性发作；④急性胰腺炎恢复期；⑤高脂血症相关胰腺炎，甘油三酯升高可使淀粉酶抑制物升高。

2. 血清脂肪酶 通常在起病后 24 小时内升高,持续时间较长,一般 7~10 天。超过正常上限 3 倍有诊断意义,其敏感性、特异性与淀粉酶基本相同,在血清淀粉酶活性下降至正常,或其他原因引起血清淀粉酶活性增高时脂肪酶测定有互补作用。其他胰酶如胰蛋白酶、弹力蛋白酶、磷脂酶 A_2 等也可升高,但目前尚未广泛应用于临床。另外血清胰腺非酶分泌物可以在急性胰腺炎时升高,如胰腺相关蛋白(PAP)、胰腺特异蛋白(PSP)和尿胰蛋白酶原活性肽(TAP)等。

3. 血清钙 SAP 时血清钙几乎都下降,一般发生在发病后 2~3 天,其下降程度与预后密切相关。若血钙低于 2.0mmol/L 常提示病情严重,目前认为血钙下降是由于脂肪坏死后释放的脂肪酸与钙结合皂化引起。

4. 血糖 急性胰腺炎早期血糖升高为应激反应条件下,胰高血糖素代偿分泌增多所致,后期则因为胰岛破坏,胰岛素分泌不足引起。若较长时间进食后血糖高于 11mmol/L,并伴有血钙降低提示预后不良。

5. 血气分析 一方面反映机体酸碱平衡和电解质,另一方面也可作为诊断呼吸功能不全的指标,当 P_aO_2 下降至 60mmHg 以下时考虑急性呼吸窘迫综合征。

6. 穿刺检查 对有移动性浊音者,在左下腹或右下腹作为穿刺点,可抽出淡黄色或咖啡色腹水,检测腹水淀粉酶升高,对诊断很有帮助。对于怀疑有坏死性胰腺炎继发感染,一般可在 CT 或 B 超定位引导下进行胰腺穿刺,吸出液体或坏死组织进行细胞学涂片和细菌真菌培养,对确定是否手术引流有一定帮助。

7. 其他 如白细胞升高,中性粒细胞核左移,CRP,PCT 升高等[1,3]。

(二)临床诊断标准

结合以上临床表现、影像学表现和实验室检查结果,2013 年国际胰腺病学会和美国胰腺病学会最新指南推荐急性胰腺炎诊断满足以下三项中两项即可成立:临床诊断(典型上腹部疼痛)、实验室(血清淀粉酶/脂肪酶>正常上限 3 倍)和影像学表现(可包括 CT、B 超、MR 等)[2]。一般临床上有 A-PACHE-Ⅱ 和 Ranson 评分对急性胰腺炎严重程度进行评价,前者较为复杂,但准确,后者较为实用。Ranson 标准为:入院时年龄>55 岁,白细胞总数>

16×10^9/L,血糖>11mmol/L,AST>250U/L,LDH>350U/L;入院 48 小时后血细胞比容下降>10%,血钙<2mmol/L,尿素氮上升>1mmol/L,P_aO_2 下降<60mmHg,碱缺乏>4mmol/L,液体丢失>6L。Ranson 评分<3 项或 APACHE-Ⅱ 评分<8 分则为 MAP;Ranson 评分≥3 项或 APACHE-Ⅱ 评分≥8 分则为 SAP[1]。

三、常见病原微生物及其耐药性

目前急性胰腺炎的病死率仍保持于 15% 左右,其中 80% 的死因为感染,1%~10% 的急性胰腺炎患者发生胰腺脓肿。持续高热,怀疑 SAP 合并感染的患者可进行血培养、腹腔穿刺液或胰腺穿刺液培养,若行外科手术引流亦可进行引流液涂片+培养(具体方法见相关章节)。

急性胰腺炎继发胰腺感染及胰腺脓肿的常见病原菌与其他腹腔感染相似,来源于因肠道屏障功能损害、肠道微生态失调及肠道免疫屏障缺陷而导致肠道细菌移位。因而主要为肠杆菌科细菌如大肠埃希菌、变形菌属、克雷伯菌属、铜绿假单胞菌等假单胞菌属,以及肠球菌[4]。中国人民解放军总医院发表了一项 SAP 继发感染病原菌分布和耐药性的研究,自 2008 年 8 月至 2011 年 7 月该院肝胆外科的 SAP 患者分离的病原菌,标本种类包括血、引流液、尿液、支气管分泌物等。共分离病原菌 594 株,其中 418 株(70.4%)为革兰阴性菌,142 株(23.9%)为革兰阳性菌,另有 34 株(5.7%)真菌。在革兰阴性杆菌中,大肠埃希菌最多,占所有病原菌 19.8%,之后依次为铜绿假单胞菌 13.0%,鲍曼不动杆菌 11.8%,肺炎克雷伯菌 9.4%;革兰阳性菌中最常见为屎肠球菌,占所有病原菌的 10.1%,之后分别为凝固酶阴性葡萄球菌 5.4%,粪肠球菌 2.9%;热带念珠菌(2.0%)和白念珠菌(1.7%)为最常见真菌。大肠埃希菌和肺炎克雷伯杆菌产 ESBLs 的比例分别为 59.3%(70/118)和 42.9%(24/56),对阿米卡星耐药率分别 11.7% 和 15.2%,对哌拉西林/他唑巴坦耐药率分别为 11.8% 和 27.2%,而对碳青霉烯类的耐药率均小于 2%;而对其他 β-内酰胺类和氟喹诺酮类药物耐药率均在 50% 以上。铜绿假单胞菌对上述药物的耐药率在 29%~93%,其中对亚胺培南、美罗培南和阿米卡星耐药率相对较低为 29%。鲍曼不动杆菌对所有药物的耐药率均在 80% 以上。屎肠球菌和粪肠球菌对万古霉素耐药率为 6.8% 和 4.5%,对利奈唑胺耐药率为 2.9% 和 6.4%。共分离 21 株 MRCoNS 和 6 株 MRSA,对万古霉素和利奈唑胺敏感[5]。

四、抗微生物治疗

急性胰腺炎本身为化学性炎症,并无应用抗菌药物的指征,但继发感染率较高,传统观点仍然强调控制感染的重要性。需要选择易透过血胰屏障、在胰腺中能达到相当高浓度而又对病原菌有效的抗菌药物,一般包括氟喹诺酮类、头孢他啶、亚胺培南和甲硝唑等,其他如头孢噻肟、奈替米星、克林霉素等在胰腺也有相当量的药物浓度,可根据感染病原菌的药敏试验结果选用。胰腺炎患者早期预防应用抗菌药物并不能有效预防胰腺脓肿的发生。急性胰腺炎继发胰腺感染及胰腺脓肿的抗菌药物治疗需覆盖大肠埃希菌和其他肠杆菌科细菌、厌氧菌和肠球菌。急性化脓性腹膜炎的抗菌药物治疗方案亦适用于本病。坏死性胰腺炎可采用亚胺培南,疗程 2~4 周。而后根据培养和药敏结果调整给药方案。而对于胰腺脓肿患者,早期外科引流最为重要[2,4]。

而根据新版指南,不推荐预防性应用抗菌药物预防急性胰腺炎的感染并发症;选择性肠道去污在预防急性胰腺炎的感染并发症中有益,但仍需进一步研究验证;不推荐使用益生菌预防急性胰腺炎的感染并发症。对可疑感染的坏死性胰腺炎行 CT 引导下胰腺细针穿刺涂片培养和经验性抗菌药物治疗;而对确定感染的坏死性胰腺炎患者应选用有效抗菌药物(碳青霉烯类、喹诺酮类、甲硝唑等)降低患者病死率,不建议常规选用抗真菌药[2]。

(王明贵 秦晓华)

参 考 文 献

1. 王吉耀,廖二元,胡品津,等.内科学.北京:人民卫生出版社,2005
2. Tenner S,Baillie J,Dewitt J,et al. American college of gastroenterology guideline:management of acute pancreatitis. Am J Gastroenterol,2013,108:1400-1415
3. 陈孝平,石应康,段德生,等.外科学.北京:人民卫生出版社,2002
4. 汪复,张婴元.实用抗感染治疗学.第 2 版.北京:人民卫生出版社,2012
5. Su MS,Lin MH,Zhao QH,et al. Clinical study of distribution and drug resistance of pathogens in patients with severe acute pancreatitis. Chin Med J,2012,125(10):1772-1776

第九章 骨和关节感染

第一节 骨 髓 炎

骨髓炎是由化脓性细菌引起的骨髓腔、骨质和骨膜感染。骨髓炎可以局限发病于单一类型骨组织或可同时波及周围软组织。骨髓炎按病程可分为急性骨髓炎和慢性骨髓炎；根据不同的感染原因可分为血源性骨髓炎、创伤性骨髓炎和蔓延性骨髓炎。血源性骨髓炎是较为常见且严重的骨科感染，是细菌从体内其他感染性病灶通过血液循环到达某一骨组织引起的感染，以儿童多见，其好发于长骨，如胫骨或股骨的干骺端，而成年人好发于椎骨[1]。创伤性骨髓炎和蔓延性骨髓炎均为局灶性感染。创伤性骨髓炎是致病菌通过体表的创口或切口进入骨损伤局部引起的骨组织感染。常因开放性骨折污染严重或未经彻底清创或因手术无菌操作不严格等原因引起。蔓延性骨髓炎一般是由邻近软组织感染直接蔓延而发生的骨髓炎，常有局部组织的血供异常，如糖尿病足引起的骨髓炎[2]。因急、慢性骨髓炎在诊断及治疗方面有较大的区别，以下内容分别对急性骨髓炎和慢性骨髓炎进行讨论。

一、临床诊断

骨髓炎的临床诊断主要依据病史、临床症状（包括全身和局部症状）、体征及影像学检查。

（一）临床症状及体征

1. 急性骨髓炎　发病较急，可出现全身症状和局部症状。

（1）全身症状：畏寒发热，体温可高达40℃，全身酸痛、食欲缺乏、恶心呕吐，烦躁不安、脉搏快弱，甚至有谵妄和昏迷等现象。

（2）局部症状：起病初表现为局部剧烈疼痛和搏动性疼痛，皮温增高，有局限性压痛，但肿胀并不明显。肌肉有保护性痉挛，肢体不敢活动。当脓肿穿破骨质、骨膜至皮下时，即有局部红肿、压痛及波动感。脓肿穿破皮肤后，形成窦道。

2. 慢性化脓性骨髓炎　通常有急性骨髓炎病史，之后可有反复发作。病变处于不活动时，一般无明显症状。病变处骨失去原有的形态，骨骼扭曲畸形，增粗，皮肤有多处瘢痕，色素沉着，稍有破损即可引起经久不愈的溃疡。局部可有窦道口，长期不愈合，急性感染发作时局部红、肿、热、痛，原已闭塞的窦道口可开放，可见伤口流脓，偶有小块死骨排出，伤口长期不愈。

糖尿病患者慢性骨髓炎临床表现可不典型。糖尿病患者常常发现在骨外露以前皮肤溃疡已经发展为骨髓炎。如果已经有骨外露，骨髓炎诊断基本成立。如果糖尿病患者足部皮肤溃疡大约2cm×2cm或者可触及深部骨，不经过其他非侵入性检查亦可以诊断骨髓炎[3]。

（二）影像学表现

1. 急性骨髓炎

（1）X线摄片：早期可无明显变化，一般于起病2周后，X线片上可出现局部骨质略疏松，骨小梁紊乱，有斑点状骨质吸收，骨髓腔内可见透亮区，周围软组织肿胀。用过抗菌药物的病例X线改变时间可延迟至1个月后。X线摄片临床意义主要在于排除骨折、骨恶性肿瘤等其他疾病和治疗随访用[3]。

（2）CT扫描：可以提供多方位的重建，分辨率高于普通X线。其可直接测量骨髓腔密度改变，显示新骨形成和破坏，准确地评估骨组织和软组织的改变。骨髓腔的病变CT扫描一般在起病后1周[3]。

（3）磁共振：MRI 可以早期发现骨组织的病变，更适合于早期诊断，在急性骨髓炎早期诊断的敏感性达82%～100%，特异性为75%～96%[3]。MRI 具有良好的软组织对比度，在确诊骨髓炎和软组织感染的范围方面明显优于 X 线摄片及 CT 扫描[4]。

（4）放射性核素骨扫描：骨显像原理是病灶组织对注射进入血液内的核素进行吸收，在骨感染部位存在核素摄取升高，任何影响细胞局部代谢活动的因素均可能造成核素吸收的改变。一般在起病后48 小时即可在病变区可出现放射性核素的浓集，对骨髓炎的早期诊断有很大帮助[5]。骨显像也可以用于全身骨髓炎病灶不明确或者怀疑全身多发病灶患者的检查手段。

（5）超声检查：超声不能有力评估骨髓腔内的情况，因此较少在骨髓炎诊断中应用。但是，超声可以较早地显示骨膜下和软组织肿胀，并可以在超声引导下行穿刺以提高穿刺的阳性率。由于超声检查收费低、安全、无创，可以将其作为其他检查措施存在禁忌证的一个辅助措施[9]。

2. 慢性骨髓炎　骨吸收、死骨形成、膜内成骨、骨皮质，破坏以及萎缩性骨不连是慢性骨髓炎的特征性表现。

（1）X 线表现：包括受累骨质模糊、骨密度丢失、骨膜增厚等。但是 X 线平片无法区分细菌侵蚀和无菌性炎症后的表现。

（2）CT：能够较好地显示骨皮质的损伤情况，包括骨侵蚀与破坏、骨膜反应、死骨形成以及骨内窦道等。CT 能清晰地显示骨结构及病情变化情况，其常规用于术前检查了解骨感染情况并用于术前设计。

（3）MRI：能够更清楚地显示局部的炎症反应和骨的细微结构变化，对软组织的分辨率较高。因此，MRI 有助于正确选择手术入路，以便彻底清除病变软组织。

二、实验室诊断

骨髓炎诊断的金标准是通过无菌技术获得骨组织细菌培养阳性及在组织病理学上发现炎症和坏死[6]。但是很少有临床诊断及研究能使用此标准。临床往往通过影像学及临床表现作出诊断。

（一）血液学检查

血液学检查往往是非特异性。

1. 急性骨髓炎　血常规：血白细胞计数可明显增高，一般在 $10×10^9$/L 以上，中性粒细胞可占 90%

以上，可有核左移。ESR 加快，CRP 可明显增高。PCT 为新近出现的一种细菌感染检测手段，在骨髓炎的临床诊断中有所应用。其特异性和敏感性均很高，一项对 44 例患儿的研究发现，PCT 在区分骨髓炎及化脓性关节炎和其他疾病方面较白细胞及 CRP 等检查更为有效和准确[7]。

2. 慢性骨髓炎　白细胞计数一般都在正常水平，只有 65% 的患者 ESR 和 CRP 有变化[8]。在急性感染发作时可类似急性骨髓炎的表现。

（二）微生物学诊断

1. 急性骨髓炎

（1）血培养：急性骨髓炎有 50% 为血培养阳性[7]。

（2）局部脓肿穿刺培养：可采用局部分层穿刺方法，对可疑病例于疼痛最严重的部位逐层穿刺抽吸，直达骨膜，如无脓液抽出，则进入骨髓腔，如抽出脓液可诊断，并送检穿刺液可进行显微镜检、革兰染色涂片、抗酸染色涂片、细菌培养药敏。

（3）活检组织涂片、培养。

2. 慢性骨髓炎　病原菌培养结果是诊断慢性骨髓炎的金标准之一。培养标本采集不规范或术前抗菌药物的应用都会影响培养结果。单纯创面分泌物的培养对诊断来说是不够的。应该于术中取更多的标本进行培养，包括窦道分泌物、脓液、软组织及骨刮取物。尤其是骨组织周围及髓腔内分泌物的培养是十分必要的。

（三）病理学检查

通过骨组织活检（切开活检或经皮骨组织穿刺）获得病原，对诊断和治疗均极为重要。因此，只要条件允许，就有必要行骨组织活检。切开活检优于穿刺活检。因此，如果需要行手术治疗，最好在手术中获取骨组织标本。经皮骨穿刺活检是切开活检的替代方法。但是在一项 31 例糖尿病患者中，从穿刺活检和切开活检培养病原只有 23% 是一致的[9]。此外，在术后或者创伤后骨髓炎穿刺活检的敏感性更低。如果临床怀疑骨髓炎，穿刺及培养阴性则可能需要反复穿刺或手术切开活检。经皮穿刺活检最好经没有红肿破损的皮肤进入，并且在 X 线透视下及 CT 引导下进行。活检需要两块组织，一块送涂片培养，另一块组织送组织病理学。

三、常见病原学及耐性变迁

骨髓炎常见病原体有金黄色葡萄球菌、凝固酶阴性葡萄球菌、需氧革兰阴性杆菌等,其他病原体包括链球菌、肠球菌、厌氧菌、真菌等。近年来,随着广谱抗菌药物的应用、儿童身体素质的提高,血源性急性骨髓炎发病率较以前有所下降,外伤性原因逐渐增多,骨科手术如骨折固定术、假体置换手术、关节镜手术等导致医源性骨髓炎增多。急慢性骨髓炎的病原学及耐药性均有一定的变化。

急性血源性骨髓炎常为单一细菌感染,最主要的病原菌为金黄色葡萄球菌。在儿童急性血源性骨髓炎中,金黄色葡萄球菌占 70%～90%[4]。其他病原包括化脓性链球菌、肺炎链球菌、B 群 β-溶血链球菌(婴儿)、凝固酶阴性葡萄球菌(尤其是在植入相关感染)等[10]。赵建刚等对 76 例儿童急性骨髓炎进行研究,金黄色葡萄球菌占了所有病原的一半,耐甲氧西林金黄色葡萄球菌占 15%左右[11]。国外的学者报告 290 例儿童急性骨髓炎细菌培养显示,常见病原菌依次为甲氧西林敏感的金黄色葡萄球菌(MSSA)(45%)、MRSA(23%)、化脓性链球菌(6%)和铜绿假单胞菌(5%);在 1999 年 1 月至 2001 年 6 月与 2001 年 7 月至 2003 年 12 月两个阶段比较,MRSA 的比例较前有增高,从 6%增高至 31%[12]。

慢性骨髓炎感染病原有金黄色葡萄球菌,革兰阴性菌也不少见,如铜绿假单胞菌、大肠埃希菌等革兰阴性杆菌。谢克恭等对 104 例慢性骨髓炎患者进行细菌学分析显示,金黄色葡萄球菌感染的比率约为 30.9%,铜绿假单胞菌感染约为 28.9%,且混合感染率约为 50%[13]。王平山对 71 例慢性骨髓炎患者窦道深部渗出物做细菌培养,结果分离出病原菌 96 株,铜绿假单胞菌位居第二,检出率为 20.8%,仅次于金黄色葡萄球菌 22.9%,铜绿假单胞菌对头孢哌酮的耐药率为 58.3%,对阿米卡星和亚胺培南耐药率分别为 25.6%和 2.6%,对环丙沙星的耐药率高达62.8%[14]。

四、抗微生物治疗

抗菌药物经验治疗方案:通常根据不同类型骨髓炎最常见的致病菌种类,或脓液涂片革兰染色结果,初步选用合适的抗菌药物。

急性血源性骨髓炎患者在获得血液标本后立即开始经验用药;如病变部位有脓液形成,早期开窗减压,可根据获得标本涂片的革兰染色初步选择抗菌药物。经验性用药根据常见病原及耐药性评估。对

于 MRSA 可能性大者,万古霉素联合头孢他啶或环丙沙星;MRSA 感染的可能性小者,可使用苯唑西林或氯唑西林联合头孢他啶。如为手术后导致的骨髓炎或行内固定术后导致的骨髓炎,可经验性给予万古霉素或利奈唑胺联合头孢他啶或环丙沙星。糖尿病足合并骨髓炎可选择静脉给药方案:氨苄西林/舒巴坦、替卡西林/克拉维酸、哌拉西林/他唑巴坦、美罗培南、亚胺培南/西司他丁等联合万古霉素、利奈唑胺或达托霉素等。

慢性骨髓炎不推荐经验用药,尽量在彻底手术清创并在获得术中标本培养结果的基础上,进行针对性抗菌药物治疗;如未能获得培养结果,可联合使用对金黄色葡萄球菌(尤其是 MRSA)和革兰阴性杆菌有效药物。

如明确为 MSSA 感染者首选苯唑西林、氯唑西林、头孢唑林。MRSA 感染者可选用万古霉素、利奈唑胺、达托霉素、夫西地酸等。有专家建议在使用以上推荐抗菌药物时应联合利福平[15],铜绿假单胞菌感染者首选头孢他啶、头孢吡肟或环丙沙星。

急性骨髓炎一般治疗疗程需要 4～6 周,MRSA骨髓炎至少需要 8 周,具体需要根据局部病变情况、全身炎症情况及炎症指标变化情况来定。慢性骨髓炎抗菌治疗疗程一般在持续至外科手术处理后 4～6 周,具体疗程需要根据患者病情而定,一般在 1～3 个月不等。

慢性骨髓炎治疗中,局部给药是慢性骨髓炎的重要辅助治疗方法。尤其是抗菌药物缓释系统成为近年国内外研究的热点,为骨髓炎的治疗提供了新的思路。其他尚有介入治疗、高压氧治疗、生长因子和基因治疗等方法。

参 考 文 献

1. David R, Barron BJ, Madewell JE. Osteomyelitis, acute and chronic. Radiol Clin North Am,1987,25(6):1171-201

2. Butalia S,Palda VA,Sargeant RJ,et al. Does this patient with diabetes have osteomyelitis of the lower extremity? JAMA, 2008,299(7):806-813

3. Pineda C, Vargas A, Rodriguez AV. Imaging of osteomyelitis: current concepts. Infect Dis Clin N Am, 2006, 20(4): 789-825

4. 龚光文.MRI 诊断急性化脓性骨髓炎的探讨.现代医用影像学,2008,17(2):65-67

5. 平小芳.骨髓炎的影像学诊断.中外医学研究,2010,19:91

6. Lipsky BA, Berendt AR, Deery HG, et al. Diagnosis and treatment of diabetic foot infections. Clin Infect Dis, 2004,

39:885-910

7. Yeo A, Ramachandran M. Acute haematogenous osteomyelitis in children. BMJ,2014,348:66

8. Damholt VV. Treatment of chronic osteomyelitis: a prospective study of 55 cases treated with radical surgery and primary wound closure. Aeta Orthop Seand, 1982, 53 (5):715-720

9. Senneville E, Morant H, Descamps D, et al. Needle puncture and transcutaneous bone biopsy cultures are inconsistent in patients with diabetes and suspected osteomyelitis of the foot. Clin Infect Dis,2009,48:888-893

10. Gutierrez K. Bone and joint infections in children. Pediatr Clin N. Am,2005,52(3):779-794

11. 赵建刚,杨慧波.276 例儿童急性骨髓炎.中医正骨,2010,

22(9):20-21

12. Saavedra-Lozano J1, Mejías A, Ahmad N, et al.Changing trends in acute osteomyelitis in children: impact of methicillin-resistant Staphylococcus aureus infections.J Pediatr Orthop, 2008,28(5):569-575

13. 谢克恭,唐毓金.化脓性骨髓炎病原菌培养及耐药性分析.检验医学与临床,2009,6(5):325-327

14. 王平山,徐斌,刘立峰.71 例慢性骨髓炎的菌群特点及治疗效果.中华医院感染学杂志,2011,21(18):3863-3865

15. Liu C, Bayer A, Cosgrove SE, et al. Clinical Practice guidelines by the Infectious Diseases Society of America for the treatment of methicillin-Resistant Staphylococcus aureus infections in adults and children. Clin Infect Dis, 2011, 52 (3):e18-e55

第二节　化脓性关节炎

化脓性关节炎指化脓性细菌引起关节腔及其组成部分的感染,是一种对关节危害较严重的疾患,可发生在任何年龄,多见于儿童,类风湿性关节炎或有其他慢性炎性关节病的年老体弱者亦为好发人群。病变多为单发,最常发生于大关节,膝关节、髋关节最多,其次为肘、肩、踝关节等。10%~20%的感染为多关节性,通常累及 2 或 3 个关节。多关节感染多见于风湿性关节炎、全身结缔组织病和重症脓毒症患者。病原菌主要通过 3 种途径引起关节感染:①全身其他部位感染病灶的血源性播散,是化脓性关节炎最常见的感染途径;②由关节周围的蜂窝织炎或骨髓炎等感染性病灶直接蔓延至邻近关节;③关节创伤、手术等原因导致关节腔直接感染。

人工关节感染是一种特殊类型的关节感染,其诊断困难,治疗时间长,费用高,且可能导致置换关节再次手术,是关节置换术后最严重的并发症,发生率为 0.5%~2%。根据发病时间可分为:①早发感染(<术后 3 个月);②迟发感染(术后 3~12 个月);③晚发感染(>术后 12 个月)。

本节主要讨论普通细菌感染引起的化脓性关节炎,包括人工关节感染,不包括淋病奈瑟菌性关节炎、结核性关节炎、真菌性关节炎等特殊病原感染引起的关节炎。

一、临床诊断

化脓性关节炎的临床诊断主要依据病史、临床症状(包括全身和局部症状)、体征及影像学检查。

症状及体征:一般起病急,可有全身不适、畏寒发热,少数患者可有高热,体温达 40 度以上。病变关节肿胀、疼痛,局部皮肤发红、皮温增高。关节局部有明显压痛,活动时疼痛加剧、肌肉紧张,患肢不能负重。晚期可有关节畸形、病理性脱位、局部窦道流脓、关节强直等表现。

人工关节早期感染可有局部蜂窝织炎、红肿疼痛、切口愈合不良、局部流液流脓等表现,伴或不伴全身发热、畏寒等表现。迟发感染可仅仅表现为关节疼痛,类似于人工关节松动的表现,一般无全身发热等表现。晚发感染往往为血行播散导致人工关节感染,常合并有其他部位感染,局部关节表现类似于急性化脓性关节炎。

影像学表现:

1. X 线摄片　很难在早期发现关节及软组织病变,随着病程进展,X 线可以看到关节间隙增宽;以后关节间隙变窄,软骨下骨质疏松、不同程度的骨质破坏。对于肌腱及关节内韧带的异常,X 线平片只能显示肌间隙模糊。人工关节感染中,单凭 X 线平片难以与无菌性松动鉴别,只有在人工关节周围发现骨膜反应及新骨形成时,才有助鉴别,对于早期诊断人工关节感染的价值不大。一系列随访 X 线进行比较,可以观察人工关节位置等变化。

2. CT　CT 比 X 线更早发现软组织肿胀、关节腔积液、关节间隙改变、骨质破坏等情况。对晚期骨质显像优于 MRI 检查。在人工关节感染中,因金属假体可能产生伪影可影响成像和图像的处理,对于早期诊断人工关节感染其价值有限。

3. MRI 检查　MRI 对组织分辨率高,可以早期发现化脓性关节炎改变,能直接显示关节软骨信号异常、形态异常,软骨内见长 T_1 长 T_2 信号,可显示骨端水肿,呈片状的长 T_1、长 T_2 信号,能清楚显示骨端的骨质破坏区边界、大小、信号特征;对关节积液、关节囊积液更可以清楚显示为关节腔内或关节囊内液体样信号,呈较均匀的长 T_1 长 T_2 信号,并且对于周围肌肉、肌腱等有无受累也可以显示。因此 MRI 是早期诊断化脓性关节炎的主要手段[1]。因 MRI 仅适用于钛金属内置物,一般金属内置物可产生伪影可干扰 MRI 成像,其在人工关节感染诊断应用中受限。

4. 核素扫描　可以显示感染区域核素浓聚。99mTc—亚甲基二膦酸盐(MDP)骨扫描技术是最早应用于人工关节感染诊断的核素显像技术,敏感性较高,在人工关节感染及松动时均可以有核素浓聚,在早期诊断中特异性不高。

5. 超声波检查　主要适用于关节腔积液的检测、引导穿刺、抽液及引流等操作,尤其在深部组织积液判断和穿刺困难时可起到辅助作用。

6. 正电子发射断层扫描(positron emission tomography,PET)　是近年来较热门的一种检查手段。其主要采用 F-脱氧葡萄糖(F-FDG)制成的显影剂注入人体,利用感染后炎性细胞糖代谢的大量增加,检测可疑感染区内葡萄糖的摄入。Delank 等[2]在一项前瞻性研究中发现 F-FDG-PET 对人工关节感染的敏感度为 100%,对无菌性松动的敏感度为 46%,无法鉴别两者。可能可以作为一种排除感染的方法。但该方法费用昂贵,且目前研究样本量较小。

二、实验室诊断

1. 实验室血液检查　血常规检查提示血白细胞计数增高,中性粒细胞比例增高。ESR 加快、CRP 增高。CRP 在化脓性关节炎中普遍增高,ESR 敏感性不及 CRP[3]。CRP、TNF-α、IL-6 作为促进炎症反应的主要介质,都是感染性疾病诊断非特异性指标。在急性关节感染时,为动态变化的过程,是反映感染严重程度较敏感的指标,连续检测有助于判断病情变化及治疗疗效[4]。

人工关节感染:在早期感染中,实验室检查可以类似急性化脓性关节炎,血常规白细胞及中性增高,CRP、ESR 增高。尤其是 CRP 增高对临床诊断很有帮助,其灵敏度和特异性分别为 90% 和 85%[5]。在延迟感染中,白细胞计数和分类可无明显改变[4]。CRP 和 ESR 是鉴别有无人工关节感染的常用指标,但如果同时合并其他部位的感染或合并有结缔组织的疾病,其敏感性和特异性都会降低。有研究曾对全膝关节置换术后感染进行研究,发现 ESR 敏感度、特异度分别为 90%、66%,CRP 敏感度和特异度分别为 95%、76%。在结合病史、体征及其他辅助检查排除干扰因素后,ESR 及 CRP 仍具有较高诊断价值。其他指标如 PCT 对诊断人工关节感染有较高的特异度(98%),但敏感度不高(33%),因此不具有较好的筛查价值[6]。

2. 微生物学培养

(1)血培养:大约有 50% 患者血培养阳性,因此化脓性关节炎患者需要常规行血培养。

(2)关节滑液:革兰染色有 50%~70% 的敏感性,同时行需氧及厌氧培养,采用血培养瓶进行滑液培养可以提高阳性率。细菌培养对化脓性关节炎的诊断和治疗很关键,要求标本立刻送至实验室。如厌氧培养,需要特殊的厌氧转运工具。所有怀疑感染的滑液标本应接种到血琼脂上。如怀疑淋病奈瑟菌感染,则需要床边接种培养,并使用 Thayer-Martin 培养基。

(3)病理组织细菌培养:如果病情允许,在术前 2 周停用抗菌药物可以提高阳性率。怀疑人工关节感染行手术时至少应该留取 3 份,最好 5 或 6 份人工关节周围组织进行需氧及厌氧培养。组织标本最佳的培养时间目前尚无统一标准,但是延长培养时间至 14 天可以培养到一些特殊的病原,如痤疮丙酸杆菌,该菌是全肩关节置换感染常见病原。新的一些处理技术可能提高培养阳性率,有学者采用超声粉碎法对生物被膜处理后再进行培养[7]。如存在窦道流脓或有持续关节疼痛或疼痛急性加重,滑液培养和组织培养两次培养为同一个病原菌,或培养到毒力强的病原如金黄色葡萄球菌可以确诊人工关节感染。如一次滑液培养或组织培养为常见的污染菌如凝固酶阴性葡萄球菌等不能作为诊断依据[8]。

3. 滑液检查　关节穿刺抽液行滑液检查是诊断关节感染最直接的方法。如果有些直接穿刺失败,需要考虑在 CT 引导或超声引导下行穿刺。一些特殊的关节,如髋关节和骶髂关节,甚至需要关节切开后抽取滑液行检查。正常关节滑液为草黄色、清晰透明，并有一定黏稠度，白细胞计数正常为 200 个/μl 以下、中性粒细胞比例<25%，血糖和关节滑液含糖相差不超过 1.12mmol/L，滑液蛋白醋酸沉淀试验发现有较坚固的凝块形成，不易破碎，周围的溶液澄清；化脓性关节炎时，抽出液为灰色、灰绿色、浑浊，失去正常的黏稠度。白细胞总数可高达 100 000 个/μl 以上、中性多核白细胞高至 90%。血糖和关节滑液含糖相差 2.24mmol/L 以上。滑液蛋白醋酸沉淀试验发现沉淀物疏松如絮状，凝块极易破碎，周围溶液浑浊。如滑液行涂片及革兰染色直接找到细菌，诊断可明确。

在膝关节置换术后 6 个月后的人工关节感染的滑液检查，发现白细胞分类中性粒细胞比例>65% 或白细胞计数>1700 细胞/μl 分别有 97% 和 94% 的敏感性，比自然关节感染的诊断标准低。另外一些对全膝关节置换术的早期感染，滑液白细胞>27 800 个/μl，中性分类大于 89% 提示感染。在一项髋关节置换术后感染的滑液检查中提示白细胞 4200 个/μl 对诊断感染的敏感性和特异性分别是 84% 和 93%[8]。有些学者提出在滑液中检测炎症因子，如 IL-6 等。Deirmengian 等对 14 例人工关节感染和 37 例人工关节无菌性松动患者的关节滑液的研究结果显示，IL-6 对于人工关节感染诊断的敏感度、特异度、阳性预测值及阴性预测值均为 100%。因该研究的样本量较小，其结论仍需大样本研究论证，但为解决感染与松动的问题提供了新的思路。目前类似相关实验研究仍在进行[9]。

4. 病理学检查　怀疑化脓性关节炎者术中冷冻切片（包括人工关节假包膜或周围疑似感染组织）可以显示组织的急性炎症反应，如组织切片中每高倍镜（400 倍）下≥5 个中性粒细胞，且满足至少 5 个独立视野，则感染的诊断成立，即 Feldman 等的诊断标准[10]。某些毒力低的细菌导致的迟发感染，或有生物被膜存在，或者因为实验条件及病理医生的经验等原因可能导致假阴性结果[11]。

三、常见病原菌

致病菌主要为金黄色葡萄球菌，占 80% 左右，其他革兰阳性菌如链球菌也是常见菌。其他革兰阴性杆菌常见于创伤、静脉药瘾者、新生儿、老年人及免疫功能低下的患者[12]。婴幼儿化脓性关节炎常为溶血性链球菌。

人工关节感染：在不同的时间感染的病原有一定区别。早期感染一般是在手术植入假体时感染，常为毒力较强的细菌如金黄色葡萄球菌、革兰阴性杆菌、厌氧菌或混合感染。迟发感染通常也是在植入假体过程中感染，但一般为致病力较弱的病原体引起，如凝固酶阴性葡萄球菌、肠球菌等。晚期感染往往是通过血行播散至人工关节导致感染。致病菌多见金黄色葡萄球菌、β-溶血链球菌、肠杆菌科细菌等[13]。

四、抗微生物治疗

治疗化脓性关节炎需要合适的抗菌治疗和充分的关节腔脓液引流。初始经验用药需要根据最可能的病原体、革兰染色结果、临床症状及疾病的严重程度等情况选择药物。

如果滑液的初始革兰染色显示阳性球菌，建议用万古霉素治疗[14]。如果滑液的初始革兰染色显示阴性杆菌，建议用第三代头孢菌素，包括：头孢他啶、头孢曲松或头孢噻肟；当高度怀疑铜绿假单胞菌感染时（如静脉药瘾者），建议使用头孢他啶、氨基糖苷类如庆大霉素。对头孢类药物过敏的患者，建议使用环丙沙星。

如果最初的革兰染色阳性，对免疫功能正常的患者建议给予万古霉素，对免疫功能低下（如静脉药瘾者）的患者建议给予万古霉素联合第三代头孢菌素。并根据培养及药敏结果调整用药，如分离到 MSSA 或链球菌则需要停用经验使用的万古霉素，改用敏感的 β-内酰胺类药物治疗。如为 MRSA 感染，则需要继续使用万古霉素，如果对万古霉素过敏或不能耐受，可选用达托霉素、利奈唑胺或克林霉素[14]。一旦得到培养及药敏结果，需要根据药敏结果调整用药。

如果静脉或口服使用抗菌药物能在关节液中达到治疗浓度，则不建议关节腔内局部注射抗菌药物。局部直接注射抗菌药物会引起炎症反应。

化脓性关节炎治疗时间没有统一的疗程，需要根据每个患者具体情况而定。通常治疗方案为静脉应用抗菌药物至少 2 周，然后改用口服抗菌药物再治疗 2 周。对体外敏感且生物利用度高的药物如喹诺酮类抗菌药物，可给予短时间（4~7 天）的静脉用药再序贯口服用药 2~3 周。治疗过程中需密切随访治疗疗效。对一些难以清除的特殊的病原菌如铜绿假单胞菌、肠杆菌科细菌等引起的化脓性关节炎,需要适当延长疗程(3~4周静脉用药)。在一些合并有菌血症或有两个以上关节感染金黄色葡萄球菌的患者,治疗时间短可能会导致复发。

对所有的化脓性关节炎的患者,均建议引流关节腔脓液,可行穿刺抽液,或关节镜手术行引流、清创或放置引流管,或行手术开放关节引流[15]。

人工关节感染:通常人工关节感染需要等到病原学培养结果再开始给予抗菌治疗,除非患者出现脓毒症或无法获得病原学依据。经验性抗菌治疗包括覆盖对金黄色葡萄球菌和需氧革兰阴性杆菌,如万古霉素联合头孢吡肟。根据病原学培养及药敏结果再调整抗菌方案。

明确MSSA人工关节感染首选奈夫西林或苯唑西林,替代治疗方案可有头孢唑林,头孢曲松联合口服利福平。青霉素过敏患者可选用万古霉素、达托霉素或利奈唑胺。静脉用抗菌药物一般需要2~6周,如因利福平不良反应无法耐受,静脉治疗时间需要4~6周。后续口服治疗可选用利福平联合第一代头孢菌素或头孢羟氨苄,其他替代药物如多西环素、克林霉素、阿莫西林/克拉维酸或耐酶青霉素(双氯西林等)等。对髋关节置换术后感染患者疗程一般需要6个月,其他关节置换术后感染一般疗程需要3个月[8]。

MRSA感染首选万古霉素,其他替代药物有达托霉素或利奈唑胺,均联合利福平治疗。后续口服药物可以根据药敏结果继续使用利福平,联合复方磺胺甲噁唑、米诺环素或多西环素等[8];铜绿假单胞菌人工关节感染首选头孢吡肟或美罗培南,替代方案可选用环丙沙星或头孢他啶;肠杆菌科细菌人工关节感染,首选方案同铜绿假单胞菌感染,疗程一般4~6周[8]。链球菌(β-溶血链球菌)引起感染,首选青霉素或头孢曲松。对青霉素过敏的患者可选用万古霉素,疗程4~6周[8]。肠球菌引起人工关节感染,如为青霉素敏感可首选青霉素或氨苄西林,替代方案可选用万古霉素、达托霉素或利奈唑胺。如为青霉素耐药肠球菌感染,可首选万古霉素,替代治疗可选用达托霉素或利奈唑胺,疗程4~6周[8]。

对人工关节感染不仅需要早期、足量、足疗程抗菌治疗,更需要外科及早评估切开引流、彻底清创,并根据具体情况决定是否取出人工关节。

(俞云松)

参考文献

1. Yang WJ, Im SA, Lim GY, et al. MR imaging of transient synovitis: differentiation from septic arthritis. Pediatr Radiol, 2006, 36(11): 1154-1158
2. Delank KS, Schmidt M, Michael JW, et al. The implications of 18F-FDG PET for the diagnosis of endoprosthetic loosening and infection in hip and knee arthroplasty: results from a prospective, blinded study. BMC Musculoskelet Disord, 2006, (7): 20-26
3. Hariharan P, Kabrhel C. Sensitivity of erythrocyte sedimentation rate and C-reactive protein for the exclusion of septic arthritis in emergency department patients. J Emerg Med, 2011, 40(4): 428-431
4. 杨利平,朱建,王宁.儿童急性骨关节感染TNF-α,IL-6,CRP的动态变化及其意义.中华小儿外科杂志,2005,26(8):444-446
5. Miyamae Y, Inaba Y, Kobayashi N, et al. Different diagnostic properties of C-reactive protein, real-time PCR, and histopathology of frozen and permanent sections in diagnosis of periprosthetic joint infection. Acta Orthop, 2013, 84(6): 524-529
6. Bottner F, Wegner A, Winkelmann W, et al. Interleukin-6、procalcitonin and TNF-alpha: markers of peri-prosthetic infection following total joint replacement. J Bone Joint Surg, 2007, 89(1): 94-99
7. Neut D, Horn JR, Kooten TG, et al. Detection of biomaterial-associated infections in orthopaedic joint implants. Clin Orthop Relat Res, 2003, (413): 261-268
8. Osmon DR, Berbari EF, Berendt AR, et al. Diagnosis and management of prosthetic joint infection: clinical practice guidelines by the Infectious Diseases Society of America. Clin Infect Dis, 2013, 56(1): e1-e25
9. Deirmengian C, Hallab N, Tarabishy A, et al. Synovial fluid biomarkers for periprosthetic infection. Clin Orthop Relat Res, 2010, 468(8): 2017-2023
10. Feldman DS, Lonner JH, Desai P, et al. The role of intraoperative frozen sections in revision total joint arthroplasty. J Bone Joint Surg, 1995, 77(12): 1807-1813
11. Boil G, Sofiano A, Garcia S, et al. Neutrophils in frozen section and type of microorganism isolated at the time of resection arthroplasty for the treatment of infection. Arch Oflhop Trauma Surg, 2009, 129(5): 591-595
12. Kehl-Fie TE, Porsch EA, Yagupsky P, et al. Examination of type IV pilus expression and pilus-associated phenotypes in Kingella kingae clinical isolates. Infect Immun, 2010, 78(4): 1692-1699
13. Widmer AF. New developments in diagnosis and treatment of

infection in orthopedic implants. Clin Infect Dis, 2001, 33 (Suppl 2):S94-S106

14. Yang SC, Shao PL, Hsueh PR, et al. Successful treatment of Candida tropicalis arthritis, osteomyelitis and costochondritis with caspofungin and fluconazole in a recipient of bone marrow transplantation. Acta Paediatr, 2006, 95 (5): 629-630

15. Sharff KA, Richards EP, Townes JM. Clinical management of septic arthritis. Curr Rheumatol Rep, 2013, 15(6):332

第十章
泌尿生殖系统感染

第一节 尿 路 感 染

泌尿系感染又称尿路感染（urinary tract infections，UTIs），是病原微生物引起肾脏、输尿管、膀胱和尿道等泌尿系统各个部位感染的总称，本章节主要介绍细菌性尿路感染。

尿路感染是常见的感染性疾病，全世界每年发生尿路感染近 1.5 亿人次，40%～50%女性一生中发生过尿路感染[1]。在我国发生的院内感染中 9.4%～50%来自尿路感染[2-3]。尿路感染根据感染发生部位可分为上尿路感染和下尿路感染。前者包括肾盂肾炎和输尿管炎；后者包括膀胱炎和尿道炎。根据有无基础疾病、尿路解剖和功能异常，可分为单纯性尿路感染和复杂性尿路感染。根据有无临床症状分为有症状尿路感染和无症状菌尿。有症状尿路感染有临床表现，同时清洁中段尿培养细菌菌落计数 $\geqslant 10^5$CFU/ml；后者无临床表现，但连续两次清洁中段尿培养细菌菌落计数 $\geqslant 10^5$CFU/ml，且为同一菌株[4]。目前临床上通常将尿路感染分为急性、复杂性、反复发作性尿路感染及无症状性菌尿。严重的尿路感染，如复杂性尿路感染和肾盂肾炎，易引起脓毒症，甚至引起感染性休克。

一、临床诊断

急性下尿路感染相关症状包括尿频、尿急、尿痛，排尿烧灼感，尿液浑浊，偶有血尿、耻骨上区不适或压痛。急性膀胱炎的最常见的症状依次为尿痛、尿急和尿频，可有肉眼血尿。

急性上尿路感染患者往往以全身症状就诊，包括发热、寒战、腰痛、恶心、呕吐等，伴或不伴有下尿路感染的症状。肾区叩痛往往阳性，或者存在肋脊角、输尿管压痛点压痛。但约 1/3 仅有膀胱炎症状的患者经进一步检查发现同时存在尿路结石等上尿路病变。

复杂性尿路感染常指伴有机体免疫力低下的基础疾病（如糖尿病、肝硬化等），使用免疫抑制剂，或由泌尿道解剖或功能异常所致尿路梗阻和泌尿系畸形等。长期保留导尿管患者的尿路感染也可归入复杂性尿路感染。

反复发作尿路感染往往一年内 3 次以上或半年内 2 次以上尿路感染发作史，通常表现为复发和再感染。前者停药后 2 周及数周之内再次发作，往往表现为肾盂肾炎。后者以膀胱炎为多见。

严重肾盂肾炎患者如存在尿路梗阻或糖尿病等基础疾病，则感染不易控制，易导致肾脓肿。当脓肿破入肾周，而又被肾周筋膜局限，便形成肾周脓肿，临床表现除了急性肾盂肾炎相应症状，可有脓尿，伴有脓肿压迫周围器官症状。

对尿路感染有诊断意义的症状和体征为尿痛、尿频、血尿、背部疼痛和肋脊角压痛，如果女性患者同时存在尿痛和尿频，则尿路感染的可能性为 90%。

全面的泌尿系统体检对诊断有帮助，男性患者还应进行外生殖器和直肠指诊检查，女性反复发作性、难治性尿路感染必须行盆腔检查。盆腔和直肠检查对鉴别是否同时存在合并疾病有意义。

二、实验室诊断

1. 尿常规　可有尿白细胞增多、血尿和微量蛋白尿。尿沉渣镜检白细胞数>5/HP 为白细胞尿,对尿路感染诊断意义较大,部分尿路感染有镜下血尿,红细胞 3~10/HP,呈均一性。部分肾盂肾炎患者尿中可见白细胞管型。

2. 尿培养　可采用清洁中段尿、导尿及膀胱穿刺尿做细菌培养,其中膀胱穿刺尿培养结果最可靠。临床常采用中段尿细菌定量培养,中段尿细菌定量培养 ≥10^5CFU/ml,为真性菌尿,可诊断为尿路感染。但 1/3 有下尿路症状的急性膀胱炎患者尿培养菌落计数小于 10^5 CFU/ml,对于长期留置导尿管而出现无症状性菌尿的女性患者 1 次尿培养的菌落计数 ≥10^5CFU,尿路感染的可能性仅为 80%;而男性就不同,一次尿培养菌落计数 ≥10^3CFU/ml 者已提示尿路感染。不同病原菌引起的菌尿症有不同的诊断标准,对于肠杆菌科细菌感染中段尿培养 ≥10^5CFU/ml,而革兰阳性球菌、真菌和一些少见病原菌引起的尿路感染的诊断标准应为:尿培养菌落计数 10^4~10^5CFU/ml。因此美国感染性疾病学会(ID-SA)和欧洲临床微生物学和感染疾病学会(ESCMID)规定的尿路感染细菌培养标准为:急性单纯性膀胱炎中段尿培养菌落计数 ≥10^3CFU/ml;急性单纯性肾盂肾炎中段尿培养菌落计数 ≥10^4CFU/ml;女性中段尿培养菌落计数 ≥10^5CFU/ml、男性中段尿培养或女性复杂性尿路感染导尿标本菌落计数 ≥10^4CFU/ml[5-7]。

3. 血液检查　血液白细胞计数和中性粒细胞升高,血 C 反应蛋白升高,血沉增快。若怀疑伴有肾功能不全、糖尿病、免疫缺陷等基础疾病,必须进行相关的血液学检查。当患者出现脓毒症先兆症状时,还需进行血降钙素原(PCT)、血液细菌培养和药敏试验。

4. 影像学检查　年龄小于 45 岁的男性尿路感染患者通常不需要进一步的影像学检查。反复发作的尿路感染、合并无痛血尿或怀疑合并有泌尿系结石或梗阻时,推荐进一步的影像学检查。

泌尿系超声作为首选项目,可以发现合并的尿路梗阻、积脓、结石等病变。在超声有阳性发现时,螺旋 CT 是进一步明确病变的有效检查,优于 MRI。

尿路 X 线平片和静脉尿路造影可以发现上尿路结石和畸形。

侵入性检查:根据疾病具体情况(如慢性膀胱炎、输尿管畸形狭窄等)考虑选择膀胱镜等相关检查明确诊断。

三、常见病原微生物及其耐药现状

革兰阴性杆菌为尿路感染常见致病菌,其中以大肠埃希菌最常见,约占全部尿路感染的 70% 以上,其次是变形杆菌、克雷伯菌属。5%~10% 尿路感染由革兰阳性球菌引起,主要是肠球菌属和凝固酶阴性葡萄球菌。大肠埃希菌最常见于无症状菌尿、急性单纯性下尿路感染、急性肾盂肾炎。医院内感染、复杂性尿路感染、反复发作性尿路感染、尿路侵入性操作后发生的尿路感染则多为肠球菌、变形杆菌、克雷伯菌属、铜绿假单胞菌。其中变形杆菌常见于伴有尿路结石者,而行侵入性操作后常分离到铜绿假单胞菌,血源性尿路感染常见为金黄色葡萄球菌。近年来由于广谱抗菌药物的大量应用、长期留置导尿管和免疫抑制剂的广泛应用,尿路感染中革兰阳性球菌、真菌性尿路感染有增多趋势。2013 年葡萄牙学者[8]对 2000—2009 年 10 年中社区获得尿路感染流行病学调查发现,病原菌分离率前五位分别为大肠埃希菌(64.5%)、金黄色葡萄球菌(6%)、奇异变形杆菌(4.7%)、克雷伯菌属(4.3%)和粪肠球菌(3.6%)。尽管大肠埃希菌为最常见病原菌,但在女性病例中分离率要明显高于男性,女性和男性病例分离率分别为 71.7% 和 58.5%。而铜绿假单胞菌感染在男性中分离率为第四位(5.9%),女性中为第九位(1.7%),因此性别亦可能影响病原菌分布。近 10 年流行病学调查发现大肠埃希菌分离率基本维持在 65% 左右,上升比较明显的是铜绿假单胞菌、克雷伯菌属,分别从 2000 年的 1% 和 2.4% 上升至 2009 年的 4% 和 7%。2011 年 1 月至 12 月一项涉及我国 12 家医院的多中心研究发现,175 个尿路感染患者包括单纯性尿路感染、复杂性尿路感染和反复发作性尿路,病原菌分离率前四位分别为大肠埃希菌(50%)、表皮葡萄球菌(9.14%)、粪肠球菌(8.57%)和肺炎克雷伯菌(5%),其中革兰阳性球菌主要来自复杂性尿路感染[9]。

2012 年 Dalhoff A[10]综述社区获得性单纯性尿路感染对喹诺酮类药物耐药性从 2.2% 到 69% 不等,复杂性尿路感染高达 98%,而这些耐药菌主要流行在包括我国在内的亚太地区。2011 年全国 12 家医院多中心调查发现来自尿液的大肠埃希菌对喹诺酮和第三代头孢菌素的耐药率分别为 49.4% 和 57.5%,但对呋喃妥因和磷霉素的敏感率为 92% 和

91%，其中有 52.9% 菌株产 ESBLs。这些产 ESBLs 大肠埃希菌有 60% 来自复杂性尿路感染[9]。2005—2012 年 CHINET 耐药监测发现肠杆菌科细菌中出现少数碳青霉烯类耐药株，尤其近二三年来在肺炎克雷伯菌中此种耐药菌株有显著增多。

2011 年全国 12 家医院多中心调查发现来自尿液的凝固酶阴性的葡萄球菌对苯唑西林和阿奇霉素的耐药率分别为 61.5% 和 84.6%，其中粪肠球菌对左氧氟沙星的耐药率 60%，而凝固酶阴性葡萄球菌和粪肠球菌对磷霉素和呋喃妥因均 100% 敏感。葡萄牙学者对社区获得尿路感染调查发现在所有分离到的阳性球菌感染中，粪肠球菌耐药率最高，尤其是对左氧氟沙星的耐药率为 46%[8]。2014 年孙淑红[11] 报道 3096 例尿路感染患者本共分离出病原菌 1248 株，阳性率 40.3%，其中大肠埃希菌 549 株（43.9%）、肠球菌 159 株（12.7%）。女性患者肠球菌检出率（15%）高于男性患者（10.3%），门诊患者（15.5%）高于住院患者（12.5%），除利奈唑胺、替加环素和万古霉素外，敏感率均低于 65%。粪肠球菌对庆大霉素和四环素的敏感率已低于 30%，所以庆大霉素和四环素已不适于治疗粪肠球菌引起的尿路感染。尿肠球菌对青霉素类、喹诺酮类及氨基糖苷类等抗菌药物的耐药性明显高于粪肠球菌。

综上所述，引起泌尿系统感染最常见的致病菌为肠杆菌科细菌如大肠埃希菌、变形杆菌、克雷伯菌属细菌等，同时在院内感染中可有葡萄球菌、铜绿假单胞菌。肠球菌感染尤其是在女性患者中比例有升高趋势，而这些肠球菌往往对庆大霉素耐药。在我国肠杆菌科细菌产 ESBLs 比例较高，尤其是大肠埃希菌超过 50% 以上，同时在少数地区出现碳青霉烯耐药肠杆菌科细菌感染，需引起足够重视。

泌尿系统真菌感染主要影响膀胱和肾，最常见的为念珠菌属。念珠菌下尿路感染主要是因为长期留置导尿管所致，而肾念珠菌病一般由血流播散所致，常起源于胃肠道。其他尿路内长期留置物（如支架）也可导致真菌感染的发生。

四、抗微生物治疗

急性单纯性下尿路感染病情较轻，初次发作的患者可以选择毒性小、口服方便、价格较低的抗菌药物，如复方磺胺甲噁唑、喹诺酮类药物、呋喃妥因、二代头孢菌素、磷霉素氨丁三醇等，疗程通常为 3～5 天。急性上尿路感染伴有全身症状者可予以静脉给药，可选择阿莫西林/克拉维酸、氨苄西林/舒巴坦，亦可选择三代头孢菌素和喹诺酮类。

反复发作性尿路感染病原菌以大肠埃希菌、其他肠杆菌科细菌、肠球菌最常见，发作时治疗方案同急性肾盂肾炎或急性膀胱炎。

复杂性尿路感染需要评估泌尿系解剖功能异常和潜在疾病的严重程度，在留取标本后，尽早给予经验性静脉抗菌治疗。针对肠杆菌科细菌，需首先评估患者是否具有产 ESBLs 细菌感染的高危因素（如既往反复感染、反复应用抗菌药物、高龄、糖尿病、既往有侵入性操作等）。如果没有，可以选择头孢菌素或喹诺酮类药物或氨曲南进行治疗，否则建议选择覆盖产 ESBLs 细菌的抗菌药物：重症患者首选碳青霉烯类，轻中度或局部感染患者可选择头孢哌酮/舒巴坦或哌拉西林/他唑巴坦。对于少数碳青霉烯耐药菌株引起的感染可选择多黏菌素、氨基糖苷类及磷霉素等为主的联合治疗方案[12]。磷霉素氨丁三醇在泌尿系感染中也是很好的选择。呋喃妥因口服通常用于序贯治疗或预防复发。

如考虑为肠球菌需选择氨苄西林，耐药者给予糖肽类药物；如考虑铜绿假单胞菌给予抗假单胞菌药物，如哌拉西林/他唑巴坦、头孢他啶等；如考虑念珠菌感染给予三唑类药物治疗，必要时可选用两性霉素 B 或者两性霉素 B 脂质体[4]。

对于院内尿路感染引起的继发性尿脓毒症患者（尤其是泌尿外科介入操作以后或长期留置导尿管者），如果治疗没有或者只有部分治疗效果，应使用抗假单胞菌的第三代头孢菌素或哌拉西林/他唑巴坦，联合氨基糖苷类或碳青霉烯类抗菌药物，尽可能覆盖包括多重耐药细菌在内的大部分细菌。

急性肾盂肾炎疗程至少 14 天，一般 2～4 周，体温正常后可改口服药物。如果为慢性肾盂肾炎，疗程常需要 4～6 周，必要时可联合用药或者间断性治疗 2～3 个疗程。

对于长期留置导尿管患者需尽早拔出导尿管，同时警惕血流感染的发生。对于肾周脓肿和肾脓肿的患者，在积极抗感染的同时，尽早给予经皮穿刺行脓液引流是必要的。

留置导尿管相关尿路感染除了考虑常见的革兰阴性菌外，还需考虑凝固酶阴性葡萄球菌等革兰阳性菌的可能。预防留置导尿管相关尿路感染最有效的方法是限制导尿管的使用或尽可能缩短保留时间。定时更换导尿管，以减少尿路感染的发生。留置导尿管的患者，不推荐常规使用抗菌药冲洗以减少或清除尿路感染。留置导尿管相关性菌尿一般无临床症状,通常可不用抗菌药物[13]。

无症状菌尿一般不需治疗,但如果患者为学龄前儿童、妊娠期女性、伴有脓尿或者存在尿路梗阻等情况时,需考虑进行抗菌治疗。

(俞云松)

参 考 文 献

1. Karlowsky JA, Lagac-Wiens PR, Simner PJ, et al. Antimicrobial resistance in urinary tract pathogens in Canada from 2007 to 2009:CANWARD surveillance study. Antimicrob Agents Chemother,2011,55(7):3169-3175

2. Jiangqiao W, Xueping W, Yujuan L. Nosocomial infection point-prevalence survey in three consecutive years. Chin J Infect Control,2006,5:19-34

3. Jinxian W, Xiaoling Z, Liya Y. A nosocomial infection point-prevalence survey:results and analysis. Chin J Nosocomiol,2005,15:1119-1120

4. 汪复,张婴元.实用抗感染治疗学.第2版.北京:人民卫生出版社,2012:782-790

5. 王吉耀.内科学.第2版.北京:人民卫生出版社,2012:635-643

6. Guido Schmiemann, Eberhardt Kniehl, Klaus Gebhardt, et al. The Diagnosis of Urinary Tract Infection. Dtsch Arztebl Int,2010,107(21):361-367

7. Naber KG, Bishop MC, Bjerklund-Johansen TE, et al. EAU guidelines for the management of urinary and male genital tract infections. Urinary Tract Infection(UTI)Working Group of the Health Care Office(HCO)of the European Association of Urology(EAU). Eur Urol,2001,40(5):576-588

8. Linhares I, Raposo T, Rodrigues A, et al. Frequency and antimicrobial resistance patterns of bacteria implicated in community urinary tract infections:a ten-year surveillance study(2000-2009). Almeida A. BMC Infect Dis,2013,13:19

9. Lu-Dong Qiao,Shan Chen,Yong Yang, et al. Characteristics of urinary tract infection pathogens and their in vitro susceptibility to antimicrobial agents in China:data from a multicenter study. BMJ Open,2013,3(12):e004152

10. Dalhoff A. Global Fluoroquinolone resistance epidemiology and implictions for clinical use. Interdiscip Perspect Infect Dis,2012,976273:1-37

11. 孙淑红,胡晓峰,冯尚,等.尿路感染患者肠球菌的分布特征及耐药性分析.中华泌尿外科杂志,2014,35(3):216-221

12. TzouvelekisLS,Markogiannakis A,Psichogiou M,et al.Carbapenemases in Klebsiella pneumoniae and other Enterobacteriaceae:an evolving crisis of global dimensions. Clin Microbiol Rev,2012,25(4):682-707

13. Conway LJ, Larson EL. Guidelines to prevent catheter-associated urinary tract infection:1980 to 2010. Heart Lung,2012,41(3):271-283

第二节　妇 科 感 染

妇科感染是指女性生殖道病原体感染,可引起不孕及产妇早产、流产、死胎等情况,是影响和危害女性健康的一类常见病。按感染部位可分为上生殖道感染和下生殖道感染,前者也称盆腔炎,包括子宫内膜炎、输卵管炎、输卵管卵巢脓肿、盆腔结缔组织炎及盆腔腹膜炎,后者包括外阴炎、阴道炎及宫颈炎。妇科感染可表现为外阴瘙痒、宫颈红肿压痛、白带异常、性交不适感、腹痛和急性尿道炎等症状。在不同的部位可以由同一种病原体引起,或由不同的病原体混合感染,不同的病原体可以有相同或相似的临床表现。妇科感染可通过性行为、直接接触、医院诊疗措施、血液及母婴等途径获得。主要通过性行为传播的生殖道感染定义为性传播疾病(sexually transmitted disease,STD),见第三节。本章节主要按不同感染部位分别对阴道炎、宫颈炎及盆腔炎进行讨论。

一、临床诊断

主要根据临床症状及妇科检查进行临床诊断。

1. 阴道炎　主要症状为外阴瘙痒灼痛及白带性状改变。性交疼痛也是常见的临床表现之一。感染累及尿道时,可有尿痛、尿急等症状。不同的病原体引起的阴道炎白带性状及妇科检查有所不同:①细菌性阴道病白带可带有鱼腥臭味,颜色为灰黄色。妇科检查可见外阴红肿,阴道黏膜充血,呈灰红色,轻度红肿,分泌物多呈均质性、稀薄、灰白色,有时为乳黄色或类绿色,腥臭味。少数患者阴道壁有红斑或淤点。②念珠菌阴道炎好发于孕妇、糖尿病患者及使用大剂量糖皮质激素治疗患者,白带往往增多,呈凝乳状或片块状。妇科体检可见阴道及阴道前庭黏膜高度水肿,覆有白色凝乳状薄膜,呈点状或片状分布,易剥离,其下为受损潮红基底,或形成溃疡,或留下淤斑,严重者小阴唇肿胀粘连。③由阴道毛滴虫引起的滴虫阴道炎白带表现为稀薄浆液状、灰黄色或黄绿色,有时混有血性,20%白带中有泡沫。妇科检查可见阴道与宫颈黏膜充血水肿,常有散在的红色斑点,或草莓状突起,后穹隆有多量的白带。

2. 宫颈炎 阴道分泌物增多,呈黏液脓性,阴道分泌物的刺激可引起外阴瘙痒,伴有腰酸及下腹部坠痛。妇科检查见宫颈充血、水肿、糜烂,有脓性分泌物从宫颈管流出。慢性宫颈炎可见宫颈有不同程度糜烂、肥大,有时可见息肉、裂伤、外翻及宫颈腺囊肿。

3. 盆腔炎 宫颈或阴道有脓性分泌物,妇科检查发现子宫附件压痛,宫颈举痛,可合并有发热等感染表现。临床诊断盆腔炎需要符合最低诊断标准:①子宫压痛;②附件压痛;③宫颈举痛。下腹压痛同时伴有下生殖道感染征象的患者。

二、实验室诊断

分泌物涂片病原体检查及培养为主要的实验室诊断依据。

分泌物显微镜检查:分泌物白细胞增多,革兰染色后镜检可以初步判断细菌的形态及革兰染色分类,在多个多形核白细胞内找到典型肾形革兰阴性双球菌,则淋病奈瑟菌感染明确,此法阳性率为50%~75%。在湿片或10%氢氧化钾湿片镜检检出酵母菌、菌丝、假菌丝可诊断念珠菌阴道炎。阴道分泌物悬液中找到阴道毛滴虫可诊断滴虫阴道炎,但诊断敏感度仅为60%~70%。

分泌物培养:一般对念珠菌阴道炎、淋病奈瑟菌感染有较大价值。对细菌性阴道病微生物培养不作为诊断方法[1]。

外周血检查:阴道炎及宫颈炎等局部炎症往往无外周血白细胞及C反应蛋白增高。盆腔炎可有血常规白细胞及中性粒细胞比例增高,CRP增高,红细胞沉降率增快。

影像学检查:盆腔炎患者经阴道超声检查显示输卵管管壁增厚、管腔积液,可伴有盆腔游离液体或输卵管、卵巢包块。

组织病理学检查:子宫内膜、输卵管及卵巢等活检显示有感染的组织病理学依据。

其他:女性滴虫病的试验包括OSOM滴虫快速检测(即免疫层析毛细管型流动试纸技术)和VPⅢ型微生物确认试验,后者为核苷酸探针试验,可用于检测阴道毛滴虫、阴道加德纳菌和白念珠菌[1-2]。尚可以通过下述方法进行检查,符合3项可诊断细菌性阴道病:①线索细胞阳性;②氨试验阳性;③阴道pH值>4.5;④阴道分泌物均质稀薄。其他可应用免疫荧光显微镜、酶联免疫检测、DNA探针及PCR检测,75%~95%的感染患者可自宫颈标本中检出衣原体[2]。腹腔镜术中可发现盆腔炎症表现[2-3]。

三、常见病原微生物及其耐药性现状

细菌性阴道病常见病原体为阴道加德纳菌、厌氧革兰阴性菌(如拟杆菌)和革兰阳性菌[如消化链球菌属(Peptostreptococcus)及动弯弧菌等]。但近年来研究发现革兰阴性杆菌(大肠埃希菌)和革兰阳性球菌(粪肠球菌)有增多趋势[4-5]。肠球菌对万古霉素、替加环素及利奈唑胺等高度敏感,对青霉素和氨苄西林较为敏感,但对四环素和红霉素高度耐药。大肠埃希菌及肺炎克雷伯菌对氨苄西林、复方磺胺甲噁唑及第三代头孢菌素的耐药率普遍较高,为41%~100%,对亚胺培南、阿米卡星及头孢替坦仍高度敏感[6]。

念珠菌阴道炎仍以白念珠菌为主,其对抗真菌药物普遍敏感,耐药率均在10%以下。黎小东等报道2007—2012年广州地区真菌性阴道炎病原菌及耐药性分析提示念菌珠以白念珠菌为主(74.14%~90.08%,逐年上升),其次为光滑念珠菌(4.58%~13.80%);药敏结果显示外阴阴道念珠菌对制霉菌素(敏感率99.24%~100%)、酮康唑(敏感率89.31%~94.83%)、氟康唑(敏感率66.25%~82.76%)高度敏感,而对咪康唑(31.30%~55.17%)和特比奈酚(3.82%~22.41%)的耐药性较高[7]。

阴道毛滴虫对甲硝唑的敏感性超过90%~95%。美国疾病与预防控制中心(CDC)的资料显示,滴虫中有5%存在对甲硝唑耐药。

宫颈炎常见病原体为淋病奈瑟菌及衣原体。2006年韩建德等[8]报道1997—2005年,衣原体对几种常用药物的MIC$_{90}$和MBC$_{90}$均有不同程度升高,尤其是左氧氟沙星升高最为明显,MIC$_{90}$由0.063mg/L升高至1mg/L,MBC$_{90}$由0.063mg/L升高至4mg/L,因此对于喹诺酮类药物疗效不佳患者需考虑耐药的可能。2010年王梅等报道通过体外药敏试验,阿奇霉素与莫西沙星、多西环素或利福平联用,能够提高各自的抗菌活性,可能对治疗反复沙眼衣原体感染或持续感染患者的疗效优于单用一种抗菌药物[9]。

盆腔炎因感染途径不同而病原体有所不同。外源性感染主要由性传播的病原体如淋病奈瑟菌、沙眼衣原体、人型支原体、解脲脲原体等所致;内源性感染通常由阴道内病原菌上行所致,大多为混合感染,并可合并特殊的病原体如滴虫、真菌等。阴道内细菌常见为大肠埃希菌、金黄色葡萄球菌、链球菌属、肺炎克雷伯菌、粪肠球菌、阴沟肠杆菌、脆弱拟杆菌、阴道加德纳菌等需氧菌和厌氧菌。

不同菌种有其相应的致病特点及机制[10],常见的如:①葡萄球菌:是产后、手术后生殖器炎症及伤口感染常见的病原菌,常沿生殖道上行感染,主要有表皮葡萄球菌、腐生葡萄球菌、金黄色葡萄球菌,其中金黄色葡萄球菌的致病力最强,医院内发生的感染MRSA发生率高;②链球菌:其中以B群溶血链球菌致病力最强,此菌可在成年女性阴道内长期寄居,有报道妊娠后期此类菌在阴道的携带率为5%~29%;③大肠埃希菌:为肠道的寄生菌,但在机体抵抗力下降,或因外伤时可引起严重感染,甚至产生内毒素休克,常与其他致病菌发生混合感染。2007年田可歌等[11]对109例盆腔、腹腔脓肿临床资料进行回顾性分析发现引起盆腹腔感染的革兰阴性杆菌主要是大肠埃希菌,肺炎克雷伯菌、铜绿假单胞菌和阴沟肠杆菌,其他分离到细菌有嗜血杆菌、肠球菌属、淋病奈瑟菌和厌氧菌等。我国临床分离的大肠埃希菌对喹诺酮类药物的耐药率较高,达50%~70%,田可歌等[11]报道导致盆腔炎大肠埃希菌产超广谱β-内酰胺酶者占62.1%。厌氧菌感染引起的PID容易形成盆腔脓肿,据文献报道70%~80%的盆腔脓肿可以培养出厌氧菌,其中消化链球菌分离率较高。70%的盆腔炎患者生殖道中分离出厌氧菌和兼性需氧菌,可以合并或不合并淋病奈瑟菌和衣原体的感染[12]。

四、抗微生物治疗

细菌性阴道病:首选方案甲硝唑500mg,口服,2次/天,共7天,或0.75%甲硝唑膏(5g),阴道给药,1次/天,共5天。替代方案替硝唑2g,口服,1次/天,共2天;替硝唑1g,口服,1次/天,共5天;克林霉素300mg,口服,2次/天,共7天;或克林霉素栓100g,1次/天,共3天。治疗期间,建议患者避免性接触或正确使用避孕套[1]。因近年来肠杆菌科细菌耐药情况较严重,对大肠埃希菌等革兰阴性杆菌感染患者,临床不宜经验使用氨苄西林、头孢菌素等抗菌药物进行治疗,应根据细菌培养及药敏结果及时调整用药方案,选用敏感的窄谱抗菌药物治疗。

念珠菌阴道炎:单纯性念珠菌阴道炎治疗可采用阴道内局部用药,每晚睡前放置。包括克霉唑阴道片、咪康唑阴道栓等,疗程3~7天。复杂性阴道炎每天阴道内给药,疗程7天,或氟康唑150mg,每72小时1次,共3次。非白念珠菌阴道炎可使用非氟康唑类抗真菌药物口服或局部长疗程(7~14天)方案作为一线治疗。如果复发,选择阴道硼酸胶囊600mg,每疗程常为2周,该疗法根除率约为70%[2]。

滴虫阴道炎:硝基咪唑类是FDA批准用于治疗滴虫病的唯一药物。甲硝唑方案对滴虫病的治愈率为90%~95%,替硝唑方案对滴虫病的治愈率为86%~100%。比较2g单剂量甲硝唑和2g单剂量替硝唑的疗效,替硝唑的疗效相当于或优于甲硝唑。对性伴侣同时治疗可增加治愈率,可缓解其症状,达到微生物治愈和减少传播。不能耐受口服或不适宜全身用药者可选择阴道局部给药。美国CDC认为阴道应用甲硝唑凝胶比口服用药有效率低,一般不足50%,因此不推荐局部应用甲硝唑凝胶治疗滴虫病[1]。对甲硝唑过敏者可予以脱敏疗法,有研究报道34例资料全面的可疑甲硝唑过敏患者采用逐渐增加药量的甲硝唑脱敏疗法取得很好的疗效,但有待更多临床研究支持[13]。对甲硝唑耐药菌株可实行逐步升级的治疗。可采用甲硝唑500mg,每天2次口服,共7天,或单次口服甲硝唑2g,连用3~7天;也可用替硝唑,每次800mg,每天2次口服,共7天;呋喃唑酮,每次100mg,每天3次;甲苯咪唑,每次100mg,每天2次口服,连用3天[14]。

对衣原体引起的宫颈炎主要药物为四环素类、红霉素类及喹诺酮类,这些药物都有很好的敏感性。常用药物为多西环素100mg,口服,每天2次,连用7天。

盆腔炎:必须选用同时对需氧菌、厌氧菌及沙眼衣原体有效的抗菌药物。临床常用头孢替坦或头孢西丁加用多西环素或米诺环素。对输卵管、卵巢脓肿的患者,通常在应用多西环素(或米诺环素或阿奇霉素)的基础上,加用克林霉素或甲硝唑,可更有效地对抗厌氧菌。或者选择克林霉素加用硫酸庆大霉素[9]。如病原菌考虑为淋病奈瑟菌感染及衣原体感染,抗菌药物选择见相关章节。如考虑为产ESBLs大肠埃希菌感染,重症患者首选碳青霉烯类,轻中度或局部感染患者可选择头孢哌酮/舒巴坦或哌拉西林/他唑巴坦。其他替代治疗方案可有静脉使用氧氟沙星、左氧氟沙星、莫西沙星加用甲硝唑；氨苄西林/舒巴坦加用多西环素或米诺环素或阿奇霉素。在喹诺酮耐药地区需谨慎使用喹诺酮治疗盆腔感染[15]。如药物治疗效果不佳需要根据情况选择经腹手术或腹腔镜手术。

参 考 文 献

1. 樊尚荣,张慧萍.2010年美国疾病控制中心阴道炎治疗指南.中国全科医学,2011,14(3B):821-822

2. 汪复,张婴元.实用抗感染治疗学.第2版.北京:人民卫生出版社,2012:760-767

3. 中华医学会妇产科学分会.盆腔炎症性疾病诊治规范(草案).中华妇产科杂志,2008,43(7):556-558

4. Hillier S. The complexity of microbial diversity in bacterial vaginosis. N Eng J Med,2005,353:1886-1887

5. Nikhil Kumar, Beauty Behera, Sai S. Sagiri, et al. Bacterial vaginosis:Etiology and modalities of treatment-A brief note. J Pharm Bioallied Sci,2011,3(4):496-503

6. 蓝红云,陈少艳.3580例阴道炎患者阴道分泌物病原学检测及耐药性研究.国际检验医学杂志,2012,33(160):1947-1949

7. 黎小东,宋卫忠,李平,等.广州地区妇女外阴阴道念珠菌病的病原分类及其体外药敏分析.国际检验医学杂志,2013,34(17):2281-2284

8. 韩建德,陈木开,廖绮曼,等.生殖道沙眼衣原体对几种抗菌药物敏感性的研究.中华皮肤病杂志,2006,39(10):559-561

9. 王梅,江勇,邵丽丽,等.阿奇霉素对泌尿生殖道沙眼衣原体临床株的单独和联合药物敏感性检测.中华微生物学和免疫学杂志,2010,30(8):722-726

10. 雷英,王辰,薛凤霞.盆腔炎性疾病的病原学.实用妇产科杂志,2013,29(10):723-726

11. 田可歌,乔丽雅,董立国,等.盆腔、腹腔脓肿的病原学分析与临床处理.中华医院感染学杂志,2007,17(1):42-44.

12. Ness RB, Soper DE, Holey RL, et al. Effectiveness of inpatient and outpatient treatment strategies for women with pelvic inflammatory disease:results from the pelvic inflammatory disease evaluation and clinical health randomized trial. Am J Obstet Gynecol,2002,186(5):929-937

13. Helms DJ, Mosure DJ, Secor WE, et al. Management of trichomonas vaginalis in women with suspected metronidazole hypersensitivity. Am J Obstet Gynecol, 2008,198(4):370. el-e7

14. Sobel JD, Nyirjesy P, Brown W. Tinidazole therapy for metronidazole-resistant vaginal trichomoniasis. Clin Infect Dis,2001,33(8):1341-1346

15. 黄敏丽.喹诺酮类抗菌药在女性生殖道感染性疾病中的合理应用.中国感染与化疗杂志,2009,9(2):102-103

第三节　性传播疾病

性病是指通过性接触而传播的一组传染病,某些性病也可通过母婴垂直传播或污染物品、衣物间接传播。性病不仅导致泌尿生殖器官发生病变,也可侵犯附属淋巴结及全身重要器官组织。在过去,性病一般只包括梅毒、淋病、软下疳以及性病淋巴肉芽肿,常称为"经典性病"。随着社会的发展,人们性观念的变化,性行为、方式多样化,性病病种逐渐增多达20种以上。20世纪70年代开始,性病概念逐渐被"性传播疾病(sexually transmitted diseases,STD)"所代替。1975年世界卫生组织(WHO)正式决定用STD命名。除了"经典性病"外,WHO还把非淋病奈瑟菌性尿道炎、艾滋病、尖锐湿疣、生殖器疱疹、生殖器念珠菌病、细菌性阴道病、滴虫病、疥疮、阴虱、乙型肝炎和股癣等也列入STD之中。我国传染病防治法规定了8种必须上报的性病:淋病、梅毒、尖锐湿疣、非淋病奈瑟菌性尿道炎、生殖器疱疹、软下疳、性病性淋巴肉芽肿和艾滋病[1]。STD的病原体多种多样,包括螺旋体、病毒、细菌、衣原体、支原体、真菌、原虫及寄生虫等。本节将着重讨论由螺旋体、病毒、细菌、衣原体和支原体感染所致的STD的临床诊断、实验室诊断、相关病原微生物耐药现状及其治疗。真菌、原虫等所致的泌尿生殖系统感染在本书相关章节中阐述。

一、临床诊断

主要根据临床症状及体格检查进行临床诊断。

1. 梅毒(syphilis)　由苍白密螺旋体引起的一种慢性STD,几乎可侵犯全身各组织器官产生多种多样的症状和体征,主要通过性接触和血液传播。根据感染途径的不同可分为获得性(后天)梅毒和胎传(先天)梅毒。

后天梅毒分为硬下疳(一期梅毒)、二期梅毒和三期梅毒(晚期梅毒)。

（1）硬下疳：潜伏期 2 ~ 4 周，90% 发生在男性的冠状沟、包皮及系带以及女性的大小阴唇、宫颈、阴唇系带等处。初起为丘疹后成硬结，大小为 1 ~ 2cm，不痛不痒，破溃后形成边界清楚肉红色创面，损害表面可有少量渗出，一般无明显痛痒感。多数为单发，但也可多发。经 3 ~ 4 周可自愈，不留瘢痕。

（2）二期梅毒：发生于感染后 8 ~ 12 周，常泛发全身，如玫瑰疹、环行疹、丘脓疱疹、脓疱疹、扁平湿疣等。皮损数目多，稠密而不融合，对称分布。未经足量规则治疗损害消退后可复发，复发梅毒疹数目较少，皮疹较大，形态奇异，不对称分布。可伴发关节炎、骨膜炎、虹膜睫状体炎及全身浅表淋巴结肿大等。

（3）三期梅毒：常在感染 2 年后发生，皮损为结节性梅毒疹和树胶肿，皮损一般无自觉症状。还有骨梅毒、心血管梅毒、神经梅毒等。

先天梅毒可分为早期先天梅毒（<2 岁）和晚期先天梅毒（>2 岁）。早期先天梅毒表现为皮肤松弛，似老人貌。有水疱、扁平湿疣、口角与肛周呈放射状皲裂。可伴有梅毒性鼻炎、软骨炎、骨膜炎，淋巴结和肝脾肿大。晚期先天梅毒可出现马鞍鼻、哈钦森牙、基质性角膜炎、神经性耳聋等特征性病变。

2. 淋病（gonorrhea）　由淋病奈瑟菌感染导致的以泌尿生殖系统化脓性感染为主要表现的 STD。淋病多发于性活跃的中青年，潜伏期一般为 2 ~ 10 天，平均 3 ~ 5 天。淋病包括单纯性淋病、淋病并发症以及播散性淋病奈瑟菌感染。

（1）单纯性淋病：症状有尿频、尿急、尿痛、尿道口红肿和黄色分泌物，可伴发腹股沟淋巴结炎。70% 的女性患者无症状或症状轻微。淋病奈瑟菌性宫颈炎的分泌物初为黏液性，后转为脓性，体检可见宫颈口红肿、触痛、脓性分泌物。淋病奈瑟菌性肛门直肠炎主要见于男性同性恋者；女性可由淋病奈瑟菌性宫颈炎的分泌物直接感染肛门直肠所致。淋病奈瑟菌性结膜炎表现为眼角膜充血水肿，脓性分泌物较多；体检角膜呈云雾状，严重时角膜发生溃疡。单纯性淋病一般全身症状较轻，少数可有发热、全身不适、食欲缺乏等。

（2）淋病并发症：男性患者因治疗不当或酗酒、性交等影响，导致淋病奈瑟菌感染进一步发展并引起后尿道炎、前列腺炎、精囊炎、附睾炎等；女性淋病的主要并发症为淋病奈瑟菌性盆腔炎，反复发作可造成输卵管狭窄或闭塞等。

（3）播散性淋病奈瑟菌感染，占淋病的 1% ~ 3%。临床表现为全身不适、食欲缺乏、发热、寒战、关节炎，常在四肢关节附近出现红斑、脓疱、血疱或中心坏死等皮损；可并发脓毒症、腱鞘炎、心内膜炎、心包炎、胸膜炎、肝周炎及肺炎等。

3. 软下疳（chancroid）　由杜克雷嗜血杆菌感染引起的生殖器痛性溃疡，伴腹股沟淋巴结肿大。潜伏期为 2 ~ 6 天，平均 2 ~ 3 天。常见发病部位有阴茎冠状沟、包皮、龟头、阴唇、宫颈和肛门。皮损初为炎性丘疹，经 1 ~ 2 天后变成脓疱，破溃后形成痛性溃疡，边缘呈锯齿状，基底有污秽脓性分泌物，周围有炎性红晕。30% 患者伴有单侧腹股沟淋巴结肿痛，称软下疳横痃，愈后留有瘢痕。

4. 性病性淋巴肉芽肿（lymphogranulomavenereum）　亦称腹股沟淋巴肉芽肿，是由沙眼衣原体感染引起的 STD。潜伏期一般为 5 ~ 21 天，好发部位为包皮、冠状沟、阴唇、宫颈等处。初起为无痛性丘疹或水疱，破溃后常形成溃疡（初疮），一周左右愈合。初疮发生 1 ~ 2 周后腹股沟淋巴结肿大，皮肤呈沟槽状，破溃后形成多个瘘管。长期慢性腹股沟淋巴炎可引起生殖器象皮肿或直肠狭窄。

5. 生殖器疱疹（genital herpes）　是由单纯疱疹病毒（herpes simplex virus，HSV）感染泌尿生殖器及肛门部位皮肤黏膜而引起的 STD。多数生殖器疱疹的病原体是 HSV-2。发病部位男性为阴茎的包皮、龟头、冠状沟等处；同性恋者可发生于肛门、直肠；女性则为外阴、大小阴唇、阴蒂、阴道、宫颈，也可发生于肛门、直肠及尿道。可分为初发生殖器疱疹和复发性生殖器疱疹：①初发性生殖器疱疹潜伏期 3 ~ 14 天，平均为 6 天。外生殖器或肛门周围有群簇或散在的小水疱，2 ~ 4 天后破溃形成糜烂或溃疡，自觉疼痛。腹股沟淋巴结常肿大，有压痛。患者可出现发热、头痛、乏力等全身症状。病程 2 ~ 3 周。②复发性生殖器疱疹为原发皮损消退后皮损反复发作，但全身症状及皮损较初发性生殖器疱疹轻微，病程较短。

6. 尖锐湿疣（condyloma acuminatum）　是由人类乳头瘤病毒（human papillomavirus，HPV）感染并主要通过性传播的皮肤、黏膜良性增生性病变。临床可见的尖锐湿疣 90% 以上由 HPV 6 或 11 型引起。潜伏期 3 周 ~ 8 个月，平均 3 个月，好发于性活跃人群。男性好发于龟头、冠状沟、阴茎、冠状沟系带、尿道口、肛周和阴囊等，女性为大小阴唇、尿道口、阴道口、会阴、肛周、阴道壁、宫颈等。被动肛交男性同性性行为者可发生于肛周、肛管和直肠,口交者可出现在口腔。皮损初期表现为局部出现单发或多发大小不等丘疹,逐渐发展为乳头状、鸡冠状、菜花状或团块状的赘生物。可自觉痒感、异物感、压迫感或灼痛感,常因皮损脆性增加而出血或继发感染。但约70%患者无任何自觉症状。暴露于HPV后,亚临床感染或潜伏感染可能是最常见的结局。亚临床感染的皮肤黏膜表面外观正常,如行醋酸白试验可出现境界清楚的发白区域。

7. 非淋病奈瑟菌性尿道(宫颈)炎(nongonococcal urethritis and cervicitis)　是由沙眼衣原体、解脲支原体等感染所致的STD。成人男性以尿道,女性以宫颈为感染部位。在临床上有尿道(宫颈)炎的表现,但在分泌物中查不到淋病奈瑟菌,细菌培养无淋病奈瑟菌生长。潜伏期可从数天到数月,但多数为1~3周,症状与淋病相似,但程度较轻。典型的临床症状有尿道刺痒,伴轻重不等的尿急、尿痛与排尿困难,晨起排尿前尿道外口有少量浆液性分泌物,有时也可见膜状物黏封尿道外口。女性主要症状为脓性宫颈炎,可有白带增多、外阴阴道瘙痒及下腹部不适等症状。有些患者无任何症状。1%的男性非淋病奈瑟菌性尿道炎并发附睾炎、前列腺炎、精囊精索炎、Reiter综合征及直肠炎。女性衣原体感染的主要合并症为盆腔炎、前庭大腺炎、直肠炎和肛周炎。

二、实验室诊断

分泌物涂片检查病原体及培养为主要的实验室诊断依据。分子生物学方法因较高的实验室条件要求尚未大范围开展。

1. 分泌物显微镜检查　暗视野显微镜检查在硬下疳、扁平湿疣等梅毒性皮损渗液中可找到梅毒螺旋体。疑似淋病患者的尿道、宫颈等处分泌物涂片用革兰染色,可在多形核白细胞内找到革兰阴性的双球菌。此法对有典型症状的男性患者具有一定的诊断价值,但对症状不典型者,特别是对女性患者因检出率低或常因与其他细菌难以鉴别而诊断意义不大,故应进一步作淋病奈瑟菌培养。疑似软下疳者,从溃疡分泌物或者肿大的腹股沟淋巴结穿刺液涂片作革兰染色,可见革兰阴性短杆菌呈多行长链平行排列的"鱼群"状,可考虑杜克雷嗜血杆菌。疑似性病性淋巴肉芽肿者,肿大淋巴结抽取物的白细胞用荧光显示有包涵体。疑似生殖器疱疹者,以玻

片在疱底作印片,Wright染色或Giemsa染色,显微镜下可见到具特征性的多核巨细胞或核内病毒包涵体(Tzanck涂片)。疑似非淋病奈瑟菌性尿道(宫颈)炎者尿道或者宫颈分泌物涂片革兰染色,每一显微镜高倍视野可找到10个以上多形核白细胞,但无可见的细胞内阴性球菌。

2. 分泌物培养　淋病奈瑟菌培养法为淋病的确诊试验:分泌物接种在淋病奈瑟菌培养基上,在5%~10%二氧化碳环境下经37℃ 24~48小时培养,并作氧化酶试验和糖发酵试验鉴定后确诊。对部分治疗效果不佳或者复发的病例,必要时需作淋病奈瑟菌药物敏感试验,以选择适当的敏感药物治疗[1]。疑似软下疳者,临床标本在选择性培养基上培养,可见典型菌落,取典型菌落作菌涂片,见到革兰阴性短链杆菌,经细菌分离鉴定,即可确认为杜克雷嗜血杆菌[1]。疑似非淋病奈瑟菌性尿道(宫颈)炎者尿道或者宫颈分泌物解脲支原体培养可确诊。疑似性病性淋巴肉芽肿者,可作衣原体培养和分离(L1、L2、L3血清型)。目前诊断沙眼衣原体感染的金标准是细胞内培养,常用的细胞是McCoy细胞和Hela229细胞。

3. 外周血检查　梅毒血清学试验:①非梅毒螺旋体抗原方法:不加热血清反应素试验(unheated serum reagin, USR)、快速血浆反应素试验(rapid plasma regain, RPR)、甲苯胺红试验(TRUST)等,阳性者需考虑梅毒,但需排除生物学假阳性。②梅毒螺旋体抗原方法:梅毒螺旋体血凝试验(treponema pallidum hemagglutination, TPHA)、荧光螺旋体抗体吸收试验(FTA-ABS)、时间分辨免疫荧光技术(time resolved fluorescence immunoassay, TRFIA)等,若为阳性,结合病史、体检可确诊梅毒。泌尿生殖系STD有时可有外周血白细胞计数和中性粒细胞比例升高。

4. 组织病理学检查　疑似梅毒皮损可见大量浆细胞浸润,有诊断意义。疑似性病性淋巴肉芽肿者,肿大的淋巴结病理检查可见星状脓性溃疡,周围上皮细胞呈栅状排列。疑似软下疳者,组织学检查有符合软下疳溃疡的组织病理表现。表皮的挖空细胞有助于尖锐湿疣的诊断;免疫组织化学法可检测HPV抗原。

5. 分子生物学检测　常规PCR是目前最为广泛应用的基因检测方法,可快速、直接检梅毒螺旋体的特异性片段,具有敏感性高和特异性强等优点。荧光定量PCR反应检测梅毒主要的靶基因有 *TP47*

和 polA，具有更高的敏感性和特异性[2-3]。PCR 法还能检测杜克雷嗜血杆菌、HSV-2、HPV 和沙眼衣原体等多种病原体的核酸[1,4]。

6. 免疫学试验　疑似衣原体感染（性病性淋巴肉芽肿、非淋病奈瑟菌性尿道宫颈炎）者，在感染 4 周后衣原体补体结合试验阳性，1：64 以上有诊断意义；或行微量免疫荧光血清学试验[1,4]。从皮损处取标本，以单克隆抗体直接荧光法或酶联免疫吸附法（ELISA）检测 HSV 抗原，并可区分 HSV 型别。采用免疫荧光试验、ELISA、免疫印迹试验和放射免疫试验等法检测抗 HSV-1 和抗 HSV-2 抗体，但此类检查只能说明患者发生过 HSV 显性或隐性感染。

7. 其他　疑似神经梅毒者往往需要脑脊液检查进一步排查。用 3%~5% 醋酸溶液湿敷或涂布于疑似 HPV 感染或皮损处，3~5 分钟后见到均匀一致的变白区域为醋酸白试验阳性。但醋酸白试验并非 HPV 感染的特异性试验，局部有炎症、表皮增厚或外伤等时可出现假阳性；醋酸白试验阴性也不能排除 HPV 感染。

三、常见病原微生物及其耐药性现状

青霉素对梅毒螺旋体的 MIC_{90} 为 0.002 ~ 0.01μg/mL，极为敏感，目前青霉素耐药病例报道罕见。迄今为止，尚未见有梅毒螺旋体对四环素类抗生素耐药的报道。Ghanem 等[2] 2006 年做的一项对比研究显示，1558 例早期梅毒患者中，87 例使用多西环素治疗，其血清治愈率为 100%。阿奇霉素治疗梅毒的耐药性问题渐趋突出。2002 年，首先在美国旧金山的男-男性行为者中发现了梅毒螺旋体对阿奇霉素的耐药现象，监测数据提示该市对阿奇霉素耐药梅毒病例的患病率从 2000 年的 0 上升到 2004 年的 56%[3]。周平玉于 2007 年曾报道 5 例孕妇早期梅毒患者在用阿奇霉素治疗后生产出胎传梅毒儿[5]；2010 年又报道 132 例早期梅毒患者用阿奇霉素治疗失败，再次强调了阿奇霉素治疗早期梅毒失败的风险[6]。有关研究结果显示，梅毒螺旋体 23S rRNA 基因突变是导致其对阿奇霉素耐药的原因[7]。

目前，大观霉素和头孢曲松是我国治疗淋病的首选用药[8]。尽管耐大观霉素的淋病奈瑟菌比例低于 1%，但研究显示淋病奈瑟菌对头孢曲松的敏感率降低加快[9]。WHO 西太区、东南亚淋病奈瑟菌抗生素监测项目（GASP）最新报告，2010 年头孢曲松敏感性下降的淋病奈瑟菌比率在西太区及东南亚各国的差异很大：新加坡 1.3%，澳大利亚 4.8%，印度 10.8%，日本 20.3%，韩国 29.3%，中国 55.8%。可见我国对头孢曲松低敏的淋病奈瑟菌比率最高，且明显高于其他各国，需引起高度重视[10]。2000 年和 2002 年，美国夏威夷和加利福尼亚州首先发现对氟喹诺酮类耐药的淋病奈瑟菌株；由于对氟喹诺酮类耐药的淋病奈瑟菌株在美国男-男性行为者中高度流行，2004 年美国 CDC 不再推荐氟喹诺酮类药物用于该人群[11]。2007 年，鉴于对氟喹诺酮类药物耐药的淋病奈瑟菌株在异性恋和男-男同性恋中的广泛流行，头孢菌素类药物被推荐用于该人群的治疗[4]。我国 2005 年对淋病奈瑟菌耐药的监测资料表明，质粒介导的高度耐青霉素淋病奈瑟菌和耐四环素淋病奈瑟菌的总阳性率分别达 37.7% 和 28.1%，染色体介导的耐氟喹诺酮类药物淋病奈瑟菌的阳性率高达 96%[9]。由于淋病奈瑟菌对氟喹诺酮类药物的普遍耐药和高耐药率，我国 2007 年 1 月新颁布的《性传播疾病临床诊疗指南》已不再推荐使用环丙沙星等氟喹诺酮类药物治疗淋病[1]。

目前已从耐氨苄西林的杜克雷嗜血杆菌菌株中可分离出耐药质粒，这些菌株与其他嗜血杆菌接触时，可提供耐药质粒，这预示抗药性可在杜克雷杆菌中广泛传播。

HSV 对抗疱疹病毒药耐药首先报道于免疫功能减弱患者。根据流行病学调查资料，HSV 耐药株在 HIV 感染的患者中更为多见。近期报道从免疫功能受损的 HSV 感染者分离出阿昔洛韦耐药株和膦甲酸钠耐药株[12]。目前研究证明，HSV 耐药主要与 TK 和 DNA 聚合酶的缺陷相关，并有学者据此建立了一系列筛选耐药株的方法[12]。

体外实验表明，沙眼衣原体具有与细菌类似的突变机制[11]。美国曾从治疗失败的患者中分离出 3 株对多种抗生素耐药的衣原体株，对四环素、红霉素、磺胺类药物和克林霉素等均耐药[13]。以色列 2001 年报道，44% 的临床衣原体分离株对多西环素或四环素的敏感性有不同程度的下降[14]。我国对广州地区沙眼衣原体耐药性趋势的研究显示，1997—2005 年间分离的沙眼衣原体株对几种常用抗菌药物的体外敏感性均有不同程度降低，尤其是左氧氟沙星的 MIC_{90}、MBC_{90} 升高较快[15]。除喹诺酮类和四环素类药物外，衣原体对大环内酯类药物的耐药报道相对较少。在我国性病治疗指南中，对沙眼衣原体感染的推荐治疗药物一般为阿奇霉素和多西环素,替代治疗药物包括红霉素和氧氟沙星等。

研究表明解脲支原体对多种抗生素均有不同程度的耐药,耐药率从8%~69%不等,说明其耐药性较高[16]。解脲支原体对罗红霉素、阿奇霉素的耐药性已不容忽视,特别是阿奇霉素其敏感率仅为10%,这与近年大量滥用阿奇霉素不无关系,致使其敏感率大大降低。盐酸米诺环素、多西环素的敏感率虽然较高,但其耐药率达25%以上。可能与耐四环素的解脲支原体株在基因组中携带链球菌耐四环素基因(tetM),其基因可以单独作为耐药基因或与其他耐药性基因一起共同组成多重耐药基因,最终导致对多种药物的耐药性。

四、抗微生物治疗

梅毒:抗菌药物首选普鲁卡因青霉素或苄星青霉素。替代药物包括头孢曲松、多西环素、四环素、红霉素和阿奇霉素等。头孢曲松作为替代药物可用于一、二期梅毒治疗,其疗效略低于青霉素。青霉素过敏者可选用四环素、红霉素、阿奇霉素、多西环素等,疗程及治疗方案根据不同分期及累及部位选择相应的治疗[1,4]。美国疾病与预防控制中心2010年版治疗指南中建议妊娠梅毒患先用青霉素脱敏后,再使用青霉素治疗,不主张使用第三代头孢菌素治疗[1]。

淋病:淋病奈瑟菌对青霉素及四环素类耐药性较为普遍,青霉素及四环素类目前已不作为治疗淋病的推荐药物。在成人宫颈、尿道、直肠及咽部的无并发症淋病奈瑟菌感染的推荐方案中,更新的方案主要有:①以头孢曲松250mg单剂注射联合阿奇霉素或者多西环素口服治疗来代替喹诺酮类药物的治疗;②增加一线治疗药物的剂量,头孢曲松的肌内注射剂量由原来的125mg改为250mg[1,8-10]。

软下疳:阿奇霉素1g口服单次用药或头孢曲松250mg肌内注射单次给药;或环丙沙星500mg口服2次/天。

性病性淋巴肉芽肿:四环素类、红霉素类及喹诺酮类药物[17]。

无症状或亚临床型生殖器HSV感染无需药物治疗。有症状者主要采用抗病毒治疗,但目前的治疗方法尚不能达到彻底清除病毒的效果。抗病毒药物包括阿昔洛韦、泛昔洛韦、伐昔洛韦等[12]。推荐采用的治疗方案包括:阿昔洛韦片0.2g口服,每天5次;或伐昔洛韦片0.3g口服,每天2次;或泛昔洛韦胶囊0.25g口服,每天3次。如果是初发性生殖器疱疹,疗程为7~10天;复发性生殖器疱疹疗程为5天。频发复发者则需以较低的剂量服用较长时间。此外膦甲酸钠、三氮唑核苷、干扰素、聚肌胞针、阿糖胞苷等也可应用。

HPV感染的皮损可采用0.5%鬼臼毒素酊、80%~90%三氯醋酸或二氯醋酸等化学治疗,或液氮冷冻、CO_2激光、电灼等物理疗法。可以联合干扰素、白介素-2、聚肌胞等免疫疗法[4]。外科手术切除适用于大体积尖锐湿疣的治疗。5%咪喹莫特霜、氨基酮戊酸光动力疗法等清除潜伏感染疗效好、复发率低。对于无症状的亚临床感染尚无有效的处理方法,一般不推荐治疗。

非淋病奈瑟菌性尿道(宫颈)炎的治疗可选用多西环素、米诺环素、红霉素、阿奇霉素等[8]。推荐方案为阿奇霉素1g,单剂口服;或多西环素0.1g,每天2次,共7天口服。替代方案:红霉素0.5g,每天4次,共7天;罗红霉素1.15g,每天2次,共10天;或氧氟沙星0.3g,每天2次,共7天;或左氧氟沙星0.5g,每天1次口服,共7天;或米诺环素0.1g,每天2次,共10天。

（俞云松）

参 考 文 献

1. 汪复,张婴元.实用抗感染治疗学.第2版.北京:人民卫生出版社,2012:782-790

2. Ghanem KG, Erbelding EJ, Cheng WW, et al. Doxycycline compared with benzathine penicillin for the treatment of early syphilis. Clin Infect Dis,2006,42(6):e45-e49

3. Mitchell SJ, Engelman J, Kent CK, et al. Azithromycinresistant syphilis infection:San Francisco, California, 2000-2004. Clin Infect Dis,2006,42(3):337-345

4. Workowski KA, Berman S. Centers for Disease Control and Prevention (CDC). Sexually transmitted diseases treatment guidelines, 2010. MMWR Recomm Rep, 2010,59(RR-12):1-110

5. Zhou P, Qian Y, Xu J, et al. Occurrence of congenital syphilis after maternal treatment with azithromycin during pregnancy. Sex Transm Dis,2007,34(7):472-474

6. Zhou P, Li K, Lu H, et al. Azithromycin treatment failure among primary and secondary syphilis patients in Shangha. Sex Transm Dis,2010,37(11):726-729

7. Lukehart SA, Godornes C, Molini BJ, et al. Macrolide resistance in Treponema pallidum in the United States and Ireland. N Eng J Med,2004,351(2):154-158

8. 王千秋,张国成.性传播疾病临床诊疗指南.上海:上海科学

技术出版社,2007:16-27

9. WHO Western Pacific Gonococcal Antimicrobial Surveillance Programme. Surveillance of antibiotic resistance in Neisseria gonorrhoeae in the WHO Western Pacific Region 2005. Commun Dis Intell,2006,30(4):430-433

10. Lahra MM. Surveillance of antibiotic resistance in Neisseria gonorrhoeae in the WHO Western Pacific and South East Asian Regions 2010. Commun Dis Intell,2012,36(1):95-100

11. 龚伟明,周平玉.淋球菌和衣原体对抗菌药物的耐药现况.上海医药,2012,33(1):11-12

12. 单纯疱疹病毒耐药的流行趋势及其耐药机制的研究进展.国际流行病学传染病学杂志,2006,32(5):318-320

13. Somani J,Bhullar VB,Workowski KA,et al. Multiple drug-resistant Chlamydia trachomatis associated with clinical treatment failure. J Infect Dis,2000,181(4):1421-1427

14. Bragina EY,Gomberg MA,Dmitriev GA. Electron microscopic evidence of persistent chlamydial infection following treatment. J Eur Acad Dermatol Venereol,2001,15(5):405-409

15. 韩建德,陈木开,廖绮曼.生殖道沙眼衣原体对几种抗菌药物敏感性的研究.中华皮肤科杂志,2006,39(10):559-561

16. 蒋士俞,杨华.553 例泌尿生殖道感染支原体培养及耐药性分析.检验医学,2013,28(6):535

17. 中国疾病预防控制中心性病控制中心.性传播疾病临床诊疗指南.国际流行病学传染病学杂志,2008,35(4):221-294

第十一章
皮肤软组织感染

第一节 烧 伤

感染是烧伤最常见的并发症和主要致死原因。严重烧伤患者(烧伤面积超过 50% 或 Ⅲ°烧伤超过20%)由于皮肤黏膜屏障缺损、坏死组织广泛存在,感染发生率极高,常引起全身性炎症反应综合征(systemic inflammatory response,SIRS)、脓毒症(sepsis)、多器官功能障碍综合征(multiple organ dysfunction syndrome,MODS)等并发症[1],是造成烧伤患者死亡的主要原因。感染早期诊断成为临床合理抗菌药物治疗和提高重症患者存活率的关键。

根据组织细菌定量、组织病理和临床表现,可以把烧伤感染分为非侵袭性细菌感染、烧伤相关的外科感染、烧伤蜂窝织炎、烧伤脓疱病、侵袭性烧伤感染 5 种:①非侵袭性细菌感染指的是创面及焦痂存在细菌感染,且组织细菌定量 $>10^5$ CFU/g,周围未烧伤组织没有侵袭性感染;②烧伤相关的外科感染指的是手术清创后的创面感染及上皮尚未再生的供皮区感染;③烧伤蜂窝织炎指感染逐步蔓延到未损伤的皮肤和软组织,常表现为正常组织出现异常的红斑;④烧伤脓疱病是指已经再生上皮的区域因为感染而导致上皮细胞坏死、上皮丢失;⑤侵袭性烧伤感染又称烧伤脓毒症或烧伤全身性感染,组织细菌定量 $>10^5$ CFU/g,且未烧伤组织也出现感染,往往伴有全身炎症反应和多脏器功能损害,临床表现危重。

一、临床诊断

烧伤感染的临床诊断主要依据烧伤病史、临床症状(包括局部创面和全身表现)和体征。非侵袭性烧伤感染主要表现为局部创面的红肿热痛、焦痂和脓性分泌物,周围未烧伤组织没有红肿等感染表现。而侵袭性烧伤感染除了局部表现外,还有全身表现如发热、疼痛、脉搏加快、呼吸急促、血压下降等。

创面分泌物观察常有助于病原菌的初步判断,如分泌物呈黄白色脓性,可能为革兰阳性菌感染;如分泌物为稀薄、浅咖啡色,考虑溶血性链球菌感染;如分泌物稀薄伴恶臭,大肠埃希菌感染可能性大;分泌物呈绿色脓性,则一般为铜绿假单胞菌感染;烧伤成痂创面出现圆形或不规则形状的黑褐色霉斑或者坏死斑,创面快速进行性加深,呈豆渣或奶酪样坏死,常见于严重毛霉菌感染致血管栓塞;曲霉菌或毛霉菌感染时常有血管受到侵蚀,表现为局部组织出血或大片坏死;但混合细菌感染较难判断。

侵袭性烧伤感染常常具有以下特征表现[2-4]:①创面快速变化;②创面出现点状、多灶性或广泛地变暗、发黑或发紫;③焦痂离断或变色;④焦痂下组织出血;⑤皮下脂肪显示绿色(铜绿假单胞菌感染);⑥周围皮肤出现红、肿、热、痛;⑦烧伤皮肤和正常皮肤交界处肿胀和(或)发紫;⑧毗邻未烧伤皮肤先出现红斑,随后出现黑色坏死结节样病灶(坏疽性深脓疱病);⑨突眼症往往为颜面部烧伤(累及眼球后间隙)伴毛霉菌感染的首发体征。

20 世纪 70 年代,中国第三军医大学提出了烧伤全身性感染的概念[5],以临床症状作为主要诊断标准,血微生物培养结果可为阳性也可为阴性,该诊断标准对烧伤临床起到了重要的指导作用。2007年美国烧伤协会(American Burn Association,ABA)对脓毒症诊断标准进行了重新评价[6,7],同年第三军医大学西南医院[8]基于此标准发表了《烧伤感染术语及诊断标准的商榷》,引起学术界广泛关注。经过近5年的临床实践,2012年中国医师协会烧伤医师分会建议将"脓毒症"与"全身性感染"2个术语通用,脓毒症的诊断分为"拟诊"和"确诊",并修订了烧伤侵袭性感染的诊断标准[9]。患者符合以下前11条中6条可拟诊为烧伤脓毒症;符合以下前11条中6条加第12条中,可确诊为烧伤脓毒症:①兴奋多语、幻觉、定向障碍或精神抑郁;②腹胀、肠鸣音减弱或消失;③烧伤创面急剧恶化,表现为潮湿、晦暗、有坏死斑、加深等;④中心体温大于39.0℃或者小于36.5℃;⑤心率加快,成人大于130次/分,儿童大于其年龄段正常值的2个标准差;⑥呼吸频率增加,未进行机械通气时成人大于28次/分,儿童大于其年龄段正常值的2个标准差;⑦血小板计数减少,成人小于$50×10^9$/L,儿童小于其年龄段正常值的2个标准差;⑧外周血白细胞计数大于$15×10^9$/L或小于$5×10^9$/L,其中中性粒细胞大于0.80或未成熟粒细胞大于0.10;儿童大于或小于其年龄段正常值的2个标准差;⑨血降钙素原大于0.5µg/L;⑩血钠大于155mmol/L;⑪血糖大于14mmol/L(无糖尿病病史);⑫血微生物培养阳性或抗生素治疗有效。

2012年《中华烧伤杂志》编辑委员会颁布了《烧伤侵袭性真菌感染诊断与防治指南》[10],把烧伤侵袭性真菌感染分为确诊、疑诊和拟诊(表11-1-1):①确诊:组织学检查阳性;严重烧伤患者除宿主易感因素及临床表现外,有明确的微生物学证据;严重烧伤患者除宿主易感因素及临床表现外,影像学及其他相关检查中任意2项为阳性。以上3项中满足任一项即可确诊。②疑诊:除宿主易感因素及临床表现以外,无组织学和微生物学证据,仅影像学及其他相关检查中有1项阳性。③拟诊:仅有宿主易感因素及临床表现,缺乏其他相关证据。

表 11-1-1 烧伤侵袭性真菌感染的诊断分级

分级	宿主易感因素	临床表现	微生物学检查	组织学检查	影像学及其他相关检查
	±	±	±	+	±
确诊	+	+	+	−	−
	+	+	−	−	5项中2项+
疑诊	+	+	−	−	5项中1项+
拟诊	+	+	−	−	

注:5项指影像学、血液中性粒细胞(比例低于正常值下限,或中性粒细胞比例骤然下降)、血液1,3-β-D-葡聚糖、血液或呼吸道曲霉半乳甘露聚糖、真菌特异性引物扩增

二、实验室诊断

烧伤创面微生物组织定量培养和组织病理学检查[7]是确诊烧伤创面感染的依据。

烧伤创面培养:烧伤创面定量微生物组织培养帮助诊断是否存在感染。非侵袭性感染中烧伤创面和焦痂,组织细菌定量>10^5CFU/g;而在侵袭性烧伤创面感染中,毗邻的未烧伤组织的细菌定量也>10^5CFU/g[3]。用于组织培养的标本要求取自数个烧伤部位,为1~2cm长、1.5cm深(延伸到皮下组织),或大约0.5g重。真菌培养阳性时,需镜检检测到真菌存在才能确诊感染。

组织病理学检查:即使组织细菌定量>10^5CFU/g,也只有50%的组织病理学检查能发现病原微生物[11]。诊断真菌感染可在创面尤其是创面与正常组织交界处的活检标本中,有真菌菌丝侵入未烧伤组织;血管周围可见真菌,过碘酸-希夫染色阳性。

其他的组织病理学检查可有如下表现:①存在出血;②小血管血栓形成;③缺血性坏死;④显著的炎症改变;⑤焦痂下大量细菌生长。

烧伤创面拭子涂片和培养:对诊断非侵袭性感染及推测侵袭性感染的病原菌有一定价值,但正确的采样方法至关重要。因为皮肤表面正常菌群聚集,标本采样如取自创面周围皮肤表层则污染率最高;单纯采集脓液则因为受溶菌酶等因素的影响,很多细菌已死亡或处于濒死状态,涂片仅见大量脓细胞聚集,培养往往阴性。只有从深部取材才能获得最大的检出率,且在取标本前先清除表层污物,可消除杂菌,使污染率大为降低。

血液检查:侵袭性烧伤创面感染的血液学检测往往伴有血糖升高、血白细胞升高或下降、血小板下降。PCT、CRP等炎症指标的升高,尤其是PCT的升高,对判断烧伤患者早期感染及病情危重性有参考价值。

血培养阳性有助于诊断烧伤脓毒症。

1,3-β-D-葡聚糖检测（G 试验）和曲霉半乳甘露聚糖检测（GM 试验）有助于真菌感染的诊断。G 试验中 1,3-β-D-葡聚糖可特异性激活鲎变形细胞裂解物中的 G 因子，引起裂解物凝固。只能提示有无真菌侵袭性感染，不能区分到种。对曲霉菌、念珠菌、镰刀霉、毛孢子菌、足分支菌等引起感染均有诊断意义，但对隐球菌、接合菌无诊断价值，容易被纱布、某些血液透析的滤过器等造成假阳性。GM 试验主要检测曲霉细胞壁半乳甘露聚糖成分，其能在曲霉菌丝生长时释放入血。当使用半合成青霉素、化疗药物致肠道黏膜损伤、血液透析、自身抗体阳性、食用可能含有 GM 的牛奶等高蛋白食物和污染的大米等可造成假阳性。

真菌特异性引物扩增常用于科研，基层检验科较难开展。

三、常见病原微生物及其耐药性现状

烧伤创面细菌随着抗菌药物的应用发生变迁[12]。不同国家、地区烧伤感染病原菌的种类、分布也有不同，但基本的趋势是在烧伤侵袭性感染中，革兰阳性球菌有增多趋势，排在首位的是金黄色葡萄球菌，其次是肠球菌；而革兰阴性杆菌中铜绿假单胞菌的比例较前下降，其他阴性杆菌（肠杆菌科细菌、不动杆菌属等）有所增多。但金黄色葡萄球菌和铜绿假单胞菌仍为烧伤创面感染主要的病原菌。2013 年北京刘颖等[13]分析了 2006—2011 年烧伤创面 1246 株病原菌，其中金黄色葡萄球菌检出率最高，共 249 株占 19.98%，其次为铜绿假单胞菌 152 株占 12.20%。国外报道[14]铜绿假单胞菌、不动杆菌属和克雷伯菌属细菌是引起烧伤感染的最常见革兰阴性菌，而金黄色葡萄球菌是最常见革兰阳性菌。

引起烧伤创面感染的病原菌种类在不同病程并不相同。烧伤创面感染初期主要为金黄色葡萄球菌，烧伤后 5~7 天则革兰阴性杆菌发生率倍增[15]，烧伤后 3~4 周的恢复期，易并发播散性真菌感染。病程中，混合感染极为多见。

中国金黄色葡萄球菌的耐药性稳中有降。2005—2012 年 CHINET 监测数据[16]提示中国金黄色葡萄球菌中 MRSA 的比例波动于 50% 左右，近 2 年略有下降，2012 年为 48.8%。国内尚未发现对万古霉素耐药的金黄色葡萄球菌。2013 年 Emaneini M 报道[17]151 株分离自烧伤患者的金黄色葡萄球菌中，96 株（63.6%）mecA 基因阳性。国内粪肠球菌和

屎肠球菌中均有少数万古霉素、替考拉宁和利奈唑胺耐药株，但比例低于 5%，多见于屎肠球菌。

最常见的革兰阴性菌是铜绿假单胞菌，其次是大肠埃希菌。铜绿假单胞菌的耐药性变迁不大，CHINET 监测[16]提示其对碳青霉烯类抗生素耐药性波动于 30% 左右。德黑兰一家医学中心检测来自烧伤中心的 70 株铜绿假单胞菌（72.3% 来自烧伤创面拭子培养，15.4% 来自组织活检）的药敏，所有的菌株均表现为多重耐药，90% 以上的菌株对亚胺培南、阿米卡星耐药[18]。近年来由于碳青霉烯类抗生素的大量使用，鲍曼不动杆菌的分离率升高[19]，且国内不动杆菌属细菌对碳青霉烯类耐药率逐年升高。

念珠菌属[1]是引起烧伤创面感染中第 4 位常见病原体，也是分离率最高的真菌。常与广谱抗菌药物应用、基础疾病导致免疫低下、侵入性操作等密切相关。白念珠菌对氟康唑的敏感率高，但近年来，非白念珠菌的分离比例逐步升高，对氟康唑的耐药性升高[20]。

四、抗微生物治疗

烧伤创面存在大量变性坏死组织和富含蛋白的渗出液，加之皮肤防御屏障受损，血液循环障碍，有利于病原微生物的繁殖及侵入。早期切除坏死组织和皮肤移植可减少潜在坏死和感染的组织，从而减少侵袭性和非侵袭性烧伤创面感染的发生率[21]。

局部治疗包括清洗、清创和局部抗菌药物应用。浅 II° 创面发生感染时可通过换药、改包扎为暴露疗法等控制感染。深 II° 以上创面应尽早手术去处焦痂及坏死组织，封闭创面，从而减少发展到烧伤脓毒症的几率。预防及治疗 II、III° 烧伤创面感染可局部应用抗菌药物，同时使用各种生物敷料如脱细胞异体（种）真皮基质、异体（种）皮等，保护创面，促进愈合。局部治疗药物包括磺胺嘧啶银、醋酸磺胺米隆、氯己定、络合碘、银锌霜、FE 溶菌酶溶液等：①磺胺嘧啶银主要用于预防或治疗 II、III° 烧伤继发创面细菌感染，如肠杆菌科细菌、铜绿假单胞菌、金黄色葡萄球菌、肠球菌属等引起的创面感染。局部用药后可与创面组织接触形成薄痂，释放出的银离子与细菌的 DNA 结合而起到抑菌作用。但磺胺嘧啶银穿透焦痂的能力较差，细菌在深部组织中仍能繁殖。②醋酸磺胺米隆适用于烧伤或大面积创伤后的铜绿假单胞菌感染，对金黄色葡萄球菌、大肠埃希菌、肺

炎链球菌及梭状芽胞杆菌等厌氧菌也有效。穿透性强，可渗入到焦痂下组织，并可吸收入血，经尿液排出。③莫匹罗星对金黄色葡萄球菌（包括MRSA）等革兰阳性球菌有效，但对铜绿假单胞菌和肠杆菌科作用差。④制霉菌素/甘油混悬液、克霉唑等可用于创面真菌感染。局部抗菌治疗对非侵袭性烧伤感染有效。全身使用的抗菌药物不推荐用于创面感染。

当存在侵袭性烧伤感染时，需进行系统性抗菌治疗，抗菌治疗的方案应针对培养分离到的病原体。在未确定致病菌前，可根据烧伤的不同时期、本地区或病房流行病学情况估计可能的病原菌，立即开始经验性抗菌治疗，治疗过程中根据细菌学检查和药敏试验结果调整治疗方案，尽早从经验用药过渡到目标用药。国外推荐万古霉素+阿米卡星+哌拉西林或哌拉西林/他唑巴坦经验性抗感染治疗，但需监测万古霉素和阿米卡星的血药浓度，国内多因顾虑肾功能损伤，较少应用。

怀疑为葡萄球菌感染时，可选用耐酶半合成青霉素，必要时也可选用万古霉素、达托霉素；铜绿假单胞菌感染时，可选用头孢他啶或头孢哌酮；不动杆菌属感染时，可选用舒巴坦制剂为基础的联合治疗，国内不动杆菌耐药高，也可选择以多黏菌素或替加环素为基础的联合治疗方案；其他革兰阴性杆菌感染时可选用哌拉西林或头孢噻肟、头孢曲松联合氨基糖苷类。一旦确诊或怀疑有侵袭性真菌感染，应及时停用广谱抗菌药物，尽可能选择窄谱抗菌药物。在真菌培养结果出来后、药物敏感试验结果出来前，应有针对性地选择静脉用抗真菌药物进行全身性治疗。白念珠菌、热带念珠菌、近平滑念珠菌等对氟康唑敏感，也可以选择其他唑类或棘白菌素类药物进行治疗；针对光滑念珠菌和克柔念珠菌可选择伏立康唑、伊曲康唑、棘白菌素类等治疗；曲霉菌感染首选伏立康唑，备选棘白菌素类药物、两性霉素B（对土曲霉菌耐药）或伊曲康唑；接合菌（犁头霉菌、毛霉菌、根霉菌等）感染选用两性霉素B或泊沙康唑，必要时应联合外科治疗。疗程需要在侵袭性真菌感染各种表现消失后再用2~4周。

（俞云松）

参考文献

1. Branski LK, Al-Mousawi A, Rivero H, et al. Emerging infections in burns. Surg Infect (Larchmt), 2009, 10 (5): 389-397
2. Erol S, Altoparlak U, Akcay MN, et al. Changes of microbial flora and wound colonization in burned patients. Burns, 2004, 30 (4): 357-361
3. Church D, Elsayed S, Reid O, et al. Burn wound infections. Clin Microbiol Rev, 2006, 19 (2): 403-434
4. Altoparlak U, Erol S, Akcay MN, et al. The time-related changes of antimicrobial resistance patterns and predominant bacterial profiles of burn wounds and body flora of burned patients. Burns, 2004, 30 (7): 660-664
5. 第三军医大学烧伤防治研究协作组.烧伤治疗学.北京:人民卫生出版社, 1977: 164-165
6. Greenhalgh DG, Saffle JR, Holmes JH, et al. American Burn Association consensus conference to define sepsis and infection in burns. J Burn Care Res, 2007, 28 (6): 776-790
7. Orban C. Diagnostic criteria for sepsis in burn patients. Chirurgia (Bucur), 2012, 107 (6): 697-700
8. 彭毅志,袁志强.烧伤感染术语及诊断标准的商榷.中华烧伤杂志, 2007, 23 (6): 404-405
9. 中国医师协会烧伤医师分会《烧伤感染诊治指南》编辑委员会.烧伤感染的诊断标准与治疗指南（2012版）. 中华烧伤杂志, 2012, 28 (6): 401-403
10. 中华烧伤杂志编辑委员会.烧伤侵袭性真菌感染诊断与防治指南（2012版）. 中华烧伤杂志, 2012, 28 (2): 81-86
11. Barret JP, Herndon DN. Effects of burn wound excision on bacterial colonization and invasion. Plast Reconstr Surg, 2003, 111 (2): 744-750
12. 汪复,张婴元.实用抗感染治疗学.第2版.北京:人民卫生出版社, 2012: 748-749
13. 刘颖,张会英,葛艳玲,等.烧伤患者创面1246株病原菌分布特点及耐药情况分析.中华烧伤杂志, 2013, 29 (6): 558-560
14. Rezaei E, Safari H, Naderinasab M, et al. Common pathogens in burn wound and changes in their drug sensitivity. Burns, 2011, 37 (5): 805-807
15. Rafla K, Tredget EE. Infection control in the burn unit. Burns, 2011, 37 (1): 5-15
16. 汪复,朱德妹,胡副品,等.2012年中国CHINET细菌耐药性检测.中国感染与化疗杂志, 2013, 13 (5): 321-330
17. Emaneini M, Bigverdi R, Kalantar D, et al. Distribution of genes encoding tetracycline resistance and aminoglycoside modifying enzymes in Staphylococcus aureus strains isolated from a burn center. Ann Burns Fire Disasters, 2013, 26 (2): 76-80
18. Ranjbar R, Owlia P, Saderi H, et al. Characterization of Pseudomonas aeruginosa strains isolated from burned patients hospitalized in a major burn center in Tehran, Iran. Acta Med Iran, 2011, 49 (10): 675-679

19. 陈娟,姜俊.2010-2012 年烧伤科住院患者感染细菌耐药监测分析.国际检验医学杂志,2014,35(1):111-113

20. Capoor MR1,Sarabahi S,Tiwari VK,et al. Fungal infections in burns:Diagnosis and management. Indian J Plast Surg,

2010,43(Suppl):S37-S42

21. Evers LH,Bhavsar D,Mailander P. The biology of burn injury. Exp Dermatol,2010,19(9):777-783

第二节　手术部位感染

手术部位感染(surgical site infections,SSIs)是指发生在术后 30 天内或假体植入 1 年内的任何手术部位的感染,包括切口和手术涉及的器官或腔隙的感染。SSIs 可分为切口浅部组织感染、切口深部组织感染、器官/腔隙感染。SSIs 的概念与"创口感染"或"手术后感染"并不相同,创口感染不包括手术曾经涉及的器官和腔隙的感染;手术后感染则包括了与手术没有直接关系的感染,如肺炎、尿路感染等。

SSIs 是常见的院内感染,约占全部医院感染的 15%,占外科患者医院感染的 35%～40%。2012 年佛罗里达 9 家医院的监测数据中 SSIs 占医院感染的 31%[1];2013 年中国报道 SSIs 是排名第二的医院感染[2]。SSIs 往往造成住院时间延长,医疗费用增高,患者痛苦增加。SSIs 发生率与医院规模、外科医生的经验、手术部位及分类、患者状况、监测方法等均相关[3,4]。例如腹腔手术 SSIs 比例最高,而眼科手术发生率最低,门诊手术 SSIs 发生率普遍低于住院手术[5]。

根据外科手术切口微生物污染情况,外科手术切口分为Ⅰ类清洁切口、Ⅱ类清洁-污染切口、Ⅲ类污染切口、Ⅳ类感染切口。不同切口的感染率有显著不同。Ⅰ类切口感染发生率为 1%～4%,Ⅱ类切口为 3%～6%,Ⅲ类切口为 4%～20%,Ⅳ类切口可达 40%[6]。因此,切口分类是决定是否需进行抗菌药物预防的重要依据。

一、临床诊断

SSIs 的临床表现常为术后数天内出现,手术切口出现红肿、硬结,局部疼痛,切口裂开,切口可见脓性分泌物。患者常有发热、外周血炎症指标升高等全身表现。

美国疾病与预防控制中心(Centers for Disease Control and Prevention,CDC)网站目前颁布的 SSIs 一系列诊断标准[7],主要参照 1999 年由美国 CDC、医院感染控制、感染病学等专家制定的 SSIs 防治指南[8],该指南将在今年更新。2010 年国家卫生与计划生育委员会(原卫生部)办公厅印发《外科手术部位感染预防与控制技术指南》中的诊断标准在国外指南基础上有所修改。

1. 切口浅部组织感染　手术后 30 天以内发生的仅累及切口皮肤或者皮下组织的感染,并符合下列条件之一:①切口浅部组织有化脓性液体;②从切口浅部组织的液体或者组织中培养出病原体;③具有感染的症状或者体征,包括局部发红、肿胀、发热、疼痛和触痛,外科医师开放的切口浅层组织。下列情形不属于切口浅部组织感染:①针眼处脓点(仅限于缝线通过处的轻微炎症和少许分泌物);②外阴切开术或包皮环切术部位或肛门周围手术部位感染;③感染的烧伤创面,及溶痂的Ⅱ、Ⅲ°烧伤创面。

2. 切口深部组织感染　无植入物者手术后 30 天以内、有植入物者手术后 1 年以内发生的累及深部软组织(如筋膜和肌层)的感染,并符合下列条件之一:①从切口深部引流或穿刺出脓液,但脓液不是来自器官/腔隙部分;②切口深部组织自行裂开或者由外科医师开放的切口,同时,患者具有感染的症状或者体征,包括局部发热、肿胀及疼痛;③经直接检查、再次手术探查、病理学或者影像学检查,发现切口深部组织脓肿或者其他感染证据。同时累及切口浅部组织和深部组织的感染归为切口深部组织感染;经切口引流所致器官/腔隙感染,无需再次手术归为深部组织感染。

3. 器官/腔隙感染　无植入物者手术后 30 天以内、有植入物者手术后 1 年以内发生的累及术中解剖部位(如器官或者腔隙)的感染,并符合下列条件之一:①器官或者腔隙穿刺引流或穿刺出脓液;②从器官或者腔隙的分泌物或组织中培养分离出致病菌;③经直接检查、再次手术、病理学或者影像学检查,发现器官或者腔隙脓肿或者其他器官或者腔隙感染的证据。

二、实验室诊断

血炎症指标:患者血常规中往往表现为白细胞及中性粒细胞升高,NAP 积分升高。单纯 SSIs 感染尤其是浅部切口组织感染,CRP 可轻到中度升高,但合并全身感染时,CRP 及 PCT 往往明显升高。

病原学检测:一旦怀疑 SSIs,尽可能取标本送培养,包括切口分泌物拭子培养、血培养。早期送检对获取 SSIs 病原体有极高价值,从而可将经验性抗菌治疗转变为目标性治疗。培养最好在应用抗菌药物之前进行取样,以提高阳性率。在治疗过程中也应多次采样,检测病原体的变迁,评估疗效。分泌物涂片革兰染色检查对病原体优势菌的判断更快速,对经验性用药针对革兰阳性菌还是针对革兰阴性菌可作初步参考。

B 超或 CT 检查对切口深部组织感染和器官/腔隙感染的诊断有价值,能发现深部脓肿,而且在 B 超或 CT 引导下进行脓肿穿刺引流既有诊断意义,又有治疗价值。

三、常见病原微生物及其耐药性现状

SSIs 常见病原体多种多样,以革兰阳性菌最为多见。最常见的革兰阳性球菌为金黄色葡萄球菌(包括 MRSA 和 MSSA)、凝固酶阴性葡萄球菌、肠球菌属细菌;革兰阴性杆菌主要有大肠埃希菌、铜绿假单胞菌、克雷伯菌属细菌等;由于广谱抗菌药物的使用,以及愈来愈多的重症患者或免疫低下的患者接受手术治疗,真菌(尤其是白念珠菌)引起 SSIs 的比例也逐年升高。美国卫生保健安全网(National Healthcare Safety Network,NHSN)2005—2006 年的统计数据显示 15% 的 SSIs 是由 MRSA 引起的[9]。Anderson DJ 报道[10]引起社区医院 SSIs 前五位的病原体依次是金黄色葡萄球菌(33%,其中 53% 为 MRSA)、凝固酶阴性葡萄球菌(11%)、肠球菌属细菌(8%)、大肠埃希菌(6%)、铜绿假单胞菌(4%)。

不同部位的手术 SSIs 病原体并不相同,例如甲状腺、乳腺等 I 类切口感染常见病原体为葡萄球菌,腹部手术切口感染绝大多数是厌氧菌和需氧菌混合感染,肝胆系统手术中肠杆菌科细菌成为 SSIs 常见病原体。

SSIs 多为医院感染,导致 SSIs 的病原菌中耐药菌的比例也逐年升高。一项研究指出[11],从 2003 年到 2007 年,MRSA 引起的 SSIs 的比例从 16% 升至 20%。Korol E 等[12]回顾了 57 篇关于 SSIs 的文献报道,金黄色葡萄球菌作为 SSIs 病原体的报道有 55 篇,39 篇中报道了 MRSA。MRSA 引起 SSIs 造成住院时间更长,给患者带来的经济损失更大,美国一个多中心对照研究发现[13],手术后继发 MRSA 引起 SSIs 患者的治疗费用远高于正常未感染对照患者,也高于继发 MSSA 引起 SSIs 患者。凝固酶阴性葡萄球菌既往常被认为是非致病菌,当患者有植入物存在时,其作为致病菌的可能性大大增加。凝固酶阴性葡萄球菌中 MRS 的比例远高于金黄色葡萄球菌,2012 年 CHINET 数据[14]提示凝固酶阴性葡萄球菌中,MRS 的比例高达 79.7%,而金黄色葡萄球菌中 MRSA 的比例为 48.8%。国内尚未发现对万古霉素耐药的葡萄球菌。

肠球菌中主要为粪肠球菌和屎肠球菌,前者对抗菌药物的敏感性较高,可首选氨苄西林治疗;后者仅对糖肽类、利奈唑胺、达托霉素、磷霉素等敏感。国内已发现部分 VRE 菌株,多为屎肠球菌。欧洲 VRE 比例高于亚洲,德国 645 个 ICU 和 681 个外科病房中,从 2007 年到 2012 年 VRE 引起 SSIs 的比例显著升高[15]。

大肠埃希菌是 SSIs 感染中最常见的革兰阴性杆菌,国内三甲医院产 ESBLs 比例多在 40% ~ 65%[16],体外药敏对碳青霉烯类耐药率低于 5%,对阿米卡星、哌拉西林/舒巴坦、头孢哌酮/舒巴坦、头霉素类敏感性也较高[14]。国内大肠埃希菌对喹诺酮类药物耐药性高。

铜绿假单胞菌的耐药性较为稳定,对碳青霉烯类抗生素的耐药率多年来波动于 30% 左右,但近年来也出现了仅对多黏菌素敏感的细菌,给临床治疗带来困难。

四、抗微生物治疗

SSIs 的抗菌药物治疗包括了围术期预防用药和感染后治疗用药两部分。

围术期预防用药主要针对金黄色葡萄球菌(多为 MSSA)选择 I 代(头孢唑林、头孢拉定)、II 头孢菌素(头孢呋辛),下消化道的手术由于革兰阴性菌和厌氧菌感染几率增高,预防用药多选择 II 代、III 代头孢菌素(头孢曲松)和甲硝唑。对 β-内酰胺类抗菌药物过敏者,可选用克林霉素或磷霉素预防革兰阳性球菌感染,可选用氨曲南预防革兰阴性杆菌感染。MRSA 检出率高的医疗机构,或患者既往有 MRSA 感染或定植病史,如进行人工材料植入手术(如人工心脏瓣膜置换、永久性心脏起搏器置入、人工关节置换等),也可选用万古霉素或去甲万古霉素预防感染。预防用药一般术前 0.5~1 小时内,或麻醉开始时首次给药,部分药物输注时间长(如万古霉素或氟喹诺酮类)可延长至术前 0.5~2 小时;手术时间超过 3 小时或失血量大于 1500ml,术中可给予第二剂;总预防用药时间一般不超过 24 小时,特殊情况可延长至 48 小时。2009 年国家卫生与计划生育委员会(原卫生部)颁布 38 号文件,进一步规范围术期抗菌药物预防应用(表 11-2-1)。

表 11-2-1　常见手术预防用抗菌药物表

手术名称	抗菌药物选择
颅脑手术	第一、二代头孢菌素;头孢曲松
颈部外科(含甲状腺)手术	第一代头孢菌素
经口咽部黏膜切口的大手术	第一代头孢菌素,可加用甲硝唑
乳腺手术	第一代头孢菌素
周围血管外科手术	第一、二代头孢菌素
腹外疝手术	第一代头孢菌素
胃十二指肠手术	第一、二代头孢菌素
阑尾手术	第二代头孢菌素或头孢噻肟;可加用甲硝唑
结、直肠手术	第二代头孢菌素或头孢曲松或头孢噻肟;可加用甲硝唑
肝胆系统手术	第二代头孢菌素,有反复感染史者可选头孢曲松或头孢哌酮或头孢哌酮/舒巴坦
胸外科手术(食管、肺)	第一、二代头孢菌素,头孢曲松
心脏大血管手术	第一、二代头孢菌素
泌尿外科手术	第一、二代头孢菌素,环丙沙星
一般骨科手术	第一代头孢菌素
应用人工植入物的骨科手术(骨折内固定术、脊柱融合术、关节置换术)	第一、二代头孢菌素,头孢曲松
妇科手术	第一、二代头孢菌素或头孢曲松或头孢噻肟;涉及阴道时可加用甲硝唑
剖宫产	第一代头孢菌素(结扎脐带后给药)

SSIs 一经诊断应立即积极治疗。浅部组织感染多数只需门诊处理,挑开缝线引流,通常不需要应用抗菌药物。局部应用聚维酮碘、次氯酸钠、过氧化氢等并不优于引流和清创,而且因对成纤维细胞具有毒性,影响创口愈合,故不推荐使用。

切口深部组织感染和器官/腔隙感染可能需要再次手术清创,切开引流,或者对深部脓肿穿刺置管引流以及全身静脉使用强有力的抗菌药物。Ⅰ类切口 SSIs 的病原菌多为来自皮肤毛囊的金黄色葡萄球菌,可使用第一代头孢菌素,如头孢唑啉和头孢拉定等治疗;如患者所在医院 MRSA 发生率高,重症患者可经验性覆盖 MRSA 治疗,选择万古霉素、替考拉宁、利奈唑胺或达托霉素等治疗。Ⅱ类切口 SSIs 革兰阴性杆菌和厌氧菌感染比例升高,可选择第二、三代头孢菌素,如厌氧菌可能性大(如腹盆腔手术、口腔手术等),加用甲硝唑或替硝唑联合治疗。肝胆系统手术 SSIs 多为肠杆菌科细菌,需首先评估患者是否具有产 ESBLs 细菌感染的高危因素(如既往反复感染、反复应用抗菌药物、高龄、糖尿病、既往有侵入性操作等),如果没有,可以选择头孢菌素或喹诺酮类药物或氨曲南进行治疗,否则建议选择覆盖产 ESBLs 细菌的抗菌药物:重症患者首选碳青霉烯类,轻中度或局部感染患者可选择头孢哌酮/舒巴坦或哌拉西林/他唑巴坦。

参考文献

1. Magill SS, Hellinger W, Cohen J, et al. Prevalence of health-care-associated infections in acute care hospitals in Jacksonville, Florida. Infect Control Hosp Epidemiol, 2012, 33 (3): 283-291

2. Xie DS, Fu XY, Wang HF, et al. Annual point-prevalence of healthcare-associated infection surveys in a university hospital in China, 2007-2011. J Infect Public Health, 2013, 6 (6): 416-422

3. Bratzler DW, Dellinger EP, Olsen KM, et al. Clinical practice guidelines for antimicrobial prophylaxis in surgery. Surg Infect (Larchmt), 2013, 14 (1): 73-156

4. Anderson DJ, Kaye KS, Classen D, et al. Strategies to prevent surgical site infections in acute care hospitals. Infect Control Hosp Epidemiol, 2008, 29 (Suppl 1): S51-S61.

5. Owens PL, Barrett ML, Raetzman S, et al. Surgical site infections following ambulatory surgery procedures. JAMA, 2014, 311 (7): 709-716

6. 杨春明.外科手术部位感染的防治.中国普外基础与临床杂志, 2002, 9 (1): 4-5

7. April 2013 CDC/NHSN Protocol Corrections, Clarification, and Additions. http://www.cdc.gov/nhsn/PDFs/pscManual/9pscSSIcurrent.pdf

8. Mangram AJ, Horan TC, Pearson ML, et al. Guideline for prevention of surgical site infection, 1999. Hospital Infection Control Practices Advisory Committee. Infect Control Hosp Epidemiol, 1999, 20 (4): 250-278

9. Hidron AI, Edwards JR, Patel J, et al. NHSN annual update: antimicrobial-resistant pathogens associated with healthcare-associated infections: annual summary of data reported to the National Healthcare Safety Network at the Centers for Disease Control and Prevention, 2006-2007. Infect Control Hosp Epidemiol, 2008, 29 (11): 996-1011

10. Anderson DJ, Sexton DJ, Kanafani ZA, et al. Severe surgical site infection in community hospitals: Epidemiology, key procedures, and the changing prevalence of methicillin-resistant Staphylococcus aureus. Infect Control Hosp Epidemiol, 2007, 28 (9): 1047-1053

11. Weigelt JA, Lipsky BA, Tabak YP, et al. Surgical site infections: Causative pathogens and associated outcomes. Am J Infect Control, 2010, 38 (2): 112-120

12. Korol E, Johnston K, Waser N, et al. A systematic review of risk factors associated with surgical site infections among surgical patients. PLoS One, 2013, 8 (12): e83743

13. Anderson DJ, Kaye KS, Chen LF, et al. Clinical and financial outcomes due to methicillin resistant Staphylococcus aureus surgical site infection: a multi-center matched outcomes study. PLoS One, 2009, 4 (12): e8305

14. 汪复,朱德妹,胡副品,等.2012年中国CHINET细菌耐药性检测.中国感染与化疗杂志, 2013, 13 (5): 321-330.

15. Gastmeier P, Schröder C, Behnke M, et al. Dramatic increase in vancomycin-resistant enterococci in Germany. J Antimicrob Chemother, 2014, 69 (6): 1660-1664

16. 王启,赵春江,王辉,等.2012年中国13家教学医院革兰阴性杆菌耐药监测分析.中华医学杂志, 2013, 93 (18): 1388-1396

第三节　皮肤真菌感染

皮肤真菌感染指感染累及皮肤角质层和皮肤附属器,如皮肤、毛发、甲板等,能广泛破坏这些组织的结构并伴有不同程度的宿主免疫反应。皮肤真菌感染在世界范围内广泛发生,其中最常见的是皮肤癣菌病,其他真菌引起的感染还包括皮肤念珠菌病等。皮肤癣菌病(dermatophytosis),简称癣(tinea)[1-3],由皮肤癣菌(dermatophytes)感染引起,其中包括毛癣菌属(*Trichophyton*)、小孢子菌属(*Microsporum*)和表皮癣菌属(*Epidermophyton*),它们在形态、生理、抗原上关系密切,其共同特点是亲角质蛋白,可侵犯人和动物的皮肤、毛发、甲板。根据不同的发病部位可以分为头癣、体癣、股癣、手足癣、甲真菌病等,少数按皮损形态命名,如叠瓦癣、花斑癣。

本节将着重讨论皮肤癣菌病、皮肤念珠菌病的临床诊断、实验室诊断、相关病原微生物耐药现状及其治疗。

一、临床诊断

皮肤癣菌病累及部位不同,临床表现尤其是皮疹的表现也有所区别。

1. 头癣(tinea capitis)　是指累及头发和头皮

的皮肤癣菌感染。多见于儿童,成人相对少见。成人头癣往往合并免疫缺陷或免疫抑制等基础疾病。根据致病菌和临床表现的不同,大致分为三种,即黑点癣、黄癣、白癣。

(1)黑点癣:为头皮点片状脱屑斑,病发出头皮即折断,残根在毛囊口形似黑点,故名"黑点癣"。

(2)黄癣:对人类危害最大,主要表现为黄癣痂,由黄癣菌与脱落上皮组成的碟形痂,局部毛发失去光泽,易松脱,愈后留有萎缩性瘢痕,呈永久性秃发。

(3)白癣:多有病猫、犬的密切接触。皮损初为环形红斑,很快向四周扩大成灰白色鳞屑斑,而后附近出现数片较小的相同皮损,病发在离头皮1~2mm处折断,残根部包绕灰白色套状鳞屑(菌鞘),后者由真菌寄生于发干而形成。患者有不同程度瘙痒,一般无炎症反应,典型区域也可发生秃发。脓癣为白癣的一种特殊类型,由于机体对真菌的免疫反应,病损部位的头皮和毛囊常可呈片状炎性肿块,形成化脓性囊炎,即脓癣,用力挤压,可见脓液引出,局部病发极易拔出,愈后形成瘢痕,遗留永久性脱发。本病常伴耳后、颈、枕部淋巴结肿大[4];继发细菌感染后可形成脓肿,亦可引起癣菌疹。

2. 体癣(tinea corporis) 主要指发生于除头皮、毛发、掌跖和甲以外其他部位的皮肤癣菌感染。皮损初起为红色丘疹、丘疱疹或小水疱,继之形成有鳞屑的红色斑片,境界清楚,皮损边缘不断向外扩展,中央趋于消退,形成境界清楚的环状或多环状,边缘可分布丘疹、丘疱疹和水疱,中央色素沉着。亲动物性皮肤癣菌引起的皮损炎症反应明显,可因长期搔抓刺激引起局部湿疹样改变或浸润肥厚呈苔藓样变。皮损夏季多见,冬季静止或消退。

3. 股癣(tinea cruris) 是指腹股沟、会阴、肛周和臀部的皮肤癣菌感染,是一种特殊形式的体癣。本病多发生于温热潮湿季,男性多于女性,肥胖以及糖尿病、免疫缺陷患者发病率高。皮损与体癣基本相同。初起为单侧或双侧大腿内侧出现小片红斑,其上有脱屑,逐渐扩展向四周蔓延,边界清楚,其上有丘疹、水疱、结痂。中央部位可自愈,伴色素沉着或脱屑,长期刺激可引起局部皮肤发生浸润增厚苔藓化,严重者常扩展波及股内侧、会阴或肛门周围,其下缘多清晰。有时尚可波及阴囊、阴茎根部等处。由于患处透气性差、潮湿、易摩擦,常使皮损炎症明显,瘙痒显著。须癣毛癣菌引起的股癣病变相对局限,而炎症反应强烈,而絮状表皮癣菌感染引起的炎症反应相对较轻。

4. 手癣(tinea manus) 指皮肤癣菌侵犯指间、手掌、掌侧平滑皮肤引起的感染,俗称鹅掌风。常由搔抓足部感染而来。

足癣(tinea pedis) 又称香港脚、脚气,是人群中发病率最高的皮肤癣菌病,指发生于趾间、足掌和足跟部的皮肤癣菌感染,往往合并有手癣、甲癣或股癣。临床上可分为水疱鳞屑型、角化过度型、浸渍糜烂型及混合型等多种类型。

(1)水疱鳞屑型:好发于趾间、掌心,足跖及足侧。皮损初起为针尖大小的深在水疱,疱液清,疱壁厚,不易破溃,水疱散在或群集,可融合成多房性大疱,撕去疱壁露出蜂窝状基底及鲜红的糜烂面。瘙痒明显。水疱可自行吸收,干涸后表面形成环状脱屑。

(2)角化过度型:见于病程迁延者,好发于足跟及掌跖部。表现为皮肤干燥、角质增厚、脱屑,易发生皲裂、出血。一般无瘙痒,有皲裂时疼痛。

(3)浸渍糜烂型:好发于指(趾)缝,尤以第3-4和4-5指(趾)间多见。表现为皮肤浸渍发白,表面松软易剥脱并露出潮红糜烂面甚至裂隙。有不同程度的瘙痒,继发细菌感染时有恶臭味。

因手部活动多,透气性好,一般不易发生浸渍及糜烂。不少患者可同时出现几种类型的皮疹,即所谓的混合型。足癣(尤其浸渍糜烂型)易继发细菌感染,出现脓疱、溃疡,并继发急性淋巴管炎、淋巴结炎、蜂窝织炎或丹毒,炎症反应明显时还可引发癣菌疹。不恰当的局部皮质类固醇激素应用,可导致头癣、足癣、体癣的临床特点发生变化,部分可继发毛囊炎(Majocchi 肉芽肿)。

5. 甲真菌病(onychomycosis) 指各种真菌引起的甲板或甲下组织感染,而甲癣(tinea unguium)特指皮肤癣菌所致的甲感染。主要由皮肤癣菌感染引起,其次为酵母菌和非皮肤癣菌性霉菌。甲真菌病多由手足癣直接传染,在皮肤癣菌病中约占30%,而手足癣中约占50%。根据真菌侵犯甲的部位和程度不同,可分为以下几种:①白色浅表型(superficial white onychomycosis,SWO),致病真菌从甲板表面直接侵入引起。表现为甲板浅层有点状或不规则片状白色浑浊,甲板表面失去光泽或稍有凹凸不平。②远端侧位甲下型(distal and lateral subungual onychomycosis,DLSO),多由手足癣蔓延而来。真菌从一侧甲廓侵犯甲的远端前缘及侧缘并使之增厚、灰黄浑浊,甲板表面凹凸不平或破损。③近端甲下型(proximal subungual onychomycosisi,PSO),

多通过甲小皮而进入甲板及甲床。表现为甲半月和甲根部粗糙肥厚、凹凸不平或破损。④全甲毁损型（total dystrophic onychomycosis,TDO）是各型甲真菌病发展的最终结果。表现为整个甲板被破坏,呈灰黄、灰褐色,甲板部分或全部脱落,甲床表面残留粗糙角化堆积物,甲床亦可增厚、脱屑。甲真菌病病程缓慢,若不治疗可迁延终生。一般无自觉症状,甲板增厚或破坏可影响手指精细动作。偶可继发甲沟炎,出现红肿热痛等感染表现。

6. 皮肤念珠菌病（candidiasis）　是指由念珠菌属的一些致病菌种引起的皮肤黏膜的浅表感染。其中白念珠菌（C. albicans）是引起皮肤念珠菌病最常见的病原体,它是一种条件致病性真菌,常见于体弱人群和长期使用广谱抗生素及糖皮质激素的患者。

皮肤念珠菌病分为:

（1）念珠菌性间擦疹（candidal intertrigo）:好发于肥胖多汗者、糖尿病者和小儿。皮疹多发于腹股沟、会阴、腋窝、乳房下等皱褶部位。皮损表现为局部潮红、浸渍、糜烂,界限清楚,基底部潮红,边缘附着鳞屑,外周常有散在炎性丘疹、丘疱疹及脓疱。自觉瘙痒或疼痛。

（2）念珠菌性尿布皮炎（candida diaper dermatitis）:主要发生于婴儿,通常先于肛门周围发生红斑,皮损逐渐扩大,波及整个尿布区,皮损形态类似于念珠菌性间擦疹。

（3）丘疹性皮肤念珠菌病（papule cutaneous candidiasis）:多发于母亲有念珠菌性阴道炎、婴儿不足一岁者,对于成人肥胖多汗者偶可发生。丘疹型皮肤念珠菌病多发生于胸、肩、背、颈等处。皮损以播散、孤立、界限清晰、鳞屑性、淡红色、扁平小丘疹为特征。

（4）念珠菌性甲沟炎（candidal paronychia）及甲真菌病（candidal onychomycosis）:多累及浸水工作者和糖尿病患者。好发于手指和指甲,表现为甲沟红肿溢液但流脓,重者可引起甲床炎,自觉痛痒;甲真菌病表现为甲板增厚、变硬、浑浊、白斑,其表现出现横沟或凹凸不平,但甲表面仍光滑,不破碎,亦可致甲下角质增厚堆积或致甲剥离。

（5）婴儿头皮念珠菌病（infant scalp candidiasis）:较少见,皮损局限于头皮毛发部位,初为小块痂皮,呈褐黄或污黑色,痂皮表面平滑或粗糙,揭去痂皮,基底浸渍发白或脱屑,少数初发时可见到粟粒大小脓疱,疱内容物为黄白色半固体状。

（6）婴儿泛发性皮肤念珠菌病（infant extensive cutaneous candidiasis）:发病于新生儿尤其是低出生体重儿、早产儿和营养不良的小儿。皮疹初为边界不规则、清楚的红斑,后红斑逐渐扩展成为大片红斑,其上可见水疱或者薄壁脓疱,数天后疱破裂形成糜烂面,大片的红斑有领圈样鳞屑。皮损广泛分布于头颈、躯干及四肢,半数伴有口角糜烂、鹅口疮及肛周念珠菌感染等症状。少数患者可能发展为念珠菌败血症或其他系统性感染,如不及时有效治疗,将危及生命。

（7）念珠菌性须疮（candida sycosis）:主要见于阴部及男性胡须部,多有发病前局部使用糖皮质激素史。在病损初期为针尖大小的丘疱疹、毛囊性小丘疹或小脓疱,损害的中央往往有一根胡须或毛干穿出,损害的形态和细菌性毛囊炎类似。后期损害逐渐变深、变大,有疼痛感。

（8）慢性皮肤黏膜念珠菌病（chronic mucocutaneous candidiasis）:是一种少见的慢性复发性念珠菌感染,多幼年起病,常伴有内分泌及免疫功能异常,缺铁性贫血及维生素缺乏。好发于头皮、颜面及四肢。皮损初起为丘疹、红斑,上附鳞屑,逐渐形成肉芽增生性斑块或疣状结节,表面覆盖蛎壳状污褐色痂,粘着不易去除,周围有暗红色炎性浸润,掌跖损害呈弥漫性角质增厚。黏膜损害表现为口角糜烂、口腔黏膜白斑,偶可累及咽喉、食管黏膜,影响吞咽。甲、阴部亦可受累。

（9）念珠菌性肉芽肿（candidal granuloma）:又称深在性皮肤念珠菌病,临床少见。多累及免疫力低下的婴幼儿、长期应用糖皮质激素和免疫抑制剂的成人。好发于头皮、面、甲沟等部位。皮损为血管丰富的丘疹、水疱、脓疱和斑块,表面覆盖很厚的黄褐色粘着性痂屑,少数皮损呈皮角样角质增生,去除角质增生后基底为肉芽组织。

二、实验室诊断

目前真菌感染的实验室检查方法主要包括常规检查法和特殊检查法两类。常规检查法主要包括:①形态学检查（直接镜检+染色镜检）;②培养检查;③组织病理学检查。特殊检查主要包括:①血清学方法;②分子生物学方法。皮肤真菌感染的实验室诊断主要依据常规的真菌学检查,包括直接镜检和培养。

1. 直接镜检法　是最直接、最快速的实验室诊断方法。对于皮肤真菌感染最有帮助。在皮肤刮屑、毛发或甲标本发现皮肤癣菌、念珠菌等成分可提供相应真菌病的可靠诊断。

（1）氢氧化钾（KOH）法：选取皮损边缘的鳞屑或病发几根，置于玻片上，加入 KOH 溶液一滴，加盖玻片。然后放在酒精灯上加热片刻，以促进角质溶解，冷却后先在低倍镜下观察有无菌丝和孢子，然后用高倍镜观察孢子和菌丝的形态、特征、位置、大小和排列等，适用于毛发、皮屑、甲屑、痂皮等。一般使用的 KOH 溶液浓度为 10%～20%。为了使涂片不易干燥，延长涂片保存时间，可在 KOH 中加入甘油。

（2）胶纸粘贴法：用 1cm×1.5cm 的透明双面胶带贴于取材部位数分钟后自取材部位揭下，撕去附带在上面的底板纸贴在载玻片上，使原贴在取材部位的一面暴露在上面，再进行革兰染色或过碘酸-希夫（periodic acid-Schiff，PAS）染色，在操作过程中应注意双向胶带粘贴在载玻片上时不可贴反，而且要充分展平，否则影响观察。

（3）涂片染色检查法：在载玻片上滴一滴生理盐水，将所采集的标本均匀涂在载玻片上，自然干燥后，火焰固定或甲醇固定。再选择适当的染色方法，染色后以高倍镜或油镜观察。

各类丝状真菌的菌丝和孢子形态不同，是鉴别真菌的重要依据。黄癣病发可见发内外链状关节孢子、菌丝及发内气泡、气沟，黄癣痂内充满厚壁孢子和鹿角状菌丝；白癣病发可见发外镶嵌性圆形小孢子；黑点癣病发可见发内链状圆形大孢子；脓癣或如白癣，或如黑点癣。体癣、股癣、手足癣、甲癣鳞屑直接镜检到菌丝或孢子，诊断一般不难。念珠菌是人体口腔、皮肤、黏膜正常菌群，单纯镜检只见少量孢子，不能诊断念珠菌病，只有镜检涂片看到大量出芽孢子、假菌丝或菌丝，才提示该菌为致病菌。也可制片染色，革兰染色显示菌丝、芽胞呈蓝色，着色不均匀；PAS 染色显示菌丝、芽胞染成红色；用 1∶1000 吖啶橙染色，在荧光显微镜下，菌体呈亮绿色。

2. 真菌培养 可以确定致病菌菌种并做体外药敏试验。常规分离鉴定使用的培养基是沙氏葡萄糖琼脂（Sabouraud dextrose agar，SDA）斜面培养基，通称沙保弱培养基，加 0.05% 氯霉素。将从病灶取来的鳞屑、毛发或疱膜接种后，放入 25～30℃恒温箱中培养。一般 7～10 天生长菌落，2～3 周或更长鉴定菌种。菌种鉴定包括菌落形态学观察以及镜下观察。皮肤癣菌特异的繁殖结构，如大分生孢子、小分生孢子、螺旋菌丝和鹿角菌丝有助于菌种的鉴定。

念珠菌酵母型一般不致病，菌丝型有致病性，白念珠菌致病力相对较强。但白念珠菌在人体不同部位属于正常菌群，故单纯培养阳性不能确定念珠菌感染[5]。

3. 滤过紫外线灯检查 该灯又名伍德（wood）灯，系紫外线通过含有氧化镍的玻璃装置，于暗室里可见到某些真菌，在滤过紫外线灯照射下产生带色彩的荧光。这样可根据荧光的有无以及色彩不同，在临床上对浅部真菌病，尤其头癣的诊断提供重要参考。黄癣病发呈暗绿色荧光；白癣病发显示亮绿色荧光；黑点癣病发无荧光。

4. 组织病理学检查 皮肤癣菌病、皮肤念珠菌病一般不需要进行组织病理检查，但对于临床表现不典型，临床怀疑诊断而直接镜检及培养阴性的患者，在组织切片中找到病原真菌可以确诊。皮肤念珠菌病病理切片 PAS 染色中可见大量假菌丝和卵圆形的孢子，以角质层内为主[6]。PAS 染色菌体呈红色，乌洛托品银染色呈黑色。

5. 血清学检查 目前常用的免疫诊断方法有：①特异性抗原的检测：乳胶凝集试验（latex agglutination test，LA）、酶联免疫试验（enzyme immunoassay，EIA）、荧光免疫测定法（fluorescence immunoassay，FA）；②特异性抗体检测：由于受检者都为免疫低下患者，因其致阳性率低，故现已少用。(1,3)-β-D-葡聚糖检测（G 试验）可以作为间接指标辅助诊断侵袭性念珠菌病，但不能区分致病真菌种类[5]，故对于皮肤念珠菌病不常规进行 G 试验。

6. 分子生物学技术 可用于培养后菌种鉴定和标本快速诊断。如真菌核型的脉冲电泳分析、核酸杂交法、医学真菌限制性长度多态性分析、rDNA 序列测定、蛋白编码基因测序、任意引物聚合酶链反应（the arbitrarily primed polymerase chain reaction，AP-PCR）已用于真菌菌种鉴定分类。但目前多还局限于实验室研究，真正应用于临床尚需进一步标准化。

三、常见病原微生物及其耐药性现状

皮肤癣菌按形态学特征分为毛癣菌属、小孢子菌属和表皮癣菌属。黑点癣通常由紫色毛癣菌（T. violaceum）和断发毛癣菌（T. tonsurans）感染引起。黄癣多由许兰毛癣菌（T. schoenleinii）感染引起。白癣由犬小孢子菌（M. canis）和石膏样小孢子菌（M. gypseum）感染引起。体癣主要由红色毛癣菌（T. rubrum）、须癣毛癣菌（T. mentagrophytes）、犬小孢子菌（C. microsporum）等感染引起。股癣多数由红色毛癣菌感染引起，少部分来自絮状表皮癣菌（E. floccosum）及石膏样毛癣菌。手足癣主要由红色毛癣菌、须癣毛癣菌、石膏样小孢子菌和絮状表皮癣菌等感染引起。甲真菌病（onychomycosis）的致病菌包括红色毛癣菌、须癣毛癣菌、絮状表皮癣菌，其中红色毛癣菌占首位，近来报道苏丹毛癣菌（T. soudanense）是甲内型感染的致病菌。2009 年中国沈阳地区 23 年（1984—2007 年）皮肤癣菌病分离菌株共 3792 株，位列前 3 位的致病菌依次为红色毛癣菌（62.4%）、须癣毛癣菌（23.8%）、犬小孢子菌（7.3%），与该地区此前 20 年（1954—1963 年，1974—l983 年）的皮肤癣菌培养结果对比，红色毛癣菌仍为优势菌株，但须癣毛癣菌（23.8% vs16.9%）和犬小孢子菌（7.3% vs0.3%）比例上升[18]。体股癣、手足癣及甲癣致病菌谱相似，红色毛癣菌为主要致病菌，须癣毛癣菌、犬小孢子菌、絮状表皮癣菌各占一定比例。头癣致病菌谱较为特殊，且发生明显变迁，主要归咎于生活方式及卫生习惯的改变。世界各地关于头癣致病菌谱及其变迁的报道差异很大，显示出鲜明的地域特征。美国随着移民的增多，苏丹毛癣菌和紫色毛癣菌呈上升趋势[19]；在欧洲[20]，犬小孢子菌一直是最常见的头癣的致病菌，但英国报道，随着移民和旅游人数的增加，致病菌发生了变迁，断发毛癣菌在头癣的致病菌中占 50%~90%。

目前对皮肤癣菌国际上还没有标准化的药敏试验方法。2014 年日本[21]通过微量肉汤稀释法检测皮肤癣菌对 6 种抗菌药物的最低抑菌浓度（minimum inhibition concentration，MIC），结果显示常见皮肤癣菌对阿莫罗芬、特比萘芬、布替萘芬、酮康唑、伊曲康唑和联苯苄唑均敏感。

皮肤念珠菌病主要的病原微生物是白念珠菌（C. albicans），其次为光滑念珠菌（C. glabrata）、克柔念珠菌（C. krusei）、热带念珠菌（C. tropicalis）、近平滑念珠菌（C. parapsilosis）、乳酒念珠菌（C. Kefyr）、季也蒙念珠菌（C. guilliermondii）、葡萄牙念珠菌（C. lusitaniae）等。其中以白念珠菌为主。在临床分离的念珠菌中，白念珠菌所占比例呈逐年下降。41 个国家共 142 个中心参加的 ARTEMIS 念珠菌耐药监测显示在 1997—2007 年白念珠菌在念珠菌属中所占比例从 70.9% 降至 62.9%~65.0%，而近平

滑念珠菌、热带念珠菌和光滑念珠菌等非白念珠菌略呈上升[7]。在该系列报道中白念珠菌对氟康唑仍保持敏感，耐药率为 0.9%~1.4%。参加 ARTEMIS 的中国 5 所医院 2001—2005 年间念珠菌耐药监测结果显示其菌种变迁与全球资料相仿，白念珠菌占念珠菌属分离菌的 61.5%，光滑、热带、近平滑和克柔念珠菌分别占 16.0%、14.0%、1.6% 和 1.9%。对氟康唑的耐药率白念珠菌为 2.2%，光滑、热带、近平滑和克柔念珠菌分别为 17%、5.6%、6.8% 和 82%，亦与全球 ARTEMIS 报道相仿[8]。白念珠菌对三唑类药氟康唑耐药少见。部分光滑念珠菌对氟康唑耐药，克柔念珠菌则呈固有耐药，故后 2 种念珠菌感染不宜选用氟康唑、伊曲康唑，除非药敏显示敏感，宜选用两性霉素类或棘白菌素类。伏立康唑体外对克柔念珠菌有良好抗菌活性，对光滑念珠菌作用差于克柔念珠菌。有报道将伏立康唑用于克柔念珠菌感染的补救治疗。

四、抗微生物治疗

针对皮肤癣菌病原则以局部治疗为主，常用抗真菌药外涂，如联苯苄唑、咪康唑、克霉唑、酮康唑或益康唑制剂；1% 的丙烯胺类药物，如特比萘芬或布替萘芬制剂；其他如 1% 阿莫洛芬、2% 环吡酮制剂。每天外用 1~2 次，疗程 2~4 周。皮损消退后应继续用药 1 周以免复发。对于顽固性、广泛发作或有免疫功能缺陷的皮肤癣菌病，可选用系统抗真菌药治疗。常用药物如特比萘芬、伊曲康唑、氟康唑和灰黄霉素，肝功能不全者慎用。

目前国内外均采用联合治疗方案治疗皮癣。灰黄霉素治疗头癣安全有效，国内外仍然作为一线药物[9]。儿童剂量：体重低于 25kg 者为 10mg/（kg·d），体重超过 25kg 者为 250~500mg/d；成人剂量 10~15mg/（kg·d），分 2~3 次口服。疗程取决于感染性质和临床反应，一般疗程 2~6 周。口服特比萘芬、伊曲康唑、氟康唑对头癣有很好的疗效，可作为短疗程用药[10,11]。特比萘芬可作为治疗毛癣菌属感染的一线药物，尤适用于短疗程治疗。特比萘芬推荐剂量[12]：儿童剂量：体重为 10~20kg 者，62.5mg/d；体重为 20~40kg 者，125mg/d；体重超过 40kg 者同成人剂量；成人剂量 250mg/d，疗程 2~4 周。如果用于治疗小孢子菌属，疗程需延长至 8~10 周[13]。伊曲康唑儿童剂量 3~5mg/（kg·d），

成人剂量 5mg/(kg·d)，疗程 4~6 周。也可选择伊曲康唑冲击疗法，5mg/(kg·d)，连续 1 周，每月 1 次，疗程 2~3 个月[12,14]。氟康唑儿童剂量同成人：6mg/(kg·d)，疗程 3~6 周。也可选择氟康唑间歇治疗，6mg/kg，每周 1 次，疗程 8~12 周[12]。氟康唑是唯一被批准可用于 2 岁以下儿童的口服抗真菌药物。酮康唑不推荐用于治疗头癣。外用药物包括 2%碘酊、1%联苯苄唑溶液或霜剂、5%~10%硫磺软膏、1%特比萘芬霜等，每天 2 次，连用 60 天。

体股癣、手足癣治疗以外用药物为主[15]，目前临床上最常用的外用抗真菌药物是各类咪唑类、丙烯胺类药物。皮损广泛或严重免疫缺陷者，以及外用药疗效不佳者，可考虑联合口服药物治疗。口服药物可选用特比奈芬儿童剂量，体重小于 25kg 时，125mg/d；体重在 25~35kg 时，250mg/d；成人剂量 250mg/d，疗程 1 周；氟康唑儿童剂量 6mg/(kg·w)；成人剂量 150~200mg/w，疗程 2~4 周；伊曲康唑儿童剂量 3~5mg/(kg·d)，成人剂量 200mg/d，疗程 1 周。一项系统性回顾分析显示，特比奈芬在治疗手足癣时，作用同伊曲康唑，但优于灰黄霉素[16]。

甲真菌病，对表浅的甲真菌病可单纯外用药物治疗，对甲损害严重、广泛、局部用药治疗效果不佳者，可加用特比奈芬、伊曲康唑、氟康唑等口服抗真菌治疗。特比奈芬剂量 250mg/d，指甲真菌病疗程 6 周，趾甲真菌病疗程 12 周。或 250mg/d，连用 1 周，以后隔天口服 250mg，总剂量同前。伊曲康唑采用冲击疗法，400mg/d，分 2 次，连续 1 周，每月 1 次，指甲真菌病疗程 2~3 个月，趾甲真菌病疗程 3~4 个月。氟康唑可考虑冲击疗法，150~800mg/w，疗程 3~9 个月。灰黄霉素、酮康唑因副作用大，目前已不再用于甲真菌病治疗。

皮肤念珠菌病的治疗以局部外用抗真菌药为主，常用咪唑类药物，包括咪康唑、克霉唑、酮康唑、联苯苄唑、舍他康唑等；其他包括阿莫罗芬、环吡酮胺、制霉菌素等，每天外用 1~2 次，疗程 2~4 周，少数患者皮损广泛，或损害波及毛发及甲板，单用外用药难以控制者也可选用三唑类抗真菌药全身应用。对播散性新生儿皮肤念珠菌病的低出生体重早产儿，有高度危险进展为播散念珠菌病者，推荐应用两性霉素 B 去氧胆酸盐（AmB-D）每天 0.5~1mg/kg，总剂量为 10~25mg/kg，氟康唑为备选药物[17]。伏立康唑、泊沙康唑、棘白菌素类等药物目前尚未见全身应用于治疗皮肤念珠菌病的临床证据。

参考文献

1. Havlickova B, Czaika VA, Friedrich M. Epidemiological trends in skin mycoses worldwide. Mycoses, 2008, 51 (Suppl 4):2

2. Seebacher C, Bouchara JP, Mignon B. Updates on the epidemiology of dermatophyte infections. Mycopathologia, 2008, 166: 335

3. Ameen M. Epidemiology of superficial fungal infections. Clin Dermatol, 2010, 28:197

4. Fuller LC, Child FJ, Midgley G, et al. Diagnosis and management of scalp ringworm. BMJ, 2003, 326:539

5. 余进, 李若瑜, 朱德姝, 等. 念珠菌病的病原流行病学和实验室检测. 中国感染与化疗杂志, 2011, 11(2):96-97

6. 廖万清, 王爱平, 徐晓光. 皮肤念珠菌病诊治. 中国感染与化疗杂志, 2011, 11(2):124-127

7. Pfaller MA, Diekema DJ, Gibbs DL, et al. Results from the ARTEMIS DISK Global Antifungal Surveillance Study, 1997 to 2007: a 10.5-year analysis of susceptibilities of Candida Species to fluconazole and voriconazole as determined by CLSI standardized disk diffusion. J Clin Microbiol, 2010, 48(4): 1366-1377

8. 朱德姝, 张婴元. 中国 5 所医院念珠菌属对氟康唑和伏立康唑的耐药性监测. 中国感染与化疗杂志, 2007, 7(1): 14-18

9. Meadows-OliverM. Tinea capitis: diagnostic criteria and treatment options. Ped iatrNurs, 2009, 35(1):53-57

10. Kakourou T, Uksal U, European Society for Pediatric Dermatology. Guidelines for the management of tinea capitis in children. Pediatr Dermatol, 2010, 27:226

11. Elewski BE, Cáceres HW, DeLeon L, et al. Terbinafine hydrochloride oral granules versus oral griseofulvin suspension in children with tinea capitis: results of two randomized, investigator-blinded, multicenter, international, controlled trials. J Am Acad Dermatol, 2008, 59:41

12. Gupta AK, Cooper EA. Update in antifungal therapy of dermatophytosis. Mycopathologia, 2008, 166:353

13. Chan YC, Friedlander SF. New treatments for tinea capitis. Curr Opin Infect Dis, 2004, 17:97

14. Elewski BE. Tinea capitis: a current perspective. J Am Acad Dermatol, 2000, 42:1

15. Bonifaz A, Saúl A. Comparative study between terbinafine 1% emulsion-gel versus ketoconazole 2% cream in tinea cruris and tinea corporis. Eur J Dermatol, 2000, 10:107

16. Bell-Syer SE, Khan SM, Torgerson DJ. Oral treatments for fungal infections of the skin of the foot. Cochrane Database Syst Rev, 2012, 10:CD003584

17. Pappas PG, Rex JH, Sobel JD, et al. Guidelines for treatment of candidiasis. Clin Infect Dis, ,2004,38(2):161-189

18. 管秀好,张彬彬,林俊萍,等.沈阳地区 23 年皮肤癣菌病分离菌株分析.中国医科大学学报,2009,38(2):127-129

19. Magill SS, Manfedi L, Swiderski A, et al. Isolation of Triehophyton violaceum and Trichophyton soudanense in Baltimore, Maryland. J Clin Microbiol, 2007, 45 (2): 461-465

20. Fuller LC, Barton RC, Mohd Mustapa MF, et al. British Association of Dermatologists' guidelines for the management of tinea capitis 2014. Br J Dermatol,2014,171(3):454-463

21. Tamura T, Asahara M, Yamamoto M, et al. In vitro susceptibility of dermatomycoses agents to six antifungal drugs and evaluation by fractional inhibitory concentration index of combined effects of amorolfine and itraconazole in dermatophytes.Microbiol Immunol,2014,58(1):1-8

第四节　糖尿病足感染

糖尿病足(diabetic foot)指糖尿病患者由于合并神经病变及不同程度的血管病变而导致下肢感染、溃疡形成和(或)深部组织的损伤。糖尿病足感染(diabetic foot infections,DFIs)越来越普遍,是造成糖尿病人群发病率和死亡率持续上升的主要原因之一[1]。其危险因素包括周围神经病变、周围血管疾病以及血糖控制不佳。糖尿病感觉神经受损可导致肢体末梢的保护性感觉减弱或丧失,导致皮肤溃烂,或某种形式皮肤创伤;自主神经功能受损可导致皮肤干燥、皲裂;运动神经受损可引起姿势或协调缺陷,出现足部生物力学的改变等。糖尿病血管病变可引起组织缺血、溃疡、坏死;高血糖则会破坏中性粒细胞的功能,降低机体防御能力。

糖尿病足感染可继发于神经性或缺血性溃疡、外伤、皮肤皲裂、足部皮肤缺损或甲沟炎[2,3]。感染可固定于局部,也可逐步蔓延,累及皮下组织、关节、骨骼,甚至体循环。即使轻度的糖尿病足感染,也会造成患者身体和情绪痛苦、活动受限等病态,以及耗费大量的直接和间接财务。如果感染严重,许多患者甚至需要住院、手术清创或截肢处理。糖尿病足感染是糖尿病相关住院和下肢截肢的主要原因。

DFIs 评估包括三个方面:①确定感染的严重程度;②识别感染的潜在因素;③评估感染的病原微生物。

一、临床诊断

糖尿病患者任一足部伤口可能发生感染。糖尿病足感染的临床诊断一般根据典型病史、临床症状和体征。

糖尿病足感染的典型症状和体征包括:皮肤红斑或呈红色、灼热感、肿胀或硬结、触痛和疼痛、脓性分泌物。某些患者合并有周围神经病变(导致疼痛或触痛缺失)或肢体缺血(红斑、热感,并有可能硬结减少),可能不出现典型体征,而表现为包括其他或次要体征(如非化脓性分泌物、易碎或变色肉芽组织、伤口边缘破坏、难闻气味等)。美国感染性疾病学会(Infectious Diseases Society of America,IDSA)的糖尿病足感染指南,主张使用大于 2 个及以上感染征象(如红斑、灼热感、压痛、肿胀、硬结和脓性分泌物)临床诊断感染[2,4]。

糖尿病足感染的高危因素包括伤口近期创伤病史;伤口深及骨组织;足溃疡反复复发,超过 30 天;周围血管疾病——周围脉动缺失或踝肱指数(ABI)<0.9[5];周围血管疾病——足脉动失踪或 ABI<0.8;保护感觉丧失;以及既往截肢史。心理和经济因素并不明显诱发感染[6]。

糖尿病足伤口的分类目前多采用国际糖尿病足工作组(IWGDF)或 IDSA 标准:①轻度:存在至少 2 项感染症状(局部红肿或硬结、红斑、局部触痛或疼痛、局部热感、脓性分泌物),但溃疡周长必须>0.5cm 至<2cm,感染仅局限于皮肤和皮下组织,没有累及深层组织,同时需要排除皮肤炎症反应的其他原因(如创伤、痛风、急性神经性骨关节病、腓骨骨折、血栓形成、静脉瘀血);②中度:患者全身炎症反应良好,代谢稳定,但局部感染,红斑>2cm,或累及比皮肤深的结构和皮下组织(如脓肿、骨髓炎、化脓性关节炎、筋膜炎);③重度:患者出现全身中毒症状和体征,包括畏寒发热、精神错乱、出汗、畏食、血流动力学不稳定(如心动过速、低血压)和代谢紊乱(如酸中毒、血糖代谢障碍、电解质紊乱、氮质血症加剧)[7,8]。主要表现为局部感染伴>2 个以下全身炎症反应综合征(systemic inflammatory response syndrome,SIRS)标志:温度>38℃或<36℃;心率>90 次/分;呼吸频率>20次/分或 $PaCO_2$ <32mmHg；白细胞计数>12× 10^9/L 或<4×10^9/L。

糖尿病足骨髓炎（diabetic foot osteomyelitis，DFO）是糖尿病足感染的主要并发症。可发生于糖尿病足溃疡伴或不伴有局部软组织感染征象。伤口轻度至中度感染存在 DFO 的可能高达 20%、重度感染50%~60%[9]。糖尿病足溃疡面积超过 2cm² 和溃疡面可见骨外露时需要考虑合并骨髓炎可能[10,11]。局部溃疡（趾或跖趾关节）或"腊肠趾"（肿胀、红斑、外形异常）也提示骨髓炎诊断，但临床表现不特异。临床上溃疡的真正深度常不明显，可用无菌的钝金属探针（PTB 检查）进行探查。PTB检查阳性（即可触及坚硬的骨）或可见骨溃疡，提示可能并发骨髓炎。但检查阴性不能排除诊断。

二、实验室诊断

实验室评估应该包括血常规、血糖、电解质和肾功能。炎症指标如血沉 ESR、C 反应蛋白 CRP 的基线及动态水平有助于判断治疗反应。部分研究认为降钙素原 PCT 也是判断感染的有效指标。

微生物学诊断：糖尿病足感染的微生物学诊断主要依靠糖尿病足伤口分泌物或组织的革兰染色、培养及病理。因下肢溃疡容易使微生物定植，故不建议获取未感染伤口培养标本。最近没有接受抗菌药物治疗的轻度感染患者可不必培养，因 MRSA 感染风险极低。其他几乎所有感染伤口，在开始抗生素治疗之前，必须获得适当的培养标本。操作中应注意：需要在伤口清洗和清创后采集培养标本，防止污染。用皮肤刮匙或无菌手术刀片从溃疡处刮取组织样本，用棉签在伤口上卷动获取拭子标本虽然方便，但结果准确性不高。且棉签常被皮肤正常菌群或定植菌污染（从而使培养假阳性），也不可能获得深层组织病原体，且不太可能使厌氧和一些挑剔的有氧病原体生长（从而使培养假阴性）[12]。其他的伤口培养方法还有用无菌针头和注射器抽吸脓性分泌物或用穿孔设备、手术切取蜂窝织炎组织进行病原学分析。

标本必须采用适当无菌运送方法，及时送到实验室进行需氧和厌氧培养，同时进行革兰染色。鉴于培养结果一般需要 2~3 天，革兰染色涂片有助于早期选择抗生素。培养出多种微生物时，革兰染色还可用于证明优势菌，有助于抗生素选择。革兰染色涂片上出现多形核中性白细胞表明感染（即相当于脓性分泌物）。

如果考虑深层组织感染或骨髓炎，在行清创术时应对深层组织或骨组织进行有氧和厌氧双瓶培养。金黄色葡萄球菌是骨标本培养最常见的病原体，然后是表皮葡萄球菌[13]。革兰阴性杆菌中，大肠埃希菌、肺炎克雷伯菌、变形杆菌是最常见的病原菌，然后是铜绿假单胞菌。厌氧菌株（主要是消化链球菌、消化球菌和大芬戈尔德菌）频率很低，但取决于骨标本采样和运送到实验室的方法。

影像学评估：所有新发现糖尿病足感染患者，为寻找骨异常（畸形、破坏），以及软组织气体和 X 线穿不透异物，建议做患足 X 线平片；最近的一项荟萃分析报告，X 线平片诊断骨髓炎敏感性 0.54、特异性 0.68[14]。对怀疑软组织感染，包括发现窦道、深部组织坏死、脓肿等炎症变化，或骨髓炎诊断不确定患者，建议首选磁共振成像，存在禁忌时，可考虑放射性核素骨扫描和血白细胞标记扫描相结合替代。

三、常见病原微生物及其耐药性现状

大多数糖尿病足感染为混合感染，其中包括5~7 种不同的病原菌。糖尿病足伤口的微生物与感染侵犯程度有关[15]。轻度感染的患者包括蜂窝织炎、皮肤表面溃疡，多见于需氧革兰阳性球菌（包括金黄色葡萄球菌、无乳链球菌、化脓链球菌、凝固酶阴性葡萄球菌）；深溃疡、慢性感染和（或）以前使用抗菌药物治疗过的患者更容易引起混合感染，除上述病原菌外，还包括肠球菌属、肠杆菌科、铜绿假单胞菌和厌氧菌；伴有广泛炎症、坏死、恶臭液体渗出的患者，需要考虑合并厌氧菌可能。

糖尿病足感染多重耐药菌患病率逐年增加，其中最主要的是甲氧西林耐药金黄色葡萄球菌（methicillin resistant Staphylococcus aureus，MRSA）、产超广谱 β-内酰胺酶（extended-spectrum β-lactamase，ESBL）的肠杆菌科细菌和高度耐药的铜绿假单胞菌。

MRSA 的高危因素包括既往有 MRSA 感染或定植、先前有长期或不适当抗菌药物使用、曾住院、曾在医疗护理机构居住、足部伤口持续时间长、合并有骨髓炎等。

铜绿假单胞菌在气候温暖的地区较为普遍，浸渍溃疡、泡脚和其他接触水或潮湿环境可能增加铜绿假单胞菌感染的风险。发达国家（尤其是北方）

合并皮肤和皮肤结构(包括糖尿病足)感染的最近研究报告指出,伤口分离的铜绿假单胞菌<10%[16]。但是不管是否抗假单胞菌治疗,患者多能改善。这说明它并不是主要的致病菌。

耐药革兰阴性杆菌,主要指产 ESBL 的革兰阴性杆菌,这类致病菌多见于长期住院、侵袭性导管植入、反复抗菌药物使用或长期医疗护理机构居住患者。产 ESBL 致病菌感染在糖尿病足感染患者中的报道日益多见[17]。

四、抗微生物治疗

糖尿病足感染的管理是精细的伤口护理、良好

的营养支持,适当使用抗菌药物,控制血糖以及液体和电解质平衡,需要多学科共同参与,其中包括伤口护理专家、感染病专家、内分泌学专家,以及手术和整形外科专家。

临床未感染伤口不需要抗菌药物治疗。对于感染伤口,抗菌药物治疗之前必须进行清创后标本(最好是组织)需氧和厌氧培养。所有临床感染的糖尿病足均需抗菌药物治疗。临床医生应根据感染严重程度和可能的病原体选择经验性抗菌药物治疗方案。

根据美国传染病学会 2012 年糖尿病足感染的诊断和治疗临床实践指南,临床医生可根据 DFI 感染严重程度进行经验性抗菌药物选择(表 11-4-1)。

表 11-4-1　根据 DFI 感染严重程度进行经验性抗菌药物选择建议

感染严重性	可能病原	抗菌药物
轻度(常用口服抗菌药物)	苯唑西林敏感金黄色葡萄球菌(MSSA)、链球菌属	双氯西林
		克林霉素
		头孢氨苄
		左氧氟沙星
		阿莫西林/克拉维酸
	化脓性感染或存在 MRSA 高风险	多西环素
		甲氧苄啶/磺胺甲噁唑
中度(可口服或开始静脉抗菌药物)或重度(常用静脉抗菌药物)	MSSA、链球菌属、肠杆菌科、厌氧菌	左氧氟沙星
		头孢西丁
		头孢曲松
		氨苄西林/舒巴坦
		莫西沙星
		厄他培南
		替加环素
		左氧氟沙星或环丙沙星+克林霉素
		亚胺培南/西司他丁
	葡萄球菌(MRS)	利奈唑胺
		达托霉素
		万古霉素
	铜绿假单胞菌	哌拉西林/他唑巴坦
	葡萄球菌、肠细菌科、假单胞菌、厌氧菌	万古霉素、头孢他啶,头孢吡肟,哌拉西林/他唑巴坦,氨曲南,或碳青霉烯类

其中重度感染、有 MRSA 在其他地方感染或定植的证据、有 MRSA 感染流行病学危险因素的经验治疗需要常规覆盖 MRSA;在过去 1 个月有接受抗菌药物治疗的,方案中需要覆盖革兰阴性杆菌;对有

铜绿假单胞菌高危因素的,也需要经验性加用抗假单胞菌药物。如果怀疑是多种微生物感染(尤其是中度或重度),窄谱抗菌药物(如万古霉素、利奈唑胺、达托霉素)应结合其他药物(如氟喹诺酮)同时使用。

临床医生应结合伤口标本培养和药敏试验结果,以及经验治疗的临床反应,选择最终治疗方案。因糖尿病足伤口容易定植微生物,临床治疗不需要覆盖所有分离到的微生物。金黄色葡萄球菌和链球菌(A组或B组)致病力强,需要常规覆盖,而在多重感染时,病原微生物如凝固酶阴性葡萄球菌、肠球菌致病力相对较弱,临床医生必须根据临床优势和微生物学证据判断病原体,针对治疗。如果患者对经验治疗临床反应良好,疗程可不调整,甚至可考虑口服序贯治疗。如果临床疗效不佳,则治疗应扩大到包括所有分离到的微生物。

糖尿病足感染患者抗菌药物治疗疗程应根据感染严重程度、有无合并骨髓炎和临床治疗反应来决定。轻中度感染的患者,口服抗菌药物治疗至感染控制,一般1~2周,部分恢复缓慢者可延长至4周左右,一旦发现临床感染体征和症状已经消除,抗菌药物常可停用,而不需要用至开放创口完全闭合。感染创口需要外科清创或引流时,术前术后需要经验性静脉抗菌药物使用。如无骨髓炎,经验治疗至临床感染症状和体征缓解,一般2~4周,对临床治疗反应良好的患者,可考虑口服药物序贯治疗。对合并骨髓炎、需要截肢处理的患者,术前术后需要经验性静脉抗菌药物治疗,若感染组织能完全清除,可考虑术后口服抗生素治疗1周。

(俞云松)

参 考 文 献

1. Caputo GM, Cavanagh PR, Ulbrecht JS, et al. Assessment and management of foot disease in patients with diabetes. N Engl J Med, 1994, 331:854

2. Lipsky BA, Berendt AR, Cornia PB, et al. 2012 Infectious Diseases Society of America clinical practice guideline for the diagnosis and treatment of diabetic foot infections. Clin Infect Dis, 2012, 54:e132

3. Jeffcoate WJ, Harding KG. Diabetic foot ulcers. Lancet, 2003, 361:1545

4. Lipsky BA, Peters EJ, Senneville E, et al. Expert opinion on the management of infections in the diabetic foot. Diabetes Metab Res Rev, 2012, 28(Suppl 1):163

5. Lavery LA, Armstrong DG, Wunderlich RP, et al. Risk factors for foot infections in individuals with diabetes. Diabetes Care, 2006, 29:1288-1293

6. Peters EJ, Lavery LA, Armstrong DG. Diabetic lower extremity infection: influence of physical, psychological, and social factors. J Diabetes Complications, 2005, 19:107-112

7. Guyatt GH, Oxman AD, Kunz R, et al. What is "quality of evidence" and why is it important to clinicians? BMJ, 2008, 336:995-998

8. Jeandrot A, Richard JL, Combescure C, et al. Serum procalcitonin and C-reactive protein concentrations to distinguish mildly infected from non-infected diabetic foot ulcers: a pilot study. Diabetologia, 2008, 51:347-352

9. Lipsky BA. A report from the international consensus on diagnosing and treating the infected diabetic foot. Diabetes Metab Res Rev, 2004, 20(Suppl 1):S68-S77

10. Butalia S, Palda VA, Sargeant RJ, et al. Does this patient with diabetes have osteomyelitis of the lower extremity? JAMA, 2008, 299:806

11. Dinh MT, Abad CL, Safdar N. Diagnostic accuracy of the physical examination and imaging tests for osteomyelitis underlying diabetic foot ulcers: meta-analysis. Clin Infect Dis, 2008, 47:519

12. Sotto A, Richard JL, Jourdan N, et al. Miniaturized oligonucleotide arrays: a new tool for discriminating colonization from infection due to Staphylococcus aureus in diabetic foot ulcers. Diabetes Care, 2007, 30:2051-2056

13. Senneville E, Melliez H, Beltrand E, et al. Culture of percutaneous bone biopsy specimens for diagnosis of diabetic foot osteomyelitis: concordance with ulcer swab cultures. Clin Infect Dis, 2006, 42:57-62

14. Dinh MT, Abad CL, Safdar N. Diagnostic accuracy of the physical examination and imaging tests for osteomyelitis underlying diabetic foot ulcers: meta-analysis. Clin Infect Dis, 2008, 47:519-527

15. Embil JM, Trepman E. Microbiological evaluation of diabetic foot osteomyelitis. Clin Infect Dis, 2006, 42:63

16. Noel GJ, Strauss RS, Amsler K, et al. Results of a double-blind, randomized trial of ceftobiprole treatment of complicated skin and skin structure infections caused by gram-positive bacteria. Antimicrob Agents Chemother, 2008, 52:37-44

17. Shakil S, Khan AU. Infected foot ulcers in male and female diabetic patients: a clinico-bioinformative study. Ann Clin Microbiol Antimicrob, 2010, 9:2

第二篇

临床微生物学检验技术和标本检测流程

第十二章
标本的采集、运送和处理

第一节 基本原则

（一）检查的前提应明确

前提包括有：适应证、必要性、可行性。

适应证是进行临床检查的前提条件之一。没有某项检测的适应证，则不必进行该检验项目。比如一般情况下，社区患者无泌尿系统感染症状、体征等临床表现时，不必进行尿液培养[1]。再如血管内插管，如果不怀疑插管相关性感染或插管相关性血流感染，则不必常规进行插管培养。没有适应证而进行相应检查，增加了患者的经济负担，也增加相应科室的工作压力。适应证是临床和实验室都比较忽视的重要环节，需要在理论和实践上掌握和落实。临床常常在无适应证的情况下进行了某些检测。就检验的流程而言，适应证环节的把控主要在临床医生，实验室的作用相对较小，因此需要实验室和临床不断沟通检验项目的适应证，而临床医生应不断强化关于适应证的能力锻炼。

必要性指有必要进行该项检查。即只有通过该项检查才能达到某些目的。比如社区获得性泌尿系统感染，对于初次就诊患者，症状轻微时，临床以经验治疗为主，不必进行尿液培养[2]。而重症表现或经验治疗无效时，需要通过尿液培养来明确病原、增加治疗成功的概率，这时才有尿液培养的必要性。和适应证一样，没有必要性而进行相应检查，增加患者的经济负担和实验室的工作压力。反之，有必要性而不进行相应检查，可能会贻误诊断和治疗的最佳时机，造成患者住院日的延长。

此外还要考虑的是现实可行性，即没有绝对禁忌证。患者可以进行某项检验，也必须进行该检验，但现实不可行，则只能延迟检测，等待时机。比如高度疑似中枢神经系统细菌性感染时，症状体征提示有脑脊液培养检查的适应证，临床表现的严重性提示必须进行脑脊液培养，但患者状态（如颅内高压状态）不允许抽取脑脊液，即有禁忌证，则脑脊液培养现实不可行[1]。除了禁忌证外，所在医疗机构、地区能否提供某项检查，也要纳入考量之中。比如支气管肺泡灌洗液的人肺孢子菌检验，很多大型医院没有开展。如果患者疑似少见病原菌感染，需要进行相应检查，则需要了解哪里能够提供该服务，如何留取符合要求的标本送检。这些都是现实可行性。

综上所述，进行某项检验时，要整体考虑这些前提条件，即适应证、必要性、现实可行性。

（二）检验的目标要明确

临床医生要明确其医嘱所开具的实验室检查的目标。对微生物学检验而言，目标有两个层面，首先是病原体，要查什么病原体；然后是查该病原体的什么，菌体、DNA、抗原、还是其他微生物组分。

从病原角度看，临床医生首先要有整体性考虑。比如社区获得性肺炎，病原体包括病毒、细菌、真菌等。留取咳痰标本进行细菌培养检查，实验室工作人员就不会分离和报告病毒，也不会报告普通培养无法生长的病原，如衣原体。由此可知，临床医生要先明确文献报道的病原谱和该患者可能的病原谱。临床从大的分类上，不应漏检相应病原。实际工作中有些感染容易漏检某些病原，如医院获得性肺炎有病毒性病原，实际工作少有考虑；再如免疫低下患者尤其是肾移植患者，会发生病毒性泌尿系统感染，但实际工作中，临床会忽略病毒的相关检测；再如孕妇产前进行筛检 B 群 β-溶血链球菌的筛查，国际上作为常规检查已经进行十年以上，国内很多大型医院却不知晓。

除了对病原进行整体性通盘考虑外,医生还要知晓具体某项检查能够针对哪些病原。比如,咳痰标本普通培养能够检查哪些病原,不能查哪些病原?此时医生就应该知道,咳痰标本普通培养可以分离肺炎链球菌、流感嗜血杆菌、卡他莫拉菌、肠杆菌科(包括肺炎克雷伯菌)、常见非发酵菌、金黄色葡萄球菌,而不可能分离不典型病原体(支原体、衣原体、军团菌)、结核分枝杆菌等[3]。再比如社区获得性感染性腹泻,医生开具粪便培养,通常该检查只关注沙门菌、志贺菌,如果临床怀疑其他细菌,需要先和实验室沟通。因此,通常一项具体检查的内含是什么、局限性是什么,需要临床和实验室沟通好,使临床了然于胸。

通常情况下,医生的检查不应是盲目的。比如某医院常规对孕妇产前进行阴道分泌物厌氧菌培养,而厌氧菌在阴道分泌物是正常菌群,常规进行阴道分泌物厌氧菌培养是没有意义的。当和相应科室临床医生交流时,医生竟说不清楚为何要进行这项检查。当不明原因发热、或经验治疗无效、反复感染发生时、或手术台上获得的不可复制的标本时,可和实验室进行沟通,采取大撒网式检验,但也要分层、分次序实施,不能盲目进行。

关于病原体的具体组分的检查,涉及具体标本、具体方法的选择,应具体问题具体分析,更应和实验室工作人员进行详细沟通。

(三)检查标本要明确

一方面,疑似感染性疾病的情况下,针对某临床表现、某种或某些病原,医生要明确该患者可以留取哪些种类标本、不能留取哪些种类标本;哪些标本是合格标本,哪些标本是不合格标本。比如疑似中枢神经系统感染时,是否可以留取脑脊液标本,临床医生需要仔细衡量、判断。再比如肺炎时,是否留取支气管肺泡灌洗液标本,临床医生需要审慎决策。

另一方面,医生对所留取的标本本身,一定要认识清楚其性质。比如留取的分泌物,究竟是什么具体部位的分泌物。对溃疡而言,是浅表还是基底部。再如究竟留取的液体是胸水还是胸腔引流液,对微生物学而言,两者是不同的标本,结果的临床解释也不同[4]。在实际工作中,既有标本未标明留取部位的情况,也有液体性质不清楚的情况发生,其结果会造成实验室在报告结果和解释结果时出现困难。

(四)检查方法要明确

医生在工作之前、之中都要明确:实验室能够提供哪些检查方法、这些检查方法在什么情况下可以

选择、某方法能够查什么病原、要求的标本是什么。比如淋病奈瑟菌感染,可以培养,可以涂片后革兰染色镜检,可以通过荧光显微镜观察,可以查抗原,可以查DNA;对应的标本可以是生殖道分泌物、尿液、咽拭子(淋病奈瑟菌可以导致咽部感染)等;如果开医嘱只标示“普通培养”,而未注明“淋病奈瑟菌培养”,实验室最终将无法培养出该菌。因为所用的培养基是完全不同的。医生要明确不同方法的检查适应证、方法学特征(敏感性、特异性等)、对应的标本要求、出报告时间、结果解释规则、费用等信息。在明确基本信息的情况下,结合患者具体情况进行选择、组合。比如血管内插管,实验室提供的检查是半定量还是定量培养;对检查适应证而言,指南提到血管内插管不必常规进行培养;对导管相关性血流感染,标本要求是导管尖端、长度大于5cm,如果是定量培养,标本应置于盐水或肉汤中,而如果是半定量培养,标本只能放在空的无菌容器中。

微生物学检验项目可分为靶向检查和非靶向检查。前者是针对明确的病原,如淋病奈瑟菌培养、艰难梭菌培养和大多数的分子生物学、免疫学检查项目(如结核分枝杆菌核酸检测、梅毒抗体检测等);后者指覆盖多种微生物的检查,如痰液的普通培养可以分离几十个菌种的病原、真菌G试验可覆盖多种真菌。

临床医生接诊后首先是对患者状态进行整体评估,判断是否存在感染性疾病。如果不能除外感染,应进一步考虑两个问题:病原/病原谱是什么?是否需要进行微生物学检测?明确适应证、必要性、检测目标的前提下,医生完成了对标本-方法-目标三者的连续性、整体性的思维过程。总之,留何种标本、做何项检测、针对何种病原及其组分,三者必不可分。

(五)正确采集、运送标本

对临床微生物学检验而言,上面四点是临床开具医嘱时的临床专业思维过程。一旦临床医生决定进行相应检查,就要在患者病情允许的情况下,正确采集标本。此时,需要明确如下几点:

1. 应选择适当的时机　检测的最佳时机,最好是病原体浓度或检测对象浓度最高的时间点。

2. 应留取真正感染部位的标本　部位不正确,结果无法解释。

3. 不应因留取标本而造成体内感染的播散或人际间的传播。

4. 不要污染标本、污染环境　前者指患者、医

生、环境三者的正常菌群对标本造成的污染;后者指避免标本对环境造成污染。

5. 体积应足够　多个检查时,要标注检查顺序。这样当采集标本体积不足时,实验室能够按照检查顺序而选择检查项目,以满足临床要求。

6. 选择正确的容器　容器应无菌、无消毒剂、无防腐剂、无污染、密封好、透明(不必开盖即可观察标本)。

7. 基本信息正确　应准确标识患者的信息、标本性质、检查目的和方法。

8. 正确转运标本　不同的检验项目和标本应注意其湿度要求、温度要求和送检的时限要求;运送过程中不能污染标本和环境;尽快运送,不能立即送

检时,标本保存应符合相关要求;保证送达正确的地点。

9. 采集、运送过程应符合生物安全规范的要求　操作者接受培训、经考核合格后方可上岗;工作期间配备必要的保护屏障;操作行为规范(防止漏出和喷溅);对针头和尖锐器具的处置符合生物安全要求等。

(六)标本验收

实验室收到标本后,首先要判断标本是否合格。其次,收到不合格标本时应执行拒收流程,合格则立即执行接收流程。实验室针对标本接收,应制定并执行相应管理制度。详见后文。

(王　辉)

第二节　普通细菌和真菌检测标本的采集和运送

(一)需氧培养的标本采集和运送

需氧培养针对需氧菌、兼性厌氧菌。包括常见的葡萄球菌属、链球菌属、肠球菌属、肠杆菌科、弧菌科、非发酵糖菌、棒杆菌属等,也包括一些少见菌和苛养菌,如淋病奈瑟菌、脑膜炎奈瑟菌、卡他莫拉菌、单核细胞增生李斯特菌、布鲁菌等。其中一些病原在 CO_2 环境生长更为良好。

常见病原培养的标本采集、运送要求的一般原则见本章第一节,具体标本的细节要求详见本篇后文各章节。

普通细菌中的少见病原标本采集和运送注意事项[1]:

1. 需检查血培养中的 HACEK 群　建议临床加注提示,需要延长培养时间。

2. 临床提示需分离布鲁菌的血培养　需要延长培养时间,注意生物安全,并考虑骨髓培养。

3. 临床提示需分离弗朗西斯菌的血培养　延长培养时间,转种时加 BCYE 琼脂。注意生物安全。

4. 血培养分离分枝杆菌　需要临床标识,需要使用专用分枝杆菌培养瓶。

5. 呼吸道标本分离诺卡菌　建议临床加注提示,需要延长培养时间。

6. 呼吸道标本分离分枝杆菌、百日咳博德特菌、白喉棒杆菌　需要临床标识,需要使用专用培养基。

7. 粪便分离弯曲菌　国内粪便培养通常不包括弯曲菌,而此菌需要特殊培养基、微需氧环境,因

此需要临床特殊标识检测目的。

8. 脑脊液标本需分离脑膜炎奈瑟菌　常规加巧克力培养基,置于 CO_2 环境。

9. 生殖道标本需分离淋病奈瑟菌　需要临床标识,常规加巧克力培养基,置于 CO_2 环境。

10. 女性生殖道标本分离 B 群 β-溶血链球菌、单核细胞增生李斯特菌　常规培养可以覆盖。建议临床提示。

(二)厌氧培养标本的采集和运送

第一,应当知晓厌氧菌感染可能性比较高的疾病类型以及厌氧菌感染的特征性临床表现。厌氧菌引起的感染病主要包括:肝脓肿等封闭脓肿、腹膜炎、腹腔感染、糖尿病足感染等。厌氧菌可以引起血流感染、中枢神经系统感染,但比例通常较低。某些感染一般不考虑厌氧菌,如社区获得性尿路感染、开放性浅表溃疡等。

厌氧菌感染的特征性表现包括[1]:①局部有气体产生为重要指征之一;②发生在黏膜附近的感染;③深部外伤,如枪伤、人或动物咬伤后的继发感染;④分泌物有恶臭或暗红血色或在紫外光下发出红色荧光,或脓汁中有硫黄颗粒即为放线菌感染;⑤某些抗菌药物治疗无效的感染;⑥革兰染色着色不均、形态奇特、呈明显多形性;或镜检见细菌而需氧培养为阴性者。

第二,要明晰厌氧菌培养的一般原则[1,4],即:

1. 采集、运送过程中避免接触氧气。

2. 采集部位　因为很多部位有厌氧菌定植,所

以只有特定部位才可以留取厌氧培养标本。

3. 床边厌氧接种方式最好。

4. 活检或针头抽吸物无氧送检方式较好。尽可能用注射器抽吸标本,置于无空气注射器或无氧转运系统送至实验室。

5. 普通拭子是最差的选择。这是因为拭子蘸取的标本量少,又暴露于空气。如果只能用拭子,运输也应该置于无氧转运系统。

6. 所有标本都要做革兰染色。因为厌氧菌分离鉴定耗时过久,染色可以及时提供诊断线索。如果涂片可见菌体,而普通空气培养无生长,则应该考虑厌氧菌。某些厌氧菌有独特的形态特征,如脆弱拟杆菌染色淡、不均匀、末端圆、两极浓染,是多形的革兰阴性杆菌;产气荚膜梭菌是宽的革兰阳性杆菌,一般看不见芽胞;而其他梭菌属菌种窄、染色多变、可见或不见芽胞。

7. 立即送检　置于空气环境不能超过 30 分钟。如果预计超过 30 分钟,则需要置于无氧环境。

8. 不能冷藏,室温保存。

第三,要知道可接受和不可接受标本的范围[1]

厌氧菌培养可接受的标本包括:抽吸物(注射器和针头)、巴氏腺、胆汁、血液、骨髓、支气管镜下保护性毛刷、后穹隆穿刺术、输卵管、子宫内装置(IUD)检查放线菌、卵巢、剖宫术时的胎盘、鼻窦抽吸物、粪便检查艰难梭菌、外科组织、外科厌氧转运拭子、经气管抽吸物、经耻骨上膀胱穿刺的尿液、子宫内膜抽吸物、正常无微生物部位的体液、胆汁、正常无微生物部位的外科活检标本、脓液、深伤口的抽吸物等。

厌氧菌培养不可接受标本包括:无保护的支气管肺泡灌洗液、宫颈分泌物、被污染的宫颈内拭子、气管抽吸物、恶露、鼻咽拭子、会阴分泌物、前列腺液或精液、痰液、诱导痰、粪便标本检查非梭菌类厌氧菌、咽拭子、支气管造口术抽吸物、尿道分泌物、中段尿或导管尿、阴道拭子或外阴拭子、一切被定植厌氧菌污染的标本、浅表伤口拭子等。

（三）真菌的标本采集和运送

首先要明确不同部位常见的真菌性感染的病原谱。如血流感染,最常见的病原是念珠菌;中枢神经系统感染常见的是隐球菌;鹅口疮一般由念珠菌所致;下呼吸道感染最常见真菌的是曲霉菌、隐球菌、毛霉菌、人肺孢子菌等;鼻窦感染最常见病原是毛霉菌;玻璃体感染时关注镰刀菌;皮肤浅部感染重点关注三类皮肤癣菌。

就标本采集、送检而言,真菌学检查和普通细菌学检查无本质区别。上述原则也适用于真菌学检查。具体标本详见本篇后文各章节。

（王　辉）

第三节　不常见病原菌的标本采集和运送要求

（一）衣原体

衣原体可以导致眼部、生殖道、盆腔感染,常见检查标本包括眼部分泌物、生殖道分泌物等。

1. 眼部感染　眼部分泌物一般进行直接荧光抗体检查、核酸扩增、细胞培养。标本置于转运培养基,室温 2 小时内送检。

2. 生殖道感染　标本包括尿液,宫颈内、阴道和(或)尿道拭子(直肠、咽部、结膜、液基细胞学标本)。一般进行核酸检查,也可以进行抗原检查、荧光显微镜检查。标本置于转运培养基,室温 2 小时内送检。

（二）支原体

支原体可以导致肺炎、生殖道感染等。标本一般包括呼吸道分泌物、生殖道分泌物(尿道分泌物、宫颈分泌物、宫腔分泌物)、血液等。

1. 肺部感染　一般临床实验室不进行呼吸道分泌物的支原体培养。肺炎支原体引起的肺部感染主要依靠血清学方法、分子生物学方法进行诊断。如果进行培养,建议留取双份标本,一份增菌、一份直接分离培养,这是因为支原体对热和干燥敏感,所以建议保湿、立即送检接种。

2. 生殖道感染　生殖道分泌物可以培养人型支原体、解脲脲原体、生殖器支原体。前两种可常规培养,而生殖器支原体很少临床实验室开展。标本注意保湿、立即送检。

（三）立克次体

立克次体可以导致斑点热、心肌炎、脑炎等。可以留取血清、组织标本进行检测。常规实验室罕有相关检查,一般是送到疾病控制中心等特殊实验室进行检测。

（四）螺旋体

1. 伯氏疏螺旋体　标本包括损伤周围的皮肤

活检、血液、脑脊液。送检时应保持组织的湿润,无菌条件下送检。

2. 钩端螺旋体 标本包括血液(血清、肝素抗凝血液)、脑脊液(第一周)、尿液(一周后)。标本在1小时内送达实验室。

3. 梅毒螺旋体 标本包括生殖器部位组织、分泌物、血液、脑脊液等。此病原不能进行培养,可以

特殊染色或暗视野显微镜下镜检。目前常规大多采用血清学方法检测血液、脑脊液标本。送检时保持组织、分泌物的湿润,无菌条件下送检。

各种不同标本的采集指南如表 12-3-1 所示,谨供参考[1]。具体采集要求参见本书第二篇相关章节。

表 12-3-1　细菌和真菌标本的采集指南

标本类型	采集原则	装置和最小量	转运时间温度	存储	日采样次数	说明
脓肿	无菌盐水或 70% 乙醇拭去表面渗出物;开放性脓肿:尽可能抽吸,或将拭子深入伤口,紧贴伤口前沿取样;封闭性脓肿:用注射器抽吸脓肿壁,将所有物质无菌转入厌氧转运装置	开放性脓肿:拭子送检封闭性脓肿:厌氧送检系统>1ml	≤2h,RT	≤24h,RT	1 次/天/部位	组织或液体优于拭子标本。如果必须用拭子,采集 2 个,1 个用于培养,1 个革兰染色。置于 Stuart 或 Amies 培养基保存。从脓肿基底部或脓肿壁取样结果最好。取样时可能会带入与感染过程无关的定植细菌。封闭脓肿注意厌氧菌
咬伤	见脓肿					不要培养 ≤12h 的动物咬伤伤口(通常分离不到病原体,除非在手上或脸上,或有感染指征)
血培养	消毒培养瓶:70% 乙醇消毒瓶塞 1min;静脉血:70% 乙醇消毒采集部位。碘拭子同心圆由内向外涂抹。也可以用氯己定消毒。碘剂晾干。不要触碰采血点	细菌:成人:10~20ml/套,量大效果好。婴儿:1~10ml/套真菌:二相培养;离心溶解系统	≤2h,RT	≤24h,RT或依说明	3 套/24h	急性脓毒症:10min 内不同部位采集 2~3 套。急性心内膜炎:1~2h 内不同部位采集 3 套。亚急性心内膜炎:不同部位采集 3 套,间隔 >15min。如果 24h 内阴性,再采集 3 套。证据显示:另外加一个需氧瓶或真菌瓶比仅仅使用厌氧瓶的效果好
骨髓	对穿刺部位准备:同外科切口	接种血培养瓶或离心溶解系统;可用儿童用培养瓶	≤2h,RT	≤24h,RT或依说明	1 次/天	少量骨髓也可以直接接种培养基
烧伤	采集标本前先清洗伤口,进行清创	将组织置入有螺旋帽容器;用拭子取渗出物	≤2h,RT	≤24h,RT	1 次/天/部位	如果定量培养,3~4mm 取样量最合适;只进行需氧培养;表面标本可能会误导

续表

标本类型	采集原则	装置和最小量	转运时间温度	存储	日采样次数	说明
血管内导管	乙醇消毒导管周围皮肤； 导管末端 5cm 置于无菌瓶； 直接送至实验室,避免干燥	无菌有螺旋帽容器	≤15min,RT	≤24h,4℃	无	半定量培养(Maki 法)可用中心静脉或外周静脉导管、动脉导管、脐静脉导管等 导管可置于 1ml 盐水或 BHI 中用于定量培养
尿路插管						不能培养。拒收。
蜂窝织炎	无菌盐水或 70% 乙醇擦拭； 注射器抽吸发炎区域(一般是中心,不是边缘)； 往注射器吸入少量盐水,将标本置于无菌小瓶	无菌有螺旋帽容器(不建议用注射器转运)	≤15min,RT	≤24h,RT	无	只有 25%～30% 可分离病原体
脑脊液	2%碘酒消毒采集部位； 用带通管丝的针头,刺入 $L_3～L_4$、$L_4～L_5$,或 $L_5～S_1$； 进入蛛网膜下腔后,抽出通管丝,采集 1~2ml 液体,分别置 3 个小管	无菌有螺旋帽容器 体积： 细菌≥1ml 真菌≥2ml AFB≥2ml	细菌 ≤15min,RT,不要冷冻	≤24h,RT	无	珍贵标本,涂片是急查项目； 可同时进行血培养； 脑脓肿或脑组织活检标本对厌氧菌、寄生虫可能是必须的
褥疮溃疡	不要用拭子； 无菌盐水清洗； 如果得不到活检,则用拭子用力采集损伤底部； 拭子置于适当转运系统	拭子转运系统(需氧,或厌氧)	≤2h,RT	≤24h,RT	1 次/天/部位	拭子不能提供有价值的临床信息,一般选择组织或抽吸物
牙科培养,包括牙龈、牙周、根尖周等	小心清洗牙龈、龈上牙齿表面,去除唾液、碎屑、斑点； 牙周刮器小心获取损伤材料,置于厌氧转运系统	厌氧转运系统	≤2h,RT	≤24h,RT	1 次/天	对特殊病原体,实验室要有技术储备
内耳	对复杂、反复或慢性顽固性中耳炎做鼓室穿刺； 先清洗耳道,再用注射器采集标本； 如果鼓室破裂,耳科诊视器下用软杆拭子采集标本	无菌管,拭子转运培养基或厌氧培养基	≤2h,RT	≤24h,RT	1 次/天/部位	喉和鼻咽部拭子培养不能提供中耳炎病原信息

标本类型	采集原则	装置和最小量	转运时间温度	存储	日采样次数	说明
外耳	湿拭子去除碎屑或痂皮； 在外耳道用力旋转拭子取样	拭子转运	≤2h,RT	≤24h,RT	1 次/天/部位	采样时应用力旋转拭子,否则,会失去分离出导致蜂窝织炎的链球菌的机会
眼结膜	无菌盐水湿润拭子,用拭子绕每一个结膜取样； 采集完即接种培养基； 在 2 个玻片上涂片染色	直接接种 BAP、CHOC,或拭子转运	平皿:≤15min,RT 拭子: ≤ 2h,RT	≤24h,RT	无	单眼感染时对侧眼也要取样,以之为对照。可结合革兰染色结果
角膜刮擦	如上述获得结膜拭子； 滴 2 滴局部麻醉药； 无菌刮铲刮擦脓肿或溃疡,直接接种于培养基； 剩余材料涂 2 个玻片进行革兰染色	接种含 10% 羊红细胞的 BHI、CHOC、可抑制真菌的培养基	≤15min,RT	≤24h,RT	无	先采集拭子标本,再麻醉,之后刮擦
眼内液体或抽吸物	备眼,用注射器抽吸液体	无菌容器 量少则直接接种培养基	≤15min,RT	≤24h,RT	1 次/天	包括真菌培养基,麻醉药对一些病原有抑制作用
粪便常规培养	直接置于清洁容器； 拭子置于 Stuart 或 Amies 转运系统	清洁、干燥、广口容器 拭子转运系统 ≥2g	容器: ≤ 1h,RT 拭子转运系统≤2h,RT	容器≤24h,4℃ 拭子转运系统≤48h,RT 或 4℃	1 次/天	住院超过 3d,或入院诊断不是胃肠炎时,不必常规粪便培养。此时应该考虑艰难梭菌检查； 除婴儿或活动性腹泻外,不推荐拭子标本常规粪便培养。 成形便可以拒收
粪便艰难梭菌	直接置于清洁容器； 不可使用拭子	清洁、干燥、广口容器≥1.5ml	≤1h,RT 1~24h,4℃ >24h,-20℃	培养:2d,4℃ 毒素:3d,4℃;更久则-70℃	1 次/2 天	应该是 24h 内排泄 ≥5 次液态粪便的患者,成形便效果不好,-20℃ 会使毒素活性丢失
粪便大肠埃希菌 O157:H7	直接置于清洁容器； 液态或血性标本	清洁、干燥、广口容器或拭子转运系统 ≥2ml	容器: ≤ 1h,RT 拭子转运系统≤24h,RT	容器≤24h,4℃ 拭子转运系统 ≤ 48h,RT	1 次/天	有腹部痉挛患者发病 6h 内采集血性或液态粪便效果最好

标本类型	采集原则	装置和最小量	转运时间温度	存储	日采样次数	说明
直肠拭子	小心插入肛门2.5cm；轻轻旋转，在直肠隐窝取样；取出时可见粪便标本	拭子转运	≤2h,RT	≤24h,RT	1次/天	用于不能留便的患者，或者淋病奈瑟菌、志贺菌、沙门菌、单纯疱疹病毒、B群β-溶血链球菌检查
瘘管	见脓肿					
无菌体液：胸腹水、心包液、关节液、羊水、胆汁	2%碘酒消毒采集部位；经皮穿刺或外科方式采集	无菌瓶：细菌≥1ml 真菌≥10ml AFB≥10ml 或注入血培养瓶	≤15min,RT	≤24h,RT；心包液或真菌培养时≤24h,4℃	无	不要拭子蘸取标本；体积尽可能多一些；羊水和后穹隆穿刺液要关注厌氧菌，革兰染色不必离心。其他液体需要离心。
坏疽组织	见脓肿					
女性羊膜	经羊膜穿刺、剖宫产、子宫内导管抽吸；液体置于厌氧转运系统	厌氧转运系统≥10ml	≤15min,RT	≤24h,RT	无	不能采集阴道壁标本
宫颈	阴道窥器扩张阴道；拭子拭去表面黏液，弃去拭子 新拭子紧贴宫颈内壁轻轻采样	拭子转运	≤2h,RT	≤24h,RT	1次/天	渗出液可查淋病奈瑟菌 衣原体可感染特定细胞
后穹隆	送抽吸液	厌氧转运系统≥1ml	≤2h,RT	≤24h,RT	1次/天	
子宫内膜	镜下通过导管进入宫颈内采样；全部标本置于厌氧转运系统	厌氧转运系统≥1ml	≤2h,RT	≤24h,RT	1次/天	
妊娠产物	组织的一部分置入无菌容器；剖宫产标本立即置于厌氧转运系统	无菌杯 厌氧转运系统	≤2h,RT	≤24h,RT	1次/天	拒收恶露标本，该标本结果会误导临床
女性尿道	排尿1h后采集；拭去尿道口分泌物；按摩尿道采集分泌物	拭子转运	≤2h,RT	≤24h,RT	1次/天	可将拭子深入尿道2~4cm,旋转后停留2s
阴道	拭去多余的分泌物；无菌拭子或吸管在阴道穹隆黏膜处采样；可多采集以便涂片	拭子转运	≤2h,RT	≤24h,RT	1次/天	推荐革兰染色确诊细菌性阴道病，培养没有意义；宫内装置：整体置于无菌容器,室温送检

标本类型	采集原则	装置和最小量	转运时间温度	存储	日采样次数	说明
生殖道损伤	盐水清洗,解剖刀切去损伤表面; 渗出液积聚; 按压损伤底部,拭子采集渗出液	拭子转运	≤2h,RT	≤24h,RT	1次/天	暗视野观察梅毒螺旋体
前列腺	清洗阴茎头; 直肠按摩前列腺; 无菌拭子采集,或置于无菌容器	拭子转运 无菌管	≤2h,RT	≤24h,RT	1次/天	按摩后立即采集尿液标本 精液可以培养
男性尿道	拭子深入尿道2~4cm,旋转后停留2s	拭子转运	≤2h,RT	≤24h,RT	1次/天	
头发:真菌病	镊子采集10根以上,具有完整柄部的感染头发; 置于清洁容器	清洁容器至少10根头发	≤24h,RT		1次/天/部位	可同时采集头皮屑
指甲:真菌病	70%乙醇擦拭指甲; 剪去感染指甲,并收集碎片; 置于无菌管	清洁容器; 刮擦的量要大一些	≤24h,RT		1次/天	
支气管肺泡灌洗液、支气管刷、气管抽吸物	刷出物置于有盐水无菌管; 其余置于无菌管	无菌容器>1ml	≤2h,RT	≤24h,4℃	1次/天	定量需要40~80ml液体; 刷出物如果定量,则加0.5ml液体
咳痰	直接监视下采集; 漱口; 咳出深部痰	无菌容器 细菌≥1ml 真菌3~5ml AFB 5~10ml	≤2h,RT	≤24h,4℃	1次/天	儿科患者可抽吸获得 质量判断:≤10个鳞状上皮细胞/100倍视野
诱导痰	刷牙漱口; 喷雾器吸入25ml 5%~10%无菌盐水; 采集诱导痰	无菌容器	≤2h,RT	≤24h,RT	1次/天	荚膜组织胞浆菌和皮炎芽生菌的存活时间很短 关注隐球菌和丝状真菌。酵母菌感染罕见
上呼吸道	拭子去除表面分泌物、碎屑 第二根拭子用力采集损伤部位,避免接触正常部位	拭子转运	≤2h,RT	≤24h,RT	1次/天	细菌学评价时,不能采集浅表组织,应选择组织活检或抽吸物
鼻	无菌盐水湿润鼻孔2cm; 对鼻黏膜用力旋转	拭子转运	≤2h,RT	≤24h,RT	1次/天	用于链球菌检查

续表

标本类型	采集原则	装置和最小量	转运时间温度	存储	日采样次数	说明
鼻咽	藻酸钙拭子经鼻到鼻咽部； 慢慢旋转 5s； 床边接种或置于转运培养基	床边接种或拭子转运	平皿≤15min,RT 拭子≤2h,RT	≤24h,RT	1次/天	
喉	压舌板压舌； 无菌拭子从咽后、扁桃体发炎区域取样	拭子转运	≤2h,RT	≤24h,RT	1次/天	不能用于会厌炎患者；淋病奈瑟菌培养时置于相应转运装置,室温转运,采集后12h内接种相应培养基
皮肤:真菌病	70%乙醇消毒 在损伤皮肤边缘轻轻刮擦,避免出血； 置于清洁容器	清洁容器 刮擦的量要足够多	≤2h,RT	≤24h,RT	1次/天	
组织	无菌容器,滴加几滴盐水,置入组织,防止干燥	无菌容器,加盐水	≤2h,RT	≤24h,RT	1次/天	体积尽量大。如果可能,在-70℃保存剩余组织；不能送表面刮擦拭子；盐水可能会抑制军团菌
女性中段尿	清洗尿道区域； 分开阴唇,开始排泄； 排出一段,不停止尿流,采集中段尿	无菌、广口容器>1ml	未防腐：≤2h,RT 防腐：≤24h,RT	≤24h,4℃	1次/天	尿液衣原体抗原可能难以检出； 不能用于支原体细胞系培养
男性中段尿	清洗龟头； 回缩包皮,开始排泄； 排出一段,不停止尿流,采集中段尿	无菌、广口容器>1ml	未防腐：≤2h,RT 防腐：≤24h,RT	≤24h,4℃	1次/天	首段尿液可用于衣原体抗原或探针检测
导管尿	直接排出尿液； 或注射器刺入吸出	无菌、广口容器>1ml	未防腐：≤2h,RT 防腐：≤24h,RT	≤24h,4℃	1次/天	该程序有导致医源性感染的风险
伤口	见脓肿					

注:AFB. 抗酸杆菌;BAP. 羊血琼脂;BHI. 脑心浸液;CHOC. 巧克力琼脂;RT. 室温

（王 辉）

第四节 病毒检测标本采集和运送

几乎所有部位的感染都有病毒的身影,因此多数感染都要考虑病毒,尤其是危重患者。而病毒培养对某些感染具有确诊价值,或有较高的诊断准确性,在某些情况下可能是唯一的有效手段。病毒学检查的关键一步是如何及时、正确地采集、运送标本。

本节主要阐述病毒学检查时的标本采集和运送要求[1,2,3,4],如表12-4-1所示,主要针对病毒培养检查,也适用于其他病毒相关检查。

表 12-4-1 病毒学检查时的标本采集、运送要求

标本类型	采集指南	容器和最小量	转运时间和温度	重复限制	说明	评价
	通常用于病毒分离的标本应于发病后4d内采集。除极个别外,发病7d后采集标本用于病毒培养的价值不大	除体液外(BAL、CSF、尿液、血液),将所有病毒标本放入VT内	多数病毒在4℃下2~3d保持稳定。在-70℃下无限定时间。不要在-20℃冷冻		每个标本应附带以下资料:①发病时间;②标本采集日期;③入院诊断。应考虑患者急性期、恢复期血清学检查。	
血液	1. 70%异丙基乙醇消毒穿刺点 2. 2%碘酊由内向外同心圆涂抹 3. 碘剂干燥(1min以上)。采集前不要触摸该点 4. 采集8~10ml血入抗凝管 5. 采集后,乙醇脱碘	管内用枸橼酸盐、EDTA或肝素抗凝;8~10ml/管;白细胞减少的患者需要抽2管以上;儿科患者采血体积可以小一些,不过低于1-2ml的标本不够进行检查。	RT。进行细胞分离时不要冷冻标本	无	常见病毒:CMV、HSV 少见病毒:虫媒病毒、沙粒病毒、EBV、HIV-1、肠道病毒(新生儿)	主要用于新生儿、免疫受损患者持续性和播散性的感染
骨髓	1. 2%碘酊消毒髂后上嵴穿刺位点。 2. 用套管针刺入穿刺点 3. 进入骨髓腔后,去除套管针内芯,采集2ml液体,置于无菌防漏管	管内用枸橼酸盐、EDTA或肝素抗凝;2ml/管	RT。进行细胞分离时不要冷冻标本	无	主要分离CMV	
BAL或支气管洗液	呼吸科医生纤维支气管镜下采集	无菌容器,8~10ml	4℃立即送检	无	免疫正常患者标本:流感病毒、RSV、AdV 免疫受损患者标本:CMV、VZV	
CSF	1. 2%碘酊消毒穿刺位点 2. 用套管针在L3-L4、L4-L5、L5-S1刺入 3. 进入蛛网膜下腔后,去除套管针内芯,采集2~5ml液体,置于无菌防漏管	无菌,有螺旋帽的防漏管,1.0ml	4℃置于冰上立即运送(<15min)。4℃存放最长可达72h	无	常见病毒:柯萨奇病毒(某些)、埃可病毒、肠道病毒、流行性腮腺炎病毒 少见病毒:虫媒病毒、HSV、LCMV、狂犬病毒、CMV、HHV-6	CMV培养用于多发性神经根病,不用于脑炎;HSV培养用于脑膜炎和脑膜脑炎,不用于脑炎

标本类型	采集指南	容器和最小量	转运时间和温度	重复限制	说明	评价
宫颈或阴道拭子	对新近损伤,用力采集后置于 VT 中。 非新近损伤:用拭子去掉宫颈黏液后弃去拭子;用一个新拭子紧贴宫颈内壁伸入宫腔 1cm,旋转 5~10s 采样,置于 VT。可以再用一根拭子擦拭外阴,一同送检	拭子	立即置入 VT,4℃送检	1/d	常见病毒:HSV、CMV 不可培养:HPV、引起传染性软疣的病原 对 HSV:宫颈拭子是首选标本。外阴采样会增加其分离	
结膜拭子	柔软细柄拭子用无菌盐水湿润后,从下结膜采集标本。置于 VT	拭子	立即置入 VT,4℃送检	无	经常分离:AdV、柯萨奇病毒 A(某些)、CMV、HSV、肠道病毒(包括 70 型)、新城病病毒	
粪便	直接置于清洁、干燥容器,加入足够的 VT 防止干燥 或将 2~4g 标本置于无菌、防漏容器直接送检	无菌、防漏、广口容器,≥2g	加入 8~10ml VT,4℃立即送检	1/d	经常分离:AdV、肠道病毒 少见分离:轮状病毒、呼肠孤病毒	结肠炎时考虑用肛拭子
鼻拭子	柔软细柄拭子插入鼻前庭。缓慢旋转 5s 吸收分泌物。置于 VT。用另一个拭子采集另一个鼻腔。置于同一转运管	拭子	立即置入 VT,4℃送检	1/d	经常分离:流感病毒、副流感病毒、鼻病毒(限定)、RSV(首选鼻咽拭子)	仅用于鼻病毒培养,立即种入细胞中[3]
鼻咽部抽吸物或洗液	先置入大小合适的导管,再用小注射器抽吸标本。 不能抽吸时,患者头后仰 70 度,灌入 3~7ml 无菌盐水直到鼻孔堵塞,用注射器抽吸。洗液<2ml 时置于 VT,>2ml 不必 VT	病毒送检管	洗液<2ml 时置于 VT,>2ml 不必 VT,4℃立即送检	1/d	经常分离:流感病毒、副流感病毒、鼻病毒(限定)、RSV CMPH 上还提到:AdV、CMV、HSV、麻疹病毒、腮腺炎病毒、呼肠孤病毒、VZV	对 RSV,建议立即种入细胞中
鼻咽拭子	用柔软的细柄拭子插入鼻咽部位。缓慢旋转 5s 吸收分泌物。置于 VT。用另一个拭子采集另一个鼻腔。置于同一转运管	拭子	立即置入 VT,4℃送检	1/d	流感病毒、副流感病毒、鼻病毒(限定)、RSV CMPH 上还提到:AdV、CMV、HSV、麻疹病毒、腮腺炎病毒、呼肠孤病毒、VZV	

标本类型	采集指南	容器和最小量	转运时间和温度	重复限制	说明	评价
口腔拭子	用力在损伤处基底部采样,置于 VT	拭子	立即置入 VT,4℃送检	1/d	经常分离:肠道病毒（某些）、HSV	
斑丘疹	无菌盐水轻轻擦拭患处。 破裂开损伤的表面,拭子经无菌盐水湿润后在基底部紧贴采样,置于 VT	拭子	立即置入 VT,4℃送检	1/d/源	经常分离:AdV、肠道病毒、引起风疹的病毒、麻疹病毒 少见分离:痘病毒 不可培养:微小病毒 B19	
疱疹	只对新鲜疱疹采样（陈旧结痂者可能没有活病毒）:盐水清洗患处,消毒后用针头或解剖刀切开疱疹,在基底部用拭子采集液体和细胞,置于 VT	拭子	立即置入 VT,4℃送检	1/d/源	经常分离:肠道病毒(某些)、埃可病毒、HSV、VZV 少见分离:痘病毒 VZV 首选标本是疱疹,可将抽吸物置于 1ml VT	
咽拭子	压舌板压住舌头,无菌拭子紧贴咽后壁、扁桃体和炎症部位采集标本,置于 VT	拭子	立即置入 VT,4℃送检	1/d/源	经常分离:AdV、CMV、肠道病毒、HSV、甲流、乙流、副流感病毒、麻疹病毒、流行性腮腺炎病毒 少见分离:RSV	
组织	从直接毗邻患处的部位采样,置于含 VT 的小瓶	VT 大一些的标本（1~2g 以上）置于 8～10ml VT 中	4℃送检	无	组织越多越好。不要将仅仅擦拭表面的拭子送检	选择标本时,要有对病毒感染致病性的基本知识。常见标本是肝、肺、脾。病史和症状提示时可以采集脑、肾上腺等部位
尿道拭子	采样前 1h 内不要排尿。压出并除去任何渗出液。小心用柔软优质细柄拭子（湿润后）插入尿道 4cm,旋转 2～3 次以获得足够细胞,置于 VT	拭子	立即置入 VT,4℃送检	1/d	经常分离:CMV、HSV	

续表

标本类型	采集指南	容器和最小量	转运时间和温度	重复限制	说明	评价
尿液	具体原则参考细菌学标本采集 采集 5ml 以上清洁中段尿,置于无菌容器。不要 VT	无菌容器。5ml	4℃送检	1/d	经常分离:AdV、CMV、HSV、流行性腮腺炎病毒 少见分离:多瘤病毒 BK、引起风疹的病毒	对免疫正常患者CMV 感染,该检查的临床特异性低

注:AdV. 腺病毒;BAL. 支气管肺泡灌洗液;CMV. 巨细胞病毒;CSF. 脑脊液;EBV. EB 病毒;HIV. 人类免疫缺陷病毒;HPV. 人乳头瘤病毒;HSV. 单纯疱疹病毒;LCMV. 淋巴细胞脉络丛脑膜炎病毒;RSV. 呼吸道合胞病毒;RT. 室温;VT. 病毒转运培养基;VZV. 水痘带状疱疹病毒;CMPH;指本章的参考文献3;d.天

说明:拭子:涤纶、人造纤维的带塑料棒或铝柄的拭子可以接受。藻酸钙或木柄拭子不可以接受;通常肠道病毒包括柯萨奇病毒 A 和 B、埃可病毒、肠道病毒 68-71、脊髓灰质炎病毒

临床医生开具相关检查前,需要具备相应部位和相关病毒感染之间关系的基本知识[5,6]。除了基本知识外,临床医生和所在地区、医疗机构内的病毒学实验室的沟通也非常重要。很多分析前的细节要求、分析后的解释重点都会在具体沟通中有所涉及、逐渐明确。

除表 12-4-1 中针对病毒培养的信息外,针对同一病毒的培养检查以外的其他配套检查也很重要,包括组织学、免疫学、分子生物学、电镜检查等[2,5]。比如狂犬病的诊断,神经细胞胞质的内基小体(Negri body)具有诊断意义;HBV、HCV、HIV 感染的情况下,免疫学检查对相应临床诊断具有重要价值;而分子生物学对一些无法培养、免疫学检查有限的病毒性感染,如移植后巨细胞病毒感染,具有尤其独特的作用。

应注意除感染部位标本外,其他部位标本的配套检查也非常重要。对全身播散性疾病或没有特殊临床表现的疾病尤其如此[4,6]。比如呼吸道病毒性感染,采集呼吸道标本非常有价值,而如果疑似有病毒血症,则血液标本、胸水标本(如果有胸水)检查也非常重要。

采样时机很重要:越早越好,症状出现后 4 天内是最佳时机。这是因为在感染初期,免疫应答较弱,病毒滴度较高。

容器和介质:不要使用木质、棉花拭子,它们对病毒有毒性。不同的标本可选用的容器如表 12-4-1 所示。

运输:病毒是细胞内微生物,细胞不稳定会影响病毒的分离,因此标本应尽快送抵实验室。运输过程中部分标本可以冷藏或置冰上。但冷冻或冻融可能影响质量。当标本不能及时送检时,要根据所检查病毒的特点进行保存。很多病毒 4℃下可保存2~3 天,-70℃ 可以保存更久,视不同病毒而异。

采样、运输过程注意防止其他微生物,主要是细菌和真菌的污染。防止的办法主要是添加对细菌、真菌有特异性抑制作用、而对相应病毒无影响或影响很小的化合物,比如抗细菌药物或抗真菌药物。

（宁永忠）

第五节　寄生虫检测标本采集和运送

除疫区、社会生活水平和公共卫生水平较为低下的地区外,寄生虫感染目前比较少见。没有特殊的流行病学依据时,是否需要进行寄生虫检查,常常是临床医生面临的难题。一方面发生的概率低,很多检查仅仅是排除诊断,另一方面检查手段有限,实验室能力储备不足。这里只有粪便寄生虫检查的适应证相对明确一些,包括曾经到过疫区、和确诊者有接触、近期饮用河流湖泊生水,伴有消化道症状,如持续性腹泻、腹痛、恶心呕吐、便中带血或黏液等。当然还包括确诊后为判断治疗效果而进行的检查。总的来看,适应证不够明确具体。

本节主要阐述寄生虫学检查时的标本采集和运送要求[1,2,3,4],主要针对寄生虫虫体、虫卵检查,如表 12-5-1 所示。

表 12-5-1 寄生虫学检查的标本采集、运送

标本	采集方法	设备	保护剂	最小量	重复	运送时间和温度	说明
血液直接涂片	1. 温暖手部:湿毛巾热敷;浸入温水;用力揉搓 2. 浸有 70% 乙醇的纱布消毒中指或无名指指尖掌面 3. 彻底晾干乙醇 4. 无菌操作,针刺皮肤使血液自然流出,采集血液制备涂片		戴手套制备涂片: 薄血涂片:同血常规制片,室温晾干立即染色 厚血涂片:用玻片触碰血滴,让血液集拢在手指上,旋转玻片形成硬币大小圆膜,摇动 20~30s 阻止纤维蛋白凝块形成			疟疾:立即 其他:RT≤2h	标本采集的适宜时间: 巴贝虫属和杜氏利什曼原虫:任意时间;马来布鲁线虫和班氏吴策线虫:午夜;罗阿线虫:中午;曼森线虫:夜晚优于白天;疟原虫:寒战发作间隙;锥虫:急性期 疟原虫和班氏吴策线虫:有必要采集入院后 6h、12h 和 24h 标本进行额外的检查 冈比亚锥虫和罗得西亚锥虫:感染超过 6 个月,可用 CSF
静脉血	采集丝虫、锥虫和利什曼原虫患者 10ml 静脉血全置加有肝素真空容器(每 10ml 全血加 2mg)中,RT 15min 内送检		肝素:丝虫、锥虫 EDTA:疟疾	≥10ml	1/d	RT ≤15min	常见:杜氏利什曼原虫、锥虫属、微丝蚴
CSF	1. 2% 碘酊消毒穿刺位点 2. 用套管针在 L3-L4、L4-L5 或 L5-S1 刺入 3. 进入蛛网膜下腔后,去除套管针内芯,采集 2~5ml 液体,置于无菌防漏管	无菌管	无	≥1ml	无	RT≤15min	常见:棘阿米巴属、棘球绦虫、微孢子虫、纳格里属阿米巴、猪肉绦虫、刚地弓形虫、锥虫属
十二指肠抽吸物	1. 鼻胃插管获取标本 2. 置于无菌离心管立即送检(≤15min),1h 内检测	无菌离心管	无	≤2ml	无	RT≤15min	常见:华支睾吸虫(卵)、隐孢子虫(卵囊)、蓝氏贾第鞭毛虫(滋养体)、等孢子虫(卵)、类圆线虫(幼虫)
眼角膜刮片(针对棘阿米巴属)	1. 在结膜囊或角膜上皮滴 2 滴局麻药(如丁卡因 0.5%~2% 溶液) 2. 无菌刀刮擦溃疡或损伤直接接种到非营养琼脂或置入 Page's 盐水 3. 剩余标本涂于 2 个清洁玻片,95% 乙醇立即固定(小心包囊空气传播)	非营养琼脂或 Page's 盐水	Page's 盐水:阿米巴属	无	无	RT≤15min	针对:棘阿米巴属、纳格里属阿米巴 接触镜及其溶液可以用于培养

标本	采集方法	设备	保护剂	最小量	重复	运送时间和温度	说明
粪便,防腐	1. 直接放入清洁、干燥容器 2. 可加防腐剂(FOR/MIF/SAF/PVA) 混合,RT 30min 固定 3. 7~10d 内送检 3 次	无菌、防漏、广口、干燥容器	FOR + PVA, MIF + PVA, SAF,或其他防腐剂。RT 30min 固定	1 份粪便加 3 份固定剂	1/d	无限制,RT	常见:蠕虫、原虫 拒收标本: 1. 尿、水污染 2. 干的标本 3. 铋、钡、镁、矿物油、胆囊染料污染的标本。清除它们一般要 7d,胆囊染料 21d
粪便,未防腐	循环峰: 蛔线虫属、钩虫、毛首鞭形线虫:不间断; 脆弱双核阿米巴、阔节裂头绦虫、裂体吸虫属:不规则 溶组织阿米巴:7~10d 蓝氏贾第鞭毛虫:3~7d	无菌、防漏、广口、干燥容器	无	5g	1/d	液体:RT ≤ 30min 半固体:RT ≤ 1h 成形:4℃ ≤ 24h	
蛲虫浆	1. 扩开肛周皱褶,将蛲虫浆尖端压在肛周几个区域 2. 将蛲虫浆置于容器,盖紧帽 3. 康复前连续查 ≥ 6d	蛲虫浆工具盒	无	无	1/d	RT ≤ 24h	普通寄生虫:蠕形住肠线虫、绦虫 22~23 点或醒后以及粪便和洗澡前采集
皮肤切片	1. 锋利刀具,取皮肤不能带血 2. 多选择中线一边的后背区域 3. 置于 0.2~0.4ml 盐水	无菌管	无菌盐水	无	无	RT ≤ 24min	普通寄生虫:曼森线虫、旋盘尾线虫
皮肤溃疡	1. 在溃疡的活动边缘获得刮片或活检。推荐钻取活检。 2. 置于无菌盐水	无菌管	无菌盐水	无	1/d/部位	RT ≤ 24min	普通寄生虫:棘阿米巴属、溶组织阿米巴、利什曼原虫 对利什曼原虫:不能污染细菌
尿:裂体吸虫	1. 正午到下午 3 点间是排卵高峰。采集正午尿液,置于无菌容器 2. 血尿:含有黏液和血的末端尿	无菌、防漏容器	无	正午排出的全部尿液	1/d	RT ≤ 2h	埃及血吸虫、粪类圆线虫、阴道毛滴虫、班氏吴策线虫

标本	采集方法	设备	保护剂	最小量	重复	运送时间和温度	说明
尿:毛滴虫	男女尿液可以发现滋养体 1. 前列腺按摩可能对男性有用 2. 首段尿置于无菌容器 3. RT 1h 送检。如果超过 1h,500r/min 离心 5min,弃去上清,加 0.2ml 盐水,RT 送检 4. 沉淀物制成涂片,空气干燥,脱落细胞巴氏染色法染色	无菌、防漏容器	无	全部排泄物	1/d	RT≤2h,不能冷冻	标本必须 RT,1h 内处理 沉淀物可置于 Amies 培养基,能保持 24h 存活
泌尿生殖道分泌物:尿道、阴道、阴茎	1. 无菌拭子或窥器采集标本 2. 置于 0.5ml 盐水,RT≤2h 3. 超过 2h,置于 Amies培养基	无菌管或拭子	盐水或 Amies 培养基		1/d	盐水:RT≤1h Amies 培养基:RT≤24h	蠕形住肠线虫、阴道毛滴虫 标本可用 1~2d 盐水在玻片上制片晾干
虫体	1. 清洗虫体、节片,置于盐水 2. 送检。松弛虫体需要 56℃温水 1h。并用石炭酸二甲苯混合液浸泡过夜,以利于鉴定 3. 虫体多时,可将部分置于 10% 甲醛溶液	清洁容器	盐水	全部虫体	无	RT≤24h	蛔线虫、蠕形住肠线虫、带绦虫节片 不要用卫生纸包裹,以免变干

注:CSF. 脑脊液;FOR. 10%甲醛溶液;MIF. 硫柳汞-碘-甲醛溶液;PVA. 聚乙烯乙醇;RT. 室温;SAF. 乙酸钠甲醛溶液;d.天

和其他感染性疾病的诊治过程一样,临床医生开具相关检查前,需要具备相应部位和相关寄生虫感染的基本知识[5,6,7]。除了基本知识外,临床医生和所在地区、医疗机构内的微生物学/寄生虫学实验室相关部门的沟通也很重要。很多分析前的细节要求、分析后的解释重点都会在具体沟通中有所涉及、逐渐明确。

其他部位检查、配套的其他检查如血清学检查也同样重要。

值得注意的是:在感染早期、轻度感染、单性感染(仅有雄虫感染)、隐性感染、某些寄生虫感染后寄生的部位特殊而难于查出病原体时,检查可能为阴性。此时除连续进行相关检查外,配套的免疫学检查,包括皮内反应和血清学反应,可以有助于诊断。

(宁永忠)

第六节 其他检测的标本采集和运送要求

（一）免疫学检测

血清学检查狭义而言仅指对血清里抗体的检查。而免疫学检查则范围很广，一般指通过基于抗原抗体反应的免疫学方法，检测血液、体液等人体组分中的微生物成分（抗原）、人体产生的抗体、特异性免疫细胞等。

最常用标本是血清或血浆，其他标本主要是正常无微生物部位体液，如脑脊液、胸水、腹水、心包积液、关节液等，也包括腹膜透析液等液体。

就血清或血浆标本而言，选择黄帽（有分离胶，分离血清标本）、红帽（血液凝集后分离血清标本）、绿帽（肝素锂抗凝，分离血浆标本）试管，规范抽取所需体积的静脉血标本，立即注入相应试管内，充分混匀后送检。其他标本采集遵照相应规程进行。

注意检查的适应证和禁忌证、患者状态（病程、空腹、饮水等）、试管的选择（种类、抗凝剂、特殊需要等）、信息标识、标本体积、送检要求（温度、湿度、速度等）。

实际工作中，血清抗体检查多数使用促凝管，采集 1~5ml 血清，室温 2 小时内送检。而抗原检查则遵照具体实验室标本采集手册，置标本于密闭无菌容器中，室温 2 小时内送检。比如甲肝抗体IgM、乙肝表面抗原/抗体、e 抗原/抗体、核心 IgM和 IgG、丙肝抗体、戊肝 IgM 抗体、梅毒 RPR 检查和TPPA 检查、HIV 抗体初筛、TORCH 检测、军团菌抗体、肺炎支原体抗体等，都需要红帽或黄帽真空采血管采集静脉血 2ml。标本尽可能避免溶血、脂血、黄疸等情况。溶血或脂血影响军团菌抗体、戊肝 IgM 检查；微型颗粒物影响肺炎支原体抗体、HIV 抗体、梅毒 TPPA 等结果，导致假阳性，而生物素治疗影响甲肝抗体、乙肝系列抗原/抗体检查结果。

标本采集者应知晓某些试验对容器的特殊要求和采集顺序。如 G 试验一般使用去除 G 因子的特殊试管；进行多项检查而标本体积不够时（如脑脊液标本），临床医生要标示检查次序。同一标本进行多个检测项目时，不同的容器要求可能会互相影响，因此采集者应遵照实验室的要求，尽量避免多项检查之间的影响。比如静脉血同时进行血液培养、血液学分析、生物化学分析时，由于血培养受污染影响很大，所以先注入血培养瓶。

对 IgM 抗体检查，临床要考虑抗体产生的窗口期导致的假阴性，部分阴性患者可能需要重复测定。对 IgG 抗体，滴度升高有诊断价值，所以需要采集急性期、恢复期两份血清进行比较；有些 IgG 抗体可能只有流行病学意义，没有诊断价值。另外需要注意其他因素对结果、应用的影响，比如接种卡介苗对结核抗体检查临床意义的影响。

目前，特异性免疫细胞活化状态的检测已经步入临床，如结核分枝杆菌感染 T 淋巴细胞 γ 干扰素释放试验（IGRAs）。针对活细胞的检查对标本的要求更高。如 IGRAs 要求的标本体积较大（T SPOT. TB 要求 4ml），标本离体到检测的时间间隔不能超过 6 小时等。除了交叉抗原导致的假阳性外，影响淋巴细胞功能的因素（如辐射、大量输注白细胞、免疫状态等）均会影响实验结果。

（二）分子生物学检测

分子生物学检测适用的标本范围很广，血液、正常无菌体液、组织、尿液、粪便或直肠拭子、咽拭子或支气管肺泡灌洗液、皮肤水疱液体、生殖道分泌物等都可以进行分子生物学检查。而检查的对象也囊括了四大类病原（病毒、细菌、真菌、寄生虫）。

对血液标本而言，分子生物学检查一般用紫帽试管（EDTA 抗凝）、血浆准备管（PPT）等。一些病毒如 CMV 或 HBV 的定量检查，要求血液标本离体后 4 小时内完成分离、冷冻。皮肤、呼吸道或生殖道标本进行病毒学检查时，标本可以置于病毒转运培养基。要避免溶血、脂血标本，因为溶血、脂血对部分检测中使用的酶活性有影响。

临床医生对不同标本的临床价值要有充分判断，对不同标本的性质要有深入认识，以便做出最佳选择。如生殖道沙眼衣原体、HPV 检测，首选生殖道分泌物、尿道分泌物。尿液标本虽然可以离心浓缩，但阳性率低于生殖道和尿道分泌物。一些实验室因而拒收尿液标本。再如中枢神经系统肠道病毒感染，固然可以检查血液标本，但脑脊液无疑是最佳标本。

要注意感染的病程、部位会影响标本的选择。一些病毒的检出和临床病程没有明确的对应关系。比如 HIV 核酸检查，患者出现 AIDS 症状前，可能拷贝数已经升高很多;再如移植后 CMV 感染,PCR 阳性时,患者可能没有任何临床症状,如到临床表现明确时再采集标本,可能为时已晚;一些病毒的感染,感染部位不明确,某些病毒感染早期,仅表现为发热,到一定病程时,才发生局部特定部位的表现,比如中枢神经系统肠道病毒感染。有些感染本身就是系统性感染,要么没有特定表现部位,要么一发病可能就是多部位表现,比如 HIV 感染。这些因素都会影响到标本的选择和采集。

(宁永忠)

第七节　标本的处理

(一)接受和拒收原则

判断标本是否合格,主要考虑下面三个方面:

1. 是否满足一般要求　比如容器、时限、信息标识、是否破碎污染、标本和检查目的是否相符等。

2. 制定具体方法、标准进行质量判断　如血清标本观察是否溶血、脂血、黄疸。如痰液标本通过低倍镜下观察鳞状上皮细胞、白细胞数量进行是否污染的判断。又如血培养标本的体积、套数、瓶数检查等。

3. 合格的标本应满足以下具体质量判断方法:

(1)痰:SEC<10/LPF。SEC 即鳞状上皮细胞。LPF 即低倍镜视野。

(2)抽吸痰:SEC<10/LPF+>1 菌体/20 个油镜视野。

(3)支气管肺泡灌洗液:(SEC/全部细胞)<1%。

(4)尿:SEC<3+(urinalysis)。中性粒细胞酯酶+,>10PMN/mm³。拒绝:SEC≥3+,染色见到 3 种以上菌体。PMN 即多形核粒细胞。

(5)体表伤口:SEC<2+,有 PMN。拒绝:SEC≥2+,并且没有 PMN。

(6)粪便:门诊或住院≤3 天的患者可以进行沙门菌、志贺菌培养。住院 3 天以上,出现医院内腹泻时不必进行普通培养(沙门菌、志贺菌培养)。此时病原主要是艰难梭菌,可以检查相应毒素。

经判断标本不合格时,进行相关的记录、告知、解释等。不合格的情况可以进一步细分:①无法进行检查,必须拒收的情况;②有轻度不合格因素或可接受的不合格因素,对临床医生、患者进行相应解释告知后,临床决定继续检查而接收的情况。此时在报告单要有相应标注(不合格因素、可能影响、责任界定等)。

经判断标本合格,则执行接收流程:①进行登记和前处理前处理等。②区分需要紧急处理的标本和不需要紧急处理的标本。需要紧急处理的情况包括:急查标本(如脑脊液涂片镜检)、有时限要求的标本(比如厌氧菌培养置于空气环境送检时,接收后需要立即处理;比如 T SPOT. TB 检查,血液离体后要在 6 小时内处理完毕)。

(二)标本的前处理

实际工作中一些标本可以直接进行检查,而一些标本在检查前,需要进行前处理。前处理包括下列情况:

1. 混匀　一些均相标本放置一段时间后,可能会因重力等因素导致不再均匀。比如尿液标本、全血标本等。对这类标本,检查前要充分混匀恢复均相,才能进行检查。这是实际工作中容易忽略的地方。

2. 离心　这是最常见的前处理。血清/血浆标本都需要离心,才能析出上清,比如 G 试验、GM 试验;或分离出细胞层,如 T-SPOT. TB 检查。有时候离心是为了浓缩细菌,提高阳性率。比如脑脊液标本体积>1ml 时,涂片或培养前都需要离心浓缩。注意有时候不能离心。比如尿路感染时,对尿液进行革兰染色镜检。如果想利用每油镜视野 1 个菌体对应 10^5CFU/ml 的浓度,则不能离心。

3. 释放　当菌体被裹挟或黏附在其他物质内时,需要将菌体释放出来。比如咳痰标本往往含有很多黏液,致病菌体会被裹挟其中。培养前,我们需要加入消化液,将蛋白和纤维成分消化水解,让菌体释放出来,提高阳性率。而组织标本中的菌体,我们往往用机械研磨的方式释放菌体。注意,关注毛霉时不能研磨,此时用剪刀剪开即可,研磨容易导致死亡。而导管、假体等标本的定植菌,往往会形成生物膜,此时可以通过超声、机械振荡等方式,让菌体释放出来。有时候标本用拭子取样。也需要振荡等方式,将菌体从纤维丝上释放下来。

4. 减少干扰　有些前处理是为了减少背景、杂菌等的干扰。比如原始标本直接涂片,往往加入 KOH,将人体细胞溶解一些,以减少干扰。临床标本分离培养结核分枝杆菌前,标本可以酸碱处理。这么做的好处包括液化标本、杀死杂菌减少干扰、浓缩集菌。

前处理和实际检验步骤往往连贯在一起。很多前处理是检查步骤之一。实际工作中有时候不太好严格区分。

以痰标本结核分枝杆菌培养前处理为例[8]。前处理目的有两个:去除杂菌污染和液化。同时要避免对分枝杆菌的损害,严格控制前处理试剂的浓度和时间。具体方法如下:

(1)碱处理——直接法:视标本黏稠程度,加入1~2倍体积4%NaOH,振荡混匀,室温放置。20分钟内完成接种。

(2)碱处理——中和离心沉淀法:上述方式混匀后放置15~20分钟。加入1/15M pH6.8磷酸缓冲液至20~40ml,混匀(从加入NaOH到加入磷酸缓冲液应控制在20分钟内)。离心3000r/min,20~30分钟。去上清,沉淀物加磷酸缓冲液0.5ml混匀、接种。有条件单位应该采用本方法,以提高阳性率。

(3)酸处理:标本加入1~3倍量4%H_2SO_4,混匀静置20~25分钟,期间振荡数次。之后接种2支改良L-J培养基和丙酮酸钠培养基。每支接种0.1ml。酸处理时间不超过25分钟。

(4)NALC-NaOH法:2ml标本+2ml消化液(配制方法略),振荡30秒,时间可延长,室温15分钟。加PBS缓冲液(0.067mol/L)20ml,混匀、离心3000r/min,20~30分钟。去上清,加入PBS缓冲液(0.067mol/L)20ml,洗涤2次后接种。

(三)显微镜检查

普通光学显微镜是临床微生物学实验室的必备设备。进行临床微生物学检查时,一般先确定视野。有些标本过于清亮(如脑脊液),不易确定视野层面。此时可以借助颗粒、气泡等的边缘进行层面定位。之后用低倍镜进行整体性观察,定位后,再选合适的高倍镜或油镜作进一步观察。注意高低倍转换时光线强弱的调整配合。盐水涂片、墨汁染色、棉兰染色、寄生虫检查等,一般是先低倍镜、后高倍镜观察,通常不用油镜。革兰染色、抗酸染色等,一般是低倍镜、高倍镜、油镜顺序观察,以油镜为主。

暗视野显微镜:最常见用于霍乱弧菌的相关检查,因此肠道实验室必须配备暗视野显微镜。

荧光显微镜:用于特异性或非特异性荧光检查。前者如呼吸道分泌物病毒检查、生殖道分泌物衣原体检查;后者如真菌的Calcofluor-KOH染色检查。结合单克隆抗体的免疫荧光检查,将生物学特异性和人眼分辨力发挥到了极致。

电镜:临床实验室罕有应用。对诊断和治疗有特殊需求或进行科研工作时,可以采用。一般是和配置电子显微镜的学校、研究机构联用。

显微镜检查的意义:所谓"眼见为实",以图像形式为肉眼所见后,可以进行定位、性质判断、严重程度判断、比较变化等工作。就微生物学检验而言,有些显微镜检查有确诊意义。如脑脊液墨汁染色,看到有宽大荚膜的出芽菌体,一般情况下是新型隐球菌。这对新型隐球菌中枢神经系统感染,有确诊意义。再如社区获得性腹泻患者,如果粪便检查观察到寄生虫形态(如蛔虫卵、阿米巴滋养体),则可确定腹泻的原因。大多数显微镜检查没有种的特异性。如革兰染色看到菌体,实验室只能就形态、染色进行描述,很难确定菌种。而抗酸染色见到抗酸菌,只能说明分枝杆菌属的可能性大,不能得出即结核分枝杆菌的结论,此时需要结合患者的临床表现、其他检查结果进行综合判断。此时的检查结果虽然没有确诊价值,但却可以将患者的拟诊断、经验治疗向前推进一步,使之更接近准确,而且可以提示后续确定诊断的方向,如方法选择、检查对象等。

除了菌体外,结合炎症细胞还可以判断感染的严重程度,结合表面皮肤所特有的鳞状上皮细胞,可以判断标本的污染程度。

(四)培养基的选择

选择培养基既要尊重国际规范,又要考虑地区特点、成本消耗。要预先明确目的微生物的生长要求和生长特点,掌握所用培养基的性质、特点、质量、稳定性等信息。

从微生物的角度看,微生物是否可以培养、是否可以在人工培养基上生长、是否有特殊营养需求、生长是否稳定(性状、基因等特点是否容易变异)、生长表现是否容易判断等相关信息,是培养基选择时必须要考虑。

从培养基的角度看,使用前要明确:适用该培养基的微生物种类和标本要求;培养基的基本成分和制备过程;从生产到使用的周期和要求;使用中的注意事项;使用后的培养条件等信息。充分明了这些信息后,才可以进行选择和使用。

临床微生物学实验室一般不进行病毒、寄生虫的分离培养。细菌学、真菌学常用培养基示例如表12-7-1所示。

表 12-7-1　不同标本、不同细菌、真菌分离时的培养基选择

标本	细菌学检查	真菌学检查
血液	成人需氧、厌氧增菌培养瓶 新生儿需氧增菌培养瓶 分枝杆菌增菌培养瓶	真菌增菌培养瓶 细菌用需氧培养瓶中,常见酵母菌生长良好
脑脊液	巧克力琼脂、羊血琼脂、中国蓝/麦康凯琼脂 必要时加做厌氧培养 体积足够时,建议注入新生儿增菌培养瓶	沙保弱葡萄糖琼脂 体积足够时,建议注入增菌培养瓶
正常无微生物部位体液	羊血琼脂、中国蓝/麦康凯琼脂 必要时加做厌氧培养 体积足够时,建议注入增菌培养瓶	沙保弱葡萄糖琼脂 体积足够时,建议注入增菌培养瓶
眼部标本	巧克力琼脂、羊血琼脂	沙保弱葡萄糖琼脂
咽部分泌物	羊血琼脂(筛检 β-溶血的革兰阳性细菌)	沙保弱葡萄糖琼脂
呼吸道分泌物(咳痰、抽吸痰、BALF、保护性毛刷等)	巧克力琼脂、羊血琼脂、中国蓝/麦康凯琼脂 必要时加做厌氧培养(咳痰、抽吸痰等不适用)	沙保弱葡萄糖琼脂,必要时加察氏琼脂
尿液	羊血琼脂、中国蓝/麦康凯琼脂	沙保弱葡萄糖琼脂
生殖道标本	针对性传播疾病:淋病奈瑟菌用巧克力琼脂,支原体用支原体专用培养基等 针对产前筛查:无乳链球菌和单核细胞增生李斯特菌用羊血琼脂	沙保弱葡萄糖琼脂 可加用玉米琼脂
皮肤软组织感染	羊血琼脂、中国蓝/麦康凯琼脂	沙保弱葡萄糖琼脂
粪便	筛查沙门、志贺菌:SS 或 XLD,中国蓝/麦康凯琼脂 筛查弧菌:碱性琼脂或 TCBS 琼脂,碱性蛋白胨水 筛查弯曲菌属:Skirrow 琼脂、Butzler 培养基、Campy-BAP 培养基 筛查葡萄球菌属:羊血琼脂(需添加抑制革兰阴性菌、真菌的药物)	沙保弱葡萄糖琼脂(需添加抗生素)
封闭囊腔的脓液	羊血琼脂、中国蓝/麦康凯琼脂 必要时加做厌氧培养	沙保弱葡萄糖琼脂
组织	羊血琼脂、中国蓝/麦康凯琼脂 必要时加做厌氧培养	沙保弱葡萄糖琼脂
血管内插管	羊血琼脂、中国蓝/麦康凯琼脂	沙保弱葡萄糖琼脂

1. 羊血琼脂　细菌学检查必备培养基,是普通细菌培养的标准培养基,一般标本都要接种。普通常见细菌在羊血琼脂上都有生长,常见真菌也可生长。而苛养菌在羊血琼脂上不生长或生长不良。

2. 马血或兔血琼脂　有些细菌在马血或兔血琼脂上的生长表现更好一些,如嗜血杆菌属。常见真菌也都可以生长。

3. 巧克力琼脂　细菌学检查必备培养基。其营养组分是血液,培养基基础温度较高时加入羊血,羊血细胞被高温破坏后倾倒平板,琼脂呈现巧克力

色,故称为巧克力琼脂。普通常见细菌在巧克力琼脂上都有生长,常见真菌也可生长。临床上常用于嗜血杆菌属(如呼吸道标本)、奈瑟菌属(如生殖道标本)的分离。为避免杂菌生长,可添加万古霉素等抗生素抑制杂菌。

4. 麦康凯琼脂 细菌学检查必备培养基。可抑制革兰阳性细菌,选择性促进革兰阴性菌生长。其中等强度选择性,抑菌力略强,有少数革兰阴性菌不生长,如巴斯德菌。在麦康凯琼脂上能否生长,是一些非发酵菌鉴定的一个依据。常见真菌可生长。

5. 中国蓝琼脂或伊红亚甲蓝琼脂 可抑制革兰阳性细菌,有选择地促进革兰阴性细菌生长,是较好的弱选择性培养基。发酵型革兰阴性杆菌因分解乳糖能力不同,在琼脂上菌落颜色不同,便于鉴别菌种。常见真菌可生长。

6. 沙门志贺菌属琼脂(*Salmonella Shigella* agar, SS 琼脂) 细菌学检查用培养基。有较强的抑菌力,用于粪便标本志贺菌和沙门菌的分离。因选择性过强,可影响粪便标本沙门菌、志贺菌的检出率,所以使用时需要加一种弱选择琼脂(如中国蓝琼脂)以配对互补。

7. 木糖赖氨酸脱氧胆盐(X lossless decoder, XLD)琼脂 细菌学检查用培养基。有较强的抑菌力,用于粪便标本志贺菌和沙门菌的分离。

8. 碱性琼脂或硫代硫酸盐柠檬酸盐胆盐蔗糖琼脂培养基(thiosulfate citrate bile saltssucrose agar, TCBS 琼脂)、碱性蛋白胨水 用于霍乱弧菌及其他弧菌的分离或增菌培养。弧菌筛查实验室(国内一般是单独的肠道实验室)的必备培养基。

9. 罗氏培养基 用于分离结核分枝杆菌和非结核分枝杆菌。

10. 脑心浸液肉汤 细菌学检查增菌用培养基。常见真菌可生长。

11. 商品化的增菌培养基 细菌学检查用培养基。用于血液、骨髓、正常无菌体液(脑脊液、心包积液、胸水、腹水、关节液、盆腔积液等)等标本的增菌培养。按照检测需要的不同,可分为需氧、厌氧、真菌/结核分枝杆菌、儿童用四种培养瓶。注意注入的液体体积要符合说明书要求,一般成人瓶注入10ml,新生儿瓶注入 1ml。注意正常无微生物部位液体可以离心后注入。清洁中段尿液、导管尿液禁止注入培养瓶。引流管置入>48 小时后,引流液注入培养瓶,结果不易分析。腹膜透析液离心浓缩后可以注入培养瓶。

12. 水解酪蛋白(Mueller-Hinton, MH)培养基和加血 MH 培养基 细菌学检查必备培养基。前者用于葡萄球菌、肠球菌、肠杆菌科、常见非发酵菌的药物敏感试验。后者用于链球菌的药敏试验。

13. 嗜血杆菌属试验培养基(Haemophilus Test Medium, HTM)培养基 细菌学检查必备培养基。用于流感嗜血杆菌等的药敏试验。

14. 其他细菌学培养基 如艰难梭菌培养基、幽门螺杆菌培养基、支原体培养基等,用于相应细菌的分离培养。三糖铁琼脂、双糖铁琼脂、显色培养基等用于相应细菌的鉴定。

15. 沙保弱葡萄糖琼脂(Sabouraud dextrose Agar, SDA) 真菌学检查必备培养基。是应用时间最久、应用最广泛的真菌基础分离培养基。改良SDA 加入抗生素,可以抑制细菌生长,有利于真菌分离。

16. 马铃薯葡萄糖琼脂(potato dextrose aga, PDA) 用于分离和鉴定真菌。皮肤癣菌一般不用该培养基。

17. 脑心浸汁(brain heart infusion, BHI)琼脂 用于双相真菌的培养。双相真菌在该培养基上呈酵母相。

18. 玉米琼脂(corn meat agar, CMA) 用于观察白念珠菌的厚壁孢子及假菌丝,红色毛癣菌在该培养基上产色素较好。

19. 察氏琼脂(Czapek dox agar, CZA) 用于分离和鉴定青霉菌和曲霉菌。

20. 燕麦琼脂 一种真菌分离培养基。该培养基不利于孢子形成。

(五)标本的保存和追加试验[9]

长期保存标本、分离株是良好实验室行为,是深入展开常规工作、研究性工作所必需的。

进行该项工作需要的前提条件:

1. 制度 需要制度对标本保存、追加试验等行为进行规范和约束,并对因此而可能产生的矛盾、纠纷进行规避和责任界定。

2. 物理条件 必要的保存空间,包括房间、冰箱等。

3. 人力条件 实验室人力足够、人员素质足够时才能进行这项工作。

4. 技术条件 必要的保存技术、传代技术、复苏技术等。长期保存复苏后,进行后续检查的影响判断、技术储备等。

条件具备时,建议:①所有标本建议短期保存。如报告发出后再保存 1 周或 3 天。②正常无微生物部位液体标本建议长期保存。③所有培养物建议短期保存。如报告发出后再保存 3 天。④除国家规定需要销毁、上交的分离株外,所有分离株建议长期保存。⑤追加试验时,结果要注明对相应检查的影响原因、程度、趋势和相应建议等。比如脑脊液标本进行涂片检查后,追加培养检查。则要看标本保存时间和温度,因为两者对肺炎链球菌、脑膜炎奈瑟菌都有影响。还要看涂片时标本是否有污染,污染对培养结果分析也有影响。

标本接收后,根据临床要求,分别进行标本处理。包括标本预处理、涂片染色、培养(培养基选择、气体温度确定、分离鉴定等)、免疫学检查、分子生物学检查等。后续工作一方面要严格执行医嘱,完成医嘱所要求的检查;另一方面看是否可以对临床医嘱能有所补充和完善。实际工作以前者为主,这一方面是由于检验工作是临床工作的下游,执行医嘱是诊疗工作正常流程;另一方面实验室工作人员不到患者身边,不知道患者具体信息,完成医嘱是分内工作。但这并不意味着实验室完全被动。在完成医嘱的前提下,实验室可以给临床工作提供进一步建议。比如:①淋病奈瑟菌检查:培养速度慢而且阳性率不是 100%,这时在完成培养医嘱的情况下,可以建议临床进行涂片、抗原、核酸检查。②临床高度疑似肺炎,反复送咳痰标本,有多个可能致病菌分离,实验室可以建议用支气管肺泡灌洗液标本来替代咳痰标本。③医院获得性肺炎,反复呼吸道标本

细菌学检查没有分离到可能致病菌,可以建议临床考虑非典型病原体,如病毒、支原体等。详见本书相关章节。

(宁永忠)

参 考 文 献

1. Murray PR, Baron EJ, Pfaller MA, et al. Manual of Clinical Microbiology. 7th ed. Washington, DC: ASM Press, 1999
2. Versalovic J, Carroll KC, Funke G, et al. Manual of Clinical Microbiology. 10th ed. Washington, DC: ASM Press, 2011
3. Isenberg HD, et al. Clinical Microbiology Procedure Handbook. 3rd ed. Washington, DC: ASM Press, 2010
4. Baron EJ, Miller JM, Weinstein MP, et al. A Guide to Utilization of the Microbiology Laboratory for Diagnosis of Infectious Diseases: 2013 Recommendations by the Infectious Diseases Society of America (IDSA) and the American Society for Microbiology (ASM). Clin Infect Dis, 2013, 57(4): e22-e121
5. Mandell GL, Bennett JE, Mandell DR. Douglas, and Bennett's principles and practice of infectious diseases. 7th ed. Philadelphia, PA: Churchill Livingstone. Elsevier Inc., 2010
6. 桑福德(Sanford J. P.)著. 热病:桑福德抗微生物治疗指南. 范洪伟, 吕玮, 吴东, 等译. 第 42 版. 北京:协和医科大学出版社, 2012
7. Garcia LS 著. 诊断医学寄生虫学. 张进顺, 李微, 孙新, 等译. 第 5 版. 北京:人民卫生出版社, 2010
8. 中国防痨协会基础专业委员会. 结核病诊断实验室检验规程. 深圳:中国教育文化出版社. 2006
9. Miller JM. A guide to specimen management in clinical microbiology. Washington, DC: ASM Press, 1999

第十三章
微生物学检验技术

第一节　一般原则

　　临床微生物学诊断的一个重要作用就是通过各种生物学技术对可疑引起人类感染的可疑病原微生物分离、鉴定微生物本身、检测微生物代谢产物和感染后的机体反应等达到明确感染相关病原体的目的[1]。

　　常用微生物学检验的快速方法包括:显微镜法、生化鉴定法、抗原检测和抗体检测等方法。直接显微镜检测体液及其他标本最短可在 15～30 分钟内提供报告结果,这些结果往往对治疗患者有价值;通过培养分离获得的可疑微生物,经初步筛查和快速鉴别可疑微生物,提示进一步鉴定的方向;用商品化鉴定试剂盒和全自动设备鉴定和药敏试验,使微生物实验室缩短了标本检测的周转时间(turn around time,TAT),提高了劳动效率,得到更准确的结果[1-3]。本章对目前临床微生物室日常使用的显微镜检验技术、微生物培养和分离、鉴定方法进行扼要介绍,特别是对不同方法的适用范围、使用特点和局限性及方法学比较进行了说明。

第二节　显微镜直接镜检技术

一、显微镜分类及基本原理

　　光学显微镜利用玻璃透视镜使光线偏转和聚焦,并形成放大的物像。光学显微镜的最大分辨率为 0.2μm。明视野、暗视野、相差及荧光显微镜检验是微生物实验室最常使用的显微镜技术。

　　明视野显微镜通常用于对标本或菌株固定和染色后再观察。单染色和鉴别染色均能提高样品的反差,也可有选择地对细菌的一些特殊结构,如荚膜、芽胞、鞭毛等进行染色观察。通常物镜放大倍数最大至×100,标准目镜是×10,也可配备×15。

　　相差显微镜能将样品的不同部位折射率和细胞密度之间的微小差异转变成人眼能察觉的光强变化,特别适合对活细胞进行直接观察。

　　暗视野显微技术是将一个中空的光束在样品上聚焦,只有被样品反射或折射光线才能进入物镜形成物像,使在明亮物像周围形成黑色背景。光学显微镜因使用混合波长的光源,物像景深相对较大,故未聚焦细胞的物像模糊、背景嘈杂,清晰度不够。

　　荧光显微镜所用汞蒸气弧光灯或其他光源(如 LED 光源),透过滤色片产生特定波长紫外线或蓝紫光,照射用荧光染料标记的微生物,观察在显微镜中形成物像。

　　电子显微镜包括透射电子显微镜和扫描电子显微镜,透射电子显微镜比光学显微镜分辨率高 1000 倍,有效放大倍数超过×10 万。很多电镜分辨距离都在 0.5nm 以内两个点,适合研究致病微生物的形态学和精细结构。

　　聚焦显微镜形成的物像具有非常高的分辨率和清晰度。通过激光束在样品的某一个平面扫描,检测器收集样品上每一点的激发光,可形成一个平面的光学物像。

二、不同显微镜检查技术的应用

（一）不染色标本的显微镜检查

1. 湿片检验白细胞和微生物　标本中出现白细胞（WBC）是提示侵袭性感染的指征之一。湿片检验是快速、有效、低成本评价 WBC 和检测微生物的方法，如酵母菌、弯曲菌和阴道滴虫，对门诊患者来说可快速得到结果。湿片检验方法的敏感性通常约在 60%，因检验人员的经验而异。注意，WBC 吞噬菌体现象提示发生感染。不同标本报告如表 13-2-1 所示。

表 13-2-1　不同标本的湿片结果报告

标本	细胞[a]	微生物
粪便	报告 WBC 个数/高倍镜视野	报告出现的弯曲菌
尿	报告 WBC 个数/高倍镜	报告出现的细菌
	报告 WBC 个数/高倍镜	报告出现的有出芽酵母菌和假菌丝
阴道分泌物	报告 WBC/高倍镜视野	报告出现的阴道滴虫（15min 内检查）；报告出现的出芽酵母菌和假菌丝报告出现的线索细胞

注：a. 报告平均视野；"大量". ≥5 个细胞/高倍镜视野；"中量". 1~4 个细胞/高倍镜视野；"少量". ≤1 个细胞/高倍镜视野；"未见". 0 个细胞/高倍镜视野

（1）粪便标本的湿片检验：病原微生物侵入肠黏膜引起感染的指征是粪便中出现白细胞，如感染志贺菌、侵袭性大肠埃希菌和耶尔森菌。此外，溃疡性肠炎、克罗恩病（肉芽肿性肠炎）、阿米巴痢疾、难辨梭菌毒素引起的抗菌药物性肠炎等粪便中也会出现白细胞。而产志贺样毒素大肠埃希菌引起的感染与白细胞无关，是这种感染的代表性特征，因此，用抗菌药物治疗并不合适。由于粪便标本中出现白细胞的情况不确定，胃肠炎患者检出白细胞的敏感性是 50%~60%，难辨梭菌性肠炎可低至 14%，粪便标本湿片检查不能作为筛查试验，但可用于评价患者状况的手段之一。对于门诊患者来说，如用培养方法确诊胃肠炎通常需几天时间，因此，及时、快速评估对患者很有意义，用显微镜对粪便标本镜检，×400 放大就可观察到白细胞。

有研究表明，粪便中的白细胞>5 个/高倍镜视野的敏感性在 63.2%，特异性为 84.3%。若粪便中无白细胞但有红细胞，应送培养，一定要做 *E. coli* O157 培养或志贺毒素检测。

（2）尿标本湿片检查：在膀胱炎、肾小球肾炎和导尿管相关感染尿标本中可出现白细胞，报告白细胞（脓尿）有利于诊断感染。用细胞计数仪对白细胞计数，对疾病诊断具较高敏感性。尿湿片还可观察到有动力的滴虫，但比阴道湿片或培养方法敏感性低。>5 个 WBC/高倍镜视野可考虑膀胱炎，预测导尿管相关感染特异性达 90%，菌落计数>10^5CFU/ml，但敏感率仅 37%。用计数仪法检测 > 10 个 WBC/μl，预测婴幼儿膀胱炎敏感性为 84%，特异性 90%。

（3）阴道标本湿片检验：诊断生殖道感染的指标之一是出现白细胞，包括盆腔感染、宫颈沙眼衣原体感染或淋病奈瑟菌感染。阴道分泌物湿片检查包括白细胞、黏附着细菌的特殊鳞状上皮细胞，即"线索细胞"、酵母菌和阴道滴虫，有利于快速诊断细菌性阴道病、酵母菌性阴道炎和滴虫性阴道炎，检出大量白细胞可能与阴道滴虫感染相关。

细菌性阴道病是一种以阴道微生物菌群产生变化为临床特征的疾病，阴道微生物菌群中的优势菌从乳酸杆菌属变成阴道加德纳菌、普雷沃菌属、动弯杆菌属和人支原体。检出阴道标本中 WBC 不如检测线索细胞、酵母菌和阴道滴虫比检测 WBC 更重要。对于检出阴道滴虫的标本，通常可见大量白细胞。出芽的念珠菌或假菌丝与念珠菌性阴道炎相关，线索细胞与细菌性阴道病相关。

2. KOH 湿片标本显微镜检查　KOH 湿片是不染色标本镜检最常用的方法，可快速观察组织、体液中出现的真菌，如皮肤指甲、活检标本和痰等。

将 1 滴 KOH 滴于玻片中央，将研磨后的组织、脓性材料或刮片与 KOH 混匀，盖上盖玻片，在室温消化 10 分钟，轻微加热 KOH 玻片，以消化标本中的蛋白质；轻压盖玻片使组织分散。先在低倍镜下观察，再用×40 高倍镜，当出现真菌特征，继续寻找有分枝的假菌丝和横隔、发芽的酵母菌细胞。

3. KOH-DMSO 法湿片　二甲基亚砜（dimethyl sulfoxide, DMSO），无色液体，重要的极性非质子溶剂，它可与许多有机溶剂及水互溶，具有极易渗透皮肤的特殊性质。在 KOH 中加入 DMSO（60% DMSO 水溶液中加入 20g KOH 补水至 100ml），至完全溶解。储存在密封深色容器中，工作液用滴瓶。标本操作同 KOH 法，但无需加热。

4. KOH-DMSO-Ink 法湿片　在 KOH-DMSO 中加入等量的蓝黑墨水后混匀。蓝色可强化视野背景的反差,特别是皮肤刮屑标本检出糠秕马拉色菌时非常有用。试剂贮存同 KOH-DMSO。

5. 印度墨汁荚膜染色　印度墨汁染色是一种负染技术,微生物与印度墨汁或染料苯胺黑混合后在玻片上涂成薄层,由于墨汁的碳颗粒或染料均不能进入细菌或其荚膜,因而细胞周围在蓝黑色的背景中呈现出一个发亮的区域,光环界限清晰,围绕着每个荚膜细胞,其大小取决于荚膜和细胞自身大小。用于观察有荚膜的酵母样真菌,也用于检测肺炎链球菌、肺炎克雷伯杆菌荚膜。

印度墨汁荚膜染色方法:在一片干净的玻片上滴 1 滴印度墨汁,并在上面添加 1 滴生理盐水,再在玻片上加 1 滴 CSF 沉淀,上面加盖玻片,在盖玻片一侧用×40 物镜观察,在墨汁浓淡适合的视野观察。当有出芽的酵母样细胞周围有清晰的光环,提示有荚膜,确保焦距处于清晰状态。注意不能使用污染了细菌或真菌芽胞的墨汁。

阳性结果为在脑脊液离心沉淀中发现带荚膜的酵母菌,提示有新型隐球菌感染,但需对此酵母菌同时进行培养、鉴定或抗原检测试验确认;而阴性结果则看不到光环。勿将白细胞和新型隐球菌相混淆,虽然白细胞可排斥碳颗粒,但白细胞周围的光环模糊、不规则;而新型隐球菌的墨汁染色,可见清晰的光环和出芽细胞,并可见一些内部结构。

注意:①墨汁染色敏感性比抗原检查低,临床疑似时要重复检查;②治疗后菌体减少,荚膜变薄。

6. 暗视野显微镜检验技术　暗视野显微镜检可用于鉴定某些特定的病原微生物,如特别活泼的霍乱弧菌的动力观察、有特定形状的梅毒螺旋体等。

(1)暗视野镜检初筛霍乱弧菌:①动力观察:使用暗视野镜检观察动力,筛查霍乱弧菌时,在暗视野显微镜下观察留取 15 分钟内的新鲜腹泻粪便标本,霍乱弧菌运动活泼,呈穿梭状或流星状为动力阳性,可初步可疑是弧菌属细菌。②血清制动试验:分别用霍乱弧菌的 O1 群和 O139 群凝集血清做血清制动试验,如果穿梭状运动消失,则可疑 O1 群或 O139 群霍乱弧菌。③确认霍乱弧菌:经 6 小时碱性陈水培养基增菌后,转种庆大霉素选择培养基,并对生长菌落进行生理生化鉴定,再用 O1 群和 O139 群诊断血清凝集菌落进行确认。如果菌量过少、低温、标本留取时间过长,可引起穿梭样动力假阴性,因此,暗视野显微镜观察动力只是初步筛查试验,最终还需用培养方法确认。

(2)暗视野检查梅毒螺旋体:暗视野显微镜用于观察溃疡处或早期梅毒皮损愈合前的抽吸物,是否有可见动力的梅毒螺旋体,若见菌体细长,两端尖锐,呈弹簧状螺旋,折光率强,并可沿纵轴旋转,伴有轻度前后运动的密螺旋体,结合临床症状,即可初步判断为梅毒螺旋体。

1)标本采集:在抗菌药物使用前,用无菌生理盐水清洁溃疡表面,用吸水纸吸干;轻轻去除所有硬外皮;用针头或手术刀片轻刮表面直到有分泌物渗出,用无菌生理盐水拭子擦去皮肤表面带血渗出物;轻压溃疡基底部位,用玻片轻轻接触溃疡基底部位的清亮渗出物;若没有渗出物,在溃疡部位加一滴生理盐水,或在溃疡部位基底部插入注射针头抽吸,再用注射器吸一滴生理盐水,将标本滴在玻片上;立即盖上盖玻片,在暗视野显微镜下观察。

2)暗视野显微镜观察:用 X40 物镜观察标本中的螺旋体,将可疑目标置于视野中央,换油镜继续观察;检验完的玻片丢弃在利器盒内,按相关生物安全要求处理。

3)结果解释:梅毒螺旋体围绕纵轴有旋转运动,也可前后运动,弯曲状,弯曲或扭动旋转,动力很强。如果形态特征和动力都符合梅毒螺旋体,报告"观察到像梅毒螺旋体的密螺旋体。"当未见到密螺旋体,报告"未观察到像梅毒螺旋体的密螺旋体"。

4)注意:标本一定要立即检测动力(在 20 分钟内),为了更敏感,最多可用 3 个玻片收集标本做暗视野显微镜观察,排除梅毒螺旋体。若不能立即用暗视野显微镜观察,可将空气干燥的玻片送到专业实验室,可用特异的荧光抗体检测密螺旋体,或购买商品化试剂盒检测。

7. 相差显微镜检验技术　相差显微镜能将样品的不同部位折射率和细胞密度之间的微小差异转变成人眼能察觉的光强变化,特别适合对活细胞进行直接观察。用于观察细菌组分如肉毒梭菌的内生孢子,广泛用于真核细胞的研究。

(二)染色标本的显微镜检查

1. 单染　仅用一种染料进行的染色,操作简单,易于使用。固定后染色,水冲晾干。常用亚甲蓝、结晶紫、石炭酸复红等碱性染料。

(1)甲基蓝:甲基蓝是经典的用于观察白喉棒杆菌的异染颗粒,也用于抗酸染色的复染步骤。

(2)乳酸酚棉蓝:乳酸酚棉蓝用于细胞壁染色,

对于一些重要的临床致病性真菌,可用玻片法培养后进行染色,观察生长形态。

2. 鉴别染色　临床微生物室最常使用的鉴别染色方法有革兰染色、抗酸染色等,特殊结构染色有芽胞染色、鞭毛染色和荚膜染色等。

(三) 革兰染色

1. 革兰染色方法　由丹麦医生 Christian Gram 在 1884 年建立的革兰染色已成为细菌学检验中应用最广泛的染色方法。用碱性染料结晶紫对细菌进行初染,再用卢戈碘液进行媒染,以提高染料和细胞间的相互作用;经 95% 乙醇冲洗脱色,再用石炭酸复红或 0.8% 基础复红复染,革兰阳性菌未能脱色仍呈紫色,而革兰阴性菌经脱色和复染变为红色。

基于形态学的基本的细菌鉴定分为:革兰阳性球菌、链球菌、杆菌,革兰阴性球菌、杆菌、弯曲菌、螺杆菌等。革兰染色结果解释包括染色特征、细胞大小、形状和排列。这些特征影响因素有很多,如培养的菌龄、培养基、培养气体环境、染色方法和相关抑制物。因此,Hucher 改良法和 Kopeloff 改良法革兰染色所用时间和染色时间有所不同,适用范围也不同,如表 13-2-2 所示,可根据推荐用途而选用不同的染色方法。

表 13-2-2　革兰染色改良方法及推荐应用条件

染色用途	Hucher 法试剂	时间	石炭酸复红试剂	时间	Kopeloff 法试剂	时间
初染	草酸铵-结晶紫[a]	30s	草酸铵-结晶紫	30s	碱性结晶紫[b]:用 A 液浸染(90% 结晶紫水溶液);加 5 滴 B 液(5% 碳酸氢钠)	2~3min
媒染	Gram 碘液[c]	30s	Gram 碘液	30s	Kopeloff 碘液[d]	≥2min
脱色	丙酮-乙醇(50:50)	1~5s	95% 乙醇	约30s	3:7丙酮-乙醇	滴加后立即冲洗
复染	番红或 0.1%~0.2% 基础复红	30s	石炭酸复红或 0.8% 基础复红	≥1min	Kopeloff 番红[e]	10~30s
推荐用途	普通细菌学		拟杆菌属、梭杆菌属、军团菌属、弯曲菌属、布鲁菌属和其他弱染色革兰阴性细菌		厌氧菌、诊断细菌性阴道病	

注:a. 草酸铵-结晶紫. 1% 草酸铵与 90% 结晶紫-乙醇溶液(1:4 混合);

b. Kopeloff 结晶紫. 碱性结晶紫,A 液(90% 结晶紫水溶液)和 B 液(5% 碳酸氢钠);

c. Gram 碘液. 0.9% NaHCO₃、0.9% 碘和 1.8% 碘化钾;

d. Kopeloff 碘液. 0.4% NaOH、2% 碘和 0.1% 碘化钾;

e. Kopeloff 番红:2%(w/v)番红溶解于 95% 乙醇

Hucker 改良法的试剂更稳定,对细菌的鉴别性能更好。推荐用于普通细菌学革兰染色。Kopeloff 改良法能更好地观察和区分厌氧菌,可改善用 Hucker 法易过度脱色和染色过淡的情况。推荐用于厌氧菌和阴道分泌物涂片诊断细菌性阴道病。

2. 临床标本的革兰染色

(1)一般要求:直接涂片的临床标本主要有伤口、眼部溃疡、无菌体液、组织和特殊的分泌物。应拒收抽吸物、排泄物和痰等用拭子采集的标本。粪便、咽拭子标本和血直接革兰染色涂片的价值很小,因此,不建议对粪便、口腔拭子和尿标本常规进行革兰染色。导管尖标本不做涂片。

不同来源的临床标本革兰染色的处理方法不同。标本涂片应在 II 级生物安全柜中进行;涂片所用玻片事先应在 95% 乙醇容器中浸泡(每天更换),使用前用镊子夹着玻片在火焰上过一下,放置片刻再涂片。

(2)常见临床标本革兰染色处理

1)无菌部位标本处理:活检组织涂片时在无菌平皿内用手术刀切成小块,用无菌镊子夹住标本块在玻片上涂抹;取适量软组织置于两个玻片之间做推片,使标本薄厚分布均匀,自然风干后固定、染色;

无菌体液、脑脊液需用细胞离心机,将细胞与细菌分层甩片,提高染色的敏感性,可减少离心和检查时间,尽早发报告。为了确保诊断的准确性,对于无菌体液,特别是危急值标本如脑脊液标本。应做两张涂片。血培养阳性标本直接涂片革兰染色作为危急值报告,以便尽早提供临床用药调整依据。脓性分泌物涂片时应滴加少量无菌生理盐水,保证标本在玻片上稀薄均匀便于染色和检查。

2)有正常菌群的标本处理:拭子标本在玻片上小心滚动,避免影响标本中细胞核细菌的排列。若培养和涂片只有一个拭子,则将拭子放入少量盐水或肉汤中涡旋振荡,在试管壁挤压拭子,用悬液接种培养基,用拭子涂片。尿标本涂片勿离心,混匀后用加样器取 10μl 尿液点至玻片上,不要涂开,使其干燥。固体粪便标本在加盖玻片前先用一滴盐水乳化。

3)固定:革兰染色结果解释同样可用于临床标本,但还要考虑额外的因素,包括宿主细胞类型和吞噬细胞。标本涂片后经自然干燥,常用热固定,即将玻片在文火上迅速过 3 次。加热固定只可保存细胞的整体结构,而化学固定能保存细胞的内部结构。因此,标本涂片后最好用甲醇固定,可防止红细胞裂解,避免损坏所有宿主细胞,且涂片背景干净。推荐对所有临床标本用甲醛固定,特别是尿标本,防止被水冲掉。

(3)显微镜检查:显微镜检查时,先用低倍镜寻找感染相关细胞,需检查 20~40 个视野;挑选具有感染、化脓的代表性视野,或含鳞状上皮细胞的污染标本的视野,并计算白细胞或鳞状上皮细胞平均数;

中性粒细胞缺乏症患者很难找到白细胞,但有可能找到坏死、炎症细胞碎片和黏液的视野。再换油镜观察细菌数量。

当革兰染色结果显示同一形态的细菌既有革兰阳性又有革兰阴性时,有如下可能:涂片薄厚不均匀、脱色不彻底、脱色过度、有菌龄过长的细菌、细胞壁损坏或存在天然革兰染色不确定的特殊细菌。解决脱色不彻底或脱色过度问题,可参考表 13-2-2 选用革兰染色脱色剂。95%乙醇脱色时间为 30 秒;丙酮-乙醇(体积比为 3:7,棕色瓶室温保存,有效期 1 年)脱色时间 1~5 秒,脱色效果一致性好;丙酮(试剂纯)脱色时间最短,对含大量宿主细胞的标本脱色效果好。使用革兰染色仪染色的实验室应按照厂家操作说明书进行,注意条件优化,使涂片染色结果达到满意效果。

当视野为革兰阴性背景下,出现既不是结晶紫颜色,也不是复染颜色的不着色菌体,可能是胞内菌,提示临床标本中存在真菌或分枝杆菌属细菌。正常无菌部位标本出现某种微生物,提示存在这种微生物引起的感染。

无菌体液、脑脊液需用细胞离心机将细胞与细菌分层甩片,可提高革兰染色的敏感性,减少离心和检查时间,尽早发报告。血培养阳性标本直接涂片革兰染色,发危急值报告,尽早提供临床用药调整依据。当形态判断对细菌鉴定方法的判别非常重要时(如链球菌和革兰阳性杆菌),用液体培养物涂片则更好。革兰染色临床标本的结果报告方式如表 13-2-3 所示。一些临床标本直接涂片可见的革兰阳性和革兰阴性菌如表 13-2-4 和表 13-2-5 所示。

表 13-2-3 革兰染色结果报告方式

低倍物镜下评价细胞	描述细胞类型	在油镜下细菌计数	描述细菌形态
对每种细胞计数报告: 1+(极少或偶见):<1/低倍 2+(少量):1~9/低倍 3+(中量):10~25/低倍 4+(大量):>25/低倍	ECs PMNs RBCs 宿主细胞物质	在有细胞的视野做细菌和酵母菌计数: 1+(极少或偶见):<1/油 2+(少量):1~5/油 3+(中量):6~30/油 4+(大量):>30/油	革兰阳性菌:球菌(成对、成链、成堆),大杆菌,小杆菌,分枝杆菌,棒状杆菌 革兰阴性菌:双球菌,杆菌,丝状(或多形) 革兰染色不定:球杆菌,出芽酵母细胞,假菌丝

表 13-2-4 一些临床标本直接涂片可见的革兰阳性菌

微生物	革兰染色形态	常见来源	评论、附加试验、可能用的培养基
放线菌属	G+,细、珠、分枝的丝状菌	颈面部、胸部、腹部、盆腔脓肿和引流物;腹腔脓肿;气管灌洗液	改良抗酸染色;如果出现硫黄颗粒,用 THIO 冲洗

续表

微生物	革兰染色形态	常见来源	评论、附加试验、可能用的培养基
诺卡菌属	G+b,长、细、分枝、珠状,或不规则染色;培养物涂片可形成多形态分枝和球状	痰,支气管灌洗液,活检标本,脓液、CSF,血	改良抗酸染色;如果混有正常菌群和真菌需去污染;在45℃培养可提高分离率,用活性炭-酵母浸膏培养基或Thayer-Martin琼脂
分枝杆菌属	G+b,珠状或G中性;常见于巨噬细胞中;杆菌可长可短,条带状或珠状和(或)轻微弯曲;一些菌株可呈多形态和似球状	呼吸道、尿、血、活检标本、CSF	用抗酸染色确认,并做分枝杆菌培养
棒杆菌属	G+b,多形态:球杆状,不规则染色栅栏样杆菌或球杆菌和(或)有角度排列	血、组织吸出物,皮肤溃疡、伤口、内置导管、人工心脏瓣膜、上、下呼吸道	当可疑时,增加选择和鉴别白喉杆菌培养基
产单核李斯特菌	G+b,小至中多形性球杆菌;可见短链、或栅栏状;可与棒状杆菌或肠球菌混淆	CSF,血,羊水	直接湿片观察翻筋斗式动力;若混合正常菌群,可用冷的富含营养培养基分离
红斑丹毒丝菌	在组织内菌体为长、细的G+b;在血液中为小的"棒杆菌"	皮肤溃疡、活检标本,组织吸出物,血	与职业相关或和动物接触
芽胞菌属	G+b中至大,两端方,菌体侧面平行,有或无芽胞;一些菌种有靠一侧的芽胞;随着菌龄的增加,G染色不定或G-b	若是免疫抑制患者,任何来源的芽胞菌属可能有一定临床意义,或静脉吸毒滥用者,也可在眼内发现	常为污染;可引起眼部感染
产气荚膜梭菌	G+b,像大"货车",无芽胞;可染成G-b	血,伤口,腹腔	加蛋黄琼脂厌氧培养;缺少炎症细胞可提示气性坏疽;是正常消化道微生物
梭杆菌属	G+b,或染色不定,或G-b,有或没有芽胞;大、细小、或长杆菌;有时形成圈;常比芽胞杆菌小。	血,腹腔,伤口,脓液	正常消化道和生殖道菌群
肺炎链球菌	G+c,成双或短链	下呼吸道、血、CSF,无菌体液	荚膜肿胀试验用于临床标本
肠球菌	G+c,成对或短链;可像肺炎链球菌	尿,伤口,血,腹腔脓液	正常消化道菌群,常引起患者使用超广谱头孢菌素治疗后的继发感染
链球菌属	圆或椭圆G+c,偶尔变长;成对、短链或长链;营养变异链球菌常表现高度多形性,革兰染色可变至G-球杆菌,两端尖的纺锤形	血,CSF,呼吸道,其他各种来源标本	和棒状杆菌及乳杆菌不易区别
绿色气球菌	G+c,成对,四联,成堆	血,CSF	
葡萄球菌属	G+c成对,四联,成堆	脓液、引流、伤口、呼吸道、血,组织,无菌体液,内置导管	皮肤和鼻孔等部位的正常菌群

微生物	革兰染色形态	常见来源	评论、附加试验、可能用的培养基
金黄色葡萄球菌	常有规则特征,呈几何形聚集的小 G^{+c};凝固酶阴性葡萄球菌常不规则和更具多形性,菌体更大		
黏液罗氏菌	大 G^{+c},成对,四联	免疫抑制患者血,腹膜透析	正常口腔菌群

注:G^+. 革兰阳性;G^{+b}. 革兰阳性杆菌;G^{-b}. 革兰阴性杆菌;G^{+c}. 革兰阳性球菌;G^{-c}. 革兰阳性球菌;THIO. 硫乙醇酸盐肉汤

表 13-2-5　一些标本直接涂片革兰染色可见的革兰阴性菌

微生物	革兰染色形态	常见来源	评论
肠杆菌科	直细杆菌;短至中长,圆端;抗菌药物可影响菌体形态导致多形性,丝状或染色不规则	尿道,多种其他来源标本	包括引起胃肠炎和细菌性腹泻;及胃肠道正常菌群;院内感染菌株可对抗菌药物多重耐药
假单胞菌属	细杆菌;菌体中长或长,两端圆或点状;常成对;抗菌药物可导致菌丝细长,蛇形或多形态	下呼吸道,伤口,眼部,免疫抑制患者多部位来源标本	院内感染菌株对抗菌药物多重耐药
嗜血杆菌属,巴斯德菌属,苛养革兰阴性杆菌	小球菌状或杆菌形态;多形性;常形态纤细,染色较淡	血,无菌体液(包括 CSF),下呼吸道,脓液,伤口,眼部,阴道	接种巧克力平板
军团菌属	多形纤细杆菌,菌体各种长度,染色较淡,临床标本中不易着色	下呼吸道	加入特殊生长培养基;直接荧光抗体染色和分子探针;酸洗方法可提高培养的分离率
具核梭菌,二氧化碳嗜纤维菌属	细长杆菌两端锥形或尖形;"针"形;可成双,头对头或长丝状	呼吸道,伤口,血,脓液	内源性微生物
坏死梭杆菌,死亡梭杆菌或变异梭杆菌	高度多形性杆菌,两端圆形至锥形;着色浅并染色不规则,菌体形态奇异、圆形菌体	伤口,血,脓液	内源性微生物
拟杆菌属	多形态直杆菌有时不规则至两端浓染	伤口,血,脓液	可用直接荧光抗体染色,内源性微生物
弧菌属	轻微弯曲至直杆菌	便,伤口	如果是混合菌群,推荐用选择培养基(TCBS)
弯曲菌属(螺杆菌属)	细、弯曲杆菌,包括 S 形、海鸥翅膀和长的螺旋形	便,血,胃活检标本	需要微需氧或嗜二氧化碳环境;如果混合正常菌群,推荐 42℃ 培养
不动杆菌属	中至大球菌,成对;偶有似球菌、杆菌、丝状菌形态;常对脱色剂有抵抗	尿,下呼吸道,血,无菌体液,伤口,脓液,组织,便	免疫抑制患者的多部位来源
奈瑟菌属,卡他莫拉菌	中至大球菌,成对和四联,咖啡豆形态;看不到杆菌	生殖道,尿,下呼吸道,血,无菌体液,伤口,脓液	如果混有正常菌群,加强营养的选择培养基分离淋病奈瑟菌

微生物	革兰染色形态	常见来源	评论
韦荣球菌属	小球菌呈薄片或成堆	伤口,血	内源性微生物
人肺孢子菌	革兰阴性球性孢子(5~7微米),像玫瑰花瓣上带 8 个革兰阴性囊内小体,或在革兰阴性背景下聚集着有光环围绕的革兰阴性孢子。	常在肺部和气管镜活检标本,支气管灌洗液和肺泡标本、痰	用格-高硝酸环六亚甲基四胺银,甲苯胺蓝,革兰-苯胺结晶紫,或直接或间接荧光抗体染色。
皮炎芽生菌	革兰染色不定,宽厚壁酵母菌,8 字形	支气管灌洗液,痰,脓性分泌物,皮肤溃疡	
新生隐球菌	部分或全部革兰阳性圆形酵母细胞,有清晰的橘红色光环;酵母细胞上有点状或染色呈中性	CSF,血,活检标本,痰,支气管灌洗液,皮肤溃疡	用墨汁染色确认荚膜;直接抗原检测可用于 CSF 标本;接种尿素斜面。
念珠菌属	革兰阳性出芽酵母细胞,有或无假菌丝;或有条带或革兰中性	痰,尿,血,活检标本,阴道分泌物,上呼吸道	内源性微生物
糠秕马拉色菌	瓶状酵母样细胞,紧凑聚集,通常是短菌丝体	皮屑,从导管吸出的血,静脉输入营养液	接种液体营养培养基

(4)痰和气管吸出物标本涂片的临床意义:痰涂片可通过观察宿主细胞判断标本是否合格,标本中含少量白细胞、每个低倍镜视野大于 10 个以上鳞状上皮细胞,提示标本被上呼吸道分泌物污染,标本不能用于培养;每个低倍镜视野小于 10 个鳞状上皮细胞,大于 25 个 WBC、存在肺泡巨噬细胞和柱状上皮细胞,则提示是适宜培养的深部痰标本。对于免疫抑制患者或粒细胞缺乏患者,即使未见白细胞,但无鳞状上皮细胞,仍提示可疑感染,可培养。白细胞内发现细菌,提示活动性感染。涂片方法提高了培养方法的特异性及敏感性。

(5)支气管肺泡灌洗液(BAL)涂片的临床意义:对于细胞离心后制作的 BAL 标本涂片革兰染色,检测敏感度为 10^5 个细胞/ml 或 10^4 个细胞/ml,若每个油镜视野可见 1 个或多个细菌,报告革兰染色形态及白细胞结果,提示此细菌与活动性肺炎相关。

(6)泌尿生殖道拭子或分泌物:宫颈拭子或男性泌尿道脓性分泌物,于白细胞内找到革兰阴性双球菌,表示活动性感染,可诊断淋病。

(7)诊断细菌性阴道病(BV)[5]:用无菌拭子从后穹隆部位采集阴道分泌物涂片,用 Kopeloff's 改良革兰染色法及 0.1%基础复红复染。表 13-2-6 所述内容只用于育龄女性和绝经后做雌激素补充治疗的女性阴道分泌物涂片革兰染色评分,分别判断 3 种

形态细菌数量(无至 4+)并得到相应分值,将 3 个计分相加得到的分值,越低表示乳酸杆菌的量多,越高说明加德纳菌的量多。

表 13-2-6　革兰染色评价 BV 的标准计分方法

细菌形态定量	每种形态细菌计分				
	无	1+	2+	3+	4+
中到大量 G^{+b}	4	3	2	1	0
少量 G^{-b} 或染色不定	0	1	2	3	4
弯曲的 G^{+b} 或染色不定	0	1	1	2	2

注:G^{+b}. 革兰阳性杆菌;G^{-b}. 革兰阴性杆菌

质控:对每个标本接种巧克力平皿,培养 48 小时,在平皿的 3 区和 4 区划线部位确定乳酸杆菌(触酶阴性,平板上呈绿色)与加德纳菌(非溶血,触酶阴性,小革兰染色不定小杆菌)的相对数量;乳酸杆菌呈优势(0~3 分),加德纳菌呈优势(7~10 分)。勿用选择培养基或鉴别培养基检测两种细菌的相关量。

结果判断:培养乳酸杆菌 3+~4+相当于涂片评分 0~3 分;培养加德纳菌 3+~4+相当于涂片评分7~10 分。报告:白细胞和红细胞;线索细胞;酵母菌;通常致病菌的形态,如细胞内 G⁻双球菌与奈瑟菌相关。并包括表中 0~3 分报告:"形态类型为正常阴道菌群";4~6 分报告:"混合形态类型为过渡的正常阴道菌群";7~10 分报告:混合形态类型

为细菌性阴道病"。

（8）尿路感染：尿标本革兰染色法特异性好，但敏感性低，经细胞离心机甩片：1个菌体/油镜视野相当于 10^5 菌落形成单位（CFU/ml）。

用蜡笔在玻片中央画个圈，取混匀、未经离心的 $10\mu l$ 尿液 点至圈中；不要涂开，空气中自然干燥。

（四）抗酸染色方法

由于分枝杆菌的细胞壁上有大量脂质（分枝菌酸），因此传统的革兰染色不能穿透分枝杆菌的细胞壁。临床标本抗酸染色主要有两类方法，石炭酸复红染色（有 Kinyoun 法和 Ziehl-Neelsen 法）和荧光染色（如金胺 O 或金胺罗丹明）。对培养物进行抗酸染色主要采用石炭酸复红染色，对临床标本推荐用荧光染色，可在低倍物镜下观察结果，提高检验的敏感度和速度，可在相对低的物镜下观察结果。抗酸染色是检测分枝杆菌最快的方法，但其敏感性和特异性较低，不能替代分枝杆菌培养方法。

1. 标本处理　因为标本中或培养物中可能存在结核分枝杆菌，所以抗酸染色标本的涂片应在Ⅱ级生物安全柜中进行。

建议对临床标本浓缩后再涂片做抗酸染色，与不浓缩标本相比，可提高检验的敏感度。

临床常规送检抗酸染色标本有痰、支气管灌洗液和肺泡灌洗液、无菌体液和组织。痰是临床最常见送检抗酸染色的标本。呼吸道分泌物中的分枝杆菌在肺内经过夜积累，晨痰中的分枝杆菌含量最多，通常连续3天送检抗酸染色标本；支气管灌洗液、肺泡灌洗液和胸水等无菌体液标本需离心浓缩再涂片染色。

可用5%次氯酸钠处理标本15分钟，再将标本加入带螺旋盖的无菌离心管，需使用有安全装置的离心机离心，离心后用沉淀物涂片。涂片剩余标本临时保存在冰箱，以备标本染色失败或结果可疑时再涂片。涂片后的玻片在生物安全柜中风干，并用电加热器固定65~75℃至少2小时后再染色。

2. 石炭酸复红染色法　Ziehl-Neelsen 抗酸染色方法是初染剂碱性复红和酚的混合液一起加热染色，在涂标本部位覆盖 2cm×3cm 的滤纸，滴加石炭酸复红浸染，置电子加热架上加热染色5分钟，有助于碱性复红进入细胞，并可防止因加热产生结晶，当染液快干时补充滴加，不要重新加热；用镊子去掉滤纸，水冲玻片；再用3%酸-乙醇脱色2分钟；水冲后玻片尽量少带水；亚甲蓝复染后呈蓝色，酸性乙醇对抗酸性菌不易脱色而保持红色，非抗酸性细菌可被

酸性乙醇脱色。抗酸染色方法可用于筛查引起结核病和麻风病的致病性分枝杆菌。由于加热固定和染色不一定能杀死分枝杆菌，操作时应戴手套，玻片的最终处理方法是应投入利器盒并按生物安全要求进行。

Kinyoun 抗酸染色法可用于确认培养物的抗酸性，要求使用新的干净玻片染色。用石炭酸复红浸染玻片，染色2~5分钟，水冲洗；用3%酸-乙醇冲淋玻片，直到没有更多的颜色洗脱下来；水冲洗后去掉玻片上多余的水，用亚甲蓝复染 20~30 秒。水冲洗后晾干，勿用滤纸吸干；×1000 油镜观察。

注意抗酸染色阳性时，不一定是结核分枝杆菌，也可能是非结核分枝杆菌。

3. 荧光染色法　临床标本抗酸染色推荐用荧光染色方法，初染液用金胺 O 或金胺 O 罗丹明试剂初染15分钟；水冲后去除多余的水分；用 0.5%酸-乙醇脱色2分钟；水冲后去除多余的水分；复染用高锰酸钾或吖啶橙试剂2分钟，用高锰酸钾复染时应严格计时，复染时间过长可减弱抗酸菌的荧光。抗酸杆菌呈黄色或橘色，易识别，可增加抗酸杆菌的检出敏感性。

用石炭酸复红染色后用油镜观察的阳性玻片标本，经二甲苯脱油后，可直接进行荧光染色，以确认阳性结果。应保留抗酸染色阳性的涂片1年。

4. 抗酸染色方法结果观察及报告解释　荧光染色涂片可在×25 或×40 物镜下筛查，Kinyoun（石炭酸复红）染色涂片用×100 物镜观察。分枝杆菌长1~10 微米，为典型的细杆菌。然而，菌体形态可呈弯曲或曲线形、球杆菌甚至丝状，也可呈珠状或带状。结果报告方式如表 13-2-7 所示。

表 13-2-7　抗酸染色结果报告方式

荧光染色		石炭酸复红	报告
×250	×450	×1000	
0	0	0	未见抗酸杆菌
1~2/30 视野	1~2/70 视野	1~2/300 视野	可疑，重复试验
1~9/10 视野	2~18/50 视野	1~9/100 视野	1+
1~9/视野	4~36/10 视野	1~9/10 视野	2+
10~90/视野	4~36/1 视野	1~9/视野	3+
>90 视野	>36/视野	>9/视野	4+

5. 抗酸染色的敏感性及特异性　抗酸染色方法不够敏感，敏感率在 22%~81%，检测限仅在 5000~10 000 个杆菌/ml 痰，因此，阴性结果不能排

除结核病;抗酸染色是非特异性方法,慢生长分枝杆菌(不只是结核分枝杆菌)具持续抗酸性。

6. 改良 Hanks 抗酸染色　分枝杆菌以外的微生物也有不同程度的抗酸性,包括诺卡菌、马红球菌、军团菌(*L. micdader*)、隐球菌属的包囊和环孢菌属。

改良的 Hanks 抗酸染色法用于检测部分抗酸细菌,如诺卡菌属。石炭酸复红与 Kinyoun 试剂相同,脱色剂为 1% H_2SO_4,复染剂为 2.5%亚甲蓝溶于 95%乙醇中。Kinyoun 石炭酸复红初染 5 分钟,倾掉多余试剂,用 50%乙醇冲洗玻片后,立即用水冲;用 1%H_2SO_4 脱色,水冲;复染亚甲蓝 1 分钟。抗酸细菌保持石炭酸复红颜色,呈红色,背景是蓝色。部分抗酸细菌还需经生化试验做进一步鉴别。

(五) 吖啶橙染色

1. 吖啶橙染色原理　吖啶橙是与细菌和其他细胞核酸结合的一种荧光染料,在 UV 灯下,吖啶橙染色的 RNA 和单链 DNA 呈橙色;双链 DNA 显示绿色。当缓冲液 pH 在 3.5~4.0,可将吖啶橙染色的细菌与细胞相区别,细菌和真菌都染成亮橘色,人类上皮细胞核炎症细胞及残渣背景染成淡绿色至黄色。有活性的白细胞染成黄色、橘色或红色,依据产 RNA 的活性水平和数量,活性越高,荧光颜色越深。红细胞无色或呈淡绿色。

2. 吖啶橙染色的临床意义　吖啶橙染色可用于帮助检测革兰染色看不到的微生物,常受到大量宿主细胞残渣的干扰。平皿上有菌落生长,但染色未见(如支原体);仪器报告阳性的血培养瓶转种,但涂片革兰染色未见有菌时;肉汤目测浑浊但革兰染色未见有菌时;临床标本(尿、CSF、体液),当可见白细胞但未见微生物或培养物时,医生会对疑难诊断提出额外检查要求。

3. 吖啶橙染色步骤　吖啶橙染液应于 15~30℃避光保存。由于吖啶橙是致癌剂,可通过皮肤吸收,故染色时应戴手套;涂片方法和革兰染色涂片方法相同,要求涂平薄且均匀,空气中干燥,用纯甲醇试剂覆盖玻片,去除多余甲醇后,空气中干燥;用吖啶橙覆盖玻片染色 2 分钟,去掉多余染色剂并水冲,空气干燥;无需盖玻片,用荧光显微镜×40 物镜和×1000 油镜观察,寻找区分细菌和真菌形态。

4. 吖啶橙染色结果报告　根据所见微生物形态报告染色阴性或阳性结果,重新对照革兰染色结果、对比微生物形态。如果革兰染色中未见,报告"用吖啶橙染色所见培养(或标本)的细菌阳性;革

兰染色未见此细菌"。如果从血培养阳性转种培养物涂片,用吖啶橙染色阳性,根据最可能的细菌形态报告。如果直接标本涂片染色阴性,报告"吖啶橙染色未见细菌"。

5. 吖啶橙染色结果解释　如果用未浓缩标本,每个油镜视野出现 1 个或多个细菌大约相当于菌落计数在 10^5 CFU/ml 或以上。

(六) 芽胞染色

Schaeffer-Fulton 方法中,将有芽胞的细菌涂片,空气中干燥;将玻片在火焰上固定,滴加孔雀绿试剂后加热玻片,有利于染料透入内生孢子;水冲洗去除细胞内残留染料,再用番红复染,最好的结果是在桃红色至红色细胞中出现绿色芽胞。油镜下观察,芽胞的形态报告:圆形或卵圆形,芽胞位置报告:中央、末端或次末端;芽胞大小报告:菌体细胞是否膨大。

(七) 鞭毛染色

细菌鞭毛是纤细丝状运动细胞器,直径为 10~30nm,只能用电子显微镜直接看到。用光学显微镜观察鞭毛必须用媒染剂如单宁酸、明矾钾处理,使鞭毛变粗,再用副品红或碱性复红染色。用于观察鞭毛的有无或分布、非发酵菌分类等。鞭毛的位置有单端鞭毛或双端鞭毛、周生鞭毛,鞭毛数量有单鞭毛、双鞭毛、多鞭毛。

(八) Giemsa 染色

Giemsa 染色法用于检测细胞内结构,用于检验骨髓组织标本和白细胞中的可疑荚膜组织胞浆菌。

骨髓片标本涂片要薄,在一个干净玻片的一端点 1 滴标本,用另一张玻片的一端接触标本推片,空气中干燥。在纯甲醇试剂中固定 1 分钟,取出并空气中干燥,用蒸馏水 1∶10 稀释的 Giemsa 染液浸染玻片 5 分钟;水冲并空气中自然干燥,勿用滤纸吸干。

标本中坏死细胞可见粉色细胞质,而正常细胞的细胞质呈浅蓝色至淡紫色;吞噬的酵母菌细胞染色从淡蓝至深蓝,并每个都有清楚的光环围绕,在多形核白细胞(polymorphonuclear,PMN)和单核细胞内寻找紫色的有荚膜酵母形态的荚膜组织胞浆菌。

(九) 免疫荧光染色

嗜肺军团菌可引起军团病,可通过对下呼吸道标本进行免疫荧光染色来检测。此技术使用特异性抗体结合标本中的特异性军团菌抗原,抗原-抗体复合物通过附着的荧光染料可被检测。有两种方法用

于免疫荧光染色,直接荧光抗体(direct fluorescent antibody,DFA)和非直接荧光抗体试验(indirect fluorescent antibody test,IFAT),但这些试验对军团菌感染来说预测价值均很低。

镜检是诊断人肺孢子菌(*Pneumocystis jiroveci*,PCP)的主要工具,因 PCP 在普通的培养基上不生长,理想的标本类型是支气管肺泡灌洗液(bronchoalveolar lavage fluid,BAL)、诱导痰或肺组织。

第三节 微生物的分离培养和鉴定技术

一、培养原理

临床微生物诊断的一个重要组成部分就是分离培养、鉴定和分析引起人类疾病的病原微生物,辅助感染的诊断,并预测和解释相关病原对抗菌药物的敏感性。尽管 100 多年来诊断微生物学有了长足的发展,但在任何临床微生物学实验室,培养基的使用在诊断大多数细菌和真菌的感染方面一直占据着中心地位。

(一)细菌的培养原理

在人体寄生的所有细菌、真菌都是异养型菌,对营养需求范围非常宽,细菌培养基必须提供各种细菌生长的所需营养,包括碳源、氢和氮形成氨基酸的物质;硫化物合成氨基酸,如半胱氨酸、和蛋氨酸(甲硫氨酸);磷作为核酸组成成分。钾、镁和钙是主要的细胞阳离子,铁是细胞色素的主要成分,微量元素如锰、钴和锌是重要的酶的协同因子。对于苛养病原菌的培养基中还需添加额外的营养物质,如维生素、嘌呤和氯化血红素等。

培养时还须考虑 pH、培养温度和环境中气体的组成,通常致病菌生长的最佳 pH 值是中性,配制培养基时调整 pH 终浓度 7.0~7.5;温度将影响细菌培养的生长率,细菌最佳生长温度接近人体温度 37℃,实验室常规在 35℃培养细菌。一些致病菌也喜欢在低温生长,在室温(25℃)或提高温度(42℃)细菌的生长能力可作为一些细菌的诊断特征。

人体共生细菌的生长对气体的要求有:严格需氧、严格厌氧、兼性厌氧。空气中含有约 21% O_2 和 1% CO_2,一些嗜二氧化碳细菌在额外增加 5%~10% CO_2 的空气中生长更好,当需氧培养箱的 CO_2 增加至 10%,培养基的氧含量约降至 18%。微需氧致病菌弯曲菌要求 O_2 含量为 5%~6%,低于空气中氧气含量,故只能在培养罐或产气袋中利用商品化微需氧发生系统环境培养。严格厌氧菌必须生长在无氧气或氧含量降到极低的水平。兼性厌氧菌常规培养在空气环境,与厌氧环境培养相比,成本低且方便。

细菌复制呈二分裂方式,细菌培养的速度取决于细菌复制的速度,分裂一代最短需 20 分钟,如快生长的大肠埃希菌,最长需要 24 小时的慢生长的结核分枝杆菌。当细菌生长处在一个平衡状态,培养生长曲线呈四个阶段:①延迟阶段:细菌分裂的准备阶段;②对数阶段:细菌数量增加呈对数增长;③静止阶段:营养有限细菌的数量稳定(活性可能下降);④死亡阶段:死细胞数量超过活细胞。对病原菌的鉴定和药敏试验均应在其对数生长阶段进行。

(二)真菌的培养原理

真菌培养是对临床上怀疑真菌感染的患者在病损部位采集适当标本,接种于人工制备适合真菌生长的培养基上,在一定温度和湿度条件下,寄生形态的菌丝和孢子发育生长为特定形态、按一定规律排列的菌落。获得纯培养物,进一步从形态学分类、生理生化特点、致病性分析,可根据菌落形态结合显微镜观察菌丝、孢子特征、排列规律等特点鉴别致病性真菌,再经生理生化鉴定后准确报告真菌的属种,对临床抗真菌药物治疗有指导意义。绝大多数致病性真菌都可人工培养。

培养基有固体琼脂、液体培养基和双相培养基。固体琼脂适合所有真菌标本培养,液体培养基适合血培养,双相培养基适合菌量特别少的标本。最常用培养基是沙保弱葡萄糖琼脂(Sabouraud dextrose agar,SDA),适合酵母样真菌和多数丝状真菌生长;曲霉菌及青霉菌则用察氏培养基或麦芽浸膏培养基(malt extract agar,MEA),毛霉和暗色孢科真菌应加用马铃薯葡萄糖琼脂(potato dextrose agar,PDA)。

培养方法有试管法、平皿培养(大培养)和玻片培养(小培养)三种。平皿培养主要用于酵母及酵母样真菌的培养,容易获得纯菌落。丝状真菌在平皿中可充分生长,便于观察菌落形态、产色素等。缺点是易污染,不适合传染性强的真菌,如粗球孢子菌等。玻片培养对于临床分离的待定真菌,接种在带有培养基的盖玻片上,在恒温恒湿条件下,易于显微镜下观察菌丝和孢子的生长结构等特征。

(三)病毒的培养原理

病毒的诊断方法可以分为三大类:①直接检测;②间接检测(病毒分离培养);③血清学检测。

直接检测方法是直接检查临床标本中是否存在病毒颗粒、病毒抗原或核苷酸。使用的技术手段为PCR、电子显微镜和免疫荧光检测技术。

血清学检测是病毒学实验室最常用的方法。临床上大多数常见病毒感染可通过血清学检测方法进行诊断。血清学检测技术即检测感染急性期和恢复期阶段抗体滴度的升高,或检测IgM。血清学检测还可通过检测IgG判断患者对所感染病毒的免疫状况。

由于直接检测方法和血清学检测方法不能区分有感染毒力的病毒和死病毒,因此目前尚不能放弃传统的病毒分离培养方法。

间接检测是将标本接种到细胞系、鸡胚或动物体内,让病毒生长,即病毒的分离培养。然而,鸡胚和动物培养不易操作,因此大多数临床诊断实验室仅采用细胞培养方法。不同病毒对细胞培养的敏感性不同。对于特定疑似病毒,使用最为敏感的细胞系是非常重要的。

一些致病菌,如衣原体,不能在实验室培养基上生长,必须生长在组织上或用其他方法检测。

二、培养基的选择

(一)需氧及兼性厌氧菌培养基

1. 强化营养非选择培养基

(1)含5%羊血的血平板(blood agar plate, BAP):5%羊血的血平板是分离临床标本中最常用的培养基,除少量苛养的革兰阴性菌外,大多微生物都能生长的加强营养培养基,特别是对营养要求较高的一些细菌也能生长。对于培养基中加入血或血清,除了可提高苛养菌的生长,还可通过细菌的溶血来筛选致病菌进行鉴定。根据配方成分的不同,可分为:哥伦比亚血平板、布氏血平板、胰酶大豆血平板(trypticase soy agar,TSA)、CDC血平板等,用途稍有差别,如哥伦比亚血平板易于观察溶血效果。

(2)巧克力平板(chocolate,CHOC):在血平板基础上在85℃条件下添加5%兔血,混匀后,因红细胞的破坏,培养基呈巧克力色,其中含有苛养菌如流感嗜血杆菌、脑膜炎奈瑟菌和淋病奈瑟菌生长所需的特殊因子,且降低了琼脂浓度,可提供细菌生长所需较高湿度,在CO_2气体环境下培养。

(3)营养肉汤和脑心浸液肉汤:胰蛋白胨肉汤可支持一般细菌的增菌培养,用于无菌体液标本中可能存在的致病菌的增殖;脑心浸液(brain heart infusion,BHI)肉汤用于支持苛养细菌的生长。

2. 选择培养基和鉴别培养基

(1)胆汁七叶灵琼脂:用于选择肠球菌的培养基,除肠球菌可生长外,还可水解培养基中的底物七叶灵产胆汁。在胆汁-七叶灵琼脂中加入$6\mu g/ml$万古霉素,可选择万古霉素耐药的肠球菌(vancomycin resistant enterococci,VRE),VRE菌株在平板上呈黑色菌落,万古霉素敏感的肠球菌不生长。

(2)哥伦比亚多黏菌素-萘丁酸琼脂(CAN):用于选择革兰阳性球菌,培养基中添加多黏菌素抑制大多数革兰阴性菌的生长,萘丁酸抑制变形杆菌的多数菌株。

(3)伊红亚甲蓝琼脂(eosin methylene blue,EMB):EMB是用于检测和分离革兰阴性肠道杆菌的鉴别培养基,含有作为指示剂的伊红亚甲蓝,根据终产物pH值改变引起发酵乳糖和(或)蔗糖的菌落的颜色改变,来区别分解乳糖和(或)蔗糖的菌落呈黑色、深紫色或黑心,其他菌落呈粉紫色,特别是大肠埃希菌菌落有金属光泽。不发酵乳糖或蔗糖的菌落透明或无色。大多数正常的肠道细菌均发酵乳糖和(或)蔗糖。伊红亚甲蓝抑制革兰阳性菌,琼脂比例增加至5%,可抑制变形杆菌属的蔓延生长。葡萄球菌和肠球菌呈小菌落,铜绿假单胞菌呈紫色,边缘较薄。

(4)麦康凯(Maconkey,MAC)琼脂:MAC用于鉴别和分离肠道杆菌,发酵乳糖的细菌在培养基上产粉色菌落,不发酵乳糖菌落呈无色。培养基中的胆盐抑制革兰阳性菌的生长,琼脂浓度增加至5%可抑制变形杆菌的蔓延生长。

(5)Thayer Martin(TM)或改良TM琼脂(MTM):是巧克力琼脂的改良培养基,用于分离淋病奈瑟菌和脑膜炎奈瑟菌,其他细菌也可能生长。VCN抑制剂含万古霉素,可抑制大多数革兰阳性菌,黏菌素可以抑制除变形杆菌属外的大多数革兰阴性菌,制霉菌素(nystatin)可以抑制酵母菌,乳酸甲氧苄啶(trimethoprim lactate)可以抑制变形杆菌属,而乳糖奈瑟菌可在此培养基上生长。

(6)Hektoen肠道琼脂(HE):HE推荐用于从粪

便标本中分离沙门菌属和志贺菌属,HE 含有乳糖蔗糖和水杨酸。沙门菌属和志贺菌属通常不发酵乳糖和蔗糖或水杨酸,将在培养基上产蓝色或绿色菌落。而大多数肠杆菌科细菌至少发酵这些糖中的一种并产酸,HE 中的溴百里酚蓝指示剂在酸性条件下变黄色,酸性复红产红色。红色和黄色复合物与肠杆菌作用呈橘色或红色。不同种属的细菌在 HE 琼脂上的典型菌落形态如下:

1)沙门菌属:绿色至蓝绿色,通常有黑心。

2)沙门和志贺菌:当被一些发亮的发酵肠杆菌围绕时,可呈带浅绿的淡粉色,但在胆汁沉淀区域常有清楚的环围绕着菌落,当把平皿拿到灯光附近时,可见明显的光环。

3)志贺菌属:通常绿色或蓝色。

4)枸橼酸菌属:常受抑制;有时生长呈蓝绿色小菌落。

5)变形杆菌属:常受抑制;有时生长呈黑心(产 H_2S)的黄或绿色小菌落,不产 H_2S 的菌落像志贺菌属,但志贺菌属菌落更小。

6)大肠埃希菌、克雷伯菌属和肠杆菌属:淡橘黄色至鲑鱼粉色;常常有深粉色沉淀围绕菌落周围。

(7)木糖-赖氨酸-去氧胆酸琼脂(XLD):XLD 琼脂是用于分离肠道致病菌,特别是志贺菌属的鉴别、选择培养基。通过在培养基中增加去氧胆酸钠抑制某些肠道正常菌群来增加选择性。正常肠道菌群因发酵木糖、蔗糖和乳糖呈黄色菌落,志贺菌、普罗威登菌和一些变形杆菌不发酵这三种糖中的任何一种,而产红色菌落(碱性)。爱德华菌属和沙门菌属发酵木糖,但不发酵蔗糖和乳糖。为了平衡酸产物,将赖氨酸加入培养基,爱德华菌和沙门菌使赖氨酸脱羧,XLD 中木糖-赖氨酸的比例允许这些微生物消耗木糖后再利用赖氨酸,引起碱性 pH 值的变化而产生红色菌落。为了防止其他赖氨酸脱羧酶阳性的肠杆菌细菌也发生这种变化,在培养基中加入双倍的乳糖和蔗糖,并将酚红作为 pH 指示剂。枸橼酸铁胺反应产 H_2S。将可疑带有沙门菌、爱德华菌或志贺菌的标本接种至 XLD 琼脂,在 35℃ 下过夜培养。可以根据 XLD 琼脂上的不同菌落形态区分不同的细菌。

1)黄色菌落:埃希菌属、肠杆菌属、志贺菌属、克雷伯菌属和沙雷菌属、异型枸橼酸、雷极普罗威登菌、摩根摩根菌和肠炎耶尔森菌。

2)带黑心的黄色菌落:费劳地枸橼酸杆菌、普通变形杆菌、奇异变形杆菌。

3)红色菌落:志贺菌属、普罗威登菌、H_2S 阴性沙门菌、假单胞菌和部分雷氏变形杆菌。

4)带黑心的红色菌落:沙门菌属和爱德华菌。

(8)致病菌筛查显色培养基:产色物质可混合到琼脂基础培养基形成产色培养基。这类培养基通常含有选择剂,因此起到既选择又鉴别的作用。

1)沙门菌和大肠埃希菌 O157 显色培养基:沙门菌显色培养基的主要优势在于通过其高度特异的颜色菌落分离沙门菌。依据临床标本中的大量沙门菌株不产 β-半乳糖苷酶的特征,通过在培养基中加入一种 β-半乳糖苷酶,而使大多数常见肠杆菌科细菌(如大肠埃希菌、克雷伯菌属、肠杆菌属、枸橼酸菌属等)生产显色的物质,从而形成蓝色菌落,沙门菌通过发酵丙二醇,而使培养基中所含有的中性红指示剂变红色,可区别其他菌落(如变形杆菌属、假单胞菌属)。但沙门菌显色培养基不像脱氧胆酸钠琼脂和 XLD 培养基可鉴别志贺菌属。当只需选择分离沙门菌时,用沙门菌选择培养基较方便。

O157 可引起出血性肠炎,需从粪便中分离。依据出血性大肠埃希菌与多数大肠埃希菌的不同点,即 O157 不发酵山梨醇,也不产 β-葡萄糖苷酶,利用这种酶的显色物可用于显色培养基的鉴别。市场上已有基于此方法的一些显色培养基在售。

2)金黄色葡萄球菌(包括 MRSA)显色培养基:金黄色葡萄球菌通常分离自皮肤和软组织感染拭子标本,医院内感染的防控需筛查患者和医务人员中苯唑西林耐药菌株(MRSA)的定植,需特异性检测金黄色葡萄球菌和 MRSA 的显色培养基,可选择性抑制革兰阴性菌和肠球菌。在培养基中添加 β-内酰胺抗菌药物(如头孢西丁)抑制葡萄球菌苯唑西林敏感菌株。显色物磷酸酶底物活性或 a-葡萄糖苷酶活性用于鉴别金黄色葡萄球菌与其他葡萄球菌。

3)用于筛选尿道致病菌的显色培养基:尿道感染中大肠埃希菌是优势菌,其他肠杆菌科和肠球菌也是常见分离菌。非选择显色培养基设计为分离和鉴别所有尿道感染的致病菌。一些可用的培养基大多数都是基于相同原理,包括添加显色底物用于检测两种酶,即 β-半乳糖苷酶和 β-葡萄糖苷酶,并且含铁盐的色氨酸用于检测变形杆菌-普罗威登菌-摩根菌(PPM)群的脱氨酶活性,因水解显色物质,产 β-半乳糖苷酶的菌落有红-粉色因水解显色物质,β-葡萄糖苷酶产蓝色或绿色菌落。色氨酸脱氨酶在铁离子存在下导致可扩散的棕色菌落。

大约 99% 的大肠埃希菌菌株产 β-半乳糖苷酶,但不产葡萄糖苷酶,生长菌落呈粉色或红色。克雷伯菌-肠杆菌-沙雷菌(KES)群典型的产两种酶,并且菌落表现优势的蓝色。肠球菌也有很强的 β-葡萄糖苷酶活性并呈蓝色但菌落较小。PPM 群菌落产棕色。额外的生化试验可用于鉴定并确认显色培养基上的菌落,包括斑点吲哚试验鉴定大肠埃希菌。费劳地枸橼酸杆菌在尿标本中不是经常出现,但当出现时,常常生长为粉色菌落,因 β-半乳糖苷酶活性强而 β-葡萄糖苷酶活性弱或缺失。对粉色菌落做快速吲哚试验以排除费劳地枸橼酸杆菌,通过可靠的确认试验证明是大肠埃希菌(吲哚阳性)。

3. 特殊菌生长用培养基

(1)军团菌分离培养基:包括缓冲液活性炭酵母琼脂培养基(buffer charcoal yeast agar,BCYEa 琼脂)和不含 L-半胱氨酸培养基(羊血琼脂平板)。

1)BCYEa 琼脂:主要成分为 N-2-乙酰氨基-2-氨基乙烷磺酸(ACES)、酵母浸膏、可溶性焦磷酸铁、活性炭、琼脂、L-半胱氨酸、KOH(试剂级)、a-酮戊二酸(单钾盐)、水、pH 为 6.9。

2)甘氨酸、万古霉素、多黏菌素 B、放线菌酮(glycine、vancomycin、polymyxin B、actidione,GVPC)琼脂:在 BCYEa 琼脂中加入甘氨酸、万古霉素、多黏菌素 B、放线菌酮,混匀倾注平皿,用于军团菌分离。鉴别试验:β-内酰胺酶试验、氧化酶试验、触酶试验、马尿酸试验。

(2)分枝杆菌:结核分枝杆菌(Mycobacterium tu-berculosis,MTB)生长缓慢,在人工固体培养基上繁殖一代需 15~20 小时。该菌为专性需氧菌,培养时如供给 5%~10% CO_2 可刺激生长。生长温度 35~40℃,最适温度 35~37℃。生长时尚需一定湿度,固体培养基需要适量的凝固水,以保证其湿度。在 pH 5.5~7.2 培养基上能生长,最适 pH 6.8~7.2。MTB 营养要求较高且特殊。初次分离培养时,需用含鸡蛋、血清、马铃薯、氨基酸、丙三醇等复杂有机物及少量无机盐类如磷、钾、硫、镁等的培养基才能生长。经多次传代或长期保存的菌种在营养较简单的综合培养基中也能生长。一般需 2~4 周以上始见菌落。在改良罗氏培养基、小川鸡蛋培养基上菌落粗糙、凸起、厚、呈结节状或颗粒状,边缘薄且不规则,乳白色或淡黄色,无可溶性色素。在不含表面活性剂的液体培养基中 MTB 呈菌膜状生长,随着菌龄增长,菌膜渐渐加厚,有毒菌株在液体培养基呈索状生长。

1)分离用固体培养基:固体培养基(管状或平板状)的优点是其可在混合培养物和污染物中分离分枝杆菌。常用以鸡蛋为基础的或以琼脂为基础的培养基。以鸡蛋为基础的培养基的主要优点是其支持大多数分枝杆菌的生长,并且可以检测烟酸。但是在培养基的表面更容易发生污染。以琼脂为基础的培养基的主要好处是污染较少,且更容易也更早观察到可见的菌落。菌落可有助于鉴定分枝杆菌。在分离时需同时使用选择性和非选择性培养基。选择性培养基含有一种或多种抗生素,可抑制污染菌的生长。分枝杆菌常用分离培养基如表 13-3-1 所示。

表 13-3-1 分枝杆菌常用分离培养基

基质	成分	抑制剂
非选择性		
改良罗氏培养基	凝固的全蛋,一定量的盐、甘油、马铃薯粉	孔雀石绿,0.025g/100ml
潘曲吉尼(Petragnani)培养基	凝固的全蛋,蛋黄,全脂牛奶,土豆粉,甘油	孔雀石绿,0.052g/100ml
Middlebrook 7H10	一定量的盐,维生素,辅酶因子,油酸,白蛋白,触酶,甘油,葡萄糖	孔雀石绿,0.0025g/100ml
Middlebrook 7H11	一定量的盐,维生素,辅酶因子,白蛋白,触酶,甘油,0.1%干酪素水解物	孔雀石绿,0.025g/100ml
CHOC	溶血的血琼脂含 IsoVitaleX 和浓缩牛血红蛋白	
选择性		
格氏改良罗氏培养基(Gruft modification of Lowenstein-Jensen)	凝固的全蛋,一定量的盐,甘油,土豆粉,RNA(5mg/100ml)	孔雀石绿,0.025g/100ml 青霉素,50U/ml 萘啶酸,35μg/ml

续表

基质	成分	抑制剂
分枝杆菌改良罗氏培养基（Myco-bactosel Lowenstein-Jensen）	凝固的全蛋，一定量的盐，甘油，土豆粉	孔雀石绿，0.025g/100ml 放线菌酮，400μg/ml 林可霉素，2μg/ml 萘啶酸，35μg/ml
Mycobactosel Middlebrook 7H10	一定量的盐，维生素，辅酶因子，油酸，白蛋白，触酶，甘油，葡萄糖	孔雀石绿，0.025g/100ml 放线菌酮，360μg/ml 林可霉素，2μg/ml 萘啶酸，20μg/ml

2）液体培养基

①BACTEC MGIT 960 自动化系统所用培养基：分枝杆菌生长指示管（*Mycobacteria* growth indicator tube，MGIT 管）用于在各种临床标本中（除血液和尿液）快速检测分枝杆菌。由美国 BD 公司制造的 BACTEC MGIT 960 自动化系统包含液体培养基（改良 Middlebrook 7H9 肉汤）、促生长成分和各种抗菌药物，可抑制污染菌的生长。MGIT 管用于从肺或肺外标本分离分枝杆菌，但不能用于检测尿和血标本。含有其他菌的标本如痰，必须经过消化和灭菌后检测。收集的无菌标本，因不含污染菌，可不经灭菌直接接种。BACTEC MGIT 960 自动化系统所用培养基 BBL MGIT 中含 7ml 改良的 Middlebrook 7H9 肉汤基质，并有酪蛋白胨；MGIT960 补充试剂盒中含有生长补充基质，如白蛋白、葡萄糖、触酶、油酸和脂肪酸聚氧乙烯酯；BBL MGIT PANTA 中含冻干的混合抗菌药物（多黏菌素 B、两性霉素 B、萘啶酸、甲氧苄啶、苯咪唑青霉素）。

②VersaTREK（ESP 培养系统Ⅱ）：VersaTREK 可检测各种类型的标本，包括血和骨髓标本。血标本收集需使用 ISOLATOR 管或含 EDTA 的管，并在处理后接种到 Myco 瓶中。从身体各部位获得的标本通常含有各种细菌，需灭菌后接种到 Myco 培养瓶中。黏性标本如痰必须先进行消化。VersaTREK 所用试剂 Versa TREK（ESP）Myco 中含有 Middlebrook 7H9 肉汤、酪胨、甘油；Versa TREK（ESP）GS 中含有牛血清白蛋白、葡萄糖、油酸、触酶、氯化钠；Versa TREK（ESP）Myco AS 和 PVNA 含抗生素的冻干混合物中含有 Versa TREK（ESP）Myco AS、多黏菌素 B、苯咪唑青霉素、磷霉素、萘啶酸、两性霉素 B、稳定剂及装填物。Versa TREK（ESP）Myco PVNA 中含有多黏菌素 B、萘啶酸、两性霉素 B、万古霉素、加溶剂（指增加溶解性的试剂）。

③MB/BacT 分枝杆菌检测系统：MB/BacT 分枝杆菌检测系统可检测肺和肺外标本，也可检测血标本。BACTEC MGIT 960 自动化系统所用基质包括 BacT/ALERT MP 处理瓶（10ml 基质）、Middlebrook 7H9 肉汤、胰酶消化酪蛋白胨、牛血清白蛋白、触酶；在真空环境下的含 CO_2、N_2 和 O_2 的气体环境检测；MB/BacT 抗生素补充试剂盒（为减少污染）含冻干的抗菌药物：两性霉素 B、苯咪唑青霉素、萘啶酸、多黏菌素 B、甲氧苄啶、万古霉素和填充剂；BacT/ALERT MB（血）培养瓶；MB/BacT 富集液。

（3）支原体

1）A8 琼脂：用于分离和鉴别生殖道支原体，在培养基中加入尿素来鉴别脲原体属与非水解尿素的支原体。

基础培养基含 $CaCl_2$、TSB、酵母提取液、腐胺、DNA、精选琼脂、超纯水；添加剂包括马血清、Iso VitaleX 增菌剂、10%尿素、GHL 三肽溶液、2%*L*-半胱氨酸、1000U/ml 青霉素用于抑制细菌的过度生长，最终 pH 调整至 6.0。倾倒平皿后室温放置 2 小时，倒置平皿室温过夜，用封口塑料袋包装后置 4℃，保质期不超过 4 周，4 周后添加的抗菌药物将失效，导致无法抑制非无菌部位标本中细菌的过度生长，不易分离到支原体。

2）10B 肉汤：10B 肉汤富含营养，用于培养脲原体属和人型支原体。10B 肉汤中含有支原体肉汤基础（无结晶紫）、精氨酸、DNA、酚红和超纯水；分别添加马血清、25%酵母提取液、Iso VitaleX 增菌剂、10%尿素、4% *L*-半胱氨酸、1000U/ml 青霉素抑制细菌的过度生长，最终 pH 调整至 5.9~6.1。每只管分装 1ml 备用。4℃冷藏，保质期不超过 4 周，可保证添加的抗菌药物的抑菌效果。

3）SP-4 肉汤和琼脂：SP-4 肉汤富含营养，用于培养多种支原体，包括肺炎支原体。SP-4 肉汤中加入琼脂后成为固体培养基,根据培养目的而加入葡萄糖和(或)精氨酸作为代谢底物。基础培养基中有不含结晶紫的支原体肉汤、三肽、蛋白胨、精氨酸(仅当用于培养人型支原体时)、1%酚红、DNA、Noble琼脂(仅当制备 SP-4 琼脂时)及超纯水;制备的琼脂高压后放在 56℃水浴中平衡后,加入以下添加剂:10倍 CMRL1066、25%酵母提取物、2%酵母粉、灭活胎牛血清、50%葡萄糖、1000U/ml 青霉素以抑制细菌的过度生长;制备肉汤则在常温下加入添加剂;最终 pH调整 7.4~7.6。倾倒平皿后室温放置 2 小时,倒置平皿室温过夜,用封口塑料袋包装后置 4℃冷藏。根据培养时间长短决定用无菌管分装肉汤的量,用于肺炎支原体培养需分装 1.8~4.5ml,用于培养生殖道支原体需分装 0.9~1ml。琼脂和肉汤的保质期均不超过 4周,以保证添加抗菌药物的抑菌效果。

(4)常见临床标本需氧培养所用培养基:常见临床标本需氧培养所用培养基、培养环境、是否需革兰染色,如表 13-3-2 所示。

表 13-3-2 推荐常见临床标本需氧培养所用培养基

标本类型来源	革兰染色	需氧培养基	培养环境	说明
脓液: 　浅表来源 　深部来源	√ √	血平板,巧克力平板,麦康凯平板	35℃/CO_2 35℃/CO_2	深部脓液可同时做厌氧培养
导管尖	√			按导管培养方法
透析液	√			直接接种至血培养瓶
耳拭子-引流	√	血平板,巧克力平板,麦康凯	35℃/CO_2 35℃/O_2	
眼拭子-结膜囊	√	血平板,巧克力平板,麦康凯	35℃/CO_2 35℃/O_2	
生殖道: 　宫颈 　宫内装置 　尿道-阴茎	√ √ √	所有生殖道标本接种:血平板,巧克力平板,TM/MTM 麦康凯平板	35℃/CO_2 35℃/O_2	
阴道: 　阴道-直肠(B 群链球菌筛查)	√ ×			
下呼吸道: 　支气管肺泡灌洗液	√	血平板,巧克力平板,麦康凯平板	35℃/CO_2 35℃/O_2	用 BCYE 增加军团菌分离
气管吸出物 　痰	√ √	血平板,巧克力平板,麦康凯平板	35℃/CO_2 35℃/O_2	合格标本做培养 合格标本做培养
无菌体液: 　CSF 　CSF-分流 　心包液 　胸水、腹水 　滑液 　玻璃体-房水	所有无菌体液均应用细胞离心机甩片做革兰染色	血平板、巧克力平板;腹水、鼓膜穿刺、玻璃体-房水加麦康凯平板	35℃/CO_2 35℃/O_2	无菌体液经革兰染色、墨汁染色和抗酸染色后(包括隐球菌抗原检测),可接种血培养瓶
组织: 　骨、骨髓 　角膜刮片 　肝脏、肺组织 　肌肉、其他	所有组织均需涂片革兰染色	血平板、巧克力平板、麦康凯平板	35℃/CO_2 35℃/O_2	骨髓标本经相应染色后(革兰染色,墨汁染色,抗酸染色)应接种血培养瓶

续表

标本类型来源	革兰染色	需氧培养基	培养环境	说明
上呼吸道:				
齿龈	√	不必培养		齿龈拭子只做革兰染色
鼻/鼻咽	×	血平板,MRSA(显色)筛查平板	35℃/CO₂	
咽(常规)	×	血平板	35℃/CO₂	
口腔	√	不做培养		口腔拭子只做革兰染色
尿	×	血平板,麦康凯平板,或显色平板	35℃/O₂	所有类型尿标本均接种相同的常规培养基
伤口:				
浅表	√	血平板,巧克力平板,麦康凯平板	35℃/CO₂	标本适合时可同时做厌氧培养
深部	√		35℃/O₂	

(二)微需氧菌生长用培养基

分离空肠弯曲菌和其他肠道弯曲菌最常使用的培养基是浓缩的选择性血平板(CAMPY BAP)。这种商品化培养基含布氏琼脂基质、10%羊血和一系列抗菌药物。其他可用于分离培养弯曲菌的选择性培养基有 Butzler 培养基和 Skirrow 培养基(表13-3-3)。培养基 V 是对 Butzler 培养基进行改良后的培养基,含头孢哌酮、利福平、黏菌素和两性霉素 B;较改良前能更好地抑制结肠内的正常菌群。胎儿弯曲菌、直肠弯曲菌、曲形弯曲菌可以用常规培养基进行分离。

分离幽门螺杆菌可以组合使用非选择性培养基(如巧克力琼脂)和选择性培养基(如 Skirrow 培养基)。培养基的新鲜和潮湿非常重要,在培养环境中也要增加湿度。

表 13-3-3　培养弯曲菌的选择性培养基

培养基	基质	抗生素
CAMPY BAP	布鲁琼脂基质、10%绵羊血	万古霉素、甲氧苄啶、多黏菌素 B、两性霉素 B 及头孢菌素
Skirrow	Oxoid 血琼脂溶解基质、脱纤维马血	万古霉素、甲氧苄啶、多黏菌素 B
Butzler	加入琼脂的巯基乙酸盐液、10%绵羊血	杆菌肽、新生霉素、放线菌酮、黏菌素、头孢唑林

(三)厌氧菌生长用培养基

培养厌氧菌常用的培养基如表13-3-4所示。

表 13-3-4　厌氧菌选择和鉴别培养基

缩写	名称	用途	支持生长的细菌	抑制生长的细菌
PEA	苯乙醇血琼脂	支持多数 G⁺和 G⁻厌氧菌生长;对生长菌需做耐氧试验和进一步试验	所有厌氧菌	抑制兼性厌氧 G⁻杆菌的生长;阻止变形杆菌属的蔓延
BBE	拟杆菌-胆汁-七叶灵琼脂	选择鉴别脆弱拟杆菌群,分解七叶灵菌落周围呈黑晕,培养基变黑;支持对胆汁不敏感的脆弱拟杆菌群生长,菌落呈棕或黑色;普通拟杆菌不形成黑菌落或培养基无改变。需做 G 染色和耐氧试验	脆弱拟杆菌及对胆汁不敏感的脆弱拟杆菌群。此外,死亡梭杆菌、肺炎克雷伯杆菌、肠球菌、真菌可生长	除脆弱拟杆菌外的大多数细菌及对胆汁敏感的脆弱拟杆菌群生长;标本需同时接种非选择培养基(可以抑制某些厌氧菌的生长)

缩写	名称	用途	支持生长的细菌	抑制生长的细菌
LKV 或 KVLB	卡那-万古冻溶血琼脂平板	快速选择分离拟杆菌,可较早发现产黑色素厌氧 G⁻ 杆菌;真菌和其他卡那霉素耐药细菌可生长菌。需做 G 染色和耐氧试验;	脆弱拟杆菌、一些梭杆菌、普雷沃菌属 可疑生长菌:拟杆菌属、产黑色素厌氧 G⁻ 杆菌、死亡梭菌	所有 G⁺ 和兼性 G⁻(梭杆菌属、解脲拟杆菌群和卟啉单胞菌属)
CCFA	难辨梭菌分离培养基	选择、区分、鉴定难辨梭菌培养基(头孢西丁-环丝氨酸-蛋黄琼脂,含溶菌酶)	难辨梭菌呈黄色、圆、玻璃状菌落,及粉色菌	难辨梭菌以外的细菌
EYA	卵黄琼脂	分离鉴别可疑梭菌属,对产脂酶、卵磷脂酶厌氧菌进行鉴定。卵磷脂酶阳性反应可见菌落周围有白色环状;酯酶阳性可见菌落周围不规则生长,分解脂酶显示细菌生长周围很光滑	一些死亡梭杆菌	

1. 强化营养厌氧血平板　于 5% 羊血平板基础中添加生长因子,包括氯化血红素、维生素 K 及还原试剂 L-半胱氨酸,以降低培养基的氧化-还原电势。厌氧血平板适合所有厌氧菌生长,兼性厌氧菌也可生长。

2. 厌氧庖肉汤　包括巯基乙酸钠 THIO 疱肉营养肉汤,支持大多数厌氧菌的生长;当标本中致病菌数量少或致病菌生长受抑制时,用于无菌体液、脓液的厌氧增菌培养。在 35℃ 培养,直到在厌氧基础血平板上可见菌落生长。若平皿上不生长,需液体培养至少 7 天。

3. 厌氧选择培养基　由于厌氧菌感染的标本来源通常有正常菌群,因此对于不同来源标本可能存在引起感染的厌氧菌,应采用相应的选择培养基,这对于快速分离和鉴别可疑厌氧菌有很大帮助。

（四）常用真菌培养基

1. 放线菌酮-氯霉素琼脂培养基　常用于酵母样真菌包括念珠菌分离培养,含葡萄糖、蛋白胨、琼脂、水,其中氯霉素和放线菌酮可抑制细菌生长。

2. TTC-沙氏琼脂平板（SAB）　培养基主要成分葡萄糖、蛋白胨、琼脂、水、氯霉素以及 1%TTC（氯化三苯四氮唑）水溶液。TTC 还原反应是念珠菌初步鉴定的便捷方法,热带念珠菌形成紫红色菌落;白念珠菌形成白色菌落,其他念珠菌呈现红色菌落。SAB 选择性培养基 pH 值低至 5.6,可促进真菌的生长而抑制细菌繁殖,培养温度 30℃。

3. 玉米-吐温 80 琼脂　培养基含玉米粉、琼脂、吐温 80 和水,玉米粉经煮沸过滤补充其他成分后高压、分装,使用时融化置于载玻片上,穿刺接种,在潮湿平皿中,室温孵育 24~72 小时,显微镜下观察厚膜孢子及假菌丝。

4. 糖发酵试验用培养基　含氮基础培养基主要成分有硫酸铵、磷酸二氢钾、结晶硫酸镁、酵母浸膏、琼脂和水;加入相应的糖类可观察同化生长利用情况。

5. 显色培养基检测鉴别酵母菌　酵母菌显色培养基的根本特征是含有显色物质 N-乙酰-b-葡萄糖苷酯酶,可据此区分和鉴定临床最常见且重要的菌——念珠菌,如白念珠菌,用这种底物（如 5-溴-4-氯-3-吲哚-b-D-N-乙酰-葡萄糖苷酯酶）导致白念珠菌形成特征的绿-蓝色菌落,但不能与都柏林念珠菌区分。

一些酵母菌的显色培养基还包括第二种显色物质（如磷酸酶活性）,能与白念珠菌以外的其他菌区分。

有的琼脂含两种底物,可区分白念珠菌（绿色菌落）和热带念珠菌（蓝色菌落）,其他菌落形态有粉色和白色。克柔念珠菌形成特征的粉色扁平菌落。

三、培养方法

根据微生物生长对气体的需求,分需氧培养、厌氧培养、微需氧培养。

（一）常规需氧培养

需氧菌和兼性厌氧菌的实验室常规培养通常接

种以下几种培养基：①一种非选择琼脂平板。②一种加强营养培养基：用于无菌体液来源的苛养菌培养或可能有苛养菌感染的情况。③一种选择和鉴别培养基：用于肠道革兰阴性杆菌和多数常规细菌培养。④一种用于分离标本来源中的革兰阳性菌的平板，及可能存在混合革兰阳性菌和革兰阴性菌的情况。⑤额外的选择培养基：用于分离特殊的致病菌（当需要时，如根据标本来源可能有致病性奈瑟菌，分离需要一种选择奈瑟菌的平板）。⑥一种肉汤培养基：在一些实验室常规不使用，其他实验室用巯基乙酸盐肉汤培养来自体液、组织、溃疡损伤、伤口和脓液的标本。至少当接种正常无菌部位体液标本时应考虑使用肉汤。⑦一种马铃薯葡萄糖琼脂：用于分离酵母菌。

（二）厌氧培养

对于大多数标本，厌氧的布氏血琼脂（含马血或羊血，添加氯化血红素和维生素 K_1）为非选择培养基。拟杆菌胆汁-七叶灵琼脂用于选择分离脆弱拟杆菌群和嗜胆菌属；添加溶解的羊血及卡那霉素-万古霉素琼脂用于选择带色素的和非产色素的普雷沃菌属及其他革兰阴性厌氧杆菌；苯乙酯乙醇羊血琼脂用于抑制特定的梭菌蔓延。厌氧菌肉汤作为备份培养基，应该接种培养。如检测厌氧引起的关节感染，肉汤应在特殊环境下持续培养14天。培养基应置于厌氧环境培养。使用厌氧箱（手套箱）处理所有标本并培养是最好的保证苛养的厌氧菌存活的最好办法。当前，少量的培养容器如塑料封袋，塑料盒、小罐、自动充气设备均用来缩短培养平板在空气中的暴露时间（氧毒性）。厌氧罐或袋在培养过程中至少48小时内不要打开，防止还未成熟或生长缓慢的厌氧菌在其对数生长期内在空气中暴露后死亡。

（三）微需氧培养

微需氧菌的致病性有其特点，如胎儿弯曲菌可引起肠外感染，空肠弯曲菌、大肠弯曲菌引起腹泻，幽门螺杆菌与胃炎及消化性溃疡有关。因此，对微需氧菌的分离培养具有临床意义。

弯曲菌在普通培养基上不易生长，布氏肉汤基础加血或血清可作为基础营养培养基，加入抗菌药物抑制消化道正常菌群，有利于选择分离弯曲菌。

弯曲菌是微需氧型呼吸代谢，适合的微需氧环境非常重要，通常是 $5\%O_2$、$10\%CO_2$ 和 $85\%N_2$，某些初次培养需增加 $6\%H_2$，另有些菌株生长则需氧或厌氧条件。现有商品化微需氧气袋，与微需氧气罐、

盒配合使用，可以达到所需培养的气体环境。

弯曲菌种和亚种对温度的要求不同，胎儿弯曲菌在25~37℃均生长，但在43℃不生长；空肠弯曲菌在25℃不生长，但在37℃和43℃可生长。

头孢哌酮-万古霉素-两性霉素（cefoperazone-vancomycin-amphotericin，CVA）琼脂培养基在37℃的孵育温度下，可以更好地抑制粪便中正常菌群。因此在42℃培养被抑制的弯曲菌种，可使用CVA培养基在37℃培养。

螺杆菌的最适生长温度为37℃，需潮湿气体环境，低氧浓度 5%~10% 可刺激生长，多数菌株在空气环境生长不良，某些菌株可在微需氧或厌氧环境生长。

培养基用脑心浸液琼脂、布氏琼脂和哥伦比亚琼脂基础中加入7%脱纤维马血或羊血，加入不同抗菌药物成为选择性培养基。在非选择培养基上培养3~5天才可见菌落。

（四）病毒培养

病毒的诊断方法可分为三大类：①直接检测；②间接检测（病毒分离培养）；③血清学检测。

直接检测方法是直接检查临床标本中是否存在病毒颗粒、病毒抗原或核苷酸。常用的技术手段为PCR、电子显微镜和免疫荧光检测技术。

血清学检测是病毒学实验室最常用的方法。临床上大多数常见病毒感染可通过血清学检测方法进行诊断。血清学检测技术用于检测感染急性期和恢复期阶段抗体滴度的升高，或检测 IgM，还可通过检测 IgG 判断患者对所感染病毒的免疫状况。

由于直接检测方法和血清学检测方法不能区分有感染能力的病毒和死病毒，因此目前尚不能放弃传统的病毒分离培养方法（间接检测），即将标本接种到细胞系、鸡胚或动物体内，让病毒生长。

1. 病毒培养的方法　病毒培养的方法有三种：细胞培养、鸡胚培养和动物培养。然而，鸡胚和动物培养不易操作，因此大多数临床诊断实验室仅采用细胞培养方法。准备细胞培养，首先要裂解组织碎片，通常使用胰蛋白酶或胶原酶辅助裂解。随后将细胞悬液吸入含液体培养基（如 Eagle's）和动物血清的平底的玻璃或塑料容器中。经过延迟期后，细胞将会在容器底部贴附和伸展，随后开始分裂，形成初代培养。对于正常细胞的生长来说，黏附于固体支持物表面是必需的。初代培养需要一周换液 2~3 次。细胞长满瓶底后要进行传代培养，将一瓶中的细胞消化悬浮后分至 2~3 瓶继续培养。在初代

培养和传代培养中,细胞保持其来源组织的特征。来自初代培养的细胞可连续多次传代,细胞以稳定的频率繁殖若干代后,最终进入衰老阶段,不能再被传代转移。人类二倍体细胞在大约50次传代后生长率下降。在细胞株增殖阶段,一些细胞发生改变,获得无限繁殖能力,即永生细胞,但其仍保持接触抑制。

2. 细胞培养的类型　细胞培养的类型有三种。

(1)初代细胞培养:如猴肾细胞。来自新鲜处死的成年动物的正常细胞。这些细胞只能传代1~2次。

(2)半连续细胞:如人胚肾和皮肤成纤维细胞。来自胚胎组织的细胞可以传代50次。

(3)连续细胞:如 HeLa、Vero、Hep2、LLC-MK2、BGM。永生细胞,如肿瘤细胞系可以无限次传代。

不同病毒对细胞培养的敏感性不同。对于特定疑似病毒,使用最为敏感的细胞系非常重要。

3. 临床标本的细胞培养　根据标本的性质和临床来源,接收后的标本被接种到不同种类的细胞系中。培养基需1小时后进行更换,如果实际中不可行,可第二天早晨更换。接种管应在35~37℃的旋转孵育。分离呼吸道病毒及诱导多种病毒较早出现细胞病变效应(cytopathic effect,CPE),旋转孵育是最佳方法。如果使用固定管,培养管的放置位置就很关键,要保证单层细胞浸润在培养基中。

至少需要每隔一天观察培养的细胞是否出现CPE。某些样本,如尿和粪便,可能含有对细胞培养有毒的物质,而导致细胞产生 CPE 样改变。如果产生大量毒性作用,则须对接种的细胞进行传代。当细胞培养被细菌污染,需重新接种或者使用细菌滤器过滤。细胞培养需定期更换培养基。当观察到CPE,建议将感染的培养液转移到含相同细胞类型的新鲜培养物中。对于细胞相关病毒,如 CMV 和 VZV,则需胰蛋白酶化后转移完整的感染细胞。其他病毒如腺病毒能够在冻融感染细胞后做再次培养。

初代细胞培养被广泛认为是最好的细胞培养系统,因为其所支持的病毒范围广。但是其费用高而且常较难获得可靠的供应。连续细胞是最容易操作的,但其所支持的病毒范围常常有限。

4. 病毒生长检测指标　CPE 可能是特异的或非特异的,如 HSV 和 CMV 产生特异的 CPE,而肠道病毒不产生特异的 CPE。

血细胞吸附-培养细胞获得黏附哺乳动物红细胞的能力。血细胞吸附主要用于检测流感和副流感病毒。

可以通过中和试验、血细胞吸附抑制、免疫荧光检测或分子试验等方法确认病毒的特性。

5. 细胞培养的局限性　细胞培养的主要问题是获得结果的时间较长(长达4周)。而且敏感性低,其敏感性与许多因素有关,如样本状况和细胞层的状况。细胞培养也易于被细菌污染,易受样本中有毒物质影响。此外,许多病毒在细胞培养中不能生长,包括乙肝病毒(Hepatitis B virus,HBV)、丙肝病毒(Hepatitis C virus,HCV)、导致腹泻的病毒和细小病毒。

目前已有的快速培养技术可实现在接种后2~4天检测到病毒抗原。快速培养技术的例子包括巨细胞病毒免疫荧光检查。此检测技术中,细胞层(人胚胎成纤维细胞)生长在塑料瓶的单层盖玻片上。接种后,培养瓶低速旋转1小时(加速病毒的吸附)后孵育2~4天。取出盖玻片用免疫荧光试验检查是否存在 CMV 早期抗原。

在病毒感染诊断中细胞培养的角色正在接受快速诊断方法的挑战。因此,细胞培养在未来的临床应用中会减少,可能只集中在大的中心参考实验室进行细胞培养。

(五)真菌的培养方法

培养真菌所用培养基有固体琼脂、液体培养和双相培养。固体琼脂适合所有真菌标本培养,液体培养适合血培养,双相培养基适合菌量特别少的标本。最常用培养基是沙保弱琼脂(SDA),适合浅部和深部病原真菌(酵母样真菌和多数丝状真菌)的生长;曲霉菌及青霉菌则用察氏培养基或麦芽浸膏培养基(malt extract agar,MEA);毛霉和暗色孢科真菌应加用马铃薯葡萄糖琼脂(potato dextrose agar,PDA);橄榄油培养基用于分离糠秕孢子菌。

培养方法有试管法、平皿培养(大培养)和玻片培养(小培养)三种。平皿培养主要用于酵母及酵母样真菌的培养,容易获得纯菌落。丝状真菌在平皿中可充分生长,边缘观察菌落形态、产色素等。缺点是易污染,不适合传染性强的真菌,如粗球孢子菌等。玻片培养对于临床分离的待定真菌,接种在带有培养基的盖玻片上,恒温恒湿条件下,易于显微镜下观察菌丝和孢子的生长结构特征。

真菌的培养基 pH 范围一般为5.0~7.0,培养最适温度为 25~28℃,深部致病真菌一般适合在 37℃培养,双相真菌菌落形态及结构可随温度变化而改变,26℃菌丝相,37℃酵母相,因此温度试验对鉴别有一定帮助。

四、手工鉴定试验

手工步骤可以快速区分可疑微生物群或将可疑细菌鉴定到种。对可疑菌的鉴定常常需要做不止一种的试验,这些附加试验往往提供鉴定的重要方向。

(一)快速手工鉴定试验

1. 触酶试验 触酶用于将潜在细胞毒性物质过氧化氢分解为水和氧气,在细菌种属的鉴别上应用广泛,检测触酶对于区分不同属细菌有重要作用,比如区别葡萄球菌(+)和链球菌(-),或李斯特菌(+)和乳杆菌(-)。

2. 氧化酶试验 氧化酶是用来鉴别细菌是否为细胞色素 C 作为呼吸系统的酶。氧化酶试验非常简单,最常用试剂是盐酸 4-甲基对苯二胺,为无色水溶性,能将氧化酶阳性的细菌快速氧化,产生蓝紫色。氧化酶常用于鉴别革兰阴性菌的科和属。肠杆菌科细菌氧化酶均阴性,可与假单胞菌属、气单胞菌属和邻单胞菌属区别;革兰阴性球杆菌不动杆菌的氧化酶阴性,可与氧化酶阳性的革兰阴性球菌莫拉菌和奈瑟菌相区别。此外,某些革兰阳性菌的氧化酶也很活跃,可利用氧化酶阳性的赛氏葡萄球菌(*Staphylococcus sciuri*)区分大多数其他葡萄球菌。

3. 水解酶

(1)糖苷酶:糖苷是糖的衍生物,许多临床重要的细菌都可水解糖苷酶,糖苷酶的名称以水解的糖的来源命名,如半乳糖苷酶。糖苷酶不水解糖本身,而是水解糖的衍生物。七叶灵是最常见的糖苷之一,能被 β-葡萄糖苷酶水解释放七叶苷和葡萄糖,在铁盐存在下形成棕黑色螯合物。七叶灵和胆汁用于区分肠球菌、D 族链球菌与其他链球菌,同时对肠杆菌科种内之间的鉴别也很有用处。

(2)多肽酶:大量氨基酸多肽酶对于生化鉴定,包括 r-谷氨酰胺多肽酶可鉴别脑膜炎奈瑟菌(+)与其他奈瑟菌(-)。脯胺酰多肽酶可鉴别淋病奈瑟菌(+)与其他奈瑟菌(-),并且是难辨梭菌的鉴定标志指标。B-丙胺酰多肽酶是鉴定铜绿假单胞菌鉴定标志指标。亮胺酰多肽酶(LAP)用来区分明串珠菌属、绿色气球菌与链球菌。

4. 快速尿素酶试验 产尿素酶微生物能分解作为终产物的尿素释放氨基酸。氨基酸产物呈碱性,引起 pH 指示剂苯酚红由黄色变为紫红色。此项检测用于筛查不同培养基上接种的粪便标本中乳糖阴性菌落,同时也用于区分沙门菌与志贺菌(尿素酶阴性),其他非致病菌如变形杆菌属尿素酶试验为阳性。由于新型隐球菌尿素酶试验为阳性,其他酵母菌通常尿素酶试验阴性,因此许多微生物学诊断实验室将此方法作为快速筛查痰标本中的新型隐球菌(引起肺炎和脑膜炎的病原菌)的一种方法。

5. 吲哚试验 产色氨酸酶的微生物能将色氨酸分解为吲哚。吲哚结合专门的醛类形成可检测的有色的复合物。在滤纸中加入吲哚(须是饱和),然后将分离的菌落涂抹在滤纸上。若加入的醛类指示剂为 1%的对二甲氨基亚苄罗丹宁,阳性结果为在滤纸上呈现蓝色或绿色,而阴性依旧为无色。此试验用于变形杆菌种间区分,以及作为大肠埃希菌的初筛方法。

6. 吡咯烷酮(pyrrolidone,PYR)试验 PYR,L-吡咯烷酮基-β-萘酰胺为吡咯烷酮基芳香酰胺酶的底物。用来快速鉴定肠球菌属和 β-溶血链球菌。可使用商品化 PYR 的纸片。阳性反应为在 5 分钟内纸片涂菌处变为明亮的红色。阴性为无颜色变化或为橙黄色。因为只有 A 群 β-溶血链球菌 PYR 反应为阳性,所以此项试验是 A 群 β-溶血链球菌(引起链球菌性咽炎的病原菌)的快速检测方法之一。

7. 碳水化合物氧化/发酵 许多临床的重要菌种可以利用糖,通过氧化或发酵产生有机酸。用适当的 pH 指示剂如酚红或溴麝香草酚蓝,可以在厌氧条件下通过发酵葡萄糖产酸来区别主要的细菌群,如区别所有肠杆菌科(+)与非发酵属如假单胞菌(-)、不动杆菌(-)和嗜麦芽窄食单胞菌(-)或区分葡萄球菌(+)和微球菌(-)。

8. 凝固酶 金黄色葡萄球菌是临床上常见的最优势的致病菌之一。检测葡萄球菌凝固酶或用试管法检测"游离型凝固酶"是确认金黄色葡萄球菌非常可靠的手段。在其他葡萄球菌中,凝固酶阳性少见,如施氏葡萄球菌(*S. schleiferi*)和中间葡萄球菌,缺少凝固酶的金黄色葡萄球菌非常少见。

凝固酶的生化机制非常复杂,酶与热稳定的像凝血酶样物质存在于血浆中,形成纤维状凝结。推荐使用来源于人或兔并经过抗凝处理(如加柠檬酸)的血浆,也可购买商品化的血浆。细菌与血浆混合后 37°培养,如果细菌含有凝固酶,4 小时应有可见凝固。

很多金黄色葡萄球菌菌株还产结合型凝固酶或称"凝集因子"，可用玻片法检测（试管法可检测两种类型的凝固酶）。检测时，必须先用生理盐水将待测菌处理成均一的悬液，不产生自身凝集，如果培养基中含有高浓度盐（如甘露醇盐琼脂），试验是无效的。菌液均一混匀后，加入一环血浆混合，如果是金黄色葡萄球菌，则立即可见凝集，任何长于20秒钟的反应，都应用试管法确认。两种方法均需做阳性和阴性对照，并且只有当阳性和阴性对照都得到预期结果时，才可判断测试菌株的凝固酶结果。

9. 卵磷脂酶（磷脂酶C）　蛋黄含有丰富的卵磷脂，可添加入琼脂培养基，使卵磷脂酶发生作用。产卵磷脂酶的菌落周围有一个乳白色圆环，因酶活性作用卵磷脂产生甘油二酯沉淀。卵磷脂酶是梭菌属大部分细菌的特性，包括产气荚膜梭菌、索氏梭菌（C. sordellii）、双酶梭菌（C. bifermentans）。芽胞杆菌属包括致病性蜡样芽胞杆菌和炭疽芽胞杆菌的卵磷

脂酶试验也是阳性。通常，卵磷脂酶反应用于鉴别产气荚膜梭菌。难辨梭菌a-毒素对卵磷脂酶有活性，并在蛋黄培养基上被特殊的抗毒素中和。

Nagler反应：在含蛋黄的琼脂培养基平皿表面涂上半个平皿的特异抗毒素，将可疑产气荚膜梭菌株铺满平皿，经培养，产气荚膜梭菌显示清楚的可见乳白色环，被抑制的一半平皿上菌落被特异性抗毒素中和。

10. 芽管形成试验　芽管试验，即观察芽管和芽生孢子出芽，是简单快速鉴定白念珠菌的方法。白念珠菌产生芽管和芽生孢子，连接处不出现收缩现象，即箭状；其他念珠菌产生起始菌丝和母体芽生孢子，连接处呈紧缩现象。培养时间应不超过3小时。

（二）需氧菌快速鉴定应用

临床常见需氧菌和兼性厌氧菌的快速鉴定方法如表13-3-5所示。

表13-3-5　常见可疑菌落形态及快速经典方法初步鉴定

细菌	可疑鉴定	附加试验最终鉴定	特殊要求
G⁻杆菌			
大肠埃希菌	1. 氧化酶阴性 2. 吲哚阳性 3. 溶血	若不溶血，乳糖阳性和PYR阴性或MUG阳性	若乳糖阴性或不知，不用鉴定PYR。来自无菌部位菌落用试剂盒确认非发酵乳糖
奇异变形杆菌	1. 蔓延生长 2. 吲哚阴性	若氨苄西林敏感，不用做其他试验；若氨苄西林耐药可能是潘氏变形杆菌	若氨苄西林耐药，确认鸟氨酸阳性或麦芽糖发酵阴性
普通变形杆菌	1. 蔓延生长 2. 吲哚阳性	无需做其他试验	
铜绿假单胞菌	1. 氧化酶阳性 2. 吲哚阴性 3. 葡萄水果气味	若无水果气味，可根据蓝绿色色素判断	若无水果气味或蓝绿色色素，有绿色、荧光色素，42℃生长
荧光/腐败假单胞菌	1. 氧化酶阳性 2. 吲哚阴性	有荧光，但无气味或42℃生长	明胶或卵磷脂试验鉴别
弧菌/气单胞菌	1. 氧化酶阳性 2. 吲哚阳性 3. MAC生长	用试剂盒做，并用含盐和无盐MH琼脂鉴定	若MAC不生长，可能是巴斯德菌
侵蚀艾肯菌	1. G⁻杆菌 2. 氧化酶阳性 3. 触酶阴性 4. MAC不生长 5. 不溶血	漂白粉味道，鸟氨酸阳性	

细菌	可疑鉴定	附加试验最终鉴定	特殊要求
流感嗜血杆菌	1. G⁻球杆菌 2. 巧克力板 24h 生长好但血平板上不生长或血平板上葡萄球菌周围呈卫星生长	卟啉,ALA 阴性	非致病性溶血嗜血杆菌在马血、兔血和羊血上呈 β-溶血。ALA 阴性但可在血平板上独立生长,因自身溶血。土拉弗朗西斯菌(*Francisella tularensis*)在巧克力板上 48h 生长菌落更小,血平板上不生长
G⁻球菌			
卡他莫拉菌	1. G⁻双球菌 2. 氧化酶阳性 3. 在血平板上推菌落可移动	丁酸盐试验阳性	革兰染色形态"双球菌"与其他莫拉菌"球杆菌"区别
淋病奈瑟菌	1. G⁻双球菌 2. 氧化酶阳性 3. 营养或 MH 琼脂不生长 4. 30%H₂O₂ 强阳性	糖发酵仅葡萄糖阳性或用奈瑟菌试剂盒鉴定	若阴性结果,需一种以上确认试验
脑膜炎奈瑟菌	1. G⁻双球菌 2. 氧化酶阳性 3. 血平板上生长	糖发酵仅葡萄糖和麦芽糖阳性或用奈瑟菌试剂盒鉴定	当处理培养物时需小心
G⁺球菌			
金黄色葡萄球菌	1. 触酶阳性 2. G⁺球菌,成堆 3. 试管法/玻片法或乳胶凝集凝固酶试验阳性	不需其他试验确定,除尿中不溶血、需试管凝固酶确认试验	来自无菌部位菌株,用试管法凝固酶更准确
凝固酶阴性葡萄球菌	1. 触酶阳性 2. G⁺球菌,成堆 3. 试管法/玻片法或乳胶凝集凝固酶试验阴性	菌落不黏,尿中检测腐生葡萄球菌(新生霉素耐药),血中路邓葡萄球菌(PYR 阳性,鸟氨酸阳性)	来自无菌部位菌株,做试管法凝固酶 24h 培养更准确
化脓链球菌 (A 群)	1. G⁺链球菌,成对 2. 触酶阴性 3. 溶血 4. 菌落直径>0.5mm 边缘明显	PYR 阳性	血清学或胆汁七叶灵阴性来确认
无乳链球菌 (B 群)	1. G⁺链球菌,成对 2. 触酶阴性 3. 透明菌落窄溶血环	CAMP 阳性或马尿酸盐阳性	若侵入性采集的标本或不溶血,可用马尿酸盐和 PYR(阴性)和 CAMP 或血清学结果来确认
草绿色链球菌群	1. G⁺链球菌,成对 2. 触酶阴性 3. α-溶血 4. 胆汁阴性或菌落发白	PYR 阴性	无菌部位标本,做 LAP、万古霉素敏感性或用试剂盒来鉴定
肠球菌属	1. G⁺链球菌,成对 2. 触酶阴性 3. 不溶血	PYR 阳性 溶血菌落可能是 A 群链球菌,若溶血肠球菌是胆汁七叶灵阳性	无菌部位标本,做 LAP(阳性)确认属。不能排除乳球菌

细菌	可疑鉴定	附加试验最终鉴定	特殊要求
肺炎链球菌	1. G⁺柳叶刀形双球菌 2. 触酶阴性 3. α-溶血	胆汁溶解或荚膜肿胀阳性	若耐胆汁但菌落典型,用奥普托辛敏感性或 DNA 方法来确认
酵母菌细胞	涂片是发芽酵母	3h 内白念珠菌牙管试验阳性	45℃生长区分白念珠菌与都柏林念珠菌

（三）厌氧菌快速鉴定应用

厌氧菌通过特殊剂量抗菌药物纸片及一些快速手工试验,可得到属水平的鉴定(表 13-3-6)。

表 13-3-6　快速鉴定厌氧菌的试验

试验名称	原理	试剂	结果	质控菌株
特殊剂量纸片	确定厌氧菌革兰染色反应;对部分属和种的厌氧菌进行初步鉴别。S：≥ 10mm, R：< 10mm	万古霉素(van)5μg;卡那霉素(k)1000μg 多黏菌素(co)10μg	通常革兰阳性厌氧菌对多黏菌素耐药,对万古霉素敏感;大多数革兰阴性菌对万古霉素耐药,除外卟啉单胞菌属	Van,k,co 脆弱拟杆菌 ATCC 25285:R,R,R;坏死梭杆菌 ATCC 25286:R,S,S;产气荚膜梭菌 ATCC 13124:S,R,R
斑点吲哚试验	吲哚用于区分和鉴定一些产色氨酸的厌氧细菌	培养基需含色氨酸,如血平板、卵黄琼脂,用一小片滤纸	吲哚阳性,在 30 秒内滤纸片上呈蓝色或绿色;阴性结果无颜色改变或粉色	阳性对照：大肠埃希菌 ATCC 25922 阴性对照：铜绿假单胞菌 ATCC 27853
硝酸盐还原试验	某些厌氧菌具有硝酸盐还原酶,可将硝酸盐还原成亚硝酸盐和其他还原产物,用于区分解脲拟杆菌(+)与梭杆菌群(-),其特殊剂量抗菌药物纸片的结果相同	硝酸盐纸片,硝酸盐试剂 A 和 B,锌粉	阳性反应为加试剂后呈红色或粉色,阴性结果无色或加锌粉后变红色	阳性对照：大肠埃希菌 ATCC 25922 阴性对照：洛菲不动杆菌 ATCC 43498
触酶试验	一些厌氧菌产触酶,将过氧化氢分解成氧气和水	15% 过氧化氢溶液(H_2O_2)	阳性反应：立即产气泡;20s 内无气泡为阴性反应	阳性对照：金黄色葡萄球菌 ATCC 25923 阴性对照：化脓链球菌 ATCC 19615
SPS 纸片试验	SPS 用于区分厌氧球菌	SPS 可购自商品化试剂	厌氧消化链球菌产生大的抑菌环(≥ 12mm),微小消化球菌产小抑菌环(≤10mm)	阳性对照：厌氧消化链球 ATCC 27337 阴性对照：不解糖消化链球菌 ATCC 29745
胆汁试验	脆弱拟杆菌、死亡梭杆菌、变形梭杆菌等可在含胆汁的培养基上生长(耐受胆汁)。此反应是区分脆弱拟杆菌群和其他厌氧革兰阴性杆菌的关键试验	胆汁纸片可购买,或用 BBE 琼脂平板	阳性反应(胆汁耐受)：在含胆汁平板上生长,或在胆汁纸片周围生长	阳性对照：脆弱拟杆菌 ATCC 25285 阴性对照：产黑色素普雷沃菌 ATCC 25845

续表

试验名称	原理	试剂	结果	质控菌株
荧光	一些厌氧菌菌落在 UV 紫外线灯照射下可产生荧光,荧光的产生和颜色有助于快速检测和鉴定特定的厌氧菌。	对任何厌氧血平板上分离生长的菌落,需延长培养至 > 72h,用 366nm 长波紫外线灯照射后观察	在厌氧血平板上生长的菌落经 UV 灯照射后呈现荧光颜色为阳性	阳性对照:产黑色素普雷沃菌 ATCC 25845;砖红色荧光阴性对照:脆弱拟杆菌 ATCC 25285:无荧光
七叶灵	确定菌株水解葡萄糖苷七叶灵为七叶苷。七叶苷和铁盐反应形成深棕色或黑色复合物	可使用商品化 BBE 琼脂平板或用七叶灵肉汤	阳性七叶灵试验显示黑色或棕色,在 BBE 平板上呈黑色菌落	阳性对照:脆弱拟杆菌 ATCC 25285阴性对照:普通拟杆菌 ATCC 29327
酯酶	酯酶分解 EYA 卵黄琼脂中的游离脂肪,产生甘油和脂肪酸,脂肪酸的表面呈彩虹般光泽覆盖在菌落上,并在菌落边缘的外面	可选用商品化 EYA 平板,或自制 EYA 培养基	检测蛋黄培养基在菌落周围有白色不透明环	阳性对照:产气荚膜梭菌 ATCC 13124阴性对照:脆弱拟杆菌 ATCC 25285
卵磷脂酶	细菌的卵磷脂酶分解卵磷脂为不溶解的甘油二酯,在含卵黄的培养基上的菌落周围形成不透明环	可选择商品化或自制的 EYA 培养基	阳性结果:于卵黄平板上菌落蔓延边缘的外围有白色不透明环	阳性对照:产气荚膜梭菌 ATCC 13124阴性对照:脆弱拟杆菌 ATCC 25285
产色素	一些厌氧革兰阴性杆菌,如:卟啉单胞菌属和一些普雷沃菌属,产黑色素引起菌落周围变成棕色或黑色	用商品化厌氧血平板、冻融血平板或兔血平板	从厌氧平板上检查是否有棕色或黑色素,有些菌株在培养 4~6 天时产色素,其他可培养至 2 周	阳性对照:产黑色素普雷沃菌 ATCC 25845阴性对照:脆弱拟杆菌 ATCC 25285
脲酶	确定菌株的分解尿素的能力。脲酶水解尿素释放氨,碱性引起指示剂酚从黄色变为红色	用商品化尿素肉汤或快速尿素纸片	脲酶水解阳性是颜色从浅黄色变成深粉色	阳性对照:解脲拟杆菌 ATCC 33387阴性对照:脆弱拟杆菌 ATCC 25285

五、商品化鉴定系统

(一)血培养仪器系统

随着科学技术进步和微生物学的发展,微生物学家、计算机专家和工程技术人员相结合,研制出许多自动化的连续监测血培养系统(continuous monitoring blood culture systems,CMBCSs),这些 CMBCSs 具有一些共同特征。目前较常用 CMBCSs 的相关信息如表 13-3-7 所示。

表 13-3-7　商品化 CMBCSs 的基本信息

系统名称	检测微生物生长的方法	培养瓶类型	抗生素抑制剂	医疗数据管理系统	制造商
BacT/ALERT 3D 系列	CO_2,比色法	塑料	活性炭	是	bioMerieux,Inc.
BACTEC FX and 9000 系列	CO_2,O_2,荧光	玻璃	树脂	是	BD Diagnostics
VersaTREK	压力检测	玻璃	专利配方	是	TREK Diagnostics Systems

BacT/ALERT 系统（bioMerieux,Inc.）的检测原理是在血培养瓶底部有一个固相传感器,传感器上有半渗透性薄膜将培养基与感应装置隔离,只有二氧化碳能通过薄膜。如果培养瓶内有细菌生长,则细菌在培养基中代谢基质时会产生 CO_2,导致检测 CO_2 变化的传感器改变颜色,改变反射光的强度。反射光强度的改变被仪器测量后,信息传输到电脑系统中。电脑系统中有一系列运算法则,出现以下情况时,样品被确定为阳性:反射光的强度改变超过设定阈值、CO_2 水平持续增加,和(或)CO_2 生成速率变化。值得说明的是,BacT/ALERT 采用塑料血培养瓶,大幅提升了使用上的安全。

BACTEC™ 系列全自动血培养系统(BD diagnostics)是采用高灵敏的荧光增强技术在临床上快速检测血液及体液中细菌和真菌。其可根据实验室的血培养能力需求提供各种设备版本。与 BacT/Alert 系统相似的是,BACTEC™ 系统的培养瓶底部也有 CO_2 传感器;与 BacT/Alert 系统不同的是,BACTEC 仪器使用荧光感应机制检测微生物的生长。细菌代谢产生 CO_2,仪器可检测到 CO_2 所伴随的荧光增加。其主要检测荧光量的线性增加及荧光产生速度的变化。

Versa TREK 血培养系统(TREK diagnostic systems)使用与其商业前身 ESP 系统相同的技术,与 BacT/Alert 和 BACTEC 9000 不同。VersaTREK 系统的血培养瓶放置于仪器内,通过传感器检测培养瓶顶部气体(氧气、氢、氮和 CO_2)的压力改变,这些气体在微生物代谢过程中或产生或被消耗。每 12 分钟检测一次需氧瓶,每 24 分钟检测一次厌氧瓶。根据压力变化与时间的关系绘制生长曲线,仪器内部运算法则可标记阳性血培养瓶。另外,VersaTREK 系统需氧瓶内使用不锈钢搅拌子对血-肉汤混合物进行搅拌,而 BacT/ALERT 系统和 BACTEC 9000 系统通过轻微摇动实现搅拌。VersaTREK 系统的厌氧瓶不搅拌,而另外两个系统的厌氧瓶与其需氧瓶的搅拌方式相同。

阳性血培养结果的解释同手工血培养系统部分。

(二)细菌和真菌手工鉴定系统

微生物手工鉴定长期以来一直沿用一百多年来进行微生物分类的传统方法。包括观察含基质试管中的反应;观察物理特性如菌落形态、气味,并结合革兰染色、凝集试验和药敏谱特征。其特点是人为地选择几种形态生理生化特征进行分类,并在分类中将表型特征分为主、次。一般在科以上分类单位以形态特征、科以下分类单位以形态结合生理生化特征加以区分。最后,采用双歧法整理实验结果。

随着商品化试剂的发展,制造商将常用生化反应简化为更为方便的形式,即制作成手工试剂条。常用的细菌鉴定手工试剂条有法国生物-梅里埃公司(bioMerieux,Inc.)生产的 API 细菌鉴定手工试剂条和美国 Remel 公司生产的 Rap ID 快速鉴定试剂条。

API 细菌鉴定手工试剂条是细菌数值分类分析鉴定系统。该系统涵盖 15 个鉴定系列,约有 1000 种生化反应,已可鉴定超过 600 种的细菌。鉴定过程中,可根据细菌所属类群选择适当的生理生化鉴定系列,如 API 20E 革兰阴性杆菌鉴定、API 20NE 非发酵菌鉴定、API STAPH 葡萄球菌及微球菌鉴定、API STREP 链球菌鉴定、API 20A 厌氧菌鉴定等。根据微生物对各种生理条件(温度、pH、氧气、渗透压)、生化指标(唯一碳氮源、抗生素、酶、盐碱性)代谢反应进行分析,并将结果转化成软件可以识别的数据,进行聚类分析,与已知的参比菌株数据库进行比较,最终对未知菌进行鉴定。目前是世界范围内应用最广、种类最多、最受微生物学家推崇的国际标准化手工试剂条产品。

Rap ID 手工鉴定系统为美国 Remel 公司的产品。共有 8 种鉴定试剂条,可鉴定 390 余种临床常见的重要细菌。Rap ID 系统的鉴定原理为:细菌通过分解细菌预成酶系统的反应,产生颜色变化,可在 4 小时内完成细菌鉴定。其鉴定周期较常规方法大大缩短,但部分鉴定试剂条的部分反应孔读取结果有一定难度,某些反应试验阳性颜色变化的界限不太明显,在结果判断时存在一定的人为主观因素,并由此可能导致最终鉴定结果的不准确性。另外,其没有葡萄球菌属的鉴定试条。

临床手工细菌鉴定是临床上尤其在中小医院应用最广泛的方法。这些方法的特点是方便、易操作、成本低,而且灵活性强。其缺点是操作烦琐、经验依赖性强、报告结果慢,不能完全适应临床治疗的需要。

(三)自动化细菌和真菌鉴定系统

1. 半自动化微生物鉴定系统　自动化微生物鉴定系统使原来缓慢、烦琐的手工操作变得快速、简单,其包括半自动微生物鉴定系统和全自动微生物鉴定系统。测试原理主要是利用物质产生 pH 变化、能释放色源或荧光源复合物的酶学反应、四氮唑标记碳水化合物代谢活性的产生、挥发或非挥发酸产生，或可见生长（表13-3-8）。

VITEK-ATB（bioMerieux，Inc.）和 MicroScan Panel（Siemens）均是半自动微生物鉴定系统。VITEK-ATB 鉴定系统是将肉眼观察的结果输入电脑，计算机数据库由许多细菌条目（taxa）组成，将输入结果与数据库内细菌条目比较，自动地得到鉴定结果。系统是由 API 金标准改良而成，拥有庞大的细菌资料库以及严格质控，可鉴定多达550种细菌。另外，ATB 系统操作方便，只需将培养结果输入电脑就可得到结果。MicroScan Panel 使用测试板及快速接种系统，人工判读后将编码结果输入电脑软件得出反应结果。操作简便，价格便宜。

表 13-3-8　微生物鉴定系统反应原理

系统反应	需要微生物生长	被分析物	阳性结果显示	系统示例
基于 pH 值的反应（通常 15~24 小时）	是	碳源利用	pH 指示剂颜色变化；利用碳源产生酸，利用氮源产碱	API 板，Crystal 板，Vitek 卡，MicroScan 传统板，Phoenix 板，Sensititre 板
酶谱（通常 2~4 小时）	否	微生物已有的酶	当无色复合物被适当酶水解时，色源/荧光源释放引起颜色变化	MicroScan 快速检测板，IDS 板，Crystal 板，Vitek 卡，Sensititre 板
碳源利用	是	有机产物	因转移电子至无色四唑氮标记碳源使染料变为紫色	Biolog
挥发或非挥发性酸的检测	是	细胞脂肪酸	以检测代谢产物为基础的层析技术，与数据库中的资料相比较	MIDI
生长可见检测	是	不同底物	微生物在基质中生长导致浊度改变	API 20C AUX 板

2. 全自动微生物鉴定系统[6,7]　VITEK 2 COMPACT 全自动微生物分析系统是生物梅里埃公司（bioMerieux，Inc.）集合多年的微生物方面的经验，于 2005 年上半年推出的最新的微生物鉴定药敏智能系统。操作更加方便和人性化并优化和扩大了微生物数据库。其鉴定工作原理为多参数显色法：由于细菌各自的酶系统不同，新陈代谢的产物也因此不同，这些产物与相应底物反应产生颜色等变化，仪器每隔 15 分钟自动测定每孔透光度变化，达到判读阈值时，指示已完成反应，仪器自动对数据进行处理分析，得出最后结果及报告可信指数。VITEK 2 COMPACT 系统的平均鉴定时间为 5 小时。在细菌鉴定能力上，Vitek 提供的鉴定卡片种类多，已发表文献评估其准确率在 90% 以上。

Phoenix-100 全自动细菌鉴定药敏检测系统是由美国 BD 公司（BD diagnostics）生产的全自动系统。其细菌鉴定原理是利用比色与荧光相结合的检测方法。45 个鉴定反应孔中包被了传统生化反应底物（色原底物）及荧光底物，以红、绿、蓝光对反应孔的颜色变化，以荧光对反应孔的荧光强度进行实时、连续监测，将得到的数据利用内置的运算法则进行运算并分析，从而得出鉴定结果。Phoenix 系统由 PHOENIXTM100 主机（PHOENIXTM50）、BBL 比浊仪、BDXPertTM 微生物专家系统、BD EpiCenterTM 微生物学实验室专业数据管理系统等组成。Phoenix 系统鉴定采用荧光与显色相结合的检测方法，在鉴定准确的基础上大大提高了检测速度，平均鉴定时间 3 小时。Phoenix 与 Vitek 2 系统的荟萃分析结果显示，鉴定革兰阳性及革兰阴性细菌，在属（97.70% vs 97.59%，$P = 0.919$）和种（92.51% vs 88.77%，$P = 0.149$）水平两系统无显著性差异。

MicroScan 自动微生物鉴定及药敏测试系统是由美国 Dade Behring 公司所生产的全自动系统。MicroScan WalkAway 系列采用 8 进制计算法分别将 28 个生化反应转换成 8 位生物数码。计算机系统自动将这些生物数码与编码数据库进行对比，获得相似系统鉴定值。快速荧光革兰阳（阴）性板则根据荧光法的鉴定原理，荧光物质均匀地混在培养基中，将菌种接种到鉴定板后，通过检测荧光底物的水解、底物被利用后的 pH 变化、特殊代谢产物的生成和某些代谢产物的生成率来进行菌种鉴定。系统主要由 WalkAway96 仪器、测试板、快速接种系统和数据管理系统四部分组成。此系统的特点是可选择传统和快速测试板（荧光法），快速测试板 2.5 小时可出鉴定报告，传统测试板需要 6~18

小时。此系统的鉴定准确率高，但在肠杆菌科和非发酵革兰阴性杆菌鉴定方面，Phonix 系统略优于此系统。

商品化细菌鉴定系统对常见需氧菌的鉴定范围比较如表 13-3-9 所示。

表 13-3-9 细菌鉴定系统对常见需氧菌的鉴定范围比较

分类	菌属	API	RapID(Remel)	Vitek 2	Phoenix	MicroScan
肠杆菌科	布丘菌属	√	–	√	–	–
	西地西菌属	√	√	√	√	√
	柠檬酸杆菌属	√	√	√	√	√
	爱德华菌属	√	√	√	√	√
	肠杆菌属	√	√	√	√	√
	埃希菌属	√	√	√	√	√
	爱文菌属	√	√	√	√	√
	哈夫尼菌属	√	√	√	√	√
	克雷伯菌属	√	√	√	√	√
	克吕沃尔菌属	√	√	√	√	√
	勒克菌属	√	√	√	√	√
	勒米诺菌属	–	√	–	√	√
	米勒菌属	√	√	√	√	√
	摩根氏菌属	√	√	√	√	√
	泛生菌属	√	√	√	√	√
	变形杆菌属	√	√	√	√	√
	普罗威登斯菌属	√	√	√	√	√
	拉恩菌属	√	√	√	√	–
	拉乌尔菌属	√	√	√	√	√
	沙门菌属	√6 群	√7 群	√5 群	√4 群	√7 群
	沙雷菌属	√	√	√	√	√
	志贺菌属	√	√	√	√	√
	塔特姆菌属	–	√	–	√	√
	耶尔森菌属	√	√	√	√	√
	预研菌属	–	√	√	√	√

分类	菌属	API	RapID（Remel）	Vitek 2	Phoenix	MicroScan
非发酵或氧化酶阳性G⁻杆菌		非发酵 G⁻杆菌	非发酵和部分发酵G⁻杆菌	肠杆菌科和非发酵G⁻杆菌	肠杆菌科和其他G⁻杆菌	肠杆菌科和非发酵G⁻杆菌
嗜血杆菌和奈瑟菌属和其他苛养革兰阴性细菌		嗜血杆菌、奈瑟菌属、卡他莫拉菌	奈瑟菌属、嗜血杆菌和其他苛养菌	奈瑟菌属、嗜血杆菌和其他苛养菌	–	奈瑟菌属、嗜血杆菌属、其他（阴道加德纳菌、卡他莫拉菌）
葡萄球菌和相关的触酶阳性球菌	葡萄球菌属	√20种	–	√25种	√30种	√24种
	库克菌属	√	–	√	√	√
	微球菌属	√	–	√	√	√
	罗氏菌属	–	–	√	√	–
链球菌和相关触酶阴性菌属	营养缺陷菌属	√	–	√	√	√
	气球菌属	√	√	√	√	√
	差异球菌属	–	–	√	√	–
	肠球菌属	√5种	√9种	√7种	√8种	√8种
	孪生球菌属	√	√	√	√	√
	乳球菌属	√	√	√	√	–
	明串珠菌属	√	√	√	√	√
	片球菌属	–	√	√	√	√
	链球菌属	√16种	√15种	√19种	√23种	√12种
棒杆菌属和相关菌属		棒状杆菌和棒状杆菌样细菌	似棒状杆菌的细菌	厌氧菌和棒杆菌属	革兰阳性菌	–

注:本表显示的是各种鉴定系统对常见需氧菌的检测范围,但是在各个菌属下,鉴定的菌种的种类和数量各鉴定系统仍有差异,各有优势,临床实际中可以结合使用

（四）微生物鉴定系统的局限性

微生物鉴定系统准确性的支柱是强大的数据库及数据库的时效性。由于病原体持续进化及分类学的调整,微生物鉴定系统的数据库需要定时更新。例如,在克罗诺杆菌(阴沟肠杆菌产黄色素变种)未加入仪器数据库前,克罗诺杆菌引起的新生儿脑膜炎在鉴定系统中报告为阴沟肠杆菌。微生物学实验室工作者需要注意制造商声明的仪器准确性受限于数据库的版本。对于大多数商品化的鉴定系统,数据库维护是一个持续性的过程,并且随着主要的分类学变化,由生产商提供软件更新,或每四年一次,或间隔固定的时间段。一些系统允许在本地工作站做小的改动。

对于少见微生物或具有不典型表型特征的常见微生物,系统常不能给出可靠的鉴定结果。

从临床标本中分离的细菌常常倾向于超出分类学的规则,并且其可能不像商品化系统所期待的那样产生相应的反应。若发现不寻常的生化反应谱,或者出现意外的药敏谱,需要使用其他鉴定手段进行补充实验,或者将分离株送到参考实验室进行分析。

紧密相关菌种的生化反应特征非常相似,仪器的运算法则很难或不可能准确区分这些微生物;然而,在属内不能区分所有种对患者的治疗可能并无影响。例如,一些鉴定系统不能准确鉴定所有新公认的枸橼酸杆菌属的各个种。

微生物学实验室必须注意制造商发布的产品相关信息,及已发表文献描述的其他实验室使用这些鉴定系统时遇到的潜在问题。同样,使用者也有责任报告所使用系统或产品出现的问题,以便制造商不断改进系统[8]。

(胡继红　聂晶晶)

参 考 文 献

1. Murray PR,Baron EJ,Pfaller M,et al. Manual of Clinical Microbiology,9th ed.ASM Press,Washington,DC.2006.
2. James V,Karen CC,James HJ,et al. Manual of Clinical Microbiology,10th ed.ASM Press,Washington,DC. 2011.
3. 叶应妩,王毓三,申子瑜.全国临床检验操作规程.第3版.南京:东南大学出版社,2006
4. 吴绍熙.现代医学真菌检验手册.北京:北京医科大学、中国协和医科大学联合出版社,1998
5. Nugent RP,Krohn MA,Hillier SL.Reliability of diagnosing bacterial vaginosis is improved by a standardized method of Gram stain interpretation. J. Clin. Microbio,1991,29:297-301
6. Chatzigeorgiou KS,Sergentanis TN,Tsiodras S,et al. Phoenix 100 versus Vitek 2 in the identification of gram-positive and gram-negative bacteria:a comprehensive meta-analysis. J Clin Microbiol,2011,49(9):3284-3291
7. Snyder JW,Munier GK,Johnson CL. Direct Comparison of the BD Phoenix System with the MicroScan WalkAway System for Identification and Antimicrobial Susceptibility Testing of Enterobacteriaceae and Nonfermentative Gram-Negative Organisms.J Clin Microbiol,2008,46(7):2327-2333
8. Garcai LS,Isenberg HD,et al.Clinical Microbiology Procedures Handbook.3rd ed. American Society for Microbiology,2010

第四节　微生物免疫学检测和生物标记物

微生物免疫学技术是免疫学技术的一个分支,主要研究宿主与病原体相互作用的生物标志物,用于控制和消灭感染病或与之相关的免疫损伤的特异性诊断技术,其中血清学免疫学技术是微生物免疫技术的最重要技术手段。它是利用抗原抗体特异性反应原理建立的各种检测与分析技术,该技术广泛用于感染性疾病的诊断、预后判断以及预防免疫效果评价。自19世纪建立最早和最简单的凝集试验开始,免疫血清学技术不断发展,尤其是近20年来,各种新方法、新技术层出不穷,应用面日益扩大,已深入到生物学科的各个研究领域。免疫血清学技术按抗原抗体反应性质不同可分为:凝聚性反应(包括凝集反应和沉淀反应)、标记抗体技术(包括荧光抗体、酶标抗体、放射性标记抗体、发光标记抗体技术等)、补体参与的反应(补体结合试验、免疫黏附血凝试验等)、中和反应(病毒中和试验、毒素中和试验)等已普遍应用的技术,以及免疫复合物散射反应(激光散射免疫技术)、电免疫反应(免疫传感器技术)、免疫转印(western blotting)和建立在抗原抗体反应基础上的免疫蛋白芯片技术等新技术。本章只介绍临床常用技术。

一、目前临床常用的免疫检测技术

(一)临床实验室常用技术

1. 发光标记抗体　化学发光免疫分析技术(chemiluminescence immunoassay)是将化学发光分析和抗原抗体反应相结合而建立的一种新的免疫分析技术,不仅具有化学发光分析的高灵敏度和抗原抗体反应的高度特异性,而且还可以实现自动化分析,使之成为医学、生物学研究领域中一种新的重要的免疫学分析手段。目前用于巨细胞病毒、风疹病毒、弓形虫及抗单纯疱疹病毒IgG和IgM、药物及毒物小分子等的检测。免疫磁珠分离技术(immunomagnetic beads separation techniques,IMB)将免疫学反应的高度特异性与磁珠特有的磁响应性相结合,该技术的应用有效地提高了化学发光的灵敏度与特异性,是近年来国内外应用较多的一种新的免疫学技术。国际大型生物技术公司均开发了满足临床需求的乙型肝炎、丙肝肝炎、梅毒、艾滋病(HIV)以及病毒相关疾病的抗原抗体检测。目前开发集中在细菌耐药标志物、致病毒素和病原特异性表面标志物的检测。

2. 荧光免疫技术(fluorescence immunoassay)是标记免疫技术中发展最早的一种,它在免疫学、生物化学和显微镜技术的基础上将抗原抗体反应的特异性与荧光物质检测的敏感性结合起来。它可将抗体分子与一些示踪物质结合,利用抗原抗体反应进行组织或细胞内抗原物质的定位。Coons等于1941年首次采用异硫氰酸荧光素标记抗体,检测小鼠组织切片中的可溶性肺炎链球菌多糖抗原而获得成功。荧光标记技术广泛用于感染性疾病的抗体检测,如呼吸道合胞病毒、腺病毒、埃可病毒、细小病毒、鼻病毒、流感病毒 A 及 B 型、副流感病毒、肺炎支原体、肺炎克雷伯杆菌、肺炎衣原体及嗜肺军团菌等呼吸道病原体的 IgM 检测。近年发展较快的有针对血流感染病原体抗原的直接免疫荧光分析,如金黄色葡萄球菌、白念珠菌、大肠埃希菌、肺炎克雷伯杆菌等。

3. 酶免疫技术(enzyme immunoassay) 是以酶为标记物,将酶催化底物的高效性和抗原抗体反应的特异性相结合的免疫技术。酶标技术分为酶免疫组化技术和酶免疫分析技术,前者用于组织切片或细胞表面抗原的测定,后者用于体液标本抗原或抗体含量的测定。辣根过氧化物酶和碱性磷酸酶是最常用的标记酶,辣根过氧化物酶可通过过碘酸钠氧化法标记在抗体分子上,形成稳定酶标记抗体。最常用的酶免疫技术是酶联免疫吸附试验(enzyme linked immunosorbent assay,ELISA),属异相免疫分析,有四种基本反应模式:①双抗体夹心法:用于测定大分子蛋白;②间接法:用于测定自身抗体或病原体抗体;③竞争法:用于测定小分子物质(半抗原);④捕获法:用于测定病原体的 IgM 类抗体。酶免疫印迹技术采用膜为固相载体,反应原理与 ELISA 类似。斑点酶免疫试验和酶免疫印迹试验为常见技术类型,用于单一蛋白检测和复杂蛋白成分分析。酶免疫技术具有无放射性污染、操作简便、技术类型多、应用灵活等优点,可用于肺炎衣原体、肺炎支原体、嗜肺军团菌和肝炎病毒系列抗原或抗体等的检测。新研发的项目有结核分枝杆菌 γ-干扰素释放试验、曲霉菌半乳甘露聚糖抗原(GM)试验和新型隐球菌荚膜多糖抗原检测等。

4. 血清凝集反应 病原微生物的凝集反应(agglutination reaction)主要是通过抗原抗体直接结合产生凝集反应从而得到特异性病原体诊断的技术。早在 1896 年,Widal 就利用伤寒患者血清与伤寒沙门菌发生特异性凝集的现象来诊断伤寒病。目前应用较多的有沙门菌、志贺菌、β-溶血链球菌及其他病原体血清型分型等。

5. 流式细胞术(flow cytometry,FCM) 是 20 世纪 70 年代发展起来的生物学技术,它集计算机技术、激光技术、流体力学、细胞化学、细胞免疫学于一体,同时具有分析和分选细胞功能。它不仅可测量细胞大小、内部颗粒的性状,还可检测细胞表面和细胞质抗原、细胞内 DNA 以及 RNA 含量等。流式技术利用感染后淋巴细胞表面受体及抗原表达差异区别疾病的状态,如 CD_4^+/CD_8^+ 细胞比值的变化来判断感染性疾病的状态,其比值下降常见于 HIV、巨细胞病毒感染及传染性单核细胞增多症等。

(二)床旁快速检测技术

床旁快速检测技术(point-of-care testing,POCT)是近年发展较快的一类技术。因其快速、简便、效率高、成本低、标本用量少等优点,已经被广泛用于临床,深受临床医生的喜爱,尽管目前项目不全,受到灵敏度和特异性的限制,但国内外相关领域都致力于该技术的进步和优化,是一类极具潜力的检测技术。POCT 技术主要包括干化学法测定技术、免疫金标记技术、快速免疫荧光技术、生物传感器技术、生物芯片技术及红外和远红外分光光度技术等。与微生物学检测有关的主要有免疫金标记技术和免疫荧光技术。免疫金标记技术利用高电子密度的胶体金颗粒标记蛋白,当这些标记物因抗原抗体反应大量聚集时,呈现肉眼可见的红色或粉红色斑点,从而定性检测特定病原体的抗原或抗体。在临床检验中广泛应用的技术有斑点免疫金渗滤试验和斑点免疫金层析试验。快速免疫荧光技术其检测系统通常由荧光读数仪和检测板组成。检测板条上激光所激发的免疫复合物的荧光,被荧光读数仪转化为荧光信号值,因荧光信号值与分析物的浓度成一定比例,从而可检测未知样本中分析物的浓度。POCT 临床上广泛用于快速检测 A 群 β-溶血链球菌、幽门螺杆菌、肺炎支原体、肝炎病毒系列、HIV 和甲型流感病毒等病原体的筛查及结核分枝杆菌抗体检测。POCT 检测 A 群 β-溶血链球菌、幽门螺杆菌和 HIV 的敏感度和特异度均较高,与酶联免疫法相当。当然 POCT 不是金标准,需要依靠培养或其他检测手段确诊,并需要结合临床症状和相关检查进行综合判断。

二、常用的感染性疾病分子标志物

(一)细菌感染性疾病分子标志物

细菌感染性疾病常用的分子标志物有以下几种:C 反应蛋白、降钙素原、脂多糖、白介素-6、难辨梭菌毒素、中性粒细胞 CD_{64}、细胞因子、髓样细胞触发受体-1 及 Toll 样受体等。本章根据临床使用频率的高低分述如下。

1. C 反应蛋白(C-reactive protein,CRP)

(1)概念:C 反应蛋白是在机体受到感染或组织

损伤时肝脏细胞分泌到血浆中的一些急剧上升的蛋白质(急性时相反应蛋白),通过激活补体和加强吞噬细胞的吞噬,而具有清除病原微生物和损伤、坏死、凋亡的组织细胞的调理作用。CRP 在急性心肌梗死、创伤、感染、炎症、外科手术、肿瘤浸润时其血浆中的浓度迅速显著地增高,可达正常水平的 2000 倍,可用于炎症或创伤过程中病程的随访或监测。

(2)结构:CRP 是以非共价形式由 5 个多肽链亚单位结合成环状五聚体,其中每个亚单位由 206 个氨基酸残基和 18 个氨基酸残基信号肽组成,具有显著的耐热及抗蛋白酶降解的能力。CRP 能与肺炎链球菌 C 多糖体反应形成复合物,其半衰期达 19 小时。

(3)检测方法:目前常用的检测方法包括免疫比浊法、免疫荧光法、酶联免疫法及金标法等。目前国内出现了普通 CRP 与超敏 CRP 两种用于全自动生化仪的免疫透射比浊法试剂 CRP,普通 CRP 有较高的线性但灵敏度欠佳,超敏 CRP 有较高的灵敏度但线性较低。近年来,出现了一种既能满足较高灵敏度,又能满足较高线性的全量程 CRP。

正常参考值(透射比浊法):成人和儿童:≤8.2mg/L;分娩母亲:≤47mg/L;新生儿、脐血:≤0.6mg/L;出生后第 4 天至 1 个月的婴儿:≤1.6mg/L。

(4)临床意义

1)在各种急性或慢性炎症、组织损伤、放射性损伤、心肌梗死等疾病发作后数小时迅速升高,病变好转时,又迅速降至正常,其升高幅度与感染的程度呈正相关,且血清 CRP 的含量不受温度、生理、贫血等因素的影响。

2)CRP 可用于细菌和病毒感染的鉴别诊断:通常细菌性感染时 CRP>100mg/L,于感染后 6~8 小时显著升高,达峰时间为 24~48 小时,其升高水平与感染程度呈正相关。在感染消除后其含量急剧下降,一般一周内恢复正常。在病毒性感染时 CRP 水平一般正常或轻度升高。

3)CRP 与白细胞总数、红细胞沉降率和多形核白细胞等炎症因子具有密切相关性,且 CRP 与 WBC 存在正相关,具有极高的敏感性。

4)CRP 可用于疾病活动性的评估和疗效监测。

5)CRP 可用于对急性胰腺炎的严重程度进行评估。

6)CRP 可用于检测器官移植排异反应。

7)CRP 是心血管疾病的危险因素,可用于预测心肌梗死及卒中的危险性及动脉粥样硬化血栓形成的标志。

(5)CRP 的局限性:①CRP 含量与年龄有关,新生儿、幼儿、学龄儿童较成人低,孕妇则较高;②药物影响,雌激素、口服避孕药使其升高;皮质激素、抗生素使之下降;③血浆检测可能造成假阳性。

2. 降钙素原(procalcitonin,PCT)

(1)概念:PCT 是一种无激素活性的降钙素前肽物质,在正常生理代谢时,由甲状腺 C 细胞分泌降钙素(有激素活性)。非感染性疾病时,PCT 在活体内外稳定性极好,且其浓度极低(<0.1ng/ml),半衰期为 25~30 小时。当人体受到细菌、真菌、寄生虫感染以及脓毒症或者多脏器功能衰竭时,作用于肝脏、脾脏、肾脏、垂体、肺/肠的神经内分泌细胞或特殊细胞等的细菌内毒素、TNF-α、IL-6 等因素促使甲状腺 C 细胞产生 PCT。其在人体血浆中的浓度会异常增高,增高程度与感染严重程度及预后有关。而在自身免疫、过敏或病毒感染时 PCT 则不会增高。

(2)结构:PCT 来自定位于第 11 号染色体上(11p15,4)的由 2800 个碱基对组成的 CALC-I 基因。该基因转录翻译后生成无激素活性的降钙素原前体,共由 116 个氨基酸组成,分子量为 13kD。

(3)检测方法:目前 PCT 的检测不仅可以定性,也可以定量。主要有放射免疫学分析法、双抗夹心免疫化学发光法(ILMA)、免疫荧光法、胶体金比色法(B.R.A.H.M.SPCT-Q-半定量快速实验)、透射免疫浊度法等。

(4)临床意义

1)细菌感染产生的 PCT 与感染的程度和严重性相关。PCT 比 CRP 与细胞因子显示出了更有利的动力学曲线:在刺激后 4~12 小时水平增加,当感染被宿主免疫系统或抗生素疗法控制后,循环 PCT 水平则每天减半。目前,PCT 广泛用于感染和脓毒症的诊断方面。

2)目前,PCT 比任何其他可用的脓毒症标志物更有潜能区分感染性和非感染性全身性炎症反应。

3)PCT 的水平与细菌载量和感染的严重性相关。对社区获得性肺炎(CAP)和尿路感染患者,PCT 可用于预后的判断,以 0.1μg/L 为临界点排除菌血症有较高灵敏度。

4)病毒感染或非感染性炎症反应时,血 PCT 水平不升高或仅有轻度升高。PCT 能区分病毒和细菌感染，并且可以指示病毒性疾病患者存在的细菌二重感染。

5）一项包括 24 项研究的荟萃分析，发现 PCT 预测胰腺炎患者的感染性坏死灵敏度、特异性分别可达到 0.80 和 0.91。

6）PCT 在发热性中性粒细胞减少患者的临床应用价值有待进一步研究，多数文章认为 PCT 可以作为其诊断和预后的工具。

7）美国感染性疾病学会和美国危重病急救医学学院已颁布指南，建议 PCT 作为辅助诊断指标，用来鉴别脓毒症和非感染性全身炎症反应综合征。这一指标对内科患者比外科患者更为可靠。

8）PCT 可用于指导临床抗菌药物的应用及疗效的监测。最新国际脓毒症指南建议，PCT 检测结果可用于指导治疗呼吸道感染患者时抗菌药物的使用和终止。

9）甲状旁腺肿瘤时 PCT 也显著升高，不是因感染引起，故应结合临床分析。

（5）局限性

1）最近的研究表明，在急诊患者中，PCT、IL-6 和 CRP 只能初步区分感染和非感染。

2）当不存在细菌感染时，身体经受如心脏休克、严重外伤和手术等巨大刺激时 PCT 水平也非特异性升高。

3）非感染性全身炎症反应综合征包括新生儿出生应激、热休克、急性移植物抗宿主病；不同类型的免疫治疗，如粒细胞输血抗淋巴细胞球蛋白或抗 CD_3 的抗体治疗，或用细胞因子或相关抗体疗法（IL-2 和 TNF-α 等）；某些自身免疫性疾病（川崎病或不同类型的血管炎）和副肿瘤综合征。以上状态和疾病时，PCT 水平将出现非特异性升高。接受 OKT3 免疫抑制治疗的移植患者 PCT 水平常有提高，这可能是细胞因子释放综合征的继发表现，应用 OKT3 后 PCT 水平的升高并不一定提示感染的存在，须结合其他指标综合分析。脓毒症患者不论是否接受免疫抑制治疗，其在发生脓毒症的最初 3 天内 PCT 水平并无差异，随后免疫缺陷患者在第 3~5 天时 PCT 值有所减低，而免疫力正常的患者至第 5 天后 PCT 水平才开始下降，对于脓毒症患者建议采取动态观察。

4）目前，PCT 对于全身性真菌感染方面的价值只有较少且相互矛盾的研究结果。念珠菌有关的严重脓毒症或脓毒性休克不一定引起血清 PCT 水平大幅提高，甚至低于正常水平。因此 2012 年版拯救脓毒症患者运动指南建议使用真菌细胞壁组分的 1,3-β-D-葡聚糖和甘露聚糖作为真菌脓毒症生物标志物。

5）使用 PCT 时，应综合临床的各种检查考虑，并应全面考虑到患者及其治疗有关的因素在治疗初期和治疗过程中造成的干扰。PCT 水平测定不能特异性反映病原体类型及其对抗菌药物的敏感性和耐药性；必须同时结合病原学检查和药物敏感试验结果，以提高治疗的针对性。

6）临床上抗菌药物管理工作的研究表明，基于 PCT 的临界值指导抗菌药物使用还存在异议。PCT 检测结果能否用于指导重度脓毒症和重症监护病房患者的抗菌药物治疗的终止和继续使用还无明确的结论，有待进一步评估。

3. 可溶性髓样细胞触发受体-1（soluble triggering receptor expressed on myeloid cells, sTREM-1）

（1）概念：TREM-1 是免疫球蛋白超家族成员，有 TREM-1、TREM-2 和 TREM-3 三个激活型受体和一个 TLT-1 抑制型受体。sTREM-1 由 TREM-1 mRNA 剪辑突变体编码，是可溶性的分泌蛋白，无跨膜区，但与细胞表面的 TREM-1 有相同的胞外区和相同的配体。TREM-1 位于中性粒细胞、肺泡巨噬细胞及单核细胞源性细胞膜上，在肺、皮肤和淋巴结中广泛分布。能诱导中性粒细胞和单核细胞分泌肿瘤坏死因子、干扰素和白细胞介素等促炎性细胞因子，可触发和放大急性、慢性炎症反应，与机体细菌感染相关炎症有密切关系，在炎性反应触发和放大过程中起重要作用，是感染性疾病炎症激发及级联放大的关键介质。

（2）结构：TREM-1 相对分子量 30 000，由定位于 6p21 染色体上的基因编码的跨膜蛋白，其胞内、胞膜和胞外三个结构域分别由 5 个、29 个和 194 个氨基酸组成。sTREM-1 无 TREM-1 的胞膜区，但有相同的胞外区，随着 TREM-1 的表达增加，更多的 sTREM-1 可分泌到血液中。

（3）检测方法：目前采用固相夹心 ELISA 法检测，未制定参考区间，该标志物尚限于科学研究。

（4）临床意义

1）sTREM-1 是反映机体感染的指标，在一定程度上反映感染性炎症反应。

2）sTREM-1 的水平与脓毒症的严重程度相关，可作为脓毒症的指标，比 CRP、PCT 等指标更能准确地预测脓毒症。

3）sTREM-1可用于细菌性脑膜炎鉴别诊断。细菌性脑膜炎患者的脑脊液中sTREM-1水平显著高于病毒性脑膜炎患者及正常对照,当其浓度高于25ng/L,可诊断为细菌性脑膜炎,特异性和灵敏度均超过90%。

4）sTREM-1水平也是危重患者预后判断的有效指标。

（5）局限性

1）荟萃分析显示sTREM-1在诊断细菌感染的敏感度和特异度可以达到0.82和0.83,但在诊断泌尿道感染方面敏感度和特异度都不够。

2）有研究表明,sTREM-1在诊断社区获得性感染的脓毒症方面逊色于CRP和PCT。

3）研究表明,sTREM-1水平能从系统性炎症反应综合征中鉴别脓毒症,并能反映脓毒症的严重性,在这些方面并不比TNF-α、IL-6、PCT和CRP差,但作为临床应用的诊断和预后标记方面还需更多的研究。

4.细胞因子（cytokine）

（1）概念:细胞因子是指由免疫细胞及组织细胞分泌的具有生物活性的一类小分子多肽。在免疫应答过程中,细胞因子对于细胞的生长、分化和效应起到重要的调节作用。其中,依据细胞因子的功能不同,把细胞因子分为白细胞介素、干扰素、肿瘤坏死因子超家族、集落刺激因子、趋化因子、生长因子等。

（2）结构:多数细胞因子是由100个左右氨基酸组成的可溶性小分子多肽,且以单体形式存在,只有少数细胞因子在发挥生物学作用时是以双体形式存在的。细胞因子通过与由两个或两个以上的亚单位组成的异源二聚体或多聚体的细胞因子受体特异性结合发挥其生物学效应。

（3）检测方法:有固相夹心ELISA法、RIA、免疫印迹法、细胞内染色法、酶联免疫斑点（ELISPOT）技术。

（4）临床意义

1）在细菌感染时某些细胞因子如TNF-α等的水平迅速升高,且升高水平与感染的严重程度相关。

2）IL-6等细胞因子可用于感染性休克严重程度及新生儿感染、脓毒症预后的判断。

3）在炎症、自身免疫病、变态反应、休克等疾病时,某些细胞因子的表达量急剧增加,对其进行检测可辅助临床诊断及鉴别诊断。

4）小规模研究表明:由细胞因子IL-6、IL-8和抗炎性细胞因子IL-10联合检测,其结果优于CRP和PCT对脓毒症患者的死亡预测。

除此之外,细菌感染性疾病分子标志物尚有中性粒细胞CD_{64}、某些细菌的特异性抗原检测,如A群β-溶血链球菌、B群β-溶血链球菌、肺炎链球菌、脑膜炎奈瑟菌、拟杆菌、军团菌、淋病奈瑟菌、支原体、衣原体等。

（5）局限性

1）在死亡组,前炎性细胞因子和抗炎性细胞因子有较高的水平,而脓毒症幸存者的前炎性细胞因子和抗炎性细胞因子为低和较低水平,所以作为脓毒症的标志物还有待进一步研究。

2）细胞因子不能鉴别感染性疾病和非感染性全身性炎症。

3）IL-6是否可用于感染或脓毒症非常早期的预测指标有待进一步调查。

5.几种主要感染性标志物的比较　图13-4-1描述了脓毒症中不同标志物的动力学变化:细胞因子（IL-6、IL-10、TNF-α）快速上升和下降;CRP延迟释放与下降;PCT快速高特异性地增长,在脓毒症情况下,3~4小时即可检测到其水平的增长、快速下降,半衰期接近24小时,可快速反馈治疗效果（每24小时降低50%浓度）。在脓毒症监测方面,PCT有着自然的优势[1]。图13-4-2说明:在重度脓毒症和全身炎症反应综合征的鉴别诊断中PCT比传统的CRP、IL-6等炎性指标,有着更好的ROC曲线分析,体现出更具优势的诊断灵敏度和特异性[2]。图13-4-3说明,在细菌感染/脓毒症的鉴别诊断中PCT比CRP、WBC体现出更好的诊断准确性。

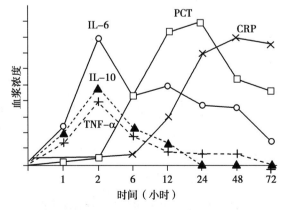

图13-4-1　在一次内毒素刺激的人体试验中不同的标志物的动力学变化

□为PCT,×为CRP,○为IL-6,▲为IL10,+为TNF-α

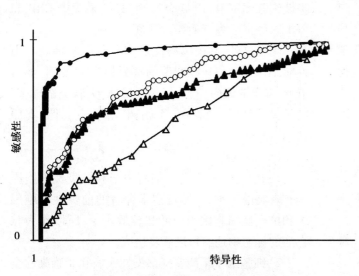

图 13-4-2　PCT、CRP 和 IL-6 等炎性指标的
ROC 曲线

●PCT，○CRP，▲IL-6，△为乳酸盐

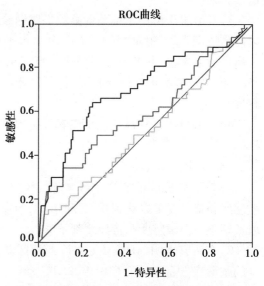

图 13-4-3　PCT、CRP 和 WBC 的细菌感染/
脓毒症的鉴别诊断 ROC 曲线

■为降钙素原，▨为 CRP 水平，▨为白细胞水平。

表 13-4-1　脓毒症中不同标志物的比较

项目	IL-6	CRP	PCT
诱导原	IL-1、TNF-α	IL-6	IL-6、内毒素
出现时间	1h 内	IL-6 产生后的 12~48h	IL-6 产生后的 24h
半衰期	1h	20h	24h
脓毒症诊断	++	++	+++
脓毒症预后评估	+++	++	+++
脓毒症治疗监测	++	++	+++
假阳性	试剂盒带来的假阳性	a. 孕妇则较高 b. 药物影响、雌激素、口服避孕药使其升高 c. 血浆检测可以造成假阳性 d. 肝病和风湿病等 e. 损伤性出血	1. 手术创伤、多处创伤 2. 在手术后前两天,出生 48 小时以内新生儿 3. 免疫刺激药物(OKT3、TNFa、IL-2) 4. 严重烧伤、肿瘤、血液性疾病、器官移植 5. 肾功能不全等非细菌因素导致的 PCT 升高 6. 白细胞减少症患者 7. 骨髓移植和造血干细胞移植
假阴性	试剂盒带来的假阴性	a. 新生儿、幼儿、学龄儿童; b. 皮质激素、抗菌药物	a. 感染早期、局部感染 b. 既往进行过有效抗菌药物治疗 c. 非典型病原体感染 d. 亚急性心内膜炎、骨髓炎、局灶性脑膜炎等
脓毒症监测作用	炎症与脓毒症早期炎症的警示指标,用于脓毒症高危人群的筛查和疾病病程的监测	与疾病的严重程度缺乏相关性,对于脓毒症的诊断缺乏特异性	脓毒症早期诊断与治疗,监测的特异性指标

（二）真菌感染性疾病生物标志物

随着广谱抗菌药物、免疫抑制剂和抗肿瘤药物等在临床的广泛应用，真菌感染的发病率和病死率呈上升趋势。但真菌的涂片及培养阳性率低、费时，而真菌感染性疾病分子标志物检测拓展了实验室的检测方法。目前，实验室常用的真菌感染性疾病生物标志物的检测项目有：G 试验和 GM 试验。

1. 真菌感染抗原（1,3-β-D-葡聚糖）检测（G 试验）

（1）概念：1,3-β-D-葡聚糖抗原是存在于酵母菌和丝状真菌细胞壁的一种多聚糖成分，除接合菌外，1,3-β-D-葡聚糖存在于所有真菌的胞壁，其中酵母样真菌含量最高。

（2）结构：1,3-β-D-葡聚糖的主链为 1,3-β-D-葡聚糖苷键连接的葡萄糖残基骨架，其侧链为分支状 1,3-β-D-葡聚糖残基。当机体受真菌感染后吞噬细胞对真菌进行吞噬、消化等处理后，能从胞壁中持续释放 1,3-β-D-葡聚糖。由于 1,3-β-D 葡聚糖广泛存在于真菌的细胞壁中，当真菌进入人体血液或深部组织后，经吞噬细胞的吞噬、消化处理，1,3-β-D 葡聚糖可从胞壁中释放出来，从而使血液及其他体液中 1,3-β-D 葡聚糖含量增高。当人体深部受这类真菌感染时，真菌在代谢过程会不断释放出葡聚糖。检查患者的血液（血浆或血清），会发现葡聚糖含量明显高于非感染者。因此，葡聚糖可作为具有这种细胞结构的真菌感染标识物。在浅部真菌感染中，1,3-β-D 葡聚糖未被释放出来，故在体液中含量不高。

（3）G 试验：1,3-β-D-葡聚糖可特异性激活对其敏感的鲎变形细胞裂解物中的 G 因子，产生蛋白酶，引起裂解物凝固，故称 G 试验。

（4）临床意义

1）G 试验可用于真菌感染的早期诊断。1,3-β-D-葡聚糖是真菌感染的有效标志物。定量检测人血液中的 1,3-β-D 葡聚糖，成为侵袭性真菌病（invasive gungal disease，IFD）的微生物学标识检测手段之一。

早期诊断（抢先治疗）：G 试验可以及时且快速地为临床深部真菌感染提供临床依据，大大提高了深部真菌感染的早期诊断率，为临床应用抗真菌药物争取了宝贵的治疗时间。

快速诊断：真菌感染就医的患者，往往病情严重，传统的微生物分离、培养与鉴定需要时间较长，然而 G 试验仅需 1 下室即可得到检测结果。

2）G 试验可用于指导真菌感染后的临床用药方案的制订。

3）G 试验可用于抗真菌药物用药后的疗效评估。

（5）方法的局限性

1）适用于除隐球菌和接合菌（毛霉菌）外的所有深部真菌感染的早期诊断，尤其是念珠菌和曲霉菌，但不能确定菌种。

2）需要指出的是，隐球菌的细胞壁虽然有葡聚糖组分，在隐球菌感染患者的血液中却检测不出葡聚糖异常。这可能与隐球菌具有特殊的细胞被膜有关。因此 G 试验不适合于隐球菌感染的检测。

3）所有试验用品均不得受葡聚糖污染，否则检测结果容易出现假阳性。如：①使用纤维素膜进行血透，标本或患者暴露于纱布或其他含有葡聚糖的材料；②静脉输注免疫球蛋白、白蛋白、凝血因子或血液制品；③链球菌菌血症；④操作者处理标本时存在污染；⑤使用多糖类抗癌药物、放化疗造成的黏膜损伤导致食物中的葡聚糖或定植的念珠菌经胃肠道进入血液等。

2. 曲霉菌感染抗原检测（半乳甘露聚糖，galactomannan，GM）

（1）概念：半乳甘露聚糖或称半乳糖甘露聚糖，存在于部分植物与真菌中，是曲菌属的细胞壁重要组成成分的一种，且随着曲霉菌的成长会从薄弱的菌丝顶端释放到环境中。

（2）结构：半乳甘露聚糖是 1-6-连接的 α-D 型吡喃半乳糖，即由其直线状（1-4）-连结的 β-D 型甘露糖骨干连接到 α-D 型半乳糖的多糖。

（3）检测方法：GM 试验是用微孔板酶免疫夹心法检测血清中曲霉菌半乳甘露聚糖抗原的方法。

（4）临床意义

1）GM 试验可用于曲霉菌感染的早期诊断。

2）GM 的释放量可用于间接的反映曲霉菌感染的严重程度。

3）GM 试验可用于指导临床抗真菌药物的应用及抗真菌药物用药后的疗效评价监测。

4）GM 试验还可用于检测支气管肺泡灌洗液，是目前国际上诊断侵袭性曲霉病时一致认可的方法之一。

（5）方法的局限性

1）阴性结果不能排除侵袭性曲霉菌的诊断，如有患侵袭性曲霉菌的风险，应每周检测 2 次。

2)使用曲霉菌 EIA 试剂盒检测含半乳甘露聚糖抗原样品时，必须严格按说明书步骤操作及解释结果来分析。

3)曲霉菌 EIA 试剂盒对慢性肉芽肿疾病和职业综合征的患者检出率会明显降低，侵袭性曲霉菌病患者使用抗真菌药物，将降低检测的敏感度。目前还缺乏新生儿或幼儿的血清样品、血浆、其他标本类型如尿液、支气管肺泡灌洗液，脑脊液等大数据的评估。

4)检测 GM 时，如青霉菌、交链孢菌、拟青霉等其他真菌类都对大鼠 EBA-2 单克隆抗体呈现反应性。

5)无临床症状的阳性反应。在 GM 的早期检查中，血清检测往往比临床表现和(或)影像学发现得早，阳性反应但没有临床症状，最后诊断证实或怀疑有侵袭性曲霉菌感染，故在特定情况下，解释结果时需要考虑一些因素：①曾有报道阳性结果与曲霉菌感染有关，但无临床症状的情况，特别是幼儿/新生儿；②许多食物如谷物、谷类制品和奶油甜点中含有呋喃半乳糖，在幼儿、肠道屏障改变的患者和检出 GM 阳性却无临床症状的患者，解释结果时需重点考虑食物因素；③不同批号或批次的哌拉西林/他唑巴坦、阿莫西林克拉维酸肠外制剂等会造成 GM 试验呈阳性反应，此时应谨慎解释结果并结合其他方法确认。概括而言，以下情况可出现假阳性：①使用半合成青霉素尤其是哌拉西林/他唑巴坦；②新生儿和儿童；③血液透析；④自身免疫性肝炎等；⑤食用可能含有 GM 的牛奶等高蛋白食物和污染的大米等。

6)以下情况可出现假阴性：①释放入血循环中的曲霉 GM(包括甘露聚糖)并不持续存在而是很快清除；②以前使用抗真菌药物；③病情不严重；④非粒细胞缺乏的患者。

7)GM 试验和 G 试验的对比如表 13-4-2 所示。

表 13-4-2　G 试验与 GM 试验的比对

项目		G 试验(1,3-β-D 葡聚糖检测)	GM 试验(半乳甘露聚糖抗原检测)
原理		利用 1,3-β-D 葡聚糖特异性激活鲎变形细胞裂解物中的 G 因子而导致裂解物凝固，使整个反应通过光谱仪测量其光密度来进行量化	双抗体夹心法，用大鼠单克隆抗体 EBA-2 包被的微孔板，检测人血清中的半乳甘露聚糖。半乳甘露聚糖广泛存在于曲霉和青霉细胞壁中
适用性		除隐球菌和接合菌外，所有深部真菌感染的早期诊断指标。连续 2 次阳性是侵袭性真菌感染的临床诊断指标	侵袭性曲霉菌感染。连续两次阳性是侵袭性真菌感染的临床诊断指标。检测结果可作为疗效监测指标
常见真菌感染检测结果	念珠菌属	+	−
	镰刀菌属	+	−
	隐球菌属	−	−
	曲霉菌属	+	+
	青霉/拟青霉	+	+
	接合菌纲：毛霉、根霉	−	−
标本采集和保存		无热原采血管绿帽试管(肝素抗凝，湛江安度斯生物有限公司试剂盒)或专用红帽试管(北京金山川科技发展有限公司试剂盒)，静脉采血 2ml。2h 内送检，48h 内 4～8℃，−20～−70℃冻存，−70℃保存 2 年，仅可反复冻融 4 次(尽可能不使用冻融标本)。注意：目前非血液标本有待评估，如阈值等	红帽试管或黄帽试管(美国 BioRad 公司试剂盒)，静脉采血 5ml。提取血清后，2～8℃，5d，长期保存−70℃，仅可反复冻融 4 次。支气管肺泡灌洗液等 2h 内送检
参考范围		试剂反应性不同，检测结果不同，cut-off 值不同	≥0.5 为阳性

续表

项目	G 试验(1,3-β-D 葡聚糖检测)	GM 试验(半乳甘露聚糖抗原检测)
假阳性	a. 血液透析和腹膜透析应用纤维膜 b. 患者输入白蛋白、球蛋白、脂肪乳和凝血因子 c. 某些抗肿瘤药物如香菇多糖、裂褶菌多糖 d. 某些细菌脓毒症(尤其是链球菌脓毒症) e. 手术中使用棉纱垫和棉拭子等	a. 抗菌药物哌拉西林/他唑巴坦、阿莫西林/克拉维酸等的使用 b. 与其他病原体有交叉反应:皮炎芽生菌、青霉、拟青霉、马尔尼菲青霉菌、隐球菌、头状地霉、组织胞浆菌、链格孢等 c. 谷类、脂质甜点中的 GM 抗原通过肠道入血 d. 肠道中定植的曲霉释放 GM 进入血液循环 e. 用药前,或在血药浓度较低时及高剂量使用激素时采样 f. 新生儿和儿童(假阳性 83%)、血液透析(不能清除大分子 GM)、自免肝和化疗的严重黏膜炎患者
假阴性	具有厚壁胞膜的隐球菌,在免疫缺陷患者体内生长缓慢,导致试验呈假阴性	a. 释放入血液循环中的曲霉 GM 并不持续存在而是会很快清除 b. 以前使用了抗真菌药物:三唑类:降低 GM 水平;米卡芬净:升高 GM 水平 c. 病情不严重、低侵袭性曲霉病及低曲霉负荷量 d. 非粒细胞缺少患者抗真菌药物
特点及临床应用	a. 高特异性和 NPV,IFI 早期诊断比出现临床症状体征早约 10 天而比 HRCT 改变早约 9 天 b. 敏感性与感染严重程度(真菌负荷量)相关,动态反应感染程度和抗真菌治疗疗效,高危患者建议每周检测 1~2 次,高危人群动态监测 c. 连续 2 次 G 试验阳性或 2 次以上阳性可降低假阳性率提高 PPV,与 GM 试验联合可提高阳性率。儿童 BG 水平高于成人	a. 早期、快速、高特异性和高 NPV b. GM 水平反映曲霉负荷量,动态变化指导抗真菌药物使用 c. 推荐用于恶性血液肿瘤、HSCT 患者 d. 高危人群动态监测,结合影像学、培养结果和临床情况综合分析

注:G 试验和 GM 试验都能对临床常见的侵袭性真菌感染作出早期判断。G 试验能检测出包括曲霉和念珠菌在内的致病性真菌,且临床研究显示具有较好的敏感性和特异性,但不能检出隐球菌和接合菌,也不能鉴定具体的菌属和菌种。GM 试验主要针对曲霉感染,其敏感性和特异性受诸多因素影响

3. 隐球菌感染抗原检测(荚膜多糖抗原)

(1)概念:新型隐球菌根据其荚膜抗原性的不同可分为 A、B、C 和 D 四个血清型,在隐球菌感染机体后大量荚膜多糖释放,且其荚膜抗原能溶解在脑脊液、血液及尿液中,所以可用特异性血清进行检测。通过检测荚膜多糖抗原可早期诊断隐球菌感染。

(2)结构:荚膜多糖是位于细胞壁表面的一层松散的黏液物质,主要是由葡萄糖与葡萄糖醛酸组成的一种聚合物,也可含多肽与脂质。

(3)检测方法:乳胶凝集试验、ELISA 法。新型

隐球菌感染好发于恶性肿瘤、AIDS、糖尿病、器官移植、大剂量长期应用糖皮质激素等细胞免疫功能低下的患者,主要累及中枢神经系统和肺脏。怀疑中枢神经系统、肺及其他部位隐球菌病的患者都可送检,标本采集要求:血清标本可抽取患者空腹促凝血 3ml(黄帽或红帽)(不含抗凝剂),脑脊液标本则按无菌操作抽取脑脊液标本 0.5~1ml,血清和脑脊液标本都需 2 小时内送检。

(4)临床意义

1)抗原乳胶凝集试验能简单迅速地检测血清和

脑脊液中新型隐球菌的荚膜多糖抗原,可定性检测,也可进行滴度测定。有文献报道称其敏感性和特异性均达93%~100%,阳性预测值达89%,阴性预测值达100%。荚膜多糖抗原检测是新型隐球菌早期诊断的主要方法,欧洲癌症研究和治疗组织和侵袭性真菌感染协作组已经将脑脊液新型隐球菌抗原试验阳性作为中枢隐球菌感染的确诊指标之一。

2)脑脊液抗原乳胶凝集试验对中枢神经系统感染隐球菌的诊断具有非常好的敏感性和特异性,并且在感染治疗的过程中,一般其滴度会逐渐降低,而在感染治愈后,许多患者仍可相当长时间的持续乳胶凝集试验阳性。在中枢神经系统感染时,抗原滴度血清常常大于脑脊液,但这并不提示存在感染的播散。

(5)方法的局限性

1)乳胶凝集试验判断结果带有主观性,以多克隆抗体IgG为基础的试剂盒与类风湿因子等存在交叉反应造成假阳性。

2)有报道称某些菌种如丝孢酵母菌感染可引起结果的假阳性。

3)结果的假阴性主要由后滞效应引起,为避免这种假阴性的产生,可以采取多次送样检测,也可对标本进行一定稀释后再检测。

4)应用在HIV等免疫功能低下的患者中则需注意结果的解释,因为这类患者很难将荚膜多糖抗原清除,即使新型隐球菌培养已经阴性,EIA检测结果仍可能阳性。

（鲁辛辛　张　桂）

参 考 文 献

1. Reinhart K,Meisner M,Brunkhorst FM. Markers for sepsis diagnosis:what is useful? Crit Care Clin,2006,22:503-519

2. Müller B,Becker KL,Schochinger H,et al. Calcitonin precursors are reliable markers of sepsis in a medical intensive care unit. Crit Care Med,2000,28:977-983

第五节　分子生物学技术

　　自从1977年Woese等首先应用16S rRNA基因测序进行原核生物分类研究以来,陆续发现了大量新型微生物,澄清了大量曾经分类模糊的微生物种类。分子微生物学技术的问世对人类了解病原微生物做出巨大贡献[1,2]。分子生物学技术是近年发展最为迅速的领域之一,以核酸扩增与核酸分析为基础的新技术不断涌现,其中比较适合微生物学实验室选择的有核酸扩增技术、核酸测序技术、核酸指纹技术以及核酸芯片技术等,这些技术可为病原微生物学检测、致病性与耐药性分析、流行病学调查和医院感染防控等方面提供不可或缺的手段。然而,如何将这些技术转化为微生物学实验室中顺手拈来的方法,必须建立一套行之有效的流程与标准,合理运用各种技术手段,才能真正发挥分子生物学技术的作用,从而体现了学科交叉与技术融合的能力。本节将重点介绍临床实验室常用分子生物技术与应用选择。

一、临床实验室常用分子生物学技术

(一)核酸扩增及其衍生技术

核酸扩增技术的重要性不言而喻,它是众多核酸分析技术的基础。在普通PCR原理的基础上,通过一系列改良与新技术加入,针对不同的核酸扩增需要,形成了一系列PCR衍生技术,这些技术针对性强,具有很高的临床实用价值。

1. 巢式PCR　巢式PCR是一种变异PCR,使用两对PCR引物扩增一个完整的片段。第一对PCR引物扩增片段和普通PCR相似,第二对引物(巢式引物)结合在第一次PCR产物内部,第二次PCR扩增片段短于第一次扩增,如果第一次扩增产生了错误片段,则二次PCR在错误片段上进行引物配对并扩增的概率极低,因此巢式PCR的扩增特异性强。

技术特点:这种技术能从干扰基因含量极高的标本中扩增出含量极低的目的基因片段,适用于病毒及非培养的原核微生物特异性基因扩增。

2. 反转录PCR　反转录PCR(reverse transcription-polymerase chain reaction, RT-PCR)是扩增mRNA的一种技术,提取组织或细胞中的总RNA,采用多聚胸腺嘧啶或随机引物利用反转录酶反转录成cDNA,再以cDNA作为模板进行扩增和分析。

技术特点:RT-PCR可广泛用于RNA表达图谱分析,鉴定RNA转录子的序列,还可进一步知道基因组上外显子和内含子的位置,检测 RNA 病毒例如 HIV、HCV 及临床常见 RNA 病毒。

3. 多重 PCR 多重 PCR 是在一次 PCR 反应中同一体系内加上两对以上引物,同时扩增出多个核酸片段的 PCR 反应。其反应原理、反应试剂和操作过程与一般 PCR 相同。多重 PCR 具有高效、系统的特点,但要注意引物之间是否存在非特性结合以及不同目的片段不应有高度同源性。多重 PCR 在临床应用广泛,逐步成为主流病原微生物过筛技术。

技术特点:多重 PCR 主要用于多种病原微生物的同时检测或分型,多重 PCR 能提高多位点突变或多型别基因的检出率。但是自建多重 PCR 比较困难,绝大多数需要依赖商家提供的技术与检测平台。

4. 实时荧光定量 PCR 实时荧光定量 PCR 是在 PCR 反应体系中加入荧光基团,利用荧光信号积累实时检测整个 PCR 进程,最后通过标准曲线对未知模板进行定量分析的方法。当 PCR 反应中形成互补的 DNA 片段时,荧光探针被切断,荧光素游离于反应体系中,在特定光激发下发出荧光。随着循环次数的增加,被扩增的目的基因片段呈指数增长,通过实时检测荧光信号强度,求得 CT 值;利用已知模板浓度的标准品作对照,即可得出待测目的基因的拷贝数。目前临床实验室大量使用的病原微生物分子诊断技术多为 RT-PCR。

技术特点:实时荧光定量 PCR 具有灵敏度高、定量准确、操作简单的特点。可用于检测病原体定量检测等方面,与多重 PCR 技术结合使用可提高效率[3]。

5. 数字 PCR 数字 PCR 是近年来兴起的新技术,这种技术通过单分子目的 DNA 片段体外扩增来计数的方法,对 DNA 进行定量,因此是一种绝对定量的工具。主要技术手段是采用分析化学的微流控的方法,将稀释后的 DNA 溶液分散至特定芯片的微反应器中,每个反应器的 DNA 模板数少于或者等于 1 个。这样经过 PCR 循环之后,有一个 DNA 模板的反应器就会亮,没有 DNA 模板的反应器就是暗的。根据相对比例和反应器的体积,就可以推算出原始溶液的核酸浓度。

技术特点:数字 PCR 适用于依靠荧光定量 PCR 不能很好分辨的核酸分析,如拷贝数变异、突变检测、基因相对表达研究、二代测序结果验证及单细胞基因表达等。

6. 恒温 PCR 恒温 PCR 技术临床应用并不普

及,但有其特点。最常见的是 Lamp 技术。Lamp 技术是在恒温状态下进行的。60~65℃ 是双链 DNA 复性及延伸的中间温度,DNA 在 65℃ 左右处于动态平衡状态,因此,DNA 在此温度下合成是可能的。任何一个引物向双链 DNA 的互补部位进行碱基配对延伸时,另一条链就会解离,变成单链。上游内部引物首先与模板在链置换型 DNA 聚合酶的作用下向前延伸启动链置换合成。同时外部引物模板结合并延伸,置换出完整的互补单链,以此链为模板继续反应。下游引物也形成类似的合成,形成哑铃状结构的单链。以茎环状结构为模板,进行 DNA 合成延伸及链置换,形成长短不一的两条新茎环状结构的 DNA,从而启动新一轮扩增。

技术特点:Lamp 技术操作简单,需要设备少,加入荧光染料后肉眼就能判断阴阳性,是一种定性或半定量的 PCR 技术。适用于结核分枝杆菌与寄生虫等的快速分子检测。

(二)核酸测序分析技术

核酸序列分析又称核酸测序,是将核酸片段的碱基排列顺序直接测定出来的方法。核酸序列分析无疑是核酸最特异、最有效的分析技术。核酸序列分析是重要的分子生物学技术,在临床微生物鉴定与分析中发挥重要作用。核酸测序技术经过了三代的发展,在不久的将来,这种技术会在临床实验室大量应用,改变目前的技术格局。

1. 第一代测序技术 第一代测序的技术主要有 Sanger 等(1977)发明的双脱氧链末端终止法以及 Maxam 和 Gilbert(1977)发明的化学降解法。Sanger 测序法的应用更为广泛,已开发了基于此法的自动化设备。

技术特点:这类系统最长可测定 600~1000bp 的 DNA 片段,且对重复序列和多聚序列的处理较好,序列准确性高,是微生物鉴定首选的方法。这类测序仪在 24 小时内可测定的 DNA 分子数一般不超过 10 000 个,通量较低,每碱基测序成本较高,不适合大规模平行测序。

2. 第二代测序技术 第二代测序技术又称高通量测序技术,以能一次对几十万到几百万条 DNA 分子进行序列测定和一般读长较短为标志。根据发展历史、影响力、测序原理和技术不同等,主要有以下几种:大规模平行签名测序(massively parallel signature sequencing,MPSS)、聚合酶克隆(polony sequencing)、454 焦磷酸测序(454 pyrosequencing)、Illumina(Solexa)sequencing、离子半导体测序(ion

semiconductor sequencing)、DNA 纳米球测序(DNA nanoball sequencing)等。

技术特点:可在基因组水平上对还没有参考序列的物种进行从头测序,获得该物种的参考序列,为后续研究和分子育种奠定基础;对有参考序列的物种,进行全基因组重测序,在全基因组水平上扫描并检测突变位点,发现个体差异的分子基础。在转录组水平上进行全转录组测序,从而开展可变剪接、编码序列单核苷酸多态性等研究;或者进行小分子RNA 测序,通过分离特定大小的 RNA 分子进行测序,从而发现新的小分子 RNA。在转录组水平上,与染色质免疫共沉淀和甲基化 DNA 免疫共沉淀技术相结合,可检测出与特定转录因子结合的 DNA 区域和基因组上的甲基化位点。

3. 第三代测序技术　又名从头测序技术,即单分子实时 DNA 测序。该技术是将脱氧核苷酸用荧光标记,显微镜可以实时记录荧光的强度变化。当荧光标记的脱氧核苷酸被掺入 DNA 链的时候,它的荧光就同时能在 DNA 链上探测到。当它与 DNA 链形成化学键的时候,它的荧光基团就被 DNA 聚合酶切除,荧光消失。这种荧光标记的脱氧核苷酸不会影响 DNA 聚合酶的活性,并且在荧光被切除之后,合成的 DNA 链和天然的 DNA 链完全一样,利用共聚焦显微镜实时、快速地对集成在板上的无数的纳米小孔同时进行记录从而达到测序的序列。

技术特点:无需 PCR 反应,因此也无需设计特异性引物;实现了 DNA 聚合酶内在自身的反应速度,一秒可以测 10 个碱基,测序速度是化学法测序的 2 万倍;实现了 DNA 聚合酶内在自身的延续性,一个反应就可以获得较长的序列;精度达到 99.999 9%;可直接测 RNA 的序列。三代测序的技术及其特点比较如表 13-5-1 所示。

表 13-5-1　三代测序技术比较

测序技术	公司/仪器	测序方法	测序酶	测序长度/bp	优点	局限性
一代测序技术	ABI/3130XL-3730XL	sanger 毛细管电泳	DNA 聚合酶	600~1000	高长度、准确度好	通量低、成本高
	Beckman/GeXP 遗传分析系统	sanger 毛细管电泳	DNA 聚合酶	600~1000	高长度、准确度好	通量低、成本高
二代测序技术	Roche/454GS FLX 系列	焦磷酸法	DNA 聚合酶	230~400	测序通量大、读长较长	样品制备困难
	Illumina/Hiseq2000、2500	可逆链终止物合成法	SBS/DNA 聚合酶	2×150	极高通量	测序成本很高
	ABI/5500xlSolid 系统	连续测序法	DNA 聚合酶	25~35	通量高、成本低	读长短、耗时长
三代测序技术	赫利克斯/Heliscope 系统	单分子合成测序法	SBS/DNA 聚合酶	25~30	高通量、单分子	读长短、仪器贵
	太平洋生物/PacBio RS	实时单分子测序	DNA 聚合酶	1000	高读长	准确度相对低
	全基因组/GeXP 分析系统	复合探针杂交连接法	DNA 聚合酶	10	通量高,错误低	低读长
	生命技术/PGM	合成测序	电信号/DNA 聚合酶	100~200	不需要用修饰碱基	容易累计错

(三)核酸指纹技术

任何遗传分析都是以遗传标志为基础,而遗传标志的价值又在于其变异性(即多态性)的大小,而作为遗传信息载体 DNA 分子被认为是最可靠的遗传标志。随着限制性内切酶、重组 DNA 技术与电泳技术的出现,DNA 的差异可经酶切长度与数量或 PCR 扩增产物差异,再通过不同介质反映出来,这就是核酸指纹技术。核酸指纹技术在临床实验室主要应用于医院感染的分子流行病学调查、病原菌分型与溯源。目前最为常用的技术包括:经典的脉冲场凝胶电泳技术、多位点序列分析技术、基因组重复序列 PCR 技术、可变数目串联重复序列分析技术、单核苷酸多态性分析技术及全基因组序列比对。

1. 脉冲场凝胶电泳(pulse field gel electrophoresis, PFGE)　PFGE 是一种可以分离大核酸分子的方法。脉冲场凝胶电泳技术是微生物分型的经典方法,将微生物包裹在一种特殊的琼脂中,然后加入蛋白酶等化学物质,消化去除微生物中的蛋白成分,剩下整个核酸序列。经特殊的限制性内切酶作用后,切割成大小不等的片段,然后将其置于脉冲场电泳槽中电泳,完成片段分离。经过染色剂染色再进行脱色后,就可以在读胶仪上显现酶切后的电泳图谱,经统计软件分析,可判断出条带大小和数量的不同,因此可用于微生物的同源性分析,从而达到区分微生物不同生物型的目的。普通的凝胶电泳中大的核酸分子片段(>10kb)移动速度非常接近,不能形成可区分的条带。而在脉冲场凝胶电泳中,电场会在两个有一定夹角(非相反)的方向不断转换,核酸分子在向正极迁移的过程中,相对较小的核酸分子在电场转换后的迁移速度快于相对分子较大的核酸分子,这样可以区分不同大分子核酸。

技术特点:脉冲场凝胶电泳可以用来分离大小从 10kb 到 10Mb 的核酸分子。PFGE 自动化程度低,每一种细菌 PFGE 方法需要经过标准化处理,否则实验室间的数据难以比对。

2. 多位点序列分型技术(multilocus sequence typing,MLST)　MLST 是一种基于核酸序列分析与群体遗传学为基础的技术。这种分型技术能反映病原菌的群体与进化的关系。同一种属细菌的管家基因(housekeeping gene)既有保守性又有差异性,而这种差别可微细到同种不同株系之间,这样就为进化与溯源研究提供了理想的方法。MLST 就是通过设计一组管家基因(通常为 7 组)引物,同时进行 7 个管家基因扩增、测序并进行序列比对,再根据序列差异构建系统进化树,因而得到菌株分型和基因相关性的结果。

技术特点:MLST 技术是基于基因位点进行测序分析的技术,因此,能比电泳图谱技术发现更多的等位基因,能构建系统树图,可推断菌株间的系统发育关系。而且由于使用的是序列分析技术,分型结果客观无歧义,方便实验室间的数据对比,但是 MLST 仅能反映被检测序列的变化[4]。

3. 基因组重复序列 PCR 技术(repetitive extragenic palindrome-PCR,rep-PCR)　rep-PCR 是一种较新的基因指纹分析技术。微生物基因组中广泛分布的短重复序列,包括基因外重复回文序列、肠杆菌基因间重复序列等,这些重复序列在细菌属、种及株水平上分布有差异,而进化过程相对保守。Rep-PCR 通过扩增基因组中这些短重复序列,再通过电泳条带比较分析,考察基因组间差异,以聚类图形式出现。

技术特点:操作简便,自动化设备适合于大批量菌株鉴定,已形成标准化流程。但是分辨率有限、成本昂贵、数据库不足。

4. 可变数目串联重复序列分析技术(variable number of tandem repeats,VNTR)　VNTR 是一种高多态性的遗传标记,在所有卫星 DNA 中,约 50% 为长度多态性,等位基因之间的长度差异是因重复序列的拷贝数不同产生的。细菌的基因组中含有多个 VNTR 序列,这些序列可被用于基因分型。可变数目串联重复序列分析技术(multiple-locus VNTR analysis,MLVA)是运用 VNTR 为基础的多态性分析,MLVA 可扩大对基因组的覆盖面,提高了准确性。同时 MLVA 可提供多个位点的多个特征,增加了对菌株的鉴别能力。

技术特点:MLVA 以 PCR 为基础,仅需少量 DNA 模板,实验室间可比性较好,提高了 VNTR/MLVA 在临床实验室的实用性。

(四) DNA 芯片技术

DNA 芯片技术原理:DNA 芯片是将大量 DNA 探针按一定顺序排列在固相基片上组成密集的微阵点,利用核酸杂交原理对靶核酸进行检测,最后通过扫描和数据处理得到结果,分为固相芯片和液相芯片两种,在微生物高通量分析与多种病原体筛查时具有显著的技术优势。

1. 固相芯片原理　固相芯片通过空间位置寻址来识别不同点阵元素(即区别不同的特异性反应),比如将探针印制在固相载体如玻璃或尼龙膜上,然后扩增后 PCR 产物与之杂交,经过洗涤进行读数进行检测物的识别。目前,国内外的技术团队均开发了多重病原体检测试剂,但是应用有限。

2. 液相芯片原理　液相芯片则通过反应载体——微球所具有的物理、光学信号(如颜色)来识别点阵元素。液相芯片技术是一种以经过特殊编码、可识别的微球作为生物分子(如抗原、抗体、蛋白质及核酸等)反应及信号检测载体的阵列分析技术。液相芯片采用的分子杂交反应类型与固相芯片类似,只是所有的反应在混悬于液相中的微球表面上进行,故也称为悬浮式点阵技术。液相芯片较固相芯片重复性与灵活性较好,而且方便省时,通常认为灵敏度也高于固相芯片。因此,液相芯片非常适合应用于临床诊断,尤其在病原微生物学检测、药物基因组学研究、生物标志物检测等具有良好的应用前景。

二、分子生物学技术在临床实验室中的应用

(一)病原微生物基因鉴定技术

微生物学实验室首要任务是快速准确鉴定病原。近年不断出现的新发、突发传染病,对实验室的非传统技术提出更高要求。分子生物学技术用于临床,必须经过一系列的优化,如标本采集、转运载体、平台建设等。本节重点介绍通用性的分子病原鉴定技术,鉴定流程如图 13-5-1 所示。

1. 标本采集与转运 标本采集与转运正确与否直接关系到检验结果的准确性。①需由专业医师进行标本采集,取足量以便进行其他比对;②应根据感染标本可能感染的病原微生物进行分类,普通细菌、苛养菌、厌氧菌、真菌还是病毒,各类病原均有专属的标本转运容器,如果未知病原的标本,推荐使用通用型标本保存管,如 Copan 公司的 SRK 保存管;③所有分子生物学标本均应在分子检测的同时,进行涂片镜检与普通培养,并与分子方法的结果相互印证;④核酸提取的瓶颈较多,目前首推 QIAGEN 核酸提取试剂,可提高复杂标本核酸提取效率。

2. rRNA 基因测序技术

(1)原核生物 16S rRNA 基因:原核微生物的核糖体 RNA(rRNA)按沉降系数(S)分为 3 种,分别为 5S、16S 和 23S rRNA。16S rRNA 基因是细菌染色体上编码 16S rRNA 相对应的 DNA 序列,存在于所有细菌染色体基因中,它的内部结构由保守区序列及可变区序列两部分组成。其分子内存在的可变区序列,显示出细菌不同分类水平上的特异性,而保守区序列可作为引物设计使用。编码 5S rRNA 基因所携带信息量过少,23S rRNA 基因携带信息量过大,均不适宜用于核酸鉴定分析。rRNA 基因间隔区序列分辨率高于 16S rRNA 基因,常用于生物型与血清型分型。

(2)原核病原微生物核酸引物设计:16S rRNA 基因的可变区和保守区很多,长短不一,理论上任何可变区两端的保守区都能设计引物。引物设计时除了遵循引物设计的一般规则,需要关注的是:①尽量选择较为稳定的扩增片段,产物单一;②理论上序列越长,包含的信息量越多,鉴定吻合率越高;③理论上多片段 16S rRNA 基因同时测序可提高鉴定率。

(3)16S rRNA 基因的 PCR 扩增:16S rRNA 基因的核酸扩增与普通 PCR 基本相同,可根据扩增片段的长短和碱基 G、C 含量来计算 Tm 值。

(4)16S rRNA 基因 PCR 产物的电泳检测:16S rRNA 基因扩增完成后,其产物可和相应的核酸分子量标记物(marker)在 1%琼脂糖中进行电泳,再经过染色剂染色,在紫外线灯下可初步判定扩增核酸片段的大小,与实验设计相比较,可判断扩增产物是否为目的片段。

(5)扩增片段回收与纯化:临床实验室一般采用切胶回收过柱纯化法。核酸片段经过琼脂糖电泳及染色后,在紫外线灯下条带呈现黄绿色荧光,将凝胶中黄绿色荧光部分切割分离出来,再通过溶胶,过核酸吸附柱,洗胶和核酸洗脱,得到纯化的核酸片段。

(6)核酸片段测序与比对:目前实验室广泛采用 Sanger 法毛细管电泳全自动测序仪进行测序。首先必须先将纯化的核酸进行链接反应,形成一系列长度不等的以 ddNTP 为 3' 端结尾的 DNA 片段。反应终止后,经自动测序仪放射自显影,可合成获得片段的碱基排列顺序。核酸序列可在美国国家生物信息中心(national center ofbiotechnology information,NCBI)网站数据库或其他数据库进行比对,得到序列比对结果。序列匹配度与数据库比对>99%可鉴定到种,97% ~ 99%可鉴定到属,<97%需要通过其他种特异性基因片段进行验证。

(7)真核病原微生物 18S rRNA 基因与原核病原微生物 16S rRNA 基因相似,可针对 18S rRNA 基因设计通用引物,通过测序比对鉴定真核病原微生物。18S rRNA 基因对酵母真菌鉴定率较高,其他真菌可通过基因间隔区、微管蛋白及菌丝延长因子基因进行鉴定[5]。

(8)rRNA 基因鉴定优点与局限性:rRNA 基因鉴定通用性强,同一类微生物可采用同一套引物,但是完全依赖测序结果。进一步分型(生物型或血清型)需选用型特异性基因片段进行。

3. 特异性基因片段分类 实验室可以根据不同细菌种类选择特异性片段进行测序分析,但是这种靶基因应用范围狭窄,仅针对某种已知病原菌,可自行设计。目前国际上侧重开发多重 PCR 解决一类标本中重要的病原微生物,如 Luminex xTAG® 技术,可以检测同类标本中多种病原微生物,如咽拭子的多种呼吸道病毒、脑脊液中常见的病原菌以及腹泻标本中的寄生虫等,这将是未来微生物学实验室中应用的技术。

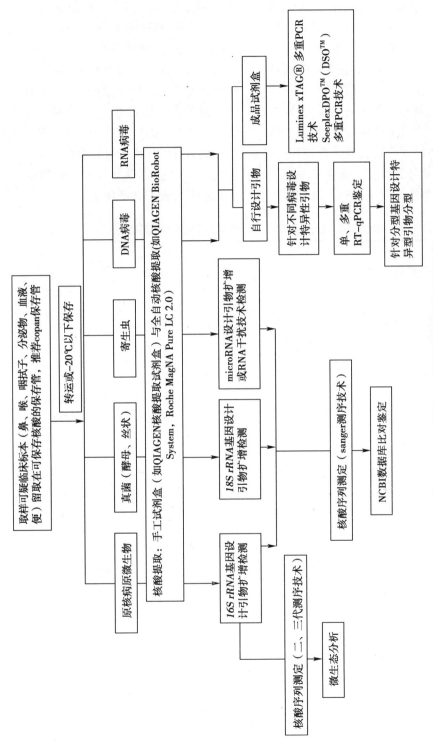

图 13-5-1　临床标本分子生物学技术鉴定流程图

4. 病毒的分子生物学技术检测 大部分临床实验室不具备病毒培养能力，而免疫学技术应用范围有限，这使得病毒性疾病始终是诊断的难点之一。分子生物学技术能检测标本中有无病毒核酸以及病毒核酸的含量，可特异性的鉴定病毒。检测病毒的分子生物学技术包括核酸扩增电泳、实时荧光定量PCR（RT-qPCR）、核酸杂交、基因芯片等，其中多重RT-qPCR具有快速、准确、通量高与操作简单的特点，是临床实验室病毒检测鉴定的理想选择。

（1）病毒核酸提取：病毒核酸提取已经有成熟的商业化产品，手工提取大部分采取过柱法，通过特殊柱芯吸附病毒核酸，再洗脱干扰物质来提纯核酸，如QIAGEN公司的核酸提取试剂盒。而全自动核酸提取仪大部分通过磁珠吸附洗脱纯化原理提取病毒核酸，如QIAGEN BioRobot System、Roche MagNA Pure LC 2.0等。

（2）多重RT-PCR检测鉴定病毒：多重荧光PCR技术（RT-PCR技术）是PCR衍生技术的一种。具有通用性强、检测效率高、分析简便的特点，特别是针对病毒等难培养病原的检测十分简便有效，是临床实验室应用广泛的一种分子生物学技术。具体方法如下：

1）可根据不同病毒的特殊基因片段设计引物探针进行鉴定，甚至通过特定基因片段分型。多重PCR需组合不同病毒，可提高检测效率、降低成本，但需要考虑引物间与病原间是否存在交叉反应，还要考虑不同病毒感染的部位有差异，而DNA病毒也不能和RNA病毒同时检测。各类病毒分子鉴定分型靶基因如表13-5-2所示。

表13-5-2　各类病毒分子生物学鉴定与分型靶基因

分类	分子特点	病毒	分子长度	可采标本	可用于引物设计病毒鉴定保守基因	可用于引物设计病毒分型基因
正黏病毒（RNA病毒）	单股负链RNA	流感病毒	15kb	鼻、咽、喉拭子	*M*基因（膜蛋白基因）	*HA*基因（血凝素基因）
负黏病毒（RNA病毒）	单股负链RNA	副流感病毒	15kb	鼻、咽、喉拭子	*NP*蛋白基因（核蛋白基因）	
		呼吸道合胞病毒	15.2kb	鼻、咽、喉拭子	*F*基因（融合蛋白基因）、N蛋白	蛋白*G*基因
		腮腺炎病毒	15kb	喉拭子、血液、尿液	*N*蛋白基因（核壳蛋白）	*SH*蛋白基因（小疏水蛋白基因）
腺病毒科（DNA病毒）	双股DNA病毒	腺病毒	35.9kb	喉拭子	*Hexon*基因	
		肠道腺病毒	35.8kb	肛拭子、粪便		
微小病毒科（RNA病毒）	单股正链RNA	鼻病毒	7.2kb	鼻、咽拭子	59-noncoding Region（59-非编码区）	
冠状病毒科（RNA病毒）	单股正链RNA	冠状病毒	27～32kb	鼻、喉拭子	*N*蛋白基因	GP蛋白（膜糖蛋白）nucleocapsid phosphoprotein（核衣壳磷蛋白）
披膜病毒科（RNA病毒）	单股正链RNA	风疹病毒		喉拭子、粪便、尿液	E1 open reading Frame（*E1*开放阅读框架基因）	

续表

分类	分子特点	病毒	分子长度	可采标本	可用于引物设计病毒鉴定保守基因	可用于引物设计病毒分型基因
小 RNA 病毒科（RNA 病毒）	单股正链 RNA	肠道病毒	7.4kb	粪便、血液	5-untranslated region（5UTR 区基因）、*VP* 基因	
呼肠病毒科（RNA 病毒）	双链 RNA	轮状病毒	18kb	粪便	*VP7* 基因、*VP4* 基因	
杯状病毒科（RNA 病毒）	正股单链 RNA	诺罗病毒 沙波病毒	7.3~7.7kb		*N* 蛋白基因 ORF2 区	
星状病毒科（RNA 病毒）	正股单链 RNA	星状病毒	6.8kb		ORF2 前一区	ORF2 后一区
疱疹病毒科	双股 DNA	单纯疱疹病毒		黏膜、皮肤疱疹或溃疡	*UL30* 基因	gB 区
		巨细胞病毒	240kb	喉、咽拭子、白细胞	*UL125* 基因、*UL126* 基因、*UL55* 基因	*gB* 基因、*gH* 基因
		EB 病毒	172kb	血液、唾液、组织	W fragment（W 片段）	

2）目前国际上已开发了利用多重 PCR 技术同时检测多种病原体的技术，临床应用有较好的价值，如 Luminex xTAG® 技术和 Seeplex 多重 PCR 技术。Luminex xTAG® 技术实验原理为首先经过 PCR 反应扩增待测核酸，扩增的 DNA 与短序列 TAG 引物混合，若目标存在，则发生目标特异性引物延伸并同时掺入标记物，然后加入连有反-TAG 序列的微球，通过互补配对来特异性识别目标引物。微球在流动鞘液的带动下单列依次通过红绿激光，借助软件准确分析数据。Luminex xTAG® 技术检测病原种类如表 13-5-3 所示。Seeplex 多重 PCR 技术应用 DPO™（DSO™）专利技术进行了引物设计，消除了以往多重 PCR 中容易产生非特异性条带问题，很好地解决了引物的高效性和 PCR 产物大小所带来的矛盾。

（3）多重 PCR 技术的优点与局限性：多重 PCR 一次可检测多种病原，既可以检测细菌，又可以同时检测病毒，具有高通量性。多重 PCR 的缺陷在于引物设计困难，应充分考虑是否会产生非特异性扩增，而成品试剂盒成本较高。

表 13-5-3 多重 PCR 技术检测病原种类

感染部位	病毒	细菌及毒素	寄生虫
呼吸道	甲型流感病毒通用型、甲型流感病毒 H1 型、甲型流感病毒 H3 型、甲型流感病毒 2009 H1N1 型、乙型流感病毒、呼吸道合胞病毒、副流感病毒 1-4 型、偏肺病毒、腺病毒、肠病毒/鼻病毒、冠状病毒 NL63、冠状病毒 HKU1、冠状病毒 229E、冠状病毒 OC43、博卡病毒	肺炎支原体、肺炎衣原体、嗜肺军团菌、肺炎链球菌、流感嗜血杆菌、百日咳博德特菌	
肠道	腺病毒 40/41 型、轮状病毒 A 型、诺如病毒 G I/G II 型	沙门菌、志贺菌、弯曲杆菌、梭状芽胞杆菌毒素 A/B 型、肠毒素性大肠埃希菌 LT/ST 型、O157 型大肠埃希菌、产志贺毒素大肠埃希菌 stx1/stx2 型、霍乱弧菌、小肠结肠炎耶尔森菌	贾第鞭毛虫 隐孢子虫 痢疾阿米巴

续表

感染部位	病毒	细菌及毒素	寄生虫
脑脊液	肠道病毒、人呼肠孤病毒、人类疱疹病毒 I-Ⅲ、单纯疱疹病毒 I-Ⅱ、水痘带状疱疹病毒、人类疱疹病毒 Ⅳ、EB病毒、人类疱疹病毒 V、巨细胞病毒	流感嗜血杆菌、单核细胞增生李斯特菌、肺炎支原体、脑膜炎奈瑟菌、肺炎链球菌、无乳链球菌（B群链球菌）、金黄色葡萄球菌	

5. 寄生虫的分子生物学技术检测 寄生虫显微镜镜检局限性大,免疫学方法容易受到干扰,特异性差,分子生物学可检测不同寄生虫的特异片段,也可检测调控寄生虫生理代谢microRNA来进行鉴定。MicroRNA检测鉴定具有通用性好、容易检测的特点,更适合临床微生物学实验室。同时也可应用上文提到的两种多重PCR技术检测寄生虫。

（1）microRNA 定义:MicroRNA 是一类非编码的内源性小 RNA。分为两种,一种促使 mRNA 发生降解,一种抑制靶 mRNA 的翻译,将蛋白控制在生命活动所需要的最佳水平。microRNA 广泛存在于真核生物中,具有高度保守性、组织特异性和时序性。发现与鉴定 microRNA 不仅有助于了解寄生虫的生活史,还可为寄生虫防治提供新的途径。

（2）寄生虫 microRNA 提取:microRNA 常采用 Trizol 裂解法,其提取效率高于普通的 RNA 提取方法（如过柱法）,确保小 RNA 的损失降到最小。

（3）寄生虫 microRNA 分子生物学检测方法:寄生虫的分子生物学检测包括小干扰文库法、cDNA 文库法、RNA 印迹法、RT-PCR 法等技术。小干扰文库法比较接近于经典的反向遗传学法,通过人工设计的可抑制众多不同基因表达的小 RNA 混合文库构建表型差异的生物库,然后通过表型筛选小 RNA,但这种方法操作复杂,临床应用较少。RT-PCR 通用性强、操作简单是不错的选择。近年来高通量测序可针对 microRNA 进行序列分析,但这需要数据库的支持,而 NCBI 数据库内的寄生虫 microRNA 数据还有待完善。

（4）分子生物学方法检测寄生虫的优点与局限性:寄生虫检测虽然不是微生物学实验室重点,却是难点。经典的镜检方式受寄生虫发育水平、标本部位、实验人员素质影响很大。分子生物学技术快速、准确,不受寄生虫发育阶段影响,甚至可以判断寄生虫的发育状态,分子生物学技术的局限性在于存在一定的假阳性。

（二）临床病原耐药性基因检测

病原微生物耐药基因检测可直接通过标本进行,难培养微生物（如结核分枝杆菌）可通过检测基因突变判定是否对抗结核分枝杆菌药物耐药,抗病毒疗效评价更是如此。通过耐药基因检测可准确追踪医院病原体流行病学特征,而且多重 PCR 可实现病原体检测与耐药性分析同步进行。

1. 病原微生物核酸检测耐药基因机制 病原微生物耐药机制:①细胞膜通透性降低,药物在胞内靶点无法达到有效浓度;②细胞膜上的蛋白泵能主动泵出药物;③药物作用靶点发生变异;④产生酶类破坏或灭活抗菌药物;⑤被抗菌药物抑制的酶建立了其他酶学旁路。

大多数获得性耐药表型都是由耐药基因介导的,而且细菌的耐药基因除极少例外大多都能表达,耐药基因与耐药表型具有很高的一致性,因此利用核酸技术检测耐药基因是可行的。检测耐药基因时,应该选取包含耐药基因可读框的核酸序列为目标,避开敏感株及其他耐药株可能带有的外含子及启动子序列。在设计引物或探针时,既可针对某一耐药酶类的基因进行设计,也可针对某一类药物的基因进行设计,各类抗生素细菌耐药基因如表 13-5-4 所示。

表 13-5-4 抗菌药物与的细菌耐药靶基因

抗菌药物	耐药基因
氨基糖苷类	$aac(6')$-Ia $aac(3)$-Ia $aac(3)$-Ib $ant(6)$-I $aph(2'')$-Ic $add(2'')$-Ia
β-内酰胺类	$mecA$ bla_{IMP} bla_{OXA} bla_{PER} bla_{PER} bla_{ROB} bla_{SHV} bla_{OXY}
糖肽类	$vanA$ $vanB$ $vanB2$ $vanC1$ $vanC3$ $vanD$
喹诺酮类	$gyrA$ $gyrB$ $parE$
磺胺类	$sulA$
四环素类	$ermA$ $ermF$ smP $mphA$ $mefA$ vat tet
利福平	$rpoB$
链霉素	$rpsL$ rrs
异烟肼	$KatG$ $inhA$ $ahpC$

2. 病原微生物耐药基因检测方法

（1）核酸序列分析:核酸序列分析可检测点突

变的耐药基因,如检测喹诺酮类、抗结核分枝杆菌药及抗病毒药物的耐药点突变。但是只有60%的耐药现象可以用点突变解释。因此必须和其他相关耐药位点综合考虑。应用核酸序列分析方法研究核酸点突变与耐药的关系尚在进行中,需要更进一步的研究。

(2)氨基糖苷类耐药基因检测:革兰阴、阳性细菌都可能携带氨基糖苷类药物的耐药基因。革兰阳性细菌所携带的氨基糖苷类耐药基因比较一致,设计通用引物就可检测携带此耐药基因的革兰阳性细菌。但革兰阴性细菌则含有大量各不相同的氨基糖苷类耐药基因,如编码乙酰化酶、腺苷转移酶及磷酸转移酶等基因型都可引起氨基糖苷类药物耐药,因此对于革兰阴性细菌,耐药基因检测更适合流行病学及分型研究。

(3)β-内酰胺类耐药基因检测

1)葡萄球菌 mec A 基因检测:检测葡萄球菌 mecA 基因,大部分情况下可以判断其是否对苯唑西林耐药。但少数金黄色葡萄球菌虽然不含 mecA 基因但仍然对苯唑西林耐药。这是因为其含苯唑西林低亲和力的青霉素结合蛋白(penicillin binding proteins,PBP)所致。

2)青霉素耐药的肺炎链球菌耐药基因检测:肺炎链球菌可以从其他链球菌获得染色体,改变青霉素结合蛋白结构从而获得耐药。肺炎链球菌的这种耐药性改变具有很大的随机性,不能针对其基因设计引物。但是肺炎链球菌青霉素敏感株都携带有 pbp2b、pbp2X、pbp1A 等,扩增该基因后测序,可提示是否存在基因结构改变,但有此基因结构改变的并不一定就是青霉素耐药菌株。因此,该方法可作为筛查工具,而非确诊方法。

3)革兰阴性细菌中的β-内酰胺酶基因检测:革兰阴性细菌中β-内酰胺酶包括 bla TEM、bla SHV、bla OXA、bla CTXM 等,基因检测已成为检测β-内酰胺酶的金标准。分析编码 ESBLs 的基因或突变位点的方法有聚合酶链反应(PCR)-SSCP、PCR-限制性内切酶试验、PCR-点杂交、DNA 探针或序列分析等。碳青霉烯酶见于肠杆菌科细菌、鲍曼不动杆菌及铜绿假单胞菌,可以采用多重 PCR 检测 KPC、NDM-1、IMP、VIM 等不同类型。

(4)糖肽类耐药基因检测:对糖肽类药物耐药,目前较多见的是在肠球菌中。肠球菌糖肽类耐药基因型主要包括 vanA、vanB、vanC1、vanC2、vanC3、vanD。通过检测这些基因可判断耐药性。

(5)喹诺酮类耐药性检测:喹诺酮类基因耐药机制主要包括靶位点的改变和主动泵出机制。这两种机制常与 gyr 或 par 基因点突变有关。设计相关基因引物并应用序列分析的方法,可检测这种耐药基因的改变。

(6)结核分枝杆菌耐药性测定:利福平耐药相关 rpoB 基因突变检测及其衍生技术可有效预判结核分枝杆菌的耐药性。katG 与 inhA 基因被证明与异烟肼耐药有关。而链霉素也存在类似引起耐药的基因突变。

(7)病毒耐药性突变检测:随着抗病毒药物使用增多,一些病毒也发生基因突变而产生耐药性。临床常见的包括:乙肝病毒对拉米夫定的耐药、流感病毒对金刚烷胺耐药、巨细胞病毒对阿昔洛韦耐药、HIV 耐药等。

(三)分子流行病学技术的实验室应用

分子流行病学是建立在流行病学和分子生物学分型数据基础上。传统的单一菌株分型鉴定对暴发的预测相对较低,而高分辨率的分子分型技术可提高病原微生物流行病学研究质量。当然分子分型也会受到技术局限性和不可预测的实验干扰,使结果出现偏差,从而影响判断。下面介绍几种实用分子分型技术。

1. PFGE　细菌繁殖过程中,会发生各种基因突变,包括点突变、片段插入和缺失、片段重复等,这些突变完全随机地遗传到后代菌株中。基因分型就是利用分子生物学手段发现细菌这种差异,并把这种差异与流行病学数据联系起来,实现菌株的鉴别与溯源。为了保证 PFGE 结果重复性和实验室间可比性,应对每一种细菌制定完整的标准化流程,包括试剂选择、细菌培养时间、凝胶制备、限制性内切酶选择、参考菌株选择、电泳仪选择等 PFGE 的各个方面严格控制。

(1)PFGE 注意事项:利用 PFGE 对菌株进行分型必须使用低频的限制性核酸内切酶,因为必须保证待测菌株基因组的完整性。一般是将细菌包裹在琼脂糖中,再用溶菌酶、SDS 和蛋白酶 K 裂解细菌,释放出完整的细菌基因组 DNA,再选用限制性内切酶进行酶切。PFGE 中限制性内切酶的选择非常重要,片段太小不能提供足够的分型信息,片段太大结果分析困难。一般来说,将待测菌株基因组酶切为 10~20 个片段较为适合。PFGE 实验结果受到多种因素影响,包括电场强度、电泳时间、温度、操作者等,一些厂家开发了 PFGE 结果分析软件,利用分子量标准计算每一条DNA条带的理论分子值,与参考菌株进行比较和分析,避免主观差异,实现了不同凝胶间的比较。

（2）PFGE技术优点与局限性:PFGE是许多细菌和真菌分型的金标准,能对大分子进行解析,已成为临床微生物学不可缺少的技术手段。但是PFGE分析速度慢,电泳条带的大小与有无不能完全代表遗传学的距离,而且并不是所有微生物都能用PFGE技术进行分析。

2. MLST　细菌同一属或种中,管家基因几乎都存在保守性,而不同种或菌株之间又存在差异(变异性)。MLST正是分别检测等位基因的电泳条带图谱和管家基因序列,来达到细菌分析的目的。

（1）MLST主要程序:一个新的MLST系统的设计主要包括菌种的选择、基因位点选择和设计特异性引物与PCR产物的全序列测定。首先根据菌种的流行病学和分型的研究背景,选择存在种群多样性特征的细菌,数量上不宜太少,应该在100株左右;其次是选择管家基因,管家基因最好不要选择毒力相关或膜蛋白相关基因,其变化可能会过小而不能反映细菌的发育系统。要选择突变点位数量和种类必须足够多的基因,长度以400~500bp为佳。在实验之初,可多选几个管家基因位点;根据管家基因的序列设计引物,提取菌株染色体DNA并用设计的引物进行PCR扩增、纯化后测序;序列数据提交数据库处理,并使用软件进行等位基因比对和ST鉴定。根据等位基因与ST鉴定结果将菌株归至不同的克隆群体,得出群体遗传学与流行病学结论。

（2）MLST优点与局限性:MLST由于采用测序鉴定,较其他分型技术更加明确、无歧异,更容易在实验之间进行比对。MLST涉及的PCR扩增与核酸测序技术相对简单。但是MLST不适合所有细菌,一些细菌如结核分枝杆菌与淋病奈瑟菌管家基因不存在或仅存在低水平变异,MLST就无能为力了。MLST所构建的系统树图也不一定反映菌株间的系统发育关系。

3. rep-PCR　rep-PCR分析技术是一种细菌基因组指纹分析方法,扩增细菌基因组中广泛分布的短重复序列,通过电泳条带比较分析,揭示基因组间的差异。细菌基因组中广泛分布的短重复序列(repetitive sequence)包括常用的基因外重复回文序列(repetitive extragenic palindromic,REP)、肠杆菌基因间重复一致序列(enterobacterial repetitive intergenic consensus,ERIC)和基因组盒式结构(box stracture),

它们在菌株、种、属水平上分布有差异及进化过程有相对保守性。Rep-PCR目前发展迅速并被广泛应用于多种细菌分类,此方法操作方便,可以大样本进行,REP-PCR目前可用商品化仪器进行自动化分型。

（1）rep-PCR操作步骤

1）细胞裂解液的制备:将单一克隆培养的肉汤管离心集菌,用TE缓冲液配制成0.5麦氏浓度的菌液。95℃10分钟充分裂解,快速离心取上清作为PCR模板。

2）模板PCR:与普通PCR反应相同。REP引物与38个碱基对的REP一致序列互补,ERIC引物与126个碱基对的中心反向重复一致序列互补。

3）PCR反应产物的分析:PCR产物加样至1.5%琼脂凝胶中,在TE缓冲液中电泳至溴酚蓝移至凝胶4/5处,溴化乙锭染色在紫外线灯下观测DNA条带。成品化的rep-PCR仪器可自动判读结果,并有数据库可供比对。

（2）rep-PCR优点与局限性:rep-PCR操作简单,可高通量检测,分辨效果好,重复性强,可建立各种细菌的rep-PCR数据库。Rep-PCR技术必须满足基因序列已知的条件,也就是说必须知道待测细菌中是否有重复性一致的序列,因此该技术并不适用于所有菌株。

（鲁辛辛　袁　梁）

参 考 文 献

1. Gundry CN, Vandersteen JG, Reed GH, et al. Amplicon melting analysis with labeled primers: a closed-tube method for differentiating homozygotes and heterozygotes. Clin Chem, 2003, 49(3): 396-406

2. Bogdanovich T, Skurnik M, Lübeck PS, et al. Validated 5′ nuclease PCR assay for rapid identification of the genus *Brucella*. J Clin Microbiol, 2004, 42(5): 2261-2263

3. Probert WS, Schrader KN, Khuong NY, et al. Real-time multiplex PCR assay for detection of *Brucella* spp., *B. abortus*, and *B. melitensis*. J Clin Microbiol, 2004, 42(3): 1290-1293

4. Antonov VA, Altukhova VV, Savchenko SS, et al. The use of multilocus sequence typing (MLST) and randomly amplified polymorphic DNA (RAPD) for the differentiation between strains of Burkholderia mallei. Mol Gen Mikrobiol Virusol, 2007, (3): 3-9

5. Ghindea R, Csutak O, Stoica I, et al. Molecular taxonomy techniques used for yeast identification. Bacteriol Virusol Parazitol Epidemiol, 2004, 49(3): 105-113

第六节　质谱鉴定技术

质谱鉴定技术以快速、高通量、操作简单以及低运行成本迅速席卷全球,逐步成为临床微生物学实验室首选的鉴定方法。随着基质辅助激光解吸电离飞行时间质谱(matrix-assisted laser desorption-ionization time of flight mass spectrum,MALDI-TOF MS)商用微生物鉴定系统的批准和临床应用,标志着这种革命性技术日渐成熟。除了对培养后的菌落鉴定外,MALDI-TOF MS 在血培养报警与无菌体液病原体直接鉴定、耐药表型分析、致病因子及毒素检测等方面均显示出优势[1-3]。本章节就 MALDI-TOF MS 临床应用做一介绍。

MALDI-TOF MS 的基本原理是将样品与适量的小分子基质混合溶液点加在样品的靶盘上,待溶剂挥发后形成共结晶,用激光照射晶体时,基质分子吸收能量与样品解吸附并使其电离,通常是基质上的质子转移到样品分子上。MALDI-TOF MS 通常使用飞行时间检测器(time-of-flight)作为质量分析器,MALDI 源产生的样品离子先通过一个加速电场,获得相同的动能,同时进入一个真空无电场飞行管道到达检测器,通过检测飞行时间确定离子质荷比,最后利用质荷比对样品进行定性和定量。最终结果是获得指纹图谱,通过对代表某种菌株特定表型的生物标志物进行分离分析,通过建立新的蛋白质谱指纹图谱数据库,或利用已有蛋白质谱指纹图谱数据库中的信息,比较待测菌株与标准参考菌株的质谱图而对微生物的种属进行鉴定。图 13-6-1 为金黄色葡萄球菌(ATCC 25923)鉴定谱。

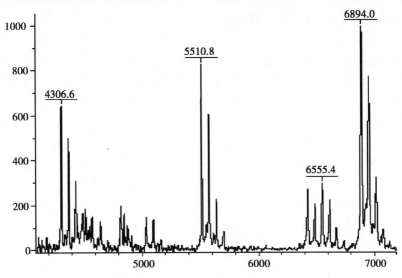

图 13-6-1　金黄色葡萄球菌鉴定谱图

横坐标表示蛋白质荷比(带电粒子的质量与所带电荷之比值),质荷比可反映蛋白的分子质量,纵坐标表示信号强度。如图所示,金黄色葡萄球菌的蛋白分子在 6894.0 道尔顿时信号强度最大

1. 常见病原菌鉴定　临床常见病原菌包括需氧菌、兼性厌氧菌及酵母样真菌。MALDI-TOF MS 对葡萄球菌、链球菌(个别 α-溶血性链球菌除外)、肠球菌、棒状杆菌、放线菌、诺卡菌、绝大多数肠杆菌科细菌、弧菌、气单胞菌、嗜血杆菌、李斯特菌、莫拉菌、奈瑟菌及非发酵糖菌具备理想的鉴定能力,因此,临床微生物学实验室将其作为一线鉴定平台。早期研究多以 16S rRNA 序列为金标准,比对质谱鉴定结果的一致性,结果显示,当鉴定分值大于 2.0 时可准确鉴定到种;鉴定分值在 1.99 到 1.7 之间时,绝大多数仍可鉴定到种;小于 1.7,有很大一部分细菌仍可鉴定到种,尤其针对真菌及厌氧菌等,但需注意如下问题。

(1)细菌蛋白质提取方法:厂家推荐方法是经过标准化处理的,但是试剂盒成本高,操作复杂;自荐方法是实验室根据细菌蛋白提取原理,在厂家推荐方法改进基础上开发的方法,具有可操作性强、低成本的特点,可达到满意鉴定效果,但需注意应在管壁仔细研磨菌落,充分与蛋白质提取液(70%甲酸+纯乙腈)混匀;直接点靶鉴定,即挑取少量菌落,置靶板上,涂成薄膜,加 1μl 基质晾干即可直接上机,该方法最为简单快速,绝大多数细菌和酵母样真菌可鉴定到种。

(2)培养周期对鉴定结果的影响:质谱对培养基没有选择性,生长良好的培养基即可,即使幼稚菌落也能获得理想的结果,但是放置时间超过 72 小时可影响鉴定分值及准确性。

(3)基质液配制:溶质(α-腈基-4-羟基肉桂酸,CHCA)必须选用质谱纯溶剂溶解(即 3:1 比例 70% 乙腈和 10% 三氟乙酸,Sigma),配制成过饱和溶液后需超声振荡 5 分钟混匀,基质液可使用至溶质消耗殆尽。

(4)低分值结果的处理:细菌因细胞壁、荚膜以及分泌到胞外的蛋白质结构的差异,有些细菌菌体蛋白质不易析出,影响鉴定分值,如酵母样真菌、肺炎链球菌、诺卡菌等。肺炎克雷伯菌在麦康凯培养皿上菌落呈黏液状,鉴定分值较低,所以适宜在血培养皿上挑取菌落。多数情况下,如果数据库出现连续三个相同的菌名,即使分值低于 1.7 仍视为可用。有时可能遇到优质的质谱图却未得到结果的现象,这时需要改用其他方法鉴定。

(5)近缘菌的再鉴定:对于肺炎链球菌与唾液链球菌、志贺菌与大肠埃希菌以及血清型或亚种的鉴定,需通过传统方法加以区别,如 Optochin 纸片法、显色筛选培养基和血清凝集试验等。

2. 微需氧菌及厌氧菌鉴定 微需氧菌和厌氧菌的鉴定能力可真实反映实验室水平,由于这类细菌对培养条件、鉴定手段和药敏试验要求苛刻,传统方法很难满足需求,而 MALDI-TOF MS 可显著提高鉴别能力,如空肠弯曲菌、难辨梭菌、拟杆菌、梭杆菌、普雷沃菌、消化链球菌等,这其中的技巧非常有用,具体方法如下:

(1)标本处理的第一步是直接涂片:所有标本均应在第一时间内进行涂片,对观察到的病原体、细胞以及细胞与病原体的关系进行详细描述记录,迅速接种到适宜的厌氧培养基上,在密涂区贴上相关鉴定纸片与药敏纸片,放置用充气装置满足厌氧培养条件的厌氧罐中(如 Anoxomart 的厌氧充气装置),过夜或 48 小时培养,同时必须增加需养培养。

(2)了解是否为混合感染:涂片要解决是否为混合厌氧菌感染,即便使用了良好的培养基,多种细菌混合生长时难以获得单一菌落,即使高分辨率的质谱仪也不能识别菌落融合的细菌。

(3)改良质谱法:微需氧菌和厌氧菌多数情况下在培养皿上形成菌苔,生长良好的菌落取 5mg 左右点靶,生长不良的菌落可直接点靶。

3. 丝状真菌鉴定 MALDI-TOF MS 进行真菌尤其是丝状真菌鉴定的前处理非常关键,研究者进行了多种尝试,包括冷冻研磨法、石英研磨法、超声裂解法等,实验室可根据条件选择,最终目的是为破坏真菌细胞壁,使尽可能多的菌体蛋白溶出。

一个较好的方法是应用试管螺旋混匀器培养丝状真菌,可用原始标本或初次培养后的菌落,选用液体沙保弱培养基振荡生长 24 小时后,观察培养液内菌落生长状态,如试管内形成絮状沉淀物即可进行蛋白提取,将絮状物充分研磨,经 70% 甲酸和纯乙腈处理后上机,可提高种属鉴定率。必须强调针对丝状真菌的所有操作都应在生物安全柜内进行。目前,世界上较全面的数据库已存有多种丝状真菌。

4. 结核分枝杆菌及非典型分枝杆菌的鉴定 传统上,结核分枝杆菌及非典型分枝杆菌只能通过抗酸染色、罗氏培养基或 PCR 等方法进行鉴定,存在周期过长、阳性率低等问题。较少有综合医院开展全面的结核分枝杆菌分离鉴定。但是,MALDI-TOF MS 可快速对可疑结核分枝杆菌菌落进行鉴定,使确诊时间大大缩短。现在的做法是将培养物接种到快速液体结核分枝杆菌增菌液中,得到阳性报告后,将抗酸染色阳性的增菌液转种至罗氏培养基上,待菌落生长后进行质谱鉴定。结核分枝杆菌及非典型分枝杆菌质谱鉴定需要重视的是生物安全防范,可用进口无水乙醇混匀菌落放置 2 小时灭活后再进行后续鉴定,其他处理同常规细菌鉴定。目前,世界上较全面的数据库已存有多种结核分枝杆菌及非典型分枝杆菌。

5. 血培养报警标本及无菌体液标本的直接鉴定 MALDI-TOF MS 可在血培养报警后立刻进行病原菌鉴定,虽然干扰因素较多,但是大量的实验室研究优化了直接鉴定的方法手段,有望成为常规检验[4,5]。从血培养报警瓶中直接取标本使用 MALDI-TOF MS 鉴定显著提高了血培养报警一级报告质量,鉴定时间从以前的 45 小时缩短到目前的 16 小时。由于可迅速得到细菌种类,血培养三级报告可改为二级,可根据鉴定结果有针对性地选择初步药敏试验。同时血培养瓶可用于无菌体液如脑脊液、胸水、各种穿刺液等的增菌后直接鉴定。鉴定流程如图 13-6-2 所示。

尿路感染的尿液标本需注意[6]:①可先用 UF-1000i 初步判断细菌含量,小于 10^4/ml 时很难鉴定;②标本不宜保存过久,以免杂菌生长干扰鉴定;③标本含两种以上细菌时,MALDI-TOF MS 不能给出

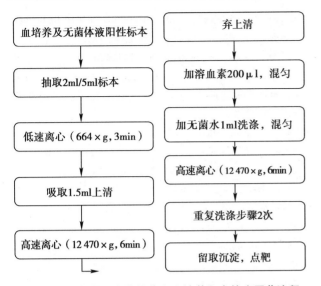

图 13-6-2　质谱技术直接鉴定血培养瓶中的病原菌流程

结果。

6. 细菌耐药性检测与耐药机制研究

（1）革兰阴性杆菌产 β-内酰胺酶水解的检测：产 ESBLs 酶或碳青霉烯酶是革兰阴性杆菌耐药的最主要原因。MALDI-TOF MS 检测的原理是 β-内酰胺类的 β-内酰胺键被细菌产生的 β-内酰胺酶水解，导致药物分子量增加 18D。抗生素的羟基会与盐溶液中的 Na 结合导致分子量增加 22D。某些环境下，水解产物会直接脱羧，引起分子量减少 44D。通过质谱监测 β-内酰胺类抗生素分子量的变化，即可准确鉴定细菌产 β-内酰胺类酶。近两年，国内外集中在 MALDI-TOF MS 肠杆菌科 KPC、VIM、NDM 及 OXA 菌株的鉴定上。不同的研究小组所选择的 β-内酰胺类抗生素、基质、缓冲液、水解时间、质谱仪参数、质谱图分析等均有差异，导致质谱图的判断标准不一致，所以需要进一步优化方法，建立标准化的检测程序，使研究结果具有可比性。国内研究将 ClinPro Tools 软件与质谱的检测相结合，通过数学建模实现质谱图的自动化分析，实现耐药细菌与敏感细菌的自动分组鉴别。

（2）MRSA 的检测：MALDI-TOF MS 常用于鉴别 MRSA 和甲氧西林敏感金黄色葡萄球菌（MSSA）。最常见的耐药机制是由染色体 DNA 介导的固有耐药性，主要是 *mecA* 基因编码的 PBP2a 的耐药性。

MALDI-TOF MS 通过检测 MRSA 蛋白表达差异实现耐药性检测。Edwards-Jones V 等研究发现 MRSA 与 MSSA 的 MALDI-TOF MS 检测质谱图存在明显差异，如 MRSA 特异性峰 m/z 位于 891、1140、1165、1229 和 2127 D，而 MSSA 特异性峰 m/z 位于 2548 和 2647 D[7]。Du Z 等对 76 株金黄色葡萄球菌进行 MALDI-TOF MS 耐药性检测，结果显示 MSSA 与 MRSA 的质谱图的差异集中在 2400 D 至 2500 D 区间[8]。Majcherczyk 等也提出 MALDI-TOF MS 可以用于金黄色葡萄球菌的甲氧西林耐药检测[9]。2012 年，Lu 等研究了 MALDI-TOF MS 鉴别社区获得性 MRSA 与医院获得性 MRSA 的方法，证实了两种细菌之间的差异质谱峰（m/z 1774 D 和 1792 D），社区获得性 MRSA 特异性表达的酚可溶性调控蛋白（phenol-soluble modulin, PSMs）使得 MRSA 的致病性显著提高，因此而有别于医院感染的 MRSA[10]。

（3）其他耐药机制，包括万古霉素耐药的肠球菌（vancomycin-resistant enterococci, VRE）、rRNA 甲基化转移酶活性、基因突变机制及真菌药物敏感试验的检测均处于研究中，尚缺乏成熟的方法。

7. 靶板清洗　靶板清洗没有固定要求，但时间间隔不宜过长，以免菌落悬液痕迹难以清除，实验室可根据标本检测量灵活掌握清洗间隔。步骤：去离子水浸泡 30 分钟；甲酸浸泡 30 分钟；乙腈浸泡 30 分钟；擦镜纸轻擦表面；去离子水冲洗 2 次；无水乙醇冲洗，晾干。

质谱技术的广泛应用给各领域带来新的研究手段，质谱技术可提供快速、易解的多组分的分析方法，且具有灵敏度高、选择性强、准确性好等特点，其适用范围远远超过放射性免疫检测和化学检测范围。生物质谱技术在临床生物医学中主要可用于生物体内的组分序列分析、结构分析、分子量测定和各组分含量测定[11-13]。质谱技术在生物学和临床微生物学实验室中的应用越来越受到重视。目前世界上很多国家不遗余力地在积极研究开发快速、准确鉴定微生物的新技术和新方法。欧洲规模最大、保存菌种最多（14 000 种微生物）的权威机构德国微生物和细胞培养收集中心（Deutsche Sammlung von Mikroorganismen und Zellkulturen, DSMZ）以及全球不同领域的微生物研究机构和菌种中心参与了 MALDI-TOF MS 鉴定微生物专用数据库的开发和扩充。目前 DSMZ 已经正式采用 MALDI-TOF MS 微生物鉴定系统作为组织内部菌种质量控制的检测手段之一。质谱技术是未来微生物学实验室鉴定的主流技术，在未来 5～8 年内将保持技术层面的先进性。

（鲁辛辛　张明新）

参 考 文 献

1. Dhiman N, Hall L, Wohlfiel SL, et al. Performance and cost analysis of matrix-assisted laser desorption ionization-time of flight mass spectrometry for routine identification of yeast. J Clin Microbiol, 2011, 49: 1614-1616

2. Chen JH, Yam WC, Ngan AH, et al. Advantages of using MALDI-TOF mass spectrometry as a rapid diagnostic tool for yeast and mycobacteria identification in clinical microbiological laboratory. J Clin Microbiol, 2013, 51(12): 3981-3987

3. 张明新, 朱敏, 王玫, 等. 应用基质辅助激光解析电离飞行时间质谱鉴定常见细菌和酵母菌. 中华检验医学杂志, 2011, 34(11): 988-992

4. Foster AG. Rapid identification of microbes in positive blood cultures by use of the vitek MS matrix-assisted laser desorption ionization-time of flight mass spectrometry system. J Clin Microbiol, 2013, 51(11): 3717-3719

5. Teresa Spanu, Brunella Posteraro, Barbara Fiori, et al. Direct MALDI-TOF mass spectrometry assay of blood culture broths for rapid identification of candida species causing bloodstream infections: an observational study in two large microbiology laboratories J Clin Microbiol, 2012, 50(1): 176-179

6. Ferreira L, Sánchez-Juanes F, González-Avila M, et al. Direct identification of urinary tract pathogens from urine samples by matrix-assisted laser desorption ionization-time of flight mass spectrometry. J Clin Microbiol, 2010, 48(6): 2110-2115

7. Edwards-Jones V, et al. Rapid discrimination between methicillin-sensitive and methicillin-resistant Staphylococcus aureus by intact cell mass spectrometry. J Med Microbiol, 2000, 49(3): 295-300

8. Du Z, et al. Identification of Staphylococcus aureus and determination of its methicillin resistance by matrix-assisted laser desorption/ionization time-of-flight mass spectrometry. Anal Chem, 2002, 74(21): 5487-5491

9. Majcherczyk PA, et al. The discriminatory power of MALDI-TOF mass spectrometry to differentiate between isogenic teicoplanin-susceptible and teicoplanin-resistant strains of methicillin-resistant Staphylococcus aureus. FEMS Microbiol Lett, 2006, 255(2): 233-239

10. Lu JJ, et al. Peptide biomarker discovery for identification of methicillin-resistant and vancomycin-intermediate Staphylococcus aureus strains by MALDI-TOF. Anal Chem, 2012, 84(13): 5685-5692

11. 从浦珠, 苏克曼. 分析化学手册 第九分册: 质谱分析. 北京: 化学工业出版社, 2000

12. 刘炳璟. 质谱学方法与同位素. 北京: 科学出版社, 1983

13. 季欧, 质谱分析法(上册). 北京: 原子能出版社, 1978

第十四章
血培养标本的检测流程

对于临床上怀疑为细菌菌血症、真菌菌血症、感染性心内膜炎以及临床表现为不明原因发热的相关感染患者,血培养是必不可少的微生物学诊断手段[1,2]。此外,血培养也可检测到与血流感染相关的其他感染性疾病的病原,如肺炎、化脓性关节炎和骨髓炎等。血液感染病原菌(尤其是革兰阴性杆菌)对抗菌药物的耐药性发生变化是经验性治疗无效的最常见原因。因此,及早准确报告出血培养中病原菌及其药敏情况,有助于降低发病率和死亡率,以及提高医生诊治水平和降低患者医疗费用。

一、血流感染

血液中含有多种抗菌成分,包括溶菌酶、白细胞、免疫球蛋白和补体。病原菌可通过破损的皮肤或黏膜、胃肠道等方式进入血液。正常情况下,这些病原菌几分钟内在血流中被清除。当宿主防御功能下降、菌量高时,就会出现全身感染。血流感染引起的死亡与感染的病原菌种类和患者基础疾病相关。血流感染是由病原菌在血液中引起的感染,按出现时间的特点可分为暂时性(transient)、间歇性(intermittent)或持续性(continuous)菌血症。暂时性菌血症即细菌或真菌在血液中持续仅几分钟,常见于感染组织、黏膜表面、导管定居的微生物,刷牙、钻牙、导尿、挤压毛囊、静脉用药时通过源污染的针头或药品等引起。间歇性菌血症常与未引流、引流不足的腹腔脓肿有关,这些脓肿常常也是不明原因发热的原因。它可发生在各种全身和局部感染的早期,例如肺炎链球菌性肺炎中发生的肺炎链球菌菌血症。对于这种菌血症,如果是在机体发热和寒战发生后才进行的血培养,则可能由于引起间歇性菌血症的细菌已被宿主防御机制清除而导致培养结果为阴性。持续菌血症表明宿主防御机制被破坏,从而发生的严重感染,这也是血管内感染如感染性心内膜炎和化脓性血栓性静脉炎的特征。伤寒、布鲁菌病、钩端螺旋体病的特定阶段也常发生持续性菌血症。

二、脓毒症

全身炎症反应综合征(systemic inflammatory response syndrome,SIRS)描述了身体对损伤的早期反应,包括感染性或非感染性的。SIRS、脓毒症与严重脓毒症的关系如图 14-1-1 所示。SIRS 患者具有以下两项或两项以上的体征:体温>38℃ 或<36℃;心率>90 次/分;呼吸频率>30 次/分;WBC>12 000/mm^3 或 <4000/mm^3 或杆状核和中晚幼粒细胞>10%。脓毒症(sepsis),以前被称为败血症,是由感染性病因引起的 SIRS。约 20% 的脓毒症病例与菌血症有关,其余均为继发身体其他部位的感染,有报道相关的死亡率高达 35%~65%[3]。严重脓毒症每延迟一小时抗生素治疗,结果都会增加患者的死亡率[4]。早期适当经验性抗生素治疗可降低死亡率及改善临床结局。

脓毒症、脓毒症休克(septic shock)是同一病理过程的不同阶段。感染导致的 SIRS 是脓毒症;伴有器官功能障碍的脓毒症称为严重脓毒症(severe sepsis);脓毒症休克(septic shock)是指尽管给予足够的液体复苏,但脓毒症所致的低血压持续存在。临床症状通常是由于细菌的毒性产物引起的机体应答。休克更常见于革兰阴性菌脓毒症,但也可能与革兰阳性菌有关,特别是暴发性肺炎链球菌、A 组链球菌和葡萄球菌引起的菌血症。抗菌药物对防治急性休克效应的帮助不大[5],建议只要是脓毒症休克和严重脓毒症的患者,留取微生物学标本后,第一个小时内就要用静脉输注抗生素进行治疗,还应进行其他支持措施,如补液治疗、机械通气和维持血压稳定等。

近年来,随着分子生物学、生物标记物技术的迅速发展,临床中针对诊断病原体感染的指标越来越多,但血培养仍然是诊断菌血症的金方法。脓毒症患者死亡率较高,并且与菌血症高度相关,血培养的早期报告直接关系患者的生命,因此我们需要注意优化血培养的最佳流程,减少从采集样品到报告结果的过程中每个阶段所需时间,即周转时间(turnaround time,TAT)[1],来降低脓毒症患者的死亡率。

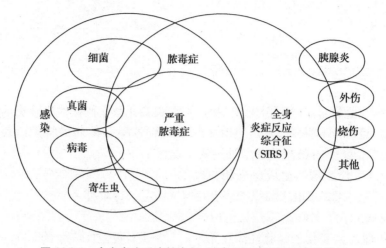

图 14-0-1　全身炎症反应综合征、脓毒症与严重脓毒症的关系

注:脓毒症是感染和全身炎症反应综合征的交集;严重脓毒症是脓毒症的子集

第一节　标本采集和运送

一、临床采血指征

(一) 一般情况

患者出现下列临床症状和(或)实验室查结果中的一种及以上时可作为采集血培养的重要指征(CLSI M47-A):发热(体温(≥38℃)或低温(≤36℃);寒战;白细胞增高(>10 000/mm³,并伴有核左移现象)或白细胞减少(<4000/mm³);中性粒细胞过少(<1000/mm³);血小板减少;皮肤、黏膜出血;昏迷;多器官衰竭;血压降低;心率>90/分;呼吸加快;肝脾肿大;关节疼痛;其他如 C 反应蛋白、降钙素原(PCT)升高等。

(二) 特殊情况

1. 老年患者　菌血症的老年患者可能不发热或体温不低,如伴有身体不适、肌痛或卒中,可能是感染性心内膜炎的重要指征。

2. 新生儿　在评估可疑新生儿脓毒症时,除发热或低烧外,很少能培养出细菌,有相应临床指征时,应该同时进行尿液、脑脊液等标本的培养和镜检等检查。

3. 必须送检的情况

(1)发热≥38.5℃,伴下列一项:寒战、肺炎、留置深静脉导管超过 5 天、白细胞>1.8 万/mm³、感染性心内膜炎、收缩压低于 90mmHg、无其他原因可以解释的感染。

(2)发热≥39.5℃。

二、血培养的检验项目

血培养检测项目有普通细菌培养及药敏试验、厌氧菌培养及药敏试验、真菌培养及药敏试验、分枝杆菌培养等。血培养瓶的选择常见种类有:普通需氧瓶、普通厌氧瓶、加树脂或活性炭的需氧瓶、加树脂或活性炭的厌氧瓶、儿童瓶、分枝杆菌专用培养瓶及真菌专用培养瓶等。两周内接受过抗菌药物治疗的患者在进行血培养时,应选择带有树脂或活性炭的培养瓶,树脂或活性炭具有吸附抗菌药物的功能,可以明显提高致病菌的检出率。

CLSI M47-A 推荐常规血培养应同时送检需氧

和厌氧血培养瓶,因为在一些研究报告中显示,与单独只进行需氧瓶培养相比,需氧和厌氧瓶搭配培养可以检出更多的葡萄球菌、肺炎链球菌、肠杆菌科细菌和厌氧菌。

注意:不推荐血液标本直接涂片做革兰染色,因为通常血液中细菌量极少,革兰染色很难检测到细菌。

三、血培养采血时机

血培养的最佳时间,即能最大量地获得病原菌的采血时机,这方面目前研究较少。首先应尽可能在抗菌药物使用前,其次,尽可能在发热开始的24小时内和寒战前抽血。具体有以下要求:

1. 如果患者为急性脓毒症或其他紧急状况(骨髓炎、脑膜炎、肺炎或肾盂肾炎)需要立即使用抗菌药物治疗时,应在抗菌药物治疗之前,在患者不同解剖部位抽取至少2套(一瓶需氧和一瓶厌氧血培养瓶为1套)足量的血液进行血培养。

2. 对不明原因的发热、亚急性细菌性心内膜炎或其他持续性的细菌血症或真菌血症,每次应间隔30~60分钟抽血,抽取3套足量的血液进行血培养。

3. 如果患者正在应用抗菌药物进行抗菌治疗,需要进行血培养时,应在抗菌药物浓度最低时抽取。

如果已在抗菌药物治疗之前抽取了多套血培养,当患者使用抗菌药物后还是同样高热发作时,不建议再做血培养,因为再做血培养得到阳性结果的情况罕见。

四、建议的抽血量和血培养的套数

对于检测脓毒症的病原菌来说,抽足量的血样本比抽血时间更重要[6]。

(一) 新生儿和儿童

1. 体重≤8kg的新生儿和婴儿　建议为0.5~1ml/瓶,只在一个静脉穿刺点抽血。

2. 体重8~13kg的幼儿　从一个穿刺部位抽血,3~5ml,置于1个儿童瓶中。此外,检验工作人员应与临床医师交流(尤其是低于正常体重儿童或因为其他原因已经进行静脉穿刺的儿童)来决定抽血量。

3. 体重13~27kg的儿童　建议从一个穿刺点抽血,置于两个儿童瓶,每瓶5ml。

4. 体重27~36.3kg的儿童　建议从一个穿刺点抽16~20ml,分装于两个成人瓶中,每瓶8~10ml。

5. 体重>36.3kg的儿童　分开抽血,做两套血培养,每个穿刺点抽取血液20~30ml。如果仅仅采集10ml或更少的血液,应该只注入1个需氧瓶中。

(二) 成人

成人每个脓毒症病程需抽取2~4套血培养,每套20~30ml血液,注入至少2个培养瓶。每套血培养标本要分成有氧、无氧两瓶。有一些情况下可舍弃厌氧培养(例如高度疑似酵母菌血症),此时可以把血液注入2瓶有氧瓶进行培养。血培养采集的时机由患者病情严重程度而定。紧急情况下,2套或多套血培养在短的时间间隔内顺序抽取,之后启动经验治疗。不太紧急的情况下,血培养间隔可以长至数小时,甚至更长。

(三) 手工配制培养基

如采用手工配制培养基,则要求血液与肉汤之比为1:5~1:10,以稀释血液中的抗菌药物、抗体等抑菌物质。如稀释比例不当(过高或过低)会直接影响血液培养阳性检出率。

(四) 血培养的套数

1. 同时经2个独立穿刺部位抽取血液标本,比单一部位的血液培养更有临床意义。除新生儿外,不建议只进行单套血培养(Ⅱ级)。

2. 48~96小时后评估治疗效果,再次血培养不能单取1套,必须同时抽取2套标本(Ⅱ级)。

3. 但怀疑血管内的感染,则应该间隔一段时间取不同部位的静脉穿刺抽血,有助于诊断持续性菌血症(Ⅱ级)。

4. 在任何时候,成人患者都绝对不能只送一瓶血液进行培养!

五、皮肤消毒和静脉穿刺抽血

(一) 静脉穿刺点

通过静脉穿刺采集血液时,每一次的血培养的采血应选择不同的静脉穿刺点。

1. 除出于诊断导管相关性血流感染的目的外,不建议从已留置的导管取血进行血培养。这是由于导管血培养阳性提示病原菌可能为导管定植菌,而不能肯定一定是菌血症,后文相关内容会有详细介绍。

2. 不要把正进行静脉输注处作为血培养的静脉穿刺点。

3. 除新生儿外,通常应在两个不同的静脉穿刺点抽血做培养。

（二）抽血的消毒程序

1. 皮肤消毒

（1）使用70%异丙醇或乙醇用力擦拭静脉穿刺点的皮肤,以去除表面的脏物和油脂,并使其自然晾干,时间大约为30秒以上。

（2）使用碘酊拭子,从穿刺点向外画同心圆消毒,至消毒区域直径达3cm以上。含有碘的消毒剂需要足够的时间消毒表面,时间大约为1分钟,让碘酊晾干。如使用碘伏,必须2分钟才能使其完全干燥。此外,可用2%葡萄糖酸氯己定（chlorhexidine gluconate,CHG）代替碘酊,葡萄糖酸氯己定与碘酒具有同等效果,碘酊和CHG需要30秒达到消毒效果,不建议使用聚维酮碘。CHG优点为一般不会引起过敏反应,同时静脉穿刺后不需要清洗皮肤;缺点是不可以对2个月以下的婴儿皮肤进行消毒。因此对于儿科患者,可以省略（2）步骤,但应再做2次（1）步骤。总之,消毒液要充分接触皮肤,干燥时间要足够,以减少血液培养的污染机会。

2. 根据血培养检测项目,准备相应的血培养瓶,弃去血培养瓶顶塑料帽,用70%乙醇棉球消毒瓶顶橡皮塞,等待自然晾干,时间为30~60秒。

3. 在血培养瓶上贴上患者信息标签,标签应包括患者姓名、标本采集日期、时间（注意是实际的采集时间,不是条码/检查单打印的时间）和抽血部位。

4. 抽血人员应戴手套,将针插入患者静脉抽血。如果第一次抽血失败,应更换新的针头。注意不要再触摸已消毒部位的皮肤。

5. 当抽血量少于推荐的培养血量时,应优先接种需氧瓶,剩下的血液再接种到厌氧瓶。这是因为大多数菌血症是由需氧菌和兼性厌氧菌引起的,其中酵母菌、假单胞菌属、窄食单胞菌属等是专性需氧菌,只在需氧瓶内生长。对于仅使用需氧瓶的实验室来说,重要的是每次血培养抽取两瓶血,以确保充足量的血标本。

6. 将采集的血液注入血培养瓶中,然后轻轻颠倒混匀以防止血液凝固。

7. 采血后,应将针头放于利器收纳盒中,并将患者皮肤上残留的碘酒以乙醇擦拭干净,以避免对患者皮肤形成刺激。

六、患者血管内导管采集血液

经插管采集的血液污染（假阳性）风险高,可以通过定量培养或差异报警时间（自动化血培养仪）,比较患者血管内导管抽血培养结果与外周血培养结果,来判断是否为导管相关性血流感染。

1. 在血培养瓶上贴上标签,标签应包括患者姓名、抽血位置、抽血日期及时间,操作者姓名,其中收集血液为外周血还是导管血,这对患者疾病的诊断非常重要。

2. 应以70%乙醇对血培养瓶胶塞进行消毒,放置30~60秒,干燥后再进行后续操作。

3. 分开两次用70%乙醇擦洗导管枢纽连接处15秒,空气中自然晾干。

4. 操作者带好手套,断开连接管或导管盖子,以注射器收集血液。应避免在抗菌药物使用1小时内进行操作。

5. 更换新的注射器,自枢纽处收集血液进行培养,并快速连接好枢纽。

6. 握好注射器将血液注入血培养瓶,注入量应遵从厂商的建议,一般10ml/瓶。

7. 轻轻颠倒血培养瓶混匀以防止血液凝块形成。

七、标本运送

血培养瓶应该在2小时内送到实验室。运送标本过程中,应保证血培养瓶不被破损。实验室工作人员应及时处理血培养瓶,立即上机。如果推迟血培养瓶放入连续监测血培养设备,可能会耽误或阻碍微生物的生长。尤其应注意的是血培养瓶不能预培养。因为某些非发酵的革兰阴性菌（例如铜绿假单胞菌）、链球菌属、真菌在经过35~37℃的预培养之后,在连续血培养检测系统中常常检测不到细菌。这是由于在阳性瓶中,这些细菌的检测依靠其在生长过程中的生化反应变化,预培养则加长了细菌的生长时间,可能会错过微生物的对数生长期,检测到的只是平台期或下降期,不再遵循血培养系统的曲线算法规则。经过预培养之后,2%~5%的阳性瓶会报阴性结果。如果首先放室温静置,然后再放入血培养仪,则不会漏报阳性[7]。因此,装有标本的血培养瓶应该室温保存,不可冷藏或冷冻。

对于所有延迟培养的血培养瓶,应注意观察其生长指标,例如传感器的颜色、溶血、气体、浑浊度。如果涂片染色发现有细菌生长,应该与阳性瓶一样对待。

八、标本拒收标准

实验室工作人员发现符合以下标准的血培养标本应该拒收(CLSI M47-A):

1. 无标记或标记错误。

2. 血培养瓶已破碎、损坏或渗漏。

3. 瓶中有凝块。

4. 患者有关信息提示管中含有除聚茴香脑磺酸钠(SPS)以外的抗凝血药。

如果所收到的血培养瓶已过期、抽血量不足、收到血瓶类型错误,如需氧、厌氧、儿童瓶等用错,以及培养套数不足,尽管无需拒收,应在报告中记录上述具体问题,并注明它可能对血培养结果造成影响。

注意:当接收不合格的标本来进行血培养检查和需要一份新的血培养时,应立即和临床医生联系。

第二节　培 养 方 法

在实验室里,血培养有两种培养法:手工或自动化方法。手工血培养方法即未用仪器来监测病原菌的生长。手工血培养包括目测(传统)基础肉汤培养、用双相培养基的培养和溶解-离心法技术三种方法。全自动血培养法使用仪器通过监测细菌或真菌培养液中的代谢产物来检测病原菌的生长。

一、手工血培养

(一) 传统肉汤培养

传统手工血培养瓶一般包括一个需氧瓶和一个厌氧瓶。培养基的基本成分包括脑心浸液、哥伦比亚或胰酶大豆肉汤,它可以培养需氧到微需氧的病原菌;如果要培养微需氧到厌氧的病原菌,则应在培养基中加入含巯基化合物或巯基乙酸盐成分;如果要培养苛养菌,还应加入不同的添加剂,如血红素、维生素 K_1、L-半胱氨酸等。37℃孵育,每天肉眼观察一次。目测监测 7 天。该法缺点是敏感性低、不能实时监测,每天观察一次会延误检出。

(二) 双相培养基

同时含有琼脂和肉汤的血培养瓶,可用于成人或儿童患者的需氧病原菌、厌氧病原菌和分枝杆菌培养。与传统的手工血培养瓶相比,双相血培养瓶检测时间缩短、可以更好地培养需氧菌、兼性厌氧菌和真菌,并直接获得分离菌的菌落。但需注意商业双相系统可能会产生较高的污染率,且不能很好地获得厌氧菌;培养瓶需垂直孵育。

(三) 裂解-离心法

裂解-离心法是将病原菌从溶解的血液中释放出来后,通过离心的方法将血液成分沉淀在离心管的底部,达到分离微生物的目的,将病原菌浓缩层从裂解离心管转种到固体培养基上。每天观察固体培养基表面有无病原菌生长,共监测 7 天。裂解-离心法对于丝状真菌和酵母菌的分离率与双相培养基相似。孵育温度推荐 35℃,应每天培养观察后进行摇动。优点是可以定量培养,缺点是容易污染。

二、自动化培养

大多数自动化培养仪器原理相同,通过检测病原菌生长代谢的 CO_2 浓度增加来检测其生长。许多培养基成分都可用于需氧或厌氧培养,添加剂可增加对曾使用抗菌药物患者的微生物培养的阳性率。连续监测血培养系统也可用于培养血液中的分枝杆菌。在使用现代全自动连续监测血培养系统和培养基的情况下,只有极少病原菌需要孵育超过 5 天,包括传统上的苛养菌培养,如 HACEK 群细菌(嗜血杆菌属、凝聚杆菌属、心杆菌属、艾肯菌属、金杆菌属)和布鲁菌属。

全自动连续监测血培养系统的优势是节省劳力、实时动态、无创。自动化血培养系统每间隔10~24 分钟检测瓶中病原菌生长。血培养仪阳性瓶报警后,应立即进行涂片革兰染色和转种,报告涂片和革兰染色结果。对于已经培养五天的阴性瓶不需要常规的盲传或终点转种。

第三节　标本处理流程

一、血培养的实验室操作安全性

进行血培养操作时,都应采取生物安全防护措施。血培养中的病原菌,可能通过皮肤伤口或直接接触污染实验室人员的皮肤、眼或者黏膜引起感染,尤其是含有病原菌的气溶胶。应保证操作人员在生物安全柜内操作和佩戴口罩、手套,尤其是在检测血培养中革兰阴性苛养菌时,始终要注意安全防范。因为某些细菌具有高度传染性(如弗朗西斯菌或布鲁菌),处理和鉴定这些细菌时应在二级或二级以上生物安全实验室进行;建议针对暴露的针头使用适当安全装置来转种操作;注射器针头要丢到利器盒;阴性培养瓶也应丢弃到带有传染性标志的垃圾袋中。

二、血培养操作流程

血培养操作流程如图14-3-1所示。血培养瓶在35~37℃孵育通常为5~7天,CLSI推荐全自动血培养系统的孵育时间通常设为5天。研究表明,应用BacT/Alert血培养系统的同时做需氧瓶和厌氧瓶培养,第1、2、3、4、5天的阳性率分别为71%、22%、5%、1%和1%,临床上有意义的标本在前三天的阳性率就已经达到了97.5%。在特殊情况下,根据不同的病原体则需要延长孵育时间,例如布鲁菌等。保证孵育过程中旋转或振动培养基有助于病原菌的生长。

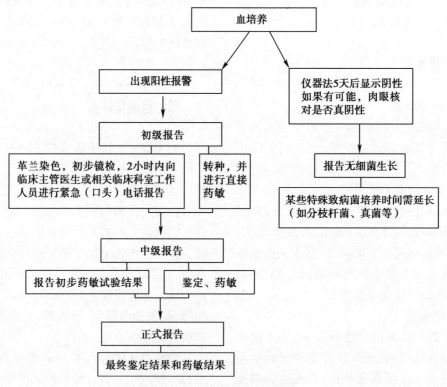

图 14-3-1　血培养操作流程图

(一) 血培养结果报告的方式

1. 手工法血培养　通过肉眼每天观察一次培养瓶是否为阳性,对于目测可见的阳性培养瓶,可观察到溶血、浑浊、产气、菌膜、成块、可见菌落等各种提示病原菌生长的现象(表14-3-1)。

表 14-3-1　手工法血培养阳性瓶的判读

目测	可能的病原菌
溶血	链球菌,葡萄球菌,李斯特菌属,梭状芽胞杆菌,芽胞菌属
浑浊	需氧革兰阴性杆菌,葡萄球菌,拟杆菌属

续表

目测	可能的病原菌
产气	需氧革兰阴性杆菌，厌氧菌
薄膜	铜绿假单胞菌，芽胞菌属，酵母菌
成块	金黄色葡萄球菌
可见的菌落	葡萄球菌，链球菌

（1）自制肉汤培养系统：对于阴性结果需要进行至少一次盲转，通常需要孵育72小时观察结果。

（2）双相系统：首先把双相培养瓶颠倒，然后放在35℃进行孵育；最初两天每天两次颠倒血培养瓶，之后一天一次，每次需要认真观察肉汤和琼脂面上的细菌生长情况。一旦有血培养瓶显示阳性，即有菌落生长，应在生物安全柜中打开盖子，将可见菌落立即涂片及转种到其他培养基上进行观察。

2. 全自动方法血培养　该系统可在任何时间内放入培养瓶，通过条码识别允许该标本进入系统，并连续跟踪监测。实时报告阳性血培养瓶，细菌培养生长曲线、结果等均可在联机的计算机上显示出来。自动化血培养系统阴性瓶一般不需要进行盲转。

（二）阳性瓶涂片检测

对于仪器显示是阳性结果的培养瓶或手工法血培养通过目测阳性的培养瓶，应抽取其中的液体进行显微镜观察。如果使用的是双相培养系统，则肉汤和琼脂斜面上可见的菌落都要进行革兰染色镜下观察。

1. 革兰染色：①轻柔混匀瓶中液体；②用合适的消毒剂消毒血培养瓶盖，自然晾干；③用注射器或移液管吸取几滴血培养液，滴在干净的玻璃载片上；④用无菌接种环涂匀，自然干燥、固定后进行革兰染色。

2. 尽管是阳性瓶，但镜下没有观察到细菌时，应按以下方式处理：

（1）观察细菌的生长曲线，如果系统显示有细菌生长，而且高度怀疑某种病原菌感染，可对培养物或沉淀进行革兰染色、湿涂片、吖啶橙染色，以确定微生物是否存在。

（2）转种在琼脂培养基上继续培养，并把血培养瓶放回孵箱中继续培养。

（3）考虑是否为分枝杆菌菌属的感染。

在自动血培养仪中，有时由于血量过多，或者患者白细胞数量过高可引起假阳性。

（三）病原菌的鉴定和药敏实验

1. 常规方法　阳性血培养的操作流程如图14-3-2[8]所示。

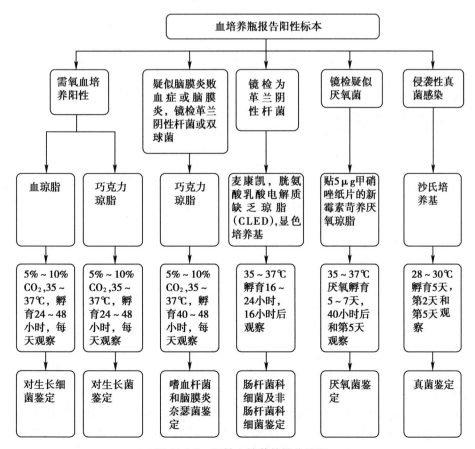

图 14-3-2　阳性血培养的操作流程

2. 阳性血培养初步试验及报告

(1)在革兰染色的基础上,依据表 14-3-2 所示内容进行阳性血培养初步试验及报告,在报告药敏结果之前一定要谨慎,如果发生错误需要及时与临床医师联系以便获得相关信息。

表 14-3-2 阳性血培养初步试验及报告

革兰染色	初始实验[a]	其他试验[b]	结果报告
阳性球菌[c] 葡萄状	苯唑西林 青霉素 万古霉素	1~2 滴 35℃做血浆凝固酶[d]	报告"可能为葡萄球菌属",如果凝固酶阳性,报告"可能是金黄色葡萄球菌"
阳性球菌 成链或成对	青霉素 万古霉素 奥普托欣 CAMP	胆汁七叶苷试验;如果涂片为矛头状成对的阳性球菌做荚膜肿胀试验及胆汁溶菌试验	报告"可能为链球菌属";胆汁七叶苷阳性;报告"可能为肠球菌属";荚膜肿胀或胆汁溶菌阳性;报告"可能为肺炎链球菌"
小的 阳性杆菌	青霉素 万古霉素 CAMP	取 1 滴做胆汁七叶苷试验;接种半固体培养基观察动力	报告"革兰阳性杆菌",如果动力(25℃有动力,37℃无动力)或胆汁七叶苷阳性,报告"可能为李斯特菌属"
大的 阳性杆菌	青霉素 万古霉素	可通过涂片排除炭疽杆菌	报告"革兰阳性杆菌",如果只在厌氧环境下生长的大杆菌,报告为"可能为厌氧的革兰阳性杆菌"
阴性杆菌	多黏菌素 B 黏菌素	显微镜下观察涂片形态	报告"革兰阴性杆菌",若形态似鸥翼状,报告"可能为弯曲菌属";形态学似嗜血杆菌,报告"可能为嗜血杆菌"
阴性球菌	青霉素	注意:葡萄球菌可能出现染色阴性;不动杆菌属可能似球菌	报告"革兰阴性球菌"或"革兰阴性双球菌"
酵母菌		接种到人或动物血清,37℃ 1.5~4 小时进行芽管实验;墨汁染色;尿酶试验	报告"酵母菌",如果尿酶阳性或墨汁染色阳性,报告"隐球菌属",如果芽管试验阳性,报告"白念珠菌"

注:[a] 美国临床微生物实验室推荐用纸片法药敏试验可以辅助鉴定乳酸杆菌、丹毒丝菌、芽胞菌属、明串珠菌、片球菌属,以及青霉素敏感葡萄球菌和万古霉素耐药的肠球菌属,纸片法还可以做混合培养物的药敏实验,但不是标准的药敏检测方法;而金黄色葡萄球菌 ATCC 25923 可以画垂直于接种液的横线以辅助鉴定 B 群链球菌和李斯特菌属;

[b] 美国临床微生物检验实验室协会在初步报告革兰染色情况下进行初步试验,从而修正初步报告结果;

[c] 需氧菌要在 5%CO_2 孵箱中进行,厌氧菌在厌氧条件下培养;

[d] 孵育 4 小时即可以观察血浆凝固酶试验结果,如果不到 4 小时取出的话,则需要室温继续孵育至 24 小时

(2)直接药敏方法:一般采用纸片扩散法对血培养直接进行药敏检测,尽管它不是一种定量的方法,但高效、经济、快速、容易操作。

自动血培养仪报告阳性后,取出血培养瓶,并记录报警时间及曲线,在生物安全柜中完成下列操作:乙醇消毒血培养瓶盖,待完全干燥或无菌棉棒擦拭后,上下摇动血培养瓶,取 1ml 注射器抽取 0.2~0.3ml 培养物,进行革兰染色,根据染色结果选择相应的接种平板,同时滴 1~2 滴到 MH 平板,用无菌棉棒涂布并选择相应的药物纸片进行初步药敏试验,同时报告临床革兰染色以及涂片结果。

第二天中级报告初步药敏结果以及做最终细菌鉴定(API 或 VITEK 鉴定卡)及药敏(MIC 法),随后发出血培养的正式报告。

依据表 14-3-2,每个临床实验室最好有自己的细菌初步鉴定和药敏的操作规程,并逐渐完善。如使用 API 20E 鉴定革兰阴性杆菌等,可参照以下操作:

1)滴两滴血液培养物到 5ml 水或生理盐水中,接种到例如 API 20E 的手工鉴定卡(低菌液浓度对实验结果影响不大,柠檬酸盐实验除外)。注意:红细胞可能会干扰某些实验结果。

2)离心血液培养物,1400r/min 离心 10 分钟,吸取出细菌,调整菌液浊度至 0.5McF,进行 API 鉴定及药敏试验。

其他如微量肉汤稀释法,取 1 滴培养物到 0.5ml 脑心浸液培养基中,35℃摇床孵育 3~4 小时,将其加到 5ml 转种试剂中达到 0.5McF,并进行计数,如

果菌落计数低于 $3×10^5$ 时重复药敏实验。

如果怀疑是肺炎链球菌,可转种到固体培养基孵育 5 小时,刮取足够的菌落进行鉴定和药敏。

3. 快速鉴定

(1)抗原凝集试验:对于血培养仪报警阳性的标本转种后也可应用商品化的乳胶凝集试剂直接检测,如布鲁菌、沙门菌、β-溶血链球菌、肺炎链球菌、金黄色葡萄球菌等。抗原检测最大的优点是快速,短时间就可以得到结果。一旦凝集阳性,可以直接指导抗菌药物治疗。

(2)凝固酶试验:通过试管凝固酶方法、玻片凝集法、常规 PCR 技术和荧光标记的探针分子技术都可以从阳性的血培养瓶中直接鉴定出凝固酶阳性葡萄球菌,只是敏感性和特异性不同[9]。

(3)自动化细菌仪器鉴定方法:目前已有几种自动化细菌系统可以使用微量肉汤稀释法对血培养阳性瓶中的标本通过处理后直接进行鉴定和药物敏感试验[10]。研究结果显示自动化仪器结果是可信的,尤其对于革兰阴性杆菌。与常规方法鉴定相比,自动化细菌仪器鉴定方法只需用常规方法所需时间的一半就可以得到试验结果[11]。

(4)分子生物学的方法:通过使用聚合酶链反应(polymerase chain reaction,PCR)试验和其他核酸扩增技术(nucleic acid amplification techniques,NAATs)从阳性血液样本直接鉴定病原菌的技术越来越多[12]。目前针对特异的病原体检测(用来检测阳性血培养中某种病原体)的方法有广谱 PCR(使用引物能够识别病原体编码核糖体 DNA 的保守序列)和多重 PCR 分析(一个单一的反应可以检测出最常见的病原体),都可以鉴定到病原菌的属或种[13]。

当血培养阳性,利用 PNA 探针标记的原位荧光杂交的方法(fluorescence in situ hybridization,FISH),依据目标细菌 16S rRNA 设计特异性探针,可以直接鉴定血培养中的细菌,例如葡萄球菌、肠球菌、光滑念珠菌和白念珠菌等,敏感性和特异性高于95%,并且 3 小时就可以出结果。此外 Xpert MRSA 和 MSSA 是第一台商业性快速鉴定血培养耐甲氧西林金黄色葡萄球菌的实时荧光 PCR 体系,而其他公司也在不断研发相似的技术设备。

(5)MALDI-TOF 质谱法:目前,MALDI-TOF MS 可以从血培养阳性瓶直接鉴定病原菌,尤其是鉴定革兰阴性菌效果佳[14-16]。

总之,可以用商品化试剂鉴定和药敏法检测,也可以用分子生物学方法或质谱技术对阳性血培养中的病原菌做直接鉴定。由于多重耐药革兰阴性菌的流行以及耐甲氧西林金黄色葡萄球菌(MRSA)、耐万古霉素肠球菌(VRE)等耐药菌不断增加,初始经验性抗生素治疗对于越来越多的患者是无效的。因此,我们需要准确及时的血培养结果,以指导临床正确的抗生素治疗,降低广谱抗生素的整体使用率[17,18]。

第四节 质量控制

一、血培养瓶的质控

血培养操作规程必须符合厂商对血标本的特别要求,血培养瓶必须在有效期内使用。血培养瓶本身应该无菌,且能满足临床上绝大多数病原菌生长的营养要求。目前临床上使用的血培养瓶主要有两种,一种为自制培养基,另一种为商业血培养瓶。对于这两种类型的培养基,质控要求也不同。

(一)自制培养基

对于自己制作的培养基,需要做生长实验,以确保该培养基内含有血液中有可能存在的细菌生长所必需的营养条件。CLSI M22-A3 中所列举的质控菌株有:①需氧瓶质控菌株:铜绿假单胞菌(ATCC 27853)、肺炎链球菌(ATCC 6305);②厌氧瓶质控菌株:脆弱拟杆菌(ATCC 25285)、肺炎链球菌(ATCC 6305)。

检测方法:配制 0.5 麦氏单位的菌悬液,每个培养瓶中接种 10μl 菌液,孵育 5 天,每天观察生长情况。

(二)商业血培养瓶

记录每批商业血培养瓶的生产批号信息,可以通过这些信息溯源到厂商的质控记录。一般不要求使用商业化血培养瓶的用户做常规的质控[8]。

(三)双相培养基的质控

如果使用双相培养基,应该对其中巧克力培养基做生长实验,检测流感嗜血杆菌和淋病奈瑟菌是否能生长。

二、血培养系统的评价

要评价一个血培养系统的优劣，主要取决于是否支持各种病原菌的生长，尤其是苛养革兰阴性球菌和杆菌，比如脑膜炎奈瑟菌、流感嗜血杆菌、脆弱拟杆菌等。检测方法：首先可抽取健康志愿者静脉血10ml注入培养瓶，然后把实验菌株配制成0.5麦氏单位的菌悬液，进行一系列的稀释后，在培养瓶中注入10μl菌液，血培养系统连续跟踪监测生长情况，孵育5天内仪器应该阳性报警。

三、血培养的污染率

血培养有时会出现假菌血症结果，即病原菌来源于患者血流之外，可能与不正确采血、实验室操作有关，有时还可能产生暴发，主要原因为消毒液或病房和实验室环境被细菌污染。

1. 应对临床医师和护士进行培训　规范化临床采集血培养的数量、部位等，排除污染，正确判断是否发生导管相关性感染（CRBSI）。导管相关性血流感染的判断如下：

（1）阳性报警时间（time to positivity，TTP）：同时进行2种标准血培养，1个经导管或端口，1个经皮穿刺外周静脉，由连续监测血培养系统进行培养。如果分离株相同，经装置采集的标本的报警时间比经皮标本早（差异报警时间，differential time to positivity，DTTP）2小时或更多，则CRBSI的概率高。

（2）定量血培养（quantitative blood cultures）：同时采集2种标本，1个经导管或端口，1个经皮穿刺外周静脉，由裂解离心系统（isolator）或采用倾倒平板方式（pour plate method）进行检查。如果分离株相同，经装置采集的标本的浓度高于经皮标本5倍或更多，则CRBSI的概率高。多数实验室没有常规进行定量血培养。

（3）导管尖端、片段培养：Maki半定量培养法应用最广泛。解释需要和静脉血培养相配合。5cm长的导管末端进行半定量培养，如果生长的菌落总数>15CFU；或者对其进行定量（超声法）肉汤培养，生长的菌落总数>100CFU/ml，均可认为该菌在导管上有定植。该方法仅仅检测导管外表面的病原，而导管内表面的微生物被漏掉了。针对Maki法的改良包括对导管进行机械振荡（vortexing）或使用内导管刷（an endoluminal brush）。

2. 排除皮肤定植菌污染引起的血培养假阳性　如何判断是否污染，需要收集实验室和临床的信息，包括细菌的种类；抽血培养套数、阳性套数；一套血培养中阳性瓶数量、阳性报警时间、患者的临床症状、其他部位培养情况等。除医生有特殊要求外，不对污染的细菌进行敏感试验。

通过静脉穿刺，由皮肤定植菌引起的污染，常见有以下菌属：凝固酶阴性的葡萄球菌（除小儿和导管外）、芽胞杆菌属（除外炭疽杆菌）、棒杆菌属、丙酸杆菌属、气球菌、微球菌、草绿色链球菌等。在特定条件下，它们可能引起严重的感染。如果同一个患者2份或2份以上血培养中分离到同一种上述菌属，且抗菌谱一致，一般可排除皮肤污染，但也应结合临床表现进行分析判断。凝固酶阴性葡萄球菌存在于正常人体皮肤，也可以定植在侵入装置上，形成生物膜，因此它既是最常见的污染菌，也是首要的导管相关性菌血症的病原菌。一般来讲，真正感染病原菌的TTP偏短，例如表皮葡萄球菌，TTP<16小时感染可能性大，TTP>20小时污染可能性大。

3. 收集所有静脉穿刺标本计算污染率　如果污染率超过预期，需要对采血者及操作血培养人员重新培训。污染率至少应控制3%以下[19]。当污染率增加时，应该单独计算出每一位采血者及每一个病区的污染率，有针对性地对临床护士进行培训。

污染率一般每月计算。首先统计1个月内独立送检的血培养套数（一次从一个静脉穿刺点或导管抽取），然后统计污染菌套数（芽胞杆菌和微球菌总是污染菌，痤疮丙酸杆菌等通常是污染菌，凝固酶阴性的葡萄球菌可能是污染菌，也可能是导管相关性血流感染，要依据多套血培养结果分析），用污染套数除以总套数得到污染率。

总之，可以通过适当的皮肤和瓶盖消毒，从静脉穿刺取血，并通过培训和干预措施等来防止污染[19-21]。

四、血培养的真正阳性率

排除污染后，计算所有血培养中分离阳性瓶的真正阳性率；血培养真正的阳性率应该在6%~12%范围内[8]，如果过低，可能同一患者送检血培养次数过多；阳性率过高，则说明送检的血培养数量多于推荐量，不符合血培养送检要求。

真正阳性率的计算，一般以1个月计算。首先统计1个月内独立送检的血培养套数，然后统计阳性的总套数和污染菌的套数,用统计阳性的总套数减去污染菌的套数除以总套数得到真正阳性率。

五、血培养最佳流程各个环节的优化

通过分解血培养的过程,可以发现其中一些步骤可能被延误,采取适当措施后可以缩短周转时间(TAT)。

周转时间是指从血培养标本采集到报告结果的时间(图14-4-1)。从血培养瓶被放到血培养仪中到有足够微生物生长、仪器提示阳性,这一过程是不能被缩短的,因此除在血培养仪内的检测阶段(TTD)外,血培养以下各阶段的时间会影响到整体的周转时间(TAT):从标本采集到实验室接收-转运阶段(TT);从标本接收到加载到血培养仪;从加载血培养仪到报告阳性-检测阶段(TTD);从报告阳性到微生物鉴定和药敏检测;从鉴定和药敏到最终报告发出。需对以上各个环节进行优化。

由于血培养的结果报告给临床后,临床医师可以终止错误的经验用药,并提供有效的抗生素治疗措施,因此缩短周转时间(TAT)有利于患者预后,提高存活率[3]。

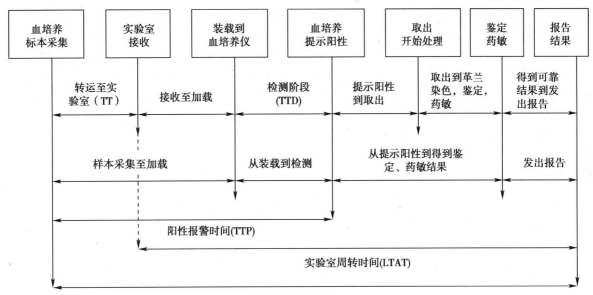

图 14-4-1　血培养流程各个环节构成图

六、各个周转时间标准

为了使血培养的结果为临床提供更多的帮助,从临床收集标本到出报告的时间应尽可能缩短,即缩短周转时间(TAT),建议是1~5天;如果检测结果为真菌、苛养菌或者需要其他实验室验证,可适当延长周转时间(TAT)[22]。通过分解和改善血培养的进程(图14-4-1),可优化报告时间,改善患者的预后。

血培养标准一旦确立,应定期审核,确保其符合当前设备的有关规定。规定标准时应该强调处理患者血培养标本的关键性。鼓励对现有的仪器设备优化使用。血培养标本检测前、检测中(血培养阳性瓶的鉴定以及药敏结果)及检测后(报告血培养结果)的时间标准如表14-4-1所示。

表 14-4-1　血培养周转时间(TAT)标准

血培养	项目	时间标准
检测前	标本采集到孵育	≤4h
	革兰染色	≤2h
	快速抗原反应	≤2h
	分子生物学方法	当天出结果
检测中	分离鉴定(直接/自动化仪器)	≤24h
	分离鉴定(传统方法)	24~48h
	药敏试验(直接/自动化仪器)	≤24h
	分离药敏(传统方法)	24~48h
	初步阴性报告	48h/72h*(依据当地标准)

续表

血培养	项目	时间标准
	最终阴性报告	≤5天(如果需要继续培养可适当延长)
检测后	初步阳性报告(电话/邮件)	立即报告涂片结果

续表

血培养	项目	时间标准
	中级阳性报告(这一级国内部分医院没有做到位)	报告初步药敏结果
	最终阳性报告	≤5天(如果需要再培养或其他实验室确证可适当延长)

第五节　特殊菌的处理流程

一、少见菌

一旦检测到在血液中很少发现的病原菌,就有可能是严重的感染。过去,需要特殊的程序才能检出,现在的自动化血培养仪可以在常规血培养中检测这些苛养菌(如嗜血杆菌属、乏养菌属、心杆菌属、放线菌属)。有时,苛养菌可能需要长达5天以上的孵育时间才出现阳性信号。

在血培养中有时会出现仪器报警阳性,但转种后未见菌落生长,这可能与少见菌的感染有关。阳性瓶中的苛养菌常常是因为不典型的形态或非常小而被忽略,例如乏养菌属可能会产生奇异的形状或大小,弗朗西斯菌可能因为小且模糊,不能和背景相区别;此外,有些病原体如支原体不能用革兰染色识别,应用吖啶橙染色。因此,多使用几种染色法,例如吖啶橙染色或苯酚品红复染的革兰染色,有助于发现弯曲菌、螺杆菌或布鲁菌(图14-5-1)。常见有两种情况:一种为报警的阳性瓶且革兰染色为有菌,但转种培养为阴性;另一种为报警的阳性瓶且革兰染色为无菌,而且转种培养为阴性。

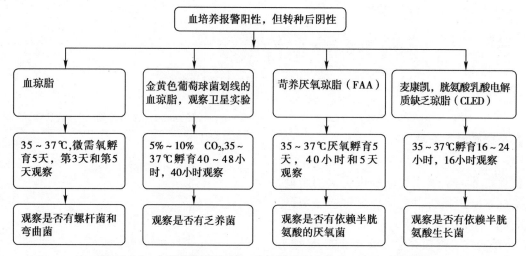

图 14-5-1　血培养报阳性,第一次转种后未生长进一步实验流程图

第一种情况在营养缺陷的菌属中常见。如营养变异链球菌、肺炎链球菌有自我溶解的情况,还有一些在普通培养基中难生长的菌属。依据显微镜观察以及临床的情况,应酌情增多或添加培养基、延长培养时间或者改变生长环境。这些菌包括:弯曲菌属、螺杆菌属、嗜二氧化碳菌、慢生长的厌氧菌。有一些培养基会减少肺炎链球菌的自我溶解,如果镜下或者临床高度怀疑是肺炎链球菌的感染,可以在培养基中增加一些溶解的血液或者含有血液的肉汤混合液来复苏细菌,或者采用肺炎链球菌抗原试剂直接检测。

第二种情况应观察血培养系统的阳性生长曲线,以便排除假阳性,这是非常重要的。产生假阳性的原因有很多种,如仪器本身、阈值设置过低、血量过多、高白细胞含量等。如果生长曲线显示明显,就需要苯酚染色、革兰染色或者桑迪福德(Sandiford)染色进行证实。为下一步的细菌培养提供依据。

(一) 布鲁菌

布鲁菌培养最常见的标本是血液和骨髓,以骨髓标本最易于检出,骨髓标本与血标本处理一样,立即打入血培养瓶中。此外,淋巴液、关节液、肝脏和脾活检标本均可以用于培养布鲁菌。如果怀疑是布鲁菌感染,成人每个脓毒症病程应进行2~4套血培养,新生儿和儿童进行2套以上血培养。

从血液中培养布鲁菌和分离其他血流感染菌相比,布鲁菌分离时间相对较长,其他血流感染菌的分离峰期大多在6~36小时,而布鲁菌的峰期一般为3~4天。培养5天的检出率最少是92.7%,大多数分离株只从需氧瓶中分离。如果怀疑是布鲁菌感染,可培养7~10天,如果10天仍无阳性报警,第10天盲转种于血平板和巧克力平板,5%~10%CO$_2$孵育至少72小时,观察平板上典型的"尘土样"菌落:细小、光滑、有光泽、突起、边缘完整,48~72小时白色至奶油色。但对于临床高度怀疑布鲁菌感染病例,建议将自动血培养时间延长至21天。

(二) 巴尔通体

巴尔通体属最少由19种短阴性杆菌组成。但近年来,发现HIV患者常感染巴尔通体。自动血培养系统可以培养出巴尔通体,但是该菌通常不能产生能被仪器检测到的足够多的CO$_2$,检出率极低,同时自动化仪器针对常规的血培养设置培养时间也不足以培养出巴尔通体。临床医师应该根据症状给予实验室必要的指示,或在申请单上特别注明,以便实验室延长检测时间。

在培养8天时,可以取少量血培养物涂片,用吖啶橙染色或湿片在相差显微镜下观察细菌活动。如果观察到有细菌生长,将血培养物转种到巧克力平板。每周检查血培养物转种和其他培养物直接接种的平板,观察5周以上。为了提高分离阳性率,建议使用2套或多套裂解离心系统(isolator)血培养管,每管直接注入10ml血,该培养管室温立即送抵实验室,8小时内进行处置。巴尔通体菌血症的长时间反复发作会引起强烈的抗体反应,所以血清诊断是一个有价值的方法。对于一些临床样本,包括来自于心内膜炎患者的样本,PCR方法可以对巴尔通体直接检测,采取5ml血浆注入EDTA管,室温下2小时内送到实验室。如果进行血培养,裂解-离心法与新鲜配制的、营养丰富的血或巧克力培养基相结合是最佳选择。应将平板放在35℃、湿润的、含有CO$_2$的环境中孵育14~21天(但培养杆菌状巴尔通体和克氏巴尔通体环境就应设为25~30℃、无CO$_2$),此外,也可先在含裂解液的培养瓶中培养,然后传代到固体培养基培养到7天。因此,巴尔通体的培养通常需要特别的程序和较长的孵育时间。菌种确认通常需将菌株送到参考实验室。血清学结合细菌培养或PCR是诊断非典型巴尔通体感染的最好方法。

(三) 军团菌

军团菌病是由军团菌属细菌引起的临床综合征。军团菌属是许多地区社区获得性肺炎常见的病因,但军团菌肺炎继发菌血症是不常见的。已有发生于肾移植后的军团菌菌血症和由军团菌引起的人工瓣膜心内膜炎病例报道。军团菌培养需要使用缓冲炭酵母浸膏(buffered charcoal yeast extract, BCYE),经过常规的5天血培养后再传代到BCYE培养基,或将BCYE琼脂与裂解-分离法结合使用都是可行的。如果使用裂解离心系统(isolator)血培养管,应抽取2套或多套血液,每管直接注入10ml血,该培养管室温立即送抵实验室,8小时内进行处置。军团菌菌血症发生频率很低。即使采用最佳培养技术,也很难从血液中分离出该菌。目前,军团菌的最佳诊断方法是免疫学方法,用无菌密闭容器取10ml清洁中段尿(最佳尿液标本是晨起首次清洁尿液),对军团菌尿液抗原(血清型1型)进行检测。此外,在痰、胸腔积液、肺组织活检标本中可以分离出军团菌。

(四) HACEK组

HACEK群细菌包括嗜沫嗜血杆菌(嗜沫凝聚杆菌,*Aggregatibacter aphrophilus*)、副流感嗜血杆菌、伴放线凝聚杆菌(*Aggregatibacter actinomycetemcomitans*,之前名为伴放线放线杆菌,*Actinobacillus actinomycetemcomitans*)、心杆菌属(*Cardiobacterium*)、艾肯菌属(*Eikenella*)、金杆菌属(*Kingella*)。此群细菌系人类口腔、呼吸道、生殖道的正常菌群,在一定条件下可引起严重感染,主要引起心内膜炎。鉴定出HACEK微生物则高度提示感染性心内膜炎,即使缺乏明显的感染和典型的症状。该类细菌引发的心内膜炎病程长(2周~6个月),赘生物大,容易形成栓塞,瓣膜受损害严重。

HACEK群细菌共同特征是生长缓慢,这些病原体的血培养大多在第一周出现阳性,生长需要 CO_2,只有营养丰富的培养基如巧克力血平板等才能支持其生长。使用裂解-离心法对 HACEK 心内膜炎的研究显示,血培养阳性平均需要 3.4 天。如果高度怀疑 HACEK 心内膜炎,5 天培养阴性后需要进行更长时间的孵育或进行终末培养。

(五) 弗朗西菌

土拉热弗朗西菌可以在标准血培养瓶中生长,如果培养基中加入半胱氨酸,则有助于这些细菌生长。不同土拉热弗朗西菌的生长速率是不同的,有的菌株生长较快,与非苛养性的菌株类似,大部分菌株则需要 10 天以上的孵育时间。由于其微小且多形,土拉热弗朗西菌很容易被革兰染色检测所遗漏。土拉热弗朗西菌首次可以在标准羊血琼脂平板上生长,但之后的传代培养却不能生长,有些菌株可能仅仅在巧克力平板上生长。文献报道多数弗朗西菌分离自血液、骨髓、脑脊液、心包液等。

(六) 乏养菌和颗粒链菌属

乏养菌属(*Abiotrophia*)和颗粒链菌属(*Granulicatella*)的细菌为兼性厌氧、触酶阴性的革兰阳性球菌,是人类口腔、泌尿生殖道和肠道的正常菌群,宿主抵抗力低下时可引起感染性心内膜炎、中耳炎、脓毒症、菌血症等。在自动化血培养系统可以检测出乏养菌和颗粒链菌属,它们最快可以在孵育第 2 天就出现,通常为 3~4 天,只有在含有吡哆醛或半胱氨酸的培养基上才可以进行传代培养。为了满足乏养菌和颗粒链菌属生长的必需条件,应在培养基中加入添加剂,或借助同时接种葡萄球菌的协同作用观察卫星菌落。这些细菌一般可以通过在巧克力琼脂或厌氧培养基中得到分离,而在用胰酶大豆琼脂作为基础的血平板上不生长。

(七) 弯曲菌属

弯曲菌属细菌通常与急性胃肠炎有关,也可引起全身性疾病,例如脓毒症、脑膜炎等。据文献报道,从血培养中可分离出空肠弯曲菌,偶尔还可检出其他弯曲菌种如胎儿弯曲菌、拉里弯曲菌或乌普萨拉弯曲菌。在全自动血培养仪中孵育 2~3 天可以分离到,转种后应放在微需氧的环境中,42℃培养。空肠弯曲菌在 35~36℃ 的生长速度慢于在 42℃ 培养,所以可能会在培养的第一个 24 小时出现阴性结果,在 48 小时后才可以看到菌落。

(八) 幽门螺杆菌

幽门螺杆菌有时可能会引起菌血症,尤其是免疫力低下的患者,此外在血培养中还分离到同性恋

螺杆菌。全自动血培养系统可以在孵育的第 3~5 天检测到幽门螺杆菌,但这些细菌如果延长孵育到 7 天后才是最佳检出期,此时转种至血平板上,于富含氢的微需氧(5%~8%)环境中培养。幽门螺杆菌在大气或绝对厌氧环境下不能生长。在血琼脂上生长时,染色不均,多形性。

(九) 钩端螺旋体

钩端螺旋体病是由有致病力的钩端螺旋体所引起的一种自然疫源性急性传染病。其流行几乎遍及全世界。临床表现轻重不一。钩端螺旋体在血琼脂上生长不好,可能无法从血培养中获得。对怀疑钩端螺旋体的病例,最好用其他的实验室诊断方法,例如显微镜直接镜检或血清学试验。

(十) 支原体

对人类主要致病的支原体有肺炎支原体、人型支原体、生殖道支原体和解脲脲原体。在全自动血培养系统中从血液中检出支原体是不可靠的,由于支原体缺细胞壁,生长不良。从常规血培养中可能偶然会分离到人型支原体,如果通过添加明胶或精氨酸可以提高检出率。如果临床症状怀疑是支原体时,要考虑到其生长缓慢,需要特别培养基和特殊的支原体培养技术,血液应接种在可用于培养肺炎支原体和人型支原体的特殊培养基(如 pH4.5 的 SP4 葡萄糖)上。

(十一) 伯氏考克斯体

伯氏考克斯体是 Q 热的病原体,是常规血培养中不生长的微生物,其最佳诊断方法是免疫学(考克斯体 IFA 血清学,5ml 血清,促凝管,室温,2 小时)或分子技术(核酸扩增试验,5ml 血浆,EDTA 管,室温,2 小时)。

(十二) *Tropheryma whipplei*

Tropheryma whipplei 是 Whipple 病的病原菌,是引起感染性心内膜炎的少见病原体。不能用目前的血培养方法检测培养,其最佳诊断方法是分子生物学技术(核酸扩增试验,5ml 血浆,EDTA 管,室温,2 小时)。

二、厌氧菌

如果厌氧血培养瓶报告阳性,应同时转种厌氧血平皿和需氧血平皿,厌氧血平皿培养 48 小时后观察细菌生长的结果,与需氧血平皿生长的细菌进行比较,即耐氧实验,确定是否为真正的厌氧菌。如果两种不同类型的平皿都生长了同一种细菌,则为非

厌氧菌;需氧血平皿不生长,而厌氧平皿上生长,一般来说是厌氧菌,但还需要进一步证实,以排除嗜血杆菌属。其方法是将菌落从初代厌氧培养基转到厌氧血平皿上进行次代厌氧培养,同时接种巧克力平板置在 CO_2 环境下培养。只有在 CO_2 环境下不生长的,才考虑为厌氧菌。一旦确认为厌氧菌,即可采用手工法(如生物梅里埃的 API-ID32 培养 4 小时)或仪器法(如 VITEK2c 的 ANC 卡等)进行鉴定。

三、分枝杆菌

(一)鉴定要点

分枝杆菌不是专性的苛养菌,只要延长培养时间,可以在普通的血培养肉汤里生长。分枝杆菌的最佳培养方法是在培养基中添加脂肪酸类(如油酸)、白蛋白和二氧化碳。某些菌属(如日内瓦分枝杆菌、嗜血分枝杆菌)需要添加分枝杆菌生长素和血红素、血红蛋白或枸橼酸铁铵。虽然一些分枝杆菌适合在 25~30℃生长,但是与分枝杆菌菌血症相关的菌属可以在 35~37℃培养。因为分枝杆菌生长缓慢,所有血培养应至少孵育 4~6 周。一般建议 3 次培养,用抗酸杆菌专用培养瓶,每瓶 5ml 血液,已经注入标本的培养瓶应在室温下尽快送抵实验室以便尽快孵育。

心包炎和心肌炎分枝杆菌感染的实验室诊断主要有抗酸染色、分枝杆菌培养、血培养,最优标本为心包积液或心包活检。

(二)方法

1. 手工　血标本应接种在含有抗凝剂的无菌管(例如 SPS、肝素和柠檬酸盐,但不能使用 EDTA)或者裂解-离心管中。必须经裂解剂处理以释放细胞内的细菌,然后再接种到培养基上。全血需经裂解剂处理后接种至培养基或肉汤。收集裂解-离心管中的血标本后可以接种于各种固体、肉汤或双相培养基,但固体培养基的培养效果不如肉汤和双相系统。双相培养基检出阳性所需时间较自动化系统的肉汤培养长。

2. 自动化　多种自动化系统已经用于培养分枝杆菌,每一个系统都是以肉汤培养基为基础,并添加多种生长因子和抑制杂菌生长的抗菌药物。有些系统还要求接种前要裂解血液;而其他的自动化系统,可以直接接种全血。不同系统在检测时间上有差别。

四、真菌血培养

(一)鉴定要点

酵母菌在需氧肉汤中易生长,最初 24 小时应摇动肉汤瓶可提高酵母菌的检出率。多数酵母菌可以在孵育 2~4 天被检测出,某些酵母菌(如光滑念珠菌和新型隐球菌)需要延长孵育时间。在未使用抗真菌药物前提下,假丝酵母菌属在血培养瓶中生长非常良好。不幸的是,疑似假丝酵母菌血症患者的血培养,半数情况下没有阳性结果。

糠秕马拉色菌最适的生长条件是需要在培养基中添加脂类(如橄榄油)。如果怀疑双相真菌或丝状真菌感染,孵育时间可能需要延长至 2~4 周。使用自动血培养系统检测双相型真菌不可靠。假如怀疑病原菌为双相型或丝状真菌,常常需要特殊的肉汤培养基或裂解离心系统专用瓶来检查,培养至少持续 4 周。真菌的血培养实验室诊断如表 14-5-1 所示。

表 14-5-1　真菌的血培养实验室诊断

病原菌	标本采集	最优标本	转运要求
酵母菌	成人 2~4 套血培养	每套 20~30ml 血,成人至少应注入 2 个培养瓶[a]	已经注入标本的培养瓶应在室温下尽快送抵实验室,以便尽快孵育
	新生儿和儿童:2 套或多套血培养	儿童允许的情况下可以多抽一些血液;血液体积根据儿童的体重确定	假如没有及时培养,微生物在瓶中通常会保持生命活性;马拉色菌属需要添加脂类;推荐裂解离心系统
丝状真菌和双相真菌	裂解离心系统(isolator)血培养管 2 套或多套	每管直接注入 10ml 血	该培养管室温立即送抵实验室,8h 内进行处置

注:一般来讲,血培养标本要分成有氧、无氧两瓶。有一些情况下舍弃厌氧培养是理智的,此时可以把血液分成 2 瓶有氧瓶进行培养。一个例子是高度疑似酵母菌(yeast)导致真菌血症的情况。很多生产厂家生产的瓶子每瓶最多可以注入 10ml

酵母菌高度需氧,如果疑似酵母菌所致真菌血症,谨慎做法是做一系列血培养,把同一次采集的血液接种在至少2个有氧培养瓶中,而不是将之以通常方式注入一个有氧瓶、一个无氧瓶。或者采用专门为分离酵母菌而设计的肉汤培养基〔如MycoF/Lytic(BD Diagnostics,Sparks,MD)〕或裂解离心系统。

感染性动脉瘤(aneurysms)和血管移植物(vascular grafts)感染会导致血培养阳性,确诊需要从活检标本或移植物标本中获得Calcofluor-KOH染色(Calcofluor染色是一种荧光染色,需要荧光显微镜)显微镜下证据和(或)培养发现病原因子。心包炎和心肌炎真菌实验室诊断方法与真菌性动脉瘤类似,Calcofluor-KOH染色、真菌培养、血培养,最优标本为心包积液或心包活检。

(二)方法

1. 手工法　可用于检测真菌菌血症的手工血

培养有3种:①营养肉汤培养瓶;②双相培养瓶;③裂解-离心瓶。酵母菌应用这三种培养瓶都可检测出,但是双相真菌和丝状真菌只能应用双相培养瓶和裂解-离心瓶。多种含氧培养基已经成功用于培养酵母菌。双相培养瓶可以用于酵母菌、双相真菌和丝状真菌的培养,其中双相真菌需孵育4周时间。双相型真菌在双相培养瓶中由于生长慢而检出率低,双相型或丝状真菌在裂解-离心系统中培养得较快,最好将裂解-离心后的血液接种于多种培养基,27~30℃和35~37℃同时孵育。

2. 自动化法　最好用需氧肉汤瓶。研究表明,某些使抗生素失活的因素可以促进酵母菌培养。中和抗生素的技术,如树脂,可提高酵母菌的检出率、缩短检出时间。

第六节　结果报告和解释

实验室工作人员应该为临床医生提供血培养结果的客观解释,例如:危急值的解释和血培养阳性、阴性结果的临床意义。国外一般是阴性2级报告、阳性3级报告。国内医院可根据实际情况制定切实可行的报告制度。

一、结果报告

血培养结果无论阳性还是阴性,对于患者的治疗都是至关重要的。因此血培养报告必须让医护人员能够快速准确地确定血培养标本的情况及其所有测试的结果。虽然对于不同医院实验室可能存在很广泛的报告方式,但是许多通用准则是相关的,血培养阳性应作为实验室危急值进行报告。阳性结果要及时报告临床医师,包括口头报告和书面报告两种形式。

(一)阴性报告

血培养通常设置阴性报告时间为5~7天,若观察无菌生长,则报告"培养瓶在该时间段内无菌生长"。一般可分为两类报告:一类为初级报告,如普通或厌氧血培养3(2)天无细菌生长,可报告为"72小时(48小时)培养未见细菌生长",如果以后发现有菌生长,可发补充报告;另一类为终级报告,因为

培养瓶要继续培养,若培养5~7天后血液培养瓶仍无病原菌生长,则报告"经X天培养无病原菌生长"。总之,应根据各个医院实验室的操作规程选择报告的种类,在最终报告中注明孵育时间。

(二)阳性报告

首次发现血培养阳性后,口头报告和书面报告的内容应包括:革兰染色的结果、最后的鉴定和药敏数据等,都应该及时报给负责该患者的医护人员。

目前按相关规程规定应实行三级报告:

1. 初级报告　血培养初级报告是通过口头报告完成的。口头报告危急值主要包括:报告者姓名;报告的日期和时间;接受报告者的全名;报告异常值时,要强调该结果是危急值报告;接到报告的人"回读"结果的记录。

口头报告血培养阳性的内容:革兰染色特性和形态(如革兰阳性球菌疑似为葡萄球菌等);阳性瓶数及报警的时间(对特定患者阳性瓶和总标本数的比值);标本抽取自中心静脉还是外周血(这些信息对于临床医师判断患者是否为导管相关性感染非常重要);患者抽血的日期、时间和实验室收到标本的日期、时间;如果在报告之前,能够回顾一下患者近期标本微生物培养情况,这些结果将有助于解释感染微生物的来源。

其他的辅助染色有意义的细菌可以口头报告（依据各个医院的要求，有时需要书面报告）。

镜检报告的时间要求[23]为应在 2 小时之内报告。依据初级/口头报告标准，建议在 24 小时之内发出书面或电脑报告。

2. 中级报告　根据阳性血培养转种后生长的菌落形态和染色、氧化酶和触酶的结果，初步鉴定细菌的种属，通知医师，修正和完善初步报告结果。同时报告抗菌药物敏感试验结果，根据初步药敏结果给临床提供用药参考意见。但是药敏结果的解释要慎重。

应在得到药敏结果 2 小时之内报告，可以通过适当的手段，如电话或者邮件报告，最终手写或电脑生成报告应该尽可能在当天确证发出。药敏结果报告时间最长不应超过 24 小时。

3. 正式报告　对于确认血培养阳性标本，实验室工作人员应书面报告鉴定细菌的种属结果和药物敏感试验结果。

如果单个血培养阳性标本培养出的细菌为凝固酶阴性葡萄球菌、绿色链球菌、棒杆菌、痤疮丙酸杆菌等，应怀疑是皮肤污染，只做鉴定（但必须鉴定到种），不必做药物敏感试验。在这类细菌培养结果的报告中应加入以下评论"一套血培养标本中一个标本阳性，该菌株疑为污染菌株，不报告药物敏感试验，如果需要更多信息请与实验室工作人员联系"。

对于血培养阳性结果而言，患者的首次试验结果被确认为异常后，应该尽快（60 分钟内）地发出危急值的报告。最终手写或电脑生成报告应该尽可能在当天确证发出，报告时间最长不能超过 24 小时。

如果该患者再次出现阳性结果，可能以后就不是必须要与临床医生进行信息沟通。除非第二次的结果在很大程度上不同于原来所传达的危急值，例如是否有新的菌株出现，如有新菌株出现，应及时通知临床医师。对同一患者较短时间内培养出相同的

阳性结果，可以通过革兰染色、菌落特征及一些简单的试验（触酶、凝固酶、吲哚、PYR 等）来确定是否与前一次病原菌一样，而不必重复生化反应试验。报告为"细菌种属；鉴定结果和药物敏感试验请见前一次的结果"。

无论报告危急值还是常规报告，如果对以前发出的初步或最终报告结果作任何修改时，应该发出一份危急值报告，书面报告应该清楚地表明该结果代表的是修正的报告，并且要注明改变的细节。根据实验室危急值报告规程，审核最终结果时应包括对初步结果的复核，重大的不符（如初步报告是革兰阴性双球菌，而最终结果显示肺炎链球菌），应由实验室主管人员（指定人员）复审，并立刻与医生联系。初步结果应该包含在最终的血培养报告中。

如果培养出的病原体为高危病原体，例如布鲁菌等，阳性结果应报本院和当地的疾病控制部门。

二、结果解释

血培养阳性培养结果一般提示了患者存在菌血症，同时应积极寻找原发病灶。然而，皮肤上定植菌群可能会污染血培养标本，而形成假阳性结果或假性菌血症。对于单瓶培养出的皮肤定植菌（例如类白喉杆菌、芽胞杆菌、痤疮丙酸杆菌、凝固酶阴性葡萄球菌或微球菌）的结果解释应当慎重。所以出现这种情况需要临床医师和实验室工作人员共同分析，有时可能需要重新送检标本。

血培养阳性培养结果有两种或两种以上的细菌混合生长是可能存在的，但是所占比例不高，无论进行涂片检查还是培养，都应该仔细观察，以免漏掉。

及时进行药物敏感试验并将结果尽快回报临床，对于合理使用抗菌药物和抢救患者的生命非常重要。

第七节　局　限　性

尽管操作人员很规范地做血培养，但有时还会出现假阴性结果：血中的病原菌数量太少，有可能在培养中检测不出细菌；有些生长缓慢的细菌，其代谢不能产生足够的 CO_2，从而不能被自动血培养仪检测到，可能会报告为阴性；有一定种类引起血流感染的苛养菌不能够在常规的血培养瓶中生长，需要加

入特殊物质及进一步处理；有些微生物更适合用免疫学或分子技术检测，例如军团菌、巴尔通体和支原体；还有些微生物用常规方法不能培养出来，如 Q 热立克次体、衣原体、立克次体和 *Tropheryma*，这也是某些菌血症血培养阴性的原因。应正确选择阳性结果的血培养瓶所接种的培养基，否则可能会培养阴

性,应使用多种培养基来提高检测率,例如接种时除选择血平皿、伊红美蓝平皿外,再加上巧克力平皿。有时有些疾病还会导致血培养瓶出现假阳性结果,如慢性白血病因为血液中含有大量的白细胞,这些细胞可能会在血培养瓶中代谢产生 CO_2,从而使血培养报告为假阳性。

此外,发热的病因很多,有的可能是由细菌以外的其他原因导致,但它的临床症状与菌血症类似,这类疾病的血培养结果为阴性。

总之,没有统一的血培养适应证,导致血培养阳性率低;方法学没有改进,导致敏感性低;疾病和病原的复杂性,导致结果容易出错。

每个血流感染的患者都存在可被成功治愈的时期,这个时期称作"治疗窗"。由于受累器官及患者情况不同,治疗窗持续的时间也长短不一。在治疗窗以外的时期,即使感染被控制或清除,由于产生炎症级联反应或不可逆的脏器损伤,患者仍会死亡,因此,需在治疗窗期间采取包括应用抗生素在内的适宜的治疗方案。血流感染治疗的最佳方案是首先经验应用广谱抗生素,再及时根据可靠的微生物和临床结果去调整治疗。因此通过血培养而快速、准确地找出病原体对治愈患者具有重要的作用。

(胡云建)

参考文献

1. Stefani S. Diagnostic techniques in bloodstream infections: where are we going? Int J Antimicrob Agents,2009,34(Suppl 4):S9-S12

2. Rowther FB, Rodrigues CS, Deshmukh MS, et al. Prospective comparison of eubacterial PCR and measurement of procalcitonin levels with blood culture for diagnosing septicemia in intensive care unit patients. J Clin Microbiol, 2009, 47: 2964-2969

3. Kerremans JJ, van der Bij AK, Goessens W, et al. Immediate incubation of blood cultures outside routine laboratory hours of operation accelerates antibiotic switching. J Clin Microbiol, 2009,47:3520-3523

4. Daniels R. Surviving the first hours in sepsis: getting the basics right(an intensivist's perspective). Journal of Antimicrobial Chemotherapy,2011,66:ii11-ii23

5. Dellinger RP, Levy MM, Carlet JM, et al. Surviving Sepsis Campaign:international guidelines for management of severe sepsis and septic shock:2008. Intensive Care Med,2008,34: 17-60

6. A Guide to Utilization of the Microbiology Laboratory for Diagnosis of Infectious Diseases:2013 Recommendations by the Infectious Diseases Society of America(IDSA)and the American Society for Microbiology(ASM). Clin Infect Dis,2013,57 (4):e22-e121

7. Janapatla RP, Yan JJ, Chien ML, et al. Effect of overnight storage of blood culture bottles on bacterial detection time in the BACTEC 9240 blood culture system. J Microbiol Immunol Infect,2010,43:126-132

8. Henry D. Isenberg. Clinical microbiology procedures handbook. 3rd ed. Washington DC:ASM Press,2010

9. Ozen NS, Ogunc D, Mutlu D, et al. Comparison of four methods for rapid identification of Staphylococcus aureus directly from BACTEC 9240 blood culture system. Indian J Med Microbiol,2011,29:42-46

10. Jin WY,Jang SJ,Lee MJ,et al. Evaluation of VITEK 2,MicroScan,and Phoenix for identification of clinical isolates and reference strains. Diagn Microbiol Infect Dis,2011,70: 442-447

11. Mittman SA,Huard RC,Della-Latta P,et al. Comparison of BD Phoenix to Vitek 2,Microscan MICroSTREP,and Etest for antimicrobial susceptibility testing of Streptococcus pneumoniae. J Clin Microbiol,2009,47:3557-3561

12. Dark P,Dunn G,Chadwick P,et al. The clinical diagnostic accuracy of rapid detection of healthcare-associated bloodstream infection in intensive care using multipathogen real-time PCR technology. BMJ Open,2011,1:e000181

13. Paolucci M,Landini MP,Sambri V. Conventional and molecular techniques for the early diagnosis of bacteraemia. Int J Antimicrob Agents,2010,36(Suppl 2):S6-S16

14. Klein S, Zimmermann S, Kohler C, et al. Integration of matrix-assisted laser desorption/ionization time-of-flight mass spectrometry in blood culture diagnostics:a fast and effective approach. J Med Microbiol,2012,61:323-331

15. Dekker JP, Branda JA. MALDI-TOF mass spectrometry in the clinical microbiology laboratory. Clinical Microbiology Newsletter,2011,33:87-93

16. Schmidt V, Jarosch A, Marz P, et al. Rapid identification of bacteria in positive blood culture by matrix-assisted laser desorption ionization time-of-flight mass spectrometry. Eur J Clin Microbiol Infect Dis,2012,31:311-317

17. Kanj SS, Kanafani ZA. Current concepts in antimicrobial therapy against resistant gram-negative organisms:extended-spectrum beta-lactamase-producing Enterobacteriaceae, carbapenem-resistant Enterobacteriaceae, and multidrug-resistant Pseudomonas aeruginosa. Mayo Clin Proc,2011,86:250-259

18. Worth LJ,Slavin MA. Bloodstream infections in haematology: Risks and new challenges for prevention. Blood Rev, 2009, 23:113-122

19. NHS Quality Improvement Scotland. Blood Culture:Driver Dia-

gram, Implementation Framework, Priority Elements Checklist, Data Measurement Tool and Measurement Plan Working Draft, 2011

20. Freeman JT, Chen LF, Sexton DJ, et al. Blood culture contamination with Enterococci and skin organisms: implications for surveillance definitions of primary bloodstream infections. Am J Infect Control, 2011, 39:436-438

21. Roth A, Wiklund AE, Palsson AS, et al. Reducing blood culture contamination by a simple informational intervention. J Clin Microbiol, 2010, 48:4552-4558

22. Saito T, Iinuma Y, Takakura S, et al. Delayed insertion of blood culture bottles into automated continuously monitoring blood culture systems increases the time from blood sample collection to the detection of microorganisms in bacteremic patients. J Infect Chemother, 2009, 15:49-53

23. Petkar HM, Breathnach AS. Telephoning of interim blood culture results: a regional survey. J Clin Pathol, 2008, 61: 1142-1143

第十五章
血管内导管相关感染的检测流程

血管内导管指可部分或全部植入或插入心血管系统,用于诊断和(或)治疗目的的单腔或多腔管状器械。在日常医疗工作中,血管内导管越来越多地应用于救治危重患者、实施特殊用药及治疗,尤其是在 ICU,是不可或缺的处置手段。随着医学的发展,对导管技术的要求日益提高,单纯的外周静脉导管和单腔中心静脉导管已不能完全满足临床的需要,多种形式的导管应运而生。但是,置管患者存在发生感染的危险,包括局部感染、导管相关血行感染(catheter related bloodstream infection,CRBSI)、化脓性血栓性静脉炎、心内膜炎和其他血行性播散性感染,例如肺脓肿、脑脓肿、骨髓炎、眼内炎等。因此,及时、准确地进行血管内导管相关检测,为提高患者的治愈率及降低医疗成本,指导临床采取有效措施减少导管相关感染的发生就显得更为必要。

血管内导管相关感染包括:

1. 导管病原菌定植 导管头部、皮下部分或导管接头处定量或半定量培养,确认有微生物生长。判别标准为半定量培养≥15CFU(菌落形成单位);定量培养≥100CFU。

2. 导管相关感染

(1)出口部位感染:指出口部位 2cm 内的红斑、硬结和(或)触痛;或导管出口部位的渗出物培养出微生物,可伴有其他感染征象和症状,伴或不伴有血行感染。

(2)隧道感染:指导管出口部位,沿导管隧道的触痛、红斑和(或)大于 2cm 的硬结,伴或不伴有血行感染。

(3)皮下囊感染:指完全植入血管内装置皮下囊内有感染性积液;常有表面皮肤组织触痛、红斑和(或)硬结;自发的破裂或引流,或表面皮肤的坏死。可伴或不伴有血行感染。

(4)导管相关血行感染:指留置血管内装置或拔除导管 48 小时内的患者出现细菌血症或真菌菌血症,体温>38℃、寒战或低血压症状,经外周静脉抽取血液培养至少一次结果阳性,同时伴有感染的临床表现,且除导管外无其他明确的血行感染源。

引起导管感染有三种方式:①皮肤表面的细菌在穿刺时或之后通过皮下,导致导管皮内段至导管尖端的细菌定植,随后引起局部或全身感染;②另一感染灶的微生物通过血行播散到导管,在导管上黏附定植,之后以导管为感染源引起 CRBSI;③微生物污染导管接头和内腔,导致管腔内细菌繁殖,引起感染。其中,前两种属于腔外途径,第三种为腔内途径。在短期留置的导管如周围静脉导管、动脉导管和无套囊非隧道式导管中通过腔外途径感染最为常见;在长期留置的导管如隧道式中心静脉导管、皮下输液港和经外周中心静脉导管中,腔内定植为主要感染方式。致病微生物的附着在发病过程中也起着重要作用。

革兰阳性菌是最主要的病原体,常见的致病菌有表皮葡萄球菌、凝固酶阴性葡萄球菌、金黄色葡萄球菌、肠球菌等;表皮葡萄球菌感染主要是由于皮肤污染引起,约占 CRBSI 的 30%。金黄色葡萄球菌曾是 CRBSI 最常见的病原菌,目前约占院内血行感染的 13.4%,而耐万古霉素肠球菌感染的发生率也在增加。其他的致病菌有铜绿假单胞菌、嗜麦芽窄食单胞菌、鲍曼不动杆菌等,放射性土壤杆菌也有报道。铜绿假单胞菌和阴沟肠杆菌感染在大面积烧伤患者中比较多见。随着广谱抗菌药物应用的日趋广泛,真菌在院内血行感染中的比例越来越高。白念珠菌是常见的病原体,念珠菌引起的血行感染率为 5.8%。长期接受全肠外营养的患者被念珠菌感染的机会也会增多,在骨髓移植患者中可达到 11%。免疫低下患者,尤其是器官移植后接受免疫抑制剂治疗者,还可发生曲霉菌感染[1]。

影响导管感染的因素很多,与导管种类、导管相关操作的频率、患者病情(如基础疾病、疾病严重程度等)等因素相关。导管材料影响微生物的黏附功能。如葡萄球菌对聚氯乙烯、聚乙烯或硅胶导管亲和力高。聚乙烯导管表面不规则,有利于血小板黏附形成纤维蛋白鞘,从而导致 CRBSI 率上升。聚氨基甲酸乙酯导管表面相对光滑,短期使用(24~48 小时)不会引起炎症反应。

本章主要介绍血管内导管标本细菌学检验的基本流程,包括标本的采集和运送、标本的处理、快速检验、半定量培养、定量培养等实验室检验过程,以及检验结果的报告及其局限性等。

第一节　血管内导管的类型

一、根据置入血管类型分类

可分为周围静脉导管(peripheral venous catheter)、中心静脉导管(central venous catheter,CVC)、周围动脉导管(peripheral arterial catheters)。详见表15-1-1[1]。

(一) 周围静脉导管

包括普通周围静脉导管和中长周围静脉导管。

普通周围静脉导管是从前臂或手部静脉置入,常为短期导管,若长期留置可引起静脉炎,但很少出现血行感染;中长周围静脉导管从肘窝处穿刺进入贵要静脉、头静脉,导管不进入中心静脉,长度为7.6~20.3cm,与CVCs比较感染发生率很低,但某些材质的导管可引起假过敏性反应。

表 15-1-1　常见血管内导管的类型

血管类型	导管类型	常用穿刺部位	导管长度	备注
周围静脉导管	普通周围静脉导管	前臂和手部静脉	<8cm,很少发生血行感染	长期留置可引起静脉炎,但很少出现血行感染
	中长周围静脉导管	从肘窝处穿刺进入贵要静脉、头静脉,导管不进入中心静脉	8~20cm	某些材质的导管可引起假过敏性反应,引起静脉炎的危险比周围静脉导管小
中心静脉导管	非隧道式中心静脉导管	经皮穿刺进入中心静脉(锁骨下、颈内、股静脉)	≥8cm,长度受患者身材影响	大多数 CRBSI 与此类导管相关
	隧道式中心静脉导管	植入锁骨下、颈内、股静脉	≥8cm,长度受患者身材影响	导管的套囊可阻止细菌的移行。与非隧道式中心静脉导管相比,感染发生率低
	经外周中心静脉导管	经贵要、头、肱静脉插入,导管进入上腔静脉	≥20cm,长度受患者身材影响	比非隧道式中心静脉导管感染发生率低
	肺动脉导管	通过 Teflon 导引管进入中心静脉(锁骨下、颈内、股静脉)	≥30cm,长度受患者身材影响	通常使用肝素封管,血行感染发生率与中心静脉导管相似,经锁骨下静脉插入时感染发生率低
	完全植入式导管	在锁骨下或者颈内置入导管,在皮下埋入输液港底座,使用时将针经皮穿刺垂直进入到穿刺座的储液槽	≥8cm,长度受患者身材影响	CRBSI 发生率最低,患者自我感觉好,无需局部护理,需手术拔除导管
动脉导管		桡动脉穿刺,也可穿刺股、腋、肱、胫后动脉	<8cm	发生感染危险低,很少引起血行感染

（二）中心静脉导管

通常包括非隧道式中心静脉导管（nontunneled central venous catheters）、隧道式中心静脉导管（tunneled central venous catheters）、经外周中心静脉导管（peripherally inserted central catheter，PICC）、肺动脉导管（pulmonary arterial catheters，PAC）和完全植入式导管（totally implantable catheters）。主要用于：测量中心静脉压（central venous pressure，CVP），用以评估循环生理参数，以及估计体液多寡；大量而快速的静脉输液，常用于失血量可能较大的手术，或者是急救时维持血压；长期肠外营养、长期抗菌药物输注、长期止痛药输注的途径。对于周边静脉（小静脉）具刺激性的药物，改从中心静脉导管注入；血液透析的管道，如血浆置换或洗肾；肿瘤的化疗，防止化学性静脉炎的发生，防止药液外渗；为反复输液者建立良好输液通道，避免反复穿刺的痛苦；重症患者建立输液通路等。

1. 经外周中心静脉导管（PICC）　经贵要、头、肱静脉插入导管进入上腔静脉；长度≥20cm，受患者身材影响；比非隧道式中心静脉导管感染发生率低。

2. 肺动脉导管（PAC）　是右心导管的一种，通常是通过聚四氟乙烯引导管从颈内静脉或股静脉置入，经上腔或下腔静脉进到右房、右室，再进入肺动脉及其分支。长度≥30cm，一般放置仅为3天以内，通常使用肝素封管，血行感染发生率与中心静脉导管相似，经锁骨下静脉插入时感染发生率低。其主要用于通过测定心脏各部位血氧饱和度，计算血氧含量，判断心腔或大血管间是否存在分流和畸形；通过肺动脉导管可同时连续监测右心各部位、肺动脉的压力（pulmonary artery pressure，PAP）和心排出量（CO）、右心室射血分数（EF%）、右心室舒张末期容积（RVEDV）和混合静脉血氧饱和度（SvO$_2$）、测定中心静脉压（CVP）和肺动脉楔压（PAWP），判定心内容量，并计算心内分流量、全身血管、肺血管阻力、氧转运量和氧消耗量，进而评价心、肺功能和病变的严重程度；用电极导管进行心脏电生理研究、行心内临时起搏、提供中心静脉及肺动脉用药途径，是心脏病和休克患者诊断和治疗、病情观察和疗效考核的较为准确的方法之一。但对于三尖瓣或肺动脉瓣狭窄、右心房或右心室内肿块、法洛四联症等病例一般不宜使用。严重心律失常、凝血功能障碍、近期置起搏导管患者常作为相对禁忌证，根据病情需要及设备、技术力量，权衡利弊决定取舍。

3. 完全植入式导管　在锁骨下或者颈内置入导管，在皮下埋入输液港底座，使用时将针经皮穿刺垂直进入到穿刺座的储液槽，长度≥8cm，长度受患者身材影响。导管相关血行感染发生率最低。其优点在于：减少反复静脉穿刺的痛苦和难度；防止刺激性药物对外周静脉的损伤；患者自我感觉好，无需局部护理，需手术拔除导管。

（三）周围动脉导管

常用作短期使用，可从桡动脉穿刺，也可穿刺股、腋、肱、胫后动脉。用于监测患者血液动力学和血气水平，导管相关血流感染的发生率接近CVCs。

二、根据留置时间分类

分为临时或短期导管（放置时间小于2周）、长期导管（放置时间大于2周）。

三、根据穿刺部位分类

分为周围静脉导管、经外周中心静脉导管（PICC）、锁骨下静脉导管、股静脉导管、颈内静脉导管。

四、根据导管是否存在皮下隧道的分类

分为皮下隧道式导管（tunneled catheter）和非皮下隧道式导管（nontunneled catheter）。

（一）皮下隧道式导管

导管长度≥8cm，通常为55～90cm。依据导管开口的设计又分为2种，一种为开口式尾端，另一种为瓣膜式尾端（可避免回血和减少血栓阻管的机会）。通常经皮穿刺由锁骨下、颈内、股静脉置入中心静脉，该导管的特点在于导管从穿刺部位到中心静脉中间有一段潜行于皮下的有套囊的导管，可阻止细菌的移行。与非隧道式中心静脉导管相比，感染发生率低。常用于骨髓移植患者输注骨髓和干细胞、化疗、全静脉营养治疗以及抽血、输血等。

（二）非皮下隧道式导管

导管长度≥8cm，通常经皮穿刺进入中心静脉（锁骨下、颈内、股静脉），大多数CRBSI与此类导管相关。

五、根据导管长度分类

分为长导管(通常长度>20.3cm)、中长导管(长度7.6~20.3cm)和短导管(长度<7.6cm)。

六、其他分类

还可以根据导管是否肝素抗凝、是否抗感染、管腔数等进行分类。

第二节　标本的采集

一、导管标本采集

(一) 导管标本拔出指征

1. 血管内置管的患者出现不明原因的发热、菌血症症状等高度怀疑感染,但感染源无法找到,应拔出导管并作培养。

2. 导管周围出现明显的渗出、红肿、触痛、硬结等感染症状。

3. 导管失去功能(如血流量低)或导管内有血栓形成。

4. 在无感染的症状和体征时,不应该将拔除的导管进行培养作为常规检查项目。

(二) 导管标本采集步骤

1. 75%的乙醇清洁导管周围皮肤。

2. 协助患者摆放体位,使导管穿刺点位置低于心脏水平,颈内静脉或锁骨下静脉置管拔出时,患者取卧位。

3. 无菌操作,用无菌剪刀将固定导管的缝合线剪开(如果有缝合线),用无菌镊子等器械夹住暴露于外部的导管末端,缓慢移出导管,迅速按压穿刺点,检查导管尖端是否完整。

4. 用灭菌剪刀剪去尖端5cm,直接置入无菌试管中。

5. 局部包扎。

(三) 导管标本送检和保存

1. 立即送至微生物室,防止干燥。

2. 室温保存不超过15分钟,4℃保存不超过2小时。

(四) 注意事项

1. 导管拔出时一定要小心,避免接触暴露的皮肤。

2. 不能将导管置于盐水或运送培养基内送检。

3. 无导管相关感染症状拔出导管时无需做导管培养;当怀疑导管相关感染拔出导管前,应采集2份血培养,一份外周血,一份导管血。

二、血标本采集

(一) 血标本的采集指征

1. 留置血管内装置或拔除导管48小时内的患者出现不明原因的发热,体温>38℃、寒战或低血压等细菌血症或真菌血症症状。

2. 怀疑导管相关感染,拔出导管前应采集血培养。

(二) 血液标本采集步骤

1. 皮肤消毒　使用碘酊、氯己定等作为皮肤消毒剂,其消毒效果要优于碘伏。消毒剂需要有足够的作用时间以保证消毒效果。碘酊和氯己定的作用时间不能少于30秒,碘伏的作用时间则需要1.5~2分钟。氯己定不能用于小于2个月的婴儿皮肤的消毒。对小于2个月龄的新生儿,需使用70%的异丙基乙醇进行皮肤消毒。

2. 标本采集部位　若需保留导管时,需至少采集两套血培养,其中一套经外周静脉采集,另外一套从导管内采集;不保留导管时从独立的外周静脉采集两套血培养,并以无菌操作拔除导管,对导管尖端进行培养。采集时间必须接近,一般不超过5分钟。

3. 血培养的采血量　成年患者推荐采血量为每瓶8~10ml;婴幼儿患者推荐的采血量应少于患儿总血容量的1%,每瓶不少于2ml。两套血培养,每瓶中的血液标本量应该相同。

4. 轻轻颠倒混匀以防血液凝固。

(三) 血液标本送检和保存

1. 采血后应该立即送检,最迟不能超过2小时。

2. 如不能及时送检,需室温保存,切勿冷藏。

(四) 注意事项

1. 严格掌握无菌操作原则,避免污染血标本。

2. 做好手消毒和穿刺点皮肤消毒,防止皮肤寄生菌污染。

3. 从静脉取血,不建议从动脉取血。

4. 从导管处取血,不要弃去初段血,不用抗凝剂。

三、其他标本采集

（一）标本采集指征

1. 分泌物标本采集指征 一般情况从导管置入部位用拭子采集标本是不可接受的标本,但当出现局部组织感染症状,如红斑、硬结和(或)触痛等,可取导管出口部位的渗出物培养。

2. 腹水、脑脊液标本采集指征 当导管用于脑室-腹膜分流术(即把一组带单向阀门的分流装置置入体内,将脑脊液从脑室分流到腹腔中吸收,简称V-P手术),怀疑导管相关感染时,腹水和脑脊液标本培养优于导管培养,建议一同进行培养。

（二）标本采集步骤

1. 分泌物采集步骤 用无菌生理盐水擦洗病灶表面后,用蘸有无菌生理盐水的灭菌拭子采取深部的分泌物,置无菌容器送检。

2. 腹水、脑脊液标本采集步骤 标本采集多由临床医师无菌操作完成,具体方法见相关标本采集章节。腰椎穿刺成功后立即测定脑脊液压力,然后留取脑脊液标本于 3 个无菌管中,每个试管 1~2ml。第一管做化学和免疫学检验,第二管做微生物学检验,第三管做理学和细胞学检验。标本采集后应立即送检,并于 1 小时内检验完毕。

（三）标本送检和保存

1. 采集后应该立即送检,最迟不能超过 2 小时。

2. 如不能及时送检,需室温保存,切勿冷藏。

（四）注意事项

1. 无菌操作,避免局部皮肤定植菌污染。

2. 立即送检,保温,切勿冷藏。

3. 注明标本采集信息,如患者信息和采集时间、日期及采集部位(如脑室分流、腰椎穿刺)。

第三节 标本的处理流程

按照美国感染病学及美国公共卫生服务分级系统(Infectious Diseases Society of America-US Public Health Service Grading System for ranking recommendations in clinical guidelines)推荐的标本分级进行处理。

一、标本处理原则

（一）导管的处理原则[2]

1. 一般原则

(1)疑似导管相关性血流感染(CRBSI)而拔除导管时,应对该导管进行培养;导管培养不应该成为常规检查项目(A-Ⅱ)。

(2)不推荐对导管末端进行肉汤定性培养(A-Ⅱ)。

(3)对于中心静脉导管(CVCs),如果是 CRBSI 应培养其尖端,而不应该培养皮下段(B-Ⅲ)。如果是植入点局部感染,则要培养皮下段。

(4)如果培养含有抗感染药物的导管尖端,应该在培养基中添加特定抑制剂(A-Ⅱ)。

(5)5cm 长的导管尖端进行半定量(平皿滚动法,roll-plate)培养,或者对其进行定量(超声法)培养。

(6)疑似导管相关性感染,并且导管置入部位有渗出物,推荐使用无菌拭子蘸取渗出物进行革兰染色和培养(B-Ⅲ)。

2. 短期导管(包括动脉导管)

(1)对于短期导管末端的培养,推荐使用平皿滚动法进行常规的临床微生物学分析(A-Ⅱ)。

(2)疑似肺动脉导管相关感染时,应培养引导器末端(the introducer tip)(A-Ⅱ)。

3. 长期留置导管

(1)导管插入端和接口部位(the catheter hub)培养出相同微生物,如果半定量培养都<15CFU,则强烈提示该微生物不是血流感染的感染源(A-Ⅱ)。

(2)疑似 CRBSI 拔除导管时,除送检导管末端外,应移除皮下埋置式静脉输液港(venous access subcutaneous port),并对其贮存的内容物进行定量培养(B-Ⅱ)。

（二）血液标本处理原则

1. 在启动抗菌药物治疗前留取用于培养的血液标本(A-Ⅰ)。

2. 如果有执行静脉切开术的小组,建议由该小组留取患者的血液标本(A-Ⅱ)。

3. 经皮抽取血液标本前,应仔细对穿刺部位进行消毒,建议使用乙醇或碘酊或乙醇氯己定(>0.5%),不建议使用聚维酮碘;消毒液要充分接触皮肤,干燥时间要足够,以减少血液培养的污染机会(A-Ⅰ)。

4. 如果经导管抽取血液标本,则需要对接口处(the catheter hub)进行消毒,建议用乙醇或碘酊或乙醇氯己定(>0.5%),消毒液要充分接触皮肤,干燥时间要足够,以减少血液培养的污染机会(A-Ⅰ)。

5. 疑似 CRBSI 时应该在抗微生物治疗前留取配对血液标本,即从导管和外周静脉各抽取血液标本进行培养,并且在培养瓶上做好标记,以标明抽取位置(A-Ⅱ)。

6. 无法从外周静脉抽取血液时,推荐从不同导管腔内中抽取两瓶或两瓶以上标本(B-Ⅲ)。尚不确定此时是否应该从所有导管腔内抽取标本(C-Ⅲ)。

7. 定量血液培养和(或)血培养报警阳性时间差法(differential time to positivity,DTTP)标本留取应该在启动抗微生物治疗前进行,且每瓶中的血液标本量应该相同(A-Ⅱ)。

8. 尚无充分证据能够支持 CRBSI 抗微生物治疗停止后常规进行血液培养(C-Ⅲ)。

目前标本处理常见的方法包括快速诊断、导管培养及血培养等。

二、快速诊断

主要有革兰染色、吖啶橙白细胞细胞旋转器检测法(acridine-orange leucocyte cytospin,AOLC)试验及吖啶橙染色和革兰染色并用的方法。

(一) 吖啶橙染色
吖啶橙染色的具体方法:

1. 用无菌棒将标本均匀地涂在一张干净的玻片上。

2. 自然干燥,或将玻片放在加热块上烘干。

3. 固定玻片。

4. 吖啶橙溶液染色 2 分钟。

5. 沥干多余的染液,然后用自来水彻底冲洗。

6. 自然干燥,玻片可放在滤纸或纸巾上轻轻擦拭吸去多余水分,以缩短干燥时间。

7. 阅片,在荧光显微镜(为异硫氰酸荧光素过滤系统,即最大激发波长 490nm,发射波长 520nm)

下×1000 倍,滴加镜油观察细菌或真菌的形态。不需要任何盖玻片。

8. 结果 细菌和真菌荧光为明亮的橙色。背景为黑到黄绿色。人体上皮细胞和炎症细胞和组织碎片发出荧光为浅绿色至黄色。活化的白细胞核由于其 RNA 含量增加而发出黄、橙或红色荧光,而红细胞无荧光或淡绿色。

(二) 吖啶橙白细胞细胞旋转器检测法试验
1993 年 Rusbfor 等人提出了对新生儿导管相关菌血症进行快速原位诊断吖啶橙白细胞细胞旋转器检测法(acridine-orange leucocyte cytospin,AOLC),该研究发现此法具有很高的特异性(94%)和敏感性(87%)。随后研究发现 AOLC 法也适用于成年人的导管相关感染的快速诊断。

AOLC 试验具体方法:从导管中抽微量血(50μl),即可检测出血液中的细菌。细胞旋转可使血标本在玻片上呈单层,吖啶橙染色,最后放在荧光显微镜下观察。AOLC 试验在 CRBSI 诊断中的敏感性和特异性较高,在 1 小时内即可得到结果,并且也节省费用,避免了不必要的拔管。

(三) 吖啶橙染色和革兰染色并用
1. 革兰染色有助于导管相关感染的诊断,但敏感性较低。

2. 吖啶橙染色和革兰染色并用,有报道认为是诊断 CRBSI 简单快速廉价的方法,但对其应用价值评价不一。

3. 吖啶橙染色和革兰染色并用的具体方法:取 50μl EDTA 抗凝导管血,加 1.2ml 10% 福尔马林盐溶液混合放置 2 分钟,再加入 2.8ml×0.19% mol/L NaCl 溶液,352r/min 离心 5 分钟,去上清,沉淀涂片推 2 张涂片,60℃ 干燥 3 分钟,分别用革兰染液和 0.01%(W/V)吖啶橙染色,普通显微镜和荧光显微镜高倍视野下观察,任一张涂片有病原菌出现均视为阳性结果。

三、导管培养

(一) 方法选择
当怀疑 CRBSI 而拔除导管时,导管培养是诊断 CRBSI 的金标准,包括半定量和定量培养。

1. 若置管时间少于 1 周,培养结果最有可能是皮肤表面微生物,它们沿着导管外表面进入引起感染。此时,半定量培养技术更敏感。

2. 若置管时间大于 1 周,病原微生物从导管尖端进入管腔并蔓延是感染的主要机制。半定量培养技术敏感性低,定量培养结果更准确。

3. 当怀疑 CRBSI 而拔除导管时,应同时对导管尖端及导管皮下段进行培养。

4. 对于多腔导管,由于每一个导管腔都可能是 CRBSI 可能的感染源,为提高阳性检出率,需对每一个导管腔进行培养,即使该导管腔为空置,也应对其进行培养。

5. 完全植入式中央静脉导管系统的静脉入口、硅酮隔膜下感染灶的聚集均可成为血行感染的来源,因而需同时对导管尖端及导管静脉入口处进行培养。当仅做 Swan-Ganz 气囊漂浮导管尖端培养时,阳性率为 68%;而若同时做 Swan-Ganz 导管及其引导管的尖端培养,其阳性率可增至 91%。

(二) 半定量培养

该法又称为 Maki 半定量培养,具体操作如下:

1. 用无菌镊子将导管从运送管中取出。

2. 将 5cm 的导管平放在含羊血的血琼脂平板上。

3. 用无菌镊子将导管在血琼脂板上来回滚动 4~5 次,滚动时向下的力量应轻柔,然后弃去(可根据情况增加 MAC 或 EMB 平板)。

4. 如果导管较长用无菌剪刀剪去接近运送试管上端的部分(近末端),如有必要可将剪下的近末端在另一个平板上滚动。

5. 对于胃肠外全营养或静脉高营养的患者,导管尖端培养应注意糠秕马拉色菌(提高检出率的具体方案为:在接种后,在滚动的原始区使用无菌吸管加一小滴橄榄油以提供必需的营养物质,但应注意油不能超出滚动的区域。需注意的是:尽管糠秕马拉色菌在导管定植率较高,但是大多数通过血培养诊断糠秕马拉色菌引起的导管相关性感染时都很困难。无需拔出导管,取一滴从导管腔抽取的血液进行革兰染色就可提示该微生物感染)。

6. 置于 35℃ CO$_2$ 培养箱孵育。

7. 培养 4 天,每天观察。包括糠秕马拉色菌在内的一般细菌都能生长(糠秕马拉色菌约 3 天可以长成针尖样菌落)。

8. 分别计数在血平板上生长的不同菌落,其他平板菌落仅用于区分菌种,无需计数。

9. 鉴定 以下情况至少鉴定到属:①菌落数>15CFU 的菌种;②对于菌落数>15CFU 的革兰阳性杆菌,仅做革兰染色、触酶和观察溶血情况,无需鉴定到种;③对于菌落数<15CFU 菌株仅鉴定有意义

的病原体(如白假丝酵母菌、A 群链球菌和革兰阴性杆菌)。

10. 如果血培养阳性,应将平板保留 1 周,用于与血培养结果的比较。

11. 血培养阳性,同时病原菌与导管培养结果一致时,应做药敏试验。除此之外,导管培养一般不做药敏试验。对于已拔除导管或已按照血培养药敏结果进行治疗的情况,无需常规做导管尖端病原菌药敏试验。

(三) 定量培养

目前导管机械振动和超声定量培养技术是最可靠的诊断方法。和定性培养技术相比,诊断的特异性更高。

1. 导管机械振动具体操作

(1)将导管置于含有 1ml 脑心浸液肉汤的无菌试管内。

(2)涡旋振荡 1 分钟。

(3)取 0.1ml 悬液接种于含羊血的血琼脂平板上。

(4)置于 35℃ CO$_2$ 培养箱孵育 48 小时,可根据怀疑微生物种类适当延长培养时间。

(5)观察结果并计数。

2. 超声定量培养具体操作

(1)将导管置于含有 10ml 脑心浸液肉汤的无菌试管内。

(2)超声 1 分钟(条件:55 000Hz,125W)。

(3)涡旋振荡 15 秒。

(4)取 0.1ml 超声后悬液与 9.9ml 生理盐水混合,振荡。

(5)取 0.1ml 1:100 稀释后的混悬液与 0.1ml 生理盐水混合。

(6)接种于含羊血的血琼脂平板和麦康凯平板上。

(7)置于 35℃ CO$_2$ 培养箱孵育 48 小时,可根据怀疑微生物种类适当延长培养时间。

(8)观察结果并计数。

(四) 其他

1. 肉汤增菌 将部分导管置于肉汤中增菌,该培养敏感性高但特异性差,不能区分感染、定植和污染,目前不推荐使用该方法。

2. 内导管刷 在无需拔出导管的情况下,该法是较为快速的诊断导管相关感染的方法之一。具体操作:该导管刷具有紧密缠绕在不锈钢钢丝末端的尼龙刷毛,采集时沿导管的内腔滑动到其远端。使

纤维蛋白沉淀在刷毛上，可以收集导管的内表面纤维蛋白鞘包裹的细菌。然后进行培养。将毛刷在含5%马血琼脂平板上来回滚动至少四次。置于35℃ CO_2 培养箱孵育，观察结果。

四、血培养

传统观点认为，CRBSI的诊断依赖于拔除导管或经引导丝更换导管后做导管尖端的培养。然而，拔除导管后对导管进行定量培养诊断CRBSI往往是回顾性诊断，并且在怀疑其感染而拔除的导管中，只有15%～25%被证实存在感染。因此，很多情况下需要不拔除导管的诊断方法，尤其是病情危重或在新位置重新置管危险较大时。同时从外周静脉与导管抽血，进行血培养比较后，有助于CRBSI的诊断，目前有两种方法：定量血培养和血培养报警阳性时间差法。

（一）定量血培养

采用ISOLATOR裂解离心系统进行定量血培养（quantitative blood cultures），其原理是使用化学药物裂解血细胞从而释放微生物到液体中，然后通过离心的方法将血液成分沉淀在离心管的底部，再将离心浓集微生物进行培养。此方法大多用于分枝杆菌和真菌的血培养。

1. 具体方法

（1）该系统使用的采集试管不同于常规的血培养瓶，它含有皂苷、聚丙二醇、SPS、氟化液和EDTA的裂解液，其作用在于与裂解液充分作用的血液，通过离心裂解后使微生物沉淀于不溶于水的氟化液中。

（2）按照常规血培养要求采集血标本，儿童和骨髓量为1.5ml，成人10ml。血标本采集后应立即反转试管数次以保证与裂解液充分混合。

（3）3000r/min，30分钟。

（4）将试管置于ISOLATOR加盖机上。用乙醇擦拭试管，尤其是顶部，留一滴消毒剂在试管盖上，待自然干燥（请勿将消毒剂渗入管中）。在放置过程中不能改变微生物浓度梯度。如果被打乱，应重新离心30分钟，并允许手动停止离心机。

（5）用乙醇消毒ISOLATOR加盖锤并自然干燥。

（6）按照无菌操作使用ISOLATOR加盖机加盖试管，不能触摸试管的顶部。将把手尽可能向下拉，紧密固定试管。

（7）戴上手套，将试管和培养平板放入生物安全柜内。

（8）按照无菌操作从袋中取出上清吸管。捏吸管的球囊处使之完全塌陷，通过盖膜将吸管插入试管，注意不要触摸吸管。缓慢松开球囊，使上清液吸入到吸管内。当球囊恢复，取出吸管无需挤出吸取液，直接将吸管丢弃在有生物危险标记的废物容器内；如果球囊不恢复，也应将其弃去，取另一个吸管重复上述步骤。

（9）涡旋至少20秒。

（10）按照无菌操作从袋中取出浓缩吸管。捏吸管的球囊处使之完全塌陷，通过盖膜将吸管插入试管底部。缓慢松开球囊，使沉淀物被吸入到吸管。

（11）从试管内取出吸管，将吸取的沉淀物分种于培养皿上，用接种环均匀涂布每块培养皿，同时应避免接种在板的边缘。

（12）如果需氧菌和厌氧菌单独使用各自的裂解离心系统，还需要吸取沉积物的一部分到厌氧板或厌氧培养液里，对厌氧菌进行培养。

（13）选择合适的孵育环境和时间进行培养。

（14）孵育的最初24小时将培养板的琼脂面朝下，以保证与培养基的充分接触，同时防止接种物滴在盖上。之后，可将培养板的琼脂面朝上。通常对培养板孵育4天，除非考虑特殊微生物引起的感染时，可以适当延长孵育时间。

2. 结果计算

（1）计算公式

CFU/ml＝所有平板的菌落总数/有菌生长的平板总数×单位容积血液接种平板数

例如：对于儿童患者，若培养后菌落数分别为：BAP-2；CHOC-3；CHOC-2；CHOC-1；CHOC-2。计算公式：10CFU/5平板×5平板/1.5ml＝7CFU/ml

再如，对于成人患者，若培养后菌落数分别为BAP-5；CHOC-7；CHOC-7；真菌选择性琼脂-0。计算公式：19/3×4/10＝2.5CFU/ml。

（2）污染问题：在结果的解释时培养平板的污染是必须考虑的问题。通常凝固酶阴性葡萄球菌只有一个菌落生长可以忽略，但实验室应努力实现无污染和对结果进行监控，以减少皮肤表面微生物造成的假阳性报告。

（二）血培养报警阳性时间差法

定量血培养操作费时，费用较高，对于长期留置导管的感染诊断有较高的敏感性和特异性，但对于短期留置导管其意义下降。目前多数医院采用同时从外周静脉与导管抽血培养出现报警阳性结果时间比较,即阳性时间差(differential time to positivity,DTTP)来判断是否为 CRBSI。特别适用于病情稳定、无严重局部感染或全身感染征象的患者。对于以腔内为主要感染途径的长期置管患者,应用价值较大。对于短期留置无隧道导管的造血干细胞移植及肿瘤患者,该方法是诊断导管相关脓毒症的简单可靠的方法。

1. 具体操作 同时从外周静脉与导管抽取相同量的血标本做血培养,观察两者报警阳性时间差。

2. 适应证 广泛适用于没有条件开展定量血培养的医院。

五、其他标本的处理

其他标本,如腹水、脑脊液和分泌物等标本处理见相关章节。

六、分子生物学方法

导管培养诊断 CRBSI 往往是回顾性诊断,并且

在怀疑其感染而拔除的导管中,只有 15%~25% 被证实存在感染。因此,很多情况下需要不拔除导管的诊断方法,尤其是病情危重或在新位置重新置管危险较大时,通过分子生物学方法如检测 16S rRNA 可以降低不必要的拔管率。其优点在于该方法可用于使用抗菌药物治疗患者的检测,并且可以自动化,具有快速、低成本等优点。

16S rRNA 定量检测具体操作:皮肤消毒后从外周静脉和导管分别采集 4ml EDTA 抗凝血,通过有针对性的引物和探针进行定量 PCR 检测。定量 PCR 是对大多数的细菌高度保守的 16S rRNA 基因进行扩增,这确保了能够检测到几乎所有的 CVC 感染的细菌。比较导管和外周血中的细菌 DNA 水平用于 CVC 细菌感染的诊断。有研究[3]采用 16S rRNA 定量技术来判断 CVS 的感染问题时发现:所有可能是 CVS 感染的病例,Ct 值均小于 35;而且在 3 个应用双腔导管的病例中,2 个位于不同的内腔的 Ct 值不一样,尽管 Ct 值均在 35 以下。因为不同内腔标本中细菌 DNA 量不一样,从而可以判断样本是来自多导管患者身上的哪个导管。

第四节 结果报告和解释

一、结果报告

(一) 导管半定量培养

1. 任一种菌计数>15CFU 分别报告每种菌的菌名(应鉴定到属)+菌落计数,如金黄色葡萄球菌 18CFU。

应注意:

(1)不能报告为少量、中量和大量。

(2)对于革兰阳性杆菌:应鉴定到属,如报告为棒杆菌属。

(3)多种凝固酶阴性葡萄球菌混合出现时,应报告为:凝固酶阴性葡萄球菌(混合形态)+菌落计数(CFU)。

2. 任一菌种计数<15CFU

应注意:

(1)报告有意义的菌种名称。

(2)检出皮肤表面微生物(如凝固酶阴性葡萄

球菌、假白喉棒杆菌、非白念珠菌、不动杆菌属或变异链球菌),报告形式如"皮肤表面混合菌 25CFU"。

(3)报告皮肤表面菌纯培养鉴定结果如葡萄球菌、革兰阳性杆菌。

3. 菌落很多 无法计数,可报告为>100CFU。

4. 报告 初步报告:"X 天无菌生长";最终报告:"4 天无菌生长"。

5. 当分离出革兰阴性杆菌或金黄色葡萄球菌而未做血培养时,应附加报告提示"建议做血培养协助诊断导管相关性血流感染"。

(二) 导管超声定量培养

1. 有菌生长 报告菌名+菌落计数(CFU),若菌落很多,无法计数时,可报告>10^{6}CFU。

2. 无菌生长 报告 1:100 倍稀释无菌生长。

(三) 分泌物拭子培养

1. 有菌生长 以大量、中量或少量的形式报告分离的微生物。

2. 无菌生长　报告"培养 X 天无菌生长"。

（四）血培养

1. 定量血培养

（1）有菌生长：分别报告导管血液和外周静脉血液培养计算的数值（CFU/ml），比较两者差异，导管血液培养计数结果是静脉血液培养结果的 3 至 5 倍或 5 倍以上可以确诊 CRBSI（A-Ⅱ）。

（2）无菌生长：报告培养 4 天导管血液和外周静脉血液均无菌生长。

2. 血培养报警阳性时间差

（1）有菌生长：分别报告导管血液和外周静脉血液培养报警时间，计算 DTTP，导管血液培养阳性报警时间比静脉血液培养阳性报警时间早 2 小时或以上可以确诊 CRBSI（A-Ⅱ）。

（2）无菌生长：报告培养 5 天导管血液和外周静脉血液均无菌生长。

（3）两份导管内腔血液标本定量培养：首个内腔的菌落数是另一份的 3 倍或 3 倍以上，则应该考虑可能存在 CRBSI（B-Ⅱ）。此时符合 DTTP 诊断标准的血液培养结果的解释尚无定论（C-Ⅲ）。

（五）其他标本培养

1. 内导管刷　报告形式同分泌物。

2. 腹水、脑脊液标本培养　报告形式参考相关章节。

二、结果解释

（一）短期外周导管

应在采集两套外周血培养的同时，应用无菌技术拔出导管，剪取 5cm 的导管远端置于带盖无菌容器中送检。

结果的解释：

（1）一套或多套血培养阳性，导管片段培养也呈阳性（半定量≥15CFU）并且为同一种菌时，提示 CRBSI。

（2）一套或多套血培养阳性，而导管片段培养阴性，不能确定为 CRBSI；但如果培养出金黄色葡萄球菌或假丝酵母菌，在排除其他感染来源的前提下，提示 CRBSI 可能。

（3）血培养阴性，而导管片段培养阳性，提示是微生物在导管表面定植而非 CRBSI。

（4）血培养阴性，导管片段培养也是阴性，提示极不可能为 CRBSI。

（二）对于非隧道式及隧道式中心静脉导管及静脉输液港

1. 方法一　适用于需要保留导管的患者。对疑似 CRBSI 的患者至少需要采集两套血培养，其中至少一套标本来自外周静脉（注意做好标记），需同时或短时间间隔内从导管口或静脉输液港的隔膜无菌操作采集另一套血培养标本（注意做好标记）。

结果的解释：

（1）两套血培养均阳性，通过菌种鉴定和药敏试验结果比对确定为同一株微生物，并缺乏其他感染的证据时，提示为 CRBSI。

（2）两套血培养均为阳性，来自导管的血培养的细菌数量（CFU/ml）是外周静脉血培养的 5 倍以上，并且缺乏其他感染来源的证据，提示可能为 CRBSI。

（3）如果两套培养发现同一病原菌，而且导管的阳性出现得比周围血早 2 小时：如果没有其他感染证据，提示为 CRBSI（如果两套血培养阳性时间差<2 小时，而两套血培养具有相同的鉴定和药敏结果，CRBSI 仍然是可能）。

（4）仅有导管的血培养为阳性：不能确定为 CRBSI，提示为导管定植菌或标本采集过程中的污染菌。

（5）仅有来自外周静脉血的培养为阳性，不能确定为 CRBSI；但是如果培养出的微生物是金黄色葡萄球菌或假丝酵母菌，在能排除其他感染来源的前提下，则提示可能为 CRBSI。确定为 CRBSI 还需要定量或半定量导管片段培养出相同的微生物。或者导管和外周血培养检出相同的病原菌，且没有其他感染源。

（6）两套血培养均为阴性，提示极不可能为 CRBSI。

2. 方法二　适用已经决定要拔除导管的患者。通过独立的外周静脉穿刺无菌采集两套血培养；应用无菌技术拔出导管，剪取 5cm 的导管远端置于带盖无菌容器中送检。

结果的解释：

（1）一套或多套血培养阳性，同时导管末端培养阳性，而且通过菌种鉴定和药敏试验结果比对，确定为同一株微生物，则很可能是 CRBSI。

（2）一套或多套血培养阳性，而导管末端培养为阴性，不能确定为 CRBSI。如果培养出的微生物是金黄色葡萄球菌或假丝酵母菌，在能排除其他感染来源的前提下，则提示可能为 CRBSI。对 CRBSI 的确认还需要更多的血培养，出现相同的病原菌，而且没有其他感染依据。

（3）血培养阴性而导管末端培养阳性，提示为导管定植菌，不是 CRBSI。

（4）血培养和导管末端培养均为阴性，提示极不可能为 CRBSI。

三、导管相关血流感染诊断标准

CRBSI 的临床表现常包括发热、寒战或置管部位红肿、硬结或有脓液渗出。除此以外，还有医院获得的心内膜炎、骨髓炎和其他迁徙性感染症状。由于其缺少特异性和敏感性，所以不能以此为依据建立诊断。一些敏感性较高的临床表现，如发热（伴或不伴有寒战）缺乏特异性，而在置管部位周围的炎症和化脓虽有较高特异性却缺少敏感性。研究显示，存在导管相关感染时，局部炎症表现却不常见。一般认为，凝固酶阴性葡萄球菌为 CRBSI 的主要病原菌，该菌很少引起感染的局部或全身征象，这一现象很可能与此有关。若置管部位有明显炎症表现，特别是患者同时伴有发热或严重全身性感染等临床表现，应考虑 CRBSI 系金黄色葡萄球菌或革兰阴性杆菌引起。

在缺少实验室检查依据时，对于具有血行感染临床表现的患者，若拔除可疑导管后体温恢复正常，仅能作为 CRBSI 的间接证据。为此，在怀疑导管相关感染时，应获取导管标本培养和血培养结果供分析。

（一）确诊指标[1]

有临床症状体征的前提下，具备下述任 1 项，可证明导管为感染来源：

（1）有 1 次半定量导管培养阳性（每导管节段≥15CFU）或定量导管培养阳性（每导管节段≥100CFU），同时外周静脉血也培养阳性并与导管节段为同一微生物。

（2）从导管和外周静脉同时抽血做定量血培养，两者菌落计数比（导管血：外周血）≥5：1。

（3）从中心静脉导管和外周静脉同时抽血做定性血培养，中心静脉导管血培养阳性出现时间比外周血培养阳性至少早 2 小时。

（4）外周血和导管出口部位脓液培养均阳性，并为同一株微生物。

（二）临床诊断

具备下述任 1 项，提示导管极有可能为感染的来源：

（1）具有严重感染的临床表现，并导管头或导

管节段的定量或半定量培养阳性，但血培养阴性，除了导管无其他感染来源可寻，并在拔除导管 48 小时内未用新的抗生素治疗，症状好转。

（2）菌血症或真菌血症患者，有发热、寒战和（或）低血压等临床表现且至少两个血培养阳性（其中一个来源于外周血）其结果为同一株皮肤共生菌（例如类白喉棒杆菌、芽胞杆菌、丙酸杆菌、凝固酶阴性的葡萄球菌、微球菌和念珠菌等），但导管节段培养阴性，且没有其他可引起血行感染的来源可寻。

（三）拟诊

具备下述任一项，不能除外导管为感染的来源：

（1）具有导管相关的严重感染表现，在拔除导管和适当抗生素治疗后症状消退。

（2）菌血症或真菌血症患者，有发热、寒战和（或）低血压等临床表现且至少有一个血培养阳性（导管血或外周血均可），其结果为皮肤共生菌（例如：类白喉棒杆菌、芽胞杆菌、丙酸杆菌、凝固酶阴性的葡萄球菌、微球菌和念珠菌等），但导管节段培养阴性，且没有其他可引起血行感染的来源可寻。

四、标本流程图

标本检测流程如图 15-4-1～图 15-4-3 所示。

五、诊断方法局限性

1. 插管相关性血流感染的诊断，常常是排除性的。

尽管已报道多种不同的微生物学方法，根据已有数据尚不能对这些诊断技术的相对优缺点比较得出明确结论。CRBSI 诊断的基础是菌血症的确立。没有阳性血培养结果时，导管片段、导管尖培养的阳性结果的临床意义很难判断。第二个基本的诊断构成是确立该感染由某导管所致。这通常需要排除 BSI 的其他原发性的感染源。

2. 目前已有其他插管培养技术的报道，这些技术可以为 CRBSI 提供辅助证据。不过，所有这些技术都有结果难以解释的弱点。

3. 部分培养方法在多数实验室尚未开展，包括：阳性报警时间、定量血培养和导管尖端、片段培养等。

4. 导管培养诊断 CRBSI 往往是回顾性诊断，并且在怀疑其感染而拔除的导管中，只有 15%～25% 被证实存在感染。

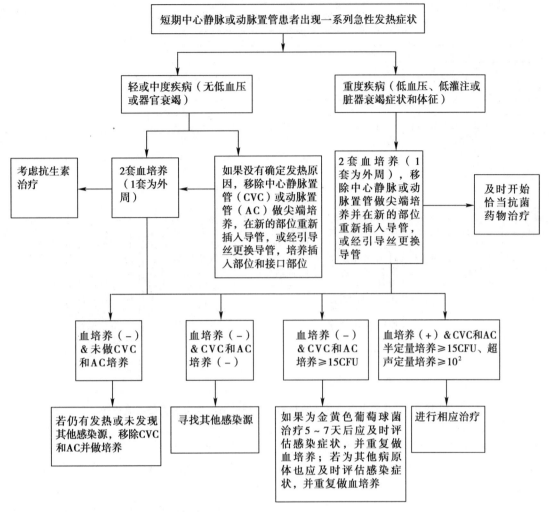

图 15-4-1 短期中心静脉或动脉置管患者出现一系列急性发热症状诊断流程

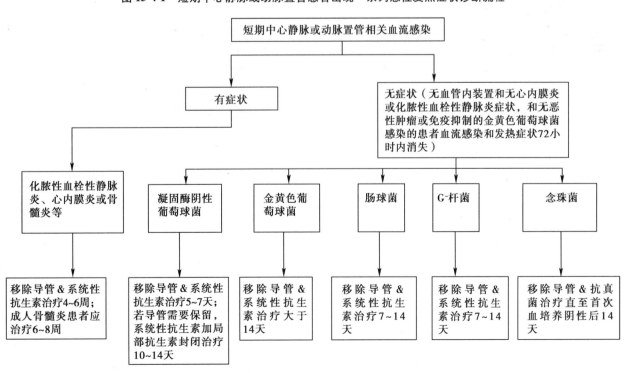

图 15-4-2 短期中心静脉或动脉置管相关血流感染患者处理流程图

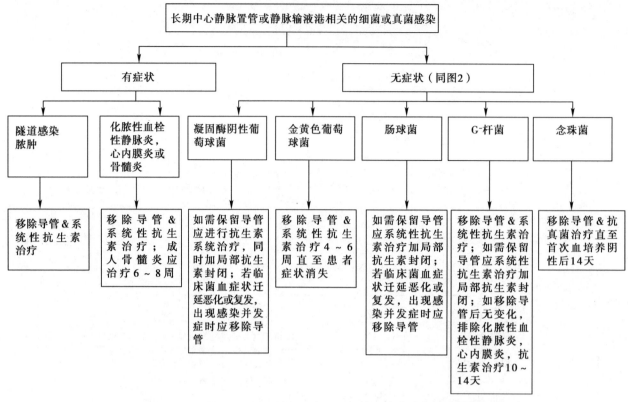

图 15-4-3　长期中心静脉或静脉输液港相关血流感染患者处理流程图

5. 微生物培养方法需要数天得到结果，而且侵入性取样方法，可能有导致栓塞或菌血症等的风险，应慎重选用。

六、检测方法的局限性

（一）半定量检测方法

1. 在诊断导管相关性感染中，半定量方法的敏感度为85%，但在诊断导管相关性血流感染时其特异性低。采集外周血培养有助于确诊导管相关性脓毒症。

2. 对于仅做导管尖端的培养，导管尖端外表面的病原菌经滚动方式接种在平皿上，而导管内表面的微生物可能会漏检；针对 Maki 法的改良方法包括对导管进行机械振荡（vortexing）或使用内导管刷等在多数实验室没有常规进行。

3. 模拟实验发现灌注防腐剂后，导管进行半定量培养可以抑制微生物在培养板上的生长能力，所以建议对于诊断使用防腐涂层的导管感染时应使用其他替代方法。

（二）导管定量培养

1. 在诊断导管相关性脓毒症时，虽然导管尖端定量培养过程相对烦琐，但与 Maki 等半定量方法比较有较高的灵敏度和特异度。

2. 导管培养有助于发热原因的寻找。

3. 预测价值与导管的类型、位置、培养方法等有关。

若置管时间少于1周，培养结果最有可能是皮肤表面微生物，它们沿着导管外表面进入引起感染。此时，半定量培养技术协助诊断更敏感。若置管时间大于1周，病原微生物从导管尖端进入管腔并蔓延是感染的主要机制。半定量培养技术敏感性低，定量培养结果更准确。

4. 取材合适与否影响培养的阳性率。

对于多腔导管，由于每一个导管腔都可能是 CRBSI 可能的感染源，为提高阳性检出率，需对每一个导管腔进行培养，即使该导管腔为空置，也应对其进行培养。完全植入式中央静脉导管系统的静脉入口、硅酮隔膜下感染灶的聚集均可成为血行感染的来源，因而需同时对导管尖端及导管静脉入口处进行培养。当仅做 Swan-Ganz 导管尖端培养时，阳性率为68%；而若同时做 Swan-Ganz 导管及其引导管的尖端培养，其阳性率可增至91%。

（三）血培养

1. 与导管尖端培养相比较，从导管部位抽取非配对定量血培养并不能提高诊断导管相关性脓毒症的灵敏度。

2. 定量血培养方法操作费时,费用较高,但对于长期留置导管的感染诊断有较高的敏感性和特异性,对于短期留置导管其意义下降。

3. 同时从外周静脉与中心静脉导管抽血培养后出现阳性结果时间比较(阳性时间差)特别适用于病情稳定、无严重局部感染或全身感染征象的患者。当研究隧道导管相关感染时,与配对定量血培养技术相比,更准确经济。

4. 血培养自身的局限性

(1)低水平病原体在培养时可能难以被检测到。

(2)所使用的培养基可能不支持某些生物的生长。建议使用多种培养基,以提高检出率。

(3)多数血培养瓶内含有 SPS,可能抑制多种微生物的生长和活性。

(4)某些细菌代谢产生的二氧化碳量不足以被检测系统识别。

(归巧娣　任健康)

参 考 文 献

1. 中华医学会重症医学分会.血管内导管相关感染的预防与治疗指南(2007).中华内科杂志 . 2008,8(47):691-699
2. Mermel LA, Allon M, Bouza E, et al. Clinical practice guidelines for the diagnosis and management of intravascular catheter-related infection:2009 Update by the Infectious Diseases Society of America. Clin Infect Dis,2009,49(1):1-45
3. Warwick S,Wilks M,Hennessy E,et al. Use of quantitative 16S ribosomal DNA detection for diagnosis of central vascular catheter associated bacterial infection. J Clin Microbiol,2004, 42:1402-1408
4. Isenberg HD. Clinical microbiology procedures handbook.United States:ASM press,2004

第十六章
中枢神经系统标本的检测流程

神经系统的微生物学检验标本主要有脑脊液和脑脓肿组织。正常人脑脊液是无菌的,当病原微生物穿透血-脑脊液屏障进入中枢神经系统时可引起感染,常见的病原微生物有细菌(脑膜炎奈瑟菌、流感嗜血杆菌、A 和 B 群 β-溶血链球菌、肺炎链球菌、葡萄球菌、产单核李斯特菌、其他链球菌、结核分枝杆菌等)、病毒(脊髓灰质炎病毒、柯萨奇病毒 A 和 B、埃可病毒、乙型脑炎病毒等)、真菌(新型隐球菌、白念珠菌)等,因此微生物学检查对于中枢神经系统感染的诊断非常重要[1]。

第一节 脑 脊 液

一、标本的采集和运送

1. 采集指征 起病初期应采集脑脊液或血培养。怀疑分枝杆菌、隐球菌或慢性脑膜炎时,可能需要多次采集脑脊液标本。临床表现包括:不明原因引起的头痛、脑膜刺激征象、颈部僵直、脑神经病理征象、发热、体温过低、易受刺激等临床症状;出现脑积水,尤其多见于新生儿和小婴儿;脑性低钠血症,出现嗜睡、惊厥、昏迷、浮肿、全身软弱无力、四肢肌张力低下、尿少等症状;或由于脑实质损害及粘连可使颅神经受累或出现肢体瘫痪等症状。

2. 采集时间 当怀疑中枢神经系统感染时,应立即采集标本,最好在抗菌药物使用之前。

3. 采集方法 脑脊液主要由临床医师采集,进行局部皮肤消毒,通常在第 3、4 腰椎或第 4、5 腰椎间隙插入带有管芯针的空针,进针至蛛网膜下腔,必要时从小脑延髓池或侧脑室穿刺采集,拔去管芯针,收集脑脊液。将脑脊液分别收集在 3 个无菌试管中,并立即标注上患者的姓名,每管 1~2ml,第一管做化学或免疫学检查,第二管做病原微生物学检查,第三管做细胞学检查。脑脊液经过离心后,有助于微量病原体的检测,并且上清还可以用来进行其他检测。

4. 采集量 不同病原体的检测对于脑脊液的体积有不同的要求。用于常规细菌检测的脑脊液量应为 1ml 或大于 1ml;用于检测分枝杆菌和真菌的脑脊液量应为 5ml 或大于 5ml,培养前要进行离心。当送检的脑脊液体积不足时,实验室检查的优先次序应和临床医师沟通。样本的量过少会影响检测的敏感性,导致假阴性结果。相对于再次进行腰椎穿刺来获得要求体积的样本来说,假阴性结果对患者可能会造成更严重的伤害。

5. 运送容器 无菌加盖螺口防止泄漏或其他容器。标本容器标识应包括患者姓名、病历号、标本种类、检验项目、采集时间等。

6. 标本运送 标本采集后无特殊处理要求,应立即送检,不超过 1 小时,最佳送检时间为 30 分钟内,久置可致细胞破坏,影响细胞计数及分类检查、葡萄糖分解使含量降低,以及病原菌破坏或溶解。病原检验标本需室温(25℃)条件下运送,以免冷藏致某些微生物死亡。如送检时间超过 1 小时,则会影响结果,须与临床医生联系,并说明由于标本送检延时,会导致细菌死亡,从而结果可能受到影响。在报告结果时,在备注处注明此情况。培养脑膜炎奈瑟菌、流感嗜血杆菌等苛养菌时,应保温送检或进行床旁接种。脑脊液标本用于检测引起病毒性脑膜炎与病毒性脑炎的病毒时,应将脑脊液标本放置在-70℃及以下条件冷冻保存。

二、标本的处理

脑脊液标本采集后,置于无菌试管中,立即运送至实验室,对于细菌学检验绝对不可冷藏。实验室接到标本后,应先观察标本的送检时间、标签的完整性、容器是否符合要求、运送条件是否合适及标本量,如有一项不符合要求,应拒收或作为让步标本接收,并及时通知临床。接收后的标本做直接涂片镜检和培养[1,2]。

1. 肉眼观察 观察脑脊液的外观,正常脑脊液除结核性脑膜炎、无菌性脑膜炎外,其他细菌引起的化脓性脑膜炎,脑脊液多呈明显混浊,经抗菌药物治疗后,亦可不混浊或轻度混浊。

2. 涂片检查 混浊或脓性脑脊液可直接涂片,染色镜检。无色透明的脑脊液,应以 3000r/min 离心 10~15 分钟,取沉淀物涂片,或采用细胞离心机进行甩片,做革兰染色、抗酸染色等显微镜学检查。

3. 培养 一般主要适用于脑膜炎奈瑟菌、链球菌、葡萄球菌、大肠埃希菌、产气肠杆菌、流感嗜血杆菌等细菌的分离。

用无菌滴管取混浊脑脊液或经离心后的沉淀物,分别接种于增菌肉汤、血琼脂平板、巧克力琼脂平板上,置35℃ CO_2 环境中培养 18~48 小时,观察有无细菌生长。根据菌落特点及染色后镜检的特征,初步判定细菌种类,并进一步做生化反应及血清学检查,加以鉴定,并做出报告。

增菌肉汤、血平板和巧克力平板是分离用的最基本培养基。在 CO_2 环境培养巧克力平板,有利于检出脑膜炎奈瑟菌、肺炎链球菌及嗜血杆菌等。在 CO_2 环境培养血平板,易于识别 β-溶血链球菌和肺炎链球菌。接种中国蓝平板用于分离、鉴别革兰阴性杆菌。结核分枝杆菌培养、真菌培养、厌氧菌培养详见相关章节。

三、显微镜检查

所有的脑脊液沉渣都必须进行革兰染色。污染的玻片可能导致假阳性结果。因此,推荐使用乙醇浸泡的玻片。沉渣彻底混匀后,在玻片表面上滴一滴。不宜在玻片表面将沉渣铺散开,因为这样就会降低发现微量微生物的可能。之后将沉渣进行空气干燥,然后加热固定或者甲醇固定,最后用革兰染

色。怀疑结核性脑膜炎时应进行抗酸染色和(或)荧光染色。直接采用细胞甩片仪时,甩片后直接固定后镜检[3]。

1. 湿片 使用相差显微镜检测彻底混合后制成的湿片是检测阿米巴的最好方法。如果没有相差显微镜,使用光镜并将聚光镜稍微关闭也是一个较好的方法。阿米巴的典型特征是使用伪足进行慢速的、单一方向的系统性运动(在显微镜的暖光下,阿米巴需要一段时间才能开始运动)。由于脑脊液中经常出现巨噬细胞,因此必须将阿米巴与有活力的巨噬细胞进行区分。制备湿片能够利于区分阿米巴与人体的细胞。

2. 革兰染色 根据染色反应及细菌形态特征,常可初步提示以下感染细菌的种类。

(1)查见革兰阴性、凹面相对的双球菌,并常位于细胞内(早期患者的脑脊液中,细胞较少时可见到较多的双球菌位于细胞外)。上述情况,可报告:"找到革兰阴性双球菌,位于细胞内(外),形似脑膜炎奈瑟菌"。

(2)查见革兰阳性、矛头状、菌体周围有明显荚膜双球菌,可报告:"找到革兰阳性双球菌,形似肺炎链球菌"。

(3)查见革兰阴性、多形性、菌体大小不一,有杆状或丝状的细菌,可报告"找到革兰阴性杆菌,呈多形态性"。

(4)查见小的、规则的革兰阳性杆菌,单独或呈 V 形排列,出现于大量单核细胞之间者,可报告:"找到革兰阳性杆菌,形态细小排列规则"。

(5)其他则根据其形态、排列及染色性,报告:"找到革兰阳(阴)性球(杆)菌"。

3. 抗酸染色 脑脊液通常以 3000r/min 离心 15 分钟,取沉淀物作小而集中的涂片(或直接使用细胞甩片仪),亦可将脑脊液在室温下静置数小时后,待形成纤维网后,取此脑脊液倾于新的、无划痕的洁净载玻片上,多余的液体任其溢出载玻片,使纤维网自然展开,干燥、固定后用抗酸染色,检查有无抗酸性杆菌,如见到抗酸阳性杆菌,报告:"找到抗酸菌",否则报告"未找到抗酸菌"。

4. 墨汁染色 脑脊液通常以 3000r/min 离心 15 分钟,或者甩片机进行甩片,取沉淀物用墨汁负染色,可在黑色背景中,见到折光性很强的菌体,周围有宽大透明的荚膜,似一晕轮,有时可见到长出的单芽。可报告"墨汁负染找到宽厚荚膜的出芽细胞,

形似新型隐球菌"。新型隐球菌,特别是荚膜狭窄者易与白细胞相混淆,可用0.1%甲苯胶蓝染色法加以区别。新型隐球菌的菌体呈红色圆球状,荚膜不着色,白细胞染色成深蓝色,红细胞不着色。

四、病原学检测

（一）培养

1. 培养基　血平板和巧克力平板是初次接种脑脊液标本或转种用的主要培养基;如标本量较少可应用肉汤培养基和血培养瓶进行增菌培养,但应注意含有SPS的血培养瓶对脑膜炎奈瑟菌的生长有抑制作用;怀疑结核分枝杆菌感染的脑脊液标本应接种于结核分枝杆菌培养用的液体培养基或罗-琴培养基;怀疑真菌感染的脑脊液标本应接种于沙氏或马铃薯培养基。脑脊液标本中很少有厌氧菌,但对于脑脊液引流的患者,皮肤上的痤疮丙酸杆菌可以成为脑脊液中的致病菌,此时需行厌氧菌培养。

2. 培养方法　用接种环挑取混浊脑脊液,或将送检量在1ml以上的脑脊液经3000r/min离心15分钟后,去上清,沉淀重悬于剩余的0.5~1ml脑脊液中,分别接种于增菌肉汤和血平板和（或）巧克力平板和（或）沙氏平板和（或）厌氧血平板上,置35℃ CO_2 环境或厌氧环境中培养。肉汤培养基或血培养瓶置35℃孵箱或自动化血培养仪中培养,每天检查肉汤中有无细菌生长直至第5天。对于接种至血培养瓶中的脑脊液标本,在仪器报警后,根据涂片、染色、镜检结果转种至相应培养基以获得纯培养,根据镜检所见及菌落特征,初步判定细菌种类,或通过进一步鉴定试验获得明确鉴定结果。对于肺炎链球菌、金黄色葡萄球菌、流感嗜血杆菌、肠杆菌科细菌、非发酵革兰阴性杆菌要分别进行药物敏感试验。怀疑结核分枝杆菌感染时,应接种罗-琴培养基或进行液体培养。

3. 鉴定及报告

（1）如初次分离血平板未生长,巧克力平板生长中等大小、半透明、灰蓝色、湿润的菌落,革兰染色为阴性双球菌,氧化酶和触酶均阳性,只分解葡萄糖和麦芽糖,可报告"检出脑膜炎奈瑟菌"。

（2）如在血平板上有草绿色溶血、扁平的小菌落生长,革兰阳性双球菌,触酶阴性,参照链球菌属的相关章节进行鉴定。

（3）如果怀疑新型隐球菌感染或直接涂片发现有新型隐球菌,则接种沙保弱琼脂于25℃及35℃培养,2~3天长出白色菌落。根据菌落形态、涂片染色、荚膜和生化反应等进行鉴定[4]。

（4）如2~4周罗-琴培养基见到菌落生长。菌落呈颗粒、结节或花菜状,乳白色或米黄色,不透明。在液体培养基中1~2周生长并仪器报警阳性。不发酵糖类、可合成烟酸和还原硝酸盐,触酶试验阳性,而热触酶试验阴性,可报告:"结核分枝杆菌生长"。

（5）如为其他形态的菌落和细菌,则参照其他章节进行鉴定。

（6）培养普通细菌时,经2天培养未见细菌生长,可报告"经2天培养无细菌生长";结核分枝杆菌需培养8周［固体和（或）液态培养］未见结核分枝杆菌生长,可报告"经8周培养无结核分枝杆菌生长"。

4. 检验方法与程序　脑脊液标本检验操作程序如图16-1-1所示。

（二）抗原检测

1. 细菌　使用胶乳凝集与协同凝集方法快速检测脑脊液中抗原。所有的凝集反应系统的商用试剂盒所使用的原理都是抗体包被的颗粒与特异性抗原结合,形成镜下可见的凝集。由最常见的脑膜炎病原体产生的可溶性荚膜多糖,例如B群β-溶血链球菌多糖,可以牢固结合起到桥梁抗原的作用。尽管血清的检测结果并没有像脑脊液病原菌检测结果那样具有诊断意义,但是一般而言,商品化的检测系统已经发展到可以用来检测脑脊液、尿液以及血清,这些试剂应该作为标准程序的辅助检测手段。肺炎链球菌与流感嗜血杆菌的可溶性抗原可以在尿液中聚集。然而尿液非特异性反应的发生率要高于血清或者脑脊液。

2. 真菌　隐球菌是真菌性脑膜炎中最常见的病原真菌,通常引起免疫功能低下患者的中枢神经系统感染。现已有检测新型隐球菌荚膜多糖的商品化试剂盒。由于前带效应的存在,若没有将含有大量荚膜抗原的样本进行稀释,则会出现假阴性的结果。艾滋病患者的抗原滴度可能超过100 000,这样就要进行多次的稀释才能得到检测结果。这样的多次稀释检测可以用来跟踪了解患者对于治疗的反应与验证初始的诊断。

（三）病毒检测

病毒性脑膜炎的脑脊液病毒分离检测方法敏感性较低、耗时过长,临床一般不应用,常采用PCR检查脑脊液病毒核酸,包括脊髓灰质炎病毒、柯萨奇病毒A和B、埃可病毒、虫媒病毒和单纯疱疹病毒等。

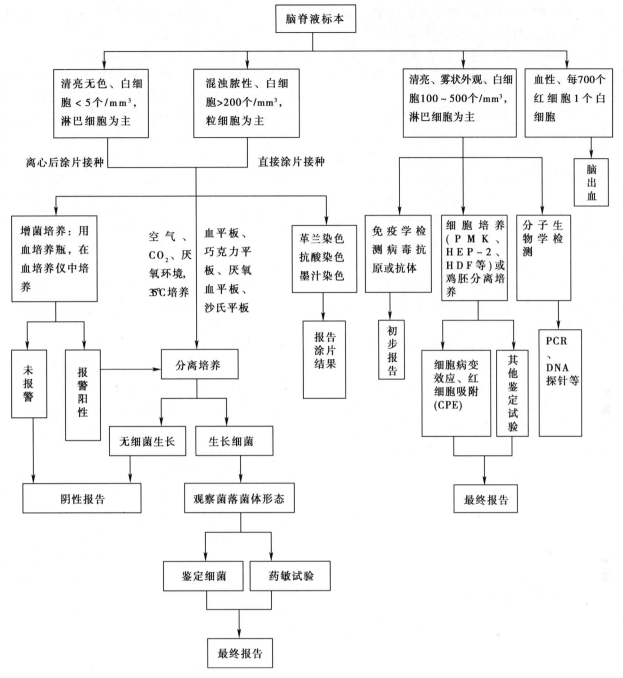

图 16-1-1 脑脊液标本检验操作流程

单纯疱疹病毒性脑炎、流行性乙型脑炎、肠道病毒脑炎、狂犬病毒脑炎及亚急性硬化性全脑炎、进行性多灶性白质脑病、朊粒感染等慢性感染的确诊有赖于脑活检病理检查发现细胞内包涵体、病毒核酸或脑脊液检出病毒抗原或抗体，但临床不常规进行病原学检测。

1. 特异性抗体检测 病毒感染后通常诱发针对病毒一种或多种抗原免疫应答，特异性抗体效价升高或 IgM 抗体出现有辅助临床诊断的价值。在先天性感染中，IgM 检测有特殊意义，因 IgM 不能通过胎盘，新生儿血清中发现抗病毒 IgM 提示为宫内感染。常用的方法有：补体结合试验（complement fixation test，CFT）、中和试验（neutralization test，NT）、血凝抑制试验（hemagglutination inhibition test，HIT）和酶联免疫吸附试验（enzyme linked immunosorbent assay，ELISA）。由于补体结合抗体产生早、消失快，补体结合试验适用于诊断病毒近期感染；病毒中和抗体的特异性高，持续时间久，显性或隐性感染后，血液中可长期存在中和抗体，所以适用于流行病学调查或人群免疫水平研究，但因试验方法繁杂,耗用动物、鸡胚或细胞培养较多,故一般不作常规使用;血凝抑制试验简便、快速、经济、特异性高,常用于流行病学调查等;ELISA 具有简单、快速、特异性强的优点,同时具有抗原或抗体均可检测的优点。

2. 抗原检测　检测脑脊液或脑活检标本中病毒抗原可用于早期诊断病毒性脑膜炎。常用的检测方法:免疫荧光(immunofluorescence,IF)技术、免疫酶法(immunoenzymatic assay,IEA)、放射免疫检测法(radioimmunoassay,RIA)、酶联免疫吸附试验(ELISA)、电镜法。IF 技术可快速、特异地检测临床标本中病毒抗原,但需荧光显微镜,IEA 原理与应用范围与 IF 技术相同,但不需荧光显微镜。RIA、ELISA 灵敏度和准确性优于 IF 和 IEA,应用较多。电镜法可用于难以分离培养、形态特殊且病毒数量较多的标本。

3. 核酸检测　病毒核酸的检测敏感性、特异性高,可用于早期诊断。常用的检测方法有核酸杂交和聚合酶链反应(PCR)。核酸分子杂交不但用来检测急性患者标本中的病毒 DNA,也用于检测不易分离培养的慢性感染、潜伏感染、整合感染患者标本中的病毒 DNA。PCR 较核酸杂交敏感、快速。

4. 病毒培养　脑脊液中培养出病毒可确诊病毒性脑膜炎,但病毒培养费时、费力,要求技术条件高,医院实验室很少开展。常用的检测方法有细胞培养、动物试验、鸡胚培养。

五、结果解读和局限性

正常脑脊液是无菌的,如发现有病原菌,通常提示存在感染。应将脑脊液直接涂片结果和阳性培养结果作为危急值立刻通知临床医护人员。

(一)涂片检查

1. 结果解读　脑脊液直接涂片、染色及镜下观察后,根据细菌形态特征,报告"找到革兰阳性或阴性球菌或杆菌",若发现以下特殊形态者,可初步判断并报告病原菌的种类:①革兰染色阴性、凹面相对的球菌,位于细胞内或细胞外,可报告"找到革兰阴性双球菌,形似脑膜炎奈瑟菌";②革兰染色阳性球菌、菌体周围有明显荚膜,排列呈矛头状或单个或短链状,可报告"找到革兰阳性双球菌,形似肺炎链球菌";③革兰染色阴性、多形性、菌体大小不一,有杆状或丝状的细菌,可报告"找到革兰阴性杆菌,形似流感嗜血杆菌";④革兰染色阳性小杆菌,规则、单独或呈 V 形排列,出现于大量单核细胞之间者,可报告"找到革兰阳性杆菌,形似"产单核细胞李斯特菌";⑤抗酸染色阳性、杆状、单个或呈点状或聚集,可报告"找到抗酸杆菌";⑥墨汁染色,在黑色背景中,见到菌体周围有透明的荚膜,似一晕轮,或见到出芽的酵母菌,可报告"找到隐球菌"(新型隐球菌,特别是荚膜狭窄者易与白细胞相混淆,可用 0.1%甲苯胺蓝染色法加以区别;新型隐球菌的菌体呈红色圆球状,荚膜不着色,白细胞染色成深蓝色)。

2. 局限性　多数情况涂片检查不能确定细菌的种类,也不适合病毒性脑膜炎的检查。

(二)培养检查

1. 结果解读

(1)阳性结果:根据细菌、真菌的生物学特性,可以鉴定菌种,并发出确定报告。对常见的细菌,如:金黄色葡萄球菌、肺炎链球菌、肠杆菌科细菌、非发酵糖革兰阴性杆菌和肠球菌等,可进行药敏试验。

(2)阴性结果:细菌培养孵育至少 48 小时,血培养瓶在自动化仪器中至少放第 5 天,若在罗-琴培养基上培养结核分枝杆菌,应培养 8 周。如无菌落生长,可报告"(需氧或厌氧)培养 X 天无细菌(或真菌或结核分枝杆菌)生长"。

2. 局限性　培养受标本采集时间、是否应用抗菌药物等因素的影响,培养阴性时不能排除细菌、真菌感染的可能,病毒感染时常规细菌学培养也会出现阴性结果。

(三)病毒检查

脑脊液标本检出病毒视为阳性,报告:检验鉴定方法和检出病毒种名。检出病毒抗原或抗体、病毒核酸或包涵体有临床诊断价值,如:①用免疫荧光法和 ELISA 检测到发病初期患者血液及脑脊液中的流行性乙型脑炎病毒抗原可诊断流行性乙型脑炎;②显微镜直接检查脑组织狂犬病毒包涵体——内基小体可诊断狂犬病;③脑脊液中检出 JCV-RNA 可诊断进行性多灶性白质脑病;④活检组织标本电镜检查若发现细胞内麻疹病毒包涵体可诊断亚急性硬化性全脑炎;⑤脑脊液检出 HIV 的 p24 抗原可诊断 HIV 脑病。

第二节 脑组织和脓液

一、标本的采集和运送

1. 采集指征 脑脓肿依据病情发展的快慢与严重程度,可分为急性脑脓肿(暴发性脑脓肿)与慢性脑脓肿。通常临床上又将脑脓肿的形成分成三期,即急性脑炎期、化脓期与脓肿包膜形成期。脑脓肿一旦确诊,一般进行脑脓肿穿刺术、引流术与切除术,同时采集微生物学检查的标本。

2. 采集时间 当怀疑脑脓肿时,应立即采集标本,最好在抗菌药物使用之前采集。

3. 采集方法 可在手术引流时采集脓液,置于灭菌容器内送检。也可作脑脓肿穿刺,采集脓液标本送检。如可能,活检样本或者脑脓肿的吸出物质应该在厌氧条件下送至实验室。一些商品化的运输设备可以在厌氧条件下用来运输活检样本。样本不适宜用拭子采集,但如果已经采集,则要把它放置在有厌氧环境的运输设备中送检。在涂片和接种之前,活检样本应在无菌生理盐水中均匀分布。这一步骤要尽量做到少与氧气接触。

4. 采集量 用于常规细菌检测的脓液量应不少于1ml。

5. 运送容器 无菌加盖螺口防止泄漏或其他容器。标本容器标识应包括患者姓名、病历号、标本种类、检验项目、采集时间。

6. 标本运送 标本采集后应在常温下立即送检,实验室收到标本后应立即接种。最佳送检时间为30分钟内,送检时间超过1小时,否则会影响结果。

二、标本的处理

脑脓液标本或活检标本采集后,实验室接到标本须做直接涂片镜检和需氧、厌氧培养[1-3]。

1. 涂片检查 脓性标本可直接涂片,染色镜检。活检组织标本需进行无菌研磨,即将组织标本用无菌剪刀剪成碎屑,放入无菌匀浆器中,根据标本大小加入0.2~0.5ml的无菌生理盐水,制成匀浆,然后进行涂片染色镜检。根据形态和染色特点,可报告"查见革兰X性菌,形似XX菌"或报告"未查见细菌"。

2. 培养 培养主要适用于脑膜炎奈瑟菌、链球菌、葡萄球菌、大肠埃希菌、产气肠杆菌、流感嗜血杆菌等细菌的分离。

脓汁与活检样本应在送检后立刻接种于含5%羊血的巧克力平板上。平板应在35℃、5%~10% CO_2 环境中放置72小时。此外,应该同时接种在一个厌氧琼脂平板和一个含有厌氧指示剂、维生素K以及血红素的肉汤培养基中,并在35℃的厌氧环境中孵育。厌氧培养的平板在接种后至少孵育72小时,但是要在接种后48小时查看培养结果。厌氧肉汤培养基接种后要至少孵育5天。如果怀疑真菌感染,应接种在细菌培养基上,比如含血和抗生素的脑心浸液或者抑制真菌的琼脂。根据菌落特点及染色后镜检的特征,初步判定细菌种类,并进一步做生化反应及血清学检查,鉴定和报告。

三、结果解读及局限性

(一)结果解释

1. 通过脓液的检查和培养可确定病原,同时药敏试验对选择抗菌药物有指导作用,故穿刺脓液或手术摘除脓腔后,应及时送检。若行厌氧菌培养,送检的器皿应密闭,与空气隔绝送检。亦可立即做细菌涂片染色镜检,尤其对脓液已破入脑内和脑室,而脑脊液呈脓性者,镜检可立即初步了解致病菌的种类,以指导用药[5]。

2. 根据脓液的性质也可大致判断细菌的类型,如金黄色葡萄球菌的脓液呈黄色黏稠状,链球菌呈黄白色稀薄状,变形杆菌呈灰白色稀薄有恶臭,大肠埃希菌呈粪便样恶臭,铜绿假单胞菌呈绿色腥臭。真菌以隐球菌常见,隐球菌可用印度墨汁染色。肺吸虫呈米汤样脓液或干酪样变,脓液内有虫卵。阿米巴脓液呈巧克力色、黏稠无味,在脓壁上可找到原虫滋养体。

(二)局限性

详见本章第一节。

(褚云卓)

参 考 文 献

1. 中华人民共和国卫生部医政司.全国临床检验操作规程.

第 3 版.南京:东南大学出版社,2006

2. Lynne S. Garcia, Henry D. Isenberg. Clinical microbiology procedures hardbook. 2nd ed. Washington:AMS PRESS,2007

3. Forbes BA, Sahm DF, Weissfeld AS. Betty Bailey & Scott's Diagnostic microbiology. 12th ed. St Louis:Mosby,2007

4. David Ellis, Stephen Davis, Helen Alexiou, et al. Descriptions of medical fungi. 2nd ed. Australia:Adelaide,2007

5. 倪语星,尚红.临床微生物学检验.第 5 版.北京:人民卫生出版社,2012

第十七章
眼部标本检测流程

第一节 标本采集和运送

眼部炎性病变可由多种疾病引起,由于多种病原微生物均可引起眼部感染,因此病原体的检测取决于感染部位和疾病的严重程度。眼部感染常见病原体包括细菌、真菌、病毒和寄生虫[1-3]。

眼部标本多由眼科医生采集,为确保标本合格,须由经验丰富的眼科医生采集,且在合适部位采样(参见表17-1-1眼部感染标本取样方法)[4,5]。标本采集后需进行床旁接种或立即送往实验室。最常见的眼部标本取自结膜。结膜标本常受环境或眼附属器(如眼睑和泪腺)病原微生物污染。因此结膜标本常作为其他侵入性感染标本培养的对照。因为直接显微镜检查对结膜炎初始诊断有价值,因而推荐眼部标本的采集取2个拭子,1个用于培养,1个用于涂片。

从眼表面、眼球采集的标本类型包括溃疡拭子、角膜刮取物、活检、前房或玻璃体抽吸物。由于眼部标本体积通常较小,实验室必须确定检测微生物的先后次序。这个次序要和采集标本的眼科医生讨论确定,如果情况允许,感染科专家也要参与讨论。应该根据流行病学信息和临床表现缩窄所要寻找的病原体范围和所申请的实验室检查项目。因为刮取物、活检标本肉眼所见体积很小,若条件允许,应将这些标本进行床旁接种在培养基上,并进行涂片。实验室人员应该给眼科医生提供必需的培养基和玻片储备在病房、手术间,以便床旁接种标本。眼科医生在使用这些培养基前需确认是否在有效期。前房或玻璃体抽吸物应优先考虑厌氧菌和病毒检查,可以用去除针头的注射器或无菌小瓶盛装标本,置防漏外送盒内送检。结膜标本采集和运输时的原则同样适用于这些标本。

一、采集前准备

1. 病毒和衣原体标本必须在麻醉前采集。其他微生物学标本,也应该尽可能在麻醉前采集。

2. 不要将标本标记为"眼"标本,应指出标本具体来源,即睑缘标本、结膜标本、角膜标本和玻璃体标本,并标明左眼或右眼。

3. 某些感染,如化脓性角膜炎、眼内炎等严重眼部感染,标本需经内科医师与微生物学专业人员协商,选择合适的培养基和转运方式。用藻酸钙拭子采集衣原体标本,非木质棍无菌棉拭子采集病毒标本。

4. 微生物培养应根据需要选择合适培养基,如血平皿、巧克力平皿、厌氧平皿、沙保弱平皿等。

5. 标本收集方法取决于眼睛的感染部位。对于结膜感染,实验室检测需要采集来自感染部位的两个拭子:一个用于培养,一个用于革兰染色。睑缘、结膜和角膜的刮屑标本比拭子更适合进行革兰染色。

二、标本采集

1. 材料 无菌刮铲或其他刮屑取样器材;无菌藻酸钙拭子或无菌棉拭子;磨砂玻片;酒精棉球;盐酸丁卡因(不含防腐剂、单位剂量0.5%)

2. 方法 详见表17-1-1眼部感染标本取样方法。

表 17-1-1 眼部感染标本取样方法

诊断	标本来源	取样方法
眼睑蜂窝织炎	脓肿引流	用乙醇、碘或碘酊彻底消毒皮肤。 闭合性损伤进行皮肤穿刺取样:上睑脓肿,于眉下眼睑侧缘 1/3 与中部 2/3 结合处穿刺取样;下睑脓肿,将下眼睑向下拉至最大限度,于眶下缘 1~2cm 处穿刺取样。 开放性损伤或引流部位,需将粘连的皮肤彻底清洁后取样。 以厌氧运输培养基转运标本,制备涂片、接种血和巧克力琼脂培养基。
急性眶蜂窝织炎	脓肿引流	1. 诊断需辅助眼眶和鼻窦的 X 线检查和 CAT 扫描。 2. 用注射器抽取脓液标本或取活检标本,以注射器或厌氧运输培养基转运标本。此法适用于骨膜下脓肿、眶内脓肿和鼻窦感染。 3. 注意需接种真菌培养基。 4. 采集血培养标本送检。
泪小管炎	泪小管标本	1. 挤压眼睑和泪小管取脓液标本,利用拭子将标本接种血和巧克力琼脂培养基并制备涂片或置于厌氧转运系统送检。 2. 注意需接种真菌培养基。
急性泪囊炎	结膜标本	1. 泪囊炎 (1)采集结膜标本进行培养。 (2)手术造瘘,降低泪囊压力,取渗出物培养、涂片;或用注射器抽取泪囊内容物。 (3)将标本置于转运瓶中送检或接种血和巧克力琼脂培养基。 2. 泪腺炎 (1)用注射器抽取脓液标本(勿用拭子采集),制备涂片、接种血和巧克力琼脂培养基。 (2)请勿采集泪腺标本。
眼睑炎	睑缘标本	1. 病毒标本:因感染部位液体较少,可能无法用注射器取样。可对水疱标本进行免疫荧光检查。 2. 细菌标本:用棉拭子蘸取泪液,或蘸肉汤擦拭眼睑前缘以及上下睑溃疡部位取样,制备涂片、接种血和巧克力琼脂培养基。
结膜炎	结膜标本	结膜(细菌性结膜炎)和眼睑(葡萄球菌眼睑结膜炎)标本: 1. 麻醉前采集标本。 2. 使用湿润的无菌棉拭子或藻酸钙拭子蘸取肉汤(有分泌物时除外),擦拭感染一侧眼下睑板结膜和穹隆。额外取一个拭子进行革兰染色。 3. 采集双侧眼部标本。 4. 根据要求用病毒或细菌转运拭子立即运送或在床旁接种血和巧克力琼脂培养基。 5. 左右结膜标本接种同一块培养基,并做好标记(如右结膜水平划线,左结膜竖直划线);眼睑标本接种时,左眼划 L,右眼划 R。 结膜刮屑涂片制备方法如下: (1)滴加 1~2 滴盐酸丁卡因。 (2)用刮铲轻轻刮擦右下睑结膜。 (3)在洁净玻片上涂片(直径 1cm 圆圈)。 (4)至少制备两张涂片。 (5)95% 甲醇或 100% 乙醇浸泡 5min,固定。 (6)按上述步骤采集左侧结膜刮屑。
角膜炎	角膜标本	1. 用棉拭子蘸取肉汤取结膜标本接种于巧克力琼脂培养基上。若怀疑真菌感染,再取另一拭子的标本进行真菌检测。 2. 利用刮铲或 15 号手术刀刮擦角膜溃疡:麻醉后,迅速、均匀用力地向同一个方向刮擦化脓部位的表面,勿触及睫毛或眼睑,制作涂片、接种血和巧克力琼脂培养基。 3. 对于病毒性角膜炎,需将结膜渗出物和刮屑标本置于病毒检测运输拭子转运。病毒通常会进入结膜囊的泪液内,因此结膜病毒标本检测的阳性率较高。

续表

诊断	标本来源	取样方法
眼内炎	伤口脓肿、瘘管、眼内液、结膜标本	1. 取结膜标本进行培养,以明确定植菌;若只进行结膜标本培养,所提供的临床参考信息会少,进行伤口脓肿标本检测利用价值较高。 2. 最可靠的标本为手术患者的眼抽出液,可取前室液和玻璃体液。用注射器取玻璃体液1~2ml(最理想的取样方法是在玻璃体切开术中取样),取样后迅速置于厌氧运输培养基转运。 3. 标本量过少可行床旁接种,每个培养基滴加1~2滴标本。

三、标本标识

1. 标明临床诊断。

2. 因为眼部感染可能累及单侧或双侧,病原体可能不同,所以临床医生必须清晰标注标本来自哪一侧。标明左眼(L)或者右眼(R)。若双眼均感染,感染源通常相同,建议同时采集双眼标本。若为结膜标本,用拭子在 L 或 R 上划水平或垂直线以便辨别标本来源于睑缘还是结膜。

3. 标明患者信息。

四、标本转运

1. 因小的标本在转运过程中很容易快速风干,而这可能会降低检出率。因此,建议标本在采样地(如眼科门诊或手术室)进行床旁接种或采样后以转运拭子运送。

2. 根据需要将标本置于厌氧转运容器(如厌氧运输拭子)中运送(结膜标本除外)。

3. 病毒检测用病毒转运拭子运送。

4. 儿童标本的转运同成人。

第二节　标本处理

一、标本接收

1. 送检侵入性感染标本时,应同时送检对应的结膜拭子标本作为检测定植菌的对照。

2. 即使单侧结膜炎,也应采集双侧标本进行培养。

3. 标本未及时送检,应告知临床医生,可能会造成漏检或污染。

不符合上述要求的标本应拒收。

二、标本涂片

标本量足够时,尽可能多地制备涂片(3~5张),以用于不同染色。标本直接涂片镜检诊断眼部感染的相关内容如表17-2-1所示。眼部标本常用染色方法有以下几种:

1. 革兰染色

(1)若标本量足够,可制备3~5张涂片染色镜检以提高镜检的阳性率。

表 17-2-1　直接涂片镜检诊断眼部感染

标本类型	可疑病原菌	涂片染色方法
结膜拭子/刮片	细菌、真菌、寄生虫(微孢子虫)、病毒抗原	革兰染色、吉姆萨染色、KOH+CFW、石炭酸复红染色、直接/间接免疫荧光法
角膜刮屑	细菌、真菌、寄生虫(棘阿米巴、微孢子虫)、病毒抗原	革兰染色、吉姆萨染色、KOH+CFW、乳酸棉兰色、六胺银染色、姜-尼色、石炭酸复红染色、直接/间接免疫荧光法或免疫过氧化酶法
房水/玻璃体液/活检组织	细菌、真菌、病毒抗原	革兰染色、吉姆萨染色、CFW、六胺银染色、直接/间接免疫荧光法或免疫过氧化酶法

(2)95%或100%乙醇中固定5~10分钟。

(3)革兰染色。

(4)染色后镜检。

2. 吉姆萨染色

(1)衣原体感染时,可作吉姆萨染色观察包涵体。

(2)单纯疱疹病毒和水痘带状疱疹病毒感染

时,镜下可见多核巨细胞内含 Cowdry type A 嗜酸性包涵体。

（3）腺病毒感染时,可见核内包涵体。

（4）阿米巴感染时,可见双层细胞壁包囊,染色为深蓝色,而胞浆染为粉色。

3. KOH 湿片　采用 10% KOH 进行压片,制备角膜刮片湿片,用于观察丝状真菌。

4. 钙荧光白(calcofluor white, CFW)染色

（1）向涂片中滴加一滴 10% KOH 和 CFW 染液,加盖玻片(避免产生气泡),荧光显微镜下观察。

（2）怀疑真菌或棘阿米巴包囊感染时,需进行 CFW 染色。

5. 其他特殊染色

（1）姜-尼染色:用于分枝杆菌感染诊断。

（2）改良抗酸染色:即弱抗酸染色。用于鉴别诺卡菌和放线菌感染,诺卡菌染色阳性。

（3）六胺银染色:用于真菌性角膜炎的诊断。

（4）过碘酸-希夫(periodic acid Schiff, PAS)染色:用于真菌性角膜炎的诊断,真菌菌丝染成紫红色。

三、标本接种

（一）标本接种

标本接种的相关内容参照表 17-2-2 眼部感染标本致病菌及其培养基。

1. 根据表 17-2-2 接种相应培养基,分区划线(结膜标本除外)以分离单个菌落。

2. 若标本过少,需向注射器内加入少量肉汤,以富集标本。

3. 每个培养皿滴加 2 滴标本进行接种。

4. 接种肉汤管时标本要适量,轻轻操作避免产生气溶胶。

5. 可疑痤疮丙酸杆菌感染时侵入性方法取材,并延长培养至 3 天。

6. 每天观察培养基,分离致病菌。

（二）结膜标本半定量接种

由于结膜部位有正常菌群寄生,因此结膜标本半定量和定量接种更有临床价值。方法如下:

1. 将拭子浸于 1ml Hank's 平衡盐溶液(HBSS)中,涡旋振荡 60 秒。

2. 取 100μl HBSS 接种血和巧克力平板,轻轻晃动平板,使液体平铺培养基表面。

3. 可疑嗜血杆菌感染时,在平板中间划横线接种金黄色葡萄球菌。

4. 血平皿置于 35℃,巧克力平皿置 10% CO_2,35℃,过夜培养。

表 17-2-2　眼部感染标本致病菌及其接种培养基

眼部疾病或标本	致病菌	培养基	污染菌	说明
细菌性结膜炎（结膜标本）	流感嗜血杆菌、金黄色葡萄球菌、肺炎链球菌、淋病奈瑟菌、化脓链球菌、莫拉菌属	BAP、CHOC	痤疮丙酸杆菌、消化链球菌、凝固酶阴性葡萄球菌	1. 铜绿假单胞菌和肠杆菌科细菌可引起免疫低下及住院患者感染 2. 根据需要加做厌氧和真菌培养 3. 涂片做革兰染色、吉姆萨染色或沙眼衣原体 DFA
细菌性角膜炎（角膜刮屑）	铜绿假单胞菌、肺炎链球菌、莫拉菌属、草绿色链球菌、金黄色葡萄球菌、快速生长分枝杆菌、佩戴接触镜相关病原菌（芽胞杆菌属、沙雷菌属）	BAP、CHOC、土豆培养基、LJ 培养基	凝固酶阴性葡萄球菌、类白喉棒杆菌、痤疮丙酸杆菌、草绿色链球菌	1. 其他病原菌包括:如肠杆菌科细菌、淋病奈瑟菌、脑膜炎奈瑟菌、流感嗜血杆菌、棘阿米巴、白念珠菌、镰刀菌属 2. 角膜刮屑涂片镜检应与培养结合
细菌性眼内炎	术后感染:金黄色葡萄球菌、凝固酶阴性葡萄球菌、肺炎链球菌、链球菌属、铜绿假单胞菌、痤疮丙酸杆菌(白内障术后);创伤感染:芽胞杆菌属、梭菌属;免疫低下或静脉吸毒:金黄色葡萄球菌、流感嗜血杆菌、肺炎链球菌、脑膜炎奈瑟菌、芽胞杆菌属、分枝杆菌属	BAP、CHOC、土豆培养基、厌氧 BAP、LJ 培养基、THIO	凝固酶阴性葡萄球菌、类白喉棒杆菌	1. 应同时做结膜培养确定污染菌,液体标本同时做涂片和培养 2. 白内障术后可引起慢性感染,常发生在术后数月到数年后不等;可以出现真菌和细菌混合感染

续表

眼部疾病或标本	致病菌	培养基	污染菌	说明
眶隔前蜂窝织炎（眼部吸取物）	金黄色葡萄球菌、化脓性链球菌、流感嗜血杆菌、其他链球菌属	BAP、CHOC、厌氧 BAP、THIO		1. 标本需做革兰染色 2. 创伤感染相关病原包括：梭菌属和其他厌氧菌 3. 其他病原菌包括：铜绿假单胞菌、其他 G⁻杆菌
眶蜂窝织炎（眼部吸取物或活检标本）	金黄色葡萄球菌、肺炎链球菌、铜绿假单胞菌、流感嗜血杆菌、化脓性链球菌、革兰阴性杆菌	BAP、CHOC、厌氧 BAP、THIO、土豆培养基	凝固酶阴性葡萄球菌、类白喉棒杆菌	1. 创伤患者可出现需氧菌和厌氧菌混合感染 2. 同时抽血培养送检 3. 标本同时做涂片和培养
泪腺炎	金黄色葡萄球菌、肺炎链球菌、化脓性链球菌	BAP、CHOC	凝固酶阴性葡萄球菌、类白喉棒杆菌、草绿色链球菌	革兰染色对寻找病原菌更有价值
泪囊炎	肺炎链球菌、金黄色葡萄球菌、化脓性链球菌、流感嗜血杆菌	BAP、CHOC、厌氧 BAP、THIO、	凝固酶阴性葡萄球菌、类白喉棒杆菌、草绿色链球菌	1. 标本同时做涂片和培养 2. 瘘口存在时，很难排除污染
泪小管炎	衣氏放线菌、丙酸杆菌、莫拉菌属、类白喉棒杆菌、草绿色链球菌	BAP、CHOC、土豆培养基、厌氧 BAP、THIO	凝固酶阴性葡萄球菌、类白喉棒杆菌、痤疮丙酸杆菌	革兰染色有助于寻找致病菌，并能及时发现放线菌

注：BAP. 血平皿；CHOC. 巧克力平皿；THIO. 液体厌氧培养基；DFA. 直接荧光抗体检测

第三节　其他诊断技术

（一）共聚焦显微镜

共焦显微镜检查是一种快速、有效、无创伤的活体检查手段。对于角膜严重渗出或正接受治疗以及角膜植入术后或屈光术后引起的细菌性角膜炎患者更适合采用共聚焦显微镜进行诊断。能动态观察不同时相真菌感染的角膜组织中菌丝和孢子的情况，阳性率远高于涂片和活检的阳性率，在真菌性角膜炎的早期诊断、随访和研究中有重要意义。共焦显微镜也可用于阿米巴性角膜炎的诊断。但也有其缺陷，首先，需患者密切配合，任何微小的眼球运动都会使图像模糊，不适于对儿童、体弱者和角膜穿孔的患者进行检查；其次，共焦显微镜进行的是形态学检查，不能鉴定菌种且仪器价格昂贵，不易推广。

（二）病毒培养

眼部病毒感染标本需保存在适当转运介质中运送。标本类型不同转运介质也不同，可使用 Hank's 平衡盐溶液或蔗糖磷酸盐溶液（2×）。病毒培养常用细胞如表 17-3-1 所示。通过观察细胞特征变化或致细胞病变作用（CPE）诊断病毒感染。

表 17-3-1　眼部病毒培养常用细胞系、培养时间和细胞病变类型

病毒	Vero	MRC-5	SF	HEK	Hep-2	A549	时间（d）	CPE
HSV	+	+	+	+	+	+	4	细胞快速圆化，颗粒细胞形成合体
VZV	+,-	+	+	+	-	+	14~28	颗粒细胞伸长
EBV	-	-	-	-	-	-	-	-
CMV	+,-	+	+	-	-	+	7~21	细胞伸长
腺病毒	-	+	+	+	+,-	+	14~28	伸长细胞集合
肠道病毒	-	+	+	+	+,-	+	3~7	水肿，伸长和脱落细胞

注：HSV. 单纯疱疹病毒；VZV. 水痘-带状疱疹病毒；EBV. EB 病毒；CMV. 巨细胞病毒

（三）分子生物学技术

病毒及难培养微生物（如微孢子虫、痤疮丙酸杆菌、弓形虫、结核分枝杆菌）的检测，可采用 PCR 技术。应用 PCR 技术诊断细菌和真菌性眼内炎具有快速、可靠、灵敏等特点。可运用单重或多重 PCR

快速诊断病毒性视网膜炎。应用这些分子生物学技术，还可以发现与眼部感染相关的新病原体。因此，分子生物学技术在眼部感染等病原微生物诊断中有巨大的应用前景。

第四节　结果报告和解释

一、直接涂片

1. 革兰染色　根据镜下形态可以初步判断感染细菌或真菌的种类。细菌多出现在中性粒细胞内外，但经抗菌药物治疗后不易查见细菌，因此建议使用抗菌药物前采集标本。

2. 吉姆萨染色

（1）根据感染细胞种类，可以区分眼部感染类型。通常中性粒细胞提示细菌感染，单核细胞提示病毒性感染，嗜酸性细胞提示寄生虫感染。

（2）检查眼内液细胞时，其内色素颗粒会被误认为球菌，前者通常体积偏大，呈淡褐色。需要注意的是，镜下的可见染料颗粒需要与阳性球菌区别，前者通常体积较大、椭圆形、棕色。

二、鉴定和结果解释

（一）结膜囊正常菌群

1. 正常结膜部位优势菌为葡萄球菌属和类白喉棒杆菌（表 17-4-1）。

2. 厌氧菌通常占 0.33%，真菌占菌群的 3%~15%。

3. 新生儿结膜部位可寄生大肠埃希菌和葡萄球菌，但随着年龄增长葡萄球菌属和类白喉棒杆菌属则成为优势菌。住院患者眼结膜常寄生革兰阴性杆菌，尤其是假单胞菌属、变形杆菌属、粪产碱杆菌和非发酵革兰阴性杆菌。

表 17-4-1　结膜囊正常菌群

分类		菌种
需氧菌	革兰阳性球菌	表皮葡萄球菌、金黄色葡萄球菌
		化脓链球菌、草绿色链球菌、肺炎链球菌
		微球菌属

续表

分类		菌种
	革兰阳性杆菌	棒杆菌属
	革兰阴性杆菌	流感嗜血杆菌、莫拉菌属
		克雷伯菌属、大肠埃希菌
		铜绿假单胞菌
	革兰阴性球菌	卡他莫拉菌
厌氧菌		丙酸杆菌属、拟杆菌属、乳酸杆菌属
		消化链球菌
		梭菌属
真菌		多为过路菌
病毒		正常眼部无病毒寄生

（二）结膜标本半定量培养

1. 按照菌落计数分为四档　少量（1~10CFU/100μl）、中量（10~50CFU/100μl）、大量（50~100CFU/100μl）、极大量（≥100CFU/100μl）。

2. 依据菌落计数和病原菌鉴定结果，判断标本培养的阴阳性。判定标准：以下四组中病原菌计数大于或等于所在组别菌落计数标准，从微生物角度可判断为培养阳性。

（1）第一组病原菌：菌落计数标准 = 1~10CFU/100μl

包括：A 群 β-溶血链球菌（化脓链球菌）、肺炎链球菌、金黄色葡萄球菌、枸橼酸杆菌属、肠杆菌属、大肠埃希菌、克雷伯菌属、变性杆菌属/摩根菌属、黏质沙雷菌、其他肠杆菌科细菌、淋病奈瑟菌、其他莫拉菌属、其他奈瑟菌属、不动杆菌属、无色杆菌属、嗜血杆菌属、铜绿假单胞菌、其他假单胞菌属。

（2）第二组病原菌：菌落计数标准 = 10~50CFU/100μl

包括：B 群链球菌（β-溶血或非溶血性）、C 群链球菌（α,β 或非溶血性）、其他链球菌（D 群,G 群;

草绿色链球菌等)、卡他莫拉菌。

（3）第三组病原菌：菌落计数标准＝50～100CFU/100μl

包括：表皮葡萄球菌、其他凝固酶阴性葡萄球菌、微球菌属、芽胞杆菌属。

（4）第四组病原菌：菌落计数标准≥100CFU/100μl

包括：棒杆菌属(类白喉棒杆菌)。

（三）结果报告

1. 尽早向临床医生报告侵入性标本的结果。

2. 报告镜下病原菌的数量和形态，以及炎细胞(尤其是多形核白细胞)数量，并描述病原菌位于细胞内还是细胞外。

3. 报告培养基上病原菌的数量和鉴定结果。

4. 如培养出结膜部位定植菌，报告应注明："可疑污染"或"培养出定植菌"。

5. 涂片和培养同时观察到病原菌临床意义较大。

6. 如果一个以上培养基分离到致病菌，此时结合临床特征和涂片结果更有价值。

7. 仅在一个培养基上分离到来源于眼内液标本的病原菌，则污染的可能性较大。

8. 药敏试验结果　根据药敏试验结果可以确定临床药物治疗的有效浓度。不过其揭示的是药物的血清浓度而不是局部治疗或眼内治疗时泪液膜、角膜或眼内组织的药物浓度[6,7]。因此，如药敏试验报告耐药，眼部治疗可能仍会有效。最小杀菌浓度和最小抑菌浓度(MIC)对临床治疗非常重要，尤其是眼内炎患者，通常药物有效峰浓度应该是MIC的2~4倍。酵母菌和丝状真菌的药物敏感性试验可采用肉汤或琼脂稀释法及纸片扩散法。通常检测的抗真菌药物包括：5-氟胞嘧啶、酮康唑、咪康唑、氟氯康唑、两性霉素B。目前，关于眼部真菌感染药物敏感性的文献报道较少。

（四）检测局限

1. 标本污染或皮肤消毒不彻底可造成假阳性。

2. 如果培养出常见污染菌，如棒杆菌(此时为真正致病菌)应结合临床判断是否为致病菌。例如，麦氏棒杆菌可引起结膜炎和角膜溃疡。

3. 采集标本前使用抗菌药物也可造成假阴性。

（孙宏莉　鲁辛辛）

参考文献

1. Garcia LS, Isenberg HD. Clinical Microbiology Procedure Handbook. 3rd ed Washington DC：ASM press，2010

2. Murray PR，Baron EJ，Pfaller MA，et al. Manual of Clinical Microbiology. 7th ed. Washington DC：ASM Press，1999

3. Versalovic J，Carroll KC，Pfaller MA，et al Manual of Clinical Microbiology. 10th ed. Washington DC：ASM Press，2011

4. Baron EJ，Miller JM，Weinstein MP，et al. A Guide to Utilization of the Microbiology Laboratory for Diagnosis of Infectious Diseases：2013 Recommendations by the Infectious Diseases Society of America(IDSA)and the American Society for Microbiology(ASM). Clin Infect Dis，2013，57(4)：e22-e121

5. Cornaglia G，Courcol R，Herrmann JL，et al. European manual of clinical microbiology. European Society for Clinical Microbiology and Infectious Diseases and Société Française de Microbiologie，2012

6. Mandell G，Bennet J，Dolin R，et al. Douglas and Bennett's principles. and practice of infectious diseases. 7th ed. Philadelphia：Churchill Livingstone. Elsevier Inc. ，2010

7. 桑福德(Sanford J. P.)著.热病：桑福德抗微生物治疗指南.范洪伟，吕玮，吴东，等译.第42版.北京：协和医科大学出版社，2012

第十八章
呼吸道标本的检测流程

第一节 上呼吸道标本的检测流程

上呼吸道标本(口咽拭子、鼻咽拭子及鼻分泌物等)容易获得,但容易受到正常菌群污染,也很难区分是感染菌和定植菌。例如:2 岁以下的儿童 60% 携带肺炎链球菌[1],很难确认肺炎链球菌的出现与上呼吸道感染性疾病的相关性。因此,上呼吸道标本不做常规细菌培养,也不建议对潜在致病菌(如脑膜炎奈瑟菌、流感嗜血杆菌、肺炎链球菌等)进行筛查,因为这些细菌可以是正常菌群的一部分。但是,对于能够引起上呼吸道感染并有临床症状的、某些特定的与感染相关的病原体(如 β-溶血链球菌、百日咳博德特菌、白喉棒杆菌、溶血隐秘杆菌、坏死梭杆菌及呼吸道病毒等)应进行有针对性的检查及培养,这些检测结果可以为临床诊断提供帮助。另外,医院感染控制及流行病学研究时可对住院患者及医务人员进行鼻拭子筛查 MRSA。

一、咽炎及其他口咽部炎症标本的检测流程

细菌、真菌、支原体、呼吸道病毒等均可引起咽炎。引起细菌性咽炎最常见的致病菌是 β-溶血链球菌、白喉棒杆菌、溶血隐秘杆菌、坏死梭杆菌、流感嗜血杆菌、淋病奈瑟菌等。

A 群 β-溶血链球菌是引起急性咽炎最常见的致病菌,可以造成严重侵袭性感染及感染后并发症,如猩红热、急性肾小球肾炎等。C 群、G 群 β-溶血链球菌同样是咽炎的致病菌,包括大菌落的停乳链球菌的似马亚种和小菌落的咽峡炎菌群(以前叫米勒群)。多数的 G 群、C 群 β-溶血链球菌引起咽炎的报道来自于暴发流行。

白喉是由白喉棒杆菌引起的上呼吸道急性感染性疾病,白喉棒杆菌也可引起皮肤感染。

流感嗜血杆菌 B 型是引起 5 岁以下儿童会厌炎的致病菌。儿童急性会厌炎可快速进展为会厌及周围组织的蜂窝织炎,从而导致气道完全阻塞。在怀疑急性会厌炎时应采集血液标本,不能采集咽拭子,因其可引起突发气道阻塞。会厌炎在成人很少,病原菌也是不同的。

梭菌属某些种与溃疡膜性咽峡炎相关。表现为咽部及牙龈溃疡,易见于口腔卫生不好或有系统疾病的成年人。

坏死梭杆菌常从复发或持续咽喉痛的患者中分离,可引起急性咽炎和发热,也是引起扁桃体周围脓肿及膜性扁桃腺炎最常见的致病菌。没有接受治疗的一些患者可能出现菌血症和转移感染(Lemierre 综合征),感染可累及全身各脏器,甚至危及生命。

溶血隐秘杆菌与扁桃体炎、咽炎相关,可能在年轻人和儿童引起疹子。如果是治疗失败或复发性的扁桃体炎,应考虑溶血隐秘杆菌感染。尽管溶血隐秘杆菌被认为是人类的致病菌,但不建议常规检查这个细菌。

淋病奈瑟菌可引起咽炎,但咽部感染很少是唯一的感染部位。要谨慎对待从生殖系统外鉴定的淋病奈瑟菌(如口咽拭子)。另外,生殖道淋病奈瑟菌感染的患者可能有咽部定植。

真菌(白念珠菌为主)的咽喉感染在免疫力低下患者是很常见的,特别是重症粒细胞缺乏和接受抗生素治疗的患者。口咽部念珠菌病伴随吞咽困难时,提示患者可能有食管念珠菌病并可能是艾滋病患者。免疫缺陷患者酵母菌和真菌的临床分离株需

要进行鉴定和药敏试验。

（一）样本采集和运送

口咽部感染可细分为咽炎、喉炎、会厌炎等，其病原体各有特点，在标本采集和转运上有一些特殊的要求。

1. 正确的标本类型及适应证如表 18-1-1 所示。[2]

表 18-1-1　口咽部感染的微生物标本采集和送检要求

	适应证	致病微生物	最优标本	转运要求;最佳时间
真菌	口腔念珠菌病	白念珠菌	口腔黏膜拭子、舌拭子或口咽拭子	拭子转运装置,RT,2h
细菌	咽炎	A 群 β-溶血链球菌（化脓链球菌）	口咽拭子	拭子转运装置,RT,2h
		C 群、G 群 β-溶血链球菌	口咽拭子	拭子转运装置,RT,2h
		溶血隐秘杆菌	口咽拭子	拭子转运装置,RT,2h
		脑膜炎奈瑟菌	口咽拭子	拭子转运装置,RT,2h
		淋病奈瑟菌	口咽拭子	拭子转运装置,RT,立即
	白喉	白喉棒杆菌	假膜、鼻咽拭子	无菌容器,RT,立即
	Lemierre 综合征	坏死梭杆菌	口咽拭子、血培养	厌氧转运装置,RT,2h
	会厌炎	流感嗜血杆菌	血培养	RT,2h
	百日咳	百日咳博德特菌	鼻咽拭子或抽吸物	拭子转运装置,RT,2h
支原体	喉炎	肺炎支原体	鼻咽拭子	支原体采样拭子,RT,2h
病毒	咽炎、喉炎	流感病毒、呼吸道合胞病毒、人偏肺病毒、鼻病毒、腺病毒、冠状病毒等	鼻咽拭子口咽拭子	病毒采样拭子,RT,2h

注:RT. 室温

2. **标本采集和运送要求**

（1）基本原则:抗生素使用前无菌采集标本。拭子标本置于运送培养基中送检,非拭子标本置于防渗漏的容器送检,若不能马上送检,可放冰箱保存,不要超过 48 小时。当怀疑淋病奈瑟菌感染时,最好床边接种,及时运送,不能冷藏保存标本,标本到实验室后及时处理。

（2）口咽拭子的采集方法:请患者坐下,头后倾,张大嘴,由采样者用压舌板固定舌头,用采样拭子越过舌根到咽后壁及扁桃体隐窝、侧壁等处,反复擦拭 3~5 次,收集黏膜细胞,避免触及舌头、悬垂体、口腔黏膜和唾液。用于病毒检测的拭子,将拭子头浸入含一定量采样液的螺口管中,尾部弃去,旋紧管盖,标记患者信息,立即送检。用于细菌检测的拭子插回采样管中或适宜的转运装置中,标记患者信息,立即送检。样本采集的频率及数量依据患者临床状况而定。

（3）鼻咽拭子的采集方法:请患者头部保持不动,将采样拭子轻轻转动缓缓插入患者鼻腔,不要用力,当遇到阻力后即到达后鼻咽,停留数秒吸取分泌物,轻轻旋转取出拭子,用于病毒检测的拭子,将拭子头浸入含一定量采样液的螺口管中,尾部弃去,旋紧管盖,标记患者信息后马上送至实验室。用于细菌检测的拭子插回采样管中或适宜的转运装置中,标记患者信息,立即送检。如果怀疑百日咳,必须准备特殊的送运培养基如:Regan-Lowe 培养基,并通知实验室。

（4）假膜的采集方法:用拭子去除病损表面的分泌物和碎屑,丢弃拭子。用无菌棉签或竹片轻轻刮取患者损害的组织,放置于无菌容器中及时送检。

（二）样本的处理流程

1. 用于上呼吸道感染病原体检测的标本不需要进行前处理。

2. 显微镜检查 白念珠菌（KOH 压片）：取口腔黏膜区假膜、脱落上皮等标本，涂一薄层于载玻片上，滴入 10%KOH 溶液，微加热以溶解角质。光镜观察，可见折光性强的孢子和假菌丝，从而在数分钟内提供念珠菌感染的证据。

3. 培养和鉴定的流程[3] 检测工作在生物安全二级实验室完成，白喉棒杆菌、溃疡棒杆菌、脑膜炎奈瑟菌等在生物安全柜内操作（表 18-1-2，图 18-1-1~图 18-1-3）。

表 18-1-2 上呼吸道感染微生物检测的培养基、培养条件和目标病原体

临床信息	标准培养基	孵育条件			读结果	目标病原体
		温度℃	环境	时间		
咽痛、咽炎、扁桃体炎	血平皿	35~37	5%~10% CO_2	48h	≥40h	A、C、G 群 β-溶血链球菌
假膜形成、膜性咽扁桃体炎	亚碲酸盐琼脂	35~37	空气	48h	每天读一次	产毒素白喉棒杆菌、溃疡棒杆菌
金黄色葡萄球菌携带者	血平皿	35~37	空气	24h	≥16h	金黄色葡萄球菌
淋病、脑膜炎奈瑟菌感染或接触者	GC 选择平皿	35~37	5%~10% CO_2	48h	≥40h	淋病奈瑟菌 脑膜炎奈瑟菌
扁桃体炎、治疗失败、咽炎、疹子	血平皿	35~37	5%~10% CO_2	48h	≥48h	溶血隐秘杆菌
会厌炎	巧克力琼脂	35~37	5%~10% CO_2	48h	每天读一次	流感嗜血杆菌
糖尿病、免疫抑制的口腔念珠菌	沙保弱琼脂	35~37	空气	48h	≥40h	酵母菌
持续咽痛或扁桃腺炎	FAA 含萘啶酸、万古霉素	35~37	厌氧	7d	≥48h 每天读一次	坏死梭杆菌

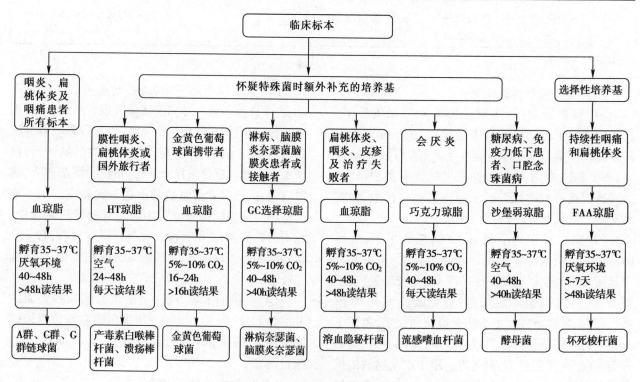

图 18-1-1 咽拭子标本的检测流程图

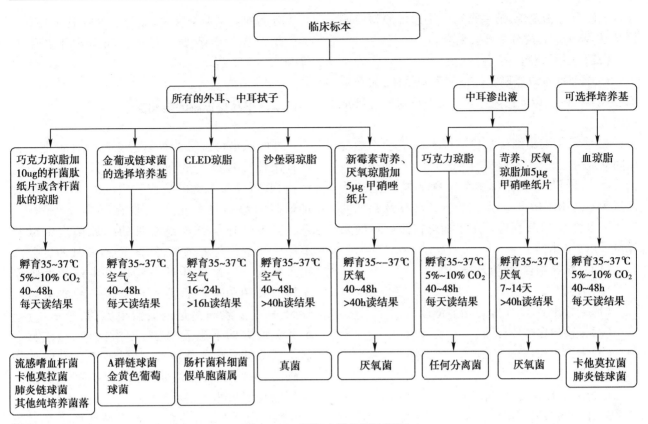

图 18-1-2　耳标本的检测流程图

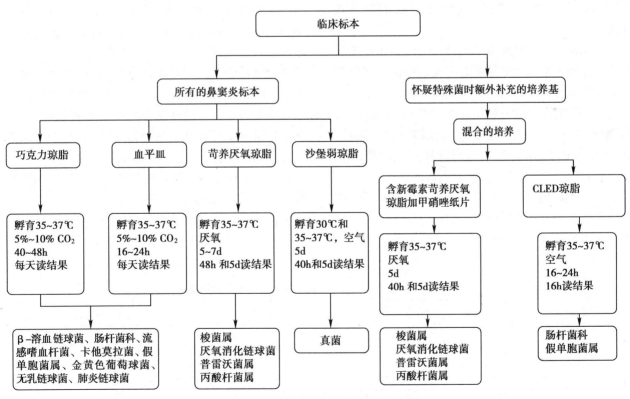

图 18-1-3　鼻窦炎标本的检测流程图

4. 其他的检测方法　快速抗原检查:主要涉及A、C、G 群 β-溶血链球菌。β-溶血链球菌的实验室

检查包括:培养、快速抗原检查、细菌核酸检测等。快速抗原检查可用于咽炎患者的早期诊断。该试验

技术上没有特殊要求,结果可信。快速抗原检查阴性结果,要用培养或分子方法来确证。

（三）质量控制

1. 咽部标本取样要定位在咽和扁桃体,避开脸颊、牙龈和牙齿,以此避免口腔定植菌群对检测结果的影响。

2. 注意 采集细菌学检测标本的拭子不能含脂肪酸成分,因其可以抑制细菌的生长,可使用藻酸钙或涤纶纤维拭子采集细菌学检测标本,但这类采样拭子不能用于病毒检测,因为含藻酸盐及铝柄的拭子可以抑制PCR反应。用于病毒检测标本的采样可采用尼龙拭子。

（四）结果报告、解释及局限性

1. 阴性报告

（1）未检出A、C、G群β-溶血链球菌。

（2）未检出白喉棒杆菌。

（3）未检出致病菌。

2. 阳性报告

报告临床有意义的致病菌。

3. 结果解释及局限性

（1）流感嗜血杆菌、金黄色葡萄球菌、脑膜炎奈瑟菌、肺炎链球菌不是咽炎的病原菌,不必进行常规培养。

（2）溶血隐秘杆菌、淋病奈瑟菌、白喉棒杆菌仅仅在特定流行病学背景中才是咽炎病原菌。实验室不必对咽拭子标本常规进行这些微生物的检查。

（3）某些特定的与感染相关的病原体,如β-溶血链球菌（A、C、G群）、百日咳博德特菌、坏死梭杆菌、支原体以及病毒等,应进行有针对性的检查及培养。

（4）咽拭子标本还可用于心脏手术患者手术前的金黄色葡萄球菌定植筛查。咽拭子还可以帮助诊断奈瑟菌脑膜炎,有一半的脑膜炎患者的咽拭子中可以分离到脑膜炎奈瑟菌,而且与脑脊液和血中分离的是一样的群或型。咽拭子还可用于新生儿筛查。

二、中耳炎标本的检测流程

耳的感染可以分为外耳感染和中耳感染。急性局限性外耳道炎的致病菌通常是金黄色葡萄球菌,其可导致毛囊的疖或脓疱。由A群β-溶血链球菌引起的丹毒可以出现在外耳及外耳道。急性扩散性外耳道炎最常见的病原菌是铜绿假单胞菌和金黄色葡萄球菌,多重感染时还可分离出厌氧菌。慢性外耳炎主要是由定植的大肠埃希菌及真菌引起。恶性外耳炎是一种严重坏死性感染,主要致病菌是铜绿假单胞菌,糖尿病、老龄和免疫力低下患者易感,可损伤神经,危及生命。真菌可引起耳部浅表、慢性或亚急性的外耳道感染,主要致病菌是曲霉属、尖端赛多孢菌以及其他真菌和酵母菌。

急性中耳炎是儿童常见病,容易复发,可导致患者听力丧失。急性中耳炎的主要致病菌是肺炎链球菌、流感嗜血杆菌和卡他莫拉菌,另外还有化脓性链球菌、金黄色葡萄球菌和革兰阴性杆菌。呼吸道合胞病毒和副流感病毒是引起儿童急性中耳炎的重要致病微生物。成人中耳炎不常见,致病菌与儿童一致。慢性化脓性中耳炎是一个严重、持续的感染,可以造成听力丧失。最常见的病原菌是假单胞菌属,其次是耐甲氧西林金黄色葡萄球菌,另有25%是厌氧菌感染。耳炎差异球菌、棒杆菌的某些种等不常见病原微生物也曾经从鼓膜穿刺获得的样本中被培养出来,可能与急性中耳炎相关。

（一）样本采集、运送及储存

1. 正确的标本类型和适应证如表18-1-3所示[2]。

表18-1-3 中耳炎的微生物学检测标本的采集和运送要求

	适应证	致病微生物	最优标本	转运要求;最佳时间
细菌	急性局限性外耳炎	金黄色葡萄球菌	脓、渗出液	无菌容器或拭子转运装置,RT,2h
	丹毒（外耳）	A群β-溶血链球菌（化脓链球菌）	脓、渗出液	无菌容器或拭子转运装置,RT,2h
	急性扩散性外耳炎	铜绿假单胞菌	脓、渗出液	无菌容器或拭子转运装置,RT,2h
		金黄色葡萄球菌	脓、渗出液	无菌容器或拭子转运装置,RT,2h
		厌氧菌	脓、渗出液	厌氧转运装置,RT,2h

适应证		致病微生物	最优标本	转运要求;最佳时间
	慢性外耳炎	大肠埃希菌	脓、渗出液	无菌容器或拭子转运装置,RT,2h
	恶性外耳炎	铜绿假单胞菌	脓、渗出液	无菌容器或拭子转运装置,RT,2h
	急性中耳炎	肺炎链球菌、流感嗜血杆菌、卡他莫拉菌、化脓链球菌、金黄色葡萄球菌、革兰阴性杆菌	中耳渗出液	无菌容器或拭子转运装置,RT,2h
		耳炎差异球菌	中耳渗出液	无菌容器或拭子转运装置,RT,2h
		棒杆菌某些种	中耳渗出液	无菌容器或拭子转运装置,RT,2h
	慢性化脓性中耳炎	假单胞菌属、金黄色葡萄球菌	中耳渗出液、鼓膜穿刺液	无菌容器或拭子转运装置,RT,2h
		厌氧菌	中耳渗出液、鼓膜穿刺液	厌氧转运装置,RT,2h
病毒	儿童急性中耳炎	呼吸道合胞病毒、副流感病毒	中耳渗出液	无菌容器或拭子转运装置,RT,2h
真菌	慢性、亚急性外耳炎	曲霉菌、尖端赛多孢菌、酵母菌	耳道刮取物、拭子	无菌容器,RT,2h

2. 采集方法 基本原则是抗生素使用前无菌采集标本,放置于防渗漏的容器送检,若不能马上送检,可放冰箱保存,不要超过48小时。

(1)脓及渗出液:用拭子采集脓和流出物,拭子应放在转运培养基中,其他非拭子标本放置于无菌防漏带盖的标本杯中,放置在封口的塑料袋中送检。

(2)怀疑真菌感染时,最好采集耳道刮取物,也可采集拭子标本。

(3)鼓膜穿刺术:复杂性、复发性或慢性持续性中耳炎患者才考虑鼓膜穿刺术。因穿刺术疼痛剧烈,可在全麻下进行。方法是:①先用消毒剂清洁外耳道;②切开鼓膜并通过引流管收集积液,或用骨髓穿刺针连接注射器后插入鼓膜进行抽吸采样,也可通过无菌拭子收集;③引流或抽吸标本打入转运培养基或无菌容器中,标记患者信息,常温下立即送检。

(4)诊断中耳炎时不推荐采集外耳拭子,其对诊断中耳炎没有价值,除非耳膜穿孔。

(二)样本的处理流程

1. 用于中耳炎检测的标本不需要进行标本前处理。

2. 显微镜检查 在临床各种不同类型的中耳炎中,伴有渗出的急性中耳炎最有可能是由细菌引起的,因此病原学诊断有利于特异的抗感染治疗。此类中耳炎患者最具代表性的标本是中耳渗出液,因此中耳渗出液应做镜检,观察细胞形态及病原体的染色特征及形态特点[3]。

3. 培养和鉴定流程[3] 如表18-1-4所示。检测工作应在生物安全二级实验室完成。拭子标本进行三区划线接种以获取单个菌落。中耳渗出液:用无菌吸管接种标本,三区划线以获得单个菌落。

表 18-1-4 耳部感染微生物检测的培养基、培养条件和目标病原体

临床信息	标准培养基	孵育条件			读结果	目标病原体
		温度℃	环境	时间		
拭子(外耳炎、中耳炎)	含杆菌肽的巧克力琼脂*	35~37	5%~10% CO_2	48h	每天读一次	流感嗜血杆菌、卡他莫拉菌、肺炎链球菌及其他纯培养的病原菌
	金葡/链球菌选择琼脂	35~37	空气	48h	每天读一次	A群链球菌、金黄色葡萄球菌
	含新霉素的厌氧琼脂和 5μg 甲硝唑纸片	35~37	厌氧	48h	40h	厌氧菌
	麦康凯琼脂	35~37	空气	24h	16h	肠杆菌科、假单胞菌属
	沙保弱琼脂	35~37	空气	48h	40h	真菌

临床信息	标准培养基	孵育条件			读结果	目标病原体
		温度℃	环境	时间		
中耳渗液体	巧克力琼脂	35～37	5%～10% CO_2	48h	每天读一次	任何病原菌
	含新霉素的厌氧琼脂和5μg甲硝唑纸片	35～37	厌氧	14d	≥40h	厌氧菌
额外补充的培养基		孵育			读结果	目标病原体
		温度℃	环境	时间		
血平皿		35～37	5%～10% CO_2	48h	每天读一次	卡他莫拉菌、肺炎链球菌

注:＊可以贴一个10单位的杆菌肽纸片或将杆菌肽混入巧克力琼脂。如果采用将杆菌肽加入培养基内的方式,则需要加种一块血平皿在5%～10% CO_2 的环境中,以培养卡他莫拉菌和肺炎链球菌

（三）鉴定水平

对于不同水平医疗机构、不同级别微生物学实验室,针对微生物分离株鉴定水平的要求各不相同。下表是英国卫生防护局(health protection agency, HPA)建议的鉴定水平[3],国内可参考借鉴。建议条件允许的情况下,尽可能鉴定到种的水平(表18-1-5)。

表18-1-5　中耳炎标本分离株的鉴定水平

病原体	HPA 推荐的鉴定水平	建议国内三级甲等医院的鉴定水平
厌氧菌[1]	厌氧菌属的水平	属的水平
肺炎链球菌	种的水平	种的水平
金黄色葡萄球菌	种的水平	种的水平
β-溶血链球菌	Lancefield 组的水平	Lancefield 组的水平
卡他莫拉菌	种的水平	种的水平
奈瑟菌	种的水平	种的水平
假单胞菌属[1]	假单胞菌属的水平	属的水平
大肠样阴性杆菌[1]	大肠样阴性杆菌的水平	种的水平
真菌[2]	属的水平	种的水平
酵母菌[2]	属的水平	种的水平

注:[1] 若条件允许的情况下,尽可能鉴定到种的水平。[2] 某些不能鉴定到种水平的真菌,需鉴定到属的水平。

（四）药物敏感试验

若出现异常耐药表型,如:金黄色葡萄球菌对万古霉素耐药等,需复核或送到参考实验室。

（五）结果报告、解释及局限性

1. 镜检　应报告中耳渗出液中白细胞数量和检测出的微生物。

2. 培养

(1)报告临床有意义的微生物。

(2)报告其他生长,如无致病菌生长。

(3)报告无菌生长。

3. 根据临床需要报告药物敏感试验。

4. 结果解释及局限性

(1)细菌性中耳炎最具代表性的标本是中耳渗出液,在临床各种不同类型的中耳炎中,伴有渗出的急性中耳炎最有可能是由细菌引起的,因此病原学诊断有利于特异的抗感染治疗。

(2)外耳培养出优势革兰阴性杆菌、β-溶血链球菌、金黄色葡萄球菌通常提示是引起感染的病原菌。

(3)中耳培养出肺炎链球菌、流感嗜血杆菌、卡他莫拉菌和耳炎差异球菌通常提示是引起感染的病原菌。

(4)耳炎差异球菌很难培养,可能检测不到。这个细菌常常对磺胺类及红霉素耐药,但不产β-内酰胺酶。

(5)阴性的培养结果不能排除感染,通常慢性感染时不能分离到病原体。

(6)假阴性的结果可能是定植菌群过度生长的结果。

(7)过度的解释结果可造成假阳性。

(8)如果标本涂片中看到细菌,但是培养没有生长,应延长孵育时间并在报告中提示临床医生涂片与培养结果之间的差异。

(9)很多呼吸道病毒会引起急性中耳炎,如呼吸道合胞病毒和副流感病毒是引起儿童急性中耳炎的重要致病微生物,因为没有病原特异性的治疗措施,因此,不必进行病毒的病原学诊断。

(10)咽部、鼻咽部、鼻前庭或鼻抽吸物等标本的细菌培养,对于细菌性中耳炎的诊断没有价值。

三、鼻窦炎标本的检测流程

鼻窦炎是鼻窦、上颌窦、筛骨、额骨、蝶骨的感染,通常是由定植在上呼吸道的病原体引起。易感因素包括黏膜纤毛损伤、鼻入口阻塞(如鼻插管或病毒感染后的黏膜水肿)以及免疫缺陷等。鼻腔通常是无菌或有少量细菌,标本可由耳鼻喉科医生采集,采集时应避免被上呼吸道菌群污染。上呼吸道病毒感染(如鼻病毒、流感病毒、副流感病毒和腺病毒)是引起鼻窦炎的重要原因。过敏或中毒同样可引起鼻窦炎,但不是感染。

急性社区获得性鼻窦炎的病原体主要是病毒、细菌或病毒和细菌的混合感染。最常见的病原菌是肺炎链球菌和流感嗜血杆菌,其他病原体包括咽颊炎菌群(咽颊炎链球菌、星座链球菌和中间链球菌)、A 群 β-溶血链球菌、其他 α-溶血链球菌、金黄色葡萄球菌、卡他莫拉菌(儿童常见)以及厌氧菌(儿童常见)。真菌可引起社区获得性鼻窦炎,但不常见,主要在热带和亚热带地区。

院内获得性鼻窦炎可出现在脑外伤患者以及长期鼻管、鼻胃插管患者,其他的危险因素还包括粒细胞缺乏患者、糖尿病酮症酸中毒以及激素和抗生素治疗的患者。病原体常常是细菌,也可以是病毒。最常见的致病菌是金黄色葡萄球菌、铜绿假单胞菌、沙雷菌、肺炎克雷伯菌、肠杆菌属和奇异变形杆菌。常常是多个细菌的混合感染。对于免疫抑制的患者(HIV 或慢性感染),铜绿假单胞菌是鼻窦炎的致病菌。免疫损伤患者的真菌感染通常是丝状真菌(黄曲霉、根霉和毛霉),还有孢子丝菌、尖端赛多孢菌、念珠菌属和新型隐球菌等。骨髓移植患者和粒细胞缺乏患者是侵袭性曲霉菌鼻窦炎的危险因素。糖尿病酮症酸中毒患者或长期粒细胞缺乏患者是鼻脑毛霉病(根霉)的危险因素。

慢性鼻窦炎常出现在手术后、先天免疫缺陷综合征和黏膜功能缺陷者。主要的致病菌是肺炎链球菌、流感嗜血杆菌、咽颊炎链球菌群、卡他莫拉菌、金黄色葡萄球菌、铜绿假单胞菌和厌氧菌(包括消化链球菌属、丙酸杆菌属、梭菌属以及其他厌氧革兰阴性杆菌)。鼻息肉使得鼻窦外流受阻同样可导致慢性鼻窦炎。眼窝感染、颅内感染是金黄色葡萄球菌和厌氧菌引起鼻窦炎常见的并发症,有较高的发病率和病死率。咽颊炎链球菌群是鼻窦炎诱导积脓(硬膜下或硬膜外积脓)的病原菌。

慢性真菌鼻窦炎感染的形式是在鼻窦内形成真菌球,过敏性真菌鼻窦炎或形成局部侵袭性感染。真菌性鼻窦炎的组织检查比脓的检查意义重要。社区获得性真菌鼻窦炎在热带和亚热带国家常见(如非洲及印度),最常见的病原菌是黄曲霉。接合菌门的一些真菌同样能引起鼻窦炎如:鼻虫霉病(冠状虫霉病)的病原菌是冠状虫霉,它不仅影响鼻窦,同样感染面部及鼻皮下组织和鼻黏膜,在非洲特别是尼日利亚常见。

(一)样本采集、运送及储存

1. 正确的标本类型和适应证[2]　如表 18-1-6 所示。

表 18-1-6　鼻窦炎微生物学检测的标本采集和运送要求

	适应证	致病微生物	最优标本	转运要求;最佳时间
细菌	急性社区获得性鼻窦炎	肺炎链球菌、流感嗜血杆菌、咽颊炎菌群(咽颊炎链球菌、星座链球菌和中间链球菌)、A 群 β-溶血链球菌,其他 α-溶血链球菌,金黄色葡萄球菌、卡他莫拉菌	穿刺及抽吸液、内镜采样拭子	无菌容器或拭子转运装置,RT,2h
		厌氧菌	穿刺及抽吸液、内镜采样拭子	厌氧转运装置,RT,2h
	院内获得性鼻窦炎	金黄色葡萄球菌、铜绿假单胞菌、沙雷菌、肺炎克雷伯菌、肠杆菌属、奇异变形杆菌	穿刺及抽吸液、内镜采样拭子	无菌容器或拭子转运装置,RT,2h
	慢性鼻窦炎	肺炎链球菌、流感嗜血杆菌、咽颊炎链球菌群、卡他莫拉菌、金黄色葡萄球菌、铜绿假单胞菌	穿刺及抽吸液、内镜采样拭子	无菌容器或拭子转运装置,RT,2h

续表

适应证		致病微生物	最优标本	转运要求;最佳时间
		厌氧菌(包括消化链球菌属、丙酸杆菌属、梭菌属以及其他厌氧革兰阴性杆菌)	穿刺及抽吸液、内镜采样拭子	厌氧转运装置,RT,2h
	鼻窦炎并发症(眼窝感染、颅内感染)	金黄色葡萄球菌	穿刺及抽吸液、内镜采样拭子	无菌容器或拭子转运装置,RT,2h
		厌氧菌	穿刺及抽吸液、内镜采样拭子	厌氧转运装置,RT,2h
	鼻窦炎诱导积脓(硬膜下或硬膜外积脓)	咽颊炎链球菌群	穿刺及抽吸液、内镜采样拭子	无菌容器或拭子转运装置,RT,2h
病毒	急性社区获得性鼻窦炎、院内获得性鼻窦炎	鼻病毒、流感病毒、副流感病毒、腺病毒	穿刺及抽吸液、内镜采样拭子	无菌容器或拭子转运装置,RT,2h
真菌	社区获得性鼻窦炎	曲霉菌、尖端赛多孢菌、酵母菌、冠状虫霉	刮取样本或采集活检样本	无菌容器,RT,2h
	院内获得性鼻窦炎	丝状真菌(黄曲霉、根霉和毛霉)、孢子丝菌、尖端赛多孢菌、念珠菌属、新型隐球菌	刮取样本或采集活检样本	无菌容器,RT,2h
	鼻脑毛霉病	根霉	刮取样本或采集活检样本	无菌容器,RT,2h
	侵袭性曲霉菌鼻窦炎	曲霉菌属	刮取样本或采集活检样本	无菌容器,RT,2h

2. 采集方法　基本原则:样本应由专业的耳鼻喉外科专家采集。抗生素使用前无菌采集标本。

(1)内镜采样:先给患者减少充血的药物及局部麻醉药,使用拭子从中鼻道靠近取样一侧上颚窦口取样。

(2)上颌窦穿刺及抽吸液采样:首先消毒鼻孔,局部麻醉后穿刺到上颌窦并用注射器针头抽吸分泌物。如果没有分泌物,用2ml无菌生理盐水冲洗后收集冲洗液。

(3)样本采集量影响病原体存活的时间:至少采集1ml样本,较大量的脓液样本可延长厌氧菌的存活时间。快速的运送样本可以增加厌氧菌的分离率。样本采集后置于防渗漏的样本杯中,放置在封口塑料袋内运送。若不能马上送检,可放冰箱保存。若室温保存,不要超过48小时。

3. 标本的接受及拒收标准

(1)拒收鼻拭子标本。

(2)免疫低下患者怀疑丝状真菌感染时,表面的拭子采样是不够的,应采集刮取样本或采集活检样本。

(二)样本的处理流程

1. 实验室生物安全

检测在生物安全二级实验室完成。产生气溶胶的步骤应在安全柜内进行。当怀疑巴西副球孢子菌时,所有的检测过程应在三级生物安全柜内进行,进行三级防护。应采用带螺帽瓶子培养,而不能采用培养皿。

2. 显微镜检查

(1)对于黏液状样本:使用无菌接种环挑选样本中最黏的部分或血性的部分,均匀地涂抹在玻片上,干燥固定后用于革兰染色。

(2)非黏液标本:使用无菌吸管吸一滴离心后的样本,滴加在干净的玻片上,涂开后用于革兰染色。

(3)使用无菌吸管加一滴离心后的样本在干净的玻片上,加一滴10%KOH,加盖玻片后,观察真菌的菌丝。

3. 培养

(1)前处理

1)非黏液鼻窦或鼻窦冲洗液的处理:离心标本(鼻窦冲洗液),除非特别黏外,1200r/min,离心10

分钟。弃去多余上清液,留 0.5ml 左右,重悬离心后样本。

2)黏液标本需要消化处理:加 0.1% 等量的乙酰半胱氨酸溶液到样本中,轻轻摇动 10 秒钟后置于 35~37℃ 15 分钟,再轻摇 15 秒钟帮助均质化。

(2)使用无菌接种环三区划线接种平皿以获取单个菌落。

(3)培养和鉴定的流程[3]:表 18-1-7 所示。

表 18-1-7　培养基、培养条件及鼻标本中可能的病原体

临床信息	标准培养基	孵育			读结果	目标病原体
		温度℃	环境	时间		
鼻窦炎	巧克力琼脂*	35~37	5%~10% CO_2	48h	每天读一次	β-溶血链球菌、肠杆菌科、流感嗜血杆菌、卡他莫拉菌、假单胞菌属、金黄色葡萄球菌、无乳链球菌、肺炎链球菌
	血平皿	35~37	5%~10% CO_2	24h	每天读一次	卡他莫拉菌、肺炎链球菌
	厌氧琼脂和 5μg 甲硝唑纸片	35~37	厌氧	7d	≥48h	梭菌属、厌氧消化链球菌、普雷沃菌属、丙酸杆菌属
	沙保弱琼脂	30 和 35~37	空气	5d	≥40h 到 5d	真菌

这些情况需要下列操作						
临床信息	额外补充的培养基	孵育			读结果	目标病原体
		温度℃	环境	时间		
如果镜检提示混合感染时	含新霉素的厌氧琼脂和 5μg 甲硝唑纸片	35~37	厌氧	5d	≥40h 和 5d	梭菌属、厌氧消化链球菌、普雷沃菌属、丙酸杆菌属
	麦康凯琼脂	35~37	空气	24h	≥16h	肠杆菌科、假单胞菌属

* 可以贴一个 10 单位的杆菌肽纸片或将杆菌肽混入巧克力琼脂。如果采用将杆菌肽加入培养基内的方式,则需要加种一块血平皿在 5%~10% CO_2 的环境中,以培养卡他莫拉菌和肺炎链球菌。

(三)鉴定水平

对于不同水平医疗机构、不同级别微生物学实验室,针对微生物分离株鉴定水平的要求各不相同。表 18-1-8 是英国卫生防护局(health protection agency,HPA)建议的鉴定水平[3],国内可参考借鉴。建议条件允许的情况下,尽可能鉴定到种的水平。

表 18-1-8　鼻窦炎标本分离株的鉴定水平

病原体	HPA 推荐的鉴定水平	建议国内三级甲等医院的鉴定水平
消化链球菌[1]	厌氧菌水平	种的水平
丙酸杆菌[1]	厌氧菌水平	种的水平
梭杆菌[1]	厌氧菌水平	种的水平
普雷沃菌[1]	厌氧菌水平	种的水平
β-溶血链球菌	Lancefield 组的水平	Lancefield 组的水平
肺炎链球菌	种的水平	种的水平

续表

病原体	HPA 推荐的鉴定水平	建议国内三级甲等医院的鉴定水平
金黄色葡萄球菌	种的水平	种的水平
咽颊炎链球菌[1]	咽颊炎链球菌群水平	种的水平
卡他莫拉菌	种的水平	种的水平
流感嗜血杆菌	种的水平	种的水平
肠杆菌科	种的水平	种的水平
铜绿假单胞菌	种的水平	种的水平
真菌[2]	属的水平	种的水平

注:[1] 若条件允许的情况下,尽可能鉴定到种的水平。[2] 某些不能鉴定到种水平的真菌,需鉴定到属的水平。

(四)结果报告、解释及局限性

1. 镜检

(1)报告白细胞和病原微生物。

(2)报告真菌的菌丝(真菌感染可危及生命应

作为危急报告)。

2. 培养

(1)报告有临床意义的微生物。

(2)报告生长的其他微生物,如混合的上呼吸道菌群。

(3)报告无菌生长。

3. 解释及局限性

(1)分离到肺炎链球菌、流感嗜血杆菌、卡他莫拉菌和化脓链球菌,通常提示是引起感染的病原菌。

(2)分离到占优势的革兰阴性杆菌、金黄色葡萄球菌,提示可能是引起感染的病原菌。

(3)很多情况下鼻窦炎患者不能分离到病原体,但阴性的培养结果不能排除感染。例如:标本的延迟送检及处理就可以导致假阴性的培养结果。

(4)培养结果的过度解释可能造成假阳性结果。

(5)污染了正常菌群的检测标本影响检测结果的准确性。

四、A群β-溶血链球菌培养和非培养检测

A 群 β-溶 血 链 球 菌(group A streptococcus, GAS)是引起咽炎、蜂窝织炎和菌血症的重要致病菌,可以引起严重的并发症如猩红热、急性肾小球肾炎、中毒性休克综合征等[4]。2013 年 11 月新英格兰医学杂志还报道了与 A 群 β-溶血链球菌感染相关的西登哈姆舞蹈病的病例。20% ~ 30%的儿童咽炎、5%~15%的成人咽炎由 A 群 β-溶血链球菌引起。A 群 β-溶血链球菌由正常菌群的一部分,儿童中约有 20%正常携带,成人中比率低一些,因此分离出 A 群 β-溶血链球菌并不能确定是否有感染。

A 群 β-溶血链球菌的传播主要是通过呼吸道的飞沫或皮肤的直接接触传播,还可以通过污染的食物传播并引起暴发,暴发多集中在军队、学校、监狱等人口密集的场所。

A 群 β-溶血链球菌可以产生多种毒素,包括①菌体成分如 M 蛋白;②各种酶如链球菌溶血素 O、脱氧核糖核酸酶 B、链激酶;③毒素,如产红细胞毒素 A 到 C。根据编码 A 群 β-溶血链球菌 M 蛋白基因序列的不同可将其分为不同的基因型(emm分型),目前已经超过了 200 个不同的基因型。在我国有关 A 群 β-溶血链球菌的研究多集中在儿童,临床分离株的主要基因型是 emm1.0、emm12.0、

emm4.0 和 emm22.0。

A 群 β-溶血链球菌的检测方法包括培养、抗原快速检查、分子生物学诊断等。

(一)标本的采集、运送和储存

1. 适应证

(1)仅凭临床症状很难区分 GAS 咽炎和病毒性咽炎时,可进行 A 群 β-溶血链球菌抗原快速检查试验。对于儿童和青少年患者,抗原快速检测阴性时应进行细菌培养以确认。成人 GAS 咽炎的发生率及出现并发症的危险很低,一般情况下,对于成人抗原快速检测阴性患者不必进行常规细菌培养进行确认。

(2)当患者(儿童和成人)临床和流行病学特征强烈提示病毒性病原时(包括咳嗽、流鼻涕、声音嘶哑和口腔溃疡),通常不推荐进行 GAS 咽炎的抗原快速检查。

(3)<3 岁的小儿不进行 GAS 咽炎诊断检查,因为<3 岁的小儿罕见患有急性风湿热,而且该患者群体链球菌咽炎的发生率低,无链球菌咽炎典型的临床表现。<3 岁小儿有其他危险因素,比如年长的兄弟姐妹有 GAS 感染时,可以考虑进行检查。

(4)不推荐在治疗后进行常规的培养或抗原快速检查,但特殊情况下可以考虑。

(5)接触急性链球菌咽炎患者的家庭成员,没有症状时,不推荐进行常规的诊断试验或经验治疗。

2. 采集方法　基本原则是抗生素使用前无菌采集咽拭子标本,可以干燥送检也可放入含碳的转运培养基中,放置在封口塑料袋内运送。若不能马上送检,可放冰箱保存,但不超过 48 小时。

用压舌板轻压患者舌头,将咽拭子深入到扁桃体之间及悬垂体后面,避开舌头、口腔黏膜和悬垂体。在咽后壁、扁桃体及任何有红肿及渗出的区域来回摆动咽拭子采集样本。若患者会厌红肿则不能采集咽拭子,因为采样可引发严重的呼吸障碍。

3. 标本的接受及拒收标准

(1)使用的快速检测试剂盒敏感性大于 80%,则成人阴性结果不必进行培养的确认,拒收此类培养标本。

(2)拒收涂片标本。

(二)样本的处理流程

1. 用于 A 群 β-溶血链球菌检测的标本不需要进行标本的前处理。

2. 显微镜检查　不必常规做革兰染色。

3. 培养和鉴定的流程　检测在生物安全二级实验室完成。标本三区划线接种血平皿和(或)选

择性平皿以获取单个菌落。接种后的平皿放置在 $35\sim37℃$、自然空气、厌氧或 $5\%\sim10\%$ 的 CO_2 环境中培养 $24\sim48$ 小时后读取结果。链球菌可在自然空气环境中生长,但厌氧环境中生长良好,$5\%\sim10\%$ CO_2 的环境有利于 C、G 群的生长。

4. 鉴定水平　Lancefield 组的水平。

5. 药敏试验　A 群 β-溶血链球菌对青霉素敏感,常规不做药敏试验。保留平皿 7 天,根据需要检测耐药性。

(三) A 群 β-溶血链球菌抗原快速检测法

1. 标本的采集、运送和储存　采集咽拭子样本,立即送往实验室,进行 A 群 β-溶血链球菌快检。样本收集后若不能及时送检,拭子可放入洁净、干燥的塑料管中,室温($15\sim30℃$)保存 4 小时或冷藏($2\sim8℃$)保存 24 小时。

2. 样本的处理流程　快速抗原检测可以在床边由医护人员完成或送到实验室检测。目前有很多商品试剂盒,原理基本上都是检测患者标本中 A 群链球菌抗原,从而对感染做出快速诊断。各种商品试剂盒的敏感性、可操作性各不相同。咽拭子标本的快速抗原检测应严格按照厂家说明书操作,每盒试剂做一次阳性及阴性质控。检测试剂盒(胶体金法)的操作非常简单,采集样本后将采样拭子放入裂解液中,转动拭子使其充分裂解,放置 1 分钟后弃去拭子获得提取液,将试纸条浸入提取液中,保持 30 秒钟后取出平放,5 分钟内观察结果。阳性结果为在检测区和控制区各出现一条色带;阴性结果为仅在控制区出现一条色带。

(四) 检测方法的选择

1. 儿科患者　少量的 A 群 β-溶血链球菌就可以引起儿童的感染,应该采集咽拭子进行 A 群 β-溶血链球菌快速抗原检测或培养。儿童采集到高质量的标本比较困难,因此建议对于快速抗原检测阴性的儿科患者,且用于检测的试剂盒的敏感性 <80% 时,则需要采用培养或更为敏感的分子检测方法进行确认试验。

2. 成人患者　应查是否有发热史、扁桃体化脓、咳嗽、颈部淋巴结炎。患者有 $2\sim3$ 个症状则进行快速 A 群 β-溶血链球菌筛查,阳性时进行抗生素治疗。因为成人 GAS 咽炎的发生率低,且急性咽炎后出现急性风湿热的风险通常也很低,不建议对成人咽炎患者或抗原快速检测敏感度超过 80% 时的阴性患者进行常规咽拭子标本培养。下列情况需要咽拭子培养:①A 群 β-溶血链球菌暴发流行时;②监测

抗生素耐药性发生率和传播时。

(五) 质量控制

1. 快速抗原检测　每盒试剂做一次阳性及阴性质控,作为质量评估与培养比较检测试剂盒的敏感性至少 80%。

2. 培养基　符合 CLSI 对培养基的要求。对新批号的选择培养基进行生长试验,特别是自制的培养基。

(六) 结果报告、解释及局限性

1. 阴性报告

(1)快速抗原检测:A 群链球菌抗原检测阴性。

(2)培养:无致病的链球菌生长。包括以下 3 种情况:①没有 β-溶血的菌落;②β-溶血的菌落鉴定为 A 群链球菌,但 PRY 阴性;③β-溶血的菌落鉴定为 B、D、F 群。

2. 阳性报告

(1)快速抗原检测:A 群链球菌抗原检测阳性。

(2)培养:①报告培养生长 A 群链球菌;②可根据医生的要求报告 C、G 群 β-溶血链球菌。

3. 结果解释

(1)A 群 β-溶血链球菌培养阳性时,只能说明此菌生长,不能区分感染和定植。

(2)所有化脓链球菌对青霉素敏感,因此不需做药敏试验。若做了药敏试验,而且青霉素耐药则应送到参考实验室确认。对青霉素过敏者,红霉素是最好的选择,但是中国红霉素耐药率很高,喹诺酮类是经验治疗的选择。

(3)在红霉素、克林霉素耐药高发的地区,患者又不能使用青霉素时,应做药敏试验并根据药敏结果选择治疗用药。

五、特殊病原体的检测流程

(一) 白喉

白喉是由白喉棒杆菌引起的上呼吸道急性感染性疾病,白喉棒杆菌也可引起皮肤感染,主要是由产毒素白喉棒杆菌引起。另外,还有一些产毒素溃疡棒杆菌和假结核也可引起咽炎。这些细菌都有噬菌体携带的白喉毒素基因,这个毒素可以破坏咽上皮形成一个坚韧的假膜,白喉因此得名。假膜可以阻碍气道,有时可因呼吸障碍而引起死亡。毒素可从原始感染部位到身体其他部位,如心脏和神经系统,引起死亡。白喉棒杆菌可能还有其他的毒力因子,因为非产毒菌株也可引起侵袭性感染。在咽部正常

定植的非产毒素菌株可通过溶源性转变在体内转变为产毒株,从而引起感染。非产毒白喉棒杆菌可能更容易从接种过白喉毒素的患者临床标本中分离。分子生物学研究显示,家养的动物可能是感染的来源。致病机制目前还不清楚。但是,基因序列研究显示编码黏附素、菌毛的基因可能与致病相关。

患者有下列危险因素时,应筛查白喉的病原体,这些因素包括黏膜或假膜性咽扁炎、最近到高发地区(俄罗斯、非洲、东南亚及南美等)旅游、最近饮用生牛奶(溃疡棒杆菌)、最近接触农场或家里的动物(溃疡棒杆菌)、工作场所可以接触到白喉棒杆菌的实验室人员。

1. 标本的采集、运送及储存

(1)抗生素使用前无菌采集标本(鼻咽拭子、假膜)。临床采集标本前应联系实验室,该菌需要特殊培养基。

(2)鼻咽拭子的采集方法:请患者头部保持不动,将采样拭子轻轻转动缓缓插入患者鼻腔,不要用力,当遇到阻力后即到达后鼻咽,停留数秒吸取分泌物,轻轻旋转取出拭子,插回采样管中,标记患者信息,立即送检。

(3)假膜的采集方法:用拭子去除病损表面的分泌物和碎屑,丢弃拭子。用无菌棉签或竹片刮取损害组织,置于无菌容器中及时送检。

(4)标本尽快送检,若不能马上送检,可放冰箱保存,不要超过 24 小时。

2. 标本的处理流程

(1)涂片:亚甲蓝染色。

(2)培养:标本接种亚碲酸盐琼脂,35~37℃,培养 24~48 小时。黑灰色菌落转种到血琼脂及 TIN 琼脂,在 TIN 琼脂上出现色圈的可疑菌落做进一步生化鉴定。

3. 结果报告、解释及局限性

(1)结果报告

1)阴性:报告未分离出白喉棒杆菌。

2)阳性:报告疑似白喉棒杆菌,送检参考实验室确认并做毒素检测。

(2)局限性:标本直接涂片观察异染颗粒不能作为诊断依据,因其他细菌也可出现异染颗粒。

(二)百日咳

百日咳是由百日咳博德特菌引起的传染性疾病,临床症状表现为剧烈咳嗽,但有些时候症状并不典型使得诊断较为困难。因肺炎支原体、病毒(腺病毒、肠病毒等)感染同样引起咳嗽。因此建议同时采集两个样本,一个做细菌培养,一个做病毒或支原体检查。

核酸扩增试验能区分不同的博德特菌,敏感性高且能做出快速诊断。但培养的方法仍为金标准,主要用于流行病学以及细菌的药物敏感试验。

百日咳常出现在儿童,也可使成人致病。在获得性免疫缺陷的患者中,成人和大一些的儿童症状与病毒感染的症状类似。年幼儿童的症状较重,可引起窒息和发绀。早期的治疗可降低疾病的严重程度及随后的传染。副百日咳博德特菌引起的感染较轻,但在免疫低下的患者也可引起严重的感染。

1. 标本的采集、运送和储存

(1)基本原则:抗生素使用前无菌采集标本到含碳的转运培养基中,放置在封口的塑料袋内运送,尽可能快地送检。若不能马上送检,可放冰箱保存,不超过 48 小时。

(2)标本类型:鼻咽拭子、鼻吸出液等。

1)鼻咽拭子:是最佳的送检标本,因鼻咽部上皮细胞带有纤毛,而百日咳博德特菌与其亲和力强。

2)鼻吸出液:是目前建议的标本类型,但是当这类的标本不能采集时,也可采用鼻拭子和鼻咽拭子。

3)血液标本:两周以上的咳嗽患者可采血检测血清学指标。

4)不建议咳碟的方法留取标本。

5)最好采集两个标本,一个用于细菌培养,一个用于病毒培养。

(3)拭子的选择

1)细菌培养:选用藻酸钙鼻拭子。因棉拭子、尼龙拭子可抑制百日咳博德特菌生长。

2)PCR:选用尼龙纤维拭子,因藻酸钙拭子可抑制 PCR 反应。

(4)采集方法:用藻酸钙鼻拭子通过鼻孔到鼻咽底部,在鼻咽底部停留 30 秒钟或患者开始咳嗽。实际上患者很难坚持,只能坚持几秒钟。百日咳患者鼻咽分泌物采样可能引起剧烈的咳嗽而导致气道阻塞。如果怀疑百日咳应准备好抢救设备,另外应避免患者剧烈咳嗽时采样。鼻咽分泌物可通过插入鼻腔的吸管获得,放入无菌容器内。

(5)标本的接收与拒收

1)拒收痰、鼻孔拭子、咽拭子标本。

2)拒收用棉拭子和尼龙拭子采集的培养标本,因可抑制细菌的生长。

2. 样本的处理流程

(1)用于百日咳检测的标本不需要进行标本的

前处理。

（2）培养和鉴定的流程：检测在生物安全二级实验室完成。标本均接种含头孢氨苄的含碳血平皿，三区划线接种以获取单个菌落。接种后的平皿放置在35~37℃、自然空气、湿润的环境中培养7天后，分别在第4天和第7天读取结果。

3. 鉴定水平　种的水平。

4. 结果报告

（1）阴性报告：未分离出百日咳博德特菌。

（2）阳性报告：分离出百日咳博德特菌或副百日咳博德特菌。

（三）上呼吸道感染相关病毒

呼吸道病毒主要包括流感病毒（甲型、乙型、丙型）、副流感病毒（包括Ⅰ、Ⅱ、Ⅲ、Ⅳ、Ⅳa型）、麻疹病毒、呼吸道合胞病毒、人偏肺病毒、柯萨奇病毒、肠病毒、鼻病毒、腺病毒、冠状病毒等。

流感是全球重要的呼吸道传染性疾病，每年引起20%的儿童和5%的成人发病。流感病毒属于正黏病毒科，根据其核蛋白及基质蛋白的不同分为甲、乙、丙型。甲、乙、丙三型流感病毒均可使人致病，但甲型流感的致病力最强，且容易重组引起世界范围内的大流行。根据甲型病毒表面的血凝素（HA，16个亚型）和神经氨酸酶（NA，9个亚型）蛋白的不同可将甲型流感病毒分为144种亚型。所有的甲型流感病毒均对禽致病，如高致病禽流感H5N1、H7N7及H7N9等。感染人的甲型流感病毒主要亚型有新型H1N1、季节性H1N1、季节性H3N2、H1N2、人感染禽流感H5N1、人感染禽流感H7N9等。

呼吸道合胞病毒引起的喉炎、气管炎、支气管炎和间质性肺炎是大于1岁的住院儿童最常见的呼吸道疾病，并且容易出现反复感染。呼吸道合胞病毒的流行很常见而且与院内感染相关。传播途径是大的颗粒和污染物而不是气溶胶。

人偏肺病毒是引起5岁以下儿童感染最常见的病毒，临床表现与呼吸道合胞病毒感染相似。发热、咳嗽及鼻炎也很常见。

鼻病毒可引起上呼吸道感染及普通感冒，儿童可并发中耳炎，成人可并发鼻窦炎。鼻病毒同样可引起下呼吸道感染，如肺炎、儿童喘息、成人哮喘和COPD，鼻病毒通过气溶胶传播。

腺病毒可引起气管炎和肺炎，还与眼结膜炎和流行性结膜炎相关。腺病毒易在免疫低下的人群传播，导致高的病死率。腺病毒通过飞沫、污染物传播。

冠状病毒是普通感冒的常见病因，2002—2003年SARS冠状病毒在中国、东南亚和加拿大引起了严重的下呼吸道感染，总的病死率是7%，大于65岁的患者的病死率是50%。

病毒实验室检测方法包括病毒分离培养、免疫荧光染色、分子生物学诊断、直接抗原检测、血清学检查等。

1. 病毒分离　常用的方法有鸡胚接种法和细胞培养法。可以从患者呼吸道标本中用培养的细胞或鸡胚分离和繁殖病毒。这种方法具有很高的灵敏度和特异性，但需要数天到数周时间才能得到检验结果，而且需要在三级生物安全实验室进行操作，因此其临床应用价值受到限制。

2. 免疫荧光染色　直接检测临床标本中的病毒抗原可更快地得到诊断。这种方法的灵敏度可与标准的病毒分离方法相媲美，但需要有经验的实验室技术人员及荧光显微镜。

3. 分子生物学方法　分子生物学诊断的方法可以从临床标本中直接检测病毒的核酸，该技术具有简便、快速、灵敏、特异性强等特点，既可以快速准确地做出实验室诊断，还可以区分病毒的不同亚型。目前被广泛应用于病毒基因的检测和分子流行病学调查等。主要的技术包括反转录-聚合酶链反应（RT-PCR）、荧光定量PCR、环介导等温扩增（LAMP）、核酸序列依赖性扩增（NASBA）、基因芯片、全基因组测序等。近年来，多重PCR技术的发展使实验室能通过一次PCR反应过程在一个临床标本中扩增多种病毒的基因组片段，减少了检测时间和花费，特别适用于混合感染的检测。

4. 流感抗原快速检测试纸条　方法的局限性是试剂盒的敏感性低。只能区分甲、乙型流感，不能鉴定亚型。流感病毒快速检测应严格按照厂家说明书要求进行，以胶体金法为例具体操作步骤如下：①请患者坐下，头后倾，张大嘴，由采样者用压舌板固定舌头，用聚丙烯纤维头的塑料杆拭子越过舌根到咽后壁及扁桃体隐窝、侧壁等处，反复擦拭3~5次，收集黏膜细胞，避免触及舌、口腔黏膜和唾液；②将拭子头浸入含一定量裂解液的样本采集管中，旋转拭子大约10秒钟，使样本与裂解液完全混合后，弃去拭子；③将检测试剂条插入样本采集管，浸入混合液并开始计时，15分钟后取出并判读结果。

5. 血清学方法　包括补体结合试验、血凝抑制试验、中和试验及EIA等。多用于流行病学调查。

第二节 下呼吸道标本的检测流程

下呼吸道感染包括支气管炎、肺炎、肺脓肿和脓胸等。相应病原菌的分离与确认有赖于下呼吸道标本的类型、是否有上呼吸道菌群污染、镜检及采用的培养方法、抗生素的使用情况等,区分定植和感染有难度。

急性支气管炎病原体主要是病毒,不常见病原体有肺炎支原体、肺炎衣原体,临床症状以咳嗽为主的年轻患者应考虑百日咳博德特菌。慢性支气管炎急性加重的主要致病菌是肺炎链球菌、流感嗜血杆菌以及卡他莫拉菌。国内目前诊断病毒、支原体及衣原体的病原学诊断方法基本是核酸扩增试验、快速抗原检测以及血清学检查。

肺炎分为社区获得性(CAP)和院内获得性肺炎(HAP),可以引起健康人群的原发感染,也可以是继发感染。引起肺炎的危险因素包括慢性肺病如慢性阻塞性肺疾病(COPD)、糖尿病、心力衰竭或肾衰竭以及免疫抑制(先天的或获得的)。呼吸道病毒特别是流感病毒同样是一个危险因素。根据感染部位和危险因素不同,肺炎的病原学差别很大。很多定植在上呼吸道的细菌与肺炎相关。而抗生素治疗和住院会影响定植的菌群,导致阴性杆菌数量的增加。这些因素均会影响到痰培养作为一个诊断实验的准确性和特异性,痰培养结果需要根据临床信息进行解释。

CAP 最常见的致病菌是肺炎链球菌[3](约占60%),而且可能多重耐药,可使不同年龄的人发病。COPD 患者及 HIV 患者肺炎中较为常见的致病菌是流感嗜血杆菌和卡他莫拉菌。金黄色葡萄球菌肺炎常见于流感病毒感染后的继发细菌感染,金黄色葡萄球菌肺炎还可见于身体其他部位感染的血流播散、COPD 或吸入性肺炎。肺炎克雷伯菌可在酗酒和无家可归的患者中引起重症的坏死性肺炎,其他革兰阴性杆菌很少引起 CAP。20% CAP 病原是肺炎支原体,位于第二位。呼吸道病毒如呼吸道合胞病毒、流感病毒和腺病毒也可以引起原发性病毒性肺炎。其他可引起 CAP 的病原体还有巴斯德菌属及脑膜炎奈瑟菌。目前认为对于需要住院的 CAP 患者,应该进行如下检查:血培养、痰培养、痰涂片、肺炎链球菌尿抗原和嗜肺军团菌尿液抗原检测、各种病原体(病毒、支原体等)核酸检测及血清学检查。有胸膜渗出可进行胸穿。CAP 患者对典型 CAP 病原的治疗无反应时,应该考虑分枝杆菌感染。

HAP 是位于第二位的最常见的院内感染。风险因素是基础疾病和各种侵袭性操作。机械通气是一个主要的危险因素,重症患者需要较长时间的机械通气,容易感染多重耐药的铜绿假单胞菌和不动杆菌属。肠杆菌科细菌(如肺炎克雷伯菌和肠杆菌属)和铜绿假单胞菌感染的比例约占 60%[2]。静脉插管和鼻部携带是 MRSA 肺炎的危险因素。目前,HAP 病原的确定多采用定量培养方式,阈值浓度以上的生长对肺炎有诊断价值,否则考虑定植。

吸入性肺炎是口咽的异物进入下呼吸道引起。危险因素是意识水平下降,如某些头部损伤患者或滥用药物的患者会出现意识水平下降。

肺脓肿可继发于吸入性肺炎,常常出现在右肺中叶区域。一些病原菌,如金黄色葡萄球菌、肺炎链球菌肺炎,可能形成多个小脓肿,有时称作坏死性肺炎。诺卡菌病常常出现在免疫抑制的患者,可以表现为肺部脓肿。咽峡炎链球菌群(咽峡炎链球菌、中间链球菌和星座链球菌)作为一个多重感染的致病菌和厌氧菌,可从肺脓肿的病例中分离。糖尿病患者易出现由类鼻疽博克霍尔德菌引起肺脓肿或坏死性肺炎。

Lemierre 综合征或坏死杆菌病起源于急性的口咽感染。感染的颈内静脉的血栓静脉炎可导致脓毒性栓塞和转移性感染,肺是最常受累的器官并出现多发性脓肿。坏死梭形杆菌是最常见的病原菌,常从血中分离此菌。

肺囊性纤维化(cystic fibrosis,CF)是由于囊性纤维膜传导调节基因的缺失,影响了离子和水通过上皮细胞的转运,患者肺部外分泌功能受损,无法清除进入肺远端气道的微生物,因而易患慢性肺部感染。感染是导致 CF 患者死亡的主要原因。主要致病菌是金黄色葡萄球菌、流感嗜血杆菌、肺炎链球菌和假单胞菌属(特别是黏液铜绿假单胞菌)。洋葱博克霍尔德菌、嗜麦芽窄食单胞菌也是 CF 肺部感染的致病菌。真菌特别是曲霉菌属常与 CF 患者的感染相关,而且对于抗菌药物治疗无效。CF 患者可出现厌氧菌、烟曲霉菌和非结核分枝杆菌的混合感染。原发结核分枝杆菌感染可能不出现症状,慢性空洞型肺结核常常出现在继发感染,肺尖是最常见的感染部位。

诺卡菌属常在肺内引起急性、坏死性肺炎,通常伴随空洞。60%以上酗酒、器官移植及 HIV 等免疫缺陷的患者有诺卡菌病。放线菌属可引起胸部感染,常涉及肺、胸膜、纵隔或胸壁。吸入是胸放线菌病的风险因素,诱因是酗酒、脑梗死、吸毒、感觉障碍、糖尿病昏迷或休克。脓、组织和活检样本是检测这两个细菌的合适标本。

侵袭性曲霉感染是接受激素治疗的住院患者最常见的问题,特别是免疫缺陷和以前有肺部疾病的患者。由于缺少快速、准确的病原学诊断方法,多数的患者没有明确的诊断。烟曲霉是最常见的引起人类感染的曲霉。血清和灌洗液的 GM 试验及分子生物学检测可辅助诊断侵袭性曲霉感染。念珠菌很少引起下呼吸道感染,感染可出现在血流播散的病例。因免疫缺陷及应用抗生素治疗的患者可以出现呼吸道定植,因此诊断非常困难。

肺孢子菌肺炎(Pneumocystis pneumonia, PCP)由人肺孢子菌(Pneumocystis jiroveci, PJ)引起,在 AIDS 患者严重肺炎时最常见,同时也可出现在其他免疫低下的成人和儿童。1909 年和 1910 年,Chagas 和 Carini 在锥虫感染的豚鼠和大鼠中首先发现这个病原体,但误认为是克氏锥虫的一种。1912 年,Delanoe 夫妇确认它是一种新病原体,并采用 Carini 命名,称为卡氏肺孢子虫(Pneumocystis Carinii, PC)。20 世纪 80 年代以前肺孢菌一直被归类为原虫。1988 年 Edman 等通过 DNA 分析发现肺孢子菌是一类缺乏麦角甾醇的真菌。肺孢子菌的不同株型可以具有宿主特异性,感染不同哺乳动物的肺孢菌在 DNA 水平上存在差异,寄生于人体内的主要是人肺孢子菌。而以大鼠作为中间宿主的则是卡氏肺孢子菌。2001 年《机会性原生生物国际研讨会》一致通过修改命名,将肺孢子菌命名为属,人肺孢子菌和卡氏肺孢子菌为不同的种。人肺孢子菌最好的检测标本是支气管肺泡灌洗液和经支气管镜采集的活检标本。痰也可用于检测人肺孢子菌,但需要分子生物学诊断方法。

某些引起下呼吸道感染的不常见真菌具有地方性特点,常出现在一些特定区域,感染可以出现在免疫力正常的个体,但在免疫低下患者更为严重。如果患者从流行地区回来,并出现呼吸系统症状或肺炎而且对标准的治疗无效,应考虑检测这些真菌的感染。这些感染包括由荚膜组织胞浆菌引起的组织胞浆菌病(美国东南部,中美)、粗球孢子菌引起的球孢子菌病(美国西南,中、南美洲)、皮炎芽生菌引起的芽生菌病(美国东部,非洲)。巴西副球孢子菌引起的南美芽生菌病(中、南美洲)经常是无症状感染,但当患者免疫低下时会出现继发感染。

新型隐球菌是引起肺炎的不常见原因,通常发生在免疫低下的患者,可伴随脑膜炎,在世界范围内均有分布。

一、样本的采集、运送及储存

正确的标本类型、适应证及运送储存条件如表 18-2-1[5-7]所示。

表 18-2-1　下呼吸道感染病原学诊断方法、标本采集和送检要求

适应证		致病微生物	标本类型	病原学诊断方法	转运要求;最佳时间
细菌	急性支气管炎	百日咳博德特菌	鼻咽拭子	博德特菌培养和(或)核酸检测	合适的转运装置,RT,2h
	慢支急性发作	流感嗜血杆菌、卡他莫拉菌、肺炎链球菌	咳痰	涂片革兰染色镜检、细菌培养	无菌容器,RT,2h
	社区获得肺炎	肺炎链球菌、流感嗜血杆菌、金黄色葡萄球菌、卡他莫拉菌、肠杆菌科(肺炎克雷伯菌)、铜绿假单胞菌、巴斯德菌属	支气管镜标本、痰、尿	涂片革兰染色镜检、细菌培养、肺炎链球菌尿抗原检测	无菌容器,RT,2h;2~24h,4℃
		军团菌	诱导痰、支气管镜标本、尿	BCYE 选择培养、核酸检测、军团菌尿抗原检测	无菌容器,RT,2h;2~24h,4℃

适应证	致病微生物	标本类型	病原学诊断方法	转运要求;最佳时间
	结核分枝杆菌和非结核分枝杆菌	支气管镜标本、咳痰、诱导痰	涂片抗酸染色镜检、结核分枝菌培养、核酸检测	无菌容器,RT,≤2h;≤24h,4℃
	混合厌氧菌(吸入性肺炎)	支气管镜 PSB 标本	涂片革兰染色镜检、细菌培养(需氧、厌氧)	无菌管,1ml 盐水或硫醇乙酸钙,RT,2h;>2~24h,4℃
院内获得肺炎	铜绿假单胞菌、大肠埃希菌、肺炎克雷伯菌、肠杆菌属、黏质沙雷菌、不动杆菌属、嗜麦芽窄食单胞菌、金黄色葡萄球菌包括 MRSA、流感嗜血杆菌、肺炎链球菌	血、痰、支气管抽吸物、BALF、PSB、肺组织	涂片革兰染色镜检、细菌培养、肺炎链球菌尿抗原检测	无菌杯或管,RT,2h;>2~24h,4℃
	军团菌	诱导痰、支气管抽吸物、BALF、PSB、肺组织	BCYE 选择培养、核酸检测、军团菌尿抗原检测	无菌容器,RT,2h;>2~24h,4℃
	混合厌氧菌(吸入性肺炎)	PSB 标本、肺组织	涂片革兰染色镜检、细菌培养(需氧、厌氧)	无菌管,1ml 硫醇乙酸钙(放 PSB);无菌容器放组织;RT,2h;2~24h,4℃
胸腔感染(肺脓肿、脓胸)	金黄色葡萄球菌、化脓链球菌、流感嗜血杆菌、咽峡炎链球菌(米勒)、肠肝菌科、铜绿假单胞菌、肺炎链球菌、类鼻疽博克霍尔德菌	胸水	涂片革兰染色镜检、细菌培养	无菌容器,RT,2h;2~24h,4℃
	诺卡菌	胸水	涂片革兰染色镜检、弱抗酸染色镜检、细菌培养	无菌容器,RT,2h;>2~24h,4℃
	军团菌	胸水	BCYE 选择培养、核酸检测、军团菌尿抗原检测	无菌容器,RT,2h;>2~24h,4℃
	脆弱拟杆菌群、普雷沃菌属、具核梭杆菌、消化链球菌属、放线菌属、坏死梭形杆菌	胸水	涂片革兰染色镜检、厌氧菌培养	无氧转运容器,RT,72h;没有转运容器时,RT,≤60min
	分枝杆菌属—结核分枝杆菌	胸水	涂片抗酸染色镜检、结核分枝菌培养、核酸检测	无菌容器,RT,2h;>2~24h,4℃
免疫缺陷患者肺炎	除 CAP 及 HAP 病原菌外,还应考虑沙门菌属(非伤寒菌)、脑膜脓毒伊丽莎白菌、单核细胞增生李斯特菌、马红球菌	血、痰、支气管抽吸物、BALF、PSB、肺组织	涂片革兰染色镜检、细菌培养、尿抗原检测	无菌容器,RT,2h;>2~24h,4℃

适应证		致病微生物	标本类型	病原学诊断方法	转运要求;最佳时间
		结核分枝杆菌和非结核分枝杆菌(胞内分枝杆菌、堪萨斯分枝杆菌、蟾蜍分枝杆菌、嗜血分枝杆菌、脓肿分枝杆菌)	咳痰、支气管镜标本、肺组织	涂片抗酸染色镜检、细菌培养、核酸检测	无菌容器,RT,2h;>2~24h,4℃
		诺卡菌及其他放线菌	咳痰、支气管镜标本、肺组织	涂片革兰染色镜检、弱抗酸染色镜检、细菌培养	无菌容器,RT,2h;>2~24h,4℃
	CF 患者肺炎	金黄色葡萄球菌、流感嗜血杆菌、肺炎链球菌和假单胞菌属、洋葱博克霍尔德菌属,嗜麦芽窄食单胞菌、结核分枝杆菌和非结核分枝杆菌(胞内分枝杆菌、堪萨斯分枝杆菌、M. malmoense、蟾蜍分枝杆菌、偶发分枝杆菌和嗜血分枝杆菌)	血、痰、支气管抽吸物、BALF、PSB、肺组织 咳痰、支气管镜标本、肺组织	涂片革兰染色镜检、细菌培养、肺炎链球菌尿抗原检测 涂片抗酸染色镜检、细菌培养、核酸检测	无菌杯或管,RT,2h;>2~24h,4℃ 无菌容器,RT,2h;>2~24h,4℃
真菌	社区获得肺炎	荚膜组织胞浆菌、粗球孢子菌、皮炎芽生菌	咳痰、诱导痰、支气管镜标本、组织、血	KOH 压片镜检或其他真菌染色方法、真菌培养、抗原检查	无菌容器,RT,<2h;≤24h,4℃
	院内获得肺炎	曲霉菌属	支气管抽吸物、痰、血	KOH 压片镜检或其他真菌染色方法、真菌培养、抗原检查(半乳甘露聚糖、1,3-β-D 葡聚糖)	无菌杯或管,RT,2h;>2~24h,4℃
	胸腔感染(肺脓肿、脓胸)	假丝酵母菌属	胸水	KOH 压片镜检或其他真菌染色方法、真菌培养、抗原检查(1,3-β-D 葡聚糖)	无菌容器,RT,2h;>2~24h,4℃
		曲霉菌属	BALF	KOH 压片镜检或其他真菌染色方法、真菌培养、抗原检查(半乳甘露聚糖、1,3-β-D 葡聚糖)	无菌容器,4℃,≤5d;>5d,-70℃
		荚膜组织胞浆菌、粗球孢子菌、皮炎芽生菌	胸水、胸膜活检	KOH 压片镜检或其他真菌染色方法、真菌培养、抗原检查	无菌容器,RT,2h;>2~24h,4℃
	免疫低下患者的肺炎	人肺孢子菌	支气管镜标本、痰、组织	核酸检测、涂片六胺银染色镜检	无菌容器,RT,2h;>2~24h,4℃
		新型隐球菌	支气管镜标本、痰、血	KOH 压片镜检或其他真菌染色方法、真菌培养、隐球菌抗原检查	无菌杯或管,RT,2h;>2~24h,4℃ 抗凝管 RT,1h;>1h~7d,4℃

续表

适应证		致病微生物	标本类型	病原学诊断方法	转运要求;最佳时间
		曲霉菌属、镰刀菌属、接合菌(根霉属、毛霉属、犁头霉属)、荚膜组织胞浆菌、粗球孢子菌及其他地方性真菌	咳痰、诱导痰、支气管镜标本、组织、血	KOH 压片镜检或其他真菌染色方法、真菌培养、抗原检查(半乳甘露聚糖、1,3-β-D 葡聚糖)	无菌容器,RT, < 2h; ≤ 24h,4℃
	CF 患者肺炎	曲霉菌属	咳痰、诱导痰、支气管镜标本、组织、血	KOH 压片镜检或其他真菌染色方法、真菌培养、抗原检查(半乳甘露聚糖、1,3-β-D 葡聚糖)	无菌容器,RT, < 2h; ≤ 24h,4℃
非典型病原	急支、慢支急性发作、CAP	肺炎支原体、肺炎衣原体	鼻咽拭子、痰、支气管镜标本	核酸检测、支原体培养	支原体特异培养基转运,RT,<2h;或 2~24h 4℃;≥24h,-70℃
病毒	急性支气管炎	流感病毒、腺病毒、副流感病毒、呼吸道合胞病毒、人偏肺病毒、鼻病毒、冠状病毒	鼻咽拭子或洗液、痰、支气管镜标本	核酸检测、快速抗原检测、病毒培养	病毒转运培养基,RT, < 2h;5d,4℃;>5d,-70℃
	慢支急性发作	鼻病毒、冠状病毒、副流感病毒(最常见是 3 型)、流感病毒、呼吸道合胞病毒、人偏肺病毒、腺病毒	鼻咽拭子或洗液、痰、支气管镜标本	核酸检测、快速抗原检测、病毒培养	病毒转运培养基,RT, < 2h;5d,4℃;>5d,-70℃
	社区获得肺炎	流感病毒(A/B)、呼吸道合胞病毒、腺病毒、副流感病毒(1~4 型)、人偏肺病毒、冠状病毒、鼻病毒、肠道病毒	鼻咽拭子或洗液、痰、支气管镜标本	核酸检测、快速抗原检测、病毒培养	病毒转运培养基,RT, < 2h;5d,4℃;>5d,-70℃
	院内获得肺炎	流感病毒 A/B、副流感病毒、腺病毒、RSV	鼻咽拭子或洗液、痰、支气管镜标本	核酸检测、快速抗原检测、病毒培养	病毒转运培养基,RT, < 2h;5d,4℃;>5d,-70℃
	免疫低下患者的肺炎	呼吸道病毒、巨细胞病毒、单纯疱疹病毒	鼻咽拭子或洗液、痰、支气管镜标本、组织	核酸检测、快速抗原检测、病毒培养	病毒转运培养基,RT, < 2h;5d,4℃;>5d,-70℃
寄生虫	社区获得肺炎	卫氏并殖吸虫	胸水、痰	直接涂片镜检查找虫卵	无菌容器,新鲜标本4℃,60min;保鲜标本,RT,>60min~30d
	胸腔感染	卫氏并殖吸虫	胸水、痰	直接涂片镜检查找虫卵	无菌容器,新鲜标本4℃,60min;保鲜标本,RT,>60min~30d

(一) 标本的采集

1. 经支气管镜的支气管肺泡灌洗标本(Bronchoalveolar larvage, BAL) 利用支气管镜向支气管肺泡内注入无菌生理盐水灌洗,回收肺泡表面细胞和非细胞成分,通过检查其细胞成分、可溶性物质和感染性病原体,诊断肺部相关疾病、评价疗效和预后。这是诊断肺炎和其他肺部感染的一个可靠的病原学诊断方法。标本包括通过支气管镜采集的支气管肺泡灌洗液(bronchoalveolar lavage fluid,BALF)和保护性毛刷(PSB)。

(1)支气管肺泡灌洗液(BALF)的采集:首先使患者局部麻醉后,向后倾呈半坐卧位。使用2%利多卡因润滑患者两个鼻孔及支气管镜。经鼻导入支气管镜并连接70ml标本采集管,灌入100ml无菌生理盐水,回收灌洗液,立即送检实验室。

(2)保护性毛刷(PSB)的采集:将检查用毛刷装入支气管镜的开口,推进直至推出护套,获得刷取物后,将毛刷抽回护套,取出整个毛刷装置。剪下刷子头,放入生理盐水中,立即送检。

2. 非导向的支气管肺泡灌洗(NBL)标本　将可抽吸的导管插入气管内直到遇到阻碍(最好是保护性的肺泡灌洗导管以降低污染),注入一定量的无菌生理盐水然后回收。这个方法即可以采集下呼吸道标本,而又避免了需要气管镜及伴随支气管抽吸术的危险因素。标本包括:不通过镜子的保护性毛刷(PSB)和非导向的支气管肺泡灌洗液(NBLAF)。

支气管肺泡灌洗标本可以用来检测引起肺部感染的细菌、病毒、寄生虫和真菌。BAL标本的核酸扩增方法主要用于人肺孢子菌、军团菌及结核分枝菌等的检测。

3. 支气管抽吸物标本　通过支气管镜直接抽吸呼吸道较大管道内的分泌物。

4. 支气管冲洗液　是类似于支气管抽吸的一个方法,从大气道灌入少量盐水,回收冲洗液送检。

5. 保护性导管标本　标本从肺内通过支气管镜获得,一个尾部带有塞子的内部和外部的导管用来预防咽喉部菌群的污染。当遇到阻碍时塞子打开,通过内部的导管取样本。

6. 经胸的抽吸物标本(环甲软骨气管穿刺)是侵入性的、有危险的操作,可以用来确认病原。需要插入一个大的骨针,内含一个导管穿过环甲软骨的空间进入气管。然后去针留下导管。注射器连上导管去吸分泌物。如果没有获得样本,注入2~3ml的无菌生理盐水再抽吸。

7. 气管的抽吸物标本　通过气管内导管收集样本,与痰的局限性是一样的。

8. 痰

(1)咳痰:咳痰前,患者用无菌生理盐水漱口。用力咳出深部痰,勿将唾液和鼻后分泌物当作痰咳出。

(2)诱导痰:当患者咳痰困难时,可留取诱导痰。先清洁口腔黏膜、舌头和牙龈,再用无菌水或生理盐水漱口后,用超声雾化器,患者吸入20~30ml的3% NaCl,用无菌杯或无菌管收集诱导痰标本。

9. 肺组织　指经皮穿刺获得的组织标本、气管镜获得的组织标本、外科手术获得的组织标本或尸体解剖获得的组织标本。标本放置在无菌容器内,立即送检。

目前我国临床送检的下呼吸道标本的主要类型有痰、气管吸出物、BALF等。

(二)　合适的标本类型、适应证及运送储存条件

基本原则:抗生素使用前无菌采集标本,标本采集后放在合适的转运培养基中或防漏带盖的无菌容器内,放置在封口的塑料袋内,尽可能快地送检。如果标本采集后没有在当天接种,则应在结果中加以注释提请临床注意。痰标本至少留取1ml,BALF应尽可能地多留。根据临床需要决定标本采集的数量和频率。

(三)　接受和拒收标准

1. 超过48小时的标本不予接受。

2. 拒收24小时内重复采集的痰细菌培养标本。

3. 拒收不合格痰标本　包括痰涂片显微镜检查不合格的标本及外观唾液样标本。

4. 不要以痰涂片显微镜检查质量评估标准而拒收用于军团菌培养的标本。

5. 不要拒收临床难以获取的BALF标本及组织标本。

二、样本的处理

(一)　基本原则

应在Ⅱ级生物安全实验室内检测。有气溶胶的步骤应在生物安全柜内进行。试验所用离心机应带盖,离心后在生物安全柜内操作。

(二)　标本的前处理

1. 痰涂片革兰染色标本不需前处理。

2. 痰培养标本的前处理

(1)普通细菌培养标本的前处理:痰中微生物不规律的分布可以导致不准确的结果。与其他咽喉定植微生物相比,引起肺炎的微生物通常会大量的出现在痰中,痰的均质化和稀释可降低痰的黏稠度又不损伤标本内的微生物。均质化的方法是加等量的液化剂到痰标本中,轻轻摇动10秒。35~37℃孵育15分钟,轻轻摇动15秒帮助均质化。取10μl均质化痰在5ml的无菌去离子水中稀释。取1μl接种环的液化痰标本接种到合适的培养基。

(2)各种病原体(病毒、支原体、人肺孢子菌、军团菌等)核酸检测标本的前处理:加入等体积的1%胰酶,涡旋振荡,静置于室温液化30分钟。10 000r/min离心3分钟,弃去上清,保留0.5ml沉淀并重悬,用于核酸提取。

3. 支气管肺泡灌洗液培养标本的前处理 稀释法:将BAL标本涡旋振荡30~60秒混匀后,分别制成1/10、1/1000、1/10 000的稀释度接种0.1ml的稀释液。直接接种法:用一个校正过的接种环接种0.01ml的混匀的BALF,如果平皿上少于10个菌落则计数为≤10^3CFU/ml,10~100个菌落时计数为10^3~10^4CFU/ml,如果是100~1000个菌落则计数为10^4~10^5CFU/ml。普遍接受的阈值是:支气管抽吸物10^6CFU/ml;支气管肺泡灌洗液10^4CFU/ml;保护性毛刷10^3CFU/mL。感染初期、气管炎或患者应用了抗菌药物,这个阈值可能并不能完全说明问题,特别是应用了抗菌药物后可能会出现假阴性结果。

4. 组织标本的前处理 将组织标本放置于无菌的组织研磨器中,加少量的(约0.5ml)无菌过滤的水或盐水或蛋白胨或肉汤进行研磨,研磨均质化的过程应在生物安全柜内进行。均质化后的组织直接接种到适宜的培养基。用于结核分枝杆菌培养的组织标本若无法确认是否有污染,可将一半的组织标本接种液体或固体培养基,另一半组织标本经消化去污染后再接种相应培养基。真菌培养的标本不要研磨,用无菌剪刀切成小块进行培养。

组织切片处理可增加敏感性,如切片进行抗酸染色有助于结核分枝杆菌的诊断,而直接进行组织涂片的敏感性较低,若组织量较少时,建议先做组织的培养。肺组织活检标本(经皮穿刺、气管镜、外科手术或尸检的标本)的检查对于军团菌、分枝杆菌、真菌(特别是曲霉)、诺卡菌和人肺孢子菌引起的感染有帮助。

(三)显微镜检查

1. 革兰染色

(1)痰标本的质量评价:痰涂片革兰染色后在低倍镜下检测20~40个视野,记录鳞状上皮细胞、白细胞数量,计算有细胞视野的细胞平均数量。当鳞状上皮细胞≥10/低倍镜(×100)或白细胞/鳞状上皮细胞的比例小于2∶1为不合格。使用比例的优点在于可以弥补细胞在涂片中分布不均的情况。拒收后应立即通知临床。若标本来自于免疫低下的患者、粒细胞缺少的患者或插管的患者,且用于军团菌或结核分枝菌的培养,则不能据此拒收。对于合格标本,报告细胞量及病原微生物数量、染色特征、形态特征、WBC内吞噬细菌情况等。

(2)BAL的质量评价:革兰染色,低倍镜下,若鳞状上皮细胞的比例>1%,说明标本受到上呼吸道的污染。BAL的涂片染色结果还可用于定量培养结果的预测。

(3)革兰染色的解释:革兰染色通过观察病原体形态特征可用来预测可能的致病菌。痰涂片革兰染色用于指导抗菌药物治疗时的解释应特别慎重,因有些病原体能在涂片中看到却不能在体外的人工培养基中生长,应全面考虑,如标本的外观、革兰染色和培养、临床状况等。

2. KOH压片、六胺银染色、墨汁染色和荧光染色

(1)KOH压片可提供真菌的形态学特征。可以区分毛霉(宽的无隔菌丝)和曲霉(窄的有隔菌丝,呈45度角分枝)的菌丝。

(2)六胺银染色可检测人肺孢子菌。

(3)免疫荧光显微镜法常用作军团菌的染色。

(4)墨汁染色可检测隐球菌。

(四)培养和鉴定的流程

1. 培养和鉴定流程[3]如表18-2-2、表18-2-3所示。

表18-2-2 支气管肺泡灌洗液标本中可能的病原体、所用的培养基及培养条件

临床信息	标准的培养基	孵育			读结果	目标病原体
		温度(℃)	环境	时间		
气管炎 胸部感染 慢性阻塞性气道疾病	巧克力平皿*加杆菌肽纸片或将杆菌肽加到培养基中	35~37	5%~10% CO_2	48h	每天读一次	流感嗜血杆菌、卡他莫拉菌、金黄色葡萄球菌、肺炎链球菌、其他纯培养的微生物
社区获得肺炎 院内获得肺炎	沙保弱(双相真菌用带螺帽培养基)	30和35~37	空气	48h‡	40h	真菌

续表

临床信息	标准的培养基	孵育			读结果	目标病原体
		温度(℃)	环境	时间		
	麦康凯	35~37	空气	48h	每天读一次	肠杆菌科、假单胞菌属
支气管扩张 肺囊性纤维化	甘露醇高盐琼脂	35~37	空气	48h	每天读一次	金黄色葡萄球菌
肺囊性纤维化	洋葱博克霍尔德选择培养基	35~37	空气	48h	40h	洋葱博克霍尔德菌
		进一步培养				
		30	空气	5d	5d	

军团菌、结核分枝杆菌参照本节三的内容

* 如果采用将杆菌肽加入培养基内的方式，则需要加种一块血平皿在5%~10% CO_2 环境中，以培养卡他莫拉菌和肺炎链球菌

‡ 如果是怀疑是巴西副球孢子菌培养应使用带螺帽的培养基孵育6周的时间,40h时读一次结果

表 18-2-3　痰标本中可能的病原体、所用的培养基及培养条件

临床信息	标准的培养基	孵育			读结果	目标病原体
		温度(℃)	环境	时间		
气管炎 胸部感染 慢性阻塞性气道疾病 肺炎	巧克力平皿*加杆菌肽纸片或将杆菌肽加到培养基中	35~37	5%~10% CO_2	48h	每天读一次	流感嗜血杆菌、卡他莫拉菌、金黄色葡萄球菌、肺炎链球菌、其他纯培养的微生物
支气管扩张 肺囊性纤维化 免疫缺陷/ITU	麦康凯	35~37	空气	48h	每天读一次	肠杆菌科、假单胞菌属
	甘露醇高盐琼脂	35~37	空气	48h	每天读一次	金黄色葡萄球菌
	沙保弱琼脂	35~37	空气	48h‡	≥40h	真菌
肺囊性纤维化	洋葱博克霍尔德菌选择培养基	35~37	空气	48h	≥40h	洋葱博克霍尔德群
		进一步培养				
		30	空气	5d	5d	
真菌调查	沙保弱(双相真菌用带螺帽培养基)	35~37	空气	48h‡	≥40h	真菌

军团菌、结核分枝杆菌参照本节三的内容

* 如果采用将杆菌肽加入培养基内的方式，则需要加种一块血平皿在5%~10% CO_2 的环境中，以培养卡他莫拉菌和肺炎链球菌

‡ 如果怀疑是巴西副球孢子菌培养应使用带螺帽的培养基孵育6周的时间,≥40h时读一次结果

2. 鉴定水平　对于不同的微生物学实验室，针对微生物分离株鉴定水平的要求各不相同。表 18-2-4 是英国卫生防护局(health protection agency,HPA)建议的鉴定水平[3]，国内可参考借鉴。建议条件允许的情况下,尽可能鉴定到种的水平。

表 18-2-4　下呼吸道标本分离株的鉴定水平

细菌	HPA 推荐的鉴定水平	建议国内三级甲等医院的鉴定水平
洋葱博克霍尔德群	种的水平	种的水平
嗜麦芽窄食单胞菌	种的水平	种的水平
假单胞菌属[1]	"假单胞菌"水平	种的水平

续表

细菌	HPA 推荐的鉴定水平	建议国内三级甲等医院的鉴定水平
铜绿假单胞菌	黏液或非黏液的水平	黏液或非黏液的水平
肠杆菌科细菌	种的水平	种的水平
流感嗜血杆菌	种的水平	种的水平
卡他莫拉菌	种的水平	种的水平
脑膜炎奈瑟菌	种的水平	种的水平
巴斯德菌	种的水平	种的水平
金黄色葡萄球菌	种的水平	种的水平
肺炎链球菌	种的水平	种的水平
军团菌	种的水平	种的水平
真菌[2]	属的水平	种的水平
酵母菌[2]	"酵母"的水平	种的水平

注:[1] 若条件允许的情况下,尽可能鉴定到种的水平。[2] 某些不能鉴定到种水平的真菌,需鉴定到属的水平。

（五）药物敏感试验

对有临床意义的分离株进行药物敏感试验,判断耐药性,为临床治疗提供证据。参见相关国际指南,如 CLSI M100 或 EUCAST[8];参见本书相关章节。

（六）下呼吸道感染的其他检测方法

1. 分子生物学诊断的方法

（1）反转录-聚合酶链反应（RT-PCR）：RT-PCR 是将 RNA 反转录和 cDNA 聚合酶链反应相结合的技术。原理：提取组织或细胞中的 RNA,先经反转录酶作用从 RNA 反转录成 cDNA。再以 cDNA 为模板进行 PCR 扩增,而获得目的基因或检测基因。可用于流感病毒等核酸检测。

（2）荧光定量 PCR：荧光定量 PCR 结合了常规 PCR 技术和荧光能量传递技术,把核酸扩增、杂交、光谱分析和实时检测技术结合在一起,提高了检测灵敏度,实现了实时检测和定量。另外,荧光定量 PCR 法能有效地防止污染,特异性更好,提高实验的重复性。很多呼吸道样本可以通过核酸扩增检测到病原微生物及鉴定耐药基因,在几个小时得到检测结果,对治疗有巨大的影响。目前有很多商品试剂盒可以用于呼吸道标本病原体的核酸检测,如各种呼吸道病毒、支原体、衣原体、军团菌、人肺孢子菌、结核分枝杆菌等核酸检测。

荧光定量 PCR 法检测病毒核酸：

1）样本类型：鼻咽吸出物、鼻拭子、BALF、咽拭子、鼻咽拭子、痰等。

2）最佳的采样时间：疾病起病的 3 天内采集标本,最多不要超过 5 天。标本在应用抗病毒治疗前采集。为排除其他病原体的感染,可以同时采集一个样本用于其他病原体的检测。标本采集后尽快将标本送到实验室,若不能及时送检应储存在冰箱内。若标本 24 小时内不能送检,应储存在-70℃。避免反复冻融标本。

3）样本的处理：①痰液标本：向装有晨痰的痰盒内加入等体积的 1% 胰酶,涡旋振荡,静置室温液化 30 分钟。取 1ml 液化后标本,10 000r/min 离心 3 分钟,去上清,留沉淀；②咽拭子标本、支气管肺泡灌洗物和气管抽吸物：取 1ml 标本至干净的 1.5ml 离心管中,10 000r/min 离心 3 分钟,弃上清,留沉淀。

4）严格依据厂家说明书进行核酸提取、PCR 扩增及读取结果。

（3）环介导等温扩增（loop mediated isothermal amplification,LAMP）：LAMP 检测技术是恒温扩增技术。其优点是：①恒温扩增：因此无需特殊的仪器设备；②高特异性：应用 6 个靶基因位点,特异性结合方可进行扩增；③灵敏度高：扩增模板可达 1～10 拷贝；④快速：整个扩增在不到 60 分钟即可完成。可实现早期、准确诊断,以便临床采取有效的早期干预和治疗措施。自从 2000 年首次报道环介导等温扩增之后,已经开发了包括禽流感、SARS 和西尼罗河病毒检测等多种 LAMP 检测商品试剂盒。

（4）核酸序列依赖性扩增（nucleic acid sequence-based amplification,NASBA）：NASBA 同 LAMP 一样,是 PCR 基础上的一种恒温扩增技术。NASBA 最适合于单链 RNA 的扩增、检测及测序。目前已有多种检测试剂盒用于流感、禽流感等 RNA 病毒的检测。

（5）基因芯片：基因芯片或微阵列是近年发展起来的分子生物学研究工具。具有高通量、快速获取有关生物学信息的特点。基因芯片的优势在于可以一次检测多种病原微生物,不仅可进行病原微生物种、亚种、型的识别,同时可了解病原微生物的致病基因和耐药基因,以及寻找新的病原微生物。目前基因芯片主要用于科研,要从实验室研究推向临床应用还有一系列问题需要解决,如提高特异性、重复性、简化操作和降低成本等。

（6）全基因组测序：针对感染性疾病病原体的大规模核酸分析,可提供极为丰富的信息,对于未知病原体的发现具有不可比拟的优势,是分子生物学诊断的研究热点。随着测序技术的迅速发展,在成本和耗费时间上均有所降低。目前,全基因组测序主要用于科研。

2. MALDI-TOF　飞行时间质谱通过比较试验菌株和已知的标准株的质量峰,进而分析细菌的16S 核糖体蛋白。能够在 20 分钟内完成鉴定。MALDI-TOF 提供了一个快速的鉴定方法,可使随后的治疗方案更加准确并及早启动治疗。目前,这个方法正逐步应用于临床,用于各种感染性标本的细菌、真菌的快速鉴定。

3. 肺炎链球菌、军团菌尿抗原检测　CAP 致病原的确立有利于选择最佳抗生素治疗方案,减少抗生素耐药性的威胁和药物的副作用。肺炎链球菌、军团菌尿抗原检测具有高特异度、高敏感度和快速等优势,使患者能尽早接受特定的抗生素治疗,且不受前期接受抗生素治疗的影响。

4. 1,3-β-D-葡聚糖检测(G 试验)　1,3-β-D-葡聚糖是真菌细胞壁成分,当真菌感染时血液及其他体液中 1,3-β-D-葡聚糖含量增高,以此判断有无侵袭性真菌感染。定量检测可判断感染严重程度及疗效评估。浅表真菌感染或真菌定植时,1,3-β-D-葡聚糖极少释放入血液中。该试验可用于检测念珠菌、曲霉、肺孢菌等感染,不能检测隐球菌和接合菌感染,不能区分曲霉与酵母菌感染。真菌的血清学诊断方法多以真菌在致病状态产生的物质为检测标志物,结果阳性提示有致病性,但不是确认试验,应动态观察检测结果以明确临床意义。

5. 半乳甘露聚糖试验(GM 试验)　GM 试验是利用酶联免疫法(ELISA)检测曲霉菌细胞壁成分半乳甘露聚糖的 β-D-半乳呋喃糖苷。血清、脑脊液、支气管肺泡灌洗液等标本均可用于 GM 试验。该试验可检测曲霉属,但与青霉属的一些真菌(如马尔尼菲青霉菌)有非特异的交叉反应。半乳甘露聚糖的释放量与菌量成正比,可以反映感染程度,建议动态监测。很多研究结果显示 GM 试验对于粒细胞缺少和 ICU 患者有较高的敏感性,但是对于 AIDS 和器官移植的患者还不明确。

(七)质量控制

1. 分离流感嗜血杆菌和肺炎链球菌时,延长孵育时间可以提高分离率。

2. 与巧克力琼脂相比,巧克力琼脂中添加杆菌肽(或巧克力琼脂贴杆菌肽纸片)后流感嗜血杆菌的分离率没有不同,但是正常菌群的生长减少且流感嗜血杆菌的生长量增加,易于进一步的分离鉴定。

3. 对于肺囊性纤维化患者的标本建议采用洋葱博克霍尔德菌选择性培养基,这样有利于洋葱博克霍尔德菌的生长。这个培养基同样有利于唐菖蒲博克霍尔德菌和其他假单胞菌的生长。

4. 具有真菌感染危险因素的患者应常规接种真菌培养基(沙保弱培养基)。孵育温度会影响检测结果,如标本中有大量的念珠菌时,可以覆盖曲霉菌的生长,但在 42~45℃ 时念珠菌生长抑制,而有利于曲霉菌生长。冰箱储存标本可使毛霉的检出率降低。

三、特殊病原菌的培养

(一)结核分枝杆菌的培养

结核是由结核分枝杆菌复合群(*Mycobacterium tuberculosis* complex,MTBC)中的结核分枝菌引起的感染,引起人类致病的主要是结核分枝杆菌,其次是牛分枝杆菌、非洲分枝杆菌、山羊分枝杆菌和 *Mycobacterium canettii*。复合群中的另外两个种田鼠分枝和 *M. pinnipedii* 与不同的哺乳类宿主的感染相关,但是很少在免疫低下的患者中报道。

MTBC 最初的感染被称为原发结核,感染 3~8 周时结核菌素皮肤试验或 γ-干扰素释放试验可以阳性,标志细胞免疫建立及组织高敏感性。继发结核通常出现在原发感染后 5 年或更长的时间,儿童和成人均可继发感染。结核可以引起人体多个器官的感染,但多数是在肺部,有肉芽肿形成。在多数的个体,肉芽肿可以愈合。但在免疫缺陷患者,酗酒、营养不良和老年人可引起继发感染。

近年来,世界范围内耐药及多重耐药结核分枝杆菌的报道不断增加。结核分枝杆菌可以通过随机突变获得耐药性。耐药结核产生的危险因素包括不完全的或不适当的治疗,或没有坚持治疗。

肺结核的诊断主要是根据临床特征、标本涂片抗酸染色镜检、结核分枝菌培养,再辅以影像学检查、结核菌素皮肤测试及近年发展起来的结核感染 T 细胞干扰素释放试验等。药物敏感试验除了传统的方法,近年来发展起来的分子生物学诊断方法可以检测一些与耐药相关的基因突变,可用于分离菌株或直接从原始标本检测,可以提供早期的菌株鉴定及耐药性鉴定。

1. 生物安全　分枝杆菌的涂片和培养应在生物安全二级实验室内完成,同时室内空调最好是单向换气系统(非循环式),使室内气流由较清洁区域流向污染区域。产生气溶胶的步骤应在生物安全柜内进行,定期对生物安全柜进行检定、保养、消毒和清洁,保证生物安全柜状态良好,有效保护操作者安全。必须使用能够防止气溶胶扩散的离心机。进行结核分枝杆菌相关检测操作时,应穿隔离服、戴手套及口罩(推荐使用 N-95 口罩)。对培养阳性的结核分枝杆菌进行鉴定和药敏实验需要在生物安全三级实验室条件下进行。

2. 样本的采集、运送、储存

(1)标本类型:痰、支气管肺泡灌洗液、胸水、组织活检、尸检标本等。

(2)抗菌药物治疗之前无菌采集标本,采集后的标本放在防漏的容器内,再放入封好的塑料袋内转运。尽可能快地送检及处理样本,若不能及时处理标本应保存在冰箱内,但不能超过 48 小时。

(3)痰标本的采集:痰标本要尽可能新鲜以降低污染,脓痰最好。连续留取 3 份痰标本(8~24 小时)每份样本量应大于 5ml,至少有一份痰标本来自晨起的痰。

(4)BALF 的采集:不能自主咳痰、或没有诱导痰或标本抗酸染色阴性时可采集 BALF,每份样本量应大于 5ml。

(5)胸水和心包积液并不是敏感性高的样本,这些标本的阴性结果不能排除结核。

(6)组织标本:肺组织标本(经皮穿刺、气管镜、外科手术或尸体的标本)的检查对于诊断分枝杆菌引起的感染有帮助。

3. 标本的处理流程

(1)涂片抗酸染色的前处理:制备浓缩涂片的方法很多,标本经各种消化去污染处理后,先将得到的沉淀物接于培养基,剩余的部分即可用于制备浓缩涂片。若标本只用制备浓缩涂片,可利用次氯酸浓缩法以减低操作者被感染的危险性。由于 5%~6% 次氯酸溶液能杀死多数微生物及标本中的结核分枝菌,所以利用本方法进行标本处理时,若处理时间超过 15 分钟会造成分枝杆菌的分解,所以标本处理时应注意时间不可过长。

离心均质化样本,3000r/min,小心弃去上清,沉淀制备一个薄片。染色前先将涂片放置在生物安全柜内的电子加热器上(65~75℃)直至干燥后(至少10 分钟,最多 1 小时),放在合适的架子上。热固定不能杀死结核分枝菌,应谨慎操作涂片。

(2)分枝杆菌培养的前处理:用于结核分枝杆菌培养的标本可分为两类:有正常菌群污染的标本

和无菌体液来源的标本。污染的标本需要在培养之前进行去污染的操作步骤以减少正常菌群过度生长。目前使用的消化污染处理的方法大多是利用分枝杆菌对强酸或强碱消化剂的相对稳定性来除去杂菌,常用的消化液包括:N-乙酰-L-半胱胺酸-氢氧化钠法、NaOH(2%~4%)法、3% 草酸法(假单胞菌污染)、硫酸法(0.5N)等。实验室应根据样本中可能的污染水平来对待样本,根据污染的程度选择最适合的方法和去污染的时间。任何消化去污染处理方法的污染率应不高于 5% 或低于 3%。尽管分枝杆菌比其他的细菌对去污染剂的抵抗能力强,但是也并不能完全抵抗,过度的去污染可能引起假阴性的结果,因此要避免过度的去污染。当实验室的污染率明显变化并需要修正时,应先修改消化剂的浓度,而不应该改变消化的时间。无菌部位的标本以及已确认没有其他细菌生长的样本,接种前无需去污染处理。

N-乙酰-L-半胱胺酸-氢氧化钠法:将不超过10ml 的标本倒入 50ml 无菌尖底离心试管,加入等量新鲜配制的 NALC-NaOH 溶液到离心管内,把离心管振荡混匀约 20 秒(不要长于 30 秒),混合后的标本放置室温反应 15 分钟,为稀释标本,应加入无菌磷酸缓冲液至总量为 50ml,盖好盖子后把试管上下混合完全均匀,3000r/min 离心 15 分钟,离心后把上清液倾倒到废水桶内,不要残留液体,用无菌磷酸缓冲液重悬后,制成 1~2ml 悬浮液。

(3)组织标本的前处理:用合适的方法研磨或均质化标本。用于结核分枝杆菌培养的组织标本若无法确认是否有污染,可将一半的组织标本接种液体或固体培养基,另一半组织标本经消化去污染后再接种相应培养基。组织切片处理可增加敏感性,如切片进行抗酸染色有助于结核分枝杆菌的诊断,而直接进行组织涂片的敏感性较低,而若组织的量较少时,建议先做组织的培养。

(4)显微镜检查:在检测抗酸杆菌时,金胺酚染色比姜尼染色快速、敏感,对金胺酚阳性的标本可以再用姜尼染色确认。涂片的结果应予量化才有意义。

(5)培养

1)培养基的选择:理想的分枝杆菌培养基应符合下列需求:①能使很少量的分枝杆菌迅速地长出菌落;②能初步区分菌落的颜色及形态;③能抑制污染菌的生长;④便宜、易于制备;⑤可用于药敏试验。由于目前使用单一的培养基无法完全符合上列需求。商品化的液体培养基可以较早分离出分枝杆菌。最好是选择液体培养基再加上 L-J 斜面。

2)接种 0.1ml 处理后的悬浮液至 L-J 斜面,试管培养基(如 L-J)培养时应倾斜 30 度。接种 0.5ml 处理后的悬浮液至 MGIT 液体培养管。二氧化碳培养箱能促进结核分枝菌生长,所以初次分离所接种的培养基均应孵育于 10%二氧化碳环境中,若可能应至少在 10%二氧化碳 35~37℃培养箱培养 4 周。一般分枝杆菌最适合的孵育温度为 35~37℃。接种 5~7 天后,检查所有培养基是否有快速生长的分枝杆菌生长,然后每周观察 1~2 次是否有菌落生长,至第 8 周若未长出菌落即为阴性。

4. 其他的检测方法

(1)结核菌素试验:是诊断潜伏结核最常见的方法。传统的结核菌素试验有很大不足,包括解释标准的不同、假阳性及假阴性的结果等。环境中的分枝杆菌以及牛分枝杆菌来源的疫苗通常可以引起假阳性。

(2)结核分枝杆菌活化 T 细胞干扰素释放试验(IGRAs 或 IGTs):目前有多种商品化的试剂盒,如 QuantiFERON®-TB Gold In-Tube 和 T-SPOT® TB 试验。这些试验使用结核分枝杆菌特异抗原(BCG 没有的抗原)刺激宿主,检测宿主对感染的反应。这个方法不受之前接种过 BCG 疫苗的影响。对于诊断治疗潜伏结核分枝杆菌感染是有益的。该方法的局限性是不能区分潜伏感染和活动性结核,另外其他的分枝杆菌如堪萨斯分枝杆菌等也有这个抗原,会对检测结果产生影响。

(3)核酸扩增试验(NAAT):用于结核分枝杆菌检测的核酸扩增试验可以用于原始的标本,呼吸道标本优于其他部位的标本。无论是肺内结核还是肺外结核,一个阳性 NAAT 结果可以作为诊断的标准,但是一个阴性的结果不能作为排除感染的标准。NAAT 可以将分枝杆菌分离株鉴定到复合群或种的水平。可以用于诊断苛养的、很难在实验室培养出来的分枝杆菌。NAAT 同样对于检测基因突变产生的耐药株也非常重要。在英国,涂片阳性标本的患者建议检测利福平耐药。目前商品化的试剂盒包括:Cepheid Xpert MTB/RIF、Hain Lifescience Genotype MTBDRplus 系统、博奥芯片法检测结核分枝杆菌耐药基因、Roche TaqMan MTB 等。

(4)分枝杆菌的 MALDI-TOF 的鉴定:飞行时间质谱用于分析 16S 核糖体蛋白。通过比较试验菌株和已知标准株的质量峰来完成鉴定。一些关于这项技术用于分枝杆菌鉴定优势的研究发现,这个方法用于区分亲缘很近的菌株时非常可靠。MALDI-TOF 提供了一个快速的鉴定方法,可使随后的治疗方案更加准确并及早启动治疗。

(二)军团菌的培养

1976 年,军团菌因为引起美国退伍军人的暴发感染而被命名,目前已确认军团菌属有 52 个种,共 60 多个血清型,95%的军团菌感染是嗜肺军团菌引起。16 个血清型的嗜肺军团菌与人类感染密切相关,其中血清 1 型占绝大部分。嗜肺军团菌是革兰阴性、专性需氧的胞内寄生菌,寄生于肺泡的巨噬细胞内。军团菌病的患者很少有痰,痰中军团菌的数量也很少。

1. 样本的采集、运送、储存

(1)标本类型:痰、气管肺泡灌洗液、气管吸出物、毛刷、肺组织等。

(2)无菌采集标本:采集后的标本放在无菌防漏的容器内,再放入封好的塑料袋内转运。尽可能快地送检及处理样本,若不能及时处理标本,应保存在冰箱内。

(3)接收及拒收标准:①不要以常规痰标本质量评估标准拒收用于军团菌培养的标本,因军团菌患者的痰呈水样,很稀,白细胞数目很少,而且军团菌很难被革兰染色着色;②不要拒收 BALF 标本,并且应尽可能多地送检 BALF 标本。

2. 培养及鉴定　接种标本到 BCYEα 培养基和 BMPAα 培养基,35~37℃、50%~70%湿度的空气环境下培养 7 天。每天观察平皿上是否有菌落生长。

3. 其他检测方法　目前常用的检测方法主要有血清抗体检测法、尿抗原检测法和核酸扩增法。

(1)培养法是军团菌感染的确诊方法,可检测所有血清型,但敏感度差异较大,故培养法在临床上很少应用。

(2)血清抗体检测法具有 40%~90%的敏感度,但由于存在感染后 1~2 周的窗口期,且需双份血清抗体滴度 4 倍及以上升高才可确认,因此对于早期诊断不够理想。

(3)军团菌尿抗原检测是目前最常用的检测方法,其具有高特异度、高敏感度和快速等优势,即使在药物治疗几天后也可显示阳性结果,但该方法只能检测血清型 I 型的嗜肺军团菌,也存在一定的局限性。

(4)核酸扩增法是近年来应用于临床的检测方

法,检测的基因靶点主要有 *5S rRNA*、*16S rRNA* 和 *mip* 基因,具有高特异度和敏感度的特点,并可检测已知的引起人类致病的所有军团菌。

4. 药敏试验　军团菌对大环内酯类、喹诺酮类及利福平敏感。没有出现治疗中获得性耐药时,无需常规做药敏试验。

(三) 支原体的培养

肺炎支原体于 1962 年成功分离,1986 年发现是细胞内寄生菌,其缺乏细胞壁,体外需进行细胞培养,是能独立生长的最小微生物,也是引发非典型肺炎的最常见病原体。

1. 样本的采集、运送、储存

(1)标本类型:咽拭子、痰、气管肺泡灌洗液、气管吸出物、毛刷、肺组织等。

(2)无菌采集标本:拭子标本采集后放入合适的转运培养基,非拭子标本采集后放在无菌防漏的容器内,再放入封好的塑料袋内转运。尽可能快地送检及处理样本,若不能及时处理标本,应保存在冰箱内不超过 48 小时。

2. 支原体培养　肺炎支原体生长缓慢,体外培养困难。近年来人们利用肺炎支原体生长过程中分解葡萄糖并产酸的特点设计了快速培养鉴定方法,通过观察培养基颜色的变化来早期发现肺炎支原体的生长,不仅缩短了培养时间,也提高了阳性率。培养法具有较高的特异性,是确定肺炎支原体感染最可靠的方法,但检测手段要求高、时间长(2~6 周获得培养结果),对急性感染的临床早期诊断帮助不大,且无法鉴别持续感染,故不作为临床实验室常规方法。但培养法对肺炎支原体临床分离株生物学和分子生物学特征以及药物敏感性等的研究是必不可少的。

3. 其他检测方法

(1)血清学检测法:检测患者血清中肺炎支原体特异性抗体滴度,是肺炎支原体感染常用的实验室手段,通过测定急性期和恢复期血清抗体滴度,急性期持续高滴度 IgM 抗体(≥1:160)或恢复期 IgG 抗体滴度较急性期 IgG 抗体滴度升高≥4 倍作为诊断依据。最近有研究表明,成人感染者双份血清的时间间隔在 3~6 天内即有可能出现≥4 倍升高。这个方法的局限性在于患者初次感染 7 天后才产生肺炎支原体 IgM 抗体。另外,青少年中肺炎支原体 IgM 抗体的基础滴度较高、成人初次感染和再感染的 IgM 抗体反应弱等原因,造成 IgM 抗体检测的敏感度较低。

(2)核酸扩增法:是通过检测病原体核酸水平来确定肺炎支原体的感染,这种方法灵敏度高、特异性强,且检测快速,早期诊断价值大。目前,核酸扩增法商品试剂盒的敏感性和特异性参差不齐,而且需特殊的仪器设备和有经验的操作人员。另外,感染后肺炎支原体持续存在、无症状肺炎支原体携带都可能造成假阳性。因此,肺炎支原体急性感染的最优实验室诊断应结合血清抗体和核酸扩增检测,并结合患者临床表现才能做出正确判断。

(四) 真菌培养

真菌的检测在生物安全二级实验室完成。产生气溶胶的步骤应在生物安全柜内进行。最好采用带螺帽瓶子培养,采用培养皿进行真菌培养时应使用封口膜封好培养皿。

1. 标本采集、运送与贮存

(1)标本类型:痰、支气管肺泡灌洗液、支气管毛刷、肺组织、胸水等。

(2)标本采集:无菌采集标本后,放在无菌防漏的容器内,再放入封好的塑料袋内转运。尽可能快的送检及处理样本,若不能及时处理标本,应保存在冰箱内。

2. 标本的处理

(1)直接涂片

1)10%KOH:主要用于标本直接涂片镜检。观察有无菌丝和孢子及孢子和菌丝的形态、位置、大小、颜色及排列等特征。

2)乳酸酚-棉兰染色:主要用于真菌培养菌落的形态学镜检。观察孢子和菌丝的形态、位置、大小、颜色及排列等特征。

3)墨汁染色:用于 BALF 和胸水标本中隐球菌的形态学检测。观察真菌孢子及荚膜。

4)六胺银染色:用于人肺孢子菌的检测。观察包囊的形态特征。

(2)培养鉴定

1)普通培养:标本处理后接种于沙保弱葡萄糖琼脂、马铃薯琼脂、脑心琼脂等适宜真菌生长的培养基,封口后放入培养箱。培养条件:27℃±1℃和35~37℃恒温培养。并分别于 24、48、72 小时至第 7 天观察有无真菌生长。

2)鉴定培养　怀疑念珠菌属感染的临床标本,接种于显色琼脂,35~37℃培养 48 小时,观察菌落颜色变化。

3)鉴定方法:包括:①形态学鉴定:标本直接涂

片及培养物压片镜检;②显色培养鉴定:根据酵母菌在显色培养基中颜色的不同进行菌种的鉴定;③全自动微生物鉴定仪及手工鉴定系统。

3. 结果报告、解释和局限性

(1)涂片

1)阴性结果:①未找到真菌孢子及假菌丝(酵母菌);②未找到真菌菌丝(丝状真菌);③未找到人肺孢子菌;④墨汁染色阴性。

2)阳性结果:①找到真菌孢子及假丝(酵母菌)、找到真菌孢子(酵母菌);②找到真菌菌丝(丝状真菌);③找到人肺孢子菌;④墨汁染色阳性。

3)结果解释:①无菌部位取材标本涂片阳性提示真菌感染;②芽胞和假菌丝:提示酵母菌;③透明、有隔菌丝,分支角度约45度,提示曲霉菌;透明、无隔或少隔菌丝,分支角度约90度,提示接合菌;棕色或黑色菌丝,提示暗色丝状真菌;④有荚膜的孢子提示隐球菌;⑤找到人肺孢子菌、墨汁阳性可作为诊断标准。

4)局限性:非无菌部位取材标本涂片阳性时,无法判别感染、污染及定植,应结合其他实验室检查及临床做出诊断。

(2)培养

1)阴性报告:真菌培养未生长。

2)阳性报告:报告分离鉴定的真菌。

3)鉴定培养结果:①绿色:白念珠菌;②蓝灰色或者铁蓝色:热带念珠菌;③粉红色,边缘模糊有微毛刺:克柔念珠菌;④中央为紫色:光滑念珠菌;⑤白色:其他念珠菌。

4)局限性:对于显色不典型及临床少见念珠菌鉴定不准确。

4. 其他检测方法

(1)乳胶凝集试验:用来检测隐球菌荚膜多糖抗原。凝集试验阳性,血清滴度≤1∶4,怀疑隐球菌感染;滴度≥1∶8诊断隐球菌病。隐球菌抗原检测具有诊断价值。

(2)核酸扩增法:根据真菌不同种属可以选择目的基因进行扩增,常用的目标基因有真菌内转录间隔区(ITS区)、28SrDNA、β-微管蛋白、钙调蛋白等。扩增产物测序后与真菌基因数据库比对,得到鉴定结果。主要用于少见真菌或通过传统鉴定方法难于鉴定的真菌。

(3)MALDI-TOF MS:MALDI-TOF MS鉴定真菌是通过检测获得微生物的蛋白质谱图,并将所得的

谱图与数据库中的真菌参考谱图比对后得出鉴定结果。目前正在逐步应用于临床。

四、结果报告、解释和局限性

(一)涂片结果
1. 革兰染色

(1)痰涂片革兰染色结果报告内容如表18-2-5所示。

表18-2-5　痰革兰染色结果报告

低倍镜下计数细胞	油镜下计数细菌	描述细菌的形态
上皮细胞白细胞	1+(偶见):<1/油镜	革兰阳性:球菌成对(和成链)、球菌成堆、大杆、小杆、球杆、分枝状杆菌、棒杆菌
	2+(少量):1~5/油镜	
	3+(中量):6~30/油镜	革兰阴性:双球菌、杆菌、细丝杆菌、球杆菌
	4+(大量):>30/油镜	真菌:酵母、真假菌丝

(2)痰涂片革兰染色结果解释

1)革兰染色涂片检查可以用来确定标本的质量以及预测可能的病原体,有助于下呼吸道感染患者的诊断,特别是社区获得性肺炎的早期诊断。

2)涂片可见大量多形核白细胞、细胞内找到细菌(活动性感染)、弹性蛋白或胶原纤维、坏死的白细胞等均提示感染。一般来讲直接涂片中单一的形态染色特征对于下呼吸道的感染更具诊断价值:①涂片可见大量多形核白细胞、革兰阳性球菌成对或成短链排列:提示可疑肺炎链球菌;②涂片可见大量多形核白细胞、革兰阳性球菌成堆排列:提示可疑金黄色葡萄球菌肺炎;③涂片可见大量多形核白细胞、小的革兰阴性球杆菌:可疑流感嗜血杆菌肺炎;④涂片可见出芽的酵母样孢子和假菌丝:仅为优势菌时报告,通常提示鹅口疮;⑤涂片可见大量多形核白细胞、真菌菌丝:提示可疑真菌感染;⑥涂片可见大量多形核白细胞,若培养结果分离不到涂片中所见细菌,特别是形态疑似厌氧菌,提示厌氧菌的感染;⑦涂片可见大量多形核白细胞,若培养结果分离不到细菌,可能是某些特殊菌的感

染,如军团菌、结核分枝杆菌或其他可引起非典型肺炎的病原体;⑧每个低倍镜视野发现超过10个以上鳞状上皮细胞,提示标本被唾液和上呼吸道分泌物污染,标本不适合培养。

3)技术性因素对涂片结果的影响:对于一些革兰阳性的细菌,如快速生长的链球菌(肺炎链球菌等)、某些革兰阳性的杆菌,染色结果会出现全部或部分菌体被染成革兰阴性的情况。一些革兰阴性杆菌,如流感嗜血杆菌,可能不被革兰染色着色,当临床怀疑这类细菌的感染,可以采用改良的Sandiford's革兰染色法、吉姆萨染色或墨汁染色等其他染色方法。

4)涂片结果的解释应谨慎,特别是当患者已经使用抗生素后更应谨慎解释涂片的结果,因为抗生素治疗后可能会出现涂片中可见病原体,而培养不生长的情况。另外,涂片结果的敏感性也因操作者的技术水平不同而出现较大的差异。因此,应结合标本的外观、涂片结果、培养结果及患者的临床表现进行综合评价,以确定患者是否有下呼吸道的感染。

2. KOH压片　报告真菌菌丝。涂片可见真菌菌丝,提示可疑丝状真菌感染。

3. 六胺银染色　检测到或未检测到人肺孢子菌包囊。涂片检测到人肺孢子菌包囊提示人肺孢子菌感染。

4. 墨汁染色　报告检测到有荚膜的孢子。墨汁染色阳性提示隐球菌感染,可作为诊断依据。应注意的是红酵母菌也有较厚的荚膜,墨汁染色也可为阳性,应根据临床具体情况做进一步鉴定。

5. 抗酸染色　痰涂片抗酸染色结果报告内容如表18-2-6所示。

表18-2-6　痰涂片抗酸染色结果报告

报告结果	姜尼染色	荧光染色
阴性	300连续视野(×1000)未发现抗酸杆菌	50连续视野(×400)未发现抗酸杆菌
报告菌数	300连续视野(×1000)发现抗酸杆菌1~8条	50连续视野(×400)发现抗酸杆菌1~9条
+	100连续视野(×1000)发现抗酸杆菌3~9条	50连续视野(×400)发现抗酸杆菌10~99条

续表

报告结果	姜尼染色	荧光染色
++	10连续视野(×1000)发现抗酸杆菌1~9条	1视野(×400)发现抗酸杆菌1~9条
+++	1视野(×1000)发现抗酸杆菌1~9条	1视野(×400)发现抗酸杆菌10~99条/视野
++++	1视野(×1000)发现抗酸杆菌≥10条	1视野(×400)发现抗酸杆菌≥100条

抗酸染色阳性提示分枝杆菌感染,但不能区分结核分枝杆菌与非结核分枝杆菌,应根据需要做进一步鉴定。

6. 镜检报告所见军团菌及寄生虫的结果。

(二)培养结果

1. 报告方式

(1)报告有临床意义的病原微生物,如结核分枝杆菌、军团菌、化脓链球菌、B群β-溶血链球菌(儿童)、支气管博德特菌、诺卡菌、新型隐球菌、土拉热弗朗西斯菌、鼠疫耶尔森菌、炭疽芽胞杆菌、丝状真菌、肺炎链球菌、流感嗜血杆菌等。

(2)当细菌生长达到有临床意义的数量时,如:PSB标本,计数$>10^3$CFU/ml;BALF标本,计数$>10^4$CFU/ml;气管抽吸物标本,计数$>10^6$CFU/ml。报告卡他莫拉菌、脑膜炎奈瑟菌、金黄色葡萄球菌、B群β-溶血链球菌(成人)、C群或G群β-溶血链球菌、革兰阴性杆菌(特别是肺炎克雷伯菌)、苛养革兰阴性杆菌,分离自免疫抑制患者的马红球菌。对住院患者报告铜绿假单胞菌、嗜麦芽窄食单胞菌、不动杆菌、博克霍尔德菌等。

(3)报告生长情况:混合的上呼吸道菌群。

(4)报告生长情况:无细菌生长。

2. 结果解释

(1)从无菌部位分离一种微生物是很有意义的,对于结果的解释一般不存在争议。但在临床实践中我们更需要弄清在复杂环境中发生的感染。下呼吸道感染就是其中之一,因为鼻喉部位即是下呼吸道感染的起始点,但同样在这里共生的厌氧和需氧细菌形成了一个定植抵抗力,具有强大的屏障功能。上呼吸道及其共生菌群给临床诊断带来的问题是如何区分感染和定植菌的问题。给病原学诊断带来的问题是很难获得理想的病原学诊断的标本,而不理想的标本可直接影响检测的结果,使原本已经难以区分的感染与定植问题更加复杂化。因此,下呼吸道标本的采集质量、涂片和培养结果的一致性以及结果的解释就显得非常重要。

(2)患者详细的临床信息,有利于优化病原学诊断流程及病原学诊断结果的解释,建议临床医生在提出检验申请的同时,尽可能多地提供患者临床信息。

(3)下呼吸道感染患者最常见分离的微生物及临床疾病[5,6]如表18-2-7所示。

表18-2-7 下呼吸道感染患者最常见分离的微生物及临床疾病

临床疾病	最常见的致病微生物
急性支气管炎	病毒:流感病毒、腺病毒、副流感病毒、呼吸道合胞病毒、人偏肺病毒、鼻病毒、冠状病毒; 细菌:百日咳; 非典型病原体:支原体、衣原体
慢支急性发作	病毒:鼻病毒、冠状病毒、副流感病毒(最常见是3型)、流感病毒、呼吸道合胞病毒、人偏肺病毒、腺病毒; 细菌:流感嗜血杆菌、卡他莫拉菌、肺炎链球菌; 非典型病原体:支原体、衣原体
社区获得性肺炎	病毒:流感病毒(A/B)、呼吸道合胞病毒、腺病毒、副流感病毒(1~4型)、人偏肺病毒、冠状病毒、鼻病毒、肠道病毒; 细菌:肺炎链球菌、流感嗜血杆菌、金黄色葡萄球菌、卡他莫拉菌、肠杆菌科(肺炎克雷伯杆菌)、铜绿假单胞菌、巴斯德菌属、军团菌、结核分枝杆菌和非结核分枝杆菌; 真菌:荚膜组织胞浆菌、粗球孢子菌、皮炎芽生菌; 寄生虫:卫氏并殖吸虫
院内获得性肺炎	病毒:流感病毒A/B、副流感病毒、腺病毒、呼吸道合胞病毒; 细菌:铜绿假单胞菌、大肠埃希菌、肺炎克雷伯菌、肠杆菌属、黏质沙雷菌、不动杆菌属、嗜麦芽窄食单胞菌、金黄色葡萄球菌和MRSA、流感嗜血杆菌、肺炎链球菌; 真菌:曲霉菌属
吸入性肺炎	细菌:混合厌氧菌; 真菌:尖端赛多孢、曲霉菌属

续表

临床疾病	最常见的致病微生物
胸腔感染(肺脓肿、脓胸)	细菌:金黄色葡萄球菌、化脓链球菌、流感嗜血杆菌、咽峡炎链球菌(米勒)、肠肝菌科细菌、铜绿假单胞菌、肺炎链球菌、类鼻疽博克霍尔德菌、军团菌、诺卡菌、脆弱拟杆菌群、普雷沃菌属、具核梭杆菌、消化链球菌属、放线菌属、坏死梭形杆菌、结核分枝杆菌; 真菌:假丝酵母菌属、曲霉菌属、荚膜组织胞浆菌、粗球孢子菌、皮炎芽生菌; 寄生虫:卫氏并殖吸虫
免疫低下患者的肺炎	病毒:呼吸道病毒、巨细胞病毒、单纯疱疹病毒; 细菌:除CAP及HAP病原菌外,还应考虑沙门菌属(非伤寒菌)、脑膜脓毒伊丽莎白菌、单核细胞增生李斯特菌、马红球菌、结核分枝杆菌和非结核分枝杆菌(胞内分枝杆菌、堪萨斯分枝杆菌、蟾蜍分枝杆菌、嗜血分枝杆菌、脓肿分枝杆菌)、诺卡菌及其他放线菌; 真菌:人肺孢子菌、隐球菌、曲霉菌属、镰刀菌属、接合菌(根霉属、毛霉属、犁头霉属)、荚膜组织胞浆菌、粗球孢子菌及其他地方性真菌
肺囊性纤维化患者肺炎	细菌:金黄色葡萄球菌、流感嗜血杆菌、肺炎链球菌和假单胞菌属、洋葱博克霍尔德菌属,嗜麦芽窄食单胞菌、结核分枝杆菌和非结核分枝杆菌(胞内分枝杆菌、堪萨斯分枝杆菌、*M. malmoense*、蟾蜍分枝杆菌、偶发分枝杆菌和嗜血分枝杆菌); 真菌:曲霉菌属

(4)下呼吸道标本的培养结果对于肺囊性纤维化、呼吸机相关肺炎和院内获得性肺炎患者更具临床意义。

(5)痰标本的细菌培养对于诊断社区获得性肺炎的价值还存在争议,但对于院内获得性肺炎以及呼吸机相关性肺炎的诊断应积极采集痰标本进行细菌培养。院内获得性肺炎以及呼吸机相关性肺炎的分离株对常用抗生素的耐药率较高。

(6)免疫低下患者的肺炎更容易出现军团菌或非细菌性的感染,应尽早采集呼吸道标本以分离不常见的病原体,包括军团菌、人肺孢子菌、病毒、真菌、支原体以及分枝杆菌。另外,免疫力低下的患者如重症、免疫缺陷、激素治疗等高危患者,当痰标本为合格标本,分离的念珠菌为优势菌甚至为纯培养时,应结合临床判定是否为感染菌。免疫力低下的肺炎患者往往临床症状不典型,没有雾化吸入等诱导措施很少有痰,而且患者病情进展很快。因此,对于这类患者应加强病原学检查,不要以常规的标准拒收这类患者的临床标本。

(7)下呼吸道标本中培养出肺炎链球菌或流感嗜血杆菌,通常提示感染,尽管这些菌可能是携带菌导致的假阳性结果,特别是儿童肺炎链球菌的定植可引起假阳性。

(8)下呼吸道标本培养呈优势生长的革兰阴性杆菌或金黄色葡萄球菌,若与涂片结果一致提示感染。

(9)金黄色葡萄球菌、铜绿假单胞菌及洋葱博克霍尔德菌对于肺囊性纤维化患者非常重要,特别是分离到洋葱博克霍尔德菌更具临床意义。原因有二:①肺囊性纤维化患者如果分离到洋葱博克霍尔德菌,临床应采取隔离措施,避免肺囊性纤维化患者感染此菌;②肺囊性纤维化患者感染了洋葱博克霍尔德可能考虑是肺移植手术的禁忌证。

(10)曲霉属(特别是烟曲霉)常常是过敏性支气管肺曲菌病(allergic bronchopulmonary aspergillosis, ABPA)的病原菌。

(11)军团菌是胞内菌,抗生素治疗后的几周内仍然可以在痰中出现。因此,评估治疗效果时的指标应该是患者的临床表现,而不要采用病原菌的培养来确定治疗的效果。因为已经治愈患者,仍可以继续排菌。

(12)阴性的细菌培养结果并不能断定没有感染,肺炎的患者很多情况下不能培养出细菌,原因有以下几种:①患者留取标本前已经应用了抗生素;②引起感染的病原体通过普通的病原菌培养方法是不能生长的,如结核分枝杆菌、嗜肺军团菌、厌氧菌、L型菌,他们需要特殊培养条件,常规的培养条件无法将它们培养出来;③可能是引起感染的不是细菌,而是其他的病原体,如病毒、支原体、寄生虫等。

(13)假阴性结果最可能原因:①由于标本转运的延迟;②抗生素治疗之后采集的标本。

(14)假阳性结果最可能原因:①标本被呼吸道正常菌群污染;②实验室过度解读培养结果;③标本的运送过程出现泄漏,造成污染也可引起假阳性。

(15)定量试验可以提高诊断的特异性,但是敏感性依赖于阈值的确定。BALF的定量检测被推荐为诊断肺炎的参考方法。很多研究认为≥10^4CFU/ml时考虑细菌性肺炎,而≤10^4CFU/ml可

能是口鼻定植菌群的污染。对于PSB,≥10^3CFU/ml考虑细菌性肺炎,而≤10^3CFU/ml考虑定植菌群的污染。

(16)肺炎支原体血清学检查是肺炎支原体感染的常用实验室检查手段,但是该方法正逐渐被PCR方法所替代。原因包括:①由于抗体产生滞后于感染,不利于疾病的早期诊断;②对于免疫力低下的患者这个方法不可靠。

(17)最好采用下呼吸道标本进行呼吸道病毒PCR筛查,如诱导痰、BALF等。肺炎支原体和衣原体的PCR筛查可采用下呼吸道标本或咽拭子。目前,对于痰标本中检测到的HSV及CMV的临床意义还不明确,最好采用BALF标本进行检查。流感季节的轻症肺炎应检测流感病毒。

(18)组织标本应同时送检病理及微生物学检查。10%~50%肺炎患者伴胸腔积液,培养阳性具有临床意义,但阳性率较低。

(19)痰是反映下呼吸道感染最直接的标志物,是我国多数实验室每天接受最多的标本。痰标本的涂片及培养的价值一直以来是受到质疑的。一些临床感染病例不能分离到病原体,原因是多方面的,除了方法学本身的因素外,不合格的标本、延迟的送检、病原微生物本身的特点等均可使痰涂片和培养的敏感性下降。

(20)标本涂片与培养结果不一致的结果解释:

1)涂片上未见细菌(一般为革兰阴性杆菌),培养后有细菌的生长。这种现象可能原因是:①细菌量少:涂片时由于受显微镜所见范围的限制没有被注意到,而接种的量一般都比涂片的量大,长出细菌很正常,有可能是定植菌。②技术人员的读片能力:尽管临床标本涂片染色镜检是实验室最常用的技术,但真正掌握绝非易事。涂片薄厚不均一、固定方式、染液浓淡、染色及脱色时间等对细菌着色影响很大,稍有不慎就可能误判。技术人员读片水平更直接决定了这项检测的敏感性。比如抗生素的经验性治疗后的标本,会使得细菌细胞壁缺陷,发生L型变异,细菌失去细胞壁后形态随之改变,染色特性也发生改变,无经验的技术人员可能出现误判。③一些细菌的染色特性也会影响读片的结果,如老龄的细菌、厌氧菌,会出现着色不定的情况;一些胞内菌会出现革兰染色着色不好的情况如TB等,都会给形态学检查带来一定的困难。

2)涂片上找到细菌,培养细菌的未生长。原因有以下几个:①患者留取标本前已经应用了抗生素;

②引起感染的病原体通过普通的病原菌培养方法是不能生长的,如结核分枝杆菌、嗜肺军团菌、厌氧菌、L型菌,他们需要特殊培养条件,常规的培养条件无法将它们培养出来。

(21)有些患者如脉管炎、肿瘤的患者虽然有下呼吸道感染的特点,但并不是因为感染的原因。

3. 局限性

(1)感染与定植:到目前为止,细菌及真菌的病原学实验室诊断方法还是以传统的培养法为主。对于传统的培养法而言,一个很明显的局限性是不能区分定植和感染。

1)人体与微生物的关系本身就具有复杂性,就细菌的致病与条件致病的辩证性而言,致病菌可能是正常携带,细菌在肺通气功能异常患者的呼吸道可以是单纯的定植,也可以引发感染。给临床诊断带来的问题是如何区分感染和定植。而从实验室的角度很难区分感染、污染和定植菌。

2)定植的厌氧和需氧细菌在鼻喉部位形成了一个定植抵抗力,具有强大的屏障功能。而鼻咽部也是下呼吸道感染的起始点,鼻喉部及其共生菌群给病原学诊断带来的问题是很难获得理想的病原学诊断标本,而不理想的标本可直接影响检测结果,使原本已经难以区分的感染与定植问题更加复杂化。

(2)试验方法的敏感性、特异性

1)呼吸道快速抗原检测方法的局限性在于敏感性低,不同的试剂盒敏感性差异很大。

2)非培养的真菌抗原检测方法的局限性是影响因素多,不能为临床诊断提供确诊的结果。

3)血清抗体检测法通常存在感染后1~2周的窗口期,且需双份血清抗体滴度4倍及以上升高才可确认,因此对于早期诊断也不够理想。

4)分子生物学诊断方法所用的商品试剂盒的敏感性和特异性参差不齐,而且需特殊的仪器设备和有经验的操作人员。很多新方法、新技术还没有应用到临床。

环介导等温扩增(loop mediated isothermal amplification,LAMP):LAMP检测技术是恒温扩增技术。其快速、简便,摆脱了对仪器的依赖,且敏感度和准确度高,可实现早期、准确诊断,以便临床采取有效的早期干预和治疗措施。LAMP法优点是:①恒温扩增,因此无需特殊的仪器设备;②高特异性,应用6个靶基因位点,特异性结合方可进行扩增;③灵敏度高:扩增模板可达1~10拷贝;④快速:整个扩增不到60分钟即可完成。自从2000年

首次报道环介导等温扩增之后,已经开发禽流感、SARS和西尼罗河病毒检测等多种LAMP检测商品试剂盒。

核酸序列依赖性扩增(nucleic acid sequence-based amplification,NASBA):NASBA同LAMP一样,是在PCR基础上发展起来的一种恒温扩增技术。NASBA最适合于单链RNA的扩增、检测及测序。目前已有多种检测试剂盒用于流感、禽流感等RNA病毒的检测。

基因芯片:基因芯片或微阵列是近年发展起来的分子生物学研究工具。在1平方厘米的芯片上可以同时分析几百至数万个基因,具有高通量、快速获取有关生物学信息的特点。基因芯片技术事实上是一个小型的反向点杂交系统,将几百至数十万个cDNA或寡核苷酸密集排列于固相支持物上,作为探针。然后,把待检样品DNA(靶DNA)用荧光标记后与芯片上的探针进行杂交,透过扫描后,对杂交结果进行计算机软件分析,根据杂交信号的强弱和序列即可确定靶DNA的表达情况以及突变和多态性的存在。液相芯片技术作为一种高通量的检测新技术,将核酸或蛋白探针集成在小的微珠上,微珠包被两种不同颜色的荧光,通过两种颜色荧光的不同强度组合将微珠分成100种,每一种微珠只包被一种探针,与标本杂交之后,采用流式细胞仪对微珠逐个进行分析,实现高通量检测。Luminex公司(美国)研发的xTAG呼吸道病毒检测试剂盒(RVP)获得美国FDA 510(k)批准,可同时检测12种呼吸道病毒及亚型,并在2009年流感大流行期间发挥了重要的监测作用。基因芯片的优势在于可以一次检测多种病原微生物,不仅可进行病原微生物种、亚种、型的识别,同时可了解病原微生物的致病基因和耐药基因,以及寻找新的病原微生物。目前基因芯片主要用于科研,要从实验室研究推向临床应用还有一系列问题需要解决,如提高特异性、重复性、简化操作和降低成本等。

全基因组测序:针对感染性疾病病原体的大规模核酸分析,可提供极为丰富的信息,因此是分子诊断的研究热点。随着测序技术的迅速发展,在成本和耗费时间上均有所降低。焦磷酸测序法可能使全基因组测序成为一种更为有效的病毒诊断方法,也可以用于监测一段时间内病毒核酸水平上的漂移或病毒的耐药分析。目前,尝试用于病原体的基因检测的技术包括AB公司的Solid系统和罗氏的FLX基因组测序系统。两种测序系统均可提供数以GB

的序列信息,对于未知病原体的发现具有不可比拟的优势。然而,由于目前还没有适用于临床人员使用的数据分析系统,全基因组测序应用于临床尚需时日。

（刘颖梅）

参 考 文 献

1. Dagan R,Melamed R,Muallem M,et al. Nasopharyngeal colonization in southern Israel with antibiotic-resistant pneumococci during the first 2 years of life:relation to serotypes likely to be included in pneumococcal conjugate vaccines. J Infect Dis,1996, 174(6):1352-1355

2. Baron EJ, Miller JM, Weinstein MP, et al. A guide to utilization of the microbiology laboratory for diagnosis of infectious diseases:2013 recommendations by the Infectious Diseases Society of America(IDSA)and the American Society for Microbiology(ASM). Clinical Infectious Diseases, 2013, 57 (4):e22-121

3. UK Standards for Microbiology Investigations. Health Protection Agency(HPA) and National Health Service (NHS). London NW9 5EQ. http://www.hpa.org.uk/ SMI

4. Shulman ST, Bisno AL, Clegg HW, et al. Clinical Practice Guideline for the Diagnosis and Management of Group A Streptococcal Pharyngitis:2012 Update by the Infectious Diseases Society of America. Clin Infect Dis, 2012, 55 (10): 1279-1282

5. Murray PR,Baron EJ,Pfaller M,et al. Manual of Clinical Microbiology,9th ed. Washington,DC:ASM Press,2006

6. Garcia LS, Isenberg HD. Clinical Microbiology Procedures Handbook. 3rd ed. Washington DC:ASM Press,2010

7. Miller JM. A guide to specimen management in clinical microbiology. 2nd ed. American Society for Microbiology,1999

8. http://www.eucast.org

第十九章
粪便和其他胃肠道标本的检测流程

正常人肠道中栖居大量不同种类的微生物,这些微生物构成与人类健康极为重要的体内微生态环境——微生态菌膜屏障,参与营养、消化、吸收及清洁肠道,维护健康作用。腹泻因病原细菌或病毒在肠道内繁殖而引发。由于引起胃肠道感染的细菌种类多,且致病菌与正常菌群共生,致病作用各不相同,因此,胃肠道感染的诊断较为困难,加强粪便中病原微生物的诊断具有临床意义。常见胃肠道感染性疾病有以下几类:

1. 细菌性痢疾 简称菌痢,主要是指由志贺菌属引起的肠道传染病,是肠道感染性腹泻最常见的病种。临床常有里急后重症状和脓血样便,中毒性痢疾常见于小儿。

2. 细菌、真菌、病毒引起的胃肠炎 胃肠炎最为常见,临床常表现为腹泻、呕吐、高热等症状。病原体以沙门菌属、志贺菌属、致病性大肠埃希菌、小肠结肠炎耶尔森菌、霍乱弧菌、副溶血弧菌、葡萄球菌、弯曲菌、念珠菌及病毒等为主。胃肠炎的病毒感染常见于轮状病毒等,常引起幼儿腹泻;腺病毒是引起儿童腹泻的主要病原体,还可引起成人腹泻;诺如病毒常感染成人和大龄儿童,引起水样便或黄稀便的腹泻;埃可病毒常引起婴幼儿腹泻。近年来病毒感染所致胃肠炎呈上升的趋势。

3. 细菌性食物中毒 常可危及生命,常见于沙门菌、副溶血弧菌、致病性大肠埃希菌、葡萄球菌、肉毒梭菌、蜡样芽胞杆菌食物中毒。多发生在夏秋季,以暴发和集体发病为特征,是一种严重的病症。

4. 致病性大肠埃希菌的肠道感染 可分为五类,①肠毒素型大肠埃希菌(*enterotoxigenic E. coli*,ETEC):在发展中国家常引起儿童腹泻和旅行者腹泻,导致恶性、腹痛、低热以及急性发作的类似于轻型霍乱的大量水样腹泻;②肠致病型大肠埃希菌(*enteropathogenic E. coli*,EPEC):主要引起婴幼儿肠道感染,导致发热、呕吐、大量水泻,便中含黏液但无

血液;③肠侵袭型大肠埃希菌(*enteroinvasive E. coli*,EIEC):该菌类似于志贺菌,引起肠炎症状如发热、腹痛、水泻或细菌性痢疾的典型症状,出现黏液脓血便;④肠出血型大肠埃希菌(*enterohemorrhagic E. coli*,EHEC):又称 Vero 毒素大肠埃希菌或类志贺样毒素大肠埃希菌,多为水源性或食物性感染,最具代表性的血清型是 $O_{157}:H_7$,在北美地区,$O_{157}:H_7$ 占肠道分离病原菌的第二位或第三位,是从血便中分离到的最常见的病原菌;⑤肠凝聚型大肠埃希菌(*enteroaggregative E. coli*,EaggEC):可致儿童肠道感染,引起水样腹泻、呕吐和脱水,偶有腹痛、发热和血便。

5. 消化性溃疡幽门螺杆菌感染 主要部位是胃及十二指肠壶腹部,大量研究及临床证明胃炎、消化性溃疡主要是幽门螺杆菌所引起。

6. 抗生素相关性腹泻 指应用抗生素后发生的、与抗生素有关的腹泻,以腹泻为主要表现,主要致病机制是抗生素的使用破坏了肠道正常菌群,引起肠道菌群失调。轻型患者易被临床医师忽视,中等型患者临床腹泻次数较多,可以合并肠道机会菌感染(如变形杆菌、假单胞菌、非伤寒沙门菌等),粪便可出现红、白细胞。重型患者指在严重肠道菌群紊乱基础上往往继发特殊条件致病菌感染(如艰难梭菌),其临床症状重,可伴发热、腹部不适、里急后重等。少数极其严重者(如暴发性结肠炎)除有腹泻外,还可发生脱水、电解质紊乱、低蛋白血症或脓毒症等。

粪便标本的检测流程对于从粪便标本的大量菌群中分离出上述致病菌显得十分重要,且正确的标本采集、运送、保存和处理对于保证临床细菌室的工作质量至关重要。检验科一般会根据不同的检验目的,选择适宜的选择性培养基、培养条件和鉴定流程进行相应病原菌检测[1]。目前常规粪便标本处理流程包括显微镜检查、培养及一系列生化反应鉴定等。

随着科技的发展,目前免疫学、分子生物学如聚合酶链反应(PCR)、生物芯片技术、毒素检测、动物实验等新技术的引入给粪便检验带来了崭新的检验手段,这使得临床粪便检验技术得到了快速的发展。

第一节　标本采集和运送

(一) 检验目的

正确的标本采集和及时送检是保证胃肠道感染细菌学检验质量的关键。其目的是要捕捉到与感染相关的病原菌并保持其活性,同时尽可能地减少其他与感染无关细菌的干扰。标本的采集和运送具有重要意义,其质量直接影响到微生物学实验室检测结果的可靠性。标本的采集和处理方式不当将导致病原体分离失败,或无法确定真正致病的微生物,给胃肠道感染的病原学诊断造成困难,因此必须规范微生物检验标本的采集、送运,保证实验检测前标本质量。

(二) 适应证[2]

当腹泻患者出现以下任何一种情况时,建议采集粪便标本,进行细菌培养:①粪便涂片镜检白细胞≥5 个/HP;②重症腹泻;③体温大于 38.5℃;④血便;⑤便中有脓液;⑥未经抗菌药物治疗的持续性腹泻患者;⑦来自疫区的患者。

(三) 标本采集方法

粪便标本的采集方法主要有以下两种[3]。

1. 自然排便法　自然排便后,挑取有脓血、黏液部分的粪便 2~3g(液体粪便则取絮状物 1~3ml)盛于无菌便盒内送检。若无黏液、脓血,则在粪便上多点采集送检,本法为常规方法。

2. 直肠拭子法　可用肥皂水将肛门周围洗净,用蘸有无菌生理盐水的棉拭子插入肛门,成人 4~5cm,儿童 2~3cm,与直肠黏膜表面接触,轻轻旋转拭子,可在拭子上明显见到粪便,插入运送培养基内,立即送检。本法只适用于排便困难患者或婴幼儿,不推荐使用拭子做常规性病原菌培养。

(四) 标本采集和送检要求[4]

标本的采集尽可能在发病早期和应用抗菌药物治疗之前,在不同的时间采集 2~3 份新鲜标本送检,以提高检出率。

标本的运送应注意以下几点:

1. 粪便标本应尽快送检,室温条件下运送标本的时间不能超过 2 小时。如不能及时送检可加入 pH 7.0 磷酸盐甘油缓冲保存液中或使用 Cary-Blair 运送培养基置于 4℃ 冰箱保存,但保存时间不能超过 24 小时。

2. 直肠拭子采集的标本必须置入 Cary-Blair 运送培养基或 GN 肉汤中送检,室温运送时间不超过 2 小时,4℃ 冰箱保存时间不超过 24 小时。

3. 高度怀疑霍乱弧菌感染的标本运送必须符合特殊标本的安全要求。

(五) 接受和拒收标准[5]

1. 接收标准:①申请单填写应完整无误,标本标识必须唯一,并与申请单信息相符;②使用一次性无菌杯,瓶盖严密,留取时间符合要求者为合格标本。

2. 拒收标准:对于以下情况应拒收,要求重留标本:①标本容器上未贴标签或错贴标签;②送检容器不合格(如容器被压碎或有破裂);③送检时间超过规定时间;④保存不当;⑤标本有泄漏;⑥标本有明显污染(被尿液、卫生纸等污染);⑦标本量不足。

第二节　标本处理流程

一、显微镜检查

(一) 直接涂片检查

细菌室收到标本后一般做培养检查,少数情况下直接涂片检查。

1. 霍乱弧菌[6]　直接取"米泔水"样便,制成悬滴(或压滴)标本后,在暗视野或相差显微镜下如观察到呈穿梭样运动的细菌,进一步制动试验阳性,对于判断霍乱弧菌存在有一定价值。

2. 酵母样菌　直接涂片镜检时,一般选用湿片,由低倍镜至高倍镜观察。由于方法简便,临床微生物室可常规开展,但尚不能作为诊断的直接依据。

3. 弯曲菌属[1]　粪便或肛拭子标本可先用湿片检查,使用暗视野显微镜、相差显微镜观察,发现运动活泼,呈投镖样、螺旋样运动的细菌,可作出初步诊断。

4. 病毒 通常采用电镜和免疫电镜检查。电镜下可观察病毒的形态特征、测量病毒的大小和计数,含高浓度病毒颗粒的样本,可直接镜下观察病毒颗粒,低浓度的样本可用免疫电镜技术使病毒颗粒富集后再观察。但由于对设备及技术的要求较高,目前临床微生物学实验室尚未常规开展。

5. 寄生虫 粪便标本经直接涂片镜检发现虫卵和幼虫时,需参考相关病原学检查处理。

(二) 染色镜检

1. 革兰染色 粪便标本做培养前一般不采用革兰染色镜检,在检查菌群失调的优势菌时可取粪便标本涂片做革兰染色,镜检观察:染色性、细菌形态、排列、相对比例、推定主要优势菌。此外,某些病原菌如弯曲菌属和酵母样菌,经湿片检查涂片干燥后,可将涂片做革兰染色镜检,可见革兰染色阴性、无芽胞,菌体弯曲呈逗点、S 形或螺旋形或典型的海鸥展翅形;

革兰染色阳性、卵圆形芽生孢子及假菌丝。

2. 抗酸染色 抗酸染色一般用于疑似结核或非结核分枝杆菌感染的标本,经抗酸染色后以油镜检查,即可作出初步鉴定。

3. 荧光染色 荧光染色法敏感性强、效率高且易观察结果,实用价值大。主要用于结核分枝杆菌、痢疾志贺菌、某些真菌等的检测。标本经涂片、固定后,用荧光染料染色,以荧光显微镜检查,在暗背景中可观察到呈特殊颜色荧光的菌体。

二、培养和鉴定

(一) 粪便标本常规的病原菌检测[7]

应选择适当培养基及合适培养条件检测可疑的病原菌(图 19-2-1)。

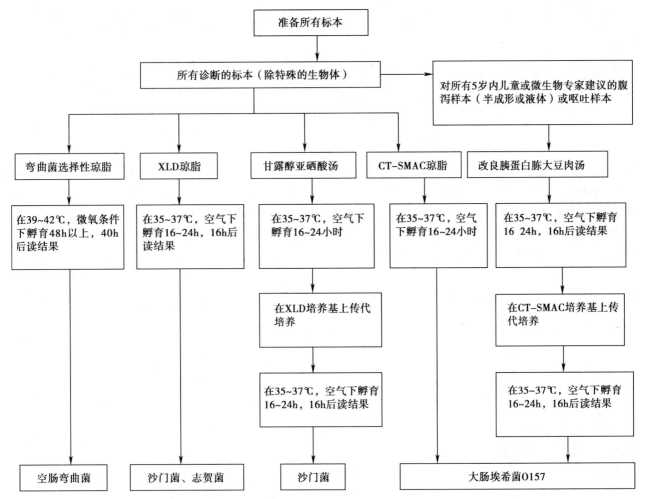

图 19-2-1 粪便标本中常规病原菌检测流程图

若疑为大肠埃希菌 O157,选择山梨醇麦康凯琼脂(CT-SMAC),35~37℃空气中孵育 16~24 小时;

对所有 5 岁内小孩或微生物专家建议的腹泻样本(半成形或液体)或呕吐样本,应先用改良胰蛋白胨大豆肉汤35~37℃空气中孵育16~24小时,然后再选择CT-SMAC琼脂35~37℃空气中孵育16~24小时。

若疑为沙门菌、志贺菌,选择弱选择鉴别培养基(如EMB/MAC)和针对沙门菌和志贺菌的强选择鉴别培养基Salmonella-Shigella(SS)琼脂。此外,孔雀绿和亚硫酸铋琼脂等强选择培养基可有效分离沙门菌,

木糖-赖氨酸-去氧胆酸盐(XLD)培养基对志贺菌分离效果较好,35~37℃,空气下孵育16~24小时。

若疑为空肠弯曲菌,应选择弯曲菌选择性琼脂,39~42℃微氧条件中孵育48小时以上。

（二）粪便标本中其他病原菌检测[7]

粪便标本中其他病原菌检测如图19-2-2所示。

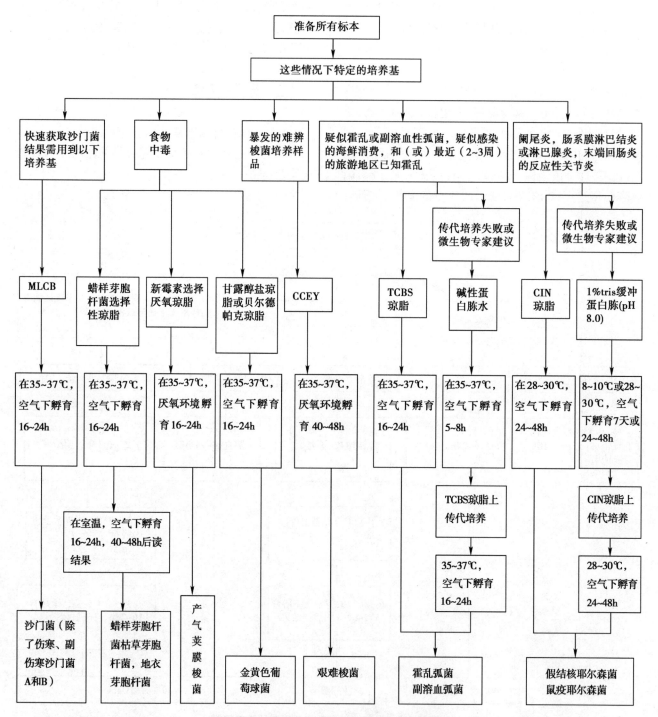

图 19-2-2　粪便标本中其他病原菌检测流程图

注:CCEY:头孢西丁-环丝氨酸卵黄琼脂(cefoxitin-cycloserine egg yolk agar);MLCB:MLCB 琼脂(mannitol lysine crystal violet brillant green agar);TCBS:硫代硫酸盐-枸橼酸盐-胆盐-蔗糖(thiosulfate citrate bile salts sucrose);CIN:噻福洛汀-伊高萨-新生霉素(Cefsulodlin-irgasan-novobiocin)

若疑为沙门菌（除了伤寒、副伤寒沙门菌 A 和 B），选择甘露醇赖氨酸结晶紫亮绿色琼脂（mannitol lysine crystal violet brillant green agar，MLCB 培养基），或者按国内要求将标本分别接种于血琼脂（非选择性培养基）、EMB 或 MAC（弱选择鉴别培养基）、SS 琼脂等（强选择鉴别培养基）三种选择性递增的培养基，35~37℃空气中孵育 16~24 小时。

对于食物中毒患者的标本，疑为蜡样芽胞杆菌、枯草芽胞杆菌、地衣芽胞杆菌时，选择蜡样芽胞杆菌选择性琼脂，35~37℃空气中孵育 16~24 小时；疑为产气荚膜梭菌，选择加入新霉素的厌氧琼脂，35~37℃厌氧环境孵育 16~24 小时；疑为金黄色葡萄球菌，选择甘露醇盐琼脂或贝尔德帕克琼脂，35~37℃空气中孵育 40~48 小时；疑为艰难梭菌，选择头孢西丁-环丝氨酸卵黄琼脂（cefoxitin-cycloserine egg yolk agar，CCEY 培养基），35~37℃厌氧环境孵育 40~48 小时；疑似霍乱或副溶血性弧菌、疑似感染的海鲜摄入和(或)最近(2~3 周)在已知霍乱地区旅游，选择硫代硫酸盐-枸橼酸盐-胆盐-蔗糖（thiosulfate-citrate-salts-sucrose，TCBS）琼脂，35~37℃空气下孵育 16~24 小时，或者按国内要求取疑似患者粪便直接接种于碱性蛋白胨水中，进行增菌，同时划线接种于碱性琼脂平板/庆大霉素-亚碲酸钾平板或 TCBS 平板及血琼脂平板，35~37℃空气下孵育 16~24 小时，并同时作涂片，革兰染色和悬(压)滴标本，检查形态及活动力；疑为假结核耶尔森菌鼠疫物种引起阑尾炎、肠系膜淋巴结炎或淋巴结炎、末端回肠炎、反应性关节炎，选择 CIN 琼脂，在 28~30℃空气下孵育 24~48 小时，或选择 1%Tris 缓冲蛋白胨（pH8.0），在 8~10℃或 28~30℃空气中孵育 7 天或 24~48 小时，然后在 CIN 琼脂上，28~30℃空气下孵育 24~48 小时传代培养。

三、质量控制

微生物检验结果必须保证高度准确、可靠、可重复，为实现全面的质量管理，必须贯彻严格的质量保证措施。影响检测结果的多余环节均应以文件形式明确规定，内容应符合相关标准，并定期评审、及时更新。

（一）检验申请和患者准备

检验申请者为临床医生，在临床考虑胃肠道感染等情况下申请粪便微生物学检验。患者需在医护人员指导下留取标本，尽量选择治疗前或停药后两天的粪便，以有效避免药物对检验结果产生影响。检验申请需详细填写患者的基本情况，如姓名、年龄、门诊号、临床诊断、标本来源及发病史等，以便为临床的诊断和治疗提供有效依据。

（二）标本采集运送

粪便标本的采集和运送详见前文。检验者应拒收标识不全、使用不当容器、送检超时、被污染等质量不合格的粪便标本。

（三）技术人员

技术人员应有扎实的专业基础、娴熟的实验技能、高度的责任心、严谨的工作态度。技术人员正式上岗前须经过严格的考核。技术人员需定期参加培训，不断提高实验能力，保证操作和报告的一致性。技术人员需定期进行健康体检。

（四）仪器设备

粪便培养所用到的仪器设备主要有生物安全柜、生化培养箱及灭菌器等。保证所有仪器设备均处于良好的运行状态，对其制定标准化操作程序，定期维护、保养、监测和记录，新仪器或仪器维修、搬运后应进行评估及功能验证。

（五）试剂和培养基

实验室应使用质量合格的培养基和试剂。试剂和培养基使用前，应通过外观、批号、pH 值、灭菌要求、选择性等进行初步评估，还需用阳性对照菌株做质控，按照说明书的贮藏条件保存，不同批号的培养基和试剂不要混用。染色液及抗血清应定期用标准菌株进行监控，注意有效期限和效价。

（六）检测环境

检测环境主要包括生物安全实验室、无菌实验室、各种培养箱等，对每个检测环境都要进行有效监控。对废弃的样品和废弃物应制定专门的程序加以文件化，技术人员需着隔离服。

（七）检测方法

选用公认的或相关法规中明确的实验方法，并对其准确性、灵敏度、特异性、检出限、可报告范围等作出评估。在没有可行性检测方法的情况下，要尽量选择有国家标准的科技文献或者是具有权威性技术组织公布的文献中选取一个有效、合理的检测方法，以确保实验的可靠性和准确性。

（八）室间质控

室间质控是在实验室室内质控的基础上进行

的,包括实验室比对和实验室能力验证。实验室比对,即按照预先规定的条件,由两个或多个实验室对相同或类似被测物品进行检测的组织、实施和评价的活动;能力验证,即利用实验室间比对来确定和评价实验室检测能力的一种活动。通过比对和能力验证,可了解本实验室在本地区或全国实验室中的技术地位,并找出问题所在,有利于提高实验室的技术水平。

第三节　特殊菌检测的标本处理流程

一、艰难梭状芽胞杆菌

研究发现临床上 95% ~ 100% 的抗生素相关性假膜性肠(pseudomembranous colitis, PMC)、50% ~ 75%抗生素相关性结肠炎和 15% ~ 25% 的抗生素相关性腹泻(antibiotic-sssociated diarrhea, AAD)是由艰难梭状芽胞杆菌引起。近年来,由于高毒菌株的暴发、住院患者滥用抗菌药物、住院时间长、大型高端医疗仪器的介入性操作、人口老龄化等因素,艰难梭菌感染发生频率和严重程度令人担忧,艰难梭菌已成为医院内肠道感染的主要致病菌之一,日益被人们重视。

(一) 适应证[8]

1. 怀疑为 PMC 患者　突然出现腹泻(多为水样泻,有黏液,严重者每天排便量可达 4000ml,部分患者排出特征性假膜)、腹痛、恶心、呕吐等消化道症状,并伴有发热、心动过速,甚至脱水、休克、酸中毒、谵妄等全身中毒症状等患者。

2. 怀疑为 AAD 患者　对所有近期(3 个月内)曾应用或正在应用抗生素出现不能解释的腹泻(>3次/天或以上)或者考虑由于艰难梭菌导致的肠梗阻的患者。

3. 所有使用过抗生素、大于 65 岁的腹泻患者。

(二) 标本采集与运送[9]

无菌操作收集水样粪便 1 ~ 2ml 或混有假膜的新鲜粪便,置于一个清洁、干燥、一次性密封的无菌管内;标本采集后应及时送检,避免标本干燥,必须隔绝空气。送检标本的方法有很多,可以采用无氧小瓶运送法、厌氧袋运送法等。如临床应用较多的厌氧产气袋 GENbag anaer,袋内含有活性炭、抗坏血酸钠盐和其他有机和无机成分,吸收氧气释放二氧化碳。标本采集之后立即放入厌氧袋内,尽量挤出袋内空气,然后密封袋口,袋内在半小时内制造无氧环境,化学指示剂条由蓝色变为白色,即表示袋内已达无氧状态。标本送到实验室后,应立即处理,以免其中兼性厌氧菌过度生长而抑制厌氧菌的生长。如临床有要求可床旁接种,将平皿立即置入厌氧袋内。如不能 2 小时内接种,可将标本冷藏,一般不超过 2 天,如需 2 天后检查,可将其置于-20℃冷冻。如果标本直接进行检测,则按常规粪便标本采集即可,室温运送,2 小时内检测。所有阳性标本均应冷藏或者冷冻,用于后续培养及其分型。

(三) 检测方法

1. 粪便培养　本菌为严格的专性厌氧菌,用常规的厌氧培养法不易生长。为提高检出率,可用水浴(80℃,10 分钟)或等量无水乙醇(1 小时)预处理粪便标本;培养基可选用 CCEY 等选择性培养基。厌氧条件,37℃,48 小时,如阴性延长至 7 天。也可选用显色培养基。粪便培养可获得菌株,有利于流行病学的研究,但是其无法鉴别菌株是否产毒,且粪便培养周期长,厌氧培养等技术设备条件要求高,限制了其应用。

2. 产毒菌株培养(toxinogenic bacterium culture, TC)　TC 是检测艰难梭菌分离菌株的毒素产生情况,并具有较高的敏感性和相当的特异性。以前以细胞毒素中和试验作为金标准,现在越来越倾向于产毒菌株培养为金标准,可广泛应用于:①大暴发时的处理;②流行病学调查;③新检测方法评估的标准;④评估新的治疗药物;⑤耐药性的调查;⑥复杂患者的诊断。但其配套的设备相对昂贵,以及需要熟练的技能才能得到好的结果,限制其在临床上的应用,除非是流行病学调查或评估其他检测手段的各项指标时才作为金标准应用。

3. 细胞毒素中和试验(cytotoxicity assay,CTA)　一般认为,细胞毒素中和试验是实验室检测中最灵敏和精确的方法,一度被作为金标准,但是存在两个主要的缺点:费用高、测定时间长(最少24 小时)、需要专业技术和连续的组织培养,CTA 敏感性低于产毒菌株培养、分子生物学检测,目前并未常规应用于临床实验室。

4. 谷氨酸脱氢酶检测（glutamate dehydrogenase，GDH）　GDH 是艰难梭菌的共同抗原，可大量产生，且 GDH 稳定性较强，不容易受到标本存放时间的影响，但此方法不能鉴别菌株是否产毒。GDH 检测价格便宜，容易操作，敏感性高，最重要的是这些检查有很高的阴性预测值，使得 GDH 阴性的标本基本可以排除艰难梭菌的存在，阳性患者则可以通过特异性更高的检测去验证是否产毒（检测毒素或毒素基因），因此 GDH 可以作为二步法、三步法的筛查试验。

5. 毒素酶联免疫试验（EIA）　EIA 是用抗体检测艰难梭菌毒素 A&B。EIA 由于其灵敏度和特异度较高、所需时间较短、操作简单等原因，更适合指导临床实际工作，已经被大力推广。目前市场上有多种快速检测试剂盒，但 EIA 的灵敏度普遍不高，不能作为一个单独诊断 CDI 的检查方法。而且在临床中，如果标本留取到正式进入检测的时间较长，则毒素容易分解，造成假阴性。

6. 核酸扩增　目前有四种被 FDA 认可的 PCR 程序，主要针对的都是毒素 A、B 基因（*TcdA* 及 *TcdB*），有的还检测二元毒素基因（*cdt*）及 *TcdC*，耗时短且敏感性高。目前应用较广的是实时荧光定量 PCR，有报道[10]对 1995—2010 年国内外发表的关于 RT-PCR 检测艰难梭菌的高质量文献进行系统评价，以 *TC* 或 *CTA* 为金标准，发现其检测艰难梭菌的灵敏度为 90%，特异度为 96%，但由于 PCR 检测的是毒素基因，而非毒素本身，不能确保毒素基因被表达及表达量的多少，不能鉴别艰难梭菌感染和无症状携带者，所以一般是对有临床症状的患者标本进行 PCR 检测才有意义。由于 PCR 检测比较昂贵，因此也不建议单独作为一个诊断试验，且还存在一些问题：①携带者和感染者的鉴别；②潜在的实验室污染，尤其是需要更多人工操作的步骤；③当新型的菌株出现时，检测结果未知性很大；④性价比不高；⑤无法获晓感染是否控制；⑥在儿童中的表现尚不清楚。

（四）诊断试验的选取原则

艰难梭菌检测方法较多，其中产毒菌株培养和细胞毒素中和试验是艰难梭菌诊断金标准。美国流行病学学会（SHEA）和美感染性疾病学会（IDSA）指南则强调诊断试验的选取原则[9]：

1. 进行艰难梭菌检查的患者必须是腹泻>3 次/天或以上的患者，除非考虑由于艰难梭菌导致的肠梗阻及需要调查艰难梭菌的流行情况时，才需要进行相关检测（强推荐，高质量证据）。

2. 针对艰难梭菌毒素基因的核酸扩增试验（NAATs）如 PCR，比毒素 A+B 的 EIA 检查更好一些。NAATs 是诊断 CDI 的标准诊断试验（强推荐，中等质量证据）。

3. 艰难梭菌 GDH 筛查试验可用于 2 步或 3 步筛检流程，后续需要做毒素 A 和 B 的 EIA。不过该策略的敏感性比 NAATs 低（强推荐，中等质量证据）。

4. 在同一标本上进行反复（28 天内）的同一方法的检测没有意义，这并不能增加可信的阳性率且费时费力（强推荐，中等质量证据）。

5. 不应该作为治疗试验（强推荐，中等质量证据）。

（五）结果报告与解释

及时准确报告初步鉴定结果（如 GDH 筛选试验）和早期培养结果（24~48 小时培养），对于临床治疗具有非常重要的作用。特殊的菌落和镜下形态，可以在进行耐氧试验前向临床报告初步结果。准确的最终鉴定结果对于艰难梭状芽胞杆菌的临床治疗具有非常重要的意义。最终的报告格式为"厌氧培养，经鉴定发现或未发现艰难梭状芽胞杆菌"。

二、幽门螺杆菌

人群中幽门螺杆菌（*Helicobacter pylori*，Hp）是一种很常见的细菌，全世界几乎半数人口感染，发展中国家 Hp 感染率较高，发达国家则较低。Hp 感染与慢性浅表性胃炎或萎缩性胃炎之间的病因关系已充分确立，大量的研究及临床特征表明胃炎、消化性溃疡主要是由 Hp 所引起，因此，在慢性萎缩性胃炎、胃溃疡、十二指肠溃疡的治疗上，用抗菌药物杀灭幽门螺杆菌已是必要的措施。

（一）适应证

1. 快速尿素酶试验（rapid urease test，RUT）一般患者接受胃镜检查时，建议常规行 RUT，但怀疑有活动性出血、胆汁反流性胃炎、萎缩性胃炎、胃癌者或者不规则用药后，其假阴性率较高。

2. 涂片革兰染色镜检　适用于行胃镜检查而未开展 RUT 的单位进行。

3. Hp 培养　用于常规 Hp 根除失败需行药敏试验以及不规则治疗后、胆汁反流性胃炎和萎缩性胃炎者。

4. 核酸标记的尿素呼气试验（urea breath test，

UBT）　美国 FDI 已通过了该技术的临床应用,并指出应用该技术不需要任何防护,实验器材也可以作为普通物品处理,但应避免用于儿童和孕妇,且 Hp 根除治疗后需停用可抑制 Hp 的药物或强抑酸药 1 个月以上。

5.　Hp 粪便抗原检测　可用于 Hp 治疗前诊断和治疗后复查;操作安全、简便;不需要口服任何试剂,适用于所有年龄和类型的患者。

6.　Hp 抗体检测　主要适用于流行病学调查,在消化性溃疡出血或胃淋巴瘤等可作为现症感染的诊断手段,不能用于治疗后复查。

7.　分子生物学检测　适用于标本中 Hp 含量过少或因含大量其他细菌干扰 Hp 检测的情况,还可用于 Hp 分型和耐药基因突变的检测。

（二）标本采集与运送[11]

经胃镜用活检钳于近幽门部、胃窦部或病变邻近处采集多位点样品。用于革兰染色和幽门螺杆菌培养的组织标本应置入无菌生理盐水中,立即送实验室处理或放于转运培养基如 Stuart's 转运培养基内(防止干燥),4℃中保存不超过 24 小时;组织标本也可放入含 20% 甘油的半胱氨酸 Brucella 肉汤中,−70℃冷冻保存;用于组织病理学检查的标本可置于甲醛溶液容器中,室温,2～14 天内送检均可;基于脲酶检测方法应将组织置于密闭容器,室温 2 小时内送检。幽门螺杆菌粪便抗原检测应采集新鲜粪便,并将其置入密闭容器,室温 2 小时内送检。尿素呼吸试验应用特殊的装置收集放射性标记物呼气。标本可立即用于测试,也可以保存于−20℃待测,保存期为 6 个月,标本运送采用 0℃冰壶。受检者术前停服铋剂或抗菌药物一周。

（三）检测方法

1.　直接显微镜检查

(1)直接涂片染色镜检:一般最快约 15 分钟出结果,但革兰染色时,Hp 不易被染上颜色,为了更好地观察,推荐用苯酚复红(carbolfuchsin)作为复染剂,如果用沙黄(safranin)作为复染剂,复染的时间应延长至 2～3 分钟。

(2)鞭毛染色:用 Leifson 鞭酸-品红染色法来做胃活检标本印片细胞学检查,以观察 Hp 的鞭毛。

(3)组织切片染色镜检:将胃黏膜活检组织标本固定、脱水后常规石蜡包埋、切片染色、行油镜观察细菌形态。因染色方法的不同,各有不同的特点,其中 Warthin--Starry 银染阳性率最高,全片只要有少数几个典型的 HP 即可诊断(包括 C 型或 S 型 Hp),

其敏感性高达 93%～99%,特异性高达 95%～99%,但操作复杂、费时、费用高,也受 Hp"灶性分布"的影响,可能有较高假阴性,建议多部位取材以提高诊断准确性。

2.　分离培养　分离培养的敏感性和特异性分别高达 98% 和 100%,常被视为 Hp 感染诊断的"金标准",也可用于验证其他诊断性试验、药敏试验、细菌分型、致病基因的研究等。值得注意的是在该项检查中有可能出现假阴性的情况,如标本在室温中放置 3 小时以上,培养基不新鲜或太干,或培养基中湿度不够,以及当 Hp 变成圆球形、死亡、菌量过少或培养环境达不到 Hp 生长的要求,则常规方法难以检出。它是 Hp 诊断试验中技术要求最高的一种方法,需要经费、时间和人力均较多,因此限制了其临床使用,主要用于科学研究。

3.　快速脲酶试验(rapid urease test,RUT)　目前已有多种尿素酶试剂盒或试纸可供临床使用,因其操作简便、费用低、省时,在临床中得到广泛使用,该方法的灵敏性为 75%～98%,特异性为 70%～98%,因试剂盒或试剂公司不同、质量不同或观察时间不同,结果差异很大。同时,其检测结果受检测试剂的 pH 值、取材部位(胃窦定植率及定植密度最高)、取材组织大小、取材组织中菌量(通常标本中有 10^4 个以上的菌量时才能显示阳性)、反应时间、环境温度等因素影响,容易造成假阴性,此外其他细菌亦可造成假阳性。

4.　尿素呼气试验(urea breath test,UBT)　UBT 的敏感性高达 90%～99%,特异性高达 89%～99%,但仍受诸如药物、上消化道出血、胃内其他产生尿素酶的细菌等因素影响,可能出现假阴性或假阳性。该法还受临界值高低的影响,因此临界值的确定非常重要;此外,也受服药至呼气收集间隔时间长短的影响,得到被检者的配合也很重要。但从临床条件出发,不失为一项值得推广的检测手段,可作为根除治疗后复查的首选方法,也适合于大规模流行病学调查。

5.　粪便标本抗原检测(stool antigen test,SAT)　采用酶联免疫方法用酶抗体直接测定粪便标本中的抗原,适用于不能进行 UBT 或胃镜检查的患者。SAT 操作安全、快速、简便,取材方便,不需要口服任何试剂,其灵敏性为 89%～96%,特异性为 87%～94%,适用于所有年龄和类型的患者,对于胃大部切除手术后患者感染诊断尤有价值,可用于 Hp 治疗前诊断和治疗后复查。但国内目前尚缺乏相应的试剂,且如果无法确保低温-20℃设备将样本转送至实验室,该试验无法实施。

6. Hp 抗体检测　主要检测血清或尿液的HPIgG、血清 HpIgM、血 HPVacA/CagAIgG。该方法快速简便、成本低,较侵入性检测更易耐受。但由于抗 Hp-IgG 在 Hp 根除治疗后 6~8 个月内仍可持续产生,无法区分现症感染或既往感染,不宜作为现症感染或根除疗效评估的标准,目前只可作为筛查初诊患者 Hp 感染或用于流行病学调查,在消化性溃疡出血或胃淋巴瘤等可作为现症感染的诊断手段。ELISA 法是目前最常用的定性或定量检测血清中 Hp 抗体 IgG 的方法,该方法的敏感性为88%~99%,特异性为86%~99%。

7. 分子生物学检测　适用于标本中 Hp 含量过少或因含大量其他细菌干扰 Hp 检测的情况,还可用于 Hp 分型和耐药基因突变的检测。目前国际上已有用于检测 Hp 对克拉霉素和喹诺酮类耐药基因突变的商品化试剂盒,国内研究和开发了可检测耐药基因突变的基因芯片,已开始在临床试用。

8. 其他检测方法　有^{15}N-尿氨排出试验、胃蛋白酶、血清 Hp 可溶性抗原检测,此外还有金标尿素酶检测、N-乙酰神经氨结合凝集素(NLBH)抗体的检测、胃液尿素或尿素氮测定等。

(四) 细菌鉴定

各级医院在进行 Hp 感染诊断时,应根据检测目的、具有的设备条件和患者经济能力来综合选择合适的 Hp 检测方法,选用检测方法时应注意[12]:使用抑酸剂者应在停药至少两周后进行检查;血清学检测仍是流行病学调查的首选;唾液和尿液 Hp 抗体检测适用于儿童感染的流行病学调查;血清学对于消化性溃疡出血、胃 MALT 淋巴瘤、萎缩性胃炎、近期或正在使用 PPI 或抗生素的患者可作为现症感染的诊断手段;基于不同抗菌药物的两次治疗失败者建议进行细菌培养及药敏试验。

(五) 结果报告与解释[12]

1. Hp 感染的诊断

(1)细菌培养、快速尿素酶试验、尿素呼吸试验、使用单克隆抗体的粪便 Hp 抗原检测中任一项阳性者。

(2)Hp 形态学(涂片、组织学染色或免疫学染色)、免疫学(血清及分泌物抗体检测、粪便 Hp 抗原检测)、基因检测任二项阳性者。

(3)胃外 Hp 感染的判定:原位形态学(病理染色、免疫组化、原位杂交、原位组织的免疫尿素酶检

测)、原位组织细菌培养和基因检测(含测序)任一阳性者。

2. Hp 感染根除治疗后的判断　首选非侵入性技术,在根除治疗结束至少 4 周后进行:①^{13}C 或 ^{14}C 尿素呼气试验阴性者(证据等级 1b);②单克隆抗体检测粪便 Hp 抗原阴性者(证据等级 1b);③基于胃窦和胃体两部位取材的快速尿素酶试验阴性者(证据等级 2b)。

三、弯曲菌

弯曲菌属细菌多引起人类肠道感染,但这种感染一般是自限性的,不需要抗菌药物治疗。也可引起肠道外感染,尤其是艾滋病和其他免疫缺陷患者更容易发生肠道外感染。空肠弯曲菌是近十几年来被认识的、在世界范围广泛流行的人兽共患病原菌,它可引起人体急性肠炎和食物中毒,是发展中国家旅行者腹泻的最常见原因,也可以引起吉兰-巴雷综合征、反应性关节炎、瑞特病和肝炎等严重的并发症。胎儿弯曲菌主要引起肠外感染,其中胎儿亚种为主要的人类致病菌,可致菌血症、脑膜炎、心内膜炎、胸膜炎、胆囊炎等多种感染。

(一) 适应证

突然出现发热、腹痛、腹泻、恶心、呕吐等胃肠道症状,且每天排便 6~10 次,或多达 20 次,量不多,水样便或粪便带黏液、血、脓,如细菌性痢疾,大多并发肠系膜淋巴结炎、阑尾炎、胆囊炎或脓毒症等症状者,且排除其他常见感染性肠道疾病,如细菌性痢疾、霍乱、伤寒、食物中毒、原发性腹膜炎和阿米巴痢疾等。

(二) 标本采集与运送

常规采集患者新鲜的粪便或肛拭子,并及时送检,如不能及时送检,应种入 Cary-Blair 运送培养基,室温下 24 小时内送检。

(三) 检测方法

1. 快速检测　粪便或肛拭子标本可用湿片检查,使用暗视野显微镜、相差显微镜观察,发现运动活泼、呈投镖样、螺旋样运动的细菌,可作出初步诊断。

2. 常规培养法　常规培养是诊断弯曲菌的标准方法,但存在一些问题:①弯曲菌属的细菌对生长条件要求苛刻,对于培养环境和条件的苛刻要求经常导致增菌检测培养的失败;②由于日常样品中大量杂菌的存在,即使是选择性培养基上也仍然会有

大量的干扰菌落,要从其中辨别挑选出可疑的弯曲菌菌落相当困难;③检测方法检测周期较长,不利于现场检测与快速鉴别的需要。

3. 免疫学检测　目前已有商品化的快速弯曲菌胶乳试验试剂盒。免疫学方法具有操作简便、灵敏度高、特异性强等优点,适用于较大规模的流行病学研究,易于推广和应用。免疫学试验依赖于抗原抗体反应的特异性,由于该菌血清型复杂,抗血清中多克隆抗体存在许多交叉反应,应用单一或多个菌株制备的多克隆抗体检测,检出率易受限制,目前,趋向于单克隆抗体的研究。

4. 核酸检测　国内外已经先后开展了一些针对空肠弯曲菌的基因检测,目标靶基因主要包括 *16SrDNA*、*3SrDNA*、*hipO*、鞭毛蛋白基因(*flaA* 或 *flaB*)等,常用 DNA 探针杂交和 PCR 扩增等方法。

四、寄生虫

消化道寄生虫或肠道寄生虫是指寄生于人体胃肠道的一类低等生物,也是人体寄生虫中种类最多、感染最常见、分布最广的一类。消化道寄生虫在热带和亚热带地区的人群感染较普遍。不同寄生虫感染和感染的不同时期所引起的临床症状不尽相同,检查到寄生虫病原体即可对症治疗。

(一) 适应证[13]

1. 怀疑为阿米巴痢疾(有腹部不适、腹泻、伴里急后重、腹痛加剧和腹胀等症状。粪便为暗红色果酱样,有腥臭味、黏液血便)和阿米巴肝脓肿(肝区痛、肝大与长期发热、有痢疾史和腹泻史)患者应对粪便或组织中查找病原体。

2. 怀疑为蛔虫感染、钩虫感染、蛲虫感染、鞭虫感染、姜片吸虫感染、肝吸虫感染、肺吸虫感染、绦虫感染等蠕虫感染时可对患者粪便行生理盐水直接涂片法、厚涂片透明法、定量透明法、自然沉淀法等查找寄生虫虫卵。以上寄生虫感染的主要临床症状如下:

(1)蛔虫感染:多食或畏食、偏食,甚至异食癖等消化道症状,有时还伴有荨麻疹、腹胀痛及结膜炎等过敏反应,严重时可引起蛔虫性肺炎、胆管炎、胰腺炎、阑尾炎、肠梗阻、肠穿孔及腹膜炎等并发症。

(2)钩虫感染:恶心、呕吐、腹泻、腹痛及粪便潜血、贫血、异食癖等,有时还有钩蚴皮炎、钩蚴肺炎等症状。

(3)蛲虫感染:有肛周和会阴部瘙痒,以及出现轻微食欲缺乏、腹痛、恶心、呕吐及腹泻等消化道症状。

(4)鞭虫感染:腹泻、便血、里急后重、直肠脱垂、贫血与营养不良等症状。

(5)姜片吸虫感染:食欲缺乏、腹痛、间隙性腹泻、恶心、呕吐等胃肠道症状,儿童常有神经症状,如夜间睡眠不好、磨牙、抽搐等。

(6)肝吸虫感染:出现消化不良、上腹隐痛、腹泻、精神不振、肝大等表现,甚至发生胆管炎、胆结石以及肝硬化等并发症。

(7)肺吸虫感染:以肺部症状为主,出现咳嗽或咳铁锈色痰,可有神经系统症状,癫痫和偏瘫,腹部症状常见为腹痛、腹泻及肝大,另有游走性皮下结节或包块等症状。

(8)绦虫感染:粪便中发现白色节片,且经常感觉肛门瘙痒不适,腹痛、食欲减退或亢进。

3. 怀疑为血吸虫感染时(急性期有发热、肝肿大与压痛,伴腹泻或排脓血便,及血中嗜酸性粒细胞显著增多;慢性期以肝脾肿大为主;晚期则以门静脉周围神经纤维化病变为主,发展为门静脉高压症、巨脾与腹水。另外可以有皮炎、静脉内膜炎等症状)可对粪便行生理盐水直接涂片法血吸虫虫卵检测,或者检测患者血清中的血吸虫抗原或抗体。

4. 怀疑为蓝氏贾第鞭毛虫时(以腹泻为主的吸收不良综合征,腹泻呈水样性,量多,恶臭、无脓血、含较多脂肪颗粒,以及胃肠胀气、呃逆和上中腹部痉挛性疼痛等症状)可对粪便行生理盐水直接涂片法和铁苏木素染色法检测蓝氏贾第鞭毛虫。

5. 怀疑为隐孢子虫感染时(年幼、年老体弱和免疫功能受损的水样性腹泻患者,经抗生素治疗无效患者)可对粪便行金胺-酚改良抗酸染色法检测隐孢子虫。

6. 怀疑为微小膜壳绦虫感染时(出现胃肠道和神经系统症状,如恶心、呕吐、食欲减退、腹痛、腹泻,以及头痛、头晕、烦躁和失眠,甚至晕厥等,有时还出现皮肤瘙痒和荨麻疹等过敏症状)可对粪便行饱和盐水浮聚法检测微小膜壳绦虫。

(二) 标本采集与运送

标本采集与运送方法同前,但应注意滋养体一般连续作 3 次检查,贾第鞭毛虫宜隔天检查 1 次;在检测蠕虫成体时,最好借助于驱虫药剂将虫体自消化道驱出;受检粪便量一般为 5~10g,约拇指末节大小,若要求做粪便自然沉淀或血吸虫毛蚴孵化,受检粪便量一般不少于30g,检查蛔虫成虫或绦虫节片则留检一天内全部粪便。

(三) 检测方法[14]

1. 生理盐水直接涂片法　在载玻片上滴一滴生理盐水,用竹签或小棍挑取粪便,涂在载玻片上,直径为1.5~2cm,然后盖上盖片。其厚度应以能透过粪便隐约辨认玻片下的字迹为宜,一般在低倍镜下观察形态,如发现可疑虫卵转用高倍镜观察,适合大部分寄生原虫的滋养体和包囊及蛔虫卵的检测,方法简单,但由于取材较少,易漏检,检出率较低,若连续涂片3张,可提高检出率。

2. 碘盐水染色直接涂片法　在载玻片上滴一滴卢戈碘液(4g碘化钾+2g碘加入到100ml蒸馏水溶解),其余操作如直接涂片法。寄生原虫包囊在碘水中被染色,更有利于虫体及内部结构的观察,但不能用于滋养体。

3. 厚涂片透明法(改良加藤法)　用大小约为4cm×4cm的100目/英寸的尼龙网覆盖在粪便标本上,有塑料刮片在网上刮取粪便约50mg,置于载玻片上,用浸透甘油-孔雀绿溶液的玻璃纸片覆于粪便上,以胶塞轻压使粪便展开约20mm×25mm大小模块。置于30~36℃温箱中约30分钟,或25℃约1小时,待粪膜稍干并透明即可镜检,本方法适合于检测蛔虫卵,但需掌握粪膜的合适厚度和透明的时间才能达到理想的检查。

4. 定量透明法　应用改良聚苯乙烯作定量板大小为40mm×30mm×1.37mm,膜孔为一长圆孔,孔径为8mm×4mm,两端呈半圆形,孔内平均可容纳粪便41.7mg。操作时将定量板置于载玻片上,用手指压住定量板的两端,自筛网上刮取的粪便填满膜孔,刮去多余的粪便。掀起定量板,载玻片上留下一长条形的粪便。用浸透甘油-孔雀绿溶液的玻璃纸片(5cm×2.5cm)覆于粪便上,以胶塞轻压使粪便展开成一长椭圆形,25℃1小时后即可镜检,顺序观察并记录粪便中的区别虫卵数。将虫卵数乘以24,再乘以粪便性状系数(成形便为1,半成型便为1.5,软湿便为2,粥样便为3,水泻便为4),即为每克粪便虫卵数。定量透明法适用于各种粪便内蛔虫卵的检查及计数,可测定人体内蛔虫的感染度,也可判断药物驱虫效果。

5. 饱和盐水浮聚法　用竹签挑取黄豆大小(约1g)粪便置于盛有少量饱和盐水浮聚瓶内,将粪便充分捣碎并与盐水搅匀后,加饱和盐水至瓶口,用水挑取浮于水面的粪渣,再慢慢加饱和盐水至稍高于瓶口而不溢出为止。将瓶口轻轻覆盖一载玻片,注意勿使产生气泡,如有较大气泡,应揭开载玻片加满饱和盐水后再覆盖之。静置15分钟后,将载玻片提起并迅速翻转,置镜下观察。此法适用于检查各种线虫卵,尤以检查钩虫卵的效果最好,也可检查带绦虫卵和微小膜壳绦虫卵,但不适宜检查吸虫卵和原虫包囊。

6. 自然沉淀法　取粪便20~30g,加入水调成混悬液,经60目金属筛过滤至500ml锥形量杯中,用水冲散粪渣,再加水至离杯口2cm处,静置20~30分钟,轻轻倾出上清液,再加满水静置。如此反复清洗、沉淀2~3次,最后轻轻倾出上清液,吸取沉渣涂片镜检。若检查原虫包囊,则每隔6小时换水一次,使包囊充分沉于水底。此法主要用于蛔虫卵的检查,视野较清晰,易于检出,但费时,且比重较小的钩虫卵效果较差,但比重大的原虫包囊也可用此法。

7. 肛门拭纸法　常用的方法有棉签拭纸法和透明胶纸法。棉签拭纸法是先将棉签浸入生理盐水中,取出后挤去过多的盐水,用棉签在受检者肛门周围和会阴部皮肤擦拭,然后将棉签放入盛有饱和盐水的试管或青霉素小瓶子中,充分搅动,将虫卵洗入盐水中,迅速提起棉签,在试管内壁挤去盐水后弃之。再加饱和盐水至管口,并按饱和盐水浮聚法操作检查。也可将擦拭肛周皮肤的棉签放入盛有清水的试管中,充分浸泡后,提起棉签在管壁内挤去水分后弃之。试管静置10分钟,或离心后倒去上液,取沉渣镜检。透明胶纸法是用宽1.0~1.8cm透明胶纸剪成长约6cm的小段,一端向胶面折叠约0.4cm(易于揭开)后,再贴在洁净的载玻片上。载玻片的一端贴上标签,并注明受检者姓名或编号等。检查时揭下胶纸,用胶面粘贴肛周皮肤,然后将胶纸复位贴在载玻片上镜检。此法是根据雌性蛲虫在人体肛门周围及会阴部皮肤产卵,带绦虫孕节从肛门排出或主动逸出过程中破裂、虫卵黏附于肛门周围皮肤上的特性而设计的。对这两种寄生虫的检出率远高于其他粪便检查方法。一般在清晨醒后或午睡后、便前、洗澡前进行,如果首次检查阴性,可连续检查2~3天。

8. 金胺-酚改良抗酸染色法　取患者腹泻的新鲜粪便或经10%甲醛溶液固定保存(4℃1个月内)粪便,自然沉淀后用吸管尽可能取底部粪便,在载玻片上涂成粪膜,晾干后滴加1g/L金胺-酚染色液于晾干的粪膜上,10~15分钟后水洗;滴加3%盐水乙醇,1分钟后水洗;滴加高锰酸钾溶液,1分钟后水洗;待干后滴加苯酚复红染色液于粪膜上,1.5~10分钟后水洗,滴加10%硫酸溶液,1~10分钟后水洗,滴加20g/L孔雀绿溶液,1分钟后水洗,待干后置荧光显微镜下观察。此法是先用金胺-酚染色后,再用改良抗酸染色法复染,可以提高检出率和准确性。此法主要用于隐孢子虫卵囊染色检查。

9. 铁苏木素染色法 用竹签挑取粪便少许,按一个方向在洁净的载玻片上涂成薄粪膜,立即放入60℃的肖丁固定液中固定2分钟,依次将标本放入碘乙醇、70%及50%乙醇中各2分钟,用自来水和蒸馏水各洗一次。再置于40℃2%铁明矾溶液2分钟,流水冲洗2分钟,放入40℃苏木精溶液中染色5~10分钟,再流水冲洗2分钟,放入冷2%铁明矾溶液中褪色2分钟。将载玻片置显微镜下检查褪色情况,直至核膜、核仁均清晰可见为止。然后流水冲洗15~30分钟,至标本显现蓝色,再用蒸馏水洗1次。继而,依次在50%、70%、80%、90%乙醇中逐渐脱水各2分钟,此步骤重复一次。在二甲苯中透明3~5分钟后用中性树胶封片。此法主要用于各种阿米巴和蓝氏贾第鞭毛虫滋养体和包囊的染色鉴定。

其他检测方法还有钩虫卵经试管滤纸培养法检查其幼虫;肛周蛲虫成虫检查;日本血吸虫经毛蚴孵化法检查毛蚴;带绦虫孕节检查法可根据其子宫分支情况鉴定虫种;溶组织内阿米巴培养法可用于检测直接粪便检查为阴性的阿米巴检查;此外,十二指肠引流液、肠检胶囊法,十二指肠壁活检和涂片、小肠纤维镜活检法检查贾第鞭毛虫的阳性率较粪检高;直肠黏膜活检印片检血吸虫卵。

五、病毒

病毒性腹泻是一组由多种病毒引起的急性肠道传染病,主要的传播途径为粪口传播。引起病毒性腹泻最常见的病原体主要包括人轮状病毒、人杯状病毒、肠道腺病毒和星状病毒。人类轮状病毒感染常见于6个月~2岁的婴幼儿,主要在冬季流行,一般通过粪-口途径传播;人杯状病毒近年来在世界范围内经常引起突发性公共卫生事件,其流行无季节性;肠道腺病毒和星状病毒感染引起的腹泻呈全年散发或暴发流行,流行季节与人轮状病毒相似。胃肠炎的病毒感染还可见于埃可病毒(主要引起婴幼儿腹泻、无菌性脑膜炎、瘫痪、脑炎、共济失调、吉兰-巴雷综合征、呼吸道疾病等)。诺如病毒(是引起急

性胃肠炎最主要的病原之一,常感染成人和大龄儿童,引起水样便或黄稀便的腹泻);甲型肝炎病毒和戊型肝炎病毒均可引起急性病毒性肝炎,主要通过粪-口途径传播。其中甲型肝炎病毒发病较急,一般不转为慢性肝炎和慢性携带者,除重症肝炎外,患者大多预后良好,好发年龄为5~30岁。戊型肝炎病毒主要通过污染水源而引起大规模暴发流行,迄今未见慢性化患者,戊型肝炎病毒传播具有明显季节性,多发生于雨季或洪水后,主要侵犯青壮年,表现为重型肝炎的比例较高。

(一)适应证

1. 当婴幼儿先出现发热、呕吐和腹痛,随即频繁腹泻,每天10~20次,淡黄色水样便或蛋花汤样酸性便或白色米汤样便,无黏液和脓血,恶臭。成人突然出现黄色水样便,无黏液和脓血,每天腹泻5~10次,伴有腹痛、腹胀、恶心、呕吐、脱水、乏力等症状时,可对其进行轮状病毒检测。

2. 当出现夏季流行的无菌性脑膜炎、儿童出疹性发热病或非细菌性儿童腹泻等症状时,可行埃可病毒检测。

3. 当出现起病突然,主要症状为发热、恶心、呕吐、腹部痉挛性疼痛及腹泻,粪便为稀水样便或水样便,无黏液脓血,2小时内腹泻4~8次,持续13~60小时(一般48小时),可伴有头痛、肌痛、咽痛等症状时,查诺如病毒。

4. 当出现无原因的发热、乏力、食欲减退、恶心、呕吐和皮肤发黄等现象,有时还出现腹胀或腹泻,尿呈褐色,粪便色浅,检查肝脏有肿大、触痛或叩痛的体征,肝功能检查显示丙氨酸氨基转移酶明显异常时,可行甲型肝炎病毒检测。

5. 当出现感冒样综合征、关节痛,以全身疲乏无力和消化道症状,且主要侵犯青壮年,有明显季节性,多在秋冬季节,与洪水和雨有关时,可行戊型肝炎病毒检测。

(二)检测方法

1. 病毒的分离培养 病毒的分离培养与鉴定仍是病原学诊断的金标准,但因病毒是严格的细胞内寄生,分离培养较困难,其操作烦琐,要求条件严格及需时较长,且有些病毒至今仍不能培养,因此不能广泛应用于临床诊断。仅在以下情况考虑应用[4]:①病程长且诊断困难的患者疑似病毒感染时,针对病毒的检测结果均阴性,进行病毒分离对诊治有指导性意义;②怀疑为新现病毒感染或已被消灭的病毒病"死灰复燃";③怀疑具有相同症状的疾病

为不同病毒所致,以明确何种病毒感染;④检测所用的减毒活疫苗是否出现恢复毒力突变株。应根据不同的病毒受体选用敏感细胞、鸡胚和敏感动物进行病毒的分离。

2. 形态学检查　电镜下不仅能观察病毒的形态学特征,还可测定病毒的大小与计数,但由于病毒颗粒易于降解常常影响正确诊断,并且电镜设备昂贵,难以普及,故电镜技术的临床应用受到了很大的限制。

3. 病毒蛋白抗原检测　一般采用免疫学技术直接检测标本中的病毒抗原进行早期诊断,目前常用 ELISA、IFA 和 RIA 等技术。这些技术操作简单、特异性强、敏感性高。应用蛋白质印迹(WB)试验检测毒素抗原具有确诊的意义。

4. 检测病毒核酸　从标本中提取病毒核酸,对其进行核酸电泳(如轮状病毒不用内切酶水解就有 11 个节段)、核酸杂交(斑点杂交、原位杂交、DNA 印迹、RNA 印迹)、聚合酶链反应(PCR)、基因芯片技术、基因测序等。

(三)　鉴定检测

病毒的分离与鉴定仍是病原学诊断的金标准,具体操作见病原体相关章节。但因病毒是严格细胞内寄生,培养必须有活的细胞支持,故病毒的分离鉴定较困难,且需时长,况且有些病毒至今仍不能培养,故临床检查往往是绕过分离培养而采取快速诊断的方法。

第四节　结果报告和解释

(一)　结果报告[15]

现已发现有多种细菌可以引起腹泻,而且很多菌种要求较特殊的培养,当分离粪便中的致病菌时,如未提供上述各类菌种生长的必要条件,培养阴性结果,不应采用"无致病菌"或"未检出致病菌"的报告方式。

报告方式应以分离目的菌种的结果而决定,如:目前常规以 SS 和中国蓝或伊红亚甲蓝分离粪便中的致病菌,阳性者应报告"检出沙门菌或检出志贺菌",阴性应报"未检出沙门菌属和志贺菌属"。其他培养结果报告方式,与上述原则基本相同。

(二)　结果的微生物学解释、临床解释、流行病学解释

粪便培养结果报告"未检出沙门菌属和志贺菌属",仅代表用 SS 和中国蓝或伊红亚甲蓝培养基未检出沙门菌属和志贺菌属,并不意味着不存在由其他病原体引起感染。

目前没有一种能用于所有致病菌的选择培养基,因此当怀疑沙门菌、志贺菌以外的细菌引起的腹泻时,临床医生应及时和检验科联系,因为分离弧菌、耶尔森菌、气单胞菌、邻单胞菌、大肠埃希菌 O157:H7 等细菌需要特殊的实验程序和培养基。

粪便中检出常见的病原菌,如弧菌属、致病性大肠埃希菌、沙门菌属、志贺菌属、小肠结肠炎耶尔森菌、真菌、弯曲菌属、艰难梭状芽胞杆菌等,临床症状常表现为腹泻,常见于细菌性痢疾、伤寒与副伤寒、细菌性食物中毒、消化道溃疡、细菌、真菌、病毒引起的胃肠炎等。

引起腹泻的病原菌种类比较多,患者和带菌者常常是病原菌的传染源。重症患者吐泻物带菌较多,极易污染环境,是重要传染源。轻型患者和无症状感染者作为传染源的意义更大。某些病原菌如霍乱具有地区分布特征和季节分布特征,常见病原菌主要流行方式有暴发及迁延散发两种形式,要注意短期内大量报告同一病原菌,防止出现暴发流行,以便及时应对。

(刘文恩)

参 考 文 献

1. 倪语星,尚红.临床微生物学检验.第 5 版.北京:人民卫生出版社,2012

2. Baron EJ,Miller JM,Weinstein MP,et al. A Guide to Utilization of the Microbiology Laboratory for Diagnosis of Infectious Diseases:2013 Recommendations by the Infectious Diseases Society of America(IDSA)and the American Society for Microbiology(ASM). Clinical Infectious Diseases,2013,57:e67-e68

3. 中华人民共和国卫生部医政司.全国临床检验操作规程.第 3 版,南京:东南大学出版社,2006

4. 倪语星,王金良,徐英春,等.病原学检查标本采集、运送和保存规范.上海:上海科学技术出版社,2006

5. 赵建宏,戴二黑,张振国,等.医学检验标本留取及收集指南.北京:中国科学技术出版社,2007

6. 卫生部合理用药专家委员会.临床微生物与感染.北京:中国医药科技出版社,2010

7. Health Protection Agency. Processing of Faeces for Enteric

Pathogens//UK Standards for Microbiology Investigations, 2013,B 30 Issue 8

8. Christina M, Surawicz MD, Lawrence J, et al. Guidelines for Diagnosis, Treatment, and Prevention of Clostridium difficile Infections. Am J Gastroenterol,2013,108:478-498

9. Health Protection Agency. Processing of Faeces for Clostridium difficile//UK Standards for Microbiology Investigations, 2012, B 10 Issue 1.4

10. Deshpande A, Pasupuleti V, Rolston D D, et al. Diagnostic accuracy of real-time polymerase chain reaction in detection of Clostridium difficile in the stool samples of patients with suspected Clostridium difficile Infection: a meta-analysis.

Clin Infect Dis,2011,53(7):e81-e90

11. 世界胃肠病学组织(WGO-OMGE)临床指南——发展中国家幽门螺杆菌感染

12. 刘文忠,谢勇,成虹,等.第四次全国幽门螺杆菌感染处理共识报告.胃肠病学,2012,17(10):618-625

13. 王鸿利,仲人前,周薪,等.实用检验医学.北京:人民卫生出版社,2009

14. 沈继龙.临床寄生虫学与检验.北京:人民卫生出版社,2007

15. 张秀明,兰海丽,卢兰芬.临床微生物检验质量管理与标准操作程序.北京:人民军医出版社,2010

第二十章
腹腔标本的检测流程

第一节 腹　　水

腹水是多种疾病的临床表现,更是常见的临床体征。正常人腹腔内存在少量液体,起到润滑腹腔主要器官的作用。由于全身或局部性病理作用,液体从血管或淋巴管内渗入或漏入到腹腔内而出现腹水。其中漏出性腹水的种类可以包括:心源性腹水、肝源性腹水、阻塞性腹水、肾脏源性腹水以及营养缺乏性腹水等;渗出性腹水常见的病因包括:自发性细菌性腹膜炎(spontaneous bacterial peritonitis,SBP)、继发性腹膜炎(secondary peritonitis)、结核性腹膜炎(tuberculous peritonitis)以及胰源性、胆汁性、真菌性腹膜炎等。本节主要涉及感染性腹水的相关检测流程。

一、腹腔穿刺术对象的选择

实验室检测的腹水是通过行腹腔穿刺术(abdominocentesis)获得的,通过腹腔穿刺术获得适量腹水进行分析可能是诊断腹水病因最快和最有效的方法[1]。根据2013年美国肝病研究会(American Association for the Study of Liver Diseases,AASLD)成人肝硬化腹水处理指南(Practice Guidelines: Management of Adult Patients with Ascites Due to Cirrhosis)建议,住院或门诊新发明显腹水患者,应进行腹腔穿刺术获取腹水检测(证据强度I类,C级);而欧洲肝脏研究会(European Association for the Study of the Liver,EASL)指南推荐意见[2]也认为对所有新发2级或3级腹水,及所有腹水恶化或有任何肝硬化并发症的住院患者,都应该行诊断性腹腔穿刺术(证据强度A1)。

针对本节内容,对于新发的具有明显的腹部中度对称性膨隆腹水的患者,并且怀疑有腹水感染,其临床症状包括但不限于发热、腹部疼痛、压痛、反跳痛、不明原因的肝性脑病、酸中毒、氮质血症、低血压或体温过低等,都应该在使用抗菌药物前进行诊断性腹腔穿刺术,对腹水进行检测分析。但具有以下禁忌证的患者不能进行腹腔穿刺术:腹腔内广泛腹膜粘连者、有肝性脑病先兆、肝包虫病以及巨大卵巢囊肿者、大量腹水并伴有严重电解质紊乱者、穿刺时禁忌大量放腹水、精神状态异常或不能配合者、妊娠。

二、通过腹腔穿刺术获得腹水标本

进行腹腔穿刺术主要由临床医生进行,必要时需要超声科医生进行辅助。进行腹腔穿刺术应关注以下要点。

(一)穿刺点

1. 左下腹部穿刺点　即脐部与左髂前上棘连线的中、外1/3交界处,此处可避免损伤腹壁下动脉,肠管较游离不易损伤。有利于腹腔穿刺引流大量液体,是治疗性腹腔穿刺术较好的部位,因此左下腹成为腹腔穿刺术首选部位。

2. 脐部与耻骨联合上缘连线中点上方1cm、旁开偏左或偏右1~2cm,此处无重要器官,穿刺较安全、易愈合。

3. 侧卧位穿刺点　脐平面与腋前线或腋中线交点处。此处穿刺多适于腹膜腔内少量积液的诊断性穿刺。

(二)消毒及无菌术

用碘酊在穿刺部位自内向外进行皮肤消毒,消毒范围直径约 15cm,待碘伏晾干后,再重复消毒一次,以保证标本不被污染,避免引起穿刺相关的感染及并发症。近期腹腔穿刺术并发症的相关研究证实穿刺相关的死亡或感染很低[1]。

(三) 其他注意事项

包括:术前排空膀胱,进针速度不宜快以免刺破漂浮在腹水中的乙状结肠、空肠和回肠,放腹水速度不宜过快、量不宜过大,放液前后均应测量腹围、脉搏、血压、检查腹部体征,观察术后反应,嘱患者卧床休息 24 小时。

三、腹水标本的床旁处理与转运

腹水可以呈现出多种外观,例如清亮、淡黄色、脓性、血性以及乳糜性等,但仅凭外观并不能确定感染性腹水。如果怀疑存在腹水感染,相关临床表现可能有发热、腹痛、不明原因的肝性脑病、酸中毒、低血压或体温过低等,除外正常收集理学、生化检测所需的腹水标本外,此时床旁操作应该使用无菌注射器吸取腹水,注入需氧血培养瓶和厌氧血培养瓶(各10ml),进行腹水细菌培养。腹腔内感染的实验室诊断关键点是:收集足够数量的样本才能够满足微生物学实验室进行所有必需的检测[3]。

美国感染性疾病学会和美国微生物学协会(Infectious Diseases Society of America and the American Society for Microbiology,IDSA/ASM)指南说明腹水在无菌容器中进行常规的增菌、培养、染色与床旁操作注入血培养瓶培养益处是相当的,并无明显差异[3]。但有研究说明使用改良的腹水细菌培养方法,即床旁无菌法抽取腹水 10ml,立即注入血培养瓶中并同时进行需氧及厌氧培养,其与原始的常规培养方法相比较,在多形核中性粒细胞(polymorphonuclear,PMN)<0.25×10^9/L 的腹水标本中,细菌培养阳性率由 43% 提高到 93%,并且缩短了培养时间[4]。实际操作中常规培养法阳性率低可能与腹水中细菌浓度很低(仅约 2×10^3/L)、腹水接种量小、腹水送检过程中细菌死亡等有关。指南中有前瞻性资料显示,在应用抗菌药物治疗前,若穿刺出的腹水 PMN 计数≥0.25×10^9/L,床旁用血培养瓶进行腹水培养,约有80%的病例报告细菌生长[1]。故常规推荐药将腹水标本直接接种血培养瓶[1]。

进行微生物学检验的腹水,除了在床旁接种入血培养瓶的腹水标本,还需要将标本收集到无菌管内,以便微生物学实验室进行涂片染色。

1. 微生物学实验室应监控所有原始标本向微生物学实验室的运送过程。

2. 盛放标本的容器应完整、密闭,运送人员收集标本后放入专用运送箱内,盖紧箱盖,直接运送至微生物学实验室。血培养瓶及无菌管都要清晰标注患者全名、性别、年龄、登记号、病房、穿刺时间、责任医师/护士、所需检查项目、临床诊断,以便标本出现问题能够及时联系。

3. 建议由专业运送人员运送,尽量避免患者及其家属等运送标本。

4. 运送时间的要求 穿刺液标本做常规细菌检查(涂片、培养)应当采集标本后室温 1 小时内送检,若有延迟(>1 小时)不能立即送检,应置于 4℃进行保存。对于厌氧菌培养标本,应将采集的标本放在针筒、厌氧袋/罐、卡-布(Cary-Blair)运送培养基等无氧条件下 30 分钟内送检。

四、腹水标本的处理

(一) 腹水标本的中性粒细胞计数

将无菌管内的腹水涂片进行吉姆萨染色,在光学显微镜下进行总体及分类白细胞计数。此过程几小时内即可完成。以往的细胞计数方法推荐手工计数,优点是当腹水中的中性粒细胞数量较少时,可以保证结果较准确。最近有文献报道,自动计数与手工计数在细胞总数低时可保持较好一致性,因此可以用自动计数替代手工计数。对于自发性细菌性腹膜炎来说,诊断的敏感性最高界值是 PMN 计数≥0.25×10^9/L,而特异性最高的界限值是多形核中性粒细胞计数达到 0.5×10^9/L[2]。

需要强调的是:只有在无创伤穿刺后所得到的中性粒细胞计数值才是准确的。如果穿刺是创伤性的或者是血性腹水(腹水红细胞计数>10 000/μl),中性粒细胞计数应该按如下要求进行修正:腹水中每 250 个红细胞需减去 1 个中性粒细胞计数[5]。

由于腹水细胞计数需要若干小时,要快速得到腹水多形核中性粒细胞的数据,使用尿液干化学试纸检测是一种快捷方法,只需要几分钟。然而较大样本腹腔穿刺术(2000 余例)的尿液干化学试纸研究证实敏感性仅有 45%,可见使用尿液试纸检测腹水中性粒细胞的敏感性仍然较低。据文献报道,当检测腹水 PMN 计数≥0.25×10^9/L,使用某种特异性腹水试纸,敏感性可提高至 100%[1]。另有白细胞酯酶试剂条(leukocyte esterase reagent strips,LERS),原理与尿干化学试纸相同,有关 LERS 的系统回顾表明 LERS 没有表现出较高的敏感性[6],因此敏感性也较低。欧洲指南中有 1 篇包括 19 项若干种试纸与细菌学培养方法的诊断能力研究的荟萃比较,研究显示试纸检测的敏感性较低,假阴性的风险较高,特别是在多形核中性粒细胞计数低的自发性细菌性腹膜炎患者[2]。因此,不推荐这两种试纸用于腹膜炎的快速诊断。

当然也存在特殊情况,部分患者 PMN 计数$< 0.25×10^9$/L,而在腹水培养时检测到感染即培养阳性,称之为中性粒细胞不增高单株细菌性腹水(mo-nomicrobial nonneutrocytic bacterascites)。该类患者的腹水细菌定植的可能性较大。其中一部分源于腹腔外感染而导致腹水细菌定植,这些患者通常有感染的一般症状与体征;另一些患者的细菌性腹水是由于自发性的腹水细菌定植,可无临床症状,或者有腹痛或发热。一项研究中,在未使用抗生素并且无中性粒细胞反应的情况下,62%的患者细菌定植消退,而细菌定植未消退以及进展为腹膜炎的腹水患者有感染的症状或体征[1]。因此,在无症状患者中,腹水培养出的细菌为定植菌可能性大,为暂时的、自发和可逆的,另一部分有症状患者的细菌性腹水很可能是发生自发性细菌性腹膜炎的第一步[2]。因此,腹水患者有明确的局部或全身感染症状或体征时(发热、腹痛、压痛、反跳痛、休克、不明原因的肝性脑病),则不论腹水 PMN 计数多少,均应在留取检查标本后接受经验性抗菌药物治疗,直至得到细菌培养结果。

(二)腹水标本理化指标的检测

除了进行微生物学检测以外,腹水的理学、生化检查也必不可少。

腹水标本其他的检查还包括腹水蛋白、乳酸浓度、pH 的分析,由于腹水总蛋白浓度低于 15g/L 的患者自发性细菌性腹膜炎的风险增加,应该测定腹水总蛋白浓度以评估自发性细菌性腹膜炎的风险[2]。

在相关报道中乳铁蛋白测定似乎可以作为一种快速、可靠的筛检自发性细菌性腹膜炎的指标,可以将其作为腹水特异性诊断试纸的有效成分予以使用[7]。诊断 SBP 腹水所需的生化检验包括总蛋白、白蛋白、葡萄糖和乳酸脱氢酶,且其他检查是可选的和不必要的。

由于细菌的代谢产物与细菌共存,如脂多糖(lipopolysaccharide,LPS)等,机体长时间暴露在细菌产物下会引起全身的慢性炎症反应。LPS 可诱导脂多糖结合蛋白(lipopoly-saccharide binding protein,LBP)产生,在急性炎症反应时可升高 50~100 倍,并且 LBP 在血中的峰值将在菌血症或内毒素血症出现后 2~3 天出现,可以持续约 72 小时,因此可以作为肝硬化腹水感染的急性时相标志物[8]。有文献研究发现无临床感染证据的肝硬化腹水患者中,29%的患者出现血清 LBP 增高,长期随访后发现血清 LBP 增高组发生严重细菌感染的风险是血清 LBP 正常组患者的 4 倍,多因素分析显示高血清 LBP 水平为严重细菌感染的独立危险因素[9]。但是其固有的局限性是仅能用于革兰阴性杆菌引起的感染的检测,因为革兰阳性菌细胞壁不含有脂多糖成分。

根据临床评估,在首次标本中另行检测乳酸脱氢酶(LDH)和葡萄糖以协助鉴别诊断自发性细菌性腹膜炎和继发性细菌性腹膜炎、腹水癌胚抗原(CEA)>5ng/ml 或碱性磷酸酶>240U/L 也可精确地诊断消化道穿孔[1]。

(三)腹水标本的革兰染色

上述步骤中的腹水涂片亦可以用于革兰染色、抗酸染色等,可以观察微生物的存在与否以及形态。将腹水标本置于水平离心机中以 3000r/min 离心 10 分钟,弃去上清液,余下 1ml 沉淀,将沉淀混匀,涂片进行革兰染色和抗酸染色,直接进行镜检观察是否存在普通细菌、抗酸染色阳性细菌、真菌等。若观察到上述微生物,可以向临床医师报告镜检结果,怀疑此种微生物感染可能性大。但是,直接镜检存在的问题是腹水标本经过离心浓缩,直接镜检镜下微生物数量不能代表腹水中微生物的真实数量,当腹水标本中微生物数量极少时也存在镜检阴性的可能性,此种可能性也需要向临床医师说明。

同时直接镜检结果也可判别是否需要肉汤增菌,革兰染色中如果看到多于一种微生物形态,肉汤增菌就不应该进行,肉汤增菌培养不能准确反映微生物载量,不能准确反映标本采集时的微生物种类,更有可能使真正的致病菌被快速生长的细菌所湮灭,因此不应该进行增菌[3]。由于自发性细菌性腹膜炎及腹水感染更倾向于是由单一的微生物引起的,所以直接镜检对自发性细菌性腹膜炎及腹水感染的诊断更有帮助。

而继发性腹膜炎倾向于由多种微生物感染,并且可能存在厌氧菌。金黄色葡萄球菌、淋病奈瑟菌、分枝杆菌属感染并不常见。常见的病原菌主要是需氧和厌氧的革兰阴性杆菌,比如拟杆菌属 (*Bacteroides spp*)、大肠埃希菌、克雷伯菌属;以及革兰阳性菌群,比如梭菌属(*Clostridium spp*)、肠球菌属、双歧杆菌(*Bifidobacterium spp*)、消化链球菌(*Peptostreptococcus spp*)。由于巨细胞病毒(cytomegalovirus,CMV)可能是继发性腹膜炎的病原体,所以假如 CMV 感染真的存在,实验室还需要考虑检测该病毒。

(四)腹水标本的培养

1. 对于注入血培养瓶的腹水标本,直接放入自动化血培养仪中即可。当系统提示培养瓶阳性时,抽取瓶中的液体进行涂片镜检和转种。35℃孵育 18~24 小时,观察细菌生长情况。

当血培养瓶放入培养仪器五天没有提示阳性,视为阴性血瓶弃去,发送阴性报告。

2. 由于腹水放入无菌容器进行传统的培养与床旁腹水注入血培养瓶培养的益处相似,因此对于无血培养系统的实验室,仍然可以进行传统增菌、培养。对于革兰染色后镜下未见微生物形态或者仅有一种微生物形态的标本,应将 10~20ml 腹水标本加入 10ml 营养肉汤培养基增菌,35℃孵育 18~24 小时后进行观察,若增菌肉汤变浑浊提示有细菌生长,将增菌肉汤转种在哥伦比亚血琼脂平皿、麦康凯平皿、沙保弱平皿等,35℃孵育 18~24 小时,观察细菌、真菌的生长情况。

(五)腹水培养阳性的微生物常规鉴定及抗菌药物敏感试验

对于培养皿上生长的微生物,进行革兰染色区分染色、形态,进行进一步的生化反应试验和抗菌药物敏感试验,或者在微生物自动鉴定系统进行鉴定和药敏试验。

1. 细菌鉴定和药物敏感试验

(1)涂片及革兰染色:挑取纯菌落进行涂片染色,区分染色以及形态。

(2)根据革兰染色结果,进行触酶、氧化酶反应。

(3)根据上述操作结果,进行传统生化反应鉴定,或者应用微生物自动鉴定系统进行鉴定。

(4)根据细菌的鉴定种属选择合适的抗菌药物进行药物敏感性试验;具体见本书药敏部分的内容。

2. 真菌鉴定和药物敏感试验 经过革兰涂片染色在显微镜下可见真菌孢子和(或)菌丝的标本,在培养基上很大可能培养出真菌,但是培养可能较为缓慢。

(1)对于念珠菌属,可以用科玛嘉显色培养基进行显色鉴定,科玛嘉显色培养基的显色鉴定只能鉴定下列念珠菌:白念珠菌(翠绿色菌落)、热带念珠菌(蓝灰色菌落)、克柔念珠菌(粉色菌落边缘微毛)、光滑念珠菌(紫色菌落)、其他念珠菌(白色菌落)。对于显色不容易分辨的真菌,可以选用微生物自动鉴定系统和 API 20C 酵母菌鉴定系统进行鉴定。

(2)对于丝状真菌,挑取菌丝用棉兰染色,显微镜下观察形态,分类鉴定。

(3)念珠菌药物敏感试验可以用微量液基稀释法,也可以用商品化的微量稀释法,比如 ATB FUNGUS 等。

以上操作可以参照 CLSI 指南进行,如细菌及酵母样真菌的鉴定方法简本(M35-A2 Abbreviated Identification of Bacteria and Yeast)和肉汤稀释法酵母菌抗真菌药物敏感试验的参考方法(M27-A3,Reference Method for Broth Dilution Antifungal Susceptibility Testing of Yeasts;Approved Standard—Third Edition)。

(六)分子生物学检测

1. 细菌的分子生物学检测 细菌 *16S rRNA* 基因指的是细菌染色体上编码核糖体 RNA 所对应的 DNA 序列,以多拷贝形式存在于所有细菌染色体基因中,也存在于支原体、衣原体、立克次体、螺旋体、放线菌等原核生物中,而病毒、真菌等非原核生物体内并不存在。它是由保守区和变异区交叉排列组成,保守区为所有细菌所共有,细菌间无明显差异。根据其保守区设计通用引物,可以扩增几乎所有细菌的 *16S rRNA* 基因片段,并且具有快速、敏感、不受应用抗生素治疗的影响等特点,而传统 PCR 扩增不同细菌需要设计不同引物[10]。*16S rRNA* 基因片段需要进一步的鉴定才能分析出结论,可以根据不同检测目的选择不同的鉴定方法。比较常用的鉴定方法有测序法、琼脂糖凝胶电泳、限制性片段长度多态性分析、探针杂交、单链构象多态性分析等,其中测序法鉴定扩增产物是最为准确方法。

Frances R 等通过 PCR 技术在肝硬化合并腹水患者血液及腹水标本中扩增出 *16S rRNA* 基因片段,并将其视为细菌易位的分子生物学证据[11]。有研究表明体液中存在的细菌 DNA 片段是和完整病原体具有相似作用的,均可以引发机体的炎症反应[12]。有文献报道发现细菌培养阴性的肝硬化患者的腹水中,大约仍有 40% 可以检测到细菌 DNA,这为细菌及其产物进入体液及播散提供了分子生物学证据[13]。一旦细菌到达腹水,很少的细菌活动也可能会发展为自发性细菌性腹膜炎[14]。以上研究均表明应用PCR扩增细菌 16S rRNA 基因对于研究人体内细菌易位及其相关并发症提供了可能,同时,对于快速诊断腹水细菌感染可能具有重要意义。但是其局限性为定义所述,仅能检测含有 16S rRNA 基因微生物的感染。

此外,基于核酸序列的扩增-分子信标(nucleic acid sequence-based amplification-molecular beacon,NASBA-MB)是一种将核酸序列的扩增和分子信标结合起来的检测系统。NASBA-MB 能够非常敏感地检测核酸,有几项优点可供临床应用:具有高预测值可以用来排除感染;可以更快鉴定病原体;由于具有高敏感性,可以从体液样品取样,而不用等血瓶培养阳性。并且多重 NASBA-MB 适用于多种细菌感染[15]。但是,NASBA-MB 也有假阳性,可能是由于细菌已经死亡、低水平污染,因此需要结合患者临床情况综合判断。

其他的细菌分子生物学检测技术还包括:

(1)细菌 23S rRNA 基因在医学上重要的细菌种之间具有更多变异,因此,扩增这个区域对于临床诊断更有帮助。联合应用 real-time PCR 和焦磷酸测序法,以 23S rRNA 基因为靶序列,将 PCR 扩增产物用焦磷酸测序,可以提高对肠道革兰阴性杆菌、链球菌属的鉴定能力[16]。

(2)DNA 芯片技术不仅能够鉴定菌种,并且能够鉴定细菌的耐药模式。

已有报道应用 DNA 微阵列,应用种特异性基因探针,鉴定金黄色葡萄球菌、大肠埃希菌、铜绿假单胞菌,并且应用耐药基因探针鉴定上述三种细菌的耐药基因型。此试验特点是经由扩增芯片数量,能增加可鉴定的细菌种类、变异菌株和耐药基因。另一个特点是每个基因为一个探针,产生足够强大信号,具有高度特异性。但是,不能保证所有 DNA 都结合在探针上,因为空隙、立体构造可能使部分DNA 不能结合在固定化探针上[17]。

(3)蛋白质芯片技术:其主要应用范围是对各型肝炎病毒抗原抗体、人类免疫缺陷病毒抗原抗体、TORCH、梅毒螺旋体等进行检测。

2. 真菌的分子生物学检测　对真菌感染的分子诊断,仍然是以 PCR 技术为主。真核生物的高保守区为 5.8S rRNA 基因、18S rRNA 基因、28S rRNA 基因,而这些基因区间存在着变异程度更大的内部转录空间。真核生物 18S rRNA 和 5.8S rRNA 基因区间存在着内部转录空间 1 区(ITS1),在 5.8S rRNA 和 28S rRNA 基因区间存在内部转录空间 2 区(ITS2)。针对内部转录空间,进行扩增,分析 PCR 产物精密长度,可以有效地鉴定各种念珠菌[18]。

为提高检测敏感性,可考虑应用酶免疫技术,使用显色底物。对种特异性探针用异羟基洋地黄毒苷元标记,随同生物素酰化的念珠菌属探针一起,与 PCR 扩增产物杂交。念珠菌属探针作用是捕获扩增产物到抗生物素蛋白链菌素包被的微量滴定板上。接着,用辣根过氧化酶标记的异羟基洋地黄毒苷元抗体、H_2O_2、显色底物对扩增产物进行鉴定。这个技术可以称作 PCR-EIA(enzyme immunoassay)技术。这个技术也用于解决鉴定分歧[19]。

以 PCR 为基础的 real-time PCR 和 real-time PCR Lightcycler System 等技术也逐渐成熟。以核酸序列分析为基础的技术,对于不能用传统表型鉴定的菌株,有很大帮助。

与细菌相同,在真菌检测方面也有扩增检测RNA 的技术,基于核酸序列的扩增(NASBA)。将NASBA 联合分子信标(MB),以 28S rRNA 为目标,检测阳性血瓶中的腹水样本,泛真菌(pan-fungal)探针、泛念珠菌属(pan-Candida)探针表现为 100%敏感性、特异性、阳性预测性和阴性预测值,泛曲霉(pan-Aspergillus)探针表现为 100%阴性预测值,并且可以在 3 小时内完成[15]。NASBA 优势是有快速扩增动力学、等温过程,单链 RNA 扩增后可直接用于以后的循环。同样,对 rRNA 进行扩增分析,仍不能提供耐药基因和致病基因方面的数据。

(七)　基质辅助激光解吸-飞行时间质谱仪

对于纯培养菌落,采用传统方法未能进行鉴定,使用分子生物学技术较为烦琐,可以应用基质辅助激光解吸-飞行时间质谱仪(MALDI-TOF-MS)进行鉴定。

(八)　特殊类型腹水的检测

1. 腹膜透析相关腹膜炎(peritoneal dialysis-associated peritonitis,PDAP)　腹膜透析相关感染并发症包括腹膜透析相关腹膜炎、出口处感染和隧道感染,后两者统称为导管相关感染。以 PDAP 为代表的腹膜透析相关感染是腹膜透析常见并发症,也是造成腹膜透析失败和患者死亡的主要原因之一。

取自 PDAP 患者的透析液的检测方法与自发性腹膜炎相似,参考中华医学会肾脏病学会组织制定的《腹膜透析标准操作规程》(2011 年)。简要介绍如下：

(1)标本的留取：怀疑 PDAP 时,应立即取透出液标本送检(以首袋出现浑浊的透出液最佳)并进行细胞计数、革兰染色、抗酸染色和微生物培养,注意避免污染。若不能立即送检,透出液袋应存放于冰箱中冷藏,而接种在血培养瓶中的标本应保存在室温或 37℃。若患者就医时为干腹,需注入至少 1L 腹膜透析液留腹 1~2 小时,再引流留取标本送检。

(2)细胞分类计数：透出液细胞分类计数中白细胞总数大于 $100×10^6$/L、中性粒细胞比例大于 50%,表明存在炎症,腹膜炎的可能性最大。腹膜透析液留腹时间较短的腹膜透析患者怀疑发生腹膜炎时,若透出液中性粒细胞比例超过 50%,即使白细胞总数少于 $100×10^6$/L,仍需高度考虑发生腹膜透析相关腹膜炎。

(3)染色镜检：革兰染色、抗酸染色有助于快速判断致病原是革兰阳性菌、革兰阴性菌、酵母菌、结核分枝杆菌等。

(4)透出液微生物培养：常规方法为将 5~10ml 透出液直接注入血培养瓶,该方法的培养阳性率应大于 80%。对于有条件的单位推荐使用离心后培养的方法：将 50ml 透出液 3000r/min 离心 15 分钟,取沉淀物加入 3~5ml 无菌生理盐水中悬浮,再分别接种到固体培养基和标准血培养瓶中,固体培养基在需氧、微需氧和厌氧的环境中孵育,该方法的培养阳性率应大于 95%。对于已开始抗生素治疗的患者,抗生素清除技术可提高透出液的培养阳性率。

PDAP 感染倾向于是由一种微生物引起的,由厌氧菌引起的 PDAP 感染比较罕见。但是引起 PDAP 的病原微生物种类却与自发性腹膜炎大相径庭。革兰阳性细菌占到培养阳性的 60%(最主要的是葡萄球菌属,其次为链球菌属和棒杆菌属),革兰阴性杆菌(主要是大肠埃希菌、克雷伯菌属、肠杆菌属)比例小于 30%,而厌氧菌更是小于 3%。真菌尤其是念珠菌属所占比例与厌氧菌相差无几[3]。

值得一提的是,在透析液培养中仍有大于 20% 培养阴性。当初次培养为阴性时,应该进行其他培养或者分子生物学技术来检测是否存在生长缓慢细菌、苛养菌,比如分枝杆菌属、诺卡菌属、丝状真菌。如考虑诺卡菌感染,初次培养需延长培养时间或在真菌培养基、缓冲木炭酵母提取琼脂(buffered charcoal yeast extract agar)上培养。

(5)血培养：PDAP 患者进行血培养罕见阳性。但怀疑 PDAP 患者出现菌血症或脓毒症时应进行血培养检查。

2. 结核性腹膜炎(tuberculous peritonitis) 结核性腹膜炎是由结核分枝杆菌引起的慢性、弥漫性腹膜炎症。本病的感染途径可由腹腔内结核分枝杆菌直接蔓延或血行播散而来。其临床特征为非特异性,包括发热盗汗、腹痛、腹胀、腹水、腹部柔韧感及腹部包块,因为建立整套的诊断体系仍然是一个挑战,延误诊断可能会增加这些患者的发病率。

结核性腹水的常规检测中,较为快速的是抗酸染色,标本染色前的处理包括离心、紫外线照射、固定等。但是抗酸染色阳性率偏低,受腹水采集数量、病原体载量、技术人员经验影响。而培养是专性需氧,最适温度为 37℃,30℃ 以下不生长。结核分枝杆菌细胞壁的脂质含量较高,影响营养物质的吸收,故生长缓慢。一般培养基中分裂 1 代需要 18~24 小时,营养丰富时只需 5 小时。初次分离需要营养丰富的培养基,常用的有罗氏(Lowenstein-Jensen)培养基,一般 2~4 周可见生长。在液体培养基中可能由于营养面接触大,生长较为迅速,一般 1~2 周即可生长,临床标本检查液体培养比固体培养的阳性率高数倍。

结核性腹水的鉴别诊断应用最多的为腺苷脱氨酶(ADA),ADA 活性以 T 淋巴细胞最强,其活性与淋巴细胞的分化程度及增殖相关,而与淋巴细胞的多少无关。仅在患者有高危结核性腹膜炎感染时(如来自于疫区或者有获得性免疫缺陷综合征),在首次腹水样本检测时需要进行分枝杆菌培养。聚合酶链式反应检测分枝杆菌、腹腔镜下活检和培养结核分枝杆菌分别是最快速和最准确诊断结核性腹膜炎的方法[1]。

有文献报道开发了一个多重聚合酶链式反应(multiplex PCR),使用 16S *rRNA*、*IS6110* 和 *devR* 作为目的基因,评估方法是与其他常规检测对比来检查临床怀疑腹部结核病的患者。对于肠道结核和腹膜结核组多重 PCR 均显示高灵敏度和特异性。当结合组织病理学检测时,多重 PCR 可以检测肠道结核组所有病例的 97.5%,而在结合腺苷脱氨酶(ADA)检测腹膜结核病例时,特异性可以达到 95%。它可用作一个高度敏感的、特定的和快速诊断工具,来补充其他诊断方法的局限性[20]。

第二节　肝/脾/胰脓液

脓液(pus)是指由机体组织在炎症(inflammation)过程中形成的混合物,是由于在炎症过程中细胞、组织在蛋白溶解酶的作用下出现液化坏死,以及血管的液体渗出,形成肉眼呈黄色或黄白色的脓样液体。有吞噬能力的白细胞能够吞噬侵入的细菌、病毒、寄生虫等病原体和一些坏死的组织碎片,一个白细胞处理5~25个病菌后就会死亡。脓液中的中性粒细胞仅有极少数仍有吞噬能力,大多数已发生变性和坏死,称为脓细胞(pus cell)。脓液中除了含有脓细胞外,还有大量的细菌、坏死组织碎片、少量组织液。

当为诊断腹腔内感染脓肿而收集标本时,应该考虑的因素包括:脓肿样本的选择要尽量包括脓肿内容物以及脓肿壁,因为多形核中性粒细胞可能已经破坏了微生物入侵的形态学证据[3],因此脓液不能真正的揭示病原体;大多数的分子生物学检测技术展示了极好的敏感性,结核分枝杆菌核酸扩增试验(NAAT)应该与培养一起进行,不应该单独进行;如果结核分枝杆菌存在,经常是提示可能存在弥漫性疾病,需要彻底的检查。

一、肝脓液

肝脓肿是肝脏外科常见疾病,以往病死率较高,但随着诊疗技术的发展,对细菌性痢疾、蛔虫等胃肠道传染的有效防控,抗菌药物的有效使用以及超声、CT、MRI等影像学技术的发展,肝脓肿无论从发病率、病因及治疗方面均发生了巨大变化,并发症的发生及病死率已降低。典型肝脓肿临床诊断并不困难,临床上常表现为寒战、高热、右上腹疼痛、乏力、消瘦等症状,部分患者可有皮肤、巩膜黄染,且常合并糖尿病、胆道疾病,通过超声和(或)CT检查即可发现有肝内脓肿。

肝脓肿作为肝脏占位性损伤的一种,在初期诊断是困难的,可能是由寄生虫引起的,也可能是细菌、真菌引起的化脓性脓肿(pyogenic abscesses)。对明确诊断哪种病原体引起的感染,肝脏脓肿的位置、大小、数量可能都不是很有帮助,因为大部分都在肝右叶并且可见单个或多个结节。在溶组织内阿米巴(Entamoeba histolytica)流行的地区,血清学、血

清抗原检测有助于排除阿米巴脓肿,而检查粪便中的包囊和滋养体通常是不必要的。溶组织内阿米巴抗原检测阳性时可以对肝脓肿穿刺进行直接镜检查找寄生虫。当不太可能是阿米巴病时,脓肿应该被抽吸出,用厌氧条件转运并且进行需氧和厌氧培养。

通常培养出的细菌包括克雷伯菌属、大肠埃希菌和其他肠杆菌科细菌、假单胞菌属、链球菌属(咽峡炎链球菌)、肠球菌属、草绿色链球菌、金黄色葡萄球菌、拟杆菌属、梭菌属(尤其是勒米埃综合征Lemierre's syndrome)、难辨梭菌,而念珠菌少见。需要对脓肿进行需氧和厌氧细菌培养,在应用抗菌药物前进行血培养对于评估病原体也是有帮助的。偶尔情况下,患者会由于淋病奈瑟菌或者沙眼衣原体感染而可以出现病程延长,例如出现菲-休-柯综合征(Fitz-Hugh-Curtis syndrome,是指淋病奈瑟菌、衣原体引起的肝周炎)。

肝脓液的病原学检查包括以下几个要点。

(一)肝脓液标本的获得

1. 超声引导下肝脓肿穿刺抽脓+置管引流,该方法操作简便,优点有:①采用局麻而麻醉风险小;②导管细,组织损伤小,相比较开腹手术其风险及围术期并发症低;③腹腔污染及感染播散可能性小;④患者易于接受,尤其适用于年老体弱及心肺功能不全者。

如果采用置管引流,便于脓腔内注入药物,抗菌药物与致病菌直接接触,病灶愈合快、瘢痕小,可缩短疗程。超声引导下肝脓肿穿刺抽脓+置管引流常见并发症为导管引流不畅、感染、腹腔出血、胆管漏等。

超声定位要求:

(1)进针路径要尽可能缩短。

(2)尽量避开大血管、胆道、膈肌及周围重要脏器。

(3)导管易于固定、不扭曲,便于术后活动。

(4)经过少量(但至少大于1cm)肝组织。

(5)在冠状面及矢状面方向上均要求位置尽量低,操作时患者取仰卧位或左侧卧位,常规消毒、铺巾,由穿刺部位局麻至壁层腹膜。将穿刺针沿超声穿刺引导线插入,到达肝脏表面后,缓慢进针达脓腔后即可回抽,如有脓液抽出,拔除穿刺针,更换引流

导管。将穿刺取得的部分脓液作细菌培养并进行药敏试验,以便指导抗菌药物的使用[21]。

2. 肝脓肿切开引流术适用于以下情况

(1)较长时间药物治疗无效者。

(2)脓肿较大,中毒症状明显者。

(3)脓肿自发性破溃,并发膈下脓肿、脓胸、化脓性腹膜炎或胸膜炎者。

(4)脓肿壁厚,反复穿刺症状无改善者。

(5)不能除外癌变者[22]。

(二)肝脓液标本的转运

进行微生物学检验的脓液标本,务必将标本收集到无菌管内,以便微生物学实验室进行涂片染色、培养以及其他必需的检测。与腹水标本的转运相似,微生物学实验室应监控所有原始标本向微生物学实验室的转运过程,由专人负责并应采取必要的个人防护措施,盛放标本的容器应完整、密闭,无菌管都要清晰标注患者全名、性别、年龄、登记号、病房、穿刺时间、责任医师/护士、所需检查项目、临床怀疑的诊断,以便标本出现问题能够及时联系;运送时间上要求采集标本后室温1小时内送检。特别需要注意的是厌氧菌培养标本,采集标本后应在针筒、厌氧袋/罐、卡-布(Cary-Blair)运送培养基等无氧条件下30分钟内送检。

(三)肝脓液标本的处理

1. 涂片染色程序 包括普通细菌、真菌、分枝杆菌各自适用的涂片染色,参见腹水相关检测。

2. 培养和鉴定程序 参见腹水相关检测。

3. 非传统鉴定技术与腹水章节中技术相似。

二、脾脏脓液

大部分脾脏脓肿是转移来的或者是毗邻部位感染、创伤、脾脏梗死、免疫抑制状态。感染的病原体最可能是需氧的、单一细菌感染,主要是葡萄球菌属、链球菌属、肠球菌属、沙门菌属、大肠埃希菌。厌氧菌占培养阳性的5%~17%。脾脏脓肿穿刺吸取物的处理方式应该和肝脏脓肿一样,包括革兰染色、需氧和厌氧培养,可以在应用抗菌药物前同时进行血培养。不常见病原体包括巴尔通体、念珠状链杆菌(Streptobacillus moniliformis)、诺卡菌属、类鼻疽博克霍尔德菌(Burkholderia pseudomallei,东南亚以外不常见)。类鼻疽博克霍尔德菌是潜在生物恐怖病原,实验室应该提高安全等级。与胆道感染相似,对于免疫抑制患者,病原体谱应该扩展到分枝杆菌属、真菌、肺孢子菌和寄生虫[3]。脾脏脓液标本检测可以参考肝脓液标本。

三、胰腺脓液

大部分胰腺炎是由于梗阻、自身免疫、摄入乙醇引起的。由原因引起的胰腺坏死又可以作为感染的病灶。与急性胰腺炎相关的感染因素是多种多样的,然而胰腺的二重感染大部分又是由胃肠道菌群引起的,比如大肠埃希菌、克雷伯菌属和其他肠杆菌科的成员,还有肠球菌属、葡萄球菌属、链球菌属、念珠菌属。坏死组织或者胰腺穿刺吸出物应该进行需氧培养和革兰染色,同时在使用抗菌药物前采集2~3套血培养。分离菌株的抗菌药物敏感性试验要尽快被用来指导治疗,以降低脓毒症发生率、减少和避免引起毗邻器官深层次感染、死亡的可能性。胰腺坏死组织及脓液的培养呈现阴性也并非不常见,可以引导我们拓宽考虑范围,包括苛养菌、生长缓慢细菌、寄生虫或者是病毒等[3]。胰腺脓液的检测也可以参考肝脓液进行。

四、胆道感染

胆道感染包括原发性胆囊炎(primarily cholecystitis)和胆管炎(cholangitis),其相关的细菌与肝脓肿分离的细菌相似,相关的寄生虫包括蛔虫和支睾吸虫属(Clonorchis spp),其他可以寄居在胆道内的寄生虫都可能引起胆道梗阻,因此对于胆道标本最低要求是对标本进行革兰染色和需氧培养。当出现脓毒症和腹膜炎症,也需要做血培养和腹水培养。HIV感染的患者潜在感染的病原体还包括隐孢子虫(Cryptosporidium)、微孢子虫(Microsporidia)、囊等孢子虫(Cystoisospora)、贝氏等孢子虫(Isospora belli)、CMV、鸟分枝杆菌(Mycobacterium avium)。检测这些病原体需要特殊条件[3]。

附录:为强化微生物学实验室现有使用方法技术,参考IDSA/ASM指南[3],将信息汇总成表20-2-1和表20-2-2。表20-2-1标注了不同部位腹腔感染最可能的病原体,表20-2-2标注了用现有技术最好地评估和检测标本的措施。

表 20-2-1　腹腔内感染的病原体

	自发性腹膜炎/腹水	继发性腹膜炎	第三类腹膜炎	腹膜透析相关腹膜炎	肝脏占位损害	胆道感染	脾脏脓液	胰腺感染
肠杆菌科细菌	+	+	+	+	+	+	+	+
革兰阴性、氧化酶阳性杆菌		+	+	+	+		+	
革兰阴性非发酵菌							+	
革兰阳性球菌	+		+	+	+	+	+	+
革兰阳性杆菌		+		+			+	
厌氧菌		+	+	+		+		+
淋病奈瑟菌	+	+	+		+			
沙眼衣原体					+			
分枝杆菌属	+	+	+	+		+	+	
酵母菌	+	+	+		+			+
双相真菌	+							
真菌			+	+			+	
寄生虫		+			+	+		
病毒		+				+		

注:"+"代表可能存在此种病原体

表 20-2-2　腹腔内感染标本的处理

分类	转运条件及最佳转运时间	最佳样本	处理步骤
自发性细菌性腹膜炎/腹水	室温,若>1h,4℃保存	10~50ml 浓缩的腹水样本,可注入需氧瓶	革兰染色,需氧培养
继发性腹膜炎;第三类腹膜炎	室温,若>1h,4℃保存	10~50ml 浓缩的腹水样本,可注入需氧和厌氧瓶	革兰染色,需氧和厌氧培养
腹膜透析相关腹膜炎	室温,不能冷藏	2~3 套血培养	血培养
	室温,若>1h,4℃保存	腹水、透析液、	抗酸染色、分枝杆菌培养、核酸扩增
	室温,若>1h,4℃保存	腹水、透析液、	真菌培养 KOH 或者荧光染色(calcofluor white)处理镜检
	寄生虫转运瓶	粪便、腹水、胆道、十二指肠穿刺液	直接镜检
肝脏占位损害	厌氧转运,室温,若>1h,4℃保存	肝脏损害部位	革兰染色,需氧和厌氧培养
	室温,不能冷藏	2~3 套血培养	血培养
	淋病奈瑟菌,Amies charcoal transport,室温	肝脏损害部位穿刺	淋病奈瑟菌培养基
	沙眼衣原体,衣原体转运培养基,4℃	肝包膜周围脓液拭子	沙眼衣原体培养基
	室温,若>1h,4℃保存	尿道盆腔标本,无菌尿杯留取的尿液	淋病奈瑟菌、沙眼衣原体

续表

分类	转运条件及最佳转运时间	最佳样本	处理步骤
	室温,若>1h,4℃保存	10~50ml 液体	真菌培养,KOH 或者荧光染色(calcofluor white)处理镜检
	红帽采血管室温 2h	血清	血清学
	室温<30min,然后 4℃,转运到参考实验室需要冷冻(-20℃)	肝穿刺	溶组织内阿米巴抗原检查
胆道感染	厌氧转运,室温,若>1h,4℃保存	感染部位穿刺物	需氧和厌氧培养、革兰染色
	室温,不能冷藏	2~3 套血培养	血培养
	室温,若>1h,4℃保存	穿刺液或者组织	抗酸染色、培养
	密闭容器,室温,2h 内送检;寄生虫专用转运容器可以室温保存 2~24h	粪便、腹水、胆汁、十二指肠引流液	寄生虫及虫卵检查
	病毒专用转运容器,室温 1h 内送检,大于 1h 需-70℃冷冻保存	穿刺液或者活检标本(以检测 CMV)	培养,核酸扩增试验
	30min 内检测可以在室温下保存,否则需要存放 4℃,若送检参考实验室需要-20℃保存	血清	溶组织内阿米巴(*Entamoeba histolytica*)血清免疫学检查
脾脏脓液	厌氧转运,室温,若>1h,4℃保存	穿刺液	需氧和厌氧培养、革兰染色
	室温,不能冷藏	2~3 套血培养	血培养
	室温,若>1h,4℃保存	穿刺液或者组织	抗酸染色、培养、分枝杆菌核酸扩增
	室温,若>1h,4℃保存	10~50ml 液体	真菌培养,KOH 或者荧光染色(calcofluor white)处理镜检
	30min 以内检测可以在室温下保存,否则需要存放 4℃,若送检参考实验室需要-20℃保存	血清	棘球绦虫(Echinococcus)、内阿米巴(Entamoeba)免疫学检查
胰腺感染	厌氧转运,室温,若>1h,4℃保存	穿刺液	需氧和厌氧培养、革兰染色
	室温,不能冷藏	2~3 套血培养	血培养
	室温,若>1h,4℃保存	10~50ml 液体	真菌培养,KOH 或者荧光染色(calcofluor white)处理镜检

（苏建荣　王铁山）

参 考 文 献

1. American Association for the Study of Liver Diseases (AASLD) Practice Guidelines: Management of Adult Patients with Ascites Due to Cirrhosis: Update 2012

2. Gines P, Angeli P, Lenz K, et al. EASL clinical practice guidelines on the management of ascites, spontaneous bacterial peritonitis, and hepatorenal syndrome in cirrhosis. J Hepatol, 2010, 53(3):397-417

3. Baron EJ, Miller JM, Weinstein MP, et al. A Guide to Utilization of the Microbiology Laboratory for Diagnosis of Infectious Diseases//Recommendations by the Infectious Diseases Society of America (IDSA) and the American Society for Microbiology (ASM), 2013:e68-e73

4. Runyon BA, Cauawati HN, Akriviadis EA. Optimization of ascitic fluid culture, technique. Gastroentewlogy, 1988, 95(5):

1351-1355

5. Rimola A, García Tsao G, Vanasa M, et al. Diagnosis, treatment and prophylaxis of spontaneous bacterial peritonitis: a consensus document. J Hepatol, 2000, 32:142-153

6. Koulaouzidis A, Leontiadis GI, Abdullah M, et al. Leucocyte esterase reagent strips for the diagnosis of spontaneous bacterial peritonitis: a systematic review. Eur J Gastroenterol Hepatol, 2008, 20:1055-1060

7. Parsi MA, Saadeh SN, Zein NN, et al. Ascitic fluid lactoferrin for diagnosis of spontaneous bacterial peritonitis. Gastroenterology, 2008, 135:803-807

8. Papp M, Norman GL, Vitalis Z, et al. Presence of anti-microbial antibodies in liver cirrhosis-A tell-tale sign of compromised immunity? PLoS ONE, 2010, 5(9):1-9

9. Albillos A, Gonzalez M. Increased lipopolysaccharide Binding Protein in Cirrhotic Patients With Marked Immune and Hemodynamic Derangement. Hepatology, 2003, 37(1):209-217

10. Harmsen D, Karch H. 16S rDNA for diagnosing pathogens: a-living tree. ASM News, 2004, 70(4):19-24

11. Frances R, Benlloch S, Zapater P, et al. A sequential study of serum bacterial DNA in patients with advanced cirrhosis and ascites. Hepatology, 2004, 39(2):484-491

12. Wagner H. Interactions between bacterial CpG-DNA and TLR9 bridge innate and adaptive immunity. Curr Opin Microbiol, 2002, 5(1):62-69

13. Such J, Frances R, Munoz C, et al. Detection and identification of bacterial DNA in patients with cirrhosis and culture-negative, nonneutrocytic ascites. Hepatology, 2002, 36:135-141

14. Cao R, Llanos L, Zapater P, et al. Proteomic evidence of bacterial peptide translocation in afebrile patients with cirrhosis and ascites. Mol Med, 2010, 88:487-495

15. Zhao Y. Park S, Kreiswirth BN, et al. Rapid real-time nucleic acid sequence-based amplification-molecular beacon platform to detect fungal and bacterial bloodstream infections. J Clin Microbiol, 2009, 47(7):2067-2078

16. Jordan JA, Jones Laughner J, Durso MB, et al. Utility of pyrosequencing in identifying bacteria directly from positive blood culture bottles. J Clin Microbiol, 2009, 47(2):368-372

17. Cleven BE, Palka-Santini M, Gielen J,, et al. Identification and characterization of bacterial pathogens causing bloodstream infections by DNA microarray. J Clin Microbiol.2006, 44(7):2389-2397

18. Ellepola AN, Morrison CJ. Laboratory Diagnosis of Invasive Candidiasis. Microbiol, 2005, 43:65-84

19. Coignard C, Hurst SF, Benjamin LE, et al, Resolution of discrepant results for Candida species identification by using DNA probes. J Clin Microbiol, 2004, 42(2):858-861

20. Hallur V, Sharma M, Sethi S, et al. Development and evaluation of multiplex PCR in rapid diagnosis of abdominal tuberculosis. Diagn Microbiol Infect Dis, 2013, 76(1):51-55

21. Yu SC, Ho SS, Lau WY, et al. Treatment of pyogenic liver abscess: prospective randomized comparison of catheter drainage and needle aspiration. Hepatology, 2004, 39(4):932-938

22. 张显平,陈勇,杨恒,等.细菌性肝脓肿诊断和外科治疗.中华现代外科学杂志,2006,3(19):1558-1560

第二十一章
骨、骨髓和关节标本的检测流程

骨和关节感染一直是危害儿童和成人健康的重要疾病,通常是由血源播散、创伤或手术引起的破坏性并发症。临床医生可根据疾病的临床表现、实验室检查及影像学特征等进行诊断,但骨和关节感染存在多种致病因子,因此其诊疗给临床带来了巨大挑战。微生物学标本的规范送检和检测是获得准确病原学诊断的重要依据,可以帮助临床尽快由经验治疗转向靶向治疗,优化抗菌药物治疗方案。临床需与微生物室密切合作,共同提高感染早期病原学诊断水平,从而合理使用抗菌药物,避免其他严重并发症的产生。

第一节　骨和骨髓

骨髓炎系指伴随骨破坏的炎症过程,由感染性微生物引起。骨髓炎可局限于骨组织,也可涉及骨髓、骨皮质、骨膜和周围软组织[1]。按其病程长短,可分为急性(少于2周)、亚急性(2周~3个月)和慢性骨髓炎(大于3个月)。由于任何部位的骨组织均可能受累,因此患者的临床症状和体征多样。急性期主要表现为骨质破坏,如果患者未得到及时有效治疗,可发展为慢性感染,形成死骨和瘘管,病情严重且持久,甚至可能危及生命。骨和关节感染的致病因子多样,且与感染的发病机制、感染性质和宿主等因素有关。骨髓炎大多数由细菌感染引起,也可由真菌或病毒所致。金黄色葡萄球菌是骨髓炎的最常见致病菌,其次是化脓性链球菌和肺炎链球菌,HACEK菌群(嗜血杆菌、伴放线凝聚杆菌、人心杆菌、艾肯菌属、金氏菌属)和β-溶血链球菌也是重要的病原体。除少数病例外,骨和关节感染多为单微生物性质,多种病原体感染的情况较少见。骨髓炎的感染途径主要有以下三种:①血源性:致病微生物从远端经血行播散到骨组织;②邻近感染源蔓延:感染从邻近软组织或假体生物膜直接蔓延而来;③外伤种植:致病菌从伤口侵入骨组织,如穿刺伤、开放性骨折或局部溃疡感染后发生的骨髓炎等。

急性血源性骨髓炎是儿童最常见的类型,主要累及青少年和儿童的长骨,以股骨和胫骨发病率最高。其致病菌常与患者年龄有关。新生儿以B群链球菌、金黄色葡萄球菌和大肠埃希菌感染为主,且常见多部位感染。金黄色葡萄球菌和b型流感嗜血杆菌则是1~16岁群体感染骨髓炎的主要致病菌。

对于成人,非内置物相关的血源性骨髓炎最易累及脊椎,其危险因素包括高龄、近期应用血管内装置、血液透析、糖尿病、其他部位感染、静脉注射毒品(假单胞菌感染的危险因素)和免疫抑制等。引起脊椎感染的最常见病原体为金黄色葡萄球菌,其次是链球菌和革兰阴性需氧杆菌[2]。

骨外伤,如开放性骨折伴有骨折位点的污染(源自土壤、动物粪便和水等)可以导致骨髓炎。基本上污染源的任何微生物都可引起感染,包括肠杆菌科、铜绿假单胞菌、少见的革兰阴性杆菌、布鲁菌、厌氧菌、诺卡菌和其他需氧放线菌等,常由多种微生物感染引起。

感染病原体的检测是所有类型骨髓炎正确诊断和有效治疗的关键。炎症的急性相反应物和非特异性标志物,如白细胞计数、降钙素原、C反应蛋白和红细胞沉降率等是骨感染的非诊断性指标,但可为临床治疗提供有用信息。骨髓炎可同时继发菌血症,一般为散发状态。《热病》中提到骨髓炎的诊断和治疗时,强调必须做血培养。如果血培养阴性,须作骨组织培养,窦道流出液培养不能预测骨组织培养结果[3]。骨活检的主要价值在于为感染诊断提供可靠的致病微生物鉴定结果,以及确定抗菌药物的敏感性。此外,对于慢性骨髓炎,不推荐采取经验性治疗,应根据正确的培养和药敏结果进行针对性、全身性治疗。成人脊椎骨髓炎则必须进行血和骨组织培养。因此,病原学诊断对骨髓炎的诊疗至关重要。目前,新型分子检测技术,包括 PCR 和宽范围(broad-range)16S rRNA PCR 的应用增加了苛养微生物的检测,对早期、快速、准确诊断骨髓炎具有重要意义。

一、标本的采集和运送

(一) 临床采集指征

1. 血液标本　相关内容见第十四章"血培养标本的检验流程"。

2. 骨髓标本　不明原因发热(pyrexia of unknown origin,PUO)是骨髓标本微生物学检查的适应证。此外,当其他非侵入性操作和影像学表现不能确定病因;或感染是血液系统疾病的鉴别诊断之一时,也可进行骨髓微生物学检查。

3. 骨活检标本　骨标本进行培养的适应证包括[4]:①基于临床表现和影像学检查,骨髓炎诊断不明;②缺乏软组织标本的培养结果;③抗菌药物经验性治疗无效;④希望使用可能对骨髓炎特别有效的抗菌药物,但存在选择耐药菌的高潜力(如利福平、氟喹诺酮类)。

对于糖尿病足合并骨髓炎的患者,最明确的诊断是骨组织微生物学培养联合病理组织学检查,除非病情紧急,否则应避免经验性治疗。清创治疗骨髓炎时,建议做标本的微生物学培养和组织学检查;对未做骨清创的患者,当临床诊断不明、缺乏微生物学培养结果、抗菌药物经验治疗无效等情况时,建议临床考虑进行诊断性骨活检。

此外,如果影像学检查后怀疑脊椎性骨髓炎,而血培养未见微生物生长,则应行骨活检。怀疑多病原体感染骨髓炎(如腹腔内脓毒症)时,无论血培养是否阳性都应进行活检[2]。对于脊椎旁、硬膜外或腰大肌脓肿,将 CT 指导下的穿刺标本进行染色和培养后,可不需进行骨活检。

(二) 常见致病微生物的检验项目选择

常见致病微生物的检验项目如表 21-1-1 所示。

表 21-1-1　骨髓炎常见致病微生物的检验项目[5]

感染来源	致病微生物	检验项目
血行播散到骨	金黄色葡萄球菌、沙门菌属、肺炎链球菌、布鲁菌属[1]、假单胞菌属	革兰染色、需氧细菌培养
	结核分枝杆菌[2]	抗酸染色、抗酸杆菌培养、结核分枝杆菌基因扩增
	皮炎芽生菌、粗球孢子菌	Calcofluor-KOH 染色、真菌培养
邻近的皮肤与软组织感染播散	金黄色葡萄球菌、其他细菌	革兰染色、需氧细菌培养
	口腔内混合需氧、厌氧菌,包括放线菌	革兰染色、需氧和厌氧培养
	糖尿病患者肢端皮肤软组织感染的混合细菌	
	足菌肿患者诺卡菌属、其他需氧放线菌和土壤丝状真菌	革兰染色、需氧细菌培养
		银染色、Calcofluor-KOH 染色、诺卡菌培养、真菌培养
外伤引起感染	金黄色葡萄球菌、肠杆菌科细菌、铜绿假单胞菌、皮肤细菌丛、环境细菌	革兰染色、需氧和厌氧培养
	非结核分枝杆菌	抗酸染色、抗酸杆菌培养
	环境霉菌	Calcofluor-KOH 染色、真菌培养

注:[1] 布鲁菌在标准需氧培养中可以分离。然而,由于它是慢生长菌,因此如果临床考虑布鲁菌感染时,应通知实验室,以延长培养时间到至少 1 周,且在生物安全柜中进行检查。建议同时进行血培养和血清学检查(采血量不足时宜适当延长血培养的标准孵育时间)。[2] 结核分枝杆菌骨髓炎最常见的部位是椎体,也是锁骨性骨髓炎的最主要病因

(三) 标本的采集和运送要求

1. 基本原则　骨髓炎的标本类型包括血液、骨髓、骨碎片、骨切割物、骨刮取物和切下的坏死组织等。骨髓炎时,骨组织一般坏死严重,临床可以通过刮刀轻易获取标本。尽可能在使用抗菌药物前采集

标本。如果患者正在应用抗菌药物治疗,应在抗菌药物浓度最低时抽取,以增加检出率。

窦道拭子培养没有诊断价值,因此不推荐送检拭子,需采集抽吸物或3~6块组织活检以提供足够的检测标本[5]。目前,骨组织培养是骨髓炎诊断的金标准。建议尽量多采集标本,且体积尽量大。如怀疑厌氧菌感染,应注意使用厌氧转运容器。如果标本不能马上送检,除血培养瓶和厌氧菌培养液应放置室温外,标本最好冷藏储存,并于48小时内进行检测。

2. 血液标本的采集　相关内容见第十四章"血培养标本的检验流程"。

3. 骨髓标本的采集　骨髓标本尽可能在使用抗菌药物前采集,并在发热开始的24小时内和寒战前抽取。骨髓标本采集过程如下[6]:

(1)标本采集过程中,医生需穿隔离衣、戴口罩和手套,一般站在患者右侧,在严格无菌条件下进行操作。

(2)穿刺部位及患者体位选择:通常选择从髂骨穿刺采集:①髂前上棘穿刺点:髂前上棘后1~2cm处,患者取仰卧位;②髂后上棘穿刺点:骶椎两侧、臀部上方的突出部位,患者取侧卧位;③胸骨穿刺点:胸骨柄、胸骨体相当于第1、2肋间隙的部位,穿刺时应注意胸骨后的大血管和心房,以防出现意外。患者取仰卧位。

(3)消毒:皮肤消毒要求同"血培养"。

(4)用无菌巾悬垂覆盖周围皮肤,对患者进行局部皮肤、皮下和骨膜麻醉。

(5)穿刺:左手拇指和示指固定穿刺部位,右手持骨髓针与骨面垂直刺入,若为胸骨穿刺则与骨面成30°~45°刺入。穿刺针针尖接触坚硬的骨质后,沿针体长轴左右旋转穿刺针,并向前推进,缓缓刺入骨质。当感到穿刺阻力消失,且穿刺针置于骨内时,表明穿刺针已进入髓腔。

(6)抽取骨髓液:使用无菌针头和注射器经皮抽吸骨髓,抽吸时患者有特异的疼痛或酸胀感。如果用力过猛或抽吸过多,可导致骨髓稀释。

(7)骨髓采集量:在骨髓涂片后,进行骨髓标本细菌培养,普通成人血培养瓶需要7~10ml。骨髓抽取量较少时,建议注入增菌血培养瓶(首选儿童瓶)中进行增菌。如果骨髓抽取量少于1ml,建议注入新生儿用血培养瓶;抽取骨髓量不足3ml时,如果同时进行涂片、病理学等检查,应送检1~2ml进行微生物学培养,并仍需注入新生儿血培养瓶中。细菌

培养:注入需氧和厌氧血培养瓶中,且不能置于肝素管中;抗酸杆菌(acid-fast bacilli,AFB)培养和真菌培养:置于分枝杆菌/真菌瓶中;病毒检查:置于EDTA抗凝管中。

(8)室温,立即送检。

4. 骨活检标本的采集　活检的方法总体分为闭合穿刺活检和开放活检两类。

(1)活检采集标本的时机:尽量在使用抗菌药物前采集标本。但如果抗菌药物已使用,为避免细菌培养产生假阴性,建议临床医生在患者临床状况稳定的情况下,至少停用药物48小时后再进行活检采集,以提高检出率;虽然停药1~2周可使致病菌的检出率更高,但出于安全性考虑,急性骨髓炎患者不建议停药后采集标本[2]。而对于临床无法停药的情况,建议最好在抗菌药物浓度最低时进行标本采集。

(2)外伤标本的采集:对于开放性感染灶,用无菌针或注射器抽吸采集脓肿标本。在伤口几乎无脓或无脓可吸的情况下用无菌生理盐水冲洗以便抽吸,也可在伤口感染处刮取一小块组织送检。用拭子采集的标本量极少,且易被邻近菌群污染,因此不推荐使用。窦道标本易受表皮细菌污染,建议外科清创同时采集标本。如不能清创,则尽可能采集深层感染物送检,切勿用拭子在渗液伤口采集。怀疑放线菌感染时,标本应于30分钟内送抵实验室,并进行处理,否则培养分离放线菌的可能性很低。

(3)闭合活检:闭合活检是指不需切口,通过活检针穿刺取材的方法。当临床高度怀疑骨髓炎或化脓性关节炎等感染性骨疾病时,闭合活检是理想的检测方法,主要用于组织学检查和微生物学检查。

5. 标本运送要求　如表21-1-2所示。

表21-1-2　骨髓炎微生物学检查的最佳标本类型及运送储存条件

感染来源	致病微生物	最佳标本	转运要求;最佳时间
血行播散	金黄色葡萄球菌、沙门菌属、肺炎链球菌、布鲁菌属、假单胞菌属	骨活检	无菌容器,室温,立即
	结核分枝杆菌	骨活检	无菌容器,室温,2h
	皮炎芽生菌、粗球孢子菌	骨活检	无菌容器,室温,2h

续表

感染来源	致病微生物	最佳标本	转运要求; 最佳时间
邻近的皮肤与软组织感染播散	金黄色葡萄球菌其他细菌	骨活检	无菌容器, 室温, 立即
	口腔内混合需氧、厌氧菌, 包括放线菌	骨活检	无菌厌氧转运培养基, 室温, 立即
	糖尿病患者肢端皮肤软组织感染的混合细菌[1]		
	足菌肿患者诺卡菌属、其他需氧放线菌和土壤丝状真菌	骨活检或窦道标本(刮取标本或组织活检)	革兰染色、普通细菌培养: 无菌容器, 室温, 立即
		骨活检或窦道标本	银染色、分离诺卡菌、真菌培养等: 无菌容器, 室温, 2h
外伤引起感染	金黄色葡萄球菌、肠杆菌科细菌、铜绿假单胞菌、皮肤细菌菌丛、环境细菌	骨活检	无菌厌氧转运培养基, 室温, 立即

续表

感染来源	致病微生物	最佳标本	转运要求; 最佳时间
	非结核分枝杆菌	骨活检	无菌容器, 室温, 2h
	环境真菌	骨活检或窦道标本(刮取标本或组织活检)	无菌容器, 室温, 2h

注:[1] 糖尿病肢端感染伴骨髓炎常由多种病原体引起,包括金黄色葡萄球菌、B群 β-溶血链球菌、肠球菌属、肠杆菌科、铜绿假单胞菌、嗜麦芽窄食单胞菌和一系列厌氧菌

二、标本处理流程

(一)骨髓炎标本的检测方法

1. 显微镜检查

(1)普通细菌:革兰染色。

(2)分枝杆菌:抗酸染色。

(3)真菌:银染色、Calcofluor-KOH 染色。

2. 细菌培养

(1)血培养:相关内容见第十四章"血培养标本的检验流程"。

(2)骨髓培养:将骨髓标本直接注入血培养瓶中,具体操作流程同"血培养"。

(3)骨活检等标本的培养条件和目标微生物如表 21-1-3 所示。

表 21-1-3　骨髓炎微生物分离用的培养基、培养条件及目标病原菌[7]

培养基		培养条件			读结果	目标致病菌
		温度	环境	时间		
骨髓炎、骨折固定装置清创[1]、骨活检、糖尿病足合并骨髓炎、Brodie脓肿	血琼脂 巧克力琼脂	35~37℃	5%~10% CO$_2$	40~48h	每天	葡萄球菌属;链球菌;肠杆菌科; 假单胞菌 HACEK群;诺卡菌[2]
	厌氧琼脂	35~37℃	无氧	5d	每天	厌氧菌
	厌氧肉汤或相似增菌液体	35~37℃	空气	5d	—	葡萄球菌;链球菌;肠杆菌科;假单胞菌;厌氧菌
传代培养	厌氧琼脂	35~37℃	无氧	2d	每天	厌氧菌
	巧克力琼脂	35~37℃	5%~10% CO$_2$	2d	每天	任何微生物
足菌肿、真菌性骨髓炎	沙保弱培养基	35~37℃	空气	2~5d	≥40h, 直至8周	真菌

注:其他需要考虑的微生物包括分枝杆菌(所有非术后脊椎感染都要检查)、真菌和放线菌。[1] 骨折固定或慢性骨髓炎患者中活检时大多需要多个标本,如果不同标本有相同微生物分离,则临床意义大。[2] 诺卡菌培养可能需要延长培养时间 3d

3. 分子生物学检测技术　骨感染治疗不当或不及时可能导致长期严重的后遗症,因此快速准确的病原学诊断及早期恰当的抗菌药物治疗至关重要。然而,细菌培养鉴定和药敏试验通常需要 2~3 天。近年来,传统 PCR 和实时 PCR 的使用使骨髓炎的病原学鉴定可在 24 小时内完成。与传统培养和血培养相比,PCR 提高了骨感染标本中不常见致病菌的检出。

(二) 骨髓炎标本检测流程

骨髓炎病原体检测流程如图 21-1-1 所示。

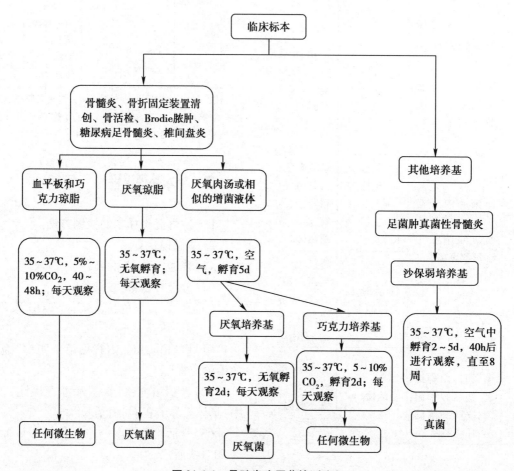

图 21-1-1　骨髓炎病原菌检测流程

(三) 鉴定水平

对于不同水平医疗机构、不同级别微生物学实验室,针对微生物分离株鉴定水平的要求各不相同。表 21-1-4 是英国卫生防护局 (Health Protection Agency,HPA) 建议的鉴定水平[7],国内可参考借鉴。建议条件允许的情况下,尽可能鉴定到种的水平。

表 21-1-4　HPA 推荐的骨髓炎分离菌鉴定水平

病原体	鉴定水平
金黄色葡萄球菌	种的水平
葡萄球菌属 (非金黄色葡萄球菌)[1]	属的水平
β-溶血链球菌	Lancefield 组的水平
其他链球菌	种的水平
肠球菌属	种的水平
肠杆菌科细菌	种的水平

续表

病原体	鉴定水平
嗜血杆菌属	种的水平
假单胞菌	种的水平
放线菌	属的水平
真菌[2]	种的水平

注:[1] 凝固酶阴性葡萄球菌需鉴定到种的水平;[2] 某些不能鉴定到种水平的真菌,需鉴定到属的水平

三、结果报告

(一) 血液和骨髓标本的微生物学检测报告方式

骨髓标本培养的报告方式同"血培养"。相关内容见第十四章"血培养标本的检验流程"。

（二）其他类型标本的报告

1. 镜检　革兰染色结果报告白细胞和检测到的微生物。

2. 微生物学培养

（1）报告任何生长的病原微生物。

（2）报告无菌生长。

四、结果解释及局限性

致病微生物的分离是任何类型骨髓炎诊断的最重要步骤,进而指导临床选择恰当的抗菌药物治疗。骨髓炎的发展与致病微生物和宿主因素有关。骨髓炎患者最常见分离的微生物及临床关系如表 21-1-5 所示。目前,金黄色葡萄球菌是骨髓炎最常见的致病菌。

表 21-1-5　骨髓炎常见分离的微生物及临床关系

临床疾病	最常见的致病微生物
任何类型骨髓炎	金黄色葡萄球菌
假体相关感染	凝固酶阴性葡萄球菌、丙酸杆菌属
医院获得性感染	肠杆菌科、铜绿假单胞菌、念珠菌
咬伤、糖尿病足和褥疮相关感染	链球菌和(或)厌氧菌
镰状细胞病	沙门菌或肺炎链球菌
HIV 感染	汉氏巴通体(Bartonella henselae)或(B. quintana)
人或动物咬伤	多杀巴斯德菌(Pasteurella multocida)或啮蚀艾肯菌(Eikenella corrodens)
免疫抑制患者	曲霉菌、分枝杆菌或白念珠菌
结核病流行地区	结核分枝杆菌
地方病流行地区	布鲁菌、贝氏立克次体、真菌病(球孢子菌病、酵母菌病、组织胞浆菌病)

革兰染色等涂片检查有助于骨髓炎诊断,但不能作为诊断和治疗骨髓炎的唯一依据。血培养对骨髓炎的诊断具有重要意义。阳性结果可以避免临床采取进一步的侵入性操作,但目前血培养阳性率不高,存在一定的假阴性和假阳性情况,关于血培养局限性的内容见本书第十四章。

手术取样或感染组织的穿刺活检是诊断骨髓炎更为有效的手段,阳性率高于血培养。经皮穿刺活检宜在影像学检查(如 X 线或 CT)的引导下进行。但是即便如此,由于骨髓炎受累位置在骨组织中分布不规则,仍有可能漏检活动性骨髓炎的感染区域,使结果出现假阴性。此外,抗菌药物的应用或苛养菌无法分离等原因,也可使骨组织标本培养存在假阴性。

伤口定植菌群或皮肤共生细菌的污染是结果假阳性的主要原因。活检过程中皮肤消毒并不能始终防止骨标本的污染,浅表清创后在深部位置、疾病进展处的边缘取样是避免标本被表面定植菌污染的主要方法。

有些骨髓炎感染的细菌用常规方法很难检出,尤其是生长缓慢的细菌。如布鲁菌在标准需氧培养中可以分离,但由于该菌生长缓慢,如果临床考虑布鲁菌感染骨髓炎时,需通知实验室,延长培养时间到至少 1 周,且在生物安全柜中检测。推荐同时进行血培养和血清学检查(通常不必延长血培养的标准孵育时间)[5]。当采血量不足时,宜延长血培养的孵育时间,以提高阳性率。

此外,足菌肿是肢端慢性软组织感染,可以扩展到邻近骨和结缔组织。最常见于热带、亚热带,特点是有流出性窦道,病原体源于土壤。如果有窦管流出物,可能为骨髓炎致病菌。除了表 21-1-1 中的染色、培养外,窦管流出物可以通过肉眼、显微镜检查寻找特征性硫黄颗粒。实验室应注意诺卡菌,选择合适培养基,提高细菌分离率。

（王　辉　张雅薇）

第二节　骨关节和假体关节

骨关节感染广义上讲是细菌、真菌、分枝杆菌或病毒感染关节内滑膜或关节周围组织所引起的感染性疾病,临床上常见疾病为感染性关节炎。本书中定义骨关节感染为自体关节感染,即非假体关节感染。而假体关节感染(prosthetic joint infection,PJI)作为单独分类在本书中具体说明。病原微生物的毒性及感染的量与患者潜在的免疫力及疾病状态有关。某些因素不仅加大发生感染性关节炎的风险,还可以使病情加重。如类风湿性关节炎(rheumatoid arthritis,RA)患者骨关节感染细菌的风险较高(患病率 0.3% ~ 3%,发病率 0.5%[2])。骨关节感染可分为急性感染和慢性感染。

急性感染（占95%）可由细菌或病毒感染引起。西方国家成年人中最常见的是淋病奈瑟菌。它从感染黏膜表面（子宫颈、直肠、咽）扩展到一些手小关节、腕、肘、膝关节和踝关节，中轴骨骼关节较少累及。国内淋病奈瑟菌性关节炎较为少见。非淋病奈瑟菌性关节炎多由金黄色葡萄球菌（占45%）、链球菌（占9%）及革兰阴性菌如肠杆菌、铜绿假单胞菌（占40%）、黏质沙雷菌（占5%）引起。革兰阴性菌感染多见于有严重创伤或严重内科疾病（如肾衰竭或肾移植、关节修复、SLE、RA、糖尿病、恶性肿瘤）和吸毒者。

金黄色葡萄球菌和B群球菌感染多见于新生儿和2周岁以上的儿童。2周岁以下的儿童中多见的是金氏金杆菌（Kingella Kingae）[8]。虽然流感嗜血杆菌是6个月到2周岁儿童中导致细菌性关节炎的重要致病因子，由于免疫接种已使5岁以下儿童的发病率下降了95%。在儿童中，淋病奈瑟菌引起的细菌性关节炎<10%，但它仍是导致多关节感染的主要因素。

厌氧菌常伴有兼性或需氧菌感染（5%~10%），如金黄色葡萄球菌、表皮葡萄球菌和大肠埃希菌。占优势的厌氧菌如痤疮丙酸杆菌、厌氧消化链球菌、梭状芽胞杆菌和类杆菌会在关节修复、创伤或之前的手术中感染关节。造成厌氧菌感染的易感因素[2]：穿透性损伤、关节穿刺术、近期手术、关节修复、邻近感染、糖尿病及恶性肿瘤。

HIV患者中关节感染常由金黄色葡萄球菌、链球菌、沙门菌引起。HIV患者可有赖特尔综合征、复发性关节炎、HIV相关性关节炎和关节痛。HIV患者存活越久，分枝杆菌、真菌及少见的条件致病菌的感染机会也越多。

引起急性关节感染的病毒包括细小病毒B19、HBV、HCV、风疹病毒（急性感染和免疫接种之后）和囊膜病毒、水痘病毒、腮腺病毒（成人）、腺病毒、柯萨奇病毒（A9,B2,B3,B4,B6）；EB病毒也与关节痛、关节炎有关，并且与细菌相比更易引发多关节炎。

慢性感染（占5%）可由分枝杆菌、真菌和其他一些致病性较弱的细菌引起。

2/3的患者关节感染发生在有创操作后1年以内，这可能是由于手术操作引入细菌或是术后细菌感染如皮肤感染、肺炎、牙科感染或泌尿系感染所致。

人工关节置换术能够明显改善关节活动性，恢复关节基本功能，提高患者生活质量。目前，人工关节置换术已经普及并广泛应用，尤其是人工髋、膝关节置换术。假体关节感染（PJI）是人工关节置换术后的严重并发症之一，目前PJI发生率在1%左右。

以往的数据报道，导致发生PJI最为常见的微生物是凝固酶阴性的葡萄球菌（占30%~43%）和金黄色葡萄球菌（12%~23%），其次是混合菌（10%~11%）、链球菌（9%~10%）和革兰阴性杆菌（3%~6%）、肠球菌（3%~7%）和厌氧菌（2%~4%）。同时，也有11%左右的患者PJI中微生物培养为阴性[9]。在某些低毒力微生物导致的感染中（如：凝固酶阴性葡萄球菌和痤疮丙酸杆菌等），患者临床证据并不明显，同时这些微生物又是人体皮肤表面或特定部位定植微生物，实验室结果有时可能被认为是污染菌。所以，一些实验室的关键指标能够为临床提供有效证据证明PJI的真实性。如：一份以上送检标本的阳性；培养出微生物的时长；标本直接涂片染色阳性；假体关节的部位也可帮助解释PJI的微生物结果，痤疮丙酸杆菌所引起的肩关节置换术后感染较其他关节置换术后感染发生率明显要高。

目前主要认为PJI相关微生物的致病机制主要与生物膜（biofilm）的形成有关。微生物在假体表面生物膜形成后，密度增大，发生功能的异质性改变，使其能够躲避宿主的免疫反应和常规抗菌药物的杀伤作用。

根据感染的发生时间PJI可以分为早期急性感染（关节置换术后3个月之内）、中期感染（关节置换术后3~24个月）和长期慢性感染（关节置换术后24个月以外）。早期感染主要表现为急性假体关节部位的红肿热痛以及炎性渗出，多由毒力较强的微生物所引起（如金黄色葡萄球菌和革兰阴性杆菌），常有明显的蜂窝织炎和窦道形成。中期感染临床症状较轻，常伴有假体关节松动或疼痛，较难与临床常见的无菌性松动（aseptic failure）区分。通常引起此类感染的是低毒力微生物（如凝固酶阴性的葡萄球菌和痤疮丙酸杆菌）。早期感染和中期感染多是与假体植入这一过程有关，而长期感染则有与血行感染有关。

根据美国感染性疾病学会（Infectious Diseases Society of America, IDSA）诊断指南中PJI的定义[10]，①确定性证据：存在与假体相通的窦道；若没有其他已知的假体周围病因时，关节液的化脓性表现；两个或两个以上的术中标本微生物培养，或术前穿刺标本与术中标本微生物培养，分离出相同的微生物(鉴定到种,且药敏谱相同);②高度提示性证据:外科清创或假体移除时,病理学检查显示假体周围组织急性炎症表现。与骨髓炎和非假体关节感染,PJI目前相关的临床描述及实验数据还是较少,所以PJI的诊断标准较难确定。但是,微生物培养结果仍然是各种诊断标准中必不可少的证据。

一、标本采集和运送

(一)临床指征

关节感染可表现为急性,关节突发的红肿疼痛,或者是慢性表现,症状轻微,起病隐匿。

急性感染性关节炎:起病急(数小时到数天),关节疼痛剧烈,发热和压痛伴运动受限。患者若无其他症状会引起误诊。患感染性关节炎的儿童表现为一侧肢体的主动运动受限(假瘫),易激惹,体温正常或低热。成年人中急性细菌性关节炎分为淋病奈瑟菌性和非淋病奈瑟菌性。淋病奈瑟菌性关节炎,有典型的皮炎-关节炎-腱鞘炎综合征。播散性淋病奈瑟菌感染的特征为:5~7天的发热,寒战,皮损(瘀斑,丘疹,脓疱,血疱,坏疽)多见于黏膜表面、躯干及下肢,游走性关节痛,腱鞘炎,累及一个或多个关节。然而,缺少黏膜感染现象,淋病奈瑟菌也会引起关节炎-皮炎综合征,同时伴发上呼吸道感染或脑膜炎和严重休克状态。非淋病奈瑟菌感染性关节炎通常累及单个关节,伴中重度的疼痛,运动或加压可加剧疼痛,从而表现为运动受限。受累关节大多表现为红、肿、热。50%的患者体温正常或有低热,20%的患者有寒战。

厌氧菌感染多数是单关节炎,易累及髋关节或膝关节(占50%)。关节外的厌氧菌感染包括腹部、生殖器、牙周脓肿、窦道炎、缺血性肢体炎症和褥疮。

吸毒者引起的关节感染主要累及中轴骨骼(胸锁骨、肋骨、髋骨、肩关节、脊柱、耻骨联合、骶髂关节),也可累及四肢关节。革兰阴性菌感染关节常为无痛性,较暴发性葡萄球菌感染难以诊断。

人咬后关节感染多是无痛性,一周后出现症状,猫和狗咬后会在24小时内出现手部关节的红、肿、痛,鼠咬后还会有发热、皮疹、关节痛及局部淋巴结病(2~10天的潜伏期)。

慢性感染性关节炎:起病隐匿,关节轻度肿胀,局部皮温略升高发红,疼痛轻微。

患者出现疑似自体关节感染或PJI的临床和(或)实验室症状可考虑送检相关的微生物检查标本。相关的辅助检查包括:血清C反应蛋白、血沉、

假体平片以及近年来发展迅速的核医学方法(全身放射性核素骨扫描)。采集标本前要求患者至少停用2周抗生素,由此可以提高中期PJI感染的培养阳性率。

原则上患者如需要再次进行外科手术时,术中应及时送检相关的微生物检查标本,以帮助临床确诊PJI。

(二)采集要求

1. 关节液标本采集 必须由有经验的医生在严格无菌技术下操作。抽出液体后,要记录液体数量,置于无菌小瓶中。也可在手术台上将关节外皮肤起开后穿刺取得关节液。

2. 关节假体及骨水泥假体 临床上多由关节置换及翻修的手术医生在台上取下,置于无菌容器中,容器可选用环氧乙烷消毒后的塑料盒。

3. 关节周围组织 普通组织采集方法应注意无菌操作,取出组织放入无菌小瓶中及时送检。当根据需要采集多块关节周围组织时,若使用传统手术刀,应在每块组织之间更换手术刀,若使用电刀,则无需更换。

(三)微生物检查项目

1. 关节液及滑膜活检是临床常见的诊断关节感染的标本,而引流液往往并非无菌,众多国际指南中并未把关节引流液列入常规标本。自体关节感染的诊断微生物检查项目包括:关节液的细菌、真菌及分枝杆菌涂片及培养。涂片染色包括革兰染色、抗酸染色。关节液培养送检时建议使用无菌容器(图21-2-1),并记录下关节液的抽取量。关节液的细胞计数及分类对于诊断感染有积极作用。自体关节感染微生物检查送检的信息如表21-2-1所示。

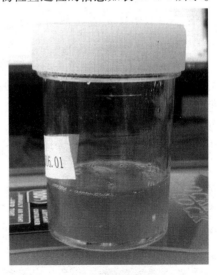

图21-2-1 关节液标本盛放容器

表 21-2-1　自体关节感染微生物检查送检信息

病原因子	微生物检查项目	最佳标本	转运要求;最佳时间
急性关节炎			
金黄色葡萄球菌、路邓葡萄球菌、化脓链球菌、肺炎链球菌、非 A 群 β-溶血链球菌、肠杆菌科、假单胞菌属、金杆菌、淋病奈瑟菌	革兰染色 需氧细菌培养	关节液和(或)滑膜活检	无菌容器,室温,立即 需氧血培养瓶
布鲁菌属	同上,加布鲁菌血清学	同上,加血清	
细小病毒 B19	细小病毒 B19 血清学	5ml 血清	促凝管,室温,2h
	细小病毒 B19 基因扩增	关节液	密闭容器,室温,2h
风疹病毒	风疹病毒血清学	5ml 血清	促凝管,室温,2h
慢性关节炎			
伯氏疏螺旋体(莱姆病)	莱姆病血清学	5ml 血清	促凝管,室温,2h
	伯氏疏螺旋体培养(送参考实验室)	关节液	无菌容器,室温,立即
	伯氏疏螺旋体基因扩增	关节液	密闭容器,室温,2h
结核分枝杆菌、非结核分枝杆菌	抗酸染色 AFB 培养	关节液和(或)滑膜活检	无菌容器,室温,2h
假丝酵母菌属、新型隐球菌、皮炎芽生菌、粗球孢子菌、曲霉菌属	Calcofluor-KOH 染色 真菌培养	关节液和(或)滑膜活检	无菌容器,室温,2h
脓毒性滑囊炎(septic bursitis)			
金黄色葡萄球菌、化脓链球菌、其他链球菌、肠杆菌科、假单胞菌属	革兰染色 需氧细菌培养	关节液	无菌容器,室温,立即

　　2. PJI 微生物检查项目　根据术中或术前所取标本种类不同,培养方法也有所不同。检测项目需尽量覆盖 PJI 相关的病原谱,一般推荐:普通细菌涂片、培养及药敏试验;厌氧菌培养及药敏试验(如果条件许可);真菌涂片、培养及药敏试验;分枝杆菌及其他少见菌苛养菌涂片、培养及鉴定等。

　　标本容器选择(表 21-2-2):根据所取标本类型选择相应的标本容器。不应使用拭子采集标本,因为其阳性率低。

　　1)关节液培养:采集标本量较多时(≥5ml),可以选择无菌瓶送到实验室中,由实验室进行后续的培养操作。当所采集的关节液量较少时,推荐直接注入儿童血培养瓶以提高培养阳性率。

　　2)假体关节送检容器应使用塑料无菌容器,确保容器内外在进入手术室前全面进行了环氧乙烷消毒。取出的假体关节在微生物实验室中使用超声处理后进行培养。图 21-2-2 为常用的假体盛放容器。

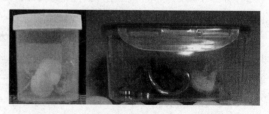

图 21-2-2　实验室常用假体标本盛放容器

　　3)假体周围组织建议使用不同手术刀进行采集,分装入无菌瓶中送检微生物实验室。送检过程中要确保容器的密闭性,以防污染。

表 21-2-2　PJI 微生物培养送检所需的容器

标本种类	关节液	假体关节	假体周围组织
所需容器	无菌瓶；血培养瓶(关节液较少时推荐使用儿童血培养瓶)	无菌盒(能够盛放假体的塑料容器,使用前环氧乙烷消毒灭菌)	无菌瓶(2 块以上组织要单独盛放)
采集量	根据患者情况酌情多采集标本	被移除的假体关节都应送检微生物实验室	3~6 块假体周围组织

3. PJI 送检项目选择　根据患者的临床情况及相关感染微生物,选择合适的检测项目(表 21-2-3)。

表 21-2-3　PJI 微生物送检参考

假体关节感染的微生物	培养项目	标本要求
金黄色葡萄球菌、血浆凝固酶阴性葡萄球菌、肠球菌属、链球菌属(A、B 和其他群 β-溶血链球菌)、肠杆菌科、铜绿假单胞菌、棒杆菌属	需氧细菌培养细菌涂片及染色	2 块以上组织标本关节液
痤疮丙酸杆菌、其他厌氧菌	需氧和厌氧细菌培养(孵育厌氧菌培养到 14d)	将取出的假体置于无菌容器进行超声处理
多微生物感染	也考虑送检假体(如果取出)进行超声后细菌及真菌培养	
念珠菌及丝状真菌	真菌培养KOH 真菌压片	

(四) 标本运送

自体关节感染及 PJI 相关的微生物标本应该在 2 小时内送到实验室。同一患者的全部标本打包在一起送检,运送标本过程中,应保证培养瓶及相关容器不被破损,避免发生交叉污染。实验室工作人员应及时处理 PJI 相关的标本。如果推迟可能会耽误或阻碍某些微生物的生长。切忌将标本放入冰箱保存,可能会影响某些苛养菌如肺炎链球菌、流感嗜血杆菌以及葡萄球菌小菌落变异菌株(small-colony variants of *Staphylococci*,SCV)的生长。

二、处理流程

(一) 关节液

1. 肉眼观察　正常人的关节液在 4ml 以内,在疾病状况下患者的关节液会增多,但关节穿刺所得关节液仍然十分宝贵。正常关节液呈无色或淡黄色,有黏稠性,静置不凝固。微生物感染可导致关节液的量增加,有时可达 60ml,外观浑浊或血性。

2. 涂片染色镜检　将剩余关节液 4500r/min 离心 10 分钟,弃去上清,使用 0.5~1ml 无菌生理盐水将沉淀再次悬浮起来,涂片,进行革兰染色和(或)抗酸染色。镜检发现微生物应及时与临床进行沟通。

3. 关节液培养

(1)需氧培养:分别将 0.1ml 关节液接种于血平板和巧克力平板(培养条件:35℃,5% 浓度的 CO_2,5 天);同时将 0.5ml 关节液接种儿童血培养瓶放入血培养仪器中(培养条件:35℃,14 天[11])。接种于平板的标本应每天观察是否生长,根据菌落特征及相关操作规程进行鉴定和药敏。血培养瓶则待仪器报警后立即处理,转种培养后按照血培养操作规程进行鉴定和药敏。

(2)厌氧培养:将 0.1ml 关节液接种于厌氧血平板(培养条件:35℃,厌氧,5 天);同时将 1ml 关节液接种厌氧血培养瓶中(培养条件:35℃,14 天)。接种于厌氧平板的标本应每两天观察一次是否生长,根据菌落特征及相关操作规程进行鉴定和药敏。厌氧血培养瓶则待仪器报警后立即处理,转种培养后按照血培养操作规程进行鉴定和药敏。

(3)真菌及分枝杆菌培养:将 0.1ml 关节液接种于沙保弱培养基(培养条件:28℃,5 天),或将 1ml 关节液接种于真菌或分枝杆菌培养瓶(培养条件:35℃,30 天)。接种于平板的标本应每天观察是否生长,根据菌落特征及相关操作规程进行真菌鉴定和药敏。真菌分枝杆菌培养瓶则待仪器报警后立即处理,转种培养后按照血培养操作规程进行鉴定和药敏。

(二) 假体关节培养

早在 2000 年,国际上就有假体关节培养的相关文献报道。近年来,随着假体关节培养方法学逐渐成熟,较多权威临床指南已经提及假体关节超声后液体培养(sonication fluid culture,SFC)在 PJI 诊断中的重要意义。我国目前开展此培养的单位较少,相信这一技术在不久的将来在临床上会有更为广泛的应用。

1. 假体关节超声处理[12]

（1）将400ml左右无菌生理盐水加入盛放假体的容器中，使得生理盐水完全浸没假体。

（2）使用普通涡旋仪，在室温下将容器涡旋30秒，使假体与无菌生理盐水有更好的接触。

（3）放入超声机，超声（40kHz）5分钟。再次重复涡旋步骤（图21-2-3）。

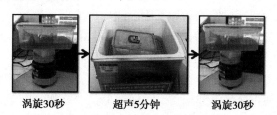

涡旋30秒　　超声5分钟　　涡旋30秒

图21-2-3　假体关节超声处理图

2. 超声后液体处理（图21-2-4）

（1）需氧培养：将超声后的0.5ml液体接种于血平板和巧克力平板，做定量培养（培养条件：35℃，5% CO$_2$，5天）。5ml超声后液体接种儿童血培养瓶（培养条件：35℃，14天）。接种于平板的标本应每天观察是否生长，若定量培养>5个菌落[12]，则根据菌落特征及相关操作规程进行鉴定和药敏。血培养瓶则待仪器报警后立即处理，转种培养后按照血培

养操作规程进行鉴定和药敏。

（2）厌氧培养：将0.5ml超声后的液体接种于厌氧血平板，做定量培养（培养条件：35℃，厌氧，5天）；将10ml超声后液体注射于厌氧血培养瓶中（培养条件：35℃，14天）。接种于平板的标本应每天观察是否生长，若定量培养>5个菌落，则根据菌落特征及相关操作规程进行鉴定和药敏。血培养瓶则待仪器报警后立即处理，转种培养后按照血培养操作规程进行鉴定和药敏。

（3）真菌及分枝杆菌培养：将0.5ml超声后的液体接种于沙保弱培养基（培养条件：28℃，5天），同时5ml超声后液体接种于真菌分枝杆菌培养瓶（培养条件：仪器，35℃，30天）。接种于平板的标本应每天观察是否生长，若定量培养>5个菌落，则根据菌落特征及相关操作规程进行鉴定和药敏。血培养瓶则待仪器报警后立即处理，转种培养后按照血培养操作规程进行鉴定和药敏。

3. 超声后液体涂片染色镜检　将200ml涡旋后的溶液，4500r/min离心10min，弃去上清，使用0.5~1ml无菌生理盐水将沉淀再次悬浮起来，涂片，革兰染色和（或）抗酸染色。镜检发现微生物应及时与临床进行沟通。

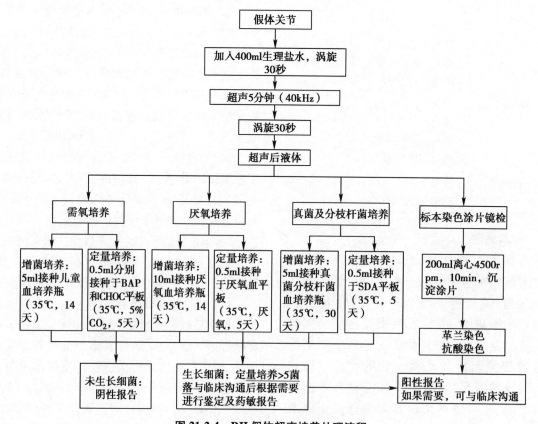

图21-2-4　PJI假体超声培养处理流程

注：BAP:血平板；CHOC:巧克力平板；SDA:沙保弱平板

(三) 假体周围组织培养

假体周围组织的培养一直以来是诊断 PJI 常用的手段。为了能够提供更确凿的 PJI 感染证据,国际权威指南已经推荐使用多块组织进行培养。每一块组织都要独立处理,分别培养,避免交叉污染(图 21-2-5)。

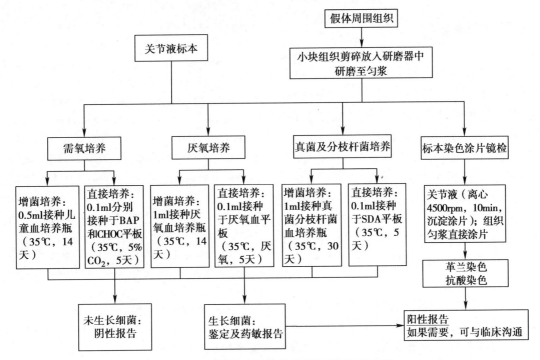

图 21-2-5 PJI 关节液及假体周围组织处理流程
注:BAP:血平板;CHOC:巧克力平板;SDA:沙保弱平板

1. 组织的前处理　取黄豆粒大小组织,用剪子将其剪成碎块,用镊子将碎块夹入研磨器中。向研磨器中加入 3ml 肉汤,上下旋转研磨,使其变成匀浆。操作过程中剪刀和镊子要及时过火灭菌。研磨接种进行涂片,革兰染色和(或)抗酸染色。

2. 组织培养流程

(1)需氧培养:将研磨后的匀浆 0.1ml 接种于血平板和巧克力平板(培养条件:35℃,CO₂,5 天)。将 0.5ml 匀浆接种儿童血培养瓶(培养条件:35℃,14 天)。接种于平板的标本应每天观察是否生长,根据菌落特征及相关操作规程进行鉴定和药敏。血培养瓶则待仪器报警后立即处理,转种培养后按照血培养操作规程进行鉴定和药敏。

(2)厌氧培养:将 0.1ml 组织匀浆接种于厌氧血平板(培养条件:35℃,厌氧,5 天);将 1ml 组织匀浆接种于厌氧血培养瓶中(培养条件:仪器,35℃,14 天)。接种于平板的标本应每天观察是否生长,根据菌落特征及相关操作规程进行鉴定和药敏。血培养瓶则待仪器报警后立即处理,转种培养后按照血培养操作规程进行鉴定和药敏。

(3)真菌及分枝杆菌培养:将 0.1ml 组织匀浆接种于沙保弱培养基(培养条件:28℃,5 天),同时将 1ml 组织匀浆接种于真菌分枝杆菌培养瓶(培养条件:仪器,35℃,30 天)。接种于平板的标本应每天观察是否生长,根据菌落特征及相关操作规程进行鉴定和药敏。血培养瓶则待仪器报警后立即处理,转种培养后按照血培养操作规程进行性鉴定和药敏。

三、报告和结果解读

1. 阳性结果　根据细菌、真菌的生物学特性,可以将鉴定菌种,并发出确定报告。对常见的细菌,如金黄色葡萄球菌、肺炎链球菌、肠杆菌科细菌、非发酵革兰阴性杆菌和肠球菌等,可进行药敏试验。

2. 阴性结果　普通细菌培养及真菌培养孵育至少 5 天。血培养瓶在自动化仪器中至少放 14 天,因为部分关节液培养 7~14 天会生长细菌;结核分枝杆菌的培养时间应至少为 8 周。如无菌落生长,可报告"培养×天无细菌(或真菌或分枝杆菌)生长"。

3. 污染的排除　通常认为在 PJI 诊断中,两份或两份以上标本阳性,则具有一定临床意义。多份标本单个培养阳性时,实验室应与临床充分沟通,结合患者情况,条件允许的情况下再次送检相关标本以排除污染。

四、局限性和存在问题

关节液在普通细菌培养技术上已经较为成熟,但没有足够的文献支持采用血培养瓶培养关节液所覆盖的病原微生物的合理性,因为血培养瓶的营养是主要针对血流感染的病原菌谱设计的。临床上不建议单独使用血培养瓶来培养关节液[13],但是其可以辅助常规培养方法,提高阳性率和缩短检测时间。

PJI 相关标本培养受标本采集时间、是否应用抗菌药物等因素的影响,培养阴性时不能排除细菌、真菌感染的可能,病毒感染时常规培养也会出现阴性结果。转运过程中时间稍长也可影响厌氧菌的生长。

随着标本送检数量的增多、实验室操作步骤的增多,标本在操作过程中污染概率也随之增高,所以实验室的整个处理过程要注意在生物安全柜中进行,以避免污染。同时,对延长培养时间的培养基要做好与常规培养基分开的措施,每天观察结果时可增加污染的概率。

目前国内开展关节液及关节周围组织微生物培养的单位较多,由于其操作简单,污染率较低。开展PJI 超声处理的单位较少,很多实验室未配备超声仪,所以假体超声后液体培养亟需在更多单位普及。

单个标本阳性难以确定其是否有临床意义,需要与临床医生进行充分沟通,临床医生需结合患者病情做出判断。

（王　辉　王　启）

参 考 文 献

1. Lew DP, Waldvogel FA. Osteomyelitis. Lancet, 2004, 364: 369-379

2. Zimmerli W. Vertebral Osteomyelitis. N Engl J Med, 2010, 362: 1022-1029

3. 桑福德.热病·抗微生物治疗指南.第 41 版.北京:中国协和医科大学出版社,2011

4. Lipsky BA, Berendt AR, Cornia PB, et al. 2012 Infectious Diseases Society of America clinical practice guideline for the diagnosis and treatment of diabetic foot infections. Clin Infect Dis, 2012, 54(12): e132-173

5. Baron EJ, Miller JM, Weinstein MP, et al. A guide to utilization of the microbiology laboratory for diagnosis of infectious diseases: 2013 recommendations by the Infectious Diseases Society of America(IDSA) and the American Society for Microbiology (ASM). Clin Infect Dis, 2013, 57 (4): e22-e121

6. Johns Hopkins. Medical Microbiology Specimen Collection Guidelines. Baltimore: 2013

7. Public Health Agency, National Health Service, UK. Investigation of Bone and Soft Tissue associated with Osteomyelitis. HPA BSOP 42. 2012

8. Yagupsky P, Dagan R. Kingella kingae: An Emerging Cause of Invasive Infections in Young Children. Clin Infect Dis, 1997, 24(5): 860-866

9. Zimmerli W, Trampuz A, Ochsner PE. Prosthetic-joint infections. N Engl J Med, 2004, 351: 1645-1654

10. Osmon DR, Berbari EF, Berendt AR, et al. Diagnosis and Management of Prosthetic Joint Infection: Clinical Practice Guidelines by the Infectious Diseases Society of America. Clin Infect Dis, 2013, 56(1): e1-25

11. Larsen LH, Lange J, Xu Y, et al. Optimizing culture methods for diagnosis of prosthetic joint infections: a summary of modifications and improvements reported since 1995. J Med Microbiol, 2012, 61: 309-316

12. Andrej Trampuz, Kerryl E. Piper, Arlen D. Hanssen, et al. Sonication of Removed Hip and Knee Prostheses for Diagnosis of Infection. N Engl J Med, 2007, 357: 654-663

13. Wilson ML, Winn W. Laboratory diagnosis of bone, joint, soft-tissue, and skin infections. Clin Infect Dis, 2008, 46: 453-457

第二十二章
尿标本的检测流程

尿液是诊断尿路和其他部位感染、明确感染病原体的重要标本。通过检验,分析可能存在于尿中的病原体或病原体成分以及炎性细胞等,可为临床诊断、治疗提供病原学依据[1,2]。

第一节　标本的采集和运送

一般情况下,尿液标本常由患者自己留取,医生或护理人员耐心教会患者正确的标本留取方法是获得合格尿标本所必需的。先期或正在使用抗生素可能会影响尿液标本的细菌学结果并对结果解释带来影响,所以应尽量在使用抗菌药物前采集标本,以保证获得正确的试验结果。

一、尿标本微生物学检验的目的和适应证

(一) 尿液标本微生物学检验的目的

尿液标本微生物学检验的目的是为尿路感染和其他部位感染提供病原学诊断依据。

(二) 尿液标本微生物学检验的适应证

1. 有尿路感染的临床表现时,应采集尿标本进行细菌学培养检验。

2. 对于幼儿,特别是小于 3 岁的幼儿,当有不明原因的发热时,应在应用抗微生物治疗前采集尿标本。

3. 对于妊娠女性无症状菌尿[3]的治疗可降低肾盂肾炎的发生率和对胎儿的影响。建议至少应在妊娠早期进行一次尿标本细菌学培养筛查。

4. 在可能引起泌尿生殖道黏膜出血的侵入性操作或通过尿道进行前列腺切除术前应采集尿标本进行菌尿的筛查,以便进行预防性治疗。

5. 无症状菌尿在老年人非常常见。如果没有临床症状,不建议进行尿细菌学检查和相应的抗菌治疗。

二、尿液标本的采集和运送

(一) 清洁中段尿标本采集

清洁中段尿是最常用的尿细菌学检查标本,通常取晨起第一次尿液送检以提高阳性率。

1. 患者准备　清洁中段尿标本采集前建议清洗外阴。女性患者应用清水和肥皂或清洁剂清洗外阴,并用干净纱布或毛巾自前至后擦拭皮肤皱褶处。男性应先将包皮向后翻起(如未作环切术),参照女性清洗方法清洗龟头。

2. 标本留取　排出前段尿后,用打开杯盖的广口、无菌尿杯直接接取中段尿约半杯即可。女性排尿时应将阴唇分开、男性则应将包皮后翻,使尿流射出。

3. 儿童尿液标本留取　<3 岁儿童或婴儿尿标本的采集可在清洗外阴后,将无菌塑料标本采集袋固定在外阴部位收集排出的尿液标本,时间应控制在 30 分钟之内,并于 30 分钟内送至实验室处理以减少污染的影响。该法采集的尿标本的假阳性率在 85%~99%,阳性预测值仅有 15%,但其阴性结果对于临床排除诊断有帮助。

(二) 插管尿标本采集

1. 直接插管(straight catheterization)或称之为临时插管("in-and-out" catheterization)尿标本采集　用夹子钳夹插管约 30 分钟,以获取足量尿液。乙醇消毒插管的取样端口或导尿管的适当部位后,应用注射器抽吸留取尿标本,将获取的尿标本转至

带盖无菌尿杯或标本管中。

2. 儿童插管尿液标本采集 应用小口径插管在润滑情况下轻轻插入尿道并到达膀胱,弃去先流出的数毫升尿液,收集后续尿液送检。

3. 不可接受的标本

(1)自留置导尿管内获取的尿液标本可能有定植菌的污染。

(2)自集尿袋内获取的尿液标本可能有定植菌及环境微生物的污染。

(3)导管尖因为不可避免地受到尿道菌群的影响而不适合作为尿培养标本。

(三)耻骨上膀胱穿刺抽吸尿标本采集

耻骨上穿刺吸取膀胱尿液标本可避免局部菌群的污染,是评估尿路感染的最好标本。主要用于厌氧菌尿路感染诊断、合格尿标本采集困难的儿科患者、脊髓损伤患者以及不能获得确切细菌学结果的尿路感染的评估和诊断。

1. 留取方法 自脐至尿道口消毒皮肤,穿刺点局部麻醉。在脐和耻骨联合中间线上、耻骨联合上方 2cm 处,用带 22 号针头的注射器穿刺进入充盈的膀胱,吸取约 20ml 尿液标本,将标本转至带盖的无菌标本杯或标本管中。

2. 婴儿患者 本法在婴儿常用于小儿尿液标本采集袋标本阳性结果的确证。穿刺点一般位于耻骨联合上 1~2cm,抽取 5ml 左右尿液用作培养。

(四)经膀胱镜双侧输尿管标本采集

通过膀胱镜采集双侧输尿管尿标本以确定尿路感染的部位。

1. 外阴清洗 用肥皂水清洗下尿道口周围部位,女性应包括阴道前庭,然后用清水充分淋洗。

2. 插入膀胱镜 在闭孔状态下将膀胱镜插入膀胱。

3. 留取膀胱尿标本 通过膀胱镜的引流活塞在无菌标本容器中留取 5~10ml 膀胱尿液标本,作"CB"(catheterized bladder urine,通过插管留取的膀胱尿液)标识。

4. 膀胱冲洗 用 2000~3000ml 0.85% 无菌盐水冲洗膀胱,排空膀胱后将输尿管插管经膀胱镜插入膀胱。向膀胱注入 100ml 冲洗液,关闭膀胱镜活塞,通过输尿管插管收集冲洗液标本,作"WB"[冲洗膀胱尿液(washed bladder,WB)]标识。

5. 留取肾盂尿标本 分别将两支输尿管插管送入两侧输尿管的中上部或送至两肾肾盂,弃去前 5~10ml 尿液,分别经两侧输尿管插管连续留取 2~3

份 5~10ml 尿液至无菌样本容器,作"LK-1"、"LK-2"、"LK-3"、"RK-1"、"RK-2"或"RK-3"[左肾(left kidney,LK);右肾(right kidney,RK)]标识。将所有标本及时送至实验室处理或置冰箱冷藏随后送检。

(五)膀胱冲洗后尿标本采集

经尿道插管冲洗膀胱以去除细菌,然后通过插管采集尿标本进行定量培养,用于确定膀胱或肾盂感染。

1. 膀胱尿标本采集 插导尿管入膀胱,将引流出的前半部分尿液弃去,留取后续膀胱尿液标本 5~10ml。

2. 膀胱冲洗 应用适当体积含 0.1%~0.2% 新霉素溶液(也可加入弹性蛋白酶)注入膀胱,30 分钟后用 2000ml 无菌盐水冲洗膀胱并排空。

3. 收集冲洗后尿标本 间隔 10 分钟收集 3 份连续尿液标本,做好标识。将所有采集的标本及时运至实验室检测。

(六)尿标本标识和转运

1. 标识 在采集的标本容器上标注患者姓名等个人信息和标本采集时间、标本来源、采集方法等,注意标本标识应与申请单标识一致。

2. 标本转运 尽可能快地将采集的尿液标本送至临床实验室进行处理至关重要,一般情况下应在 60 分钟内送至实验室。否则,应将标本冷藏在 2~6℃ 并应在 24 小时内培养,或者将标本置于加有适当防腐剂如 0.5ml 冻干硼酸-甘油或硼酸-甲酸盐的标本管中暂时保存,加入的尿液量不能少于 3ml,以避免防腐剂的抑制作用和稀释效应。用于厌氧菌培养的尿标本不能冷藏保存。

(七)标本接收和拒收标准

1. 接收标准 所有采集、保存和运送方法正确,标识完整清晰,没有泄露且申请单和标本容器信息一致的尿液标本应接收并及时处理。

2. 拒收标准

(1)采集时间超过 2 小时并且没有冷藏保存的尿标本、24 小时尿标本、Foley 导尿管尖标本、尿液收集袋中的尿液标本、容器有泄漏的标本和要求行厌氧培养的非耻骨上膀胱穿刺尿标本等均应拒绝接收。

(2)没有采集时间和方法的尿标本应要求补充相应的信息,或应拒收。

(3)对于有缺陷、但又必须进行细菌学检验的尿标本,应同时报告检验结果和标本质量存在的问题,以提示医师注意。

第二节　标本的处理流程

一、筛查试验

筛查试验不能替代尿培养以证明尿路感染的存在。但是，由于尿培养至少需要 24 小时才能获得结果，所以，筛查试验可预期培养结果并辅助临床早期诊断。

（一）干化学试条检查

尿干化学试条检测尿中性粒细胞酯酶可以反映尿标本中有粒细胞的存在。亚硝酸盐试验可反映含有硝酸盐还原酶的细菌如大肠埃希菌等的存在。

（二）显微镜检查

1. 涂片直接检查　未离心尿中白细胞数≥10个/µl 或≥5 个/高倍视野时，其对于插管相关的尿路感染的诊断特异性为 90%，但敏感性较低，仅为 37%。离心尿中白细胞诊断阈值设定为每高倍视野≥10 个白细胞。

2. 革兰染色镜检　一般认为每油镜视野下检出一个细菌相当于 $10^4 \sim 10^5$ CFU/ml 尿液标本。当尿路感染的临床表现持续存在，常规需氧培养阴性，而涂片染色有细菌存在时，应考虑苛养菌引起的尿路感染的可能，延长 5% CO_2 环境下的培养时间，或采集恰当尿液标本进行厌氧菌分离培养检查。分枝杆菌感染时，尿标本涂片革兰染色镜检呈阴性结果。

二、尿标本需氧菌培养

在具有临床症状患者的尿标本培养检出一定数量的病原体是尿路感染诊断的金标准。

（一）培养基

1. 血平板（BAP）　可支持革兰阳性和革兰阴性细菌的生长，用作细菌计数。

2. 麦康凯琼脂平板（MAC）、伊红亚甲蓝琼脂平板（EMB）或中国蓝琼脂（CBA）　均为选择性培养基，具有抑制革兰阳性菌生长的作用，用于分离鉴定革兰阴性菌。

3. 哥伦比亚黏菌素-萘啶酸琼脂平板（CNA）或苯乙醇琼脂平板（PEA）　为选择性培养基，具有抑制革兰阴性菌生长的作用，用于分离革兰阳性菌。

4. 巧克力平板（CHOC）　为营养培养基，用于

手术中采集的肾脏尿标本、膀胱镜采集的尿标本和经前列腺按摩获得标本的培养。

（二）接种

用于细菌计数的 BAP 应定量接种，其他平板则应分区划线以便分离获得单个菌落。

1. 计数培养

（1）尿量选择：清洁中段尿标本可选用 0.01 或 0.001ml 进行定量计数培养，其他尿标本一般选 0.01ml 定量培养。

（2）接种方法：用经过校准的接种环或加样枪无菌取充分混匀的未离心尿液标本，将标本置于平板培养基表面均匀铺开。

（3）标本保存：将尿标本在冷藏状态下保存 24 小时，以备需要时应用。

2. 分离培养　用接种环取充分混匀的尿液标本，分区划线接种在选择性平板上。

（三）孵育

35~37℃过夜培养。如有条件，将 BAP 和 CNA 置 5%CO_2 环境可促进革兰阳性菌的生长。

（四）鉴定和药敏

1. 生长状况判断

（1）一般情况下，需要过夜培养 18 小时才能进行菌落计数和分离鉴定。

（2）当菌落细小且不能辨认时，应继续培养至 48 小时。对于侵入性技术如耻骨上穿刺或直接插管获取得的尿液标本，或免疫力低下患者，如器官移植患者的标本，应在必要时延长培养时间至 48 小时。培养结果与革兰染色细菌镜检结果或临床所见不符，如无菌性脓尿标本或有临床症状患者的标本培养呈阴性，应延长培养时间至 48 小时。

（3）真菌培养或采自可疑真菌感染的患者（如儿科 ICU 患者等）标本培养，可延长培养时间。

2. 培养结果判定

（1）计数 BAP 上每一种菌落形态细菌的菌落数，根据接种量乘以适当的倍数即为每 ml 尿液中的细菌总数。

（2）参考表 22-2-1 和表 22-2-2 决定下一步的分离鉴定和药敏试验工作方案。《欧洲临床微生物学手册》分别给出了社区获得性尿路感染、医疗保健相关性尿路感染和不同采集技术情况下的结果解

释[4],供参考(表22-2-3~表22-2-5)。欧洲尿路感染诊断标准见表22-2-6[5]。

(3)将阳性平板培养物在室温下保存2~3天,以备临床需要时进一步检查的需要。

表22-2-1　尿液标本培养的工作方案

标本 采集方法	接种量和培养基	种类/平板	细菌数/ml 尿液	工作方案
清洁中段尿 留置导尿管尿	0.001ml 接种 BAP; 在 MAC 或 EMB (CAN 或 PEA, 选用)上分区划线 接种	1 种菌或纯菌	$<10^4$CFU/ml $\geqslant10^4$CFU/ml (或育龄女性患 者有 $\geqslant10^3$CFU/ml 尿路感染病原体)[a]	基本形态鉴定 鉴定及药敏试验
		2 种尿道 病原体	$<10^5$CFU/ml 者 $\geqslant10^5$CFU/ml 者	基本形态鉴定 鉴定及药敏试验
		$\geqslant3$ 种尿 道病原体	报告多种细菌存在,如有临床需要建议 另采标本及时送检[b]	
临时插管尿 标本 耻骨上穿刺 尿标本 肾手术标本 膀胱镜标本	0.01ml 接种 BAP; 在 CAN(或 PEA) 或 MAC(或 EMB) 上分区划线接种	1 种菌	10^{2-3}CFU/ml 泌尿生 殖道或皮肤菌群 $\geqslant10^3$CFU/ml 或任何尿路 致病菌纯培养	基本形态鉴定 鉴定及药敏试验
		2 种尿道 病原体	$<10^3$CFU/ml 者 $\geqslant10^3$CFU/ml 者	基本形态鉴定 鉴定及药敏试验
		$\geqslant3$ 种尿 道病原体	$<10^4$CFU/ml 者 $\geqslant10^4$CFU/ml 者	基本形态鉴定 鉴定及药敏试验[c]

注:a. 对于这一人群应报告任何数量的 B 群链球菌。在这一人群中,腐生葡萄球菌也是尿路病原体。

b. 如果采自留置导尿管端口的尿标本或患者有发热等临床症状,可按照两株病原体的报告方式报告;或可对每株病原体做基本形态鉴定、报告,并附"如临床需要鉴定请与实验室联系";

c. 必要时可与临床医师联系,以决定是否需要进一步鉴定和药敏

表22-2-2　尿标本培养不同菌种、菌群时的工作方案

菌种、属或菌群		数量满足时的工作方案
生殖道菌群	草绿色链球菌、奈瑟菌某些种、类白喉棒杆菌、乳酸杆菌某些种,厌氧菌	报告泌尿生殖道菌群
皮肤菌群	类白喉棒杆菌、葡萄球菌某些种	1. 报告皮肤菌群,或伴有生殖道菌群 2. 当其数量十倍于同时存在的其他菌群时,按病原菌对待
泌尿道致病菌	革兰阴性杆菌、葡萄球菌	1. 鉴定到种并作药敏试验 2. 在育龄女性,用新生霉素试验鉴定腐生葡萄球菌 3. 对腐生葡萄球菌和其他凝固酶阴性葡萄球菌一般不需做药敏试验
	酵母菌	1. 鉴定白念珠菌和光滑念珠菌 2. 其他念珠菌在临床申请时鉴定到种
	β-溶血链球菌	不管数量多少,B 群链球菌在育龄女性和糖尿病患者需要鉴定
	肠球菌属	鉴定到种并作药敏试验
	阴道加德纳菌、脲气球菌、脲酶阳性棒杆菌	1. 当其数量大于其他微生物 10 倍以上时做鉴定 2. 脲酶阳性棒杆菌数量 $\geqslant10^5$ 时或大于其他微生物数量 10 倍或以上时,应做鉴定和药敏试验

表 22-2-3　社区获得性尿路感染：临床症状体征、脓尿和菌尿的解释

临床症状体征	尿中白细胞 ≥10⁴/ml	菌尿 CFU/ml	菌种数量	评价	抗微生物药物敏感试验
+	+	大肠埃希菌或腐生葡萄球菌≥10^3 其他菌种≥10^5	≤2	UTI（急性膀胱炎）对急性肾盂肾炎，菌尿 ≥10^4CFU/ml 考虑有意义 对急性前列腺炎，菌尿 ≥10^3CFU/ml 考虑有意义	是
+	+	<10^3		不伴菌尿的炎症 抗生素治疗中 寻找慢生长或难生长微生物 非感染性病原	NA
+	−	≥10^5	≤2	a. 免疫正常：重复细菌学和细胞学检查（可能是 UTI 起始阶段）b. 免疫抑制（化疗、移植）	不必 是
−	各种情况（variable）	10^3～10^4	≥1	可能是标本留取不良导致的污染	不必
−	各种情况	>10^5	≥2	定植	不必
各种情况	−	<10^3		没有 UTI 和定植	NA

注：NA. not applicable，不适用

表 22-2-4　医疗保健相关尿路感染：临床症状体征、脓尿和菌尿的解释

临床状态	临床症状体征	尿中白细胞 ≥10⁴/ml	菌尿 CFU/ml，种类≤2	评价	抗微生物药物敏感试验
尿路无插管	+	+	≥10^3	UTI	是
尿路无插管	+	+	<10^3	不伴菌尿的炎症 抗生素治疗中 寻找慢生长或难生长微生物 非感染性病原	NA
尿路无插管	−	各种情况（variable）	≥10^3	定植	不必
尿路无插管	−	各种情况（variable）	<10^3	无 UTI 和定植	NA
尿路无插管	+	−	≥10^4	a. 免疫正常：重复细菌学和细胞学检查（可能是 UTI 起始阶段）b. 免疫抑制（化疗、移植）	不必 是
尿路有插管	+	尿液中白细胞不是插管所致	≥10^4	UTI	是
尿路有插管	+	尿液中白细胞不是插管所致	<10^4	不伴菌尿的炎症 抗生素治疗中 寻找慢生长或难生长微生物 非感染性病原	NA
尿路有插管	−	尿液中白细胞不是插管所致	≥10^3	定植	不必

续表

临床状态	临床症状体征	尿中白细胞 ≥10^4/ml	菌尿 CFU/ml，种类≤2	评价	抗微生物药物敏感试验
尿路有插管	-	尿液中白细胞不是插管所致	<10^3	无 UTI 和定植	NA

表 22-2-5 通过间歇性尿路置管、肾盂造瘘术、输尿管造口术、膀胱镜和耻骨上穿刺获得尿液标本

采集技术	症状体征	尿中白细胞 >10^4/ml	菌尿 CFU/ml	种类	抗微生物药物敏感试验
间歇性尿路置管、肾盂造瘘术、输尿管造口术、膀胱镜	+或-	+或-	<10^2	1 或 2	不必
同上	+或-	+或-	≥10^2	1 或 2	是
耻骨上穿刺	+或-	+或-	≥10	1(或2)	是

表 22-2-6 尿路感染诊断标准[a]

疾病分组	临床表现	实验室结果
女性急性单纯性尿路感染；女性急性单纯性膀胱炎	排尿困难，尿急、尿频、耻骨上疼痛 此次发作之前 4 周没有尿路感染症状	>10WBC/mm^3 >10^3CFU/ml[b]
急性单纯性肾盂肾炎	发热、寒战、侧腹部疼痛；除外其他诊断 没有尿路结构异常的表现(超声、X 线检查)	>10WBC/mm^3 >10^4CFU/ml[b]
复杂性尿路感染	上述两组症状的任何组合； 存在与复杂尿路感染有关的因素 如糖尿病等影响机体防御机制的基础疾病 或泌尿生殖道结构或功能异常等	>10WBC/mm^3 >10^5CFU/ml[b](女性) >10^4CFU/ml[b] (男性或临时插管女性尿标本)
无症状性菌尿	没有尿路感染症状	>10WBC/mm^3 >10^5CFU/ml[b] (两次间隔 24h 的连续监测均如此)
复发性尿路感染(抗生素预防)	在过去的 12 个月中至少有 3 次经培养诊断的单纯性尿路感染(仅为女性)；没有结构或功能异常存在	<10^3CFU/ml[b]

注：[a]. 自 Guidelines on Urological Infections(European Association of Urology 2014),http://www.uroweb.org/about-eau/;

[b]. 中段尿病原菌计数

三、尿标本厌氧菌培养

厌氧菌是尿路感染的重要病原体，但是由于尿标本采集、运送和培养的常规方法适用于快速生长的需氧或兼性厌氧菌的分离鉴定，厌氧菌尿路感染常常被忽视[6]。

(一) 厌氧菌培养的临床指征

当患者有尿路感染症状，同时尿沉渣显微镜检查有细菌存在，但常规培养阴性、怀疑厌氧菌感染时建议进行尿标本厌氧菌培养检查。

(二) 标本和标本运送

耻骨上穿刺尿标本是怀疑厌氧菌尿路感染时进行厌氧菌分离培养的最佳标本，标本不能冷藏运送。

(三) 分离培养和鉴定

1. 原始标本分离培养 离心尿液标本，取沉渣部分用于涂片检查和培养。建议取 0.5~1ml 沉渣接种于厌氧液体培养基的底部，另各取 1 滴划线接种于厌氧平板和需氧血平板，并同时做涂片染色检查。

原始尿液标本直接涂片革兰染色显微镜检查，详细记录原始标本中细菌的染色性和形态特征。

应选用新鲜配制的、预先还原的厌氧培养基。

接种的厌氧平板应及时置于35℃厌氧环境培养,需氧血平板置于35℃ 5%CO₂环境下培养。培养24~48小时打开检查。当厌氧平板培养无细菌生长时,

应将厌氧液体培养基孵育培养至混浊时或第7天,并进行厌氧分离培养。

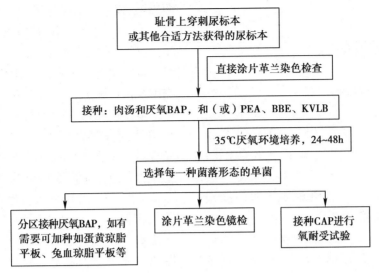

图22-2-1　尿标本厌氧菌分离培养基本程序

注:BBE:*Bacteroides* bile esculin agar,拟杆菌胆汁七叶苷琼脂

KVLB:Kanamycin-vancomycin-laked blood agar,卡那霉素-万古霉素血琼脂

2. 鉴定

(1)应用解剖显微镜检查厌氧血平皿(anaBAP)上的细菌生长情况,记录每一种类型菌落的形态特征、色素或颜色改变等。

(2)厌氧培养生长的细菌可能为厌氧菌,需要进一步进行耐氧试验以确证是否为厌氧菌。

(3)根据培养物革兰染色和在不同培养基上的表现,可选择不同的方法进行厌氧菌的进一步鉴定和药物敏感试验,具体鉴定方法和流程请参考相关篇章的内容。

四、尿标本分枝杆菌培养

泌尿生殖系统结核是第三大肺外结核分枝杆菌感染性疾病。除结核分枝杆菌复合体外,其他分枝杆菌也可引起尿路感染。结核分枝杆菌的实验室生物安全防护请见相关章节。

(一)分枝杆菌培养的指征

当患者有尿路感染症状、尿常规检查呈酸性pH、脓尿、血尿,但普通细菌培养阴性时,提示尿路结核分枝杆菌感染可能。

(二)标本和标本运送

连续多次采集晨起第一次尿标本送检。尿液标本量应不少于20ml,当不能在60分钟内送达实验室

时,可将标本置于冰箱冷藏。

(三)分离培养

1. 标本前处理　去污染处理可杀灭污染的其他微生物,有利于分枝杆菌的分离。常用2%氢氧化钠溶液进行去污染处理。

2. 染色镜检　尿液标本抗酸染色敏感性较低,荧光染色分枝杆菌镜检具有较高敏感性,但其阳性结果需经抗酸染色证实。

3. 分枝杆菌培养

(1)培养基的种类:分枝杆菌培养用培养基分为选择性和非选择性两种,选择性培养基可抑制污染的细菌和(或)真菌的过度生长。还可将培养基分为固体培养基、液体培养基和双相培养基。液体培养可较固体分离培养更快、更敏感地得出培养结果,其缺点是不能观察菌落形态,易受污染影响,不能检出混合感染,需后续使用平板法分离培养可能的分枝杆菌。双相培养基的优点是同时进行快速液体培养和固相细菌分离。

(2)培养基的选择:选择培养基的出发点是尽可能快地检出阳性培养并进行鉴定,一般选择一个液体培养基和至少一个固体培养基。

(3)孵育:一般置于35~37℃培养,如怀疑为海分枝杆菌、溃疡分枝杆菌或嗜血分枝杆菌感染时应置于30℃培养。5%~10%CO₂有利于分枝杆菌的生

长。孵育第 3~5 天观察一次生长情况,以后每周观察 2 次到第四周,然后每周观察 1 次直到第 8 周。

（4）分枝杆菌鉴定和药物敏感试验请参考相关章节。

五、尿标本直接病原学检查

（一）分枝杆菌核酸检测

直接尿标本核酸扩增试验检测结核分枝杆菌复合体微生物具有较高的敏感性（25%~93%）和特异性（95%~100%）。应注意尿中有 PCR 扩增抑制物,可能导致假阴性结果。

（二）基质辅助激光解析电离飞行时间质谱（MALDI-TOF MS）直接检测[7]

1. 检测方法　用 UF-1000i 尿沉渣分析仪筛检具有尿路感染症状患者的尿标本,取筛检阳性标本用 MALDI-TOF MS 进行细菌学鉴定。

2. 临床意义

（1）通过 UF-1000i 筛查,有 60% 左右的阴性标本被筛除。

（2）MALDI-TOF MS 检测只需数分钟,可快速获得鉴定结果,且其鉴定结果与传统培养方法的符合率>90%。

3. 局限性

（1）检测阈在 $8 \times 10^4 CFU/ml$,低于阈值的感染可能被漏检。

（2）混合感染或两种以上细菌存在时检测可能失败。

（3）不能提供药物敏感试验结果。

（三）尿标本抗原检测

尿标本中微生物多糖抗原检测在诸如嗜肺军团菌感染、肺炎链球菌感染、新型隐球菌感染、组织胞浆菌感染等均有应用,其检测敏感性和特异性不尽相同,但在快速诊断相应感染方面具有细菌培养不可比拟的优势。在亚急性组织胞浆菌病、急性肺组织胞浆菌病和进行性播散性组织胞浆菌病患者,尿标本多糖抗原检测的阳性率分别为 30.4%、64.6% 和 81%,其敏感性可达 95%。嗜肺军团菌尿标本抗原检测已被越来越多地用于其感染的诊断,细菌细胞壁脂多糖抗原可在感染症状出现后 48~72 小时即呈阳性反应,并可保持阳性至 3~4 周后。尿多糖 C 抗原阳性在成人高度提示肺炎链球菌感染,但在婴幼儿,肺炎链球菌在上呼吸道定植可致尿抗原阳性,使其临床意义减低。

脂阿拉伯糖甘露糖（lipoarabinomannan,LAM）是分枝杆菌和相关放线菌细胞壁的主要脂多糖成分。新近研究发现,在 HIV-结核分枝杆菌合并感染者中,LAM 检出敏感性随着患者免疫抑制程度加重而渐次增加,这一结果提示肺结核或其他非肾结核的肺外结核感染时,分枝杆菌释放出的 LAM 抗原可能和相应的抗体结合成分子量更大的抗原抗体复合物而不能从肾小球滤过。当患者处于免疫抑制状态,游离的 LAM 可能经肾小球进入尿液。另外,当肾脏或尿路分枝杆菌感染时,LAM 可直接入尿。用尿标本检测 LAM 抗原,有助于尿路分枝杆菌感染的快速诊断。

第三节　结果报告和解释

一、筛查试验结果报告和解读

（一）结果报告

1. 当镜检未见到细菌或细胞时,报告"未检见细菌"或报告"未检见细胞"。

2. 当检见细胞,报告细胞种类和每视野细胞计数。检出细菌时,报告细菌染色、形态和每油镜视野细菌数量。

3. 报告尿试条亚硝酸盐试验、中性粒细胞酯酶阳性或阴性结果。

（二）筛查结果的解读

1. 当尿干化学中性粒细胞酯酶试验呈阳性或尿显微镜下每高倍视野可见 5~10 个白细胞即所谓脓尿,脓尿是泌尿系感染的重要指标。亚硝酸盐试验仅在部分肠杆菌科细菌存在时呈阳性反应,其阴性结果不能排除尿路感染,但阳性结果具有较高的特异性（≥90%）。白细胞和亚硝酸盐试验阴性具有较高的阴性预测值,可快速排除尿路感染存在的可能,但免疫力低下患者尿中分叶核白细胞数可能不会增高。

2. 不离心尿在油镜下可见单一形态微生物存在,则标本中细菌数量相当于 $10^4 \sim 10^5 CFU/ml$,提示感染存在。不伴有脓尿的菌尿可能提示细菌定植而非尿路感染，而无菌性脓尿可能提示分枝杆菌感染、结石或肿瘤等。

二、尿标本需氧菌培养结果报告和解读

尿标本培养结果的报告，请参照表 22-2-1 和表 22-2-2。

（一）阴性结果报告和解读

所有平板均未生长，报告无细菌生长。如接种量为 0.01ml，则应注明"提示如有细菌，菌量 ≤ 10^2CFU/ml"；如接种量为 0.001ml，则应注明"提示如有细菌，菌量 ≤ 10^3CFU/ml"。同时，请注明培养时间。

（二）阳性结果报告和解读

1. 一般地，将 10^5CFU/ml 尿标本作为诊断尿路感染的阈值。当有单一细菌生长，且细菌计数 ≥ 10^5CFU/ml 时，报告细菌鉴定和药物敏感试验结果。当有两种细菌生长时，报告有临床意义计数结果的细菌的鉴定和药敏结果。而对于女性、幼儿和插管患者等较低的细菌计数结果也可能具有临床意义。对于耻骨上穿刺尿标本 > 10^2CFU/ml 即具有临床意义。

2. 根据尿路感染的部位、患者的性别、年龄以及病原体等的不同，报告相应细菌的鉴定和药物敏感试验结果。

（1）如在幼儿，特别是男婴，尿液在膀胱中停留时间可能不足以使其增殖至 10^5CFU/ml 阈值水平，较低的细菌计数也可能是有临床意义的。幼儿尿标本有临床意义的细菌计数结果分别为：中段尿标本 ≥ 10^4CFU/ml（有临床症状时）或 ≥ 10^5CFU/ml（没有临床症状时），临时插管尿标本 ≥ 1000 ~ 50 000CFU/ml，耻骨上穿刺尿标本 > 10^2CFU/ml 计数结果均有意义。

（2）对于没有尿路感染症状的妊娠女性，连续两次中段尿标本同一种细菌计数 ≥ 10^5CFU/ml 时或一次导尿管采集的尿标本病原菌计数 ≥ 10^5CFU/ml 时，即所谓的无症状性菌尿，应报告细菌鉴定和药物敏感试验结果。对于有尿路感染症状的妊娠女性，导尿管插管尿标本或中段尿标本 ≥ 10^3CFU/ml 即具有临床意义。

3. 如生长物为泌尿生殖道或皮肤常驻菌群，报告"泌尿生殖道正常菌群"，并注明菌落计数结果。

4. 对于中段尿标本，当同时培养出三种或以上病原体时，报告细菌计数结果（CFU/ml），同时注明"多种形态细菌存在，提示污染可能"。

5. 当在分区划线平板的原始区域没有细菌生长，而在其他区域有生长时，可能存在抗生素抑制现象，此时报告"由于抗生素抑制，菌落计数结果不可靠"。

6. 当检出如伤寒沙门菌或类鼻疽博克霍尔德菌等不寻常阳性结果时应予注明。当在妊娠女性或糖尿病患者，尿标本检出 B 群链球菌时，不论数量多少均应报告。

三、尿标本厌氧菌培养结果报告和解读

（一）初步报告和解读

耻骨上穿刺尿标本革兰染色结果阳性时，报告细菌染色性和形态特征、不同形态细菌细胞的相对数量以及有无脓细胞等，结合常规需氧菌培养阴性可给出厌氧菌感染的初步印象。

（二）最终报告

厌氧菌尿路感染可以是单一的厌氧菌感染，但更多地表现为混合感染，或者是厌氧菌混合感染，也或者是厌氧菌与需氧菌或兼性厌氧菌的混合感染。所以，当耻骨上穿刺尿标本厌氧培养分离出厌氧菌时，应报告所有分离株的鉴定结果和药物敏感试验结果。

四、尿标本抗酸染色和分枝杆菌培养结果报告

（一）抗酸染色结果报告

阴性时报告"未检见抗酸染色阳性分枝杆菌"；阳性时报告"检见抗酸染色阳性分枝杆菌"，并报告计数结果（1+~4+）。

（二）初步报告

1. 阳性报告 当液体培养阳性，并经抗酸染色证实有抗酸阳性分枝杆菌存在时，或生长在固体培养基上的纯培养，菌落涂片抗酸染色阳性时报告"检出抗酸染色阳性分枝杆菌"。

2. 阴性报告 液体培养基在 6 周时无菌生长时，可报告"分枝杆菌液体培养 6 周阴性，等待固体培养结果"。

（三）最终报告

1. 阳性报告 当抗酸染色阳性培养物获得鉴定结果时报告"检出 xx 分枝杆菌"。

2. 阴性报告 当液体、固体培养至 8 周时仍无

细菌生长时,报告"经8周培养无菌生长"。

五、直接尿标本检测结果报告

(一) 基质辅助激光解析电离飞行时间质谱 (MALDI-TOF MS) 直接检测尿标本

1. 阳性结果 报告检出的病原菌。

2. 阴性结果 报告"未检出病原菌",同时注明"检测阈值为 $8×10^4$ CFU/ml,不能排除感染可能"。

这种方法临床应用方面的报道不多,还需进一步临床研究证实其临床意义。

(二) 核酸检测

1. 阴性结果 定性检测时报告"未检出 xxDNA"或"未检出 xxRNA",并请注明检测下限。定量检测时报告<xx 拷贝数/ml。

2. 阳性结果 定性检测时报告"xxDNA 检测阳性"或"xxRNA 检测阳性",定量检测时报告相应的拷贝数。

(三) 抗原检测

阳性时报告"××抗原检测阳性反应",阴性时报告"××抗原检测阴性反应"。

第四节 质量控制和局限性

一、尿标本微生物学检验的质量控制

(一) 标本采集和运送

尿标本等可能会受到肠道、生殖道和外阴菌群的污染,用合适且正确的方法采集对于保证微生物学检测结果的质量至关重要。采集的标本应在60分钟内送到临床实验室,否则应置冰箱冷藏或用其他方法保存。

(二) 标本验收

拒收所有不合格标本,如容器不合格标本、未按规定时间送达实验室的标本、泄露或溢出的标本等。

(三) 接种和培养

1. 及时正确接种 及时接种是保证质量的重要环节,如不能在短时间内接种应将标本置冰箱冷藏保存。置于转运管中的标本,应在6小时内完成接种。厌氧培养标本不能低温保存。

定量培养应使用经过校准的接种环或加样器。接种应自不具选择性培养基到选择性培养的顺序进行。

2. 结果判读和报告 对数生长期的厌氧菌对氧极为敏感,厌氧菌培养结果的判读应避免将培养物暴露于空气中。不建议将所有培养生长的细菌报告临床,当有三种或以上细菌存在时,通常考虑污染。

二、尿标本微生物学检验的局限性

(一) 尿标本需氧菌培养的局限性

对于单纯性尿路感染,3天抗感染治疗足以治愈,不需进行细菌学培养检查。

由于临床上厌氧菌和分枝杆菌感染并不常见,所以一般是在细菌培养阴性而临床症状、脓尿持续存在时才考虑做厌氧菌和分枝杆菌培养。及时进行相关的实验室细菌培养,做出病原学诊断,对于实施恰当的抗菌治疗极为重要。

假阳性结果可能和标本采集过程中的污染有关,必要时可采集第二份尿标本加以确认。

(二) 尿标本培养检出念珠菌的潜在意义

尿标本培养检出念珠菌提示可能是需要临床干预的,甚至是致命的播散性感染,或者是尿路定植,也或者是采集标本或其他过程中的污染。实际工作中要具体区别污染、定植和感染。

念珠菌定量培养菌落计数的诊断意义不明确,但当比较前列腺按摩前后采集的两份标本的培养结果,后者菌落数量明显增加时提示念珠菌前列腺炎。念珠菌尿伴有脓尿时有助于感染的诊断,尿中检见念珠菌管型或伴有上尿路标志物的管型可辅助诊断,但敏感性差。

对于新生儿,特别是早产儿,念珠菌尿可能提示相应的菌血症或血源性尿路感染。社区获得性念珠菌尿多见于糖尿病、卧床或使用抗生素治疗的患者。

无症状的念珠菌尿常常是良性的,不需要临床干预。但是应注意部分无症状患者常常是因为没有炎症反应或是交流困难,通过体征也许能发现诸如前列腺或睾丸附睾念珠菌感染。

对于有症状念珠菌感染患者,其症状与细菌性膀胱炎和肾盂肾炎不能区分,但是当有少尿、尿涩痛、尿时有微粒通过、气尿等不寻常表现而提示可能有真菌球存在时有助于诊断。对病情危重患者不论有无尿路感染的症状,念珠菌尿可能是侵入性念珠菌感染的标志,建议进行血培养、视网膜和皮肤损伤检查,以期发现播散性感染。

(三) 尿标本厌氧菌培养的局限性

只有耻骨上膀胱穿刺尿标本适合于进行厌氧菌培养。连续两次尿标本厌氧菌培养阳性,并有尿频、排尿困难等膀胱刺激的临床表现时可诊断下尿路厌氧菌感染。

尿路厌氧菌化脓性感染时,只有52%的患者尿厌氧菌培养阳性,其血培养阳性率仅有34%,显微镜检查脓尿阳性率也只有46%,临床怀疑时应结合临床症状、体征和影像学资料等作出诊断。

(四) 尿标本分枝杆菌检测的局限性

抗酸染色镜检能检出的分枝杆菌水平为5000~10 000个/ml标本,其敏感性极低,阴性结果不能排除感染。

分枝杆菌培养可检出10~100个分枝杆菌/ml,是敏感的检查方法。但是其需要较长的时间周期获得鉴定和药物敏感试验结果,同时建议多次采样送检以提高敏感性。

(任健康　归巧娣)

参 考 文 献

1. Garcia LS, Isenberg HD. Clinical microbiology procedures handbook. 3ⁿᵈ ed. Washington DC:ASM Press,2010
2. Tuuminen T. Urine as a specimen to diagnose infections in twenty-first century:focus on analytical accuracy. Frontiers in Immunology,2012,3:45
3. Nicolle LE, Bradley S, Colgan R, et al. Infectious Diseases Society of America Guidelines for the Diagnosis and Treatment of Asymptomatic Bacteriuria in Adults. Clinical Infectious Diseases. 2005. 40:643-654
4. Cornaglia G, Courcol R, Herrmann JL, et al. European manual of clinical microbiology. European Society for Clinical Microbiology and Infectious Diseases and Société Française de Microbiologie,2012
5. European Association of Urology, Guidelines on Urological Infections. [http://www. uroweb. org/fileadmin/guidelines/Total _ file _ 2013_large_guidelines_prints. pdf]
6. Imirzalioglu C, Hain T, Chakraborty T, et al. Hidden pathogens uncovered: metagenomic analysis of urinary tract infections. Andrologia,2008,40(2):66-71
7. Ferreira L, Sánchez-Juanes F, González-Avila M, et al. Direct identification of urinary tract pathogens from urine samples by matrix-assisted laser desorption ionization-time of flight mass spectrometry. J Clin Microbiol,2010,48(6):2110-2115

第二十三章
生殖道标本的检测流程

生殖道标本主要检测各种临床综合征的病原，包括女性外阴阴道炎、细菌性阴道病（bacterial vaginosis，BV）、生殖器溃疡、尿道炎、宫颈炎、子宫内膜炎、输卵管炎和卵巢脓肿，以及男性尿道炎、附睾炎、前列腺炎和生殖器溃疡等。许多标本常被皮肤或黏膜的正常菌群污染。分离的病原菌，如杜克雷嗜血杆菌、淋病奈瑟菌、阴道毛滴虫、梅毒螺旋体和沙眼衣原体，一般都是有临床意义的；其他细菌如金黄色葡萄球菌、β-溶血链球菌、肠杆菌科细菌和厌氧菌仅在某些临床条件下致病。标本来源、潜在病原较正常菌群的相对数量和标本的革兰染色有助于决定哪些细菌需要进行鉴定和药物敏感性试验。鉴定和报告来源于无菌部位的分离菌、非无菌部位的纯或优势菌，以及多形核中性粒细胞。多种厌氧菌混合感染大多数情况下无需对各个细菌进行鉴定。实验室应避免对来自标本的所有细菌均进行分离、鉴定和药敏试验，以避免浪费试验资源和对患者造成过度治疗。

第一节　尿道分泌物

1. 适应证

（1）尿道炎：常见于男性和女性患者，且常与尿路感染有关，偶尔与细菌性前列腺炎有关。适合送检的标本包括尿道拭子和首次尿。

（2）附睾炎和睾丸炎：诊断沙眼衣原体和（或）淋病奈瑟菌引起的附睾炎和睾丸炎，可采集尿道拭子培养淋病奈瑟菌，使用核酸扩增试验（nucleic acid amplification tests，NAATs）检测尿道拭子或首次尿沙眼衣原体；诊断肠杆菌科、假单胞菌属（如铜绿假单胞菌）、各种革兰阳性球菌（如金黄色葡萄球菌、链球菌）、真菌（皮炎芽生菌、粗球孢子菌和荚膜组织胞浆菌）、分枝杆菌（如结核分枝杆菌）、EB 病毒、VZV 病毒引起的附睾炎和睾丸炎，应采集组织抽吸物或活检组织进行培养；其他病毒（流行性腮腺炎病毒、柯萨奇病毒和风疹病毒）应采集急性期和恢复期血清检测。解脲脲原体是附睾炎和睾丸炎不常见的病原体，可采集尿道拭子培养。

（3）阴道滴虫病：使用 NAATs 检测阴道毛滴虫，适合的标本包括阴道拭子、宫颈拭子、尿液、液基细胞学标本、尿道拭子等。

（4）念珠菌性阴道炎：UK Standards for Microbiology Investigations（SMIs）推荐诊断念珠菌性阴道炎时应同时采集阴道、宫颈和尿道拭子常规培养酵母菌。

2. 病原

（1）男性尿道炎病原：男性尿道炎常由性传播疾病（sexually transmitted disease，STDs）引起，常伴随出现尿道分泌物，主要的病原包括淋病奈瑟菌、沙眼衣原体、解脲脲原体、生殖支原体（*Mycoplasma genitalium*）。不常见病原包括腐生葡萄球菌和嗜血杆菌属（如流感嗜血杆菌和副流感嗜血杆菌）。

（2）女性尿道炎病原：女性尿道炎常表现为急性尿道综合征或尿道膀胱炎，常见的病原包括肠杆菌科细菌和腐生葡萄球菌，不常见病原包括沙眼衣原体、淋病奈瑟菌、解脲脲原体。

（3）其他不常见尿道炎病原：金黄色葡萄球菌、β-溶血链球菌、单核细胞增生李斯特菌、脑膜炎奈瑟菌、阴道毛滴虫、单纯疱疹病毒（herpes simplex virus，HSV）和腺病毒。

（4）阴道滴虫病：由阴道毛滴虫引起。

（5）念珠菌性阴道炎病原：白念珠菌、克柔念珠菌、乳酒念珠菌、热带念珠菌和光滑念珠菌。念珠性阴道炎病原中,白念珠菌占80%~90%,其他酵母菌占10%~15%。

在美国[1,2]非淋病奈瑟菌性尿道炎(nongonococcal urethritis, NGU)病原中,沙眼衣原体占15%~40%,生殖支原体占15%~25%,阴道毛滴虫、解脲脲原体、单纯疱疹病毒(HSV)和腺病毒也可引起NGU。无证据支持人型支原体是NGU的病原体。肠杆菌科细菌(Enteric bacteria)是NGU不常见病原,可造成糖尿病男性患者、插入性肛交患者、包茎患者、使用或留置导尿管患者、尿道周围脓肿患者尿道感染。

3. 标本的采集、运送和储存

(1)尿道拭子:推荐使用植绒拭子采集标本。采样前患者应停止排尿至少1小时,应避免外阴或包皮定植菌污染,无菌操作,使用纤细无菌拭子轻轻插入尿道2~4cm旋转拭子并停留至少2秒,采集黏液脓性或脓性尿道分泌物。若男性患者尿道分泌物不明显,应挤压阴茎后采集分泌物。将拭子放置含碳的运送培养基,并使用密闭的塑料袋运送标本室温2小时内送检,若延迟送检,室温储存不应超过24小时。

(2)首次晨尿或长时间(4小时以上)不排尿的首次尿:尿液标本仅适用于NAATs,可检测男性和女性尿液中的淋病奈瑟菌、沙眼衣原体和阴道毛滴虫。应使用无菌广口密闭容器收集,标本量应大于1ml,使用实验室提供的转运装置运送标本,室温2小时

内送检,若延迟送检,4℃冷藏不超过24小时。

尽可能在使用抗菌药物治疗前采集标本,尽快地运送和及时处理标本。培养淋病奈瑟菌最好床旁接种并及时孵育。

4. 尿道分泌物微生物学检验方法、结果解释和评价

(1)涂片革兰染色镜检:仅适合检验男性尿道拭子。将尿道分泌物直接涂片或置于转运培养基,室温立即送检。评价:对有症状的男性尿道炎患者,革兰染色是一种较好的快速诊断尿道炎试验。尿道标本革兰染色镜检10~15个白细胞/高倍视野(或大于5个白细胞/油镜视野),且发现多形核白细胞内存在革兰阴性双球菌,诊断淋病奈瑟菌尿道炎的敏感性>95%,特异性>99%;发现白细胞外革兰阴性双球菌,但未见多形核白细胞内存在革兰阴性双球菌,诊断淋病奈瑟菌尿道炎的特异性仅10%~29%[1,2]。对于无症状的男性患者,该方法的敏感性较低,革兰染色检查阴性不足以排除淋病奈瑟菌感染。女性淋病奈瑟菌局部感染主要部位是宫颈,尿道感染常见于子宫切除患者,女性尿道拭子涂片革兰染色镜检诊断淋病奈瑟菌感染的敏感性较低。

(2)生理盐水湿片:将标本置于0.5ml生理盐水,30分钟~2小时内送检。评价:湿片镜检(×100)发现运动的滴虫有诊断价值,敏感性为60%[1,2]。

(3)尿道拭子培养:如表23-1-1所示。

表 23-1-1　尿道拭子培养使用的培养基、培养条件和目标病原

培养基	孵育条件			培养观察时间	目标病原*
	温度(℃)	气体	时间		
血平板	35~37	5%~10% CO_2	16~24h	16~24h	肠杆菌科细菌、假单胞菌、腐生葡萄球菌、金黄色葡萄球菌、β-溶血链球菌
CLED、麦康凯或中国蓝平板	35~37	空气	≥16h	16h	肠杆菌科细菌、假单胞菌
GC选择性平板	35~37	5%~10% CO_2	40~48h	40h	淋病奈瑟菌
巧克力平板	35~37	5%~10% CO_2	40~48h	每天	淋病奈瑟菌、流感嗜血杆菌、副流感嗜血杆菌
李斯特菌选择性平板	35~37	空气	40~48h	每天	单核细胞增生李斯特菌
沙氏葡萄糖琼脂平板	35~37	空气	40~48h	≥40h	酵母菌
毛滴虫培养基	35~37	空气	40~48h	≥40h	阴道毛滴虫

* 其他应考虑的病原包括HSV和腺病毒

1)淋病奈瑟菌培养:标本应置于转运培养基,室温 1 小时内送检,不要冷藏标本;将标本接种巧克力平板和 GC 选择性平板,并置 5%~10% 的 CO_2 环境中培养。培养淋病奈瑟菌最好床旁接种并及时孵育。评价:培养淋病奈瑟菌以便进行抗菌药物敏感性试验;如果床旁直接接种选择性培养基,并加入 CO_2 片剂可提高检测敏感性;培养基中的万古霉素可能会抑制某些淋病奈瑟菌菌株。分离淋病奈瑟菌的培养基可出现酵母菌过度生长。已有证据证实白念珠菌可产生一种可溶性因子抑制淋病奈瑟菌的生长。因此 SMIs 推荐使用含抗真菌药的 GC 选择性培养基分离培养淋病奈瑟菌。

2)沙眼衣原体培养:标本应使用实验室提供的转运装置,4℃冷藏,2 小时内送检。评价:沙眼衣原体培养临床应用不广泛,与核酸扩增试验(NAATs)相比,敏感性约为 70%。

3)阴道毛滴虫培养:将标本直接接种毛滴虫培养基,经实验室检查后,若在 2~5 天内送检,毛滴虫培养基可在室温保存。评价:培养前可以先行即时湿片检查,而后进行阴道毛滴虫培养,目前临床应用不广泛,与 NAATs 相比,敏感性约为 70%。

4)生殖支原体培养:临床实验室常规开展困难,目前没有推荐的标准化检测方法。评价:生殖支原体生长慢,通常需要在营养丰富的 SP4 培养基培养 6 周或更长时间,且敏感性低,不适合临床实验室常规开展。生殖支原体可在健康人群呼吸道和泌尿生殖道定植,无菌部位分离出生殖支原体具有临床意义。非无菌部位分离出该菌,应结合临床分析,如男性尿道炎患者尿道分离出该菌,或宫颈炎患者宫颈标本分离出该菌,均具有临床价值。

5)解脲脲原体和人型支原体培养:支原体对不利的环境(尤其干燥和热)极其敏感,标本应尽可能床旁接种至合适的运送培养基(如 Stuart's 培养基)和(或)分离培养基(Shepard's 10B 肉汤、A8 固体培养基),接种的肉汤可在空气中 37℃ 培养 7 天(大多数解脲脲原体和人型支原体培养 2~4 天阳性),接种的固体培养基应置 5%~10% 的 CO_2 环境中培养 7 天。评价:解脲脲原体和人型支原体生长相对快,适合临床实验室常规开展。解脲脲原体和人型支原体可在健康人群呼吸道和泌尿生殖道定植,无菌部位分离出这两种细菌具有临床意义,如子宫内膜和输卵管分离出人型支原体,与输卵管炎有关;人型支原体是盆腔炎性疾病(pelvic inflammatory disease,PID)的病原,解脲脲原体是否与 PID 有关尚有争议。非无菌部位分离出这两种细菌,应结合临床分析。男性尿道检出解脲脲原体定量小于 10^4 时,临床意义不大;女性下生殖道检出人型支原体定量大于 10^5,最可能与细菌性阴道病(BV)有关[3,4]。

6)酵母菌培养:标本应使用实验室提供的转运装置,4℃冷藏,2 小时内送检。将标本接种沙氏平板。评价:SMIs 推荐诊断念珠菌性阴道炎的标准之一。

(4)杂交探针:可检测淋病奈瑟菌和沙眼衣原体。应使用实验室提供的转运装置运送标本,室温 2 天内送检。评价:敏感性低于 NAATs。

(5)核酸扩增试验(NAATs):已获美国 FDA 认可检测淋病奈瑟菌、沙眼衣原体和阴道毛滴虫;NAATs 目前可能是检测生殖支原体最好的方法,但尚未获美国 FDA 认可,临床应用也不广泛。应使用实验室提供的转运装置运送(尿道拭子或尿液)标本,室温 2 天内送检。评价:NAATs 是检测淋病奈瑟菌、沙眼衣原体和阴道毛滴虫的最佳方法,敏感性高,特异性高。由于 NAATs 检测淋病奈瑟菌不能提供药物敏感性,一旦医生怀疑或证实治疗失败时,仍需进行培养和药敏试验。所有淋病奈瑟菌感染者,应同时检测其他 STDs,包括衣原体、梅毒和 HIV。

第二节　前　列　腺　液

1. 适应证　急性细菌性前列腺炎、慢性细菌性前列腺炎、肉芽肿性前列腺炎、前列腺脓肿。适合送检的标本包括前列腺液、尿液、前列腺活检组织和精液。

2. 病原

(1)急性细菌性前列腺炎:常见的病原包括大肠埃希菌等肠杆菌科细菌、假单胞菌属和肠球菌属,不常见的病原包括金黄色葡萄球菌、腐生葡萄球菌、B 群 β-溶血链球菌、沙眼衣原体、淋病奈瑟菌。

(2)慢性细菌性前列腺炎:病原谱与急性细菌性前列腺炎相似。

(3)前列腺脓肿:病原谱与急性细菌性前列腺

炎相似。以往淋病奈瑟菌是常见的病原,如今大多数前列腺脓肿由常见的尿道病原(uropathogens)引起;偶尔金黄色葡萄球菌也是病原,可能来自血行感染。

(4)肉芽肿性前列腺炎:结核分枝杆菌、非结核分枝杆菌、皮炎芽生菌、粗球孢子菌、新型隐球菌和荚膜组织胞浆菌。

弯曲菌属是前列腺炎不常见的病原[4]。新型隐球菌可引起HIV感染者前列腺炎,并可导致持续感染或复发。皮炎芽生菌、粗球孢子菌和荚膜组织胞浆菌可经血源播散致免疫缺陷或免疫抑制患者感染前列腺炎。生殖支原体是前列腺炎罕见的病原。

3. 标本的采集、运送和储存

(1)前列腺液(EPS):排空膀胱,使用肥皂和洁净水清洗尿道口,经直肠按摩前列腺,用无菌拭子或无菌管收集尿道排出的前列腺液。使用拭子或无菌管运送,标本量应>1ml,室温2小时内送检,若延迟送检,室温储存不超过24小时。进行真菌培养可将标本直接接种培养基,室温15分钟以内送检,若延迟送检,室温储存不超过24小时。应警惕急性细菌性前列腺炎患者按摩前列腺可能会引起菌血症和(或)休克。

(2)尿液:包括前列腺按摩前首次尿(前段尿5~8ml)和中段尿、前列腺按摩后的首次尿(前段尿2~3ml)。使用无菌广口密闭容器收集,标本量应多于1ml,室温2小时内送检,若延迟送检,4℃冷藏不超过24小时。前列腺按摩前后的尿液定量培养有助于诊断前列腺炎的病原。

(3)前列腺活检组织:手术中采集。使用厌氧运送系统或有螺帽的无菌容器运送,加入数滴无菌生理盐水保持组织碎片潮湿,室温15分钟内送检,若延迟送检,室温储存不超过24小时。采集尽可能多组织送检,若标本量多,可留取部分-70℃冻存备用。进行分枝杆菌培养应至少采集1g组织,不要将组织浸入生理盐水或其他液体中,也不要用纱布包裹组织。甲醛溶液处理的组织不适合涂片和培养。

(4)精液:手淫法采集。用广口无菌容器收集,标本量应>1ml。使用拭子或无菌管运送,室温2小时内送检,若延迟送检,室温储存不超过24小时。

4. 前列腺液微生物学检验方法、结果解释和评价

(1)前列腺液革兰染色镜检:将EPS直接涂片或置于无菌密闭容器室温立即送检。报告镜检标本中发现的白细胞和细菌或真菌。评价:EPS中发现大于15个白细胞/高倍视野提示前列腺液异常[3]。另一项研究发现50%慢性细菌性前列腺炎患者,EPS中大于5个白细胞/高倍视野[2]。

(2)前列腺液细菌和真菌培养:诊断急性细菌性前列腺炎应采集中段尿培养,可做或不必做EPS培养;诊断慢性细菌性前列腺炎应做中段尿和EPS培养,也可选择精液培养,同时进行革兰染色或细胞计数;诊断真菌性前列腺炎可选择EPS或前列腺活检进行真菌培养;诊断分枝杆菌前列腺炎可选择首次晨尿(最好>20ml,4℃冷藏运送)、EPS或前列腺活检进行分枝杆菌培养。培养使用的培养基、培养条件和目标病原如表23-2-1所示。评价:实验室诊断前列腺炎国际上常采用传统的四标本法(meares-stamey four glass specimen)和二标本法(two-specimen variant)。四标本法检测的标本包括前列腺按摩前首次尿、中段尿、EPS和前列腺按摩后的首次尿。二标本法检测的标本仅包括中段尿和EPS。对于有临床症状和体征的患者,前列腺液定量培养细菌计数较中段尿定量培养高10倍(meares-stamey localisation culture method),诊断细菌性前列腺炎有意义,但阳性结果并不常见。急性细菌性前列腺炎的诊断主要依据患者的临床症状和体征,且尿或前列腺分泌物培养阳性。慢性前列腺炎诊断较困难,尿和EPS培养的阳性率较低[1]。

(3)沙眼衣原体和淋病奈瑟菌的检测:培养方法和NAATs见本章第一节。

表23-2-1　前列腺液培养使用的培养基、培养条件和目标病原

培养基	孵育条件			培养观察时间	目标病原*
	温度(℃)	气体	时间		
血平板	35~37	5%~10% CO_2	16~24h	16~24h	肠杆菌科、假单胞菌、肠球菌属、腐生葡萄球菌、金黄色葡萄球菌、B群β-溶血链球菌
CLED、麦康凯或中国蓝平板	35~37	空气	≥16h	≥16h	肠杆菌科细菌、假单胞菌

培养基	孵育条件			培养观察时间	目标病原[*]
	温度(℃)	气体	时间		
GC 选择性平板、巧克力平板	35~37	5%~10% CO_2	40~48h	≥40h	淋病奈瑟菌
改良 L-J 培养基和商品化液体培养基	35~37	空气	8 周,必要时延长至 12 周	每周;自动化系统可连续监测	结核分枝杆菌和非结核分枝杆菌
沙氏葡萄糖琼脂斜面或平板、脑心浸液琼脂斜面或平板[a]	25(霉菌型)和 37(酵母型)	空气	4 周,必要时延长至 6 周	每天	皮炎芽生菌、粗球孢子菌[b]、荚膜组织胞浆菌和新型隐球菌[c]

注:[*] 其他应考虑的病原包括弯曲菌属和生殖支原体;

　　a 平板应使用封口膜将平板四周封闭,避免培养基干燥;

　　b 粗球孢子菌只有霉菌型;

　　c 新型隐球菌只有酵母型

第三节　阴道、宫颈、宫腔分泌物

1. 适应证　念珠菌性阴道炎、细菌性阴道病(BV)、滴虫病、宫颈炎、子宫内膜炎、盆腔炎性疾病(PID)。适合送检的标本包括阴道分泌物、高位阴道拭子(high vaginal swab)、宫颈拭子、宫颈内拭子、各种抽吸物(包括前庭大腺抽吸物、输卵管抽吸物、输卵管-卵巢脓肿抽吸物、Pouch of Douglas fluid、子宫节育器(intrauterine contraceptive device,IUCD)、胚胎产物(products of conception)。

2. 病原　阴道正常菌群,即健康人群阴道定植的多种微生物,包括乳杆菌属、链球菌属、肠球菌属、凝固酶阴性葡萄球菌等。厌氧菌如拟杆菌属和厌氧球菌、阴道加德纳菌、酵母菌、大肠埃希菌样菌(coliforms)、解脲脲原体和支原体也属阴道正常菌群,但特定条件下也可引起阴道感染。

(1)念珠菌性阴道炎:由念珠菌属引起,其中白念珠菌占80%~90%,其他酵母菌(克柔念珠菌、乳酒念珠菌、热带念珠菌和光滑念珠菌)占10%~15%。SMIs推荐诊断念珠菌性阴道炎时应同时采集阴道、宫颈和尿道拭子常规培养酵母菌。

(2)阴道炎:可由念珠菌属和阴道毛滴虫(Trichomonas vaginalis,TV)引起。A 群 β-溶血链球菌也可引起成人阴道炎和脓性阴道分泌物。萎缩性阴道炎较罕见,多见于老年人。大多数轻中度萎缩性阴道炎患者无症状。儿童阴道炎主要由溶血链球菌和金黄色葡萄球菌引起。

(3)外阴阴道炎:任何年龄女性都可发病,但主要见于青春期前女性。常见致病菌包括 A 群 β-溶血链球菌、金黄色葡萄球菌、白念珠菌、流感嗜血杆菌和淋病奈瑟菌。不常见病原如沙门菌和志贺菌。蛲虫侵入也可引起。

(4)细菌性阴道病(BV):与 BV 相关的病原包括普雷沃菌属(Prevotella)、阴道加德纳菌、动弯杆菌属(Mobiluncus)、消化链球菌属和人型支原体。

(5)滴虫病:由阴道毛滴虫引起,主要经性接触感染。部分人群首次性接触后数年无症状成为长期携带者。妊娠期感染 TV 可致低出生体重和早产。

(6)中毒性休克综合征(toxic shock syndrome, TSS):一种急性多系统病,其特征为发热、低血压、皮肤红疹、腹泻和恢复期皮肤剥脱。TSS 由金黄色葡萄球菌引起,黏膜部位分离出产毒素金黄色葡萄球菌对诊断 TSS 有较大临床价值。A 群 β-溶血链球菌也可引起 TSS 样病。

(7)B 群 β-溶血链球菌:许多女性阴道正常定植 B 群 β-溶血链球菌。对于妊娠期女性,该菌可感染羊水从而导致新生儿脓毒症、肺炎和脑膜炎。对于怀孕 35~37 周的孕妇和发生 B 群 β-溶血链球菌感染的高危患者,如分娩中发热、早产、胎膜早破和既往发生婴儿感染等,应采集其阴道拭子和肛门直肠拭子进行选择性培养筛查是否携带 B 群 β-溶血链球菌。

（8）单核细胞增生李斯特菌：该菌可致孕妇、新生儿和免疫抑制患者严重感染。该菌引起的孕妇败血症表现为急性发热病且有可能感染胎儿，导致全身感染（婴儿败血症肉芽肿病）、死产、新生儿脑膜炎。应采集胚胎产物、胎盘和新生儿筛查拭子检测该菌。尽管阴道拭子常规培养该菌可能有助于诊断可疑病例，但临床实验室实际较少开展。推荐进行血培养。血清学实验对诊断李斯特菌病的意义尚不明确。

（9）脓毒性流产：可导致严重的孕妇感染甚至生命危险。子宫穿孔、坏死性残骸（necrotic debris）、残留的胎盘产物均可导致孕妇感染。大多数感染为多种病原感染，并涉及厌氧菌。梭菌属脓毒症并发流产具有潜在的致命性。某些女性阴道可正常定植梭菌属。

（10）前庭大腺炎：成年女性前庭大腺的炎症。第一阶段为导管和腺体内急性感染，第二阶段发展为腺体阻塞和脓肿形成。病原包括厌氧菌、淋病奈瑟菌、链球菌属、肠杆菌科细菌、沙眼衣原体、流感嗜血杆菌、金黄色葡萄球菌、其他奈瑟菌和人型支原体。

（11）化脓性宫颈炎（mucopurulent cervicitis）：明确的病原包括沙眼衣原体、HSV、淋病奈瑟菌。其他病原如解脲脲原体、人型支原体、生殖支原体以及BV相关的病原，它们自身与宫颈炎的关系并不十分肯定，仅存在弱的相关性或其临床意义依赖于其他病原的同时存在。

（12）子宫内膜炎：病原包括沙眼衣原体、淋病奈瑟菌、结核分枝杆菌、HSV；生殖支原体属于可能病原。

（13）产后子宫内膜炎：主要是由于外阴阴道菌群上行进入子宫引起感染。通常由多种病原引起的混合感染，包括溶血链球菌、金黄色葡萄球菌、肠球菌属、厌氧菌、沙眼衣原体、肠杆菌科细菌、阴道加德纳菌、人型支原体等。合适的标本包括子宫下段或宫颈拭子。

（14）输卵管炎：感染有时涉及多种病原，包括沙眼衣原体、淋病奈瑟菌、混合细菌（厌氧菌、兼性厌氧菌和需氧菌）、人型支原体。诊断输卵管炎时，采集输卵管标本较子宫内膜拭子更好，检测子宫内膜拭子可能是有意义的，但解释其结果时应谨慎。急性输卵管炎可导致诸如慢性腹痛等后遗症，且增加了异位妊娠的风险。

（15）盆腔炎性疾病（pelvic inflammatory disease，PID）：是一组疾病，常指子宫内膜炎、输卵管炎、盆腔腹膜炎（pelvic peritonitis）或这些疾病的组合。PID通常是一种多病原微生物感染性疾病。淋病奈瑟菌PID女性患者也可能同时感染了沙眼衣原体。诊断PID最佳标本为输卵管、卵管-卵巢脓肿的抽吸物、腹膜液。脓拭子是可接受的标本，但应尽可能将脓标本送检。PID常见的病原包括沙眼衣原体、淋病奈瑟菌、人类免疫缺陷病毒（HIV）、厌氧菌、阴道加德纳菌、流感嗜血杆菌、肠杆菌科细菌、A群β-溶血链球菌、B群β-溶血链球菌，其他病原包括巨细胞病毒（CMV）、阴道毛滴虫、其他链球菌、肠球菌属、衣氏放线菌、解脲脲原体（有争议）、人型支原体、生殖支原体等。所有急性PID女性患者均应检测淋病奈瑟菌和沙眼衣原体，并筛查HIV感染。

（16）宫内节育器（IUCDs）：宫内放置避孕器可能与PID有关。感染可由多种病原引起，包括革兰阳性、革兰阴性的需氧菌和厌氧菌。分离出放线菌尤其衣氏放线菌可能有临床意义。存在PID的临床指征或其他炎症时应进行IUCDs培养。

3. 标本的采集、运送和储存

（1）阴道分泌物（拭子）：除去陈旧的阴道分泌物，使用无菌拭子或吸管采集阴道壁黏膜分泌物，若需涂片检查，应再采集一份拭子。将拭子置于含炭的Amies运送培养基室温2小时内送检，若延迟送检，室温储存不超过24小时。

（2）高位阴道拭子：使用不加润滑剂的窥阴器查看阴道，将无菌拭子紧贴阴道穹隆表面转动采集分泌物。将拭子置于含炭的Amies运送培养基室温2小时内送检，若延迟送检，室温储存不超过24小时。

（3）宫颈拭子：使用不加润滑剂的窥阴器查看宫颈，使用无菌拭子除去宫颈口黏液和分泌物，使用新的无菌拭子轻柔地旋转进入宫颈内膜采集分泌物。将拭子置于含炭的Amies运送培养基室温2小时内送检，若延迟送检，室温储存不超过24小时。

（4）IUCDs：将整个IUCD置于一无菌容器室温2小时内送检，若延迟送检，室温储存不超过24小时。

（5）脓液：手术中采集来自输卵管脓肿、输卵管-卵巢脓肿、前庭大腺脓肿的脓液，标本量应大于1ml，使用厌氧运送系统运送，室温30分钟内送检，若延迟送检，室温储存不超过24小时。

（6）胚胎产物：将部分胚胎组织放置于一无菌管送检；若经剖宫产采集胚胎产物，应立即将标本放置厌氧运送系统运送，室温2小时内送检，若延迟送检，室温储存不超过24小时。勿采集恶露，恶露培养可能导致误导性结果。

除非特殊要求,进行细菌和真菌培养的拭子应置于含炭的 Amies 运送培养基送检,非拭子标本应使用合适的无菌无泄漏容器盛装,并置于密闭塑料袋送检。采集过程应避免外阴污染拭子。检测毛滴虫,应采集阴道穹隆后部拭子,以及任何明显的念珠菌性斑块。如果怀疑盆腔感染,包括淋病奈瑟菌感染,首选盆腔内标本,其次为后穹隆穿刺液。

4. 微生物学检验方法、结果解释和评价

(1)阴道分泌物涂片检查:可用于诊断 BV、滴虫病、念珠菌性阴道炎。

1)诊断 BV:采集育龄女性的阴道分泌物直接涂片革兰染色,按 Nugent 标准或 Hay 标准判定结果(表 23-3-1 和表 23-3-2);或将涂片进行吖啶橙染色或直接湿片检查线索细胞,并使用革兰染色涂片予以证实是否存在线索细胞。涂片应报告是否发现线索细胞,并根据 Nugent 标准或 Hay 标准[每个油镜视野(×1000)下所观察细菌的数量]判断镜检结果是否支持诊断 BV。BV 患者典型的涂片表现为:出现线索细胞同时伴随以下混合菌群,大量小的革兰阴性杆菌(主要为普雷沃菌属)、革兰染色不定的杆菌和球杆菌(主要为阴道加德纳菌),并缺乏大的革兰阳性杆菌(乳杆菌属)。也可发现弯曲的革兰染

色不定的杆菌(动弯杆菌属)。线索细胞指大量革兰染色不定的杆菌附着于上皮细胞,并模糊了细胞的边界。评价:与分离培养阴道加德纳菌相比,阴道分泌物直接涂片革兰染色检查诊断 BV 的相关度更高。使用线索细胞诊断 BV 的特异性接近 100%,但其敏感性不如涂片革兰染色;若使用 Amsel 标准诊断 BV,仅当其他三项标准(灰白、稀薄且均一的分泌物;pH>4.5;胺试验阳性)中至少有两项满足条件时,线索细胞才有意义。阴道分泌物直接涂片革兰染色且使用 Nugent 标准或 Hay 标准判定结果,是实验室检测 BV 最敏感的方法,因为该法同时检测了线索细胞和 BV 时所呈现的细菌形态分布的明显改变。发现线索细胞并非诊断 BV 的必要条件,BV 的一个重要特点是典型的乳杆菌缺乏并被革兰不定或革兰阴性杆菌所取代。有一项研究发现,单就检测线索细胞而言,阴道分泌物涂片吖啶橙染色或直接湿片检查线索细胞的敏感性高于革兰染色,但对于诊断 BV,检测涂片革兰染色中细菌形态的改变比检测线索细胞更敏感。尽管许多 BV 患者可检测到阴道加德纳菌,但仍有 60% 无症状女性分离出该菌。SMIs 推荐采集育龄女性阴道拭子进行革兰染色诊断 BV,不推荐采集阴道分泌物分离培养阴道加德纳菌。

表 23-3-1　Nugent 标准

不同形态细菌	分值				
	>30/油镜视野	5~30/油镜视野	1~5/油镜视野	小于1/油镜视野	0/油镜视野
形似乳杆菌细菌	0	1	2	3	4
形似加德纳菌/拟杆菌细菌	4	3	2	1	0
形似动弯杆菌细菌(革兰染色不定弯曲杆菌)	4	3	2	1	0

注:先根据平均每个油镜视野下不同形态细菌的数量分别确定三类不同形态细菌的分值,然后将三类不同形态细菌的分值相加得到总分。结果解释如下:①总分 0~3:正常阴道菌群;②总分 4~6:中介,应结合临床评估,并再次送检证实;③总分 7~10:提示 BV

表 23-3-2　Hay 标准

级别	标本评估	阴道菌群描述	结果评价
Ⅰ级	正常	以形似乳杆菌细菌为主。	正常阴道菌群。
Ⅱ级	中介	形似乳杆菌细菌和其他形态细菌混杂。	结合临床评估,必要时再次送检证实。
Ⅲ级	异常	极少或缺乏形似乳杆菌细菌,形似加德纳菌细菌和其他形态细菌显著增多。	提示 BV。

2)检查滴虫:①湿片镜检阴道毛滴虫:首先在一个洁净载玻片上旋转阴道拭子或滴加一滴阴道分泌物,然后滴加 1~2 滴 0.9% 生理盐水,将分泌物标本

稀释,盖上盖玻片分别在显微镜低倍视野(×100)和高倍视野(×400)观察有动力的阴道毛滴虫。②吖啶橙染色荧光显微镜检阴道毛滴虫:在一个洁净载

玻片上制备一个阴道分泌物薄涂片,进行吖啶橙染色,置荧光显微镜下观察阴道毛滴虫。涂片应报告发现的白细胞和滴虫。评价:阴道分泌物镜检可诊断滴虫病,但该法的敏感性仅为50%~70%,且需要立即湿片检查以便获得最佳诊断。涂片镜检阴性结果不能排除阴道毛滴虫感染的可能。

3)检查酵母菌:首先在一个洁净载玻片上旋转阴道拭子或滴加一滴阴道分泌物,然后滴加1~2滴10% KOH,将分泌物标本稀释,标本立即散发出氨臭味提示BV或滴虫病,盖上盖玻片分别在低倍视野和高倍视野观察酵母和念珠菌假菌丝。或直接将患者阴道分泌物涂片革兰染色检查酵母菌。涂片应报告发现的白细胞和酵母菌,以及菌丝或假菌丝。评价:10% KOH湿片可更好地观察酵母和菌丝,因为KOH可破坏干扰观察酵母和假菌丝形态的细胞质。有念珠菌性阴道炎症状或体征的女性均应进行KOH湿片检查,一旦结果阳性应接受治疗;若检测阴性,应进行阴道分泌物培养念珠菌。无念珠菌性阴道炎症状或体征的女性阴道分泌物检出酵母菌,不能作为治疗的指征,因10%~20%女性阴道可携带念珠菌或其他酵母。KOH湿片镜检未发现假菌丝不能排除念珠菌病,与培养法检测酵母相比,显微镜检查的敏感性仅约50%。

阴道分泌物镜检发现大量白细胞,未发现滴虫或酵母菌,提示宫颈炎。

(2)宫颈拭子和宫颈内拭子涂片检查淋病奈瑟菌感染:采集可疑淋病奈瑟菌感染女性患者或有淋病奈瑟菌接触史女性患者的宫颈拭子和宫颈内拭子直接涂薄片革兰染色;结果应报告涂片是否存在多形核白细胞,以及是否发现白细胞内革兰阴性双球菌。评价:淋病奈瑟菌和衣原体宫颈炎常发现阴道分泌物>10个白细胞/高倍视野。宫颈分泌物革兰染色发现多形核白细胞增加有助于诊断宫颈炎,但此检查尚未标准化,且对淋病奈瑟菌和衣原体宫颈炎的阳性预测值较低(但阴性预测值较高)。宫颈分泌物革兰染色发现白细胞内存在革兰阴性双球菌是诊断淋病奈瑟菌宫颈炎的特异性指标,但非敏感指标,仅50%患者检测阳性。阴道分泌物不适于检测淋病奈瑟菌。

(3)各种抽吸物(液)、脓或来自这类标本的拭子筛查淋病奈瑟菌:使用一根无菌吸管取一滴抽吸物(液)的离心沉淀物(1500×g离心10分钟)或混匀物(若标本量太少无需离心)置于一个洁净的载玻片上,用一根无菌环涂匀标本制备一薄片进行革兰染色。结果应报告涂片发现的白细胞和细菌。评价:淋病奈瑟菌和衣原体是PID最常见的病原,各种抽吸物(液)或脓标本革兰染色镜检发现大量白细胞和白细胞内存在革兰阴性双球菌有助于诊断PID。大多数PID女性患者出现黏稠脓性宫颈分泌物或阴道分泌物生理盐水湿片镜检发现大量白细胞;若宫颈分泌物外观正常且阴道分泌物生理盐水湿片镜检未发现白细胞,可基本排除PID。

(4)IUCDs的涂片检查:使用一个预先用无菌生理盐水湿润的无菌拭子擦拭整个宫内节育器表面,接种完所有培养的平板后,再使用一个洁净的载玻片制备一薄涂片进行革兰染色(若宫内节育器面上存在脓或渗出物,则取这些标本制备涂片)。结果应报告涂片发现的白细胞和细菌。

(5)各种病原的分离培养

1)标本接种前处理:①胚胎产物:加入少量无菌生理盐水或肉汤,使用无菌组织研磨器研磨组织,操作应在生物安全柜内进行;②抽吸液:如果标本量足够,应使用密闭无菌离心管1500×g离心10分钟,弃去上清且留取残余液约0.5ml,再次混匀沉淀。

2)标本接种:培养基的选择和培养条件如表23-3-3和表23-3-4所示。

表23-3-3　女性外阴拭子、阴道拭子、宫颈拭子/宫颈内拭子培养的培养基、培养条件和目标病原

标本	培养基	孵育条件			培养观察时间	目标病原(临床特点)*
		温度(℃)	气体	时间		
女性外阴拭子	血平板	35~37	5%~10% CO_2	16~24h	16~24h	A群β-溶血链球菌、金黄色葡萄球菌
	沙氏葡萄糖琼脂平板	35~37	空气	40~48h	≥40h,必要时延长至5d	酵母菌
	GC选择性平板	35~37	5%~10% CO_2	40~48h	≥40h	淋病奈瑟菌

续表

| 标本 | 培养基 | 孵育条件 | | | 培养观察时间 | 目标病原（临床特点）* |
		温度（℃）	气体	时间		
	杜克雷嗜血杆菌选择性平板	33~34	5%~10% CO_2	5d	5d	杜克雷嗜血杆菌（临床怀疑软下疳）
	巧克力平板	35~37	5%~10% CO_2	40~48h	每天	流感嗜血杆菌（<10岁女童）、淋病奈瑟菌
阴道拭子	血平板	35~37	5%~10% CO_2	16~24h	16~24h	A、B、C、G群β-溶血链球菌、金黄色葡萄球菌、酵母菌
	沙氏葡萄糖琼脂平板	35~37	空气	40~48h	≥40h，必要时延长至5d	
	毛滴虫培养基	35~37	空气	40~48h	≥40h	阴道毛滴虫（临床怀疑 TV、STD，以及怀孕时检查）
	Shepard's 10B 肉汤、A8 固体培养基	37	空气（肉汤培养）、5%~10% CO_2（固体培养基）	7d	2~4d	人型支原体（与 BV 相关）
宫颈拭子/宫颈内拭子	血平板	35~37	5%~10% CO_2	16~24h	16~24h	A、C、G群β-溶血链球菌、金黄色葡萄球菌、
	沙氏葡萄糖琼脂平板	35~37	空气	40~48h	≥40h，必要时延长至5d	酵母菌
	GC 选择性平板、巧克力平板	35~37	5%~10% CO_2	40~48h	≥40h	淋病奈瑟菌
	Shepard's 10B 肉汤、A8 固体培养基	37	空气（肉汤培养）、5%~10% CO_2（固体培养基）	7d	2~4d	解脲脲原体、人型支原体**
	CLED 或麦康凯或中国蓝平板	35~37	空气	≥16h	≥16h	肠杆菌科细菌、假单胞菌（发生宫内死胎、脓毒性流产和流产时）
	含新霉素的严格厌氧琼脂，贴5μg甲硝唑纸片	35~37	厌氧	40~48h，必要时延长至5d	≥40h，必要时延长至5d	厌氧菌（发生宫内死胎、脓毒性流产和流产时）
	李斯特菌选择性平板	35~37	空气	40~48h	每天	李斯特菌（发生宫内死胎、脓毒性流产和流产时）
	添加甲硝唑和萘啶酸的血平板	35~37	厌氧	10d	≥40h，第7d和第10d	放线菌（有临床指征或显微镜检提示）

注：* 其他应考虑的病原包括沙眼衣原体、梅毒螺旋体和病毒。

** 生殖支原体培养临床实验室常规开展困难，目前没有标准化检测方法推荐

表 23-3-4　来自输卵管、输卵管-卵巢脓肿、**Pouch of Douglas fluid**、前庭大腺、子宫节育器的抽吸物/脓和拭子，以及外科手术标本培养的培养基、培养条件和目标病原

培养基	孵育条件			培养观察时间	目标病原（临床特点）*
	温度（℃）	气体	时间		
血平板	35~37	5%~10% CO_2	40~48h	每天	金黄色葡萄球菌、链球菌、肠杆菌科细菌
巧克力平板	35~37	5%~10% CO_2	40~48h	每天	流感嗜血杆菌、淋病奈瑟菌
含抗真菌药的 GC 选择性平板	35~37	5%~10% CO_2	40~48h	每天	淋病奈瑟菌
严格厌氧琼脂	35~37	厌氧	5d	≥40h，第 5d	厌氧菌
改良 L-J 培养基和商品化液体培养基	35~37	空气	8 周，必要时延长至 12 周	每周；自动化系统可连续监测	结核分枝杆菌和非结核分枝杆菌
Shepard's 10B 肉汤、A8 固体培养基	37	空气（肉汤培养）、5%~10% CO_2（固体培养基）	7d	2~4d	解脲脲原体、人型支原体
添加甲硝唑和萘啶酸的血平板	35~37	厌氧	10d	≥40h，第 7d 和第 10d	放线菌（有临床指征或显微镜检提示）
含新霉素的严格厌氧琼脂，贴 5μg 甲硝唑纸片	35~37	厌氧	40~48h，必要时延长至 5d	≥40h，必要时延长至 5d	厌氧菌（显微镜提示混合感染）
CLED 或麦康凯或中国蓝平板	35~37	空气	16~24h	≥16h	肠杆菌科细菌（显微镜提示混合感染）
含或不含添加剂的血培养瓶（可选）	35~37	空气	连续监测至少 40~48h	N/A	任何微生物
含添加剂的脑心浸液肉汤（可选）	35~37	空气	40~48h	每天	任何微生物

注：* 其他应考虑的病原包括沙眼衣原体和病毒

3）病原培养结果解释和评价：对可疑滴虫病但镜检阴性的女性，应进行阴道分泌物培养阴道毛滴虫。阴道毛滴虫、沙眼衣原体和淋病奈瑟菌培养见本章第一节。尽管 HSV-2 感染与宫颈炎有关，使用特异性的试验（如培养或血清学试验）检测 HSV-2 的情况目前仍不清楚。

（6）NAATs：应使用实验室提供的转运装置运送标本（尿液、各种生殖道拭子、抽吸液或外科手术标本），室温 2 天内送检。NAATs 检测淋病奈瑟菌、沙眼衣原体、阴道毛滴虫和和生殖支原体见本章第一节。所有淋病奈瑟菌感染患者，应同时检测其他的STDs，包括衣原体、梅毒和 HIV。检测多种 BV 相关病原的 PCR，目前仅限研究机构使用，临床应用尚不明确。

（7）其他检测方法：美国 FDA 认可适合女性滴虫病检查的方法包括 OSOM Trichomonas Rapid Test（一种免疫层析毛细管流纤维素试纸技术）、Affirm VP Ⅲ（一种核酸探针试验可检测阴道毛滴虫、阴道加德纳菌和白念珠菌），这些试验均可检测阴道分泌物，且敏感性>83%，特异性>97%，均可作为即时检测的方法，前者仅需 10 分钟，后者 45 分钟内可获结果，尽管这些方法敏感性优于阴道湿片检查，但可能出现假阳性，尤其检测女性滴虫病低发人群时。直接免疫荧光、EIA、核酸杂交试验均可检测女性宫颈标本和男性尿道拭子中的沙眼衣原体，但敏感性不如 NAATs。

第四节 特殊病原检测

1. B群β-溶血链球菌(GBS)的检测

(1)适应证:建议怀孕35~37周孕妇,以及发生B群β-溶血链球菌感染的高危患者,如分娩中发热、早产、胎膜早破和既往发生婴儿感染等,采集阴道拭子和肛门直肠拭子筛查GBS。

(2)标本的采集、运送和储存

阴道拭子:见本章第三节;肛门直肠拭子:将无菌拭子小心插入肛门括约肌内约1英寸(约2.54cm),轻轻旋转拭子采集肛门隐窝标本。将拭子置于含炭的Amies运送培养基室温2小时内送检,若延迟送检,室温储存不超过24小时。

(3)GBS筛查方法、结果解释和评价

1)培养:将阴道拭子和肛门直肠拭子分别接种营养丰富的肉汤(如LIM肉汤),35℃孵育过夜,第二天将过夜培养物分别转种至血平板(或葡萄球菌/链球菌选择性平板),35~37℃含5%~10% CO_2环境中培养16~24小时。

2)NAATs:以PCR为基础,可快速检测孕妇阴道、直肠是否定植GBS。

3)结果解释和评价:许多女性阴道正常定植B群β-溶血链球菌。对于妊娠期女性,该菌可感染羊水从而导致新生儿脓毒症、肺炎和脑膜炎。对于怀孕35~37周孕妇和发生B群β-溶血链球菌感染的高危患者,如分娩中发热、早产、胎膜早破和既往发生婴儿感染等,应采集其阴道口拭子和肛门直肠拭子进行选择性培养筛查是否携带B群β-溶血链球菌。NAATs检测阴道和直肠拭子GBS较培养法更快速,且具有较高的敏感性和特异性,优于培养法。GBS感染成人可引起肺炎、菌血症、心内膜炎、尿路感染、皮肤和软组织感染、骨髓炎等,请参阅本书相关章节和图23-4-1。

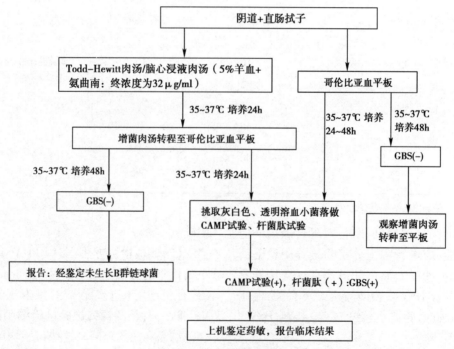

图23-4-1 GBS标本检验流程

2. 淋病奈瑟菌的检测

(1)适应证

1)男性局灶性淋病奈瑟菌感染:以有症状的尿道炎最常见,表现为脓性尿道分泌物和排尿困难,最常见并发症为急性附睾炎,罕见并发症包括淋病奈瑟菌蜂窝织炎、阴茎淋巴管炎或尿道周围脓肿。正确地采集标本对确保最佳的检验结果非常重要。最佳标本为按摩阴茎后的尿道流出物,无症状的男性患者应采集尿道拭子。

2)女性局灶性淋病奈瑟菌感染:主要感染部位

为宫颈。淋病奈瑟菌宫颈炎常无症状,但可导致阴道分泌物增加,外阴瘙痒或排尿困难。淋病奈瑟菌尿道炎则常见于子宫切除患者。女性局灶性淋病奈瑟菌感染最重要的并发症是 PID,可导致不育。宫颈内拭子或尿道拭子是首选标本。

3)肛门直肠淋病:肛门直肠淋病可以是一种淋病奈瑟菌宫颈炎无症状的并发症。女性和男同性恋者与淋病奈瑟菌感染的性伴侣发生接纳性肛交(receptive anal intercourse),是获得肛门直肠淋病的高危因素。大多数男性患者无症状,一些则发展为有症状的直肠炎。有直肠炎症状的同性恋活跃男性可同时感染多种病原。肛门直肠淋病患者可采集直肠拭子检查淋病奈瑟菌、沙眼衣原体和相关病毒。

4)无症状黏膜淋病奈瑟菌感染:任何黏膜部位(如尿道、宫颈、直肠和咽部)均可发生淋病奈瑟菌感染。有不洁性交史、提示淋病奈瑟菌感染症状和体征的患者应筛查此类感染。有口-生殖器接触史的患者应采集喉拭子筛查淋病奈瑟菌。

5)播散性淋病奈瑟菌感染(disseminated gonococcal infection,DGI):DGI 是一种罕见的淋病并发症。大多数 DGI 存在无症状黏膜淋病奈瑟菌感染。所有潜在可能的黏膜部位均应筛查淋病奈瑟菌。血培养和体液(如关节液)检查有助于诊断。

(2)标本的采集、运送和储存

1)尿道拭子:见本章第一节。

2)阴道和宫颈拭子:见本章第三节。

3)肛门直肠拭子:见本章第四节(B 群链球菌的检测),将拭子置于含炭的 Amies 运送培养基室温 2 小时内送检,若延迟送检,室温储存不超过 24 小时(应在采样后 12 小时以内接种培养基)。

4)喉和咽拭子:用一个压舌板压下舌头,使用一根无菌拭子采集咽后、扁桃体和炎症部位标本。将拭子置于含炭的 Amies 运送培养基室温 2 小时内送检,若延迟送检,室温储存不超过 24 小时(应在采样后 12 小时以内接种培养基)。

5)血培养和体液培养:参阅本书相关章节。

6)首次晨尿或长时间(4 小时以上)不排尿的首次尿:见本章第一节。

(3)淋病奈瑟菌筛查方法、结果解释和评价

1)涂片革兰检查:将拭子直接涂片或置于转运

培养基,室温立即送检。结果应报告涂片是否存在多形核白细胞以及是否发现白细胞内革兰阴性双球菌。尿道拭子和宫颈拭子涂片革兰染色检查淋病奈瑟菌感染参阅本章第一节和第三节。评价:宫颈、咽部和直肠标本革兰染色的敏感性较低,革兰染色检查阴性不足以排除淋病奈瑟菌感染,不推荐用于检测淋病奈瑟菌感染。渗出物、脑脊液、关节液涂片革兰染色结果阳性可为初始治疗提供线索。

2)培养:尿道拭子和宫颈拭子培养淋病奈瑟菌参阅本章第一节和第三节。血和体液标本培养参阅本书相关章节。

3)NAATs:检测淋病奈瑟菌参阅本章第一节和第三节。评价:NAATs 检测生殖道和非生殖道标本淋病奈瑟菌的敏感性优于培养法。尽管美国 FDA 并未认可 NAATs 检测直肠、咽部和结膜标本,一些公立和私立实验室仍建立了针对直肠和咽部标本的 NAATs,对于这些部位感染淋病奈瑟菌,培养仍是最好的实验室诊断方法。

3. 支原体(解脲脲原体、人型支原体、生殖支原体)的检测

(1)适应证

1)解脲脲原体感染:男性和女性非衣原体非淋病奈瑟菌尿道炎、附睾-睾丸炎(不常见)、尿结石(可能病原)、宫颈炎(可能病原)、PID(有争议的病原)、自发性流产、死胎和早产、产后子宫内膜炎。

2)人型支原体感染:急性肾盂肾炎、BV、前庭大腺炎、PID、输卵管炎和输卵管不孕症、宫颈炎(可能病原)、产后热。非生殖泌尿道感染包括肾移植、外伤和生殖泌尿道操作导致的菌血症,以及脑脓肿、骨髓炎、伤口感染(如接受心或肺移植患者胸骨切口感染)。

3)生殖支原体感染:男性非衣原体非淋病奈瑟菌尿道炎、慢性前列腺炎(罕见)、宫颈炎和子宫内膜炎(可能病原)、PID、输卵管不孕症。

(2)标本的采集、运送和储存

1)尿道拭子、尿液:见本章第一节。使用 PCR 检测生殖支原体时,尿标本检测的敏感性优于尿道拭子。

2)阴道拭子、宫颈拭子和各种抽吸物:见本章第三节。

3)前列腺液、前列腺活检组织和精液:见本章第二节。

（3）检测方法、结果解释和评价

1）培养：生殖支原体、解脲脲原体和人型支原体培养见本章第一节；

2）NAATs：检测生殖支原体、解脲脲原体和人型支原体见本章第一节和第二十六章第八节。

第五节　生殖器溃疡

1. 适应证　生殖器溃疡、软下疳、腹股沟肉芽肿或性病肉芽肿（杜诺凡病）、生殖器疣。

2. 病原

（1）生殖器溃疡：引起生殖器溃疡常见的病原包括 HSV、沙眼衣原体（性病淋巴肉芽肿，LGV）、梅毒螺旋体（梅毒）、肉芽肿克雷伯菌、杜克雷嗜血杆菌（软下疳）。金黄色葡萄球菌和 A 群 β-溶血链球菌也可引起外生殖器类似溃疡的软性脓疱，以及腹股沟淋巴结病痛。

（2）软下疳：由杜克雷嗜血杆菌引起，是热带地区引起生殖器溃疡的一个重要原因，20 世纪 80 年代后期北美地区发病率增长较快。病灶多位于外生殖器上及其周围。

（3）腹股沟肉芽肿（granuloma inguinale）：即杜诺凡病（Donovanosis），是一种生殖器溃疡性疾病，由肉芽肿克雷伯菌（Klebsiella granulomatis）引起，以前称为肉芽肿荚膜杆菌（Calymmatobacterium granulomatis）[7]。该菌含荚膜，是一种细胞内高度多形性革兰阴性杆菌，不能在常规实验室培养基上生长繁殖，可经性传播，人类是已知的唯一宿主。该菌所致感染较罕见，仅见于热带某些地区。原发病灶为一硬化的结节，向周围扩展形成一肉芽肿性聚集溃疡。病灶主要位于阴囊、大腿、阴唇和阴道的皱褶处。

（4）生殖器疣（尖锐湿疣）：由人乳头瘤病毒（human papillomavirus，HPV）引起的一种性传播疾病。女性患者的病灶最常见于阴道口后部（posterior introitus）和阴唇，少数位于肛周；男性患者的病灶以包皮处最常见。

3. 生殖器溃疡拭子的采集、运送和储存　无菌生理盐水清洗病灶表面，使用一无菌解剖刀片除去病灶表面陈旧物，待渗出液积聚，用另一无菌拭子挤压病灶底部，使分泌物或渗出液溢出，擦拭病灶底部，采集渗出物。将拭子放置含碳的运送培养基，并使用密闭的塑料袋运送标本室温 2 小时内送检，若延迟送检，室温储存不超过 24 小时。暗视野显微镜检查梅毒螺旋体时，应使用载玻片蘸取渗出液，盖上盖玻片，装入一湿盒内（含湿纱布的培养皿）立即送至实验室检查。性病淋巴肉芽肿可采集淋巴结脓液或活检组织室温 15 分钟内送检，若延迟送检，室温储存不超过 24 小时。

4. 微生物学检验方法、结果解释和评价

（1）涂片检查：将拭子直接涂片或置于转运培养基，室温立即送检。生殖器溃疡涂片革兰染色镜检诊断软下疳的价值目前存在争议，大多数生殖器溃疡存在多种微生物菌群，以往认为杜克雷嗜血杆菌典型的长链状或鱼群样（school of fish）排列特点，实际上极罕见，多见于体外培养物的涂片，直接涂片革兰染色镜检的阳性率<50%[4]。软下疳标本的革兰染色镜检敏感性和特异性均较低，免疫荧光和分子技术检测结果较乐观，但仍需进一步评估。梅毒螺旋体革兰染色呈阴性，但不易着色；Fontana 镀银染色法可将螺旋体染成棕褐色，易于光镜下查见。新鲜溃疡标本涂片检查梅毒螺旋体不用染色，应使用暗视野显微镜，观察其形态和运动方式，如见有呈现运动活泼，沿其长轴滚动、屈伸、旋转、前后移行等的螺旋体即有诊断意义，涂片检查可用于诊断早期梅毒。由于肉芽肿克雷伯菌不能在常规实验室培养基上生长繁殖，革兰染色不易着色，一直以来腹股沟肉芽肿诊断的依据是，对患者生殖器溃疡的组织压片或活检切片进行吉姆萨或瑞氏（Wright）染色，发现单核细胞或组织细胞中存在呈簇状分布的深色（蓝色或黑色）的杜氏体（Donovan bodies），呈多形性，双极浓染，形似闭合的安全别针。然而，腹股沟肉芽肿并不一定存在杜氏体，且杜氏体的正确识别与操作者的经验有关。

（2）培养：培养基的选择和培养条件如表 23-5-1 所示。

表 23-5-1　生殖器溃疡拭子培养的培养基、培养条件和目标病原

培养基	孵育条件			培养观察时间	目标病原（临床特点）*
	温度（℃）	气体	时间		
血平板	35～37	5%～10% CO_2	16～24h	16～24h	A 群 β-溶血链球菌、金黄色葡萄球菌
杜克雷嗜血杆菌选择性平板	33～34	5%～10% CO_2	5 天	5 天	杜克雷嗜血杆菌（临床怀疑软下疳）

注：* 其他应考虑的病原包括沙眼衣原体、梅毒螺旋体和病毒

评价：目前杜克雷嗜血杆菌分离率达 80% 以上[3,7]，分离培养杜克雷嗜血杆菌仍相对困难，且需要使用选择性培养基。沙眼衣原体培养可采集溃疡拭子或淋巴结抽吸物，临床应用不广泛。梅毒螺旋体不能在无活细胞的人工培养基中生长繁殖，组织培养仅适于实验室研究。肉芽肿克雷伯菌体外不易生长，常规培养困难，最近，使用 HEp-2 单层细胞培养已获得成功。

（3）NAATs：目前尚无美国 FDA 认可检测肉芽肿克雷伯菌 DNA 的分子试验，但对于已获 CLIA 认证的实验室进行这类试验可能是有用的。NAATs 检测沙眼衣原体应采集溃疡拭子或淋巴结抽吸物，PCR 为基础的基因分型可区分 LGV 和非 LGV 沙眼衣原体，但临床应用有限。目前尚无商业化检测梅毒的 PCR 试验，但一些实验室建立了当地的 PCR 方法。

另外诊断 LGV 还可使用直接免疫荧光技术检测溃疡拭子或淋巴结抽吸物中的沙眼衣原体。由于目前缺乏诊断 LGV 的特异性试验，LGV 的诊断以临床诊断为主。联用两种类型的梅毒血清学试验可推测性诊断梅毒，包括非密螺旋体试验（如 VDRL、RPR）和密螺旋体试验（如 FTA-ABS、IP-PA、各种 EIAs 和化学发光免疫分析），仅使用一种类型的梅毒血清学试验不足以诊断梅毒，因为两种类型的梅毒血清学试验都有其局限性（详见本书相关章节）。

HSV、HPV 病毒的培养、血清学试验和 PCR 试验请参阅本书相关章节。

（吴伟元）

参 考 文 献

1. Baron EJ, Miller JM, Weinstein MP, et al. A Guide to Utilization of the Microbiology Laboratory for Diagnosis of Infectious Diseases: 2013 Recommendations by the Infectious Diseases Society of America(IDSA) and the American Society for Microbiology(ASM). Clin Infect Dis, 2013, 57(4): e22-121

2. Centers for Disease Control and Prevention. Sexually Transmitted Diseases Treatment Guidelines, 2010. MMWR, 2010, 59(No. RR-12): 40-63

3. Health Protection Agency. (2012). Investigation of Genital Tract and Associated Specimens. UK Standards for Microbiology Investigations. B 28 Issue 4. 3. http://www.hpa.org.uk/SMI/pdf

4. Murray PR, Baron EJ, James H, et al. Manual of Clinical Microbiology. 9th ed. Washington DC: ASM, 2007

5. Versalovic J, Carroll KC, Funke G, et al. Manual of Clinical Microbiology 10th ed. Washington DC: ASM, 2011

6. Health Protection Agency. (2012). Investigation of Urine. UK Standards for Microbiology Investigations. B 41 Issue 7. 1. http://www.hpa.org.uk/SMI/pdf

7. Centers for Disease Control and Prevention. Sexually Transmitted Diseases Treatment Guidelines, 2010. MMWR, 2010, 59(No. RR-12): 18-28

第二十四章
皮肤和软组织标本的检测流程

皮肤感染（cutaneous infections）以皮肤和软组织感染（skin and soft tissue infections, SSTIs）常见。病因和发病机制复杂，多因皮肤保护机制受损而致病，尤其是继发于外伤、炎症、过多水分的浸渍、血液供应不良或其他角质层的破坏等因素。任何皮肤或者皮肤结构的损伤都能够作为外源性或内源性感染的侵入点，从而造成感染。

SSTIs通常分为原发性、继发性感染。原发性皮肤感染发生于正常皮肤，常无明显的侵入途径，如蜂窝织炎、脓疱疮（impetigo）、毛囊炎（folliculitis）、疖（furunculosis）、丹毒（erysipelas）等。感染病原菌较单一，多为金黄色葡萄球菌、化脓性链球菌等。继发性感染是由皮肤创伤（烧伤、外伤、手术伤口、溃疡）等引起的皮肤和软组织感染，此时原有的病损成为病原微生物的侵入点，感染病原菌可为单一微生物（如葡萄球菌伤口感染），也可由多种微生物（需氧和厌氧微生物）混合感染，且会累及皮下组织。典型的糖尿病足感染（diabetic foot infections, DFIs）起源于伤口，继发于神经病变性溃疡。以混合感染为主，常见的是葡萄球菌与厌氧菌；慢性DFIs常常以铜绿假单胞菌与厌氧菌混合感染。浅部真菌感染是指由皮肤癣菌，如毛癣菌属、小孢子菌属、表皮癣菌属等引起，其共同特点为亲角质蛋白，侵犯皮肤、毛发、甲板等。坏死性软组织感染（necrotizing soft tissue infection, NSTIs），其感染以组织广泛坏死、病情发展迅速或伴有全身中毒性休克为特点。多由溶血性链球菌所致，梭菌属（Clostridium）或混合微生物引起的感染通常发生在有穿透性伤口的肢端，死亡率较高[1]。

本章内容涉及SSTIs标本的微生物学检测并有所扩展，包括烧伤、严重的深部软组织感染、累及深部组织结构需要手术切口和引流的、创伤相关性、手术切口或器械相关性、人和动物咬伤、糖尿病足、浅部真菌感染等标本。皮肤和软组织感染病原体因感染部位不同而各不相同，实验室检查依病情而定。原发的单纯性蜂窝织炎及皮下脓肿常不易获得病原学诊断，轻度感染亦无需进行病原学检查；严重的深部软组织感染如出现与体格检查不成比例的疼痛、紫罗兰色大小水疱、皮肤出血、皮肤腐肉形成、皮肤麻木、病变呈急性进行性组织产气等，应考虑住院行外科检查、探查或引流。继发感染因基础疾病或创伤性质不同，感染可呈局限性或扩散性，表现为急性或慢性。如急性葡萄球菌感染引起的疖可能持续几天，一些慢性的真菌或分枝杆菌感染可能持续数月或数年。近年来由于抗微生物药物耐药性的产生，手术部位感染（surgical site infection, SSI）明显增加，病原谱也发生变化，一些耐药菌、多重耐药菌引起的感染给经验性治疗皮肤软组织感染带来困难。美国感染性疾病学会（infectious diseases society of America, IDSA）推荐SSTI伴全身中毒症状和体征者，需进行实验室检查，包括血培养和药物敏感试验。

第一节　烧伤标本

由热力所引起的组织损伤统称为烧伤（burn），烧伤分为火烧伤、烫伤、化学烧伤、电烧伤。

烧伤后由于皮肤屏障受损，血液循环障碍，产生的坏死组织和富于蛋白的渗出液成为细菌生长的良好培养基，故烧伤创面为细菌侵袭和繁殖理想场所。浅度烧伤如早期处理不当，可出现创周炎症（如蜂窝织炎），感染多为金黄色葡萄球菌、肠球菌、化脓性链球菌等革兰阳性球菌；严重烧伤由于体表生理防御屏障的破坏,全身免疫功能的下降,广泛坏死组织的存在及外界和自身菌群的侵袭增加了易感性,暴发全身性感染(烧伤脓毒症)的几率增高,感染病原体常为革兰阴性杆菌,如铜绿假单胞菌、大肠埃希菌、肺炎克雷伯菌、变形杆菌、枸橼酸杆菌等,也可感染酵母菌、丝状真菌、分枝杆菌和厌氧菌等。坏死组织如不能及时清除或引流,病原菌可侵入邻近非烧伤组织,造成大面积侵袭性感染,当感染细菌量继续增多引起系统性炎症反应,可形成烧伤脓毒症。

诊断烧伤感染不仅依靠临床症状和体征,还需要有病原学依据,因此细菌学检验结果对于治疗具有重大意义。

一、标本的采集和运送

感染是严重烧伤的主要并发症,也是死亡的重要原因。但仅凭伤口出现脓液或单纯发热不足以作为烧伤感染的诊断依据。必须每天仔细观察烧伤创面变化及患者全身症状,一旦发现感染症状立即采集标本送微生物学检测。

(一)适应证

烧伤感染按微生物感染的部位可分为创面感染和全身感染。

1. 创面感染 至少符合下列标准之一:

(1)浅部烧伤标本或Ⅱ°烧伤创面坏死加深变为Ⅲ°,痂下组织迅速分离创缘,创面出现大片出血点且有明显的炎性浸润,组织切片病理检查显示有微生物侵犯至邻近活组织。

(2)创面出现晦暗、糟烂、凹陷,或出现黑褐色霉斑、呈豆渣或奶酪样坏死并快速进行性加深,伴深部肌肉坏死和(或)肢体远端坏死,常见于严重的曲霉菌或毛霉菌感染。

(3)深部肌肉严重坏死,或局部肿胀持续不退并出现恶臭、伴全身中毒症状加重者,应考虑厌氧菌感染。

2. 全身感染 依据 CDC/NHSN 2008 烧伤感染诊断标准[2],2013 年中国医师协会烧伤分会将"烧伤全身感染"与"烧伤脓毒症"两个术语统称为烧伤全身感染[3],分为"拟诊"和"确诊"。符合下列两个条件即可拟诊:

(1)当烧伤伤口外观出现特征性改变,如焦痂迅速剥离、颜色变棕、变黑或急剧失色,伤口周围肿胀。

(2)排除其他原因,至少有下列症状或体征之一:发热(中心体温>39.0℃)或<36.5℃、低血压、少尿(<20ml/h)、高血糖(血糖>14mmol/L,无糖尿病史)、精神紊乱(意识模糊)等。

当具备上述条件且至少符合下列条件之一者即可确诊烧伤全身感染。

1)烧伤部位组织活检显示有微生物侵入邻近活体组织,组织菌落计数≥10^5CFU/g 组织。

2)排除其他感染源,血液培养分离出微生物者。

3)组织切片或病灶处刮取物培养分离出单纯疱疹病毒,光学或电子显微镜下发现包涵体或病毒颗粒。

(二)标本采集和运送

烧伤创面愈合前,都有可能发生感染,烧伤伤口应在广泛清洗和清创术后采集标本。

1. 标本的采集时间 烧伤后 12 小时内创面是无菌的,早期感染多发生在烧伤后一周左右。

(1)深度烧伤焦痂分离期:Ⅱ°或Ⅲ°烧伤后 3~4 周,期间由于坏死组织自溶,大片焦痂分离,如未及时引流、肉芽暴露过多无法或未能及时覆盖等因素,创面出现霉点或褐色霉斑、豆渣或奶酪样坏死,此时发生细菌或真菌感染的可能性大。

(2)后期:烧伤后 1 个月左右,由于创面长时间不愈合,患者蛋白质营养不良、免疫功能低下,创面感染并伴深部肌肉组织坏死,或局部肿胀持续不退并出现恶臭,伴全身中毒症状加重,应考虑厌氧菌感染和血流感染。

2. 标本的采集方法

(1)用无菌生理盐水彻底清洁和清创烧伤创面,以除去表面渗出物、碎屑和污染杂菌。

(2)无菌注射器抽吸脓液或用无菌拭子用力采集病灶活动区域或基底部的渗出液,大面积烧伤创面分泌物可取多部位创面的脓液或分泌物置无菌容器或运送培养基中(注明采集部位),立即送检。

(3)烧伤伤口采集组织活检标本最佳,这是由于伤口表面分泌物培养不能获得引起感染的真正病原菌,反而可能误导临床。

(4)血液标本的采集:用于判定继发于伤口的烧伤全身感染。

3. 标本的运送 采集好的标本,标记好患者信息、采集时间和来源,贴好条形码,立即送检(在 2 小时内);如果在 2 小时内不能送至实验室,应将标本 4℃保存且不超过 24 小时;深部标本如需厌氧菌培养时,应床边接种或置厌氧菌专用培养基运送。

4. 注意事项

(1)由于烧伤感染常常由皮肤和黏膜的条件致

病菌引起,所以只有严格无菌操作才能准确采集到病原菌。

（2）标本应在患者未使用抗微生物药物前采集。

（3）伤口表面分泌物不能做厌氧菌培养;深部标本做厌氧菌培养时,应特别注意避免正常菌群的污染和尽量避免与空气接触。

（三）标本的接收和拒收

1. 标本的接收与标识　目的在于规范微生物标本的接收及标本唯一检验标识程序,保证不误检、漏检。

（1）申请单信息应完整,标本送至实验室后,接收人员与标本运送人员共同核对标本及患者信息;核对无误后在清单上签上标本运输、接收人员的姓名及接收日期和时间。

（2）实验室根据微生物学检测项目或标本类别编写检验号,以保证同一患者的同一标本在容器、检验申请单、仪器编码以及正式报告单上的检验号的完全统一。

2. 标本的拒收标准　规范标本拒收程序,保证标本质量,给临床医生提供准确的检测信息。

（1）无标签或标识与化验单不符的标本:一般烧伤分泌物,要求重新采集标本送检;而深部组织标本,应尽快和临床取得联系,协商后方可检测,并在报告上注明。

（2）送检延误标本:非运送培养基采集的标本,送检时间在采集标本后超过 2 小时应拒收,并提醒送检者重新采集标本,并在检验单上注明。

（3）送检容器有破裂、渗漏的标本:拒收并告知送检者,要求重新采集并在检验单上注明出现的问题。

（4）送检条件不合适的标本:如厌氧菌培养的标本按需氧培养送检。

（5）污染的标本:非无菌条件采集的标本,应告知送检者重新留取标本。

二、标本的实验室检查

由于烧伤感染标本发生的解剖部位及侵入微生物具有多样性,因此在处理标本的过程中实验室与临床医生之间的沟通极其重要。

（一）标本的前处理

对采集的组织标本,需进行前处理。

1. 按照病理学检测技术进行处理[4]　即通过固定-水洗-脱水-透明-浸蜡-包埋-切片-展片与捞片-烤片与脱蜡,然后根据需要进行特殊染色。

2. 制备组织匀浆以备培养使用　即无菌操作把标本剪成碎片置于研磨器,放入 1~2ml 无菌营养肉汤中研磨成组织匀浆,涂片和根据需要接种相应的培养基。

（二）显微镜检查

包括标本的常规显微镜检查和组织病理特殊检查。

1. 直接显微镜检查　怀疑真菌感染时,应制作湿片镜检。若脓液黏稠可用接种环取脓液加 1 滴生理盐水于洁净载玻片上混合后镜检,也可加 1 滴 10% KOH 以消化标本,加上盖玻片,用光学显微镜或相差显微镜以低倍和高倍镜下仔细寻找孢子或菌丝。

2. 革兰染色显微镜检查　标本涂片革兰染色,为临床提供最初的诊疗依据,同时作为分离培养的质量指标。检查内容包括急性炎性细胞的数量、胞内细菌、真菌、细胞坏死、坏死组织导致的弹性蛋白纤维等。

3. 组织病理特殊染色[4]　病理切片多用于真菌、细菌和病毒包涵体的检测。真菌染色常用的方法有高碘酸复红法和六次甲基四胺银染色法;一般细菌染色常用的方法有改良 Brown-Brenn、Giemsa、Warthin-Starry 硝酸银等染色法;分枝杆菌多用苯酚碱性品红、槐黄-罗丹明荧光素和 Ziehl-Neelsen 染色法;病毒包涵体多用 Lendrum 玫瑰红酒石酸、Mann 亚甲蓝-伊红、Schilestein 亚甲蓝品红染色法。

（三）培养和鉴定流程

根据显微镜检查结果和感染部位的不同,选择合适的培养基及接种量进行培养;若平板上生长的菌落经革兰染色,其形态与标本直接涂片显微镜检查结果一致,或在培养基上生长大量且足够纯的菌落时,应尽快鉴定到种并做药物敏感试验[5]（图24-1-1）。

1. 普通需氧菌　用于未污染的创面分泌物标本和组织匀浆标本。普通需氧菌常用的培养基一般为基础营养培养基、增菌培养基和选择性培养基三类。取标本分别接种血琼脂平板和麦康凯或中国蓝,必要时可增菌传代,置 35~37℃ 18~24 小时孵育。根据菌落形态、色素、溶血等特征、革兰染色、生化反应以及鉴定系统等鉴定到种。

2. 真菌培养　与烧伤有关的真菌感染主要有念珠菌、曲霉菌等。常用含庆大霉素（40μg/ml）或氯霉素（50μg/ml）沙氏葡萄糖蛋白胨琼脂（Sabouraud dextrose agar,SDA）培养基,曲霉菌还需加察氏培养基或麦芽浸膏培养基。浅部真菌一般在 25~28℃ 培养;深部真菌一般在 25~35℃ 培养。培养的方法有

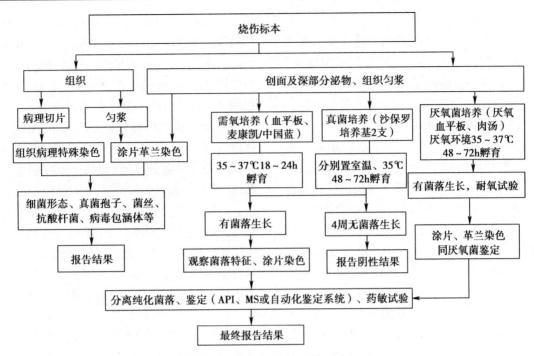

图 24-1-1　烧伤感染标本的检测流程图

大培养、小培养等。7~10 天生长的为快速生长真菌,3 周才有少许生长的为缓慢生长真菌。

3. 厌氧菌培养　厌氧菌感染多见于严重烧伤的深部组织感染。如会阴、臀部、大腿内侧、下腹部和口腔周围等。常见的为内源性无芽胞厌氧菌感染;也可由产气荚膜梭菌和破伤风梭菌感染。

4. 感染组织定量培养　美国感染性疾病学会(IDSA)/美国微生物学会(ASM)2013 微生物指南推荐对标本进行定量培养,建议相同位点每周 2 次分别采集表面拭子来精确监测细菌定植的趋势;采集感染组织定量培养结合组织病理学检查,确定微生物入侵的程度。对于移植(植皮)的患者做定量组织培养,以便临床医生分析从组织中培养的细菌是否具有临床意义[1-2]。称取组织重量(精确到0.001g)研磨后用定量肉汤或盐溶液制成组织匀浆后再稀释。稀释范围为 10^{-5} ~ 10^{-1}(wt/vol),定量接种于血平板和麦康凯平板。

5. 药物敏感试验　其主要目的是预测抗微生物药物的治疗效果,并帮助临床医生针对特定的感染问题实施个体化治疗选择最合适的药物。为保证临床疗效,对于确认引起感染的病原菌,应该尽快常规进行药敏试验。

三、结果报告、解释和局限性

关于引起烧伤感染的病原菌,国内外报道基本一致。常分离出的病原菌有需氧菌或兼性厌氧菌、真菌。厌氧菌多见于严重烧伤深部组织感染。

(一) 阳性结果报告

1. 初步报告　在显微镜检查、组织病理学检查、培养、分离、鉴定过程中发现的,具有临床或流行病学重要意义的结果,如镜下发现有菌丝、酵母样孢子、抗酸杆菌、病毒包涵体、革兰阳性芽胞杆菌等,特别是当发现芽胞位于菌体末端呈圆形,似鼓槌状,应紧急报告并提示发现疑似"破伤风梭菌";分离培养到 A 群溶血性链球菌、气性坏疽或其他重要的不常见的细菌,应及时通知临床并做相应记录。

2. 最终报告　烧伤浅表伤口分泌物易受污染,涂片检查仅提供感染的初步信息,只有分离培养与涂片相吻合时其结果才有诊断价值;当出现 3 种以上细菌时,根据标本来源报告结果,提示临床"请结合微生物实验室结果确定是否需要进一步检查";深部组织等无菌部位,无论革兰染色检查是否找到细菌,一旦分离培养到微生物,无论数量多少均应报告,包括细菌种属名称和标准的抗微生物药敏试验结果。烧伤感染定量培养结果应结合组织重量、稀释浓度进行计算并报告 CFU/g 组织。

(二) 阴性结果报告

(1)烧伤浅表分泌物:普通培养 3 天后平板生长3 种以上、且多为凝固酶阴性葡萄球菌、微球菌、棒状杆菌等皮肤正常菌群,则报告"72 小时培养有皮肤定植菌群生长";浅部真菌超过 2 周不生长者,可报告真菌培养阴性。

（2）深部标本或组织匀浆：普通培养3天后平板无细菌生长报告"72小时无细菌生长"；厌氧菌培养3天肉汤不浑浊、平板无菌落生长可报告阴性；深部真菌超过4周不生长者，可报告"培养××天无真菌生长"。

（三）结果解释和局限性

由于烧伤创面的开放性，实验室报告结果应慎重，对分离出的环境菌、人体定植菌和真正病原菌应特别注意甄别，避免因取材不当将非致病菌报告而误导临床。通常认为有临床意义的常见致病菌如下：

1. 革兰阳性菌　金黄色葡萄球菌是最常见的引起烧伤感染的常见病原菌，尤其易发生在烧伤早期和大面积烧伤后期。它产生多种外毒素和胞外酶，致病性强。近年来在烧伤病房中分离出的MRSA超过70%甚至更高；凝固酶阴性葡萄球菌（CNS）一般认为是条件致病菌，除非多次从严重烧伤患者血液、无菌体液中分离到此菌，应等同于金黄色葡萄球菌引起的烧伤脓毒症的临床治疗。A群溶血链球菌也是烧伤患者感染的常见致病菌，可导致猩红热样皮疹，或经伤口进入淋巴管扩散形成丹毒；细菌迅速扩散造成蜂窝织炎，引起全身中毒性暴发感染。肠球菌属细菌是寄居肠道的正常菌群，深度烧伤造成肠黏膜屏障损害，其通透性增加，肠球菌即可通过肠系膜上皮到达淋巴结，进入肝脏甚至散布至全身。

2. 革兰阴性杆菌　以肠源性肠道杆菌为主，如大肠埃希菌、产气肠杆菌等。其内毒素和外毒素有很强的致病性和侵袭性；铜绿假单胞菌分布广，调查显示：健康成人带菌率为5%左右，儿童约有25%携带此菌，是烧伤感染中最常见的病原菌之一，它产生

的内毒素和多种酶是其重要的致病物质，严重感染时向深层发展甚至引起烧伤脓毒症；鲍曼不动杆菌也是人体皮肤、黏膜等部位的正常菌群，适宜生长在潮湿环境中，引起的烧伤感染较为常见，污染的医疗器械和医务人员的手是主要传播途径。

3. 厌氧菌　深度烧伤创面若出现组织广泛坏死伴气体，分泌物有腐臭味，多考虑内源性无芽胞厌氧菌与需氧菌混合感染；梭状芽胞杆菌感染则为外源性，常见致病力强的有产气荚膜梭菌和破伤风梭菌。产气荚膜梭菌能产生强烈的外毒素和侵袭性酶，造成组织的严重破坏，主要是气性坏疽。破伤风梭菌产生破伤风痉挛毒素引起破伤风。每一个烧伤患者都存在发生破伤风的可能，烧伤后立即注射破伤风抗毒素是非常有效的预防措施[6]。

4. 真菌　严重烧伤尤其是大面积Ⅲ°烧伤患者、营养不良、防御功能低下、长期大量应用广谱抗菌药物、糖皮质激素或长期行静脉高营养、烧伤创面可检出真菌菌丝，严重时可发生真菌血症。内源性真菌多为念珠菌属；曲霉菌和毛霉菌为外源性真菌。曲霉菌可侵入皮下组织深层并向四周发展融合成片状绒毛状物，加深创面或造成混合感染；毛霉菌包括犁头霉菌属、根霉菌属和被孢霉菌属。致病特点是侵犯皮下组织以下各层血管，形成血栓，导致软组织迅速坏死。曲霉菌、毛霉菌感染时，病情大多凶险，创面感染可深达筋膜或肌层，极易造成截肢[7]。

5. 其他　活检或病灶刮取物，组织学检查光学或电子显微镜下发现包涵体或病毒颗粒。如单纯疱疹病毒、巨细胞病毒、水痘疱疹病毒、牛痘病毒等。

第二节　伤口组织和脓液标本

本节介绍创伤相关性皮肤和软组织感染，包括外伤、手术切口以及人和动物咬伤等。美国医院感染监控系统（NNIS）提倡在描述"手术所致伤口感染"时统一使用"手术部位感染"（surgical site infections，SSIs）一词。不论术后伤口微生物培养是否阳性，只要伤口有化脓性分泌物，即认为是手术后伤口感染。病毒感染罕有分泌物。

根据手术切口微生物污染情况，卫生部《外科手术部位感染预防和控制技术指南（试行）》（2010年11月29日）将手术切口分为：①清洁切口，即非外伤无炎症的伤口；②清洁-污染切口，手术进入与外

界腔道相通脏器；③污染切口，清洁开放性创伤，或含有少量脓性分泌物；④感染切口，细菌已经繁殖并引起组织急性炎症、坏死、化脓的伤口，疖、痈等化脓性感染切开引流后的伤口。单纯的手术部位感染一般仅指第1类手术切口感染的情况。

SSI病原体多种多样，取决于手术类型、部位以及所使用的抗微生物药物，细菌是引起SSI的主要原因，大多数细菌来自患者皮肤、黏膜或空腔脏器的正常菌群。常见的革兰阳性病原体是金黄色葡萄球菌、化脓性链球菌、表皮葡萄球菌和肠球菌属细菌；革兰阴性菌多为肠杆菌科和非发酵菌。由于抗菌药

物耐药性的产生,SSI 明显增加,病原谱也发生了变化。近年来以耐药的革兰阳性球菌、革兰阴性杆菌混合感染为主要病原体,包括需氧菌、厌氧菌和真菌以及社区获得性 MRSA (community-associated MRSA,CA-MRSA)。有资料显示,CA-MRSA 感染已成为急诊科疖肿患者最常见的病因[8-9]。创伤所致的感染(机动车事故、刺伤、枪伤等)应特别关注外环境中的致病菌,如创伤弧菌、炭疽芽胞杆菌、破伤风梭菌等。人和动物咬伤后感染的主要病原菌是其口腔中定植的需氧菌和厌氧菌,感染常沿筋膜层扩散;食草类动物如马和牛咬伤,包含研磨动作,常导致严重的组织浸润。

一、标本的采集和运送

(一) 适应证

伤口组织和脓液标本的实验室检查依病情而定。单纯的蜂窝织炎常不易获得病原学诊断,轻度感染无需做病原学培养。IDSA 推荐,软组织感染伴全身中毒症状者需做实验室检查[1]。

1. 皮肤或皮下脓肿受累部位的红、肿、热、痛,或出现脓疱和脓性分泌物,需手术切开引流时,需做实验室检查。

2. 深部脓肿表现为局部疼痛和触痛并伴有全身症状,发热、畏食、体重下降和疲倦。

(1)发热或低温:中心体温>39.0℃或<36.5℃。

(2)心率快或低血压:心率>100 次/分、收缩压<90mmHg,或低于基础血压 20mmHg 者。

(3)血常规检查 WBC 计数>10.0×10^9/L 且明显核左移或 C 反应蛋白>13mg/L。

3. 严重的皮肤软组织感染并发症

(1)伴有脓肿向远处扩散的血流感染。

(2)皮肤出血、麻木或皮肤溃疡形成等。

(3)病变呈进行性加重或组织产气。

4. 手术部位感染

(1)浅表手术切口感染:术后 30 天内,皮肤、皮下组织或肌膜层以上组织出现红、肿、热、痛,或出现脓疱和脓性分泌物。

(2)深部手术切口感染:无植入物手术后 30 天内,植入物手术后 1 年内,基膜层以下组织出现感染征象,患者常有发热、局部疼痛或压痛等临床表现。

5. 人和动物咬伤　咬伤感染多与咬伤部位、深度和口腔菌群有关。咬伤后引起的局部脓肿、坏死性筋膜炎、坏死性蜂窝织炎、感染性坏疽以及淋巴结炎和淋巴管炎出现的局部脓性分泌物。

(二) 标本的采集和运送

1. 标本的采集和运送

(1)开放性脓肿:以无菌生理盐水清洁创面,尽量抽吸深部脓液送检,标本量≥1ml。

(2)闭合性脓肿:先对患者病灶局部的皮肤或黏膜表面彻底消毒,用 2.5%～3%碘酊消毒、75%乙醇脱碘,经无菌操作抽取脓肿内容物分别送需氧、厌氧培养;然后切开脓肿、引流。

(3)组织:经手术或活检获得的组织是皮肤和软组织感染的最好检测标本。如有可能尽量多采集组织,以备进一步检查。

(4)创面分泌物:用拭子深入伤口,取邻近新生组织处标本,置运送培养基。应采集两份标本,分别用于涂片和培养。

(5)瘘管或窦道脓液标本:最好在实施外科探查时采集最深处组织进行微生物学检查。不同病原体感染形成的窦道具有特征性表现,如金黄色葡萄球菌引起的深部组织脓肿、痈而产生大量脓液;分枝杆菌导致的淋巴结核形成窦道成为慢性淋巴结核;颌下放线菌感染形成的"大颌病",自然流出含有"硫黄样颗粒"的水样分泌物,应做放线菌检查。

(6)血液标本:高热、寒战等全身症状患者应及时采集血液标本做培养。

2. 注意事项

(1)创伤出血敷有药物者,应在清创 2 小时后采集标本,避免出现假阴性。

(2)开放性脓肿不能做厌氧菌培养。

(3)瘘管或窦道感染,采集标本应避免采集污染的瘘管或窦道口处杂菌。

(4)闭锁性脓肿或深部切口感染标本不能用拭子采集,厌氧培养标本应注意避免正常菌群污染和接触空气。

(5)人或动物咬伤者 12 小时内细菌培养通常为阴性,只有出现感染征象时才可进行细菌培养。

二、标本的实验室检查

所有创伤均可能有微生物污染,但不一定发生感染。微生物学检查对伤口感染、脓肿形成的病原学诊断有着重要的价值和意义。

(一) 标本的前处理

脓液或分泌物标本,检查前应观察颜色、性状、气味并做记录;瘘管或窦道脓液中发现"硫黄颗粒"，应先将标本置于灭菌平皿内，将其压碎后再进行检查;活检采集到的标本需制备成组织悬液备用。

（二）显微镜检查

显微镜检查对于初步发现病原体、进一步确定培养检查范围意义重大。

1. 直接显微镜检查　多用于快速发现真菌菌丝、酵母样孢子、荚膜组织胞浆菌、皮炎芽生菌等特殊病原体。

2. 染色标本的显微镜检查

（1）革兰染色:用于评价标本质量，同时也可初步判定感染微生物的种类，以便确定培养的临床意义。

1）评估标本质量:根据革兰染色显微镜下中性粒细胞和鳞状上皮的比例，如低倍镜下每视野中性粒细胞≥10个，鳞状上皮<10个为可接受标本，提示感染存在;若见大量上皮细胞则可能为表皮污染，不宜培养。

2）初步判定感染微生物种类:根据细菌的染色特点、形态、排列做出初步判断，如发现有"硫黄样颗粒"或有芽胞、荚膜的细菌，应注明其特点和位置，为进一步培养鉴定提供参考依据。

（2）抗酸染色:对疑有分枝杆菌感染的标本（如臀部肌内注射后脓肿;热带地区患者腿或手臂坏死性皮肤溃疡;游泳者或渔民手臂及其他暴露部位皮肤慢性、溃疡性结节等）做抗酸染色，也可采用姜-尼（Ziehl-Neelsen）染色法、Kinyoun法或金胺O（auramin O）荧光染色法。诺卡菌为弱抗酸染色

阳性。

（3）特殊染色:用于采集的组织病理标本。

（三）培养和鉴定流程

根据伤口组织和脓液标本来源的不同，选择合适的培养基接种培养、鉴定并做药物敏感试验。培养和鉴定流程如图24-2-1所示。

1. 一般的伤口组织和脓液标本需进行常规需氧、厌氧培养。外伤感染标本应特别注意环境中的致病菌，如创伤弧菌、炭疽芽胞杆菌等;猫狗咬伤伤口分离菌除常见的需氧、厌氧菌外，巴斯德菌属也是常见的分离菌。

2. 放线菌和诺卡菌培养　无菌操作采集皮下组织脓肿、瘘管分泌物或引流液，选择疑似"硫黄颗粒"样物质，将其压碎后接种两份葡萄糖血琼脂平板和硫乙醇酸钠肉汤，分别置35～37℃需氧和厌氧环境培养;同时接种沙保弱琼脂斜面（SDA），置22～28℃培养4～6天，在厌氧培养的葡萄糖琼脂平板上有白色、粗糙或结节状菌落，黏附于培养基上不易刮去，且盐水中不易乳化;硫乙醇酸钠肉汤深层可见白色绒毛状团状物长出;革兰染色阳性，抗酸染色阴性，可见有交织成团或小碎片状菌丝，即为放线菌生长。

如有诺卡菌生长，在需氧培养的血琼脂和沙保弱培养基上，4～6天长出不规则或颗粒状、黄色或深橙色菌落。涂片分枝状菌丝，革兰染色阳性，抗酸弱阳性[9-10]（图24-2-1）。

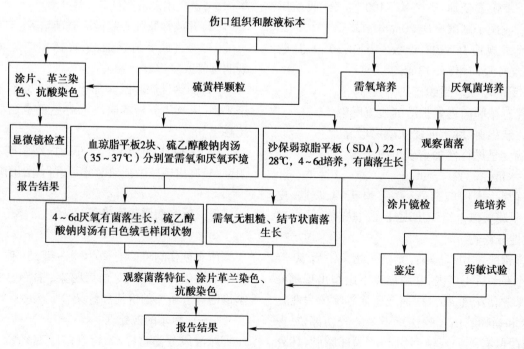

图 24-2-1　伤口组织和脓液标本检测流程

3. 结核分枝杆菌的培养　选择结核分枝杆菌专用的液体培养法或罗氏培养基进行培养。

三、结果报告、解释和局限性

伤口组织和脓液标本的结果报告、解释与标本来源关系密切，因此实验室与临床必须密切配合，相互沟通以确保检测结果的准确性与临床价值。

（一）初步结果报告

1. 开放性脓肿和浅表切口分泌物　标本合格且中性粒细胞内有细菌吞噬或细菌聚集在吞噬细胞周围；镜下发现有菌丝、酵母样孢子等或相互交织的菌丝且末端膨大呈放射状排列，应及时通知临床并做相应记录，初步报告找到革兰阳性球菌或革兰阴性杆菌呈××排列。

2. 闭锁性脓肿或深部切口标本　来自深部组织或分泌物的显微镜检查，无论镜下细菌或真菌量的多少都应及时报告；若发现革兰阳性芽胞杆菌或芽胞位于菌体末端呈圆形，似鼓槌状，应按照危急值报告，立即通知临床提示发现疑似"产气荚膜梭菌"或"破伤风梭菌"。

3. 慢性皮肤坏死、溃疡性结节　标本内有肉眼可见硫黄颗粒，涂片镜下见菌丝交织、革兰染色阳性、抗酸染色阴性、末端膨大似棒状排列并呈放射状，有时可见嵌于类似明胶的鞘膜内，可高度怀疑放线菌。应报告"发现硫黄颗粒，疑似放线菌"；诺卡菌在分支菌丝末端不膨大，革兰染色阳性、抗酸染色弱阳性。疑似分枝杆菌感染标本，发现抗酸染色阳性杆菌应及时与临床医生联系，初步报告"涂片发现抗酸杆菌"。

（二）最终结果报告

1. 阳性结果报告　对于开放性脓肿和浅表切口分泌物，标本合格，培养出纯的且与涂片检查相吻合的病原体，应鉴定到种，同时做药物敏感试验并向临床报告结果；闭锁性脓肿和深部组织、清洁手术切口等部位分离培养到的病原体，应鉴定到种并作药物敏感试验；瘘管分泌物或引流液、"硫黄颗粒"样物质等，培养出放线菌或诺卡菌应报告培养出"放线菌"或"诺卡菌生长"。

2. 阴性结果报告　开放性脓肿和浅表切口分泌物标本，普通培养3天后平板生长3种以上细菌，应根据标本来源报告结果，如开放性脓肿和浅表切口分泌物标本，可报告"72h培养有皮肤定植菌群生长"；闭锁性脓肿或深部切口标本，普通培养3天后平板无细菌生长报告"72h无细菌生长"；厌氧菌培养3天肉汤不浑浊、平板无菌落生长可报告阴性；放线菌、诺卡菌培养1周不生长报告阴性。

（三）结果解释和局限性

开放性脓肿和浅表切口分泌物标本，确定常居菌群是否为其感染的病原菌尤为重要。如培养结果超过3种以上的环境污染菌、皮肤表面定植菌，则考虑污染。动物咬伤和水相关感染，常常是多种微生物混合或罕见病原体感染。如巴斯德菌属、犬咬二氧化碳嗜纤维菌；弧菌属、嗜水气单胞菌等。这些病原体中有的可引起迅速加重性感染以及脓毒症，临床需高度重视。

闭锁性脓肿和深部组织分离到细菌的临床意义重大，外伤性或邻近组织病灶直接蔓延所致的化脓性炎症常由金黄色葡萄球菌、乙型溶血性链球菌所致；有报道外伤性骨髓炎80%～90%是由金黄色葡萄球菌引起。深部外伤和骨折的患者极易发生破伤风和气性坏疽等厌氧菌与需氧菌混合感染；慢性迁延不愈的感染多由结核分枝杆菌引起。以色列放线菌为口腔正常菌群，当机体抵抗力下降时或手术外伤感染和免疫抑制剂使用时，引起内源性感染，表现为皮下软组织化脓性炎症，多发性瘘管排出"硫黄样颗粒"。诺卡菌感染常发生在一些基础疾病和免疫功能障碍患者。

手术切口感染多由金黄色葡萄球菌引起，严重时可引起脓毒症等全身性感染，是深部切口感染中病死率最高的致病菌之一。A、B、C群β-溶血链球菌、肠杆菌科、铜绿假单胞菌等非发酵菌以及厌氧菌等也是引起SSI感染的常见病原菌。

微生物学检测有着自身的局限性，因此在诊断及处理标本过程中保持实验室与临床的沟通极其重要。如标本的直接涂片显微镜检查，技术难度大，敏感性低；严重粒细胞缺乏或产气荚膜梭菌感染者的标本中白细胞数量可能较少；在新鲜创伤处很难找到破伤风芽胞梭菌；动物咬伤伤口的早期培养结果容易被口腔菌群污染而误导临床。细胞介导的免疫缺陷患者，易感染不常见细菌、病毒、原虫、寄生虫等，造成皮肤软组织播散性感染，这些病原体常常在一般培养时被漏检。

第三节　糖尿病足标本

糖尿病足感染(diabetic foot infections,DFIs)指糖尿病患者由于合并神经病变及不同程度的血管病变而导致下肢感染、溃疡形成和(或)深部组织的损伤。

糖尿病的病变基础是血管和神经病变。糖尿病感觉神经受损可导致肢体末梢的保护性感觉减弱或丧失,自主神经功能受损引起皮肤干燥,运动神经可引起姿势与协调缺陷,出现足部生物力学的改变等。糖尿病血管的病变可引起缺血,在一些诱因如外伤、鞋袜不合适等作用下出现足溃疡、截肢,严重时广泛坏疽可导致高位截瘫。糖尿病足的感染范围由表浅到广泛坏疽,常伴有迅速加重的脓毒症。在糖尿病足病情、感染逐级加重的过程中,感染病原谱也发生着变化。细菌由革兰阳性球菌为主转变为革兰阴性杆菌为主;混合感染、条件致病菌感染逐渐增多;缺血和坏死会导致厌氧菌感染。

对于糖尿病患者来说,糖尿病足感染是一个危险因素,85%的糖尿病足截肢是由于感染所致。糖尿病足患者往往伴有免疫功能和代谢的缺陷,加之糖尿病足的神经病变和血管病变,炎症感染的临床症状(红、肿、热、痛、蜂窝织炎)甚至骨髓炎等反应常常被掩盖[11-13]。因此不管有没有红肿热痛的症状,一旦有深部脓肿形成,就一定要在第一次清创时采集标本送微生物学检测,因为早期有效的实验室检测对于糖尿病足感染的治疗有着重大意义。

一、标本的采集和运送

(一) 适应证

对于糖尿病足轻度感染且临床无需使用抗微生物药物治疗的患者,不建议采取样本培养。IDSA依据感染的程度将糖尿病足分为4级,推荐中度或重度感染患者采集标本做实验室检查[1,12],应特别重视DFIs患者伴发的蜂窝织炎和骨髓炎。

1. 1级　无感染,无局部化脓或全身任何炎症征象。

2. 2级　轻度感染,化脓、红肿、疼痛、触痛、局部发热,或蜂窝织炎直径、溃疡边缘红肿<2cm,感染局限于皮肤和皮下组织,无全身并发症。

3. 3级　中度感染,患者全身情况包括糖代谢稳定,有下列征象之一:直径>2cm的蜂窝织炎,淋巴管炎,筋膜下感染扩散,深部组织脓肿,坏疽,累及肌肉、肌腱、关节、骨骼。

4. 4级　重度感染,有全身脓毒症或骨髓炎患者,全身代谢紊乱。

(二) 标本的采集和运送

由于糖尿病足感染病理过程的复杂性,临床症状常常被掩盖而造成治疗的延误。因此,早期正确的标本采集和运送方法是实验室检验及临床获得准确结果的重要保证。

1. 应在第一次外科清创时采集标本,采集病灶活动区域或基底部的分泌物,置无菌容器中立即送检。避免用拭子取样,特别是清创不当的伤口,因其可影响结果的准确性。

2. 对于慢性溃疡或发生在骨性突起部位的溃疡,临床医生应考虑骨髓炎这种并发症的可能。骨髓炎患者在治疗时摘除的骨骼建议送培养和组织学检查;未行骨摘除的患者,必要时建议行诊断性骨活检。

3. 对于深或大的血肿和死腔、坏疽,可用针吸活组织检查方法,或取脓肿壁组织送厌氧菌培养。

4. 高热、寒战等全身症状患者应及时采集血液标本做培养。

二、标本的实验室检查

(一) 标本的前处理

清创后刮取溃疡底部的一般分泌物标本时应注意避免污染,通过活检采集的组织标本应制成均匀的悬液;骨组织标本应先将其捣碎后制成悬液备用。

1. 组织悬液的制备　无菌操作把标本剪成碎片,放入1~2ml无菌肉汤中研磨成组织匀浆,根据需要接种相应的培养基。如做真菌检查时,只需用无菌剪刀把组织剪碎,而不能研磨组织碎片,以免破坏真菌菌丝。未用完的组织匀浆,可在4℃保存几周以供重复使用。

2. 定量培养　当临床医生需要分析培养出的细菌对感染是否有意义时,需要做定量组织培养。组织定量细菌培养的前处理步骤如下:

(1)将无菌、空的标本容器称重。

（2）把组织（骨）标本放入容器内称重。

（3）用无菌剪刀把组织剪成碎片，每克组织加入1ml无菌营养肉汤，用研磨棒将其研磨成组织悬液（原液）。

（二）显微镜检查

1. 直接镜检 取标本制作湿片直接镜检。用光学显微镜或相差显微镜在低倍和高倍镜下仔细寻找孢子/菌丝。

2. 革兰染色显微镜检查 用于评估送检标本的质量和初步判定微生物种类。如来自深部组织或分泌物标本，每个低倍视野中超过5个鳞状上皮者不适合做厌氧菌培养[8-11]。

3. 组织细菌定量涂片检查 方便快速，为临床初步提供每克组织中感染的细菌数量。

（1）吸取前处理并稀释好的组织匀浆悬液（10^{-3}）0.01ml滴在干净玻片上，均匀涂开，直径不

超过15mm。

（2）置75℃的干燥箱内放置15分钟或室温自然干燥。

（3）革兰染色后油镜下观察10个视野，据此初步计算每克组织细菌数目。

（三）培养和鉴定流程

糖尿病感染多由葡萄球菌或链球菌引起；骨髓炎以及深部脓肿则可能由需氧革兰阳性球菌、革兰阴性杆菌感染所致；尤其是当动脉血供应受到影响时，常常是需氧菌和厌氧菌混合感染，导致严重的坏疽性感染，有时产生气体形成气性坏疽。因此标本在接种前应仔细观察标本的颜色、性状等，同时结合显微镜检查，为培养和鉴定提供有价值的参考依据。

1. 一般细菌、真菌及厌氧菌培养、鉴定和药敏试验同其他常规标本。组织（骨）标本的检测流程如图24-3-1所示。

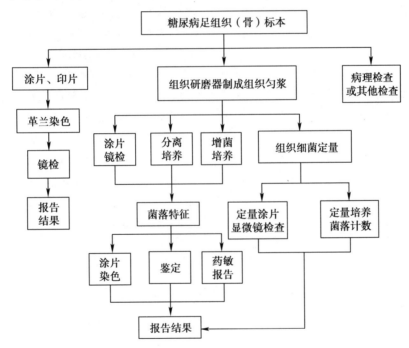

图 24-3-1 糖尿病足组织（骨）标本的检验流程

2. 组织定量细菌培养方法 了解每克组织细菌数量，用于判定该组织是否存在细菌感染。步骤如下：

（1）无菌操作吸取前处理制备好的组织悬液原浆。

（2）用无菌营养肉汤稀释，即0.9ml营养肉汤+0.1ml组织悬液（10^{-1}），以此类推（稀释范围为$10^{-5} \sim 10^{-1}$）。

（3）将每个稀释度组织悬液0.01ml接种于血琼脂平板，用无菌玻璃棒涂匀。

（4）将血琼脂平板置35~37℃培养24小时。

（5）血琼脂平板计数菌落，按下列公式计算：细菌数/每克组织=N×D×100÷W

N为在血琼脂平板上生长的细菌菌落数；D为稀释倍数（10^{-1}、10^{-2}、10^{-3}、10^{-4}、10^{-5}）；W为组织的重量。

三、结果报告、解释和局限性

（一）初级结果报告

1. 浅部皮肤溃疡分泌物 清创后刮取溃疡底

部组织标本直接显微镜检查,如在中性粒细胞内有细菌吞噬或细菌聚集在吞噬细胞周围;镜下发现有菌丝、酵母样孢子等,应及时通知临床并做相应记录,初步报告找到革兰阳性球菌或革兰阴性杆菌呈××排列。

2. 深部分泌物或组织　糖尿病足深部组织特别是深部溃疡伴有脓腔形成、蜂窝织炎标本多为混合菌感染,显微镜下发现细菌或真菌时应及时报告临床;若发现革兰阳性芽胞杆菌或芽胞位于菌体末端呈圆形,似鼓槌状,应及时通知临床提示发现疑似"产气荚膜梭菌"或"破伤风梭菌"。

3. 组织细菌定量涂片　制备好的组织(骨)匀浆标本,油镜下任何一个视野发现一个或更多的细菌就可初步报告每克组织中的细菌数$>10^5$CFU。

(二)　最终结果报告

1. 阳性结果报告　糖尿病足患者尤其是慢性伤口长期处于开放状态,浅表伤口分泌物易受污染,临床上区分感染与污染,一是看细菌向活组织侵入程度以及每克组织含菌量是否达到一定阈值,如细菌数量在$10^5 \sim 10^6$个/每克组织时,即可造成伤口感染;或当分离培养到的微生物与涂片相吻合时其结果才有诊断价值;而深部脓液、分泌物或骨组织等来自无菌部位标本,分离培养到的细菌,无论数量、种类多少,均应鉴定到种并做药物敏试验,报告培养出"××细菌生长"。

2. 阴性结果报告　同烧伤标本。

(三)　结果解释和局限性

糖尿病足是全身情况的一个局部表现,患者血液供应差,组织处于低氧状态,且有基础疾病等因素,感染伤口多处于敞开状态,所以常常有细菌或真菌的定植,研究证明$>10^5$/g组织的细菌定植就会严重影响伤口的愈合[12-14]。因此糖尿病足感染标本的实验室检查除了对常规细菌的培养鉴定外,组织标本的细菌定量检查对感染的确诊、治疗、清创处理有着重要的参考意义。

需要特别提出的是蜂窝织炎和骨髓炎,蜂窝织炎往往被各种病变所掩盖,如红肿热痛,"红"由于血管病变缺血导致感染的伤口是青紫色而非红色;"肿"仔细辨别可发现与正常组织不同,但往往界限不清楚;"热"可以由于缺血病变完全被掩盖;"痛"可由于周围神经病变而消失。因此当触及较软且明显的肿块或者异常软的组织时,要注意深部脓肿的形成。对于骨髓炎患者,当钝针可以探及骨质时就要考虑骨髓炎的可能并及时进行标本的采集和送检,以免延误病情耽误治疗。

糖尿病足患者以葡萄球菌和链球菌感染常见,但仍有50%革兰阴性杆菌和厌氧菌混合感染的概率[14],如肠杆菌科细菌、非发酵菌以及产气荚膜梭菌等。深部多细菌及厌氧菌混合感染是糖尿病足感染的一个特征。糖尿病患者容易形成脓毒症,普通细菌也可导致皮肤严重破坏引起血流感染,如患者发热或有全身症状时要及时进行血液培养;任何溃疡中检出的革兰阴性杆菌都不可以忽略。这是因为此类患者有免疫功能障碍和代谢问题,白细胞功能也有缺陷,条件致病菌常常也会成为感染菌群。

第四节　浅部真菌标本

由真菌侵犯表皮的角质层、毛发和指(趾)甲等引起的炎症反应,称浅部真菌病(superficial mycoses)。根据侵犯人体部位的不同又分为角层癣菌和皮肤癣菌两大类。

角层癣菌是指侵犯皮肤角质层和毛干最外层而不破坏毛发结构的一些癣菌。主要包括花斑癣菌、红癣菌、掌黑癣菌、腋毛癣菌、毛结节菌和念珠菌。寄生于皮肤浅层角蛋白组织的浅部真菌称为皮肤癣菌,对人类有致病作用的有毛癣菌属、小孢子菌属、表皮癣菌属和念珠菌等;由于致病菌种类和宿主反应性不同,发病部位的不同呈现不同的感染类型,如头癣、体癣、股癣、手癣、足癣和甲癣(甲真菌病)等。

浅部真菌病的微生物学检查主要包括常规检查法和特殊检查法两大类。常规方法主要包括显微镜检查、培养检查和组织病理学检查。采集标本直接显微镜检查,能够快速为临床提供相关诊断信息,结合感染部位的表现特征、病史等确认真菌的存在,并指导实验室采用正确的分离培养方法;有些真菌通过直接镜检可确定到属或种,如念珠菌、黄癣菌、曲霉菌、糠秕马拉色菌等。很多真菌的最终鉴定需要通过培养的方法,进一步观察菌落形态及色素、生长状况、菌丝、孢子结构等。对于常规方法不易检查或难鉴定的真菌可采用特殊检查法,如滤过紫外线灯用于各种类型头癣的鉴别,微生物自动化鉴定系统、分子生物学、核酸技术等方法进行菌种、型的鉴别，尤其是近年来 MALDI-TOF 质谱技术原理的广泛应用，可以对浅部真菌进行较满意的鉴定。

一、标本的采集和运送

浅部真菌感染实验室检查的意义在于，确定真菌感染，评价疗效和估计预后。

（一）适应证

浅部真菌感染主要局限于皮肤、毛发、指（趾）甲等部位。

1. 头癣（tinea capitis）　指皮肤癣菌感染头皮及毛发所致的疾病。临床又分为白癣、黑点癣、脓癣和黄癣。好发于儿童，也可侵犯青少年和成人。

2. 体癣（tinea corporis）　可感染身体任何部位，原发损害为小丘疹和丘疹水疱，与边缘痂和鳞屑连接成狭窄隆起，有同心圆样损害，炎症时有脱屑、瘙痒。

3. 股癣（tinea cruris）　表现在大腿内单侧或双侧皮肤损害。

4. 手癣（tinea manuum）和足癣（tinea pedis）发生在手掌和指间、足跖和趾间的皮肤癣菌。临床表现有水疱型、丘疹鳞屑型、间擦型、角化过度型等。

5. 甲癣（tinea unguium）　特指皮肤癣菌引起的甲感染。近年来多用甲真菌病（onychomycosis）一词，指由任何真菌引起的甲感染。临床表现为甲下型、浅表白甲型、甲板内型、黑色甲下甲真菌病、全甲破坏型。

（二）标本的采集和运送

1. 标本的采集　避免污染是采集标本的关键。在采集标本前，皮损部位不应使用任何抗真菌药物，取材要准确、足量[15]。

（1）皮肤标本：皮肤癣菌病采集正常皮肤和病变部位交界处皮损边缘的鳞屑。采集前用75%乙醇消毒皮肤，待乙醇挥发后用无菌手术刀轻轻刮取感染皮肤边缘的皮屑，以不出血为度（图24-4-1）；水疱标本应取疱壁组织，或用透明胶带或双面胶粘贴后直接置载玻片上；指（趾）间皮损应刮取表面白色、大而厚贴近真皮表面或活动边缘的皮屑；皮肤溃疡采集病损边缘的脓液或组织，置无菌容器中送检。

（2）指（趾）甲：甲癣标本采集病甲下的碎屑或指（趾）甲，从变色、萎缩或变脆的部位采取。采集前用75%乙醇消毒指（趾）甲，采集病甲下较深层

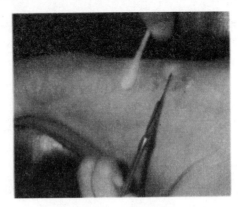

图 24-4-1　刮取皮屑

（贴近甲床）的甲屑或剪下的病甲，如甲板增厚，应从其下方刮屑（图24-4-2）。用消毒刀片修成小薄片，置无菌容器送检。

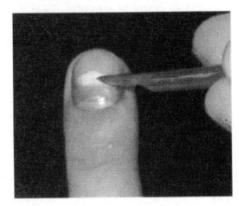

图 24-4-2　刮取甲屑

（3）毛发：选择毛干上有结节、膜状物包被形成菌鞘或枯黄无光泽的毛发，用伍德灯（wood's lamp）选择感染头皮的毛发有助于实验室检查。用无菌镊子采集脆而松动的断发残根，不应去掉毛根部，因真菌感染通常局限于接近头皮以下部位。

2. 标本的运送　皮屑、甲屑、毛发及皮肤溃疡等标本采集后需置于无菌的容器中，标记患者信息、标本采集时间和来源，立即送检（2小时内）。

3. 注意事项

（1）皮肤癣菌不要采集病变中央的标本，因病变中央往往已无真菌存在。

（2）皮损为水疱时应采集疱壁而非疱液，疱壁上常含有丰富的菌丝。

（3）标本采集后的送检时间应不超过2小时。

（4）对于不能及时送检的标本，如需存放，不宜置于冰箱冷藏室（4℃以下）或潮湿密闭环境，以免个别真菌遇冷死亡或腐生真菌及某些污染细菌的繁殖生长。

（5）采集标本时要特别注意自身安全防护和避免污染环境。

二、标本的实验室检查

由于浅部真菌标本的特殊性,因此在实验室检查时必须进行前处理。

（一）标本的前处理

分显微镜检查的前处理和分离培养的前处理两部分。

1. 显微镜检查前处理 皮肤、毛发、指（趾）甲屑等标本因有油脂,可影响直接镜检和染色。

（1）标本脱脂:将标本滴加适量乙醚或 95% 乙醇处理 10~15 分钟。

（2）标本透明:KOH 溶液能溶解皮屑、毛发或甲屑中的角质蛋白,同时能清除标本中的脓细胞及其他成分而不破坏菌丝。所以实验室常用 10%~20% KOH 对标本进行消化溶解。

2. 分离培养前处理

（1）皮屑:采集皮损边缘鳞屑,用 75% 乙醇浸泡 2~3 分钟杀死杂菌,再用无菌蒸馏水洗净后接种培养基。

（2）毛发:取病发 5~10 根,置于 75% 乙醇浸泡 2~3 分钟以杀死杂菌,再用无菌蒸馏水洗净后接种培养基。

（3）甲屑:用细锉或牙科磨钻取病甲与正常甲交界处且贴近甲床部的甲屑,如有大块标本应用消毒刀片切割成小碎片,置 75% 乙醇浸泡 2~3 分钟后取出,待干燥后接种培养基。

（二）不染色标本的显微镜检查

处理好的标本加浮载液使其溶解、透明或着色后直接镜检是最直接最有用的真菌实验室诊断方法。

1. 氢氧化钾法 将处理过的标本置于清洁的载玻片上,滴加 1 滴氢氧化钾浮载液,盖上盖玻片,放置室温 15 分钟左右或轻微加热（在火焰上快速通过 2~3 次,不使之沸腾以免结晶）,待标本溶解,轻压盖玻片驱逐气泡,显微镜下检查。仔细检查有无菌丝和孢子以及观察菌丝和孢子的形态特征、位置、大小和排列等。本方法适合于皮屑、甲屑、毛发、痂皮等标本。

2. 乳酸酚棉兰甘油法 将标本置清洁玻片上,滴加乳酸酚棉兰浮载液,加盖玻片 10 分钟后镜检。如角层厚的标本则先用 KOH 浮载液处理使角质透明后,吸干 KOH 溶液,重新加乳酸酚棉兰甘油液。本方法适合皮肤真菌感染大多数标本的检查。

3. 胶纸黏贴法 用宽 1cm 和长 1.5cm 的透明双面胶带贴于取材部位数分钟后揭下,将取材一面向下贴在滴加氢氧化钾浮载液和（或）乳酸酚棉兰甘油液的载片上,同上法镜检（图 24-4-3、图 24-4-4）。适用于花斑癣及脂溢性皮炎。

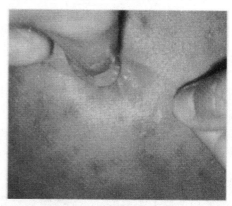

图 24-4-3 透明胶带拭取标本

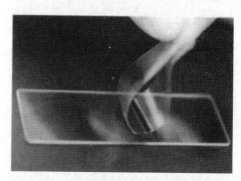

图 24-4-4 透明胶带压片（载片上有酚棉兰）

（三）染色后标本的显微镜检查

此法适用于大多数浅部真菌标本及培养物。

1. 革兰染色 所有真菌、放线菌均为革兰染色阳性。在浅部真菌的鉴定中此染色方法不常用。

2. 抗酸染色 主要用于细菌中分枝杆菌、诺卡菌和酵母菌中的子囊孢子的检查。分枝杆菌和部分诺卡菌的细胞壁含脂质较多,大约是细胞干重的 40%,有较强的抗酸性,常用的抗酸染色方法是 Hank 方法。改良 Kinyoun 染色多用于酵母菌中子囊孢子的检测。

3. 过碘酸-希夫（periodic acid Schiff, PAS）染色 在过碘酸-希夫染色中真菌细胞壁中碳水化合物上的羟基被氧化为醛,醛基与复红形成淡紫红色化合物,这种颜色不被偏亚硫酸钠脱色,用孔雀绿复染,菌丝或酵母被染成鲜红色,背景染成青色。如荚膜组织胞浆菌和马尔尼菲青霉用吉姆萨染色不易区分,PAS 则染成鲜红色。

4. 荧光检查法 最常用的是 Calcofluor white

stain。该染料是一种非特异性染料,可结合真菌细胞壁上的多糖和某些原核生物。由于紫外光的不同真菌染成浅蓝或绿色。

（四）培养和鉴定流程

直接镜检大多只能确定有无真菌感染,当其不能确诊时,需进行分离培养病原性真菌以弥补直接镜检的不足,确定真菌菌种。常用的真菌基础培养基是 SD,常规的培养方法有试管法、平板培养和小培养[16]。培养和鉴定流程流程如图 24-4-1 所示。

1. 标本的接种　一般分为点植法和划线法两种（图 24-4-5）。

（1）点植法:适用于皮屑、甲屑、毛发、痂皮、组织等固体有形标本。

（2）划线法:适用于分泌物、脓液、组织液等液体标本。

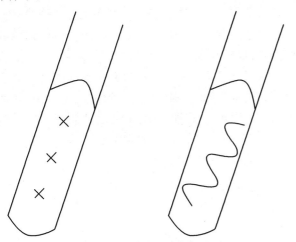

图 24-4-5　点植法和划线法

2. 培养条件　真菌的生长环境与细菌不完全相同,不同的培养条件对真菌的鉴定有一定参考价值。

（1）pH:一般真菌生长最适宜的 pH 范围为5.0~7.0,视不同培养基的要求而定。

（2）温度:浅部真菌生长的最适温度为 25~28℃,双相真菌可随温度变化菌落形态及结构发生变化,26℃时为菌丝相,37℃时为酵母相。

（3）渗透压:某些真菌需在高渗条件下生长。在培养基中增加糖的浓度（20%~30%）或加 10%~20% 的 NaCl,可获得满意效果。

3. 真菌的鉴定　真菌的培养和鉴定是相当复杂、细致的工作,标本接种后应每天观察 1 次,记录菌落开始生长时间、变化情况及菌落形态、颜色以及显微镜下结构。

（1）生长速度:48~72 小时生长为快速,4~6 天为较快,7~10 天为中速,10 天以上为较慢,浅部真

菌超过 2 周不生长,可报告阴性。

（2）菌落形态的观察:包括菌落的大小、凸凹、色素、颜色、质地和边缘等。根据菌种的生物学特性、培养基、培养时间和温度的不同,菌落颜色可以不同。

（3）渗出物和气味:有些真菌在菌落表面凝聚带颜色的液滴,观察时应注意其色调和数量;某些真菌在培养过程中可散发出气味,如霉味、土气味或芳香味,可供菌种鉴定时参考。

（4）显微镜下结构:多用小培养（slide culture）又叫玻片法（图 24-4-6）,用于观察孢子或分生孢子时使用,为避免实验室污染,此操作应在生物安全柜中进行。乳酚棉兰可加到培养基中,可选用马铃薯琼脂、玉米琼脂等培养基,标本接种培养后加盖玻片直接显微镜检查。李若瑜等[15]建议使用钢圈法（外径 2cm,内径 1.7cm,厚约 0.4cm,直径约 0.25cm 的小孔）替代单纯玻片法,观察时间延长至 3~4 周。小培养观察真菌结构效果最佳,因其排列结构完整、形态与平板培养（大培养）完全一样,是菌种鉴定的主要依据之一。

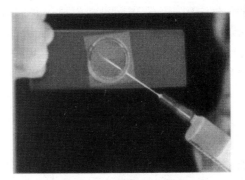

图 24-4-6　小培养（又叫玻片法）

4. 鉴别要点　皮肤癣菌在 SDA 培养基上培养7 天后菌落成丝状型菌落,绒毛状、棉毛状、粉末状等,可根据镜下分隔、分支、菌丝体及大小分生孢子等特征进行鉴别。另外皮肤癣菌都是雌雄异体,在同一菌种中若将两株相对应的交配型菌株在同一平皿中相对培养时,其有性生殖的结果是裸子囊壳的形成。

（五）其他检查方法

1. 生化鉴定法　主要是酵母菌鉴定系统,根据其新陈代谢特点,使用糖发酵和（或）同化试验鉴定酵母菌。

（1）手工的方法如 API 20 C AUX,通过肉眼观察结果。

（2）自动化、半自动鉴定卡。

2. 分子生物学方法　近年来分子生物学技术用于真菌的检测日趋成熟,其敏感性、特异性预示着

良好的应用前景。目前分子生物学技术多应用于系统化真菌感染或科学研究,对于浅部真菌的鉴定目前尚缺乏进一步标准化。

3. 质谱技术　其原理是通过 MALDI-TOF 质谱技术,根据不同菌种蛋白质指纹图谱的特异性,通过精密细致的统计学数据分析,进行快速细菌鉴定的一种方法。简单快速,无交叉污染。

（六）药敏试验

不建议常规进行浅部真菌的体外药敏试验,临床以经验用药为主。

三、结果报告、解释和局限性

根据临床需求,浅部真菌实验室结果一般在直接镜检、培养后显微镜检查菌体形态或生理生化反应报告临床。

（一）初级结果报告

直接涂片显微镜检查,大多皮肤癣菌都有一些特殊的菌丝和孢子,如曲霉菌、毛霉菌、糠秕马拉色菌、隐球菌、念珠菌等。发现即可初步报告并描述其形态:如发现丝状真菌、有无分隔或大、小分生孢子等;或者发现隐球菌、酵母样孢子以及是否有假菌丝等。直接镜检阴性则报告"涂片未发现真菌菌丝或孢子"。

（二）最终结果报告

大、小培养后的真菌经鉴定报告:"××癣菌生长",或者"××念珠菌生长"。培养 2 周不生长者可报告阴性。

（三）结果解释和局限性

标本直接镜检的意义在于为临床快速提供有关诊断与治疗信息。直接镜检阳性说明送检标本中有真菌存在,但由于浅部真菌标本来自于表皮的角质层、毛发和指(趾)甲等部位,极易造成污染。因此直接镜检对诊断的价值应慎重对待,必须结合临床症状判断。如反复从相同标本中镜检到大量类似形态的真菌,可排除污染;怀疑念珠菌感染时,如有假菌丝侵入组织则明确为念珠菌感染。另外直接镜检的意义还在于指导实验室采用正确的分离培养方法,如发现特殊形态真菌,用普通方法培养不生长,则需采用特殊方法及培养基,或用非培养的方法检测。

对于浅部真菌的培养,由于真菌生长缓慢,培养时间长,操作复杂,某些真菌的孢子极易造成实验室工作人员的感染,因此仅适用于一般丝状真菌和酵母菌,对一些传染性强、毒性大的致病菌,不宜用此方法。如粗球孢子菌、组织胞浆菌杜波变种等致病菌,仅一个关节孢子就可造成感染,若吸入大量关节孢子可能造成严重感染甚至致命。

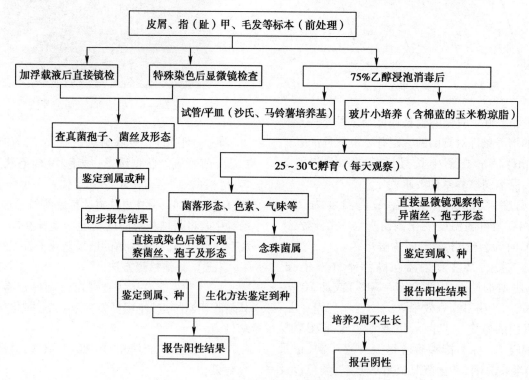

图 24-4-7　浅部真菌感染标本的操作流程图

（冯献菊）

参 考 文 献

1. Baron EJ, Miller JM, Weinstein MP, et al. A Guide to Utilization of the Microbiology Laboratory for Diagnosis of Infectious Diseases: 2013 Recommendations by the Infectious Diseases Society of America (IDSA) and the American Society for Microbiology (ASM). Clin Infec Dis, 2013, 57 (4):e22-e121

2. Horan TC, Andrus M, Du deck M A. CDC/NHSN surveillance definition of health care-associated infection and criteria for specific types of infections in the acute care setting. American journal of infection control, 2008, 36(5):309-332

3. 贾赤宇.烧伤外科学临床诊疗指南感染分册.杭州:浙江大学出版社,2013

4. 丁伟,王德田.简明病理学技术.杭州:浙江科学技术出版社,2014

5. 叶应妩.全国临床检验操作规程.第3版.南京:东南大学出版社,2006

6. 郑树森.外科学.北京:高等教育出版社,2012

7. CaIllot D, Couaillier JF, Bernard A, et al. Increasing volume and changing characteristics of invasive pulmonary aspergillosis on sequential thoracic computed tomography scans in patients with neutropenia. J Clin Oncol, 2001, 19(1):253-259

8. 倪语星,王金良,徐英春,等.手术切口与皮肤和软组织感染实验诊断规范.临床微生物系列教育丛书.上海:上海科学技术出版社,2009

9. Pallin DJ, Camargo CA Jr, Schuur JD. Skin infections and antibiotic stewardship:analysis of emergency department prescribing practices, 2007-2010. West J Emerg Med, 2014, 15(3):282-289

10. 张秀珍.当代细菌检验与临床.北京:人民卫生出版社,1999

11. 倪语星,尚红.临床微生物学检验.北京:人民卫生出版社,2012

12. Lipsky BA1, Berendt AR, Cornia PB, et al. Infectious Diseases Society of America clinical practice guideline for the diagnosis and treatment of diabetic foot infections. Clin Infect Dis, 2012, 54(12):e132-173

13. 付小兵.糖尿病足及其相关慢性难愈合创面的处理.北京:人民军医出版社,2011

14. 张杉杉,顾雪明,刘宏,等.糖尿病足感染病原菌分布与病情严重性相关.中华内分泌代谢杂志, 2012, 28(6):487-491

15. 王端礼.医学真菌学.北京:人民卫生出版社,2005

16. 李若瑜.皮肤病学与性病学.第2版.北京:北京大学医学出版社,2010

第二十五章
其他组织、体液和植入物标本的检测流程

第一节　瓣膜组织、囊袋组织、起搏器等

瓣膜是人体器官内可以开闭的膜状结构,心脏中有动脉瓣、房室瓣(心房与心室之间)以及静脉血管内的静脉瓣等,瓣膜可以防止血液回流。在临床工作中,几乎没有发现静脉瓣膜感染的病例,主要以心脏瓣膜感染的病例为主。本节着重讲述人体心脏瓣膜组织的微生物学相关检查。

心脏瓣膜感染多为细菌感染,是心脏瓣膜受到细菌感染后,在心脏瓣膜上形成赘生物,影响血流的正常流动,从而造成心脏功能异常,最终导致心力衰竭的单瓣膜或多瓣膜病变。心脏瓣膜感染引起的炎症也称感染性心内膜炎,分为急性和亚急性感染[1]。急性心脏瓣膜感染的病原体常由毒力较强的致病菌引起,主要为金黄色葡萄球菌,少数由肺炎链球菌、淋病奈瑟菌、A 群 β-溶血链球菌和流感嗜血杆菌等所致,而亚急性心脏瓣膜感染一般由中度或低度毒力的致病菌引起,以草绿色链球菌多见,其次为肠球菌和表皮葡萄球菌[2,3]。自体感染性瓣膜病常见的致病菌主要为:①草绿色链球菌:占 35% ~ 60%,多与牙科操作有关;②葡萄球菌属:约占 25%,可引起心肌脓肿和转移性脓肿;③肠球菌属:与泌尿生殖系统的手术或操作有关;④肺炎链球菌:随着抗菌药物的应用,其感染率逐渐减少。人工瓣膜感染性瓣膜病常见的致病菌包括:①凝固酶阴性葡萄球菌;②真菌:包括念珠菌、新型隐球菌和曲霉菌等;③HACEK群细菌:包括嗜血杆菌属、放线杆菌、人心杆菌、啮蚀艾肯菌和金氏菌。人工瓣膜心内膜炎病原菌早期主要是血浆凝固酶阴性葡萄球菌、金黄色葡萄球菌、肠球菌属;而晚期病原菌和自体感染性瓣膜病相似[2,3]。

一般来说,血培养是辅助诊断瓣膜相关性感染

性心内膜炎最重要的方法。在近期未接受过抗菌药物治疗的感染性心内膜炎患者中,血培养阳性率可高达95%以上,但也仍有 10% ~ 30% 的心内膜炎患者血培养为阴性[3-5]。血培养阴性的心内膜炎常见于:①进行血培养前 2 周内已使用过抗菌药物;②生长缓慢的苛养菌,如厌氧菌、HACEK 群细菌、布鲁菌属的感染;③专性细胞内生长的致病性微生物,如 Q 热柯克斯体、鹦鹉热衣原体、Tropheryma whippelii 或病毒感染;④念珠菌、曲霉菌感染等[4,5]。其中最常见的原因为血培养前接受抗菌药物治疗,其次为来源于动物传染病的致病微生物或真菌感染[4,5]。

当血培养阴性时,血清学检查、瓣膜病原体培养或组织学检查及分子生物学新技术有助于血培养阴性的心内膜炎的诊断[6]。心脏瓣膜组织培养被认为是诊断瓣膜感染的主要标准之一,虽不是临床常规开展的项目,但有一定的临床意义。值得一提的是,作为血培养阴性心内膜炎的最常见病原体,巴通体(Bartonella spp.)和伯氏考克斯体(Coxiella burnetii)可以用传统的血清学检查进行检测[7,8]。不过,对检查这些病原以及其他病原体,如 Tropheryma whipplei 而言,可能需要通过分子生物学的方法进行检测[7]。对血培养阴性心内膜炎的罕见病原体而言,对瓣膜组织进行 16S rRNA PCR 和 DNA 测序可能有助于确定病原体[7]。

人工心脏起搏器治疗慢性心律失常已经成为临床成熟的常规治疗技术。然而起搏器植入术需要较大的手术切口,且植入物体积较大,使得术后感染成为此类手术最常见的并发症之一[1]。起搏器植入相关性感染主要包括囊袋感染和心内膜炎两种,前者

占多数[9]。起搏器植入相关感染可发生于起搏器囊袋及周围组织、导线经过的皮下隧道、与导线/电极接触的心腔/大血管内膜乃至全身。起搏器植入相关性感染的病原体主要为囊袋局部皮肤菌群,若病原菌沿着电极导线向血管内播散则会表现出全身症状,甚至导致起搏器相关感染性心内膜炎。起搏器感染后的症状可局限在囊袋(约占70%),也可有局部伴随全身的表现(约占20%),甚至可以出现全身性的表现(约占10%)[9]。起搏器植入相关感染最常见的病原菌为葡萄球菌,占60%~80%,尤其是金黄色葡萄球菌和表皮葡萄球菌。此外,革兰阴性杆菌(主要为铜绿假单胞菌)、念珠菌、棒杆菌、痤疮丙酸杆菌等也与起搏器植入相关性感染密切相关[9]。

凝固酶阴性葡萄球菌细胞表面有一种多聚糖黏附素,能够与起搏器导线的多聚物表面或者患者的胞外基质形成稳固的连接,可包被在起搏器系统的表层而形成生物膜,与生物膜形成相关的细菌感染性疾病的治疗极为棘手[10]。细菌生物膜是指由附着于惰性或者活性实体表面的细菌细胞和包裹着细菌的水合性基质所组成的结构性细菌群落。除了凝固酶阴性葡萄球菌,与起搏器植入相关性感染关系密切的铜绿假单胞菌也易形成生物膜[10]。生物膜内的细菌具有极强的抵抗人类免疫系统攻击的能力,能有效地抵抗和干扰机体的防御机制。同时细菌形成生物膜后具有极强的耐药性,抗菌药物一般不能穿透细菌生物膜,其耐药性相当于浮游菌的500~1000倍以上。生物膜是细菌性感染的病灶,当机体内浮游病原细菌被杀死后,生物膜内的细菌会脱离附着并释放出来,成为浮游细菌,引起急性感染,并如此反复发生。虽然体外实验显示感染细菌对某些抗菌药物敏感,但在体内形成生物膜的细菌却难以被清除,凝固酶阴性葡萄球菌在体内黏附材料表面形成生物膜是导致感染和耐药的重要原因[10]。对有能力开展细菌生物膜检测的实验室而言,评估凝固酶阴性葡萄球菌(主要是表皮葡萄球菌)临床分离株生物膜形成能力不仅为判断凝固酶阴性葡萄球菌的毒力提供依据,而且对临床有效控制其感染具有重要意义。

(一)标本的采集与运送

1. 检查目的　瓣膜组织的微生物学检验主要用于辅助诊断瓣膜感染,尤其是血培养阴性的瓣膜相关感染性心内膜炎;囊袋组织和起搏器等的微生物学检验主要用于辅助诊断起搏器植入相关性感染。

2. 适应证

(1)瓣膜组织微生物学检验的适应证:瓣膜组织为损伤性操作手段所获得的标本,同时符合感染性心内膜炎临床表现和血培养阴性的患者临床才建议进行心脏瓣膜组织病原体培养或组织学检查以及分子生物学新技术检查,辅助临床诊断。

感染性心内膜炎的临床表现[1]:

1)非特异性症状:①发热:为最典型的症状,几乎所有感染性心内膜炎的患者存在此症状,弛张热且常无寒战;②心脏杂音:金黄色葡萄球菌引起的急性心内膜炎起病时仅30%~45%有杂音;③周围体征包括:瘀点,指和趾甲下线状出血、Osler 结节和Janeway 损害;④脾大;⑤贫血;⑥动脉栓塞。

2)严重和特殊的症状:①脓毒症:急性感染常累及左心瓣膜,通常这些感染都是由毒力强的病原体如金黄色葡萄球菌、β-溶血链球菌及革兰阴性菌引起;②关节痛和关节炎:是亚急性细菌性心内膜炎患者早期常见的症状。

3)心脏的症状:①原因不明的心力衰竭;②心包炎,较少见。

4)脏器栓塞的表现:①脓毒性肺栓塞;②脑血管意外;③肾动脉栓塞和肾衰竭;④其他外周动脉栓(如脾动脉栓塞、视网膜动脉栓塞)。

(2)囊袋组织和起搏器等微生物学检验的适应证

1)囊袋局部感染:轻症囊袋局部感染者仅出现切口红肿、有脓痂覆盖或分泌物、伤口愈合不良;重症感染者表现为囊袋处及周围组织疼痛、有张力和波动感、皮肤侵蚀破溃、形成漏道及渗液甚至起搏器以及导线不同程度外露。

2)因起搏系统继发的全身感染:患者植入起搏器后,出现乏力不适、畏寒、活动耐力下降等不典型症状;囊袋局部无炎症反应,但反复发生不明原因的发热;发生囊袋局部症状及全身症状,如发热、反复发生肺部感染等。

3)经食管超声心电图发现上腔静脉近端的导线、二尖瓣瓣周存在赘生物。

4)起搏器及电极导线的拔除与病原体培养的适应证:因出现瓣膜性和电极相关性心内膜炎、脓毒症而诊断为起搏系统感染的患者;囊袋脓肿、起搏装置腐蚀、皮肤粘连、慢性窦道的囊袋感染患者;瓣膜性心内膜炎患者;持续的隐匿性革兰阴性菌菌血症患者。

3. 标本采集和送检要求　尽量在使用抗菌药

物前采集瓣膜组织,应由临床医生严格按照无菌技术进行取样,采样后应置于带盖的无菌容器中。囊袋相关的标本采集包括在原切口或囊袋处切开后首先取囊袋内积血、脓液或渗出液进行细菌培养,或取囊袋周围组织进行细菌培养,不建议进行囊袋的经皮穿刺取样培养,因为可能存在将体表微生物导入囊袋并引起感染的风险。

起搏器和电极导线完全移除时应由临床医生使用特殊工具在无菌条件下进行,取出的起搏器和电极导线应置于无菌容器中。若疑为厌氧菌感染,应立即置厌氧袋或厌氧罐中送至临床微生物学实验室。由于瓣膜组织、囊袋组织和起搏系统感染时可引起血流感染,应抽取血液进行血培养,通常应同时进行需氧和厌氧菌培养,标本采集后应尽快送检,最好在2小时内送达实验室。若不能及时送检应室温保存,但时间不宜超过12小时。

4. 标本接收和拒收原则

(1)可接收的标准:送检的标本标签粘贴合格;患者信息和标本类型等信息完整;需氧和厌氧培养的送检条件合格;采集的标本在规定的时间内到达实验室、容器无破裂等。

(2)标本拒收原则

1)无标签或标签破损无法获取患者的相关信息,及时与临床医生或护士联系。由于瓣膜组织、囊袋组织和起搏器采样非常困难,需损伤性无菌操作技术采集,需与取样医生协商后再处理标本。

2)如盛装标本的容器破裂,或容器的盖没有密闭,标本有明显污染时,应拒收标本,并立即联系取样医生,告知原因后再处理。

3)标本延迟送检(保存时间超过24小时),不接收,需与取样医生协商后再处理标本。

4)标本运送条件不符合送检要求,如需要厌氧送检的标本未使用厌氧转运系统转运而用需氧送检,需联系临床医生,告知原因和送检要求后再处理。

5. 检验方法和操作流程

(1)标本前处理:实验室收到瓣膜组织时,接种前无菌操作倒入一管增菌肉汤,然后置于振荡器上充分振荡5~10分钟,使包被于组织中的细菌振荡到肉汤中。如果临床高度怀疑为专性胞内致病微生物如立克次体等的感染时,须将瓣膜组织无菌操作研磨后再进行之后的检测。具体操作如下:以无菌刀片将组织切细,然后在无菌研钵中磨细,可加少量无菌生理盐水制成10%~20%的悬浮液,在漩涡

器上振荡1分钟,1000r/min低速离心1分钟,把上清液移至另一个无菌离心管中,3000r/min离心5分钟,弃上清液,留取沉渣接种于各种培养皿进行细菌培养,并进行涂片染色。实验室收到囊袋组织或起搏器等时,应装入无菌塑料容器中,加入10~20ml无菌生理盐水,振荡1分钟,使用超声波仪进行超声5分钟,参数为30~50kHz,再振荡1分钟,使包被于组织中或起搏器表面的细菌超声振荡到无菌生理盐水中,把超声振荡后液体转移到无菌的离心管中3000r/min离心5分钟,倒掉上清液,留取沉渣接种于各种培养皿进行细菌培养,并进行涂片染色[11]。特殊条件下也可将超声振荡后液体5ml注入血培养瓶,进行需氧和厌氧等培养,以提高检出率。

(2)细菌标本的检测流程:如图25-1-1、图25-1-2所示。

1)革兰染色检查:取离心沉淀后的标本,混匀后取适量做普通细菌涂片,固定后进行革兰染色,在光学显微镜下观察有无细菌。

2)分离培养

A. 普通细菌培养及真菌培养[12]:无菌操作挑取经前处理后的标本分别接种血平板、沙保弱平板、T-M平板、巧克力平板、中国蓝平板(或伊红亚甲蓝平板、麦康凯平板),分别置于5%二氧化碳孵箱(血平板、T-M平板和巧克力平板等)中35~37℃孵育18~24小时,而沙保弱平板需置于28℃普通孵箱中;增菌用营养肉汤的原管亦置于35~37℃孵箱中过夜。根据菌落特点、染色形态和生化反应鉴定细菌,并进行药敏试验。若无可见细菌生长,平板和原管继续孵育5天;增菌肉汤发现有生长现象时须接种于血平板和沙保弱平板上进行培养。人感染路邓葡萄球菌引起的心内膜炎时,路邓葡萄球菌可导致心脏瓣膜明显破坏,与金黄色葡萄球菌感染类似,但更能影响患者现有心脏瓣膜结构[13]。虽然路邓葡萄球菌感染引起的心内膜炎非常罕见,但对瓣膜破坏性更大,须引起临床医生在日常工作中的重视[13]。布鲁菌是一种罕见的引起心内膜炎的病原菌,通常感染后会危及患者生命,并且布鲁菌是一种人畜共患菌,具有极强的传染性,临床操作过程中,若发现可疑菌落且革兰染色涂片可见沙粒状排列的革兰阴性小杆菌,应及时做好防护工作(须在3级生物安全防护设备中操作)。HACEK组细菌的培养:血培养5天仍阴性但临床症状提示感染性心内膜炎时,应提高培养基的营养或补加添加剂,并延长培养至2~4周,然后转种特殊的培养基。嗜血杆菌为在

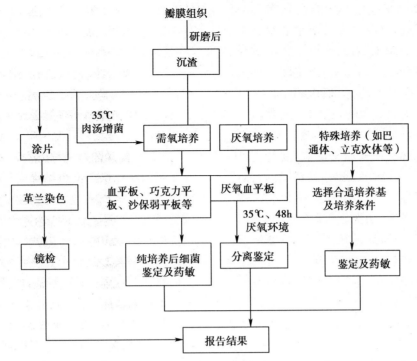

图 25-1-1　瓣膜组织的检测流程图

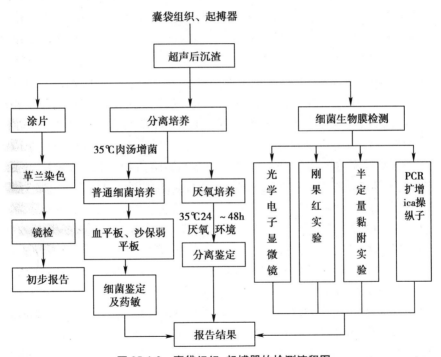

图 25-1-2　囊袋组织、起搏器的检测流程图

巧克力平板上生长为 1～2mm、灰褐色、光滑或稍粗糙、半透明凸起的菌落。

　　B. 厌氧菌培养[12]：若疑为厌氧菌感染，床边接种或从厌氧运送培养基转种后，立即置厌氧环境中，35℃ 培养 24～48 小时。挑取可疑菌落做耐氧试验，确定为厌氧菌。

　　C. 特殊细菌的培养

　　①巴尔通体（Bartonella）检测：巴尔通体是寄生于脊椎动物红细胞内的革兰染色阴性杆菌，是对营养条件要求苛刻的、兼性细胞内寄生的需氧菌。巴尔通体性瓣膜感染占瓣膜感染病例的 1%～17%，占血培养阴性的心内膜炎的 9%～50%[7]。人类巴尔通体性瓣膜感染大多为五日热巴尔通体及汉赛巴尔通体感染，引起免疫功能正常或免疫缺陷患者的瓣

膜感染[7]。巴尔通体引起的心内膜炎超声心动图90%以上可见大而活动的赘生物[7]。血清学技术对诊断巴尔通体感染有帮助,对急性巴尔通体瓣膜感染的诊断敏感性为92%~100%,特异性为40%~50%,对慢性巴尔通体瓣膜感染的诊断敏感性为45%~55%,特异性为45%~59%,当IgG抗体滴度为1:800,诊断巴尔通体感染的阳性预测值为95%[3]。但巴尔通体与衣原体之间有交叉反应,因此应进一步分离培养病原菌。分离培养巴尔通体时须将研磨后的瓣膜组织悬液接种于5%羊血平板上,置于20~37℃、5%的CO_2环境下,初次分离常需要1~5周才长出菌落,传代后生长加快。菌落形态有两种:第一种为不规则、白色、凸起、粗糙型菌落,第二种为小而圆、湿润、棕褐色、凹陷的菌落。由于培养周期长、生化反应不活泼等原因导致了常规细菌培养方法通常检测不出巴尔通体。因此,临床不建议做培养。巴尔通体的鉴定主要借助于分子生物学技术,将心脏瓣膜组织进行PCR检测,特异性高达100%,具有重要的诊断意义[14]。

②立克次体是一类微小杆状或球杆状微生物,革兰染色为阴性,大小介于细菌与病毒之间,专性细胞内寄生,以二分裂方式繁殖。其生物学性状与细菌相似,如形态结构、化学组成、代谢方式、对抗菌药物的敏感性等,在活细胞内寄生的特性又与病毒相似。分离培养立克次体的方法有鸡胚、动物接种或者细胞培养,对培养阳性的标本还须通过分子生物学方法、单克隆抗体间接免疫荧光等方法进一步进行立克次体的检测。由于实验室工作人员是伯纳特立克次体感染的高危人群,因此一般不做伯纳特立克次体分离,而且这一技术敏感性差。

D. 细菌生物膜形成检测:目前,细菌生物膜形成能力的检测实验主要有扫描电镜实验、刚果红实验、半定量黏附实验及PCR扩增ica操纵子等。

①光学/电子显微镜观察法:为检测生物膜形成能力的"金标准",可直接观察生物膜的独特结构,但实验条件要求太高,而且价格昂贵,不适合临床实验室的常规开展。

②刚果红实验:选择血平板分离的单个菌落接种于刚果红培养基,37℃培养24小时后再在室温放置24小时,观察结果。菌落黑色、干燥并出现结晶为生物膜阳性菌株,而红色、光滑菌落为不产生物膜菌株。该法操作简便,是生物膜形成定性检测方法。

③半定量黏附实验:表型检测的传统方法,为胞外黏附基质的结晶紫染色法,但操作复杂且耗时。

④PCR扩增ica操纵子:该法简便快速,大大提高了生物膜阳性葡萄球菌的检出率,临床推荐使用,但该方法的特异性不强,虽然ica操纵子与生物膜形成相关性高,但并不是ica操纵子阳性的细菌就能形成生物膜[15]。

(二) 结果的解释与报告

细菌涂片革兰染色结果对诊断瓣膜组织、囊袋组织和起搏系统感染非常重要,若在涂片中发现有细菌或真菌的存在,特别是当有大量白细胞存在时,可高度怀疑感染的发生,但不能确诊,需进一步进行病原体的培养。若涂片革兰染色没有发现细菌或真菌的存在,也不能排除感染。

由于葡萄球菌属,特别是凝固酶阴性葡萄球菌是引起瓣膜组织、囊袋组织和起搏系统感染的常见病原菌,如里昂葡萄球菌、表皮葡萄球菌,而在取瓣膜组织、囊袋组织和起搏器时容易被皮肤正常定植的凝固酶阴性葡萄球菌污染,导致临床实验室培养出这些细菌时难以判断是致病菌还是皮肤定植菌。临床实验室应及时与临床医生联系,并结合患者的临床表现进行判断,特别是应结合血培养的结果进行判断,若血培养与瓣膜组织、囊袋组织和起搏器培养出同一种病原菌且药敏谱相近时,基本可以判断该病原菌为致病菌而非皮肤定植菌。若肉汤增菌培养后培养出凝固酶阴性葡萄球菌时,或与血培养的病原菌不一致时,为皮肤污染菌的可能性较大,应谨慎报告结果。革兰阴性杆菌很少引起瓣膜组织、囊袋组织和起搏系统感染,也很少发生由于瓣膜组织、囊袋组织和起搏系统感染而发生的血流感染。

当细菌培养5天后仍无菌生长,可报告为"培养5天无细菌生长"。但应进一步观察真菌和结核分枝杆菌培养的结果,真菌培养的结果应观察7天以上,结核分枝杆菌的培养结果至少观察6周以上。如果临床怀疑为HACEK组细菌或布鲁菌引起的瓣膜组织感染时建议延长培养时间至14~21天。瓣膜组织、囊袋组织和起搏系统感染很少由厌氧菌引起,报告结果时应与临床联系。分子生物学方法和免疫学方法等检测巴尔通体和立克次体时,若结果为阳性,可以直接报告给临床。若同一标本中培养出3种及以上病原菌时,标本被污染的可能性较大,应建议临床重新取样进行病原菌培养。

第二节　引流液和透析液

一系列引流装置可以用于去除血液、血清、淋巴液、尿液、脓液和其他液体,这些引流装置常用于腹部外科、心胸外科、神经外科、骨科和乳腺外科等的患者,胸部和腹部引流也用于外伤的患者,以去除积聚在体内的液体有助于预防血肿和后续的感染。术后外科引流常规应用在减少,不过某些情况下是必需的。引流装置可以放置一天到几周,放置引流管之后若不注意保持引流管与伤口或黏膜接触部位的洁净,则会发生细菌感染,严重时可进入血液导致菌血症,疑似感染时应该拔去引流管。引流管上定植的或管中的感染性微生物种类主要取决于置管的解剖位置、引流位置,如浅部、腹腔内、器官内、窦道或瘘管等。通过重力引流时分离的预期病原体主要来自于皮肤和胃肠道,而其他类型引流的病原中,皮肤微生物群是优势病原。但由于有定植细菌和真菌的存在,置管3天以上的引流液培养结果解释可能是困难的。

腹膜透析是终末期肾脏疾病替代治疗的主要治疗方法之一,腹膜透析相关性腹膜炎曾是引起腹膜透析失败的主要原因。随着腹膜透析技术的发展,腹膜炎的发生率显著下降,但仍是导致患者结束腹膜透析或死亡的重要原因。疑似腹膜透析相关性腹膜炎时,须将患者透析液进行病原体培养。腹膜透析相关性腹膜炎的病原菌以革兰阳性细菌为主,主要为葡萄球菌属、链球菌属和棒杆菌属,占60%以上;其次为革兰阴性细菌,主要为大肠埃希菌、克雷伯菌和肠杆菌属,占30%左右,而厌氧菌占<3%。真菌,尤其是假丝酵母菌属,所致感染的数量和厌氧菌相似。此外,分枝杆菌、诺卡菌、丝状真菌也可引起罕见的腹膜透析相关性腹膜炎,需要特别注意。

(一) 标本的采集与运送

1. 检查目的　辅助诊断发生局部皮肤感染或菌血症的置管患者是否为导管相关性感染以及局部相关器官感染;腹膜透析患者疑似出现腹透相关性腹膜炎时,取透析液做病原菌培养以辅助诊断。

2. 适应证　引流液量增多且浑浊、患者置管局部发生红肿、疼痛等感染症状;或置管患者出现无其他诱因的发热、寒战等菌血症症状时,可留取引流液做病原体培养辅助诊断;局部相关器官感染时发生的体内液体积聚。持续性卧床或非卧床腹膜透析患者出现腹痛、寒战、高热等症状或出现腹泻、便秘、腹

胀等消化道症状;或腹部查体时呈腹膜炎三联症——腹肌紧张、压痛和反跳痛;或透析液呈浑浊时,须将透析液做病原微生物检查。

3. 标本采集和送检要求

(1)采集时间和方法:尽量在使用抗菌药物前采集标本,所有液体要在无菌条件下采集,置于合适的装置,如血培养瓶、无菌容器、密封容器或可防止凝块的枸橼酸盐抗凝采血管中送到实验室。一般来说,1~5ml的液体对于分离大部分的病原体已经足够,而怀疑真菌或结核分枝杆菌感染时需要采集10ml以上的液体。取透析液进行培养时,可直接使用无菌注射器抽取患者透析液(透析液最好留腹超过2小时)8~10ml注入无菌试管或直接注入血培养瓶中,若疑为厌氧菌感染时则直接床边接种或注入厌氧血培养瓶中。而诊断为慢性非卧床性腹膜透析相关的腹膜炎时,则采集至少50ml的液体可以提高病原菌的检出率。

(2)标本的运送和保存:标本采集后应尽快送检,最好2小时内送达实验室,若不能及时送检可将透析液置于4℃储存(血培养瓶常温储存),但时间不超过24小时。

4. 标本接收和拒收原则

(1)标本可接收的原则:送检的标本标签粘贴合格、患者信息和标本类型等信息完整、需氧和厌氧培养的送检条件合格、采集的标本在规定的时间内到达实验室、容器无破裂、标本的量足够、标本无凝固等。

(2)标本的拒收原则

1)无标签或标签破损,及时与临床医生或护士联系。

2)采用非无菌容器盛装引流液和透析液。

3)若盛装标本的无菌容器破裂,标本泄漏或明显污染时,联系取样医生,告之原因并重新取样。

4)标本量少于1ml或延迟送检(保存时间超过24小时)时,需与取样医生协商后再处理标本。

5)厌氧培养的标本没有按照厌氧培养运送的要求进行运送,应联系临床医生,告之原因和送检要求并重新采样。

6)标本凝固。

(二) 标本检测流程

标本检测流程如图25-2-1所示。

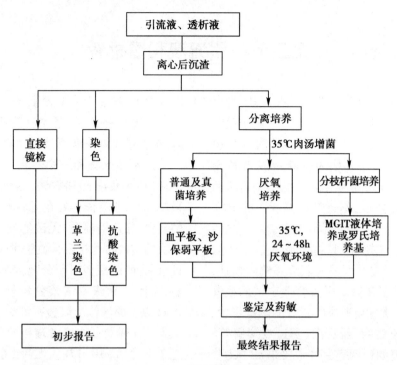

图 25-2-1　引流液和透析液的检验方法

病原菌的检验与分离培养

（1）涂片检查：引流液标本应在最低 1500r/min 条件下离心 15 分钟，取沉渣进行细菌涂片，固定后进行革兰染色，镜检有无细菌。如同时做结核分枝杆菌检查时，则需要将标本在 3000~6000r/min 条件下离心 30 分钟，取沉渣进行厚涂片，固定后做抗酸染色或金胺"O"荧光染色，观察有无抗酸杆菌。镜检时需要仔细查遍整个涂片或观察至少 100 个视野。结核分枝杆菌抗酸染色后呈红色、细长略为弯曲的杆菌，其他细菌和细胞为蓝色。经荧光染色后需用荧光显微镜检查，结核分枝杆菌在黑色背景中呈亮黄色。透析液标本应在最低 1500r/min 条件下离心 15 分钟，取沉渣进行普通细菌涂片，固定后进行革兰染色，镜检有无细菌。如同时要做结核分枝杆菌检查，则需要将标本在 3000~6000r/min 条件下离心 30 分钟，取沉渣作厚涂片，固定后做抗酸染色或金胺"O"荧光染色，观察有无抗酸杆菌。镜检时需要仔细查遍整个涂片或观察至少 100 个视野。结核分枝杆菌抗酸染色后呈红色、细长略为弯曲的杆菌，其他细菌和细胞为蓝色。经荧光染色后需用荧光显微镜检查，结核分枝杆菌在黑色背景中呈亮黄色。

（2）分离培养

1）普通细菌和真菌培养：无菌操作挑取标本，最好为离心后的沉渣，分别接种于血平板、沙保弱平板，接种完后倒入一支增菌肉汤，分别置于 5%二氧

化碳孵箱（血平板、T-M 平板和巧克力平板等）中35~37℃孵育 18~24 小时，而沙保弱平板需置于28℃普通孵箱中。根据菌落特点、染色形态和生化反应鉴定细菌，并做药敏试验。若无可见细菌生长，继续孵育至 48 小时，增菌肉汤发现有细菌生长现象时须接种于血平板和沙保弱平板上进行培养。

2）厌氧菌培养：疑为厌氧菌感染，床边接种或从厌氧运送培养基转种后，立即置厌氧环境中，35℃培养 24~48 小时。挑取可疑菌落做耐氧试验，确定为厌氧菌。

3）结核分枝杆菌培养：离心后沉淀物接种液体培养基或罗氏培养基，35℃培养 6~8 周，观察有无可疑菌落生长。

（三）结果解释与报告

引流装置或透析引起的感染主要由体表部位的定植细菌所造成，若培养的细菌为凝固酶阴性葡萄球菌、棒状杆菌属等皮肤正常定植菌时，应谨慎报告，应留取引流液和透析液进行多次培养（至少两次），若多次培养为同一种细菌时，可以判断为致病菌而非皮肤正常菌，应向临床报告。若多次培养中，仅一次培养出某一种细菌时，应高度怀疑为标本取样和培养过程中的污染菌。由于局部相关器官感染时发生的体内液体积聚通过引流装置获得的引流液可以培养出多种细菌，主要为革兰阴性杆菌，特别应注意厌氧菌的感染，也可以发生需氧菌与厌氧菌的混合感染，严重时

可以发生血流感染。报告结果时应结合引流液来源的器官感染特点,并结合血培养的结果进行报告。若涂片抗酸染色为阳性时,可报告为经抗酸染色在光学显微镜下找到抗酸染色为红色的分枝杆菌。若引流液结核分枝杆菌培养阳性时可直接报告给临床,可能为局部器官感染的病原菌。

第三节　穿刺液(心包积液、后穹隆穿刺液)

心包积液为心包脏层和壁层间心包腔内的积液。在正常生理状态下,心包腔内仅有少量的液体,起润滑作用,一般不易采集。心包腔内液体增多最常见的原因为心脏炎性疾病,而临床上以心包炎和心肌炎最为常见[1]。细菌、真菌、病毒及结核分枝杆菌等为常见病因[1]。由病毒引起的心肌炎以柯萨奇A、B组病毒、孤儿病毒(ECHO)和脊髓灰质炎病毒等最常见,此外,流感病毒、人类腺病毒、风疹病毒、肝炎病毒及HIV病毒等都能引起心肌炎[16]。引起心包炎和心肌炎的其他病原体还包括立克次体、衣原体、支原体、伯氏疏螺旋体、梅毒螺旋体、诺卡菌属等,而由蠕虫、原虫等寄生虫引起的心肌炎则在临床上十分罕见。直肠子宫陷凹是腹腔最低部位,阴道后穹隆顶端与其贴接,由于积液量少和受重力因素的影响,女性患者的少量腹盆腔积液最先积聚于盆腔最低部位直肠子宫陷凹,即后穹隆积液[17]。经腹壁抽取积液标本,因受其前方的肠管、膀胱、子宫、血管等重要结构影响而无法采集。经阴道行后穹隆穿刺时,穿刺针仅需突破后穹隆部位的阴道壁即可进入直肠子宫陷凹,极易完成抽吸。抽取后穹隆积液并对其进行病原体培养是诊断盆腔炎性疾病的重要依据。盆腔炎性疾病常见外源性病原体为沙眼衣原体、淋病奈瑟菌、支原体;常见内源性病原体为阴道正常菌群,包括需氧菌和厌氧菌,主要的需氧菌及兼性需氧菌有金黄色葡萄球菌、溶血链球菌、大肠埃希菌等;厌氧菌则有脆弱类杆菌、消化球菌、消化链球菌等[17]。

(一)标本采集的采集与运送

1. 检查目的　许多心包炎和心肌炎患者在没有病原学诊断的情况下采用经验治疗,某些情况下,对临床而言确定感染的病原体非常重要。心包积液的病原体培养可明确为何种病原菌引起的感染,指导临床用药。值得注意的是,并非所有的心脏炎性疾病都产生心包积液。因此,病原体培养也并非首选的诊断方法,但是微生物学诊断应该积极进行。疑似盆腔炎患者盆腔内有积液、积脓时,可做穿刺液病原学检查,明确病原体,指导临床用药。

2. 适应证

(1)出现以下临床表现之一,并伴有相应的心包积液体征的患者可采集心包积液进行病原菌检查。

1)临床症状:患者有发冷、发热、乏力、烦躁等症状或有恶心、呕吐等消化道症状;常伴心悸、心前区疼痛,疼痛可放射到颈部、左肩、左臂及左肩胛骨;或有呼吸困难,严重时患者可呈端坐呼吸、身躯前倾、呼吸浅速、面色苍白,甚至发绀。

2)体征:由超声心动图证实存在大量心包积液;心前区听到心包摩擦音;或心脏叩诊浊音界向两侧增大、心脏搏动减弱;有肺实变体征,可出现心脏压塞征象;或有心电图改变:各型心律失常,ST段改变、QRS低电压、通常无病理性Q波、无QT间期延长。若患者心包渗出液明显增多时,应及时送检。

(2)出现以下临床症状和体征时可采集后穹隆穿刺液进行病原体检查。

1)症状:下腹痛、发热、阴道分泌物增多。下腹痛多为持续性,活动或性交后加重。病情严重时可有寒战、高热、头痛、食欲缺乏。或有消化系统症状,如恶心、呕吐、腹胀、腹泻等;或有膀胱刺激征、直肠刺激征等。

2)体征:病情轻者仅妇科检查发现宫颈举痛或宫体压痛或附件压痛,重者可呈急性病容,体温升高、心率加快,下腹部有压痛、反跳痛以及腹肌紧张。盆腔检查:阴道分泌物为脓性、臭味;宫颈充血、水肿;穹隆触痛明显;宫体稍大,有压痛,活动受限;宫颈举痛等。

3. 标本采集和送检要求

(1)采集时间和方法:尽量在使用抗菌药物前采集标本。若疑为病毒感染,应在感染早期(发病1~2天内)采集。用2%碘酊充分消毒皮肤后,由临床医生无菌操作经皮穿刺抽取心包积液,注入血培养瓶或带盖帽的无菌试管中,或注入病毒、立克次体等专用转运培养基中。一般来说,1~5ml的液体对于分离大部分的病原体已经足够,而怀疑真菌或结核分枝杆菌感染时需要采集10ml以上的液体。后穹隆穿刺液的采集应由妇产科医生无菌操作经阴道行后穹隆穿刺术抽取后穹隆积液1~5ml,注入无菌带盖帽的试管或血培养瓶内。当高度怀疑为厌氧菌感染时,应在抽取积液后,立即进行床旁厌氧平板接种。

(2)做细菌检测标本的运送和保存:标本采集后应于 15 分钟内送检,若不能及时送检可将心包积液置于 4℃ 储存,但时间不超过 24 小时。做普通细菌培养的后穹隆积液不能 4℃ 冰箱保存,以防某些对温度敏感的细菌死亡,如淋病奈瑟菌。如高度怀疑厌氧菌感染时,应采用厌氧系统转运。

(3)病毒、立克次体、衣原体等检测标本的运送和保存:用于细菌标本转运的方法对于病毒、立克次体和衣原体是不合适的。病毒转运培养基可以抗干燥,在转运过程中可以保持病毒活力,并能够抑制污染菌的生长。进行病毒的分离培养需用该转运培养

基进行运送。而含有牛血清白蛋白的蔗糖-磷酸盐-谷氨酸转运培养基常用于立克次体、衣原体等的转运。采集支原体时,尽量少使用棉拭子,因为支原体极不稳定,需要使用适当的培养基,SP4 葡萄糖肉汤或琼脂可以使其复苏。探针、扩增系统、酶联免疫试验等抗原检测常使用生产厂商推荐使用或提供特殊的转运培养基和拭子来进行标本的采集和运送。病毒检测不能立即检查时,须将标本置于 -70℃ 冷藏保存,其余标本储存条件同细菌检测。

4. 标本接收和拒收原则　见第二节。

（二）标本的检测流程

标本的检测流程如图 25-3-1 和图 25-3-2 所示。

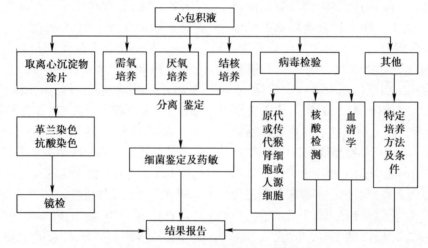

图 25-3-1　心包腔积液的检测流程

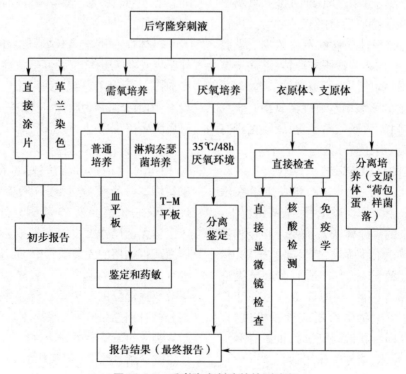

图 25-3-2　后穹隆穿刺液的检测流程

1. 病原菌的检验与分离培养

（1）涂片检查：大于 1ml 的标本应在最低 1500r/min 条件下离心 15 分钟，用接种环取沉渣适量做普通细菌涂片，固定后进行革兰染色，镜检观察有无细菌。如同时要做结核分枝杆菌检查，则需要将标本在 3000~6000r/min 条件下离心 30 分钟，取沉渣适量作厚涂片，固定后做抗酸染色或金胺"O"荧光染色，镜检观察有无抗酸杆菌。镜检时需要仔细查遍整个涂片或观察至少 100 个视野。结核分枝杆菌抗酸染色后呈红色、细长略为弯曲的杆菌，其他细菌和细胞为蓝色。经荧光染色后需用荧光显微镜检查，结核分枝杆菌在黑色背景中呈亮黄色。

（2）分离培养

1）普通细菌和真菌培养：无菌操作挑取标本，最好为离心后的沉渣，分别接种血平板、沙保弱平板、巧克力平板及增菌肉汤，分别置于 5% 二氧化碳孵箱（血平板、巧克力平板）、35~37℃ 孵育 18~24 小时；真菌培养应放普通孵箱（沙保弱平板）中，28℃ 孵育过夜。根据菌落特点、染色形态和生化反应鉴定细菌，并做药敏试验。若无可见细菌生长，继续孵育 48 小时，增菌肉汤发现有生长现象时须接种于血平板和沙保弱平板上进行培养。

临床工作中发现成人急性心包炎常由肺炎链球菌感染引起，肺炎链球菌的培养需在 5% 二氧化碳环境中 35℃ 孵育 24~48 小时，在羊血平板上有自溶现象，脐窝状，菌落较湿润并有宽大的草绿色溶血环，涂片革兰染色镜下可见矛头状，成对排列的菌体。此时加做 optochin 试验，可有助于鉴定肺炎链球菌的感染。

2）淋病奈瑟菌培养：接种于 T-M 平板（含万古霉素、黏菌素和两性霉素等多种抗菌药物的巧克力琼脂平板），置于 5%~10% 二氧化碳条件下，35℃ 培养 18~24 小时，观察有无较小、灰白色、露滴状凸起菌落，进一步作生化鉴定。若无可见生长，继续孵育 48 小时，且培养需观察 72 小时后无菌生长方可报告结果。

3）厌氧菌培养：疑为厌氧菌感染，床边接种或从厌氧运送培养基转种后，立即置厌氧环境中，35℃ 培养 24~48 小时。挑取可疑菌落做耐氧试验，若确定为厌氧菌，进行鉴定。

4）结核分枝菌培养：离心后取沉淀物接种液体培养基或罗氏培养基，35℃ 培养 6~8 周。观察有无可疑菌落。

2. 病毒的检验与分离培养[16]：

柯萨奇病毒、流感病毒（H1N1）是引起心包积液的常见病毒，当临床确诊为病毒感染时，可首先考虑该两种病毒。但是，现在国外临床工作中发现，感染 HIV 病毒后也可引起心包积液。因此，当排除其他常见病毒感染后，结合患者相应临床症状，可考虑是否为 HIV 感染。

（1）病毒的分离培养：用原代或传代猴肾细胞或人源培养细胞分离培养病毒，根据出现的 CPE 情况收集病毒液。用中和试剂、HI 试验、CF 试验等鉴定与分型。

（2）病毒核酸检测：用核酸扩增试验（PCR）、基因测序等分子生物学技术检测病毒核酸，该方法简便、迅速、准确，常为病毒检测的首选方法。

（3）血清学检查：应于发病时和 2 周作对比，若补体结合试验抗体滴度升高 4 倍可确诊。免疫荧光抗体试验也有助于诊断。

3. 衣原体和支原体标本的检测

（1）标本直接检查

1）直接显微镜检查：离心后取沉渣涂片固定后，经 Giemsa 染色或免疫荧光检查检测衣原体宿主细胞内出现的包涵体，但后穹隆积液与宫颈拭子相比上皮细胞含量较少甚至没有，因此该法检出率较低。

2）核酸检测：利用 PCR 或核酸杂交技术检测衣原体和支原体，快速方便且具有较高的特异性和敏感性，将成为临床快速诊断的重要方法。

3）免疫学检测：支原体的免疫学检测包括 ELSA 法和免疫斑点试验（IDT），衣原体的免疫学检测包括酶免疫检测和胶体金法检测。

（2）分离培养：标本 2000r/min 离心 15 分钟，留取沉渣。该法操作烦琐、耗时长，且对检验人员的要求较高，常用于实验研究，不适用于临床。

1）衣原体：包括细胞培养分离和鸡胚培养，培养物制片后用 Giemsa 或碘染色镜检典型胞质内包涵体。

2）支原体：取沉渣标本 100~200μl 接种于 pH6.0±0.5 含有酚红、尿素和精氨酸的液体培养基中，37℃ 孵育，颜色由黄变红者为阳性，随后转种于新的液体培养基和相应的固体培养基上，置 95%N_2、5%CO_2 环境中做次代培养，2 天后观察菌落形态，典型的支原体菌落在低倍镜下呈"荷包蛋"样。

4. 寄生虫检查　直接涂片镜检即可诊断。

（三）结果解释与报告

心包积液主要由于病毒性心包炎和心肌炎所引起，而临床实验室对病毒的检测主要依赖于免疫学和分子生物学的检测,病毒培养在临床实验室开展的难度较大。当心包积液病毒特异性抗原或抗体检测阳性以及分子生物学方法检测相关病毒核酸阳性时,特别应注意 HIV 的检测,可判断为相应病毒的感染,向临床报告。而诊断细菌引起的心包炎或心肌炎时主要依赖细菌培养。由于凝固酶阴性葡萄球菌、棒杆菌等体表正常定植菌很少引起心肌炎或心包炎,当心包积液培养出这些细菌时,可能为标本采集和培养过程中的污染菌,应和临床进行沟通。儿童的心包炎可由肺炎支原体引起,心包积液支原体培养阳性且肺炎支原体 IgM 型抗体阳性,报告给临床有助于心包炎的诊断。由于引起心包炎或心肌炎的病原体通常侵入血液,可结合血液细菌培养结果和血清病毒特异性抗原或抗体检测结果判断致病的病原体。

后穹隆积液的病原学检测有助于盆腔炎的诊断。厌氧菌是引起女性盆腔炎的重要的内源性病原菌,应重点关注厌氧菌培养的结果,若培养出脆弱类杆菌、消化球菌、消化链球菌、双歧杆菌等时,可判断为致病菌,向临床报告;沙眼衣原体、淋病奈瑟菌、支原体等是引起盆腔炎的主要外源性细菌,当培养出这些病原菌时,可判断为致病菌且向临床报告。若后穹隆积液涂片经革兰染色后,在光学显微镜下见中性多形核细胞内、外存在大量革兰阴性双球菌,形似双肾或咖啡豆样,凹面相对,则高度提示为淋病奈瑟菌,可报告为后穹隆积液经革兰染色在光学显微镜下找到革兰阴性双球菌,疑似淋病奈瑟菌。

(余方友)

参 考 文 献

1. 葛均波,徐永健.内科学.第 8 版.北京:人民卫生出版社,2013

2. 郑宏建,卢新建.2009 年欧洲感染性心内膜炎防治指南的解读.心血管病学进展,2010,31(4):512-515

3. Watkin RW, Lang S, Lambert PA, et al. The microbial diagnosis of infective endocarditis. J Infect,2003,47(1):1-11

4. Lamas CC, Eykyn SJ. Blood culture negative endocarditis:analysis of 63 cases presenting over 25 years. Heart,2003,89:258-262

5. 邓万俊.血培养阴性的感染性心内膜炎研究进展.国外医药抗生素分册,2011,32(2):53-59

6. Madico GE, Rice PA. 16s-Ribosomal DNA to diagnose culture-negative endocarditis. Curr Infect Did Rep, 2008, 10(4):280-286

7. Martín L, Vidal idal L, Campins A. Bartonella as a Cause of Blood Culture-Negative Endocarditis. Description of 5 Cases. Rev Esp Cardiol,2009,62(6):694-697

8. Lamas Cda C, Ramos RG, Lopes GQ, et al. Bartonella and Coxiella infective endocarditis in Brazil:molecular evidence from excised valves from a cardiac surgery referral center in Rio de Janeiro,Brazil,1998 to 2009. Int J Infect Dis,2013,17(1):e65-66

9. Gould PA, Gula LJ, Yee R, et al. Cardiovascular implantable electrophysiological device-related infections:a review. Curr Opin Cardiol,2011,26(1):6-11

10. Lynch AS, Robertson GT. Bacterial and fungal biofilm infections. Annu Rev Med,2008,59:415-428

11. Rohacek M, Weisser M, Kobza R, et al. Bacterial colonization and infection of electrophysiological cardiac devices detected with sonication and swab culture. Circulation, 2010, 121(15):1691

12. Baron EJ, Miller JM, Weinstein MP, et al. A Guide to Utilization of the Microbiology Laboratory for Diagnosis of Infectious Diseases:2013 Recommendations by the Infectious Diseases Society of America(IDSA)and the American Society for Microbiology(ASM). Clin Infect Dis, 2013, 57(4):e22-e121

13. Liu PY, Huang YF, Tang CW, et al. Staphylococcus lugdunensis infective endocarditis:a literature reviewand analysis of risk factors. J Microbiol Immunol Infect,2010,43(6):478-484

14. Albrich WC, Kraft C, Fisk T, et al. A mechanic with a bad valve:blood-culturenegative endocarditis. Lancet Infect Dis,2004,4:777-784

15. 王勇翔,李华林,李平洋,等.表皮葡萄球菌生物膜形成与 ica 操纵子的相关性研究.中华微生物学和免疫学杂志,2003,23(6):428-431

16. 陈敬贤,周荣,彭涛,等.译.临床病毒学.第 3 版.科学出版社,2012

17. 谢幸,苟文丽.妇产科学.第 8 版.北京:人民卫生出版社,2013

第三篇

病 原 体

第二十六章 细菌

第一节 革兰阳性球菌

一、革兰阳性球菌鉴定流程

革兰阳性球菌主要包括 23 个菌属,可根据触酶试验分为触酶阳性和触酶阴性两大类,鉴定流程如图 26-1-1 所示。属间鉴别如表 26-1-1 和表 26-1-2[1] 所示。

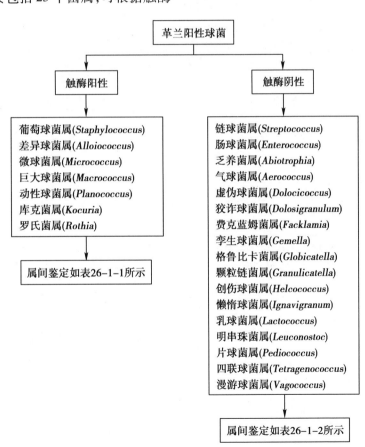

图 26-1-1 革兰阳性球菌鉴定流程

这类细菌中,金黄色葡萄球菌、肺炎链球菌、草绿色链球菌、肠球菌等是常见致病菌。实验室可根据细菌菌落形态、溶血类型、排列方式、触酶和血浆凝固酶试验等特征对临床标本中常见病原菌进行快速鉴定(表 26-1-3)。

表 26-1-1　触酶阳性或弱阳性革兰阳性球菌的鉴别特征[1]

菌属	氧化酶	专性需氧	盐耐受	动力	四联排列	杆菌肽	溶菌酶
葡萄球菌属	−	−	+	−	ND	R	−
罗氏菌属	−	−	−	−	+	S	+
差异球菌属	−	+	+	−	−	ND	ND
动球菌属	ND	+	+	+	ND	ND	+
微球菌属	+	+	+	−	+	S	+
巨球菌属	+	+或 w	+	−	ND	R	−
库克菌属	+		+	−	+	S	+

注:+,阳性;−,阴性;w,弱;ND,不确定

表 26-1-2　触酶阴性革兰阳性球菌的鉴别特征[1]

菌属	PYR	LAP	NaCl	BE	MOT	HIP	SAT	45℃生长	10℃生长	VAN
软弱乏养菌	+	+	−	−			+			S
狡诈球菌属	+									S
肠球菌属	+	+	+	+	+			+		S/R
费克蓝姆菌亚种	+	+	+			+	−			S
孪生球菌亚种	+	+					−			S
毗邻颗粒链球菌	+	−	+							S
漫游球菌属	+	+	+	+	+			−		S
不活动粒菌属	+	+	+	−			V			S
乳酸球菌属	+	+	+	+	−					S
明串珠菌属	−	−								R
链球菌属	−	+							−	S

注:PYR,吡咯烷酮芳胺酶;LAP,亮氨酸氨基肽酶;NaCl,在 6.5% NaCl 条件下可以生长;BE,胆汁七叶苷水解试验;MOT,动力;HIP,马尿酸盐水解;SAT,卫星现象;VAN,万古霉素敏感性;+,菌株阳性率≥90%;−,菌株阳性率≤10%;V,阳性率介于 10%~90%;R,耐药;S,敏感

表 26-1-3　常见革兰阳性球菌快速鉴定方法[2]

细菌名称	初步鉴定方法	附加确证试验	备注
金黄色葡萄球菌	1. 触酶阳性 2. 试管/玻片法血浆凝固酶试验或胶乳凝集试验阳性	在血平板上菌落呈典型的 β-溶血	如果不溶血需要做试管法血浆凝固酶试验
路邓葡萄球菌	1. 革兰阳性球菌,呈簇状排列 2. 触酶阳性 3. 试管法血浆凝固酶试验阴性	1. PYR 阳性(深宝石红色) 2. 多黏菌素 B 耐药或快速鸟氨酸阳性	玻片法血浆凝固酶试验可能阳性
肠球菌	1. 革兰阳性球菌,成对和链状(不成簇状)排列的 2. 触酶阴性 3. 在血平板上非溶血菌落直径>1mm	PYR 阳性	如果 α-溶血,LAP 也阳性

细菌名称	初步鉴定方法	附加确证试验	备注
绿色气球菌	1. 革兰阳性球菌,呈四联体和簇状排列 2. 触酶阴性 3. α-溶血	1. PYR 阳性 2. LAP 阴性	
无乳链球菌(B群)	1. 革兰阳性球菌,成对和链状排列 2. 触酶阴性 3. 血平板上窄的 β-溶血环	1. 马尿酸盐阳性 2. CAMP 阳性 3. Lancefield 血清分型为 B 群	如果不溶血,不要做马尿酸盐试验
咽峡炎链球菌("米勒链球菌")	1. 革兰阳性球菌,成对和链状排列 2. 触酶阴性 3. 血平板上菌落直径<0.5mm,溶血不定	1. 奶油或香草气味 2. Lancefield 血清分型为 F 群	兰氏血清分类法也可能为 A、C、F 或 G 群
肺炎链球菌	1. 革兰阳性球菌,矛头状成对排列 2. 触酶阴性 3. 血平板上 α-溶血	胆汁溶解试验阳性	一些菌株对胆汁失去溶解性
化脓链球菌(A群)	1. 革兰阳性球菌,成对和链状排列 2. 触酶阴性 3. 血平板上明显的 β-溶血环,菌落直径>0.5mm	1. PYR 阳性 2. Lancefield 血清分型为 A 群	因为肠球菌也可能溶血,所以应该仔细观察菌落大小和溶血情况
草绿色链球菌	1. 革兰阳性球菌,成对和链状排列 2. 触酶阴性 3. α-溶血或不溶血	1. PYR 阴性 2. LAP 阳性 3. 如果 α-溶血,则胆汁溶菌试验阴性	

注:PYR,吡咯烷酮芳胺酶;LAP,亮氨酸氨基肽酶

二、葡萄球菌属

(一) 分类

葡萄球菌属(Staphylococcus)隶属于微球菌科,是微球菌科中最重要的菌属。迄今所知,有 35 个种和 17 个亚种,在人和灵长类动物体内寄生的葡萄球菌主要有:金黄色葡萄球菌(S. aureus,SA)、表皮葡萄球菌(S. epidermidis)、头状葡萄球菌(S. capitis)、山羊葡萄球菌(S. caprae)、解糖葡萄球菌(S. saccharolyticus)、沃氏葡萄球菌(S. warneri)、巴氏葡萄球菌(S. pasteuri)、溶血葡萄球菌(S. heamolyticus)、人葡萄球菌(S. hominis)、路邓葡萄球菌(S. lugdunensis)、耳葡萄球菌(S. auricularis)、腐生葡萄球菌(S. saprophyticus)、施氏葡萄球菌(S. schleiferi)、孔氏葡萄球菌(S. cohnii)、木糖葡萄球菌(S. xylosus)和模仿葡萄球菌(S. simulans)等。临床实验室通常根据血浆凝固酶试验将葡萄球菌属分为血浆凝固酶阳性葡萄球菌和血浆凝固酶阴性葡萄球菌(coagulase negative staphylococcus,CoNS)。血浆凝固酶阳性葡萄球菌中金黄色葡萄球菌最常见,临床意义重要。

(二) 致病性

葡萄球菌属广泛分布于自然界,在人体内主要定植在皮肤、鼻腔、口腔、消化道和会阴部等,是人体皮肤和黏膜常驻菌,当宿主皮肤、黏膜受损时可侵入机体引起感染。金黄色葡萄球菌,尤其是耐甲氧西林金黄色葡萄球菌(methicillin resistant Staphylococcus aureus,MRSA)主要寄生在人体的鼻前庭,在住院患者以及医护人员中鼻腔定植率可高达 50%~90%[1],是医院感染的主要原因之一。葡萄球菌引起的感染主要有:

1. 金黄色葡萄球菌毒素相关性疾病　金黄色葡萄球菌毒素相关性疾病可以是自限性的,也可以是危及生命的,常见的有食物中毒、烫伤样皮肤综合征(scalded skin syndrome,SSS)和中毒性休克综合征(toxic shock syndrome,TSS)[3]。

2. 金黄色葡萄球菌侵袭性感染　最常见的是引起疖、痈、毛囊炎等皮肤软组织感染(skin soft-tissue infection,SSTI),也可引起脑膜炎、心内膜炎、骨髓炎和菌血症等严重感染。1982 年,美国首次报

道社区相关性 MRSA（community-associated MRSA，CA-MRSA）在免疫功能正常的青少年中传播和流行，可引起皮肤软组织感染，严重者可发展为坏死性肺炎，死亡率高[4]。

3. 凝固酶阴性葡萄球菌感染　CoNS 中最常见的是表皮葡萄球菌和溶血葡萄球菌引起的感染，是体内异物引起感染的主要原因，可引起菌血症、心内膜炎、导管相关感染等。其次为路邓葡萄球菌，可引起的心内膜炎、关节炎、尿路感染和菌血症。此外，腐生葡萄球菌常可引起的泌尿道感染、前列腺炎、伤口感染及菌血症[3]。

（三）实验室检查

1. 标本采集　根据患者临床表现、感染部位，采集脓液、伤口分泌物、血液、痰、支气管肺泡灌洗液、穿刺液、脑脊液、尿液、痰液、粪便和感染组织等标本。葡萄球菌对干燥和温度有较强的耐受性，因此，标本的采集和转运无需特殊的方法和注意事项[1]。但值得注意的是，葡萄球菌广泛分布于人体皮肤和黏膜表面，采样时应严格做好皮肤消毒，避免皮肤定植菌污染标本。

2. 染色镜检　对于除血液以外的无菌体液，离心涂片后革兰染色镜检是非常有价值的，如见到革兰阳性球菌成堆排列，可初步报告为"找到革兰阳性球菌，成堆排列，疑为葡萄球菌"。

3. 分离培养　一般采用血琼脂培养基分离葡萄球菌属细菌，多数葡萄球菌在血平板上培养 24 小时可形成直径 1~3mm 的菌落。金黄色葡萄球菌的典型菌落呈光滑、边缘整齐、凸起、有色素（奶黄到橙黄），有明显的透明溶血环（β-溶血）。CoNS 24 小时的菌落呈平滑、闪光、轻度凸起、不透明。但是，金黄色葡萄球菌厌氧亚种（*S. aureus subsp. anaerobius*）、解糖葡萄球菌、金黄色葡萄球菌小菌落变异株（small colonies variants，SCVs）和万古霉素敏感性减低金黄色葡萄球菌则生长较慢，菌落较小，无溶血。

严重污染的标本（如粪便）应接种于选择培养基，如 D-甘露醇盐琼脂等，以抑制革兰阴性菌生长，且培养时间应延长至 48~72 小时。此外，葡萄球菌显色培养基也可用于从污染标本中分离葡萄球菌，如科玛嘉葡萄球菌分离培养基可以抑制铜绿假单胞菌生长，有助于从肺囊性纤维化患者的痰液中分离出金黄色葡萄球菌 SCVs 株。

4. 生化反应鉴定　大多数临床实验室使用商品化鉴定系统或自动化鉴定仪器对葡萄球菌进行鉴定，这些方法简单、快捷、准确率较高。血浆凝固酶试验是鉴定金黄色葡萄球菌重要的试验，但应注意的是在葡萄球菌属中，中间葡萄球菌、猪葡萄球菌凝固酶也可呈阳性，路邓葡萄球菌和施氏葡萄球菌可表现为凝集因子（玻片法血浆凝固酶试验）阳性，需要与金黄色葡萄球菌进一步鉴别，常见葡萄球菌属细菌鉴定流程如图 26-1-2 所示。

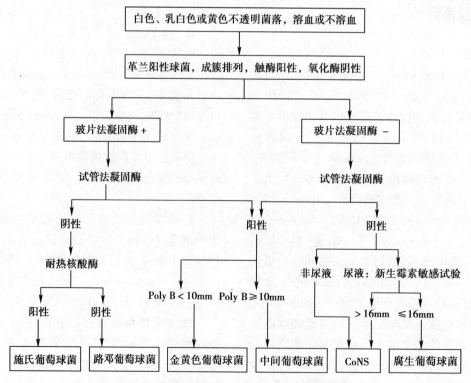

图 26-1-2　葡萄球菌属鉴定流程（Poly B：多黏菌素 B）

5. 分子生物学检验　针对金黄色葡萄球菌种属特异性基因（如 *coa*，*nuc*）和甲氧西林耐药基因（*mecA*），可以使用多重 PCR 直接从标本中检测 MRSA。针对疑似 MRSA 感染暴发的菌株应进行分子同源性分析。脉冲场凝胶电泳是最普遍使用的分子分型技术，特别适用于局部暴发的调查研究。多位点序列分型（MLST）是近年来发展较快的以核苷酸序列分析为基础的病原菌分型方法，具有较高的分辨能力。其他分型技术，如随机扩增多态性 DNA、*coa* 的限制性酶切电泳或测序、*spa* 测序等也经常用于金黄色葡萄球菌的基因分型[3]。

6. 药敏试验　药敏试验方法和解释标准可参照 CLSI 执行，其中，最关键的是检测苯唑西林的敏感性。CLSI 推荐的 MRSA 常规检测方法有苯唑西林 MIC 法、头孢西丁 MIC 法和头孢西丁纸片扩散法。此外，显色培养基、多重 PCR 法、基因探针、胶乳凝集试验等方法也可用于快速检测 MRSA[1]。

自动药敏系统和纸片扩散法检测万古霉素中介金黄色葡萄球菌（vancomycin-intermediate *Staphylococcus aureus*，VISA）和万古霉素耐药金黄色葡萄球菌（vancomycin-resistant *Staphylococcus aureus*，VRSA）[5] 比较困难，结果不可靠，必须使用稀释法进行确认。此外，在使用万古霉素治疗金黄色葡萄球菌感染过程中，细菌容易从最初的敏感发展为中介或耐药，应注意动态监测金黄色葡萄球菌对万古霉素的敏感性。

（四）检验结果的解释和应用

1. 细菌培养结果解释和应用　由于葡萄球菌在人体皮肤及黏膜广泛定植，当临床标本中分离到葡萄球菌时，首先要进行正确的菌种鉴定，再根据标本类型、细菌生长情况等因素综合判断是感染菌还是污染菌。

（1）从血液、穿刺液、脓液中分离出金黄色葡萄球菌一般认为是感染菌。从尿液标本中分离出金黄色葡萄球菌，且菌落计数大于 10^5 可认为是感染菌。而从痰液中分离出的金黄色葡萄球菌，且呈优势生长，同时痰液涂片细胞学检查为合格的痰标本，可认为是有意义的感染菌。

（2）从导管相关感染、人工器官感染和心内膜炎患者血液中分离的表皮葡萄球菌、溶血葡萄球菌、路邓葡萄球菌等可视为感染菌。从其他患者的血液，尤其是儿童血液标本中培养出 CoNS 应结合患者的临床表现、相关化验检查、阳性报警瓶数等综合考虑。从尿液标本中分离出腐生葡萄球菌和其他 CoNS，且菌落计数大于 10^5 可认为是感染菌。从脓液、痰液中分离的 CoNS 多为污染菌或定植菌。

2. 药敏试验结果解释和应用　葡萄球菌对氨曲南、替莫西林、多黏菌素 B/黏菌素 E、萘啶酸和头孢他啶等天然耐药[9]。目前在中国医院，临床分离的葡萄球菌 90% 以上为产青霉素酶（β-内酰胺酶）菌株，约有 50% 的金黄色葡萄球菌和 80% 的血浆凝固酶阴性葡萄球菌对甲氧西林耐药，而对万古霉素、达托霉素、利奈唑胺和替加环素耐药的葡萄球菌罕见，耐药率均低于 3%[6]。

治疗葡萄球菌引起的感染，主要依据苯唑西林的敏感性。对于苯唑西林敏感的葡萄球菌感染，首选耐酶青霉素和一代头孢菌素，其疗效优于万古霉素。对于苯唑西林耐药的葡萄球菌感染，可依据药敏试验结果选择万古霉素、头孢洛林、达托霉素、利奈唑胺等抗菌药物，可联合应用利福平或庆大霉素[7-8]。

对于 MRSA 皮肤软组织感染，清创引流术为基本治疗，一般不需要使用抗菌药物，仅对多部位皮肤脓肿、难以引流的脓肿，以及高龄、幼小或用免疫抑制剂者的皮肤脓肿，或者伴有全身症状和体征的脓肿，才考虑应用抗菌药物。抗菌药物的选择应考虑针对 CA-MRSA，如克林霉素、甲氧苄啶-磺胺甲噁唑、四环素类、利奈唑胺等[10]。

从无并发症的尿路感染患者尿中分离的腐生葡萄球菌可不做药敏试验，直接使用常规治疗药物（如呋喃妥因，TMP/SMZ，或一种喹诺酮类药物）等治疗，因为他们可在尿中达到较高的浓度，治疗反应是敏感的[8]。

三、肠球菌属

（一）分类

肠球菌属（*Enterococcus*）归类链球菌科，原归于链球菌属，属于 D 群链球菌，后研究发现粪肠球菌（*E. faecalis*）和屎肠球菌（*E. faecium*）与链球菌属细菌有所不同，1984 年将其单独成立为肠球菌属，迄今已有 40 多个种，其中对人类致病的菌种主要有：粪肠球菌（*E. faecalis*）、屎肠球菌（*E. faecium*）、铅黄肠球菌（*E. casseliflavus*）、棉子糖肠球菌（*E. raffinosus*）、鸟肠球菌（*E. avium*）、盲肠肠球菌（*E. cecorum*）、殊异肠球菌（*E. dispar*）、耐久肠球菌（*E. durans*）、鹑鸡肠球菌（*E. gallinarum*）、纯黄肠球菌（*E. gilvus*）、海氏肠球菌（*E. hirae*）、蒙氏肠球菌（*E. mundtii*）、灰黄色肠球菌

(*E. pallens*)等。其中,以粪肠球菌和屎肠球菌在临床标本中最为常见。

(二) 致病性

肠球菌属细菌广泛分布于自然界,在水、土壤、食品、植物、鸟、昆虫和哺乳动物体内均有定植。在人体内主要定植在胃肠道、泌尿生殖道和口腔,肠球菌主要感染具有基础疾病的老年人、长期住院患者、安装植入性装置者以及接受广谱抗生素治疗的患者,是医院感染重要的病原菌之一。尿路感染是肠球菌最为常见的感染,多与尿路器械操作、尿路结构异常和泌尿道手术有关。肠球菌亦可引起腹腔、盆腔和伤口感染以及菌血症、心内膜炎等,偶可引呼吸道、中枢神经系统感染以及中耳炎、关节炎和眼内炎。

(三) 实验室检查

1. 标本采集 根据患者临床表现、感染部位,采集血、尿、穿刺液等标本,标本转运无特殊要求。

2. 染色镜检 肠球菌属细菌为革兰阳性球菌,菌体呈球形或卵圆形,直径为 $(0.6 \sim 2.0)\ \mu m \times (0.6 \sim 2.5)\ \mu m$,呈短链状排列。在琼脂平板上生长的细菌有时呈球杆状,液体培养基中细菌多呈卵圆形和链状排列。无芽胞、无荚膜,少数菌株(如铅黄肠球菌、鹑鸡肠球菌)有数根鞭毛。

3. 分离培养 该细菌为兼性厌氧菌,最适生长温度 35℃ ~ 37℃,大多数菌株可在 10 ~ 45℃生长。

在血琼脂平板上形成灰白色、不透明、圆形稍凸、表面光滑、0.5 ~ 1.0mm 大小的菌落,可有 α 或 γ 溶血;在麦康凯琼脂平板上形成较小、稍干燥的菌落;在液体培养基中呈混浊生长,极少形成沉淀;铅黄肠球菌和蒙氏肠球菌等少数菌的菌落可有色素。

4. 生化反应鉴定 挑取在血琼脂和其他营养琼脂上生长的灰白色、不透明、表面光滑、直径为 0.5 ~ 1mm 的圆形菌落,涂片革兰染色为革兰阳性球菌,呈短链状排列,触酶阴性、胆汁七叶苷阳性、PYR 阳性、6.5% NaCL 肉汤中能生长的细菌可初步鉴定为肠球菌。主要肠球菌属细菌鉴定流程如图 26-1-3 所示。大多数商品化的细菌鉴定系统可以将从人体分离的肠球菌属细菌正确鉴定到种,如果鉴定结果为少见菌种,需要用传统方法复核。

5. 分子生物学检验 全细胞蛋白(whole-cell protein, WCP)电泳分析和 16S rRNA 序列分析方法已在参考实验室广泛使用,尤其是 WCP,已被证实是鉴定典型和非典型肠球菌属细菌的可靠工具。使用 PCR 技术扩增 *ddl* 和 *sodA* 基因,可快速鉴定几种肠球菌。此外,DNA 探针试剂盒(Gen-Probe 公司)和荧光原位杂交(FISH)(AdvanDx, Woburn, MA)试剂盒,可从阳性血培养瓶直接鉴定粪肠球菌和其他肠球菌,已获得 FDA 批准[1]。

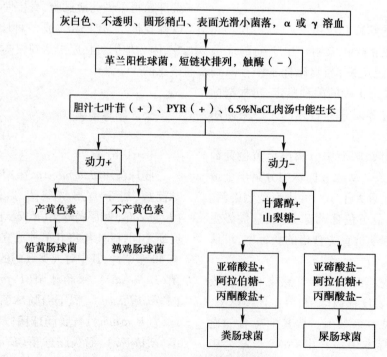

图 26-1-3 肠球菌属鉴定流程

6. 药敏试验 临床实验室可根据 CLSI 要求，使用纸片扩散法、MIC 法检测氨苄西林、青霉素、达托霉素、利奈唑胺、万古霉素以及高浓度庆大霉素和链霉素的敏感性。

（四）检验结果的解释和应用

从血液、脑脊液及胆汁等无菌体液中分离出肠球菌，可以认为是致病菌。从尿液标本中培养出的肠球菌且菌落计数 $\geq 10^5$ 也具有临床意义。从痰液、粪便标本中分离出肠球菌一般无需报告，但是生长纯度达到 90% 以上需报告。

肠球菌对夫西地酸、头孢菌素，低水平氨基糖苷、复方磺胺天然耐药，粪肠球菌还对林可酰胺类和链阳菌素天然耐药，鹑鸡/铅黄肠球菌对林可酰胺类、链阳菌素和万古霉素天然耐药[6]。在我国，粪肠球菌和屎肠球菌对高浓度庆大霉素的耐药率分别为 40% 和 70% 左右，对氨苄西林的耐药率分别为 15% 和 90% 左右，而对利奈唑胺、万古霉素、替考拉宁、达托霉素、替加环素耐药罕见（耐药率<4%）。

对于肠球菌属细菌感染的治疗，主要依据青霉素（或氨苄西林）的敏感性。青霉素敏感，可预报其对氨苄西林、阿莫西林、氨苄西林/舒巴坦、阿莫西林/克拉维酸、哌拉西林、哌拉西林/他唑巴坦和亚胺培南敏感。首选的治疗方案是青霉素（或氨苄西林）+氨基糖苷类抗菌药物。如果感染的肠球菌对青霉素（或氨苄西林）耐药，则可选用万古霉素、利奈唑胺、替考拉宁、达托霉素、替加环素等药物进行治疗。

四、链球菌属

（一）分类

链球菌属（*Streptococcus*）隶属于链球菌科。近年来，由于 16S rRNA 序列分析等技术的应用，链球菌属细菌在分类和归属上发生了很大的变化，但传统的链球菌分类方法对于指导临床诊断和经验治疗仍然是有价值的。

传统分类方法包括溶血类型、兰氏抗原分类法（Lancefield classification）。根据在血琼脂平板上溶血现象，链球菌属细菌可分为甲型溶血性链球菌（α-hemolytic streptococcus），乙型溶血性链球菌（β-hemolytic streptococcus）和丙型溶血性链球菌（γ-hemolytic streptococcus）。根据 Lancefield 抗原分类法，可将链球菌分为 A、B、C、D...等 20 个群，同群之间因其表面蛋白抗原的差异，又分为若干型。对人类致病的绝大多数属于 A 群（化脓链球菌 *S. pyogenes*）和 B 群（无乳链球菌 *S. agalactiae*）。

（二）致病性

链球菌属细菌广泛存在于水、空气、尘埃、人及动物粪便和健康人的鼻咽部、肠道等。多数是人和动物表皮、呼吸道等处的共生菌，但也有相当数量的致病菌种，有些可引起人类严重的疾病。临床常见的链球菌有化脓链球菌（*S. pyogenes*）、无乳链球菌（*S. agalactiae*）、咽峡炎链球菌（*S. anginosus*）、肺炎链球菌（*S. pneumoniae*）、草绿色链球菌（Viridans Streptococci）、猪链球菌（*S. suis*）和牛链球菌（*S. bovis*）等，主要引起的疾病如下[3,10]。

1. A 群链球菌（主要为化脓链球菌） 在链球菌感染中最为常见，所引起的疾病包括化脓性疾病、中毒性疾病和变态反应疾病三类。化脓性疾病主要是由于细菌侵入宿主组织所致，包括皮肤及皮下组织化脓性感染、淋巴组织感染和咽喉部感染等。中毒性疾病与 A 群链球菌产生的外毒素相关，常见的疾病为猩红热（scarlet fever），临床特征为发热、咽颊炎、全身弥漫性皮疹。变态反应性疾病是由于细菌的某些抗原与心肌瓣膜、关节组织和肾小球基底膜等组织有共同抗原，引起变态反应性损伤，临床常见有风湿热和急性肾小球肾炎。

2. B 群链球菌（主要为无乳链球菌） 当机体免疫功能低下时，可引起皮肤感染、心内膜炎、产后感染、新生儿脓毒症和新生儿脑膜炎。尤其对晚期妊娠的女性，阴道分泌物分离出 B 群链球菌时应预防用药，防止新生儿感染。

3. 草绿色链球菌 通常寄居在口腔和龈缝中，可以在拔牙或扁桃体摘除时侵入血流引起菌血症，并在有损伤的心脏瓣膜定居繁殖，引起亚急性细菌性心内膜炎。

4. 肺炎链球菌 可引起大叶性肺炎，也可伴有菌血症。此外，还可引起中耳炎、乳突炎、鼻窦炎、脑膜炎和心内膜炎等。

5. 其他链球菌 如停乳链球菌停乳亚种、停乳链球菌似马亚种与化脓链球菌相似，可引起上呼吸道感染、皮肤软组织感染和侵入性感染，如坏死性筋膜炎、菌血症和心内膜炎。咽峡炎群链球菌可在脑、口咽或腹膜腔等部位形成脓肿。缓症链球菌可导致人工心脏瓣膜感染及细菌性心内膜炎。变形链球菌群是龋齿感染并传播的主要病原体。猪链球菌常存在于健康的哺乳动物（主要是猪）体内，接触过猪肉的人群可以感染，主要引起脓毒症和脑膜炎。牛链球菌常寄居在人体的肠道、胆道和泌尿生殖道,引起尿路感染、化脓性腹部感染、脓毒症和心内膜炎,尤其是Ⅰ型牛链球菌与胃肠道良性肿瘤有关。

(三)实验室检查

1. 标本采集 根据感染部位不同,采集咽拭子、痰液、脓汁、血液、脑脊液等标本,对于妊娠35～37周的女性可采集阴道拭子。多数链球菌(如肺炎链球菌)对环境敏感,采集标本后应立即接种,延迟接种可能使细菌的分离率下降。

2. 染色镜检 链球菌属细菌为革兰阳性球菌,圆形或卵圆形,直径为$0.6～1.0\mu m$,成对或链状排列。肺炎链球菌为矛头状,钝端相对,常成双排列,在人及动物体内或在含血液、血清培养基上可形成明显的荚膜。

3. 分离培养 该属细菌对营养要求较高,在普通培养基中不能生长,需要加入血液、血清、葡萄糖、氨基酸等方能生长良好。培养最佳CO_2浓度为$5\%～10\%$,最适pH为$7.4～7.6$,最适生长温度为$35℃～37℃$。

在血琼脂平板上经18～24小时培养后形成灰白色、表面光滑、圆形、凸起、边缘整齐、直径为$0.5～0.75mm$的细小菌落,不同菌株周围可呈现α(周围有灰绿色的狭窄溶血环)、β(周围有明显较大的完全透明环)、γ(不溶血)三种不同的特征性溶血现象。在血清肉汤中,化脓链球菌多呈絮状沉淀生长。肺炎链球菌营养要求高,培养时间过长,可产生荚膜多糖,常形成黏液样菌落,培养菌落中央塌陷,呈"脐窝"状。菌落形态和溶血特性有助于链球菌种属的鉴定。

4. 生化反应鉴定 血平板上生长的灰白色、半透明、针尖大小的菌落,在麦康凯琼脂平板上不生长,革兰染色为革兰阳性球菌,成链状排列,触酶(-)的细菌可初步鉴定为链球菌。根据溶血特征、生化反应、血清学试验可进一步鉴定(图26-1-4和表26-1-4、表26-1-5)。

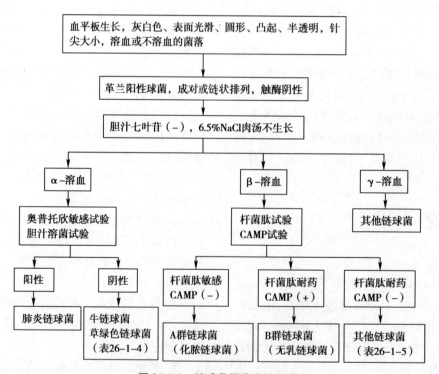

图26-1-4 链球菌属鉴定流程图

表26-1-4 部分草绿色链球菌的鉴别

菌种	甘露醇	山梨醇	精氨酸	七叶苷	V-P	尿素酶	β-D-乙酰氨基葡糖苷酶
缓症链球菌	-	-	-	-	-	-	-
口腔链球菌	-	-	-	V	-	-	+
格氏链球菌	-	-	+	+	-	-	+

续表

菌种	甘露醇	山梨醇	精氨酸	七叶苷	V-P	尿素酶	β-D-乙酰氨基葡糖苷酶
咽峡炎链球菌	−	−	+	+	+	−	
星座链球菌	−	−	+	V	+	−	V
中间链球菌	−	−	+	+	+	−	+
变异链球菌	+	+	−	V	+	−	
唾液链球菌	−	−	−	+	+	V	−
牛链球菌	V	−	−	+	+	−	

注:V 表示反应不定

表 26-1-5　β-溶血链球菌鉴定

菌种	Lancefield group	菌落大小[e]	宿主	杆菌肽	PYR	V-P	CAMP	马尿酸盐水解	海藻糖	山梨糖
化脓链球菌	A	大	人	+	+	−	−	−	+	−
无乳链球菌	B	大	人,牛	−	−	−	+	+	v	v
停乳链球菌停乳亚种[b]	C	大	动物	−	−	−	−	−	+	−
停乳链球菌似马亚种	A,C,G,L	大	人(动物)	−	−	−	−	−	+	−
马链球菌马亚种	C	大	动物	−	−	−	−	−	−	−
马链球菌兽疫亚种[c]	C	大	动物(人)	−	−	−	−	−	−	+
犬链球菌[c]	G	大	狗	−	−	−	+	−	v	−
咽峡炎群链球菌[d]	A,C,G,F,或无	小	人	−	−	+	−	−	+	−
豕链球菌[c]	E,P,U,V 或无	大	猪(人)	−	+	+	+	v	+	+

注:[a] 符号和缩写:+,阳性;−,阴性;V,可变;PYR:吡咯烷酮芳胺酶试验;V-P:二乙酰试验;

[b] 停乳链球菌停乳亚种在血平板上呈 α-溶血;

[c] 主要是动物源性病原体,很少从人体内分离出;

[d] 一些咽峡炎群链球菌可能在血平板上呈 β-溶血,α-溶血或不溶血;

[e] 大菌落是指培养 24 小时后菌落>0.5mm,小菌落<0.5mm

5. 抗原检测　用于链球菌的直接抗原检测的方法有乳胶微粒凝集试验(LA)、协同凝集试验(COA)、对流免疫电泳试验(CIE)及酶联免疫试验(ELISA)等。从咽喉部分离的化脓链球菌,通过直接检测 A 群特定糖类抗原进行快速抗原分析,其灵敏度可达 58%~96%[11]。尿液标本中肺炎链球菌的抗原检测相对于传统的诊断方法,其灵敏度可达 50%~80%,特异性为 90%。美国 CDC 推荐对妊娠 35~37 周女性泌尿生殖道标本进行选择性肉汤培养,并对无乳链球菌进行直接抗原检测[1]。

6. 分子生物学检测　单链化学发光核酸探针测定适用于从咽喉部分离的化脓链球菌的快速检测,通过确定特定的 rRNA 序列,其灵敏度和特异性分别为 89%~95% 和 98%~100%。通过实时荧光 PCR 技术检测无乳链球菌 cfb 基因可用于孕妇体内无乳链球菌的快速检测,其结果的特异性和灵敏度可达到 95.9% 和 94%。自溶基因 lytA、肺炎链球菌表面抗原 psaA 和肺炎链球菌溶血素基因 pyl 的 PCR 检测也已用于非典型肺炎链球菌的鉴定。

7. 药敏试验　A 群(化脓链球菌)和 B 群(无乳链球菌)β-溶血链球菌对青霉素和其他 β-内酰胺类抗生素一般都是敏感的,在临床工作中不必常规进行这些抗菌药物的药敏试验。但从青霉素过敏者分离的链球菌应做红霉素、克林霉素敏感性试验及克林霉素诱导耐药检测(D 试验)。

近年来,青霉素耐药的肺炎链球菌逐年增多,正确检测并报告肺炎链球菌对青霉素的敏感性非常重要。CLSI 推荐使用苯唑西林纸片扩散法检测肺炎链球菌对青霉素的敏感性,但对脑脊液中分离的肺炎链球菌要求必须采用可靠的 MIC 方法测试青霉素的敏感性[8]。

多数情况下草绿色链球菌为正常菌群,不需要进行细菌鉴定和药敏试验,但在正常无菌部位(如脑脊液、血液、骨髓等)分离的草绿色链球菌,应采用MIC法检测对青霉素的敏感性。

(四) 检验结果的解释和应用

1. 细菌培养结果解释　化脓链球菌是人体重要的病原菌。细菌培养和快速抗原检测可以最大限度地减少不合理抗菌药物的使用。从咽拭子、痰液、脓液及女性生殖道标本分离出的 β-溶血链球菌(化脓链球菌,停乳链球菌似马亚种、无乳链球菌)应考虑为致病菌,而从这些标本中分离的草绿色链球菌则多为定植菌。痰标本中分离的肺炎链球菌应结合标本特征、生长数量及患者临床表现加以区分和报告。

2. 药敏试验结果解释和应用

(1) β-溶血链球菌包括 A 群(化脓链球菌)、B 群(无乳链球菌)、C 群和 G 群链球菌等对常规用于治疗的青霉素和其他 β-内酰胺类抗生素都是敏感的,青霉素是治疗链球菌感染的首选药物,对严重感染者可用青霉素联合庆大霉素或克林霉素治疗,此外,大环内酯类、万古霉素也是临床治疗链球菌感染的备选药物。

(2) 对于妊娠晚期女性预防新生儿 B 群链球菌感染,推荐使用青霉素和氨苄西林,低风险青霉素过敏女性推荐用头孢唑林,而高风险青霉素过敏者,建议使用克林霉素或万古霉素。

(3) 针对肺炎链球菌感染,青霉素一直是治疗的首选药物,此外,阿莫西林、头孢菌素类等也可以用于治疗青霉素敏感的肺炎链球菌感染。近年来,耐青霉素肺炎链球菌(penicillin resistant *Streptococcus Pneumoniae*,PRSP)逐渐增多,所以必须根据药敏试验结果选择抗菌药物。如果肺炎链球菌对青霉素 MIC ≤ 0.06μg/ml(或苯唑西林抑菌圈 ≥ 20mm),对于非脑膜炎分离株可以预报青霉素(口服或注射)、氨苄西林-舒巴坦、阿莫西林、阿莫西林-克拉维酸、头孢克洛、头孢地尼、头孢托仑、头孢吡肟、头孢噻肟、头孢泊肟、头孢丙烯、头孢唑肟、头孢曲松、头孢呋辛、氯碳头孢、多尼培南、厄他培南、亚胺培南、美罗培南等抗菌药物敏感。对于脑膜炎分离株,则表示需要使用注射类青霉素最大剂量静脉给药进行治疗[12]。如果肺炎链球菌对青霉素 MIC = 2μg/ml,对于非脑膜炎感染者,肾功能正常成年人需要每 4 小时静脉给药至少 200 万单位(每天 1200 万单位),对于脑膜炎感染者则表示分离的肺炎链球菌对青霉素耐药。

五、微球菌属

(一) 分类

伯杰系统细菌学手册将微球菌属(*Micrococcus*)分为 9 个种,包括藤黄微球菌(*M. luteus*)、易变微球菌(*M. varians*)、玫瑰微球菌(*M. roseus*)、西宫微球菌(*M. nishinomiyaensis*)、克氏微球菌(*M. kristinae*)、不动微球菌(*M. sedentarius*)、活动微球菌(*M. agilis*)、盐生微球菌(*M. halobius*)、莱拉微球菌(*M. lylae*)等。其中藤黄微球菌在自然界和临床标本中较常见。

(二) 致病性

微球菌属在自然界普遍存在,包括脊椎动物皮肤、植物、土壤、食品、尘土或空气中常常能分离到。藤黄微球菌主要在哺乳类动物的皮肤上栖息生长。微球菌属细菌在正常成人引起的感染极为少见,在免疫抑制的患者中,该菌属细菌可引起一系列感染。如藤黄微球菌可引起软组织脓肿、化脓性关节炎、脑膜炎和肺炎等。

(三) 实验室检查

1. 标本采集　微球菌属细菌的采集、运输与葡萄球菌相似,对温度和湿度不敏感,易于保存和运输,无需使用特殊方法。

2. 染色镜检　该属细菌为革兰阳性球菌,直径为 0.5~3.5μm,较葡萄球菌稍大。大多呈四联排列,也可呈单个、成对或八叠状排列,或呈不规则聚集,但不成链。罕见运动,无芽胞,在脓液中可产生荚膜[1]。

3. 分离培养　该菌属细菌为需氧菌,对营养要求不高,可在普通培养基上生长。适宜温度为 25~30℃,在血平板上 35℃ 培养 18~24 小时,常形成圆形、突起、光滑、不透明、略小于葡萄球菌的黄色或粉红色的菌落,菌落周围偶见狭窄的绿色溶血环。菌落有黏性,自琼脂平板挑取菌落时易将整个菌落一起挑起,同时不易混悬于盐水中。通常耐盐,可在 5%NaCl 中生长。在液体培养基中呈均匀混浊生长。

4. 生化反应鉴定　色素和菌落形态可作为微球菌属细菌最简便的鉴定方法。该属细菌常形成圆形、凸起、光滑、不透明,有黏性的黄色或粉红色菌落,偶见菌落周围有狭窄的绿色溶血环。有一小部分藤黄微球菌也可以产生奶油白色素。微球菌属对杆菌肽敏感、呋喃唑酮耐药,因此可以与葡萄球菌属细菌相鉴别[13],鉴定流程如图 26-1-5 所示。

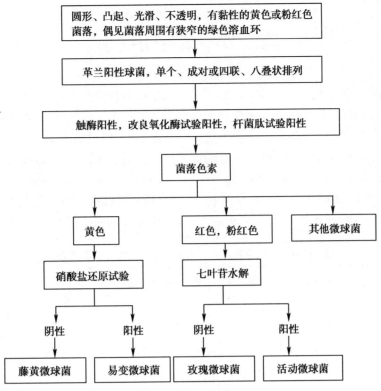

图 26-1-5 微球菌属鉴定流程图

5. 药敏试验 据文献报道,微球菌对大多数作用于革兰阳性菌的抗菌药物(如青霉素、克林霉素、万古霉素等)均敏感[2],这些抗菌药物可用于治疗微球菌感染。

(四)检验结果的解释和应用

微球菌在环境中普遍存在,但引起的感染非常少见,所以对在细菌分离平板上生长的微球菌,首先要根据标本来源、菌落数量、菌落是否生长在接种线上等因素综合判断是污染菌、定植菌还是感染菌。确定感染后,可以使用抗革兰阳性球菌药物治疗。

(马筱玲 丁 丁)

参 考 文 献

1. Versalovic J, Carroll KC, Funke G, et al. Manual of Clinical Microbiology. 10th ed. Washington DC: American Society for Microbiology, 2011

2. Baron EJ, Mark K, Ferraro MJ, et al. Abbreviated Identification of Bacteria and Yeast; Approved Guideline-Second Edition. M35-A2. 2008

3. Murray PR, Baron EJ, Jorgensen JH, et al. Manual of Clinical Microbiology. 9th ed. Washington DC: American Society for Microbiology, 2007

4. Chen LF. The changing epidemiology of methicillin-resistant Staphylococcus aureus: 50 years of a superbug. Am J Infect Control, 2013, 41(5):448-451

5. 王辉,陈宏斌.甲氧西林耐药金黄色葡萄球菌的实验室诊断.中国感染与化疗杂志,2011;11(6):420-422

6. 马筱玲,鲁怀伟,张艳.认识细菌的天然耐药和获得性耐药.中华检验医学杂志,2012,35(8):762-763

7. 卫生部医政司,卫生部合理用药专家委员会.国家抗微生物治疗指南.北京:人民卫生出版社,2012

8. Clinical and Laboratory Standards Institute. M100-S24 Performance standards for antimicrobial susceptibility testing: twenty-Fourth informational supplement. Wayne, PA: CLSI, 2014

9. EUCAST. http:// www. eucast. org/

10. 耐甲氧西林金黄色葡萄球菌感染防治专家委员会.耐甲氧西林金黄色葡萄球菌感染防治专家共识 2011 年更新版.中华实验和临床感染病杂志,2011,5(3):372-384

11. Uhl JR, Adamson SC, Vetter EA, et al. Comparison of Light-Cycler PCR, rapid antigen immunoassay, and culture for detection of group A streptococci from throat swabs. J Clin Microbiol, 2003, 41(1):242-249

12. 丛玉隆.实用检验医学.北京:人民卫生出版社,2009

13. Isenberg HD. Clinical Microbiology Procedures Handbook. 3rd ed. Washington DC: American Society for Microbiology, 2010

第二节 革兰阴性菌

根据细菌在血琼脂平板上的生长特性,需氧革兰阴性菌可分为易生长的和难生长的革兰阴性杆菌两个群。易生长的革兰阴性杆菌是指在血平板上生长良好的、空气培养24小时即形成肉眼可见菌落的细菌,主要包括肠杆菌科(Enterobacteriaceae)、气单胞菌属(Aeromanas)、弧菌属(Vibrio)和非发酵菌(nonfermentating bacilli),鉴定如表26-2-1[1]所示。

难生长的细菌是指一群在普通血平板上难以生长,需加入特殊营养物质或给予特殊培养条件才能生长的细菌,主要包括HACEK菌群、鲍特菌属(Bordetella)、巴斯德菌属(Pasteurella)、布鲁菌属(Brucella)、弗朗西斯菌属(Francisella)等,鉴定流程如图26-2-1[1]所示。临床标本中常见的革兰阴性菌快速鉴定方法如表26-2-2[2]所示。

表 26-2-1 在血平板上生长良好的革兰阴性杆菌鉴定法则

葡萄糖发酵	菌落颜色	氧化酶	6% NaCl	动力	蔗糖	O129敏感试验	细菌种
+	紫色						色素杆菌属
	其他	−	+				麦氏弧菌
			−				除邻单胞菌属以外的其他肠杆菌科细菌
		+	+				弧菌属
			−		+		巴斯德菌属
					−		EF-4b
				+		−	气单胞菌属
						+	邻单胞菌属
−							非发酵菌

注:EF-4b为未命名的非发酵菌

表 26-2-2 临床常见革兰阴性菌快速鉴定方法

细菌名称	初步鉴定方法	附加确证试验	备注
布鲁菌属	1. 细小革兰阴性球杆菌 2. 氧化酶阳性 3. 触酶阳性 4. 麦康凯琼脂上不生长	1. 尿素阳性 2. 吲哚阴性 3. 血平板上不溶血	强传染性,必须在生物安全柜中处理 通常分离自无菌组织和体液 PDA阴性
空肠弯曲菌、大肠弯曲菌	1. 革兰阴性杆菌,似海鸥翅膀状排列 2. 氧化酶阳性 3. 触酶阳性 4. 镜下穿梭样运动	1. 马尿酸盐阳性(空肠弯曲菌) 2. 吲哚酚醋酸盐阳性	必须分离于粪便,42℃弯曲菌选择培养基上生长
人心杆菌	1. 多形态的细小革兰阴性杆菌 2. 氧化酶阳性 3. 触酶阴性 4. 麦康凯琼脂上不生长	1. 吲哚阳性 2. 不溶血	分离自血培养 硝酸盐阴性可确认

细菌名称	初步鉴定方法	附加确证试验	备注
啮蚀艾肯菌	1. 细小革兰阴性杆菌 2. CO_2 环境下在血平板或巧克力琼脂上菌落呈凹陷生长 3. 氧化酶阳性 4. 触酶阴性 5. 麦康凯琼脂上不生长	1. 吲哚阴性 2. 不溶血 3. 特殊的漂白剂气味	如菌落不典型,鸟氨酸阳性
大肠埃希菌	1. 氧化酶阴性 2. 吲哚阳性 3. 革兰阴性杆菌	1. 溶血 2. 乳糖阳性、PYR 阴性 3. MUG 阳性	
土拉热弗朗西斯菌	1. 细小革兰阴性杆菌或球杆菌 2. 氧化酶阴性 3. 触酶阴性或弱阳性 4. 巧克力琼脂上缓慢生长,血平板上不生长	β-内酰胺酶阳性	强传染性,必须在生物安全柜中处理
流感嗜血杆菌	1. 革兰阴性球杆菌 2. 24h 后在巧克力琼脂上生长,血平板或麦康凯琼脂上不生长	ALA 阴性	如果必要,需做卫星试验(可与布鲁菌属和弗朗西斯菌属相鉴别)
金氏金杆菌	1. 革兰阴性球杆菌 2. 氧化酶阳性 3. 触酶阴性 4. 麦康凯琼脂上不生长	血平板上溶血	通常分离自无菌组织和体液
卡他莫拉菌	1. 革兰阴性双球菌 2. 氧化酶阳性 3. 触酶阳性 4. 血平板不溶血,整个菌落可推动	1. 丁酸盐阳性 2. 吲哚酚醋酸盐阳性	
脑膜炎奈瑟菌	1. 革兰阴性双球菌 2. 氧化酶阳性 3. 血平板上呈透亮不溶血菌落	γ-谷氨酰氨肽酶阳性	强传染性,必须在生物安全柜中处理
乳糖奈瑟菌	1. 革兰阴性双球菌 2. 氧化酶阳性 3. 血平板上呈浅灰色不溶血菌落	β-半乳糖苷酶阳性	
淋病奈瑟菌	1. 革兰阴性双球菌 2. 氧化酶阳性 3. 触酶强阳性(30%过氧化氢)	1. γ-谷氨酰氨肽酶阴性 2. β-半乳糖苷酶阴性	必须在淋病奈瑟菌选择琼脂上生长
奇异变形杆菌	1. 菌落迁徙生长 2. 吲哚阴性	如果氨苄西林敏感,无需做其他试验	如果氨苄西林耐药,则奇异变形杆菌为鸟氨酸阳性、麦芽糖阴性;潘氏变形菌为鸟氨酸阴性、麦芽糖阳性
普通变形杆菌	1. 菌落迁徙生长 2. 吲哚阳性	无	
铜绿假单胞菌	1. 氧化酶阳性 2. 吲哚阴性	葡萄气味	在血平板上多有明显的 β-溶血

注:PDA,苯丙氨酸脱氨酶;PYR,吡咯烷酮芳胺酶;MUG,4-甲基伞形酮葡糖苷酸;ALA,5-氨基乙酰丙酸

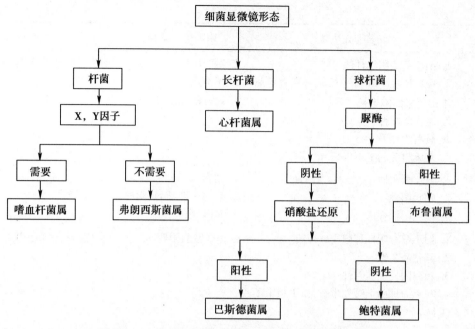

图 26-2-1 血平板上难生长的革兰阴性杆菌鉴定流程图

（马筱玲 丁 丁）

参 考 文 献

1. Versalovic J, Carroll KC, Funke G, et al. Manual of Clinical Microbiology. 10th ed. Washington DC: American Society for Microbiology, 2011.

2. Baron EJ, Mark K, Ferraro MJ, et al. Abbreviated Identification of Bacteria and Yeast; Approved Guideline-Second Edition. M35-A2. 2008.

第三节 肠杆菌科细菌

一、概述

肠杆菌科(*Enterobaetericaeae*)细菌是一大群形态、生物学性状相似的革兰阴性杆菌,在自然界中广泛分布。其中有 4 个属种的细菌对人类有明显的致病作用,他们是大肠埃希菌(*Escherichia coli*)的某些血清型、沙门菌属(*Salmonella*)的某些血清型、志贺菌属(*Shigella*)细菌及鼠疫耶尔森菌(*Yersinia pestis*)。还有一些细菌是与医院感染有关的条件致病菌,如埃希菌属(*Escherichia*)、枸橼酸杆菌属(*Citrobacter*)、克雷伯菌属(*Klebsiella*)、肠杆菌属(*Enterobacter*)、多源菌属(*Pantoea*)、沙雷菌属(*Serratia*)、变形杆菌属(*Proteus*)、普罗威登菌属(*Providencia*)和摩根菌属(*Morganella*)等。肠杆菌科细菌生化反应活泼,能发酵多种糖、醇类化合物。共同的生化反应特征是:葡萄糖发酵(+)、硝酸盐还原(+)、氧化酶(-)(邻单胞菌属除外)、触酶(+)(痢疾志贺菌除外)[1-3]。临床常见肠杆菌科细菌鉴定流程如图 26-3-1[3]所示。

二、埃希菌属

(一) 分类

埃希菌属(*Escherichia*)是肠杆菌科细菌中最常见的菌属。包括 6 个种,分别为:大肠埃希菌(*E. coli*)、蟑螂埃希菌(*E. blattae*)、弗格森埃希菌(*E. fergusonii*)、赫尔曼埃希菌(*E. hermannii*)、不脱胺/凝集埃希菌(*E. adecarboxylata/agglomerans*)和伤口埃希菌(*E. vulneris*),其中大肠埃希菌是其模式菌种。

(二) 致病性

埃希菌属细菌广泛分布于自然界的土壤、水和腐物中,是人体肠道正常菌群,当宿主免疫力降低或

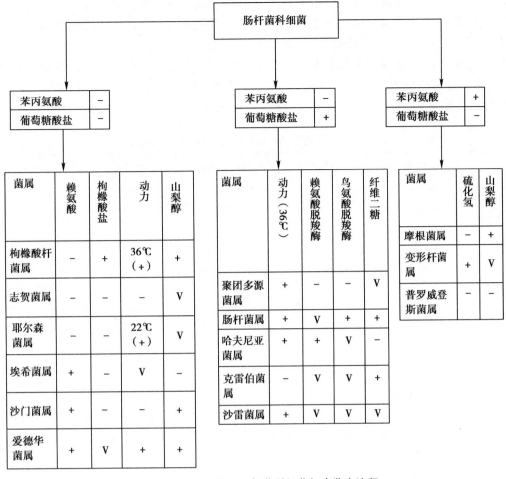

图 26-3-1　临床常见肠杆菌科细菌初步鉴定流程

细菌侵入肠外组织或器官时,可引起肠道外感染。大肠埃希菌的某些致病菌株还可引起肠道感染。

1. 肠道外感染　以泌尿系统感染为主,亦可引起菌血症、腹膜炎、胆道感染、肺炎、新生儿脑膜炎、手术创口感染等,严重者可引起脓毒症。

2. 肠道感染　大肠埃希菌中的致病菌株能引起轻微腹泻至霍乱样严重腹泻,并能引起致死性并发症,如溶血性尿毒综合征(hemolytic uremic syndrome,HUS)。根据其不同的血清型别、毒力和所致临床症状的不同,可将致泻性大肠埃希菌主要分为5种:①肠毒素性大肠埃希菌(enterotoxigenic E. coli,ETEC):是婴幼儿和旅游者腹泻的重要病原菌。②肠致病性大肠埃希菌(enteropathogenic E. coli,EPEC):是婴幼儿腹泻的主要病原菌,主要引起婴幼儿肠道感染,成人少见。③肠侵袭性大肠埃希菌(enteroinvasive E. coli,EIEC):主要侵犯较大儿童和成人,所致疾病很像菌痢,腹泻呈脓血便,有里急后重。④肠出血性大肠埃希菌(enterohemorrhagic E. coil,EHEC):又称产志贺毒素的大肠埃希菌(STEC),多为水源性或食源性感染。EHEC菌株中最具代表性的血清型是O157:H7,是引起HUS的主要病原菌。⑤肠集聚性大肠埃希菌(enteroaggregative E. coli,EAggEC):可引起婴儿持续性腹泻、脱水,偶有血便。

（三）实验室检查

1. 标本采集　肠道外感染可根据临床感染情况采集中段尿液、血液、脓汁、胆汁、脑脊液、痰、分泌液等。肠道感染可采集新鲜、有脓血、黏液部分的粪便,以及沾染粪便的直肠拭子。若粪便标本不能立即送检,应当立即置于转运培养基并冷藏,拭子应保持足够湿度,以便更好分离细菌。

2. 染色镜检　埃希菌属细菌为革兰阴性杆菌,单个或成对存在。多数菌株有周鞭毛,能运动,有菌毛,无芽胞。某些菌株,尤其是从肠外部位分离的菌株,具有荚膜或微荚膜。

3. 分离培养　埃希菌属细菌为需氧或兼性厌氧生长,最适生长温度为35℃,在血琼脂平板和普通琼脂平板上生长良好,营养要求不高,孵育18～

24小时,可形成圆形、扁平、湿润、灰白色,边缘整齐（运动活泼株的菌落边缘可呈枫叶状）、不透明的菌落,有些菌株可产生 β-溶血环,可见粗糙型、中间型或黏液型菌落;赫尔曼埃希菌可产生黄色素。在肠道选择培养基上可形成乳糖发酵型的有色菌落;在伊红亚甲蓝(EMB)平板上,菌落呈蓝紫色并有金属光泽;在中国蓝平板上为蓝色;在 SS 平板上生长不良,胆盐对其有抑制作用,耐受菌株能生长并形成粉红色菌落。

4. 生化反应鉴定 对埃希菌属的鉴定推荐使用商品化鉴定系统,有较高的准确性。属内各种细菌基本生化反应特征见表 26-3-1 所示。

表 26-3-1 埃希菌属内种间生化反应鉴别特征(阳性%)

生化反应	大肠埃希菌	非活跃型大肠埃希菌	弗格森埃希菌	赫尔曼埃希菌	伤口埃希菌	蟑螂埃希菌
D-甘露醇发酵	98	93	98	100	100	0
纤维二糖发酵	2	2	96	97	100	0
吲哚产生	98	80	98	99	0	0
动力	95	5	93	99	100	0
赖氨酸脱羧酶	90	40	95	6	85	100
氰化钾生长	3	1	0	94	15	0
鸟氨酸脱羧酶	65	20	100	100	0	100
丙二酸盐利用	0	0	35	0	85	100

5. 肠道感染标本实验室检查

(1)筛选培养:怀疑大肠埃希菌肠道感染的标本应接种选择性培养基进行筛选,常用的培养基有山梨醇麦康凯培养基(sorbitol MacConkey agar,SMAC)、头孢克肟-亚碲酸钾山梨醇麦康凯培养基(CT-SMAC)和含有 β-葡萄糖醛酸苷酶的培养基(MUG)等,其中以 SMAC 最为常用,可用于 O157 血清型 STEC 的筛选,因为大多数 O157 血清型 STEC 不能发酵利用 D-山梨醇,而 80% 的其他大肠埃希菌可快速发酵 D-山梨醇。根据这一特征,选择性地检测不发酵山梨醇的菌落,可简化 O157 血清型 STEC 的分离工作,节约了抗血清。

也可使用加入洗涤羊血并补充钙离子的培养基(WSBA-Ca)检测细菌产生的肠溶血素,以进行 STEC 的筛选。因为几乎所有的 O157 血清型 STEC 和 60% ~ 80% 的非 O157 血清型 STEC 菌株都产生肠溶血素,而其他大肠埃希菌则产生 α-溶血素。

(2)血清型鉴定:血清型鉴定是建立在 O 抗原和 H 抗原基础上的。针对不同抗原成分制备抗血清,用试管凝聚法检测其抗原。虽然大肠埃希菌有 170 多种 O 抗原和 56 种 H 抗原,但与腹泻相关的血清型是有限的,临床实验室可采用商品化的试剂重点检测与腹泻相关的血清型,如 O157：H7、O111、O26、O145、O128、O103、O91 等血清抗原。

(3)毒力检测:对于在选择性培养基上生长的可疑致泻性大肠埃希菌,应检测各自相应的毒力因子,毒力检测技术包括生物学鉴定(如细胞培养和动物毒力试验,可直接检测细菌产生的毒素)、免疫学方法检测(如免疫印迹、酶联免疫方法,可检测标本中或培养物中细菌的毒素)、基因检测(如 DNA 探针、PCR 扩增等,可检测编码毒素的基因)等。

(4)几种致泻性大肠埃希菌检测方法

1)EPEC:目前没有可用于 EPEC 检测的商业化的试剂和试剂盒。在实验室中鉴定 EPEC 的方法有细胞培养、免疫学试验和核酸检测技术。使用细胞培养可检测菌株的局灶性黏附特征;使用酶联免疫试验可检测黏附因子(EAF)阳性的大肠埃希菌;使用多聚核苷酸探针可检测 eaeA 基因(紧密素基因)或黏附因子(EAF)质粒。

2)ETEC:过去用动物或细胞培养测定 LT 或 ST,较为复杂;目前至少有两种商品化的试剂盒可检测培养上清液中的毒素,一种是竞争性酶联免疫方法,该方法只能检测 ST(ST EIA);另一种是反向被动乳胶凝聚方法(VET-RPLA;美国),可检测 LT 毒素。

3)EIEC:目前没有可用于 EIEC 检测的商业化的试剂。实验室要诊断 EIEC 感染应建立细胞培养方法检测其侵袭力或用分子生物学技术检测 ipaC

或 *ipaH* 等侵袭相关因子,或进行质粒 DNA 电泳,检测与侵袭力相关的 120~140MD 的大质粒。

4)EHEC:O157:H7 血清型多数对山梨醇不发酵或缓慢发酵,可用 SMAC 进行筛选,对可疑菌落再用特异性抗血清分型鉴定。VT 毒素可用 ELISA 法测定,亦可用 PCR 结合基因探针检测 *VT* 基因。

5)EAggEC:可用液体培养-集聚试验(liquid-culture clump aggregation)检测细菌对细胞的黏附性,或用 DNA 探针技术测定 *east* 基因。

6. 药敏试验　对于肠道外感染的大肠埃希菌均需要做药敏试验,试验药物的选择、方法和解释依照美国 CLSI M100 等文件执行[4]。近年来 CLSI 修改了肠杆菌科细菌对三代/四代头孢和碳青霉烯类抗菌药物的折点,临床实验室应使用新的折点解释药敏试验结果。可参照 EUCAST 的折点和药敏试验解释[5]。

（四）检验结果的解释和应用

对于血性腹泻的患者,当临床实验室获得 O157 血清型 EHEC 或非 O157 血清型 EHEC 感染诊断结果后应立即报告临床医生。对于可疑的暴发时应向卫生行政部门和上级疾病预防控制机构报告。致泻性大肠埃希菌对抗菌药物很少耐药,使用抗生素治疗可减轻 ETEC、EPEC 感染的症状,缩短病程,但对大肠埃希菌 O157:H7 感染的疗效尚不确定,一般不用止泻药和抗菌药物,因为使用药物可能促使毒素释放,增加发生溶血性尿毒综合征的危险,对于这类患者而言,补液尤为重要。

对引起单纯性下尿路感染(如膀胱炎)的大肠埃希菌,宜选药物是呋喃妥因、复方新诺明、氟喹诺酮类和口服头孢类抗菌药物。对于复杂性尿路感染的治疗,首选药物为阿莫西林克拉维酸钾、氨苄西林舒巴坦、二代或三代头孢菌素、氟喹诺酮类等。需要注意的是,在我国大多数教学医院里大肠埃希菌对氟喹诺酮类药物的耐药率超过 50%,因此必须根据细菌药敏试验结果选用抗菌药物。

对于大肠埃希菌引起的非尿路感染,首选三、四代头孢菌素进行治疗。但目前医院获得性感染的大肠埃希菌约 70% 可通过产超广谱 β-内酰胺酶(ESBLs)而对三代、四代头孢菌素耐药[6],对于产 ESBL 的大肠埃希菌可选择碳青霉烯类(亚胺培南、美罗培南、帕尼培南、厄他培南)或含酶抑制剂的复合制剂(哌拉西林/他唑巴坦、头孢哌酮/舒巴坦、替卡西林/克拉维酸)或其他药敏试验显示敏感的药物进行治疗。对于碳青霉烯耐药的大肠埃希菌可能有效的抗菌药物有替加环素、黏菌素或多黏菌素[7,8]。

三、志贺菌属

（一）分类

志贺菌属(*Shigella*)是人类细菌性痢疾的病原菌。用特异性抗血清可将其分为 4 个血清群:A 群为痢疾志贺菌(*S. dysenteriae*)、B 群为福氏志贺菌(*S. flexneri*)、C 群为鲍氏志贺菌(*S. boydii*),D 群为宋内志贺菌(*S. sonnei*),其模式种为福氏志贺菌[3]。

（二）致病性

人和其他灵长目动物是志贺菌属细菌唯一的自然宿主。大多数菌属细菌的感染都是通过人-人方式传播,但摄入被污染的水和食物也可引起感染。四群志贺菌均可引起细菌性痢疾,简称菌痢,有急性(包括急性中毒性菌痢)和慢性两种类型。典型的急性菌痢表现为腹痛、腹泻、脓血黏液便、里急后重、发热等症状,便中含有大量的血、黏液和白细胞。对于小儿患者,志贺菌感染常可引起中毒性菌痢,患儿常无明显的腹泻症状而表现为全身中毒症状,可迅速发生循环及呼吸衰竭,若抢救不及时往往造成死亡。四种志贺菌中,痢疾志贺菌引起的菌痢最为严重,死亡率可高达 20%,而其他志贺菌引起的感染则相对较轻,具有自限性并且很少致死(老人和婴儿例外)。我国以福氏志贺菌和宋内志贺菌引起的菌痢最为多见。

（三）实验室检查

1. 标本采集　尽可能在发病早期及治疗前采集新鲜粪便,选择脓血便或黏液便,必要时可用肛拭子采集。粪便标本应迅速送检。若不能及时送检,宜将标本保存于 30% 甘油缓冲盐水或专门运送培养基内。

2. 染色镜检　志贺菌属细菌为革兰阴性杆菌,菌体短小,大小为 $(0.7 \sim 1.0)\ \mu m \times (1 \sim 3)\ \mu m$,无芽胞、无荚膜、无鞭毛、不运动、有菌毛。

3. 分离培养　志贺菌属为需氧和兼性厌氧菌,对营养无特殊要求。在普通营养琼脂平板上生长,形成中等大小、半透明的光滑型菌落,在血平板上形成灰白色、半透明、表面光滑湿润、边缘整齐、不溶血、中等大小菌落。分离志贺菌属一般使用弱选择培养基,如麦康凯培养基;而应谨慎使用强选择的

SS 培养基,因为它可抑制一些痢疾志贺菌的生长。志贺菌属在肠道鉴别培养基上形成不发酵乳糖、光滑、无色、透明的菌落。

4. 生化反应鉴定 接种于麦康凯平板上的粪便标本,分离出无色、透明的小菌落为可疑志贺菌,需进一步做生化反应和血清学鉴定,与沙门菌属及其他革兰阴性杆菌相鉴别,推荐使用商品化的细菌鉴定系统(包括编码鉴定和仪器鉴定)。属内鉴定如表 26-3-2 所示。

表 26-3-2 志贺菌属种间生化反应鉴别特征(阳性%)

生化反应	痢疾志贺菌	福氏志贺菌	鲍氏志贺菌	宋内志贺菌
鸟氨酸脱羧酶	0	0	2	98
D-甘露醇	0	95	97	99
吲哚产生	45	50	25	0
半乳糖苷酶	30	1	10	90

5. 血清学鉴定 志贺菌主要有 O 和 K 两种抗原。O 抗原是血清学分类的依据,可将志贺菌分为 4 个血清群和 40 余个血清型(含亚型)。K 抗原在血清学分型上无意义,但可阻止 O 抗原与相应抗血清的凝集反应,如果分离的细菌生化鉴定符合志贺菌,而与多价和 C 群血清均不凝聚,应考虑为 K 抗原的阻断作用,可通过将菌液煮沸破坏 K 抗原后重复进行 O 抗原凝聚试验。

6. 分子生物学检验 多种分子生物学方法已用于志贺菌属细菌的快速检测,包括大肠杆菌素分型(尤其是宋内志贺菌)、质粒分析、限制性片段长度多态性分析、PFGE 和核糖分型。

7. 药敏试验 对于志贺菌属细菌,CLSI 建议选用氨苄西林、一种喹诺酮类药物和磺胺甲噁唑/甲氧苄啶作为常规药敏试验和报告。具体操作方法及判断标准应依照美国 CLSI M100 等文件执行。

(四)检验结果的解释和应用

志贺菌属细菌是引起夏秋季急性腹泻的重要病原菌,对公众健康造成严重威胁。如果生化或血清学鉴定符合志贺菌,应及时报告。若生化反应符合志贺菌,但血清学鉴定为阴性的菌株,尤其是从痢疾样症状患者粪便中分离的菌株,可能为志贺菌属的新血清型,应送参比实验室做进一步鉴定。

对志贺菌属引起的细菌性肠炎,宜选药物为氟喹诺酮类和磺胺甲噁唑/甲氧苄啶,备选药物包括氨

苄西林、头孢曲松、头孢噻肟、头孢克肟[7-8]。志贺菌属细菌对氨苄西林、复方新诺明、四环素等药物的耐药率不断上升并呈现多重耐药现象。有文献报道,志贺菌对常用的治疗药物氨苄西林、喹诺酮类等抗生素的耐药率均在 50% 以上。

四、沙门菌属

(一)分类

沙门菌属(*Salmonella*)包括两个种:肠沙门菌(*S. enterica*)和邦戈沙门菌(*S. bongori*)[9]。肠沙门菌又分为六个亚种:亚种 I 为肠沙门菌肠炎亚种(*S. enterica subsp. enterica*),亚种 II 为肠道沙门菌萨拉姆亚种(*S. enterica subsp. salamae*),亚种 IIIa 为肠道沙门菌亚利桑那亚种(*S. enterica subsp. arizonae*),亚种 IIIb 为肠道沙门菌双相亚利桑那亚种(*S. enterica subsp. diarizonae*),亚种 IV 为肠道沙门菌豪顿亚种(*S. enterica subsp. houtenae*),亚种 VI 为肠道沙门菌印第卡亚种(*S. enterica subsp. indica*)。绝大多数临床标本中分离的沙门菌属于亚种 I。

(二)致病性

沙门菌属细菌广泛分布于自然界,少数菌种对宿主有选择性,绝大多数对人和动物均适应,可寄居在哺乳类、爬行类、鸟类、昆虫及人的胃肠道中[3]。其血清型在 2500 种以上,某些血清型能引起人类疾病,如沙门菌伤寒血清型(*S. ser. Typhi*);有些血清型仅能引起动物疾病,如沙门菌鸡白痢血清型、沙门菌马流产血清型;而有些血清型既能引起人类疾病,也能引起动物疾病,如沙门菌猪霍乱血清型(*S. ser. Choleraesuis*)。沙门菌可致多种感染,轻者为自愈性胃肠炎,重者可引起致死性伤寒。典型临床表现为稽留高热、表情淡漠、皮疹、相对缓脉、肝脾肿大和消化系统症状。

(三)实验室检查

1. 标本采集 根据疾病的类型、病情和病程的不同而分别采集不同的标本进行细菌学检验,可提高细菌培养阳性率。发病第 1 周取血,第 2、3 周取粪便,第 3 周可取尿液,全病程均可取骨髓做细菌培养。血清学实验应在病程的不同时期分别采集 2~3 份标本。

2. 染色镜检 沙门菌属细菌为革兰阴性杆菌,大小为(0.7~1.5)μm×(2.0~5.0)μm,一般无荚膜,不产芽胞。除鸡沙门菌和雏沙门菌个别亚种外,大多有周身鞭毛、有动力。

3. 分离培养 沙门菌属细菌为需氧和兼性厌氧,对营养要求不高。在普通营养平板上形成中等大小、无色半透明的光滑型,边缘整齐菌落。在中国蓝、麦康凯、SS、EMB 等肠道鉴别培养基上形成乳糖不发酵的无色、透明或半透明琥珀色菌落、边缘整齐。产 H_2S 菌株在 SS 平板形成中心黑色的菌落,在 HE 平板上菌落呈蓝色或蓝绿色,大部分菌落中央呈黑色(产 H_2S 菌株)。

4. 细菌生化反应鉴定 在肠道选择培养基上生长的无色透明或半透明的菌落,或中心为黑色的菌落,涂片染色为革兰阴性杆菌,发酵葡萄糖产酸、产气,触酶阳性、氧化酶阴性的细菌可初步鉴定为沙门菌属,沙门菌属细菌种和亚种间生化反应如表 26-3-3 所示。

表 26-3-3 沙门菌种和亚种间生化反应鉴别特征

生化反应	肠沙门菌肠亚种	肠沙门菌撒拉姆亚种	肠沙门菌亚种利桑那亚种	肠沙门菌双相亚利桑那亚种	肠沙门菌豪顿亚种	肠沙门菌因迪卡亚种	邦戈沙门菌
丙二酸盐利用	-	+	+	+	-	-	-
半乳糖醛酸发酵	-	+	-	+	+	+	+
β-半乳糖苷酶	-	-	+	+	-	D	+
KCN 生长	-	-	-	-	+	-	+
卫矛醇发酵	+	+	-	-	-	D	+
明胶水解	-	+	+	+	+	+	+
黏液酸盐发酵	+	+	-	-	-	+	+
酒石酸盐	+	-	-	-	-	-	-
水杨苷发酵	-	-	-	-	-	-	-
山梨醇发酵	+	+	+	+	-	-	+

注:+:阳性率≥90%,-:阳性率≤10%,D:阳性率10%~90%

5. 血清学分型 生化鉴定为疑似沙门菌属的细菌,应采用血清分型鉴定,常用的血清有 O 多价血清(含 A~F 组)和 O、H、Vi 抗原因子血清,临床分离的沙门菌属细菌大多属于 A~F 群。

6. 血清学诊断试验 现已证明使用肥达试验检测患者体内抗沙门菌 O 和 H 抗原的血清凝集抗体有较高的假阳性和假阴性,并且不能对感染病例进行确诊。目前有两个快速血清学诊断试验已被证明比肥达试验更有价值,一种是 TUBEX(IDL Biotech,Sollentuna,瑞典),另一种是 TyphiDot(Malaysian Bio-Diagnostics Research Sdn. Bhd., Kuala Lumpur,马来西亚)。此外,针对沙门菌感染者血液中 LPS 和外膜蛋白抗体检测,也可作为肥达试验的替代方法。

7. 药敏试验 对于粪便中分离的沙门菌属细菌只有氨苄西林、喹诺酮类药物和磺胺异噁唑/甲氧苄啶可用于常规试验和报告,对于胃肠外分离的沙门菌还要测试并报告氯霉素及三代头孢菌素的结果。临床需要时,可进行阿奇霉素药敏试验。药敏试验具体操作方法及判断标准参照应依照美国 CLSI M100 等文件执行。

(四)检验结果的解释和应用

从临床标本中分离出的沙门菌需进一步做血清凝集试验以确定血清型,一旦确诊需立即报告给临床医师,并进行肠道传染病的登记和上报。

适宜的抗菌药物治疗对于具有侵袭力的沙门菌感染及伤寒是非常关键的。未经治疗的伤寒病例死亡率大于 10%,而接受合适抗菌药物治疗后,伤寒的死亡率小于 1%。中国 CHINET 公布的数据显示伤寒沙门菌、副伤寒甲沙门菌、肠炎沙门菌和鼠伤寒沙门菌对氨苄西林的耐药率分别为 57.1%、8.8%、64.5% 和 73.3%。针对磺胺甲噁唑/甲氧苄啶,鼠伤寒沙门菌的耐药率为 51.3%,其他沙门菌的耐药率均<20.0%。针对氯霉素,副伤寒甲沙门菌和肠炎沙门菌的耐药率<10.0%,而伤寒沙门菌和鼠伤寒沙门菌的耐药率≥50.0%。针对喹诺酮类抗菌药物,所有沙门菌属细菌对奈啶酸的耐药率>70%,而对环丙沙星的耐药率<10%。临床对于肠炎沙门菌引起的

菌血症,首选抗菌药物为环丙沙星、头孢曲松、磺胺甲噁唑/甲氧苄啶,备选药物为左氧氟沙星、氧氟沙星等。其他沙门菌引起的脓毒症,首选药物为头孢曲松,备选药物为氟喹诺酮类[7-8]。

五、耶尔森菌属

(一) 分类

耶尔森菌属(*Yersinia*)有 15 个种和 2 个亚种,包括小肠结肠炎耶尔森菌(*Y. enterocolitia*)、假结核耶尔森菌(*Y. pseudotuberculosis*)、鼠疫耶尔森菌(*Y. pestis*)、弗氏耶尔森菌(*Y. frederiksenii*)、中间耶尔森菌(*Y. intermedia*)、克氏耶尔森菌(*Y. kristensenii*)、阿氏耶尔森菌(*Y. aldovae*)、伯氏耶尔森菌(*Y. bercovieri*)、莫氏耶尔森菌(*Y. mollaretii*)、罗氏耶尔森菌(*Y. rohdei*)和鲁氏耶尔森菌(*Y. ruckeri*)等。其中小肠结肠炎耶尔森菌(*Y. enterocolitia*)包括小肠结肠炎耶尔森菌小肠结肠炎亚种(*Y. enterocolitia subsp. enterocolitia*)、小肠结肠炎耶尔森菌古北区亚种(*Y. enterocolitia subsp. Palearctica*)[3]。

(二) 致病性

鼠疫耶尔森菌可引起鼠疫,是我国甲类传染病。人对鼠疫耶尔森菌的易感性没有年龄和性别的差异,细菌侵入机体后可引起全身中毒症状并在心血管、淋巴系统和实质器官表现出特有的出血性炎症,有 3 种常见的临床类型:①腺鼠疫:表现为局部淋巴结(多为腹股沟淋巴结)的肿胀,继而发生坏死和脓肿;②败血型:由细菌侵入血流大量繁殖所致,此型最为严重,可出现高热,体温高达 40℃,皮肤黏膜出现小出血点,若不及时抢救,可在 2~3 天内死亡;③肺鼠疫:原发性肺鼠疫多由呼吸道传染所致,继发性肺鼠疫由腺鼠疫、败血型鼠疫转变而成,患者出现高热咳嗽、痰中带血并含有大量鼠疫耶尔森菌,死亡率极高。

小肠结肠炎耶尔森菌感染以水性腹泻为特征,有时可引起血性腹泻。假结核耶尔森菌感染引起的腹泻较少见,典型症状是回肠盲端炎症,肠系膜淋巴结炎及假性阑尾炎,尤其常见于儿童。小肠结肠炎耶尔森菌和假结核耶尔森菌的某些菌株的菌体抗原与人机体组织有共同抗原,可刺激机体产生自身抗体而引起自身免疫性疾病。特别是在表现为组织相容性抗原 HLA-B27 阳性的患者,可引起活动性关节炎、心肌炎、甲状腺炎、肾小球肾炎及结节性红斑等。

(三) 实验室检查

1. 标本采集 鼠疫耶尔森菌可根据感染部位不同而采集淋巴结穿刺液、血液或痰液等标本,尸检应选取病变明显处组织,如心、肝、肺和淋巴结等。小肠结肠炎耶尔森菌感染,因临床类型不同,可采集血液、尿液、粪便等标本。

鼠疫耶尔森菌的传染性极强,采集标本时应严格遵守生物安全操作规程,并采取严密的个人防护。应在生物安全Ⅲ级实验室内进行,操作人员应穿隔离衣、戴手套和防毒面罩,以免接触皮肤和吸入气溶胶。所有试验材料均应高压灭菌消毒。

2. 染色镜检 鼠疫耶尔森菌为革兰阴性直杆菌或球杆状,散在排列,两端钝圆,两极浓染,有荚膜,无芽胞,25℃和35℃培养均无鞭毛。在新鲜的内脏压印标本中形态典型,可见到吞噬细胞内外均有鼠疫耶尔森菌。除鼠疫耶尔森菌以外,其他耶尔森菌一般为球杆菌,部分菌株有双极浓染,在35℃培养无动力、无芽胞、无荚膜。22~25℃培养可生长周鞭毛,有动力。在陈旧性病灶及腐败材料中可见多形性的鼠疫耶尔森菌。在陈旧培养基或在高盐琼脂上生长也可呈多形态,如球状、棒状或哑铃状等。

3. 分离培养 鼠疫耶尔森菌为兼性厌氧,在普通营养平板上可生长,但发育缓慢。在血平板上最适生长温度为 27~29℃,最适 pH 为 6.9~7.2。在 28~30℃培养生长的菌落,表面干燥,容易刮下,并易混悬于水中,37℃培养生长的菌落,柔软、表面黏稠,难以刮下,在盐水中不易混匀。在含血液、血清或心浸液的弱碱性培养基上 37℃培养可产生荚膜样物质,多不溶血。在肠道选择培养基上呈不发酵乳糖的小菌落。在肉汤培养基中开始混浊生长,24 小时后逐渐形成絮状沉淀,48 小时后逐渐形成菌膜,稍加摇动后菌膜呈钟乳石状下垂,此种生长特征有一定的鉴别诊断意义。

小肠结肠炎耶尔森菌在 4~40℃均能生长,但只有在 20~28℃生长才能表现其特征,在普通营养平板上生长良好。在血平板上,菌落直径为 1~2mm,圆形、光滑、凸起、容易乳化,某些菌株在 22℃培养时,菌落周围出现溶血环。可以在含胆盐的肠道选择性培养基上生长形成不发酵乳糖的无色、透明或半透明、扁平、较小的菌落(在麦康凯平板上生长良好,在伊红亚甲蓝和 SS 平板上生长较差)。在液体培养基中生长呈混浊或透明,表面有白色膜,管底有沉淀。

4. 生化反应鉴定 对耶尔森菌属细菌的鉴定推荐使用商品化的鉴定系统。在血平板上,37℃培养形成表面黏稠的菌落;在肉汤培养基中生长,呈"钟乳石状"现象等有助于鼠疫耶尔森菌的初步鉴定。25℃培养动力(+)、37℃培养动力(-);有嗜冷性,4℃可生长;25℃ VP 试验(+)、37℃ VP 试验(-)可初步鉴定为小肠结肠炎耶尔森菌。属内鉴定如表26-3-4 和表26-3-5 所示。

表 26-3-4 耶尔森菌属的种间鉴别特征(25℃,48h)

生化反应	鼠疫耶尔森菌	假结核耶尔森菌	克氏耶尔森菌	伯氏耶尔森菌	罗氏耶尔森菌	莫氏耶尔森菌	阿氏耶尔森菌	小肠结肠炎耶尔森菌	中间耶尔森菌	弗氏耶尔森菌
动力	−	+	+	+	+	+	+	+	+	+
VP	−	−	−	−	−	−	+	+	+	+
蔗糖发酵	−	−	−	+	+	+	−	+	+	+
山梨醇发酵	−	−	+	−	+	+	−	D	+	+
枸橼酸盐	−	−	−	−	+	−	D	−	+	D
蜜二糖发酵	D	+	−	−	D	−	−	−	+	−
鼠李糖	−	+	−	−	−	−	+	−	+	+
吲哚产生	−	−	D	−	−	−	−	D	+	+
鸟氨酸脱羧酶	−	−	+	+	+	+	+	+	+	+
尿素	−	+	+	+	+	+	+	D	+	+
纤维二糖发酵	−	−	+	+	+	+	−	+	+	+

注:+:阳性率≥90%,−:阳性率≤10%,D:阳性率10%~90%

表 26-3-5 耶尔森菌属种间鉴别特征(37℃)(阳性%)

生化反应	弗氏耶尔森菌	中间耶尔森菌	小肠结肠炎耶尔森菌	罗氏耶尔森菌	伯氏耶尔森菌	莫氏耶尔森菌	克氏耶尔森菌	阿氏耶尔森菌	鼠疫耶尔森菌	假结核耶尔森菌	鲁氏耶尔森菌
蔗糖发酵	100	100	95	100	100	100	0	20	0	0	0
吲哚产生	100	100	50	0	0	0	30	0	0	0	0
鸟氨酸脱羧酶	95	100	95	25	80	80	92	40	0	0	100
水杨苷发酵	92	100	20	0	20	20	15	0	70	25	0
D-山梨醇发酵	100	100	99	100	100	100	100	60	50	0	50
L-鼠李糖发酵	99	100	1	0	0	0	0	0	1	70	0
麦芽糖发酵	100	100	75	0	100	60	100	0	80	95	95
D-木糖发酵	100	100	70	38	100	60	85	40	90	100	0
纤维二糖发酵	100	96	75	25	100	100	100	0	0	0	5
七叶苷水解	85	100	25	0	20	0	0	0	50	95	0
蜜二糖发酵	0	80	1	50	0	0	0	0	20	70	0
D-阿拉伯醇发酵	100	45	40	0	0	0	45	0	0	0	0
甘油发酵	85	60	90	38	0	20	70	0	50	50	30
酒石酸盐	55	88	85	100	100	100	40	100	0	50	30
尿素	70	80	75	62	60	20	77	60	5	95	0
β半乳糖苷酶	100	90	95	50	80	20	70	0	50	70	50

5. 筛选培养 由于耶尔森菌属细菌发酵蔗糖，并且与多数肠杆菌科细菌相比生长较为缓慢，某些选择性培养基被推荐用于从非无菌部位筛选培养耶尔森菌属细菌。小肠结肠炎耶尔森菌的选择性培养基有头孢磺啶氯苯酚-新生霉素（CIN）琼脂平板以及沙门菌属-志贺菌属-去氧胆酸钠氯化钙琼脂平板。

6. 分子生物学检验 鼠疫耶尔森菌感染可使用荧光抗体染色法或酶联免疫吸附法检测 F1 抗原，或使用 PCR 方法检测 pla（胞质素原活化因子蛋白）和 caf1（F1 抗原）基因作为推断性诊断的快速且敏感的方法。检测小肠结肠炎耶尔森菌和假结核耶尔森菌，可使用 PCR 方法或菌落斑点杂交法检测某些定位在染色体、质粒上的毒力基因，如侵袭素基因（inv）、黏附侵袭位点基因（ail）、小肠结肠炎耶尔森菌耐热性肠毒素基因（yst）、耶尔森菌黏附素基因（yadA）及毒力基因（virF）等。

7. 血清学试验 对于怀疑鼠疫耶尔森菌感染患者可取患者急性期和恢复期的血清，如果 F1 抗原的特异性抗体滴度≥1：10，可作出疑似感染的诊断；若恢复期血清的抗体滴度出现 4 倍或以上的升高，则具有确证意义。小肠结肠炎耶尔森菌和假结核耶尔森菌感染引起的活动性关节炎主要与 IgA 抗体形成有关，可以使用 ELISA 法或免疫斑点试验检测针对分泌蛋白（Yops）的抗体，目前检测小肠结肠炎耶尔森菌和假结核耶尔森菌的免疫斑点试验已有商品化的试剂盒（DPC Biermann GmbH，德国）。

8. 药敏试验 因为存在生物安全风险，临床实验室无需对鼠疫耶尔森菌常规进行药敏试验。如需进行药敏试验，具体操作方法及判断标准参照 CLSI M45 文件执行[10]。其他耶尔森菌可参照美国 CLSI M100 等文件执行。

（四）检验结果的解释和应用

根据临床标本涂片染色观察到典型的形态，再结合相关临床症状，可初步建立鼠疫的诊断；分离到病原菌以及检测到特异的毒力因子，则可确诊。一旦做出鼠疫的初步诊断或确诊应立即通知临床医师并通报疾病预防控制中心。从粪便标本中分离出小肠结肠炎耶尔森菌或假结核耶尔森菌，一般无需做进一步检验和报告，但如果患者伴有不明原因的肠炎、持续腹痛，且未检出其他肠道致病菌则考虑可能为致病菌。从血或无菌体液中分离出耶尔森菌属细菌都是有临床意义的。

鼠疫耶尔森菌应强行使用抗菌药物早期治疗，不治疗的患者死亡率可达 50% 以上。庆大霉素和链霉素是治疗感染的首选药物。暴露后预防一般选用多西环素。鼠疫耶尔森菌的耐药性问题尚未引起关注，但近年来发现，由可传递质粒介导的多重耐药菌株，表现为对氨苄西林、氯霉素、卡那霉素、链霉素、四环素和磺胺类抗生素广泛耐药[7-8]。

小肠结肠炎耶尔森菌和假结核耶尔森菌引起的肠道感染，绝大多数可以自愈，不需要特殊治疗。对于小肠结肠炎或肠系膜腺炎患者，尤其是免疫抑制患者，一般首选磺胺甲噁唑/甲氧苄啶、庆大霉素、氟喹诺酮类、多西环素治疗；对于脓毒症患者，首选庆大霉素，对于假结核耶尔森菌感染首选阿莫西林进行治疗。

六、克雷伯菌属和拉乌尔菌属

（一）分类

克雷伯菌属（Klebsiella）有 9 个种和 3 个亚种，分别为：肺炎克雷伯菌（K. pneumoniae）、产酸克雷伯菌（K. oxytoca）、解鸟氨酸克雷伯菌（K. ornithinolytica）、植生克雷伯菌（K. planticola）、土生克雷伯菌（K. terrigena）、肉芽肿克雷伯菌（K. granulomatis）、新加坡克雷伯菌（K. Singaporensis）、运动克雷伯菌（K. mobilis）和 K. variicola 等。其中肺炎克雷伯菌（K. pneumoniae）包括肺炎克雷伯菌肺炎亚种（K. pneumoniae subsp. pneumoniae）、肺炎克雷伯菌臭鼻亚种（K. pneumoniae subsp. azaenae）、肺炎克雷伯菌鼻硬结亚种（K. pneumoniae subsp. rhinoscleromatis）。根据 16S rRNA 和 rpoB 基因序列的不同，现有学者建议将解鸟氨酸克雷伯菌、植生克雷伯菌和土生克雷伯菌从克雷伯菌属中划开，建立一个新菌属为"拉乌尔菌属"（Raoultella），分别命名为解鸟氨酸拉乌尔菌（R. ornithinolytica）、植生拉乌尔菌（R. planticola）和土生拉乌尔菌（R. terrigena）[3]。

（二）致病性

克雷伯菌通常存在于人体的体表、鼻咽部及肠道等处，其中肠道是该菌属细菌定植的常见部位，粪便污染是造成患者感染的重要来源，约 1/3 的成人患者粪便中含有克雷伯菌，且在住院患者和使用抗生素的成人中细菌携带率会增加 3 倍，儿童粪便的细菌携带率高达 90%~100%。

肺炎克雷伯菌在临床标本中较常见，当机体免疫力降低或长期大量使用广谱抗菌药物导致菌群失调时可引起感染，常见感染有肺炎、泌尿道和创伤感染，有时引起严重的脓毒症、脑膜炎、腹膜炎等。有荚膜的 K1 型肺炎克雷伯菌是社区获得性肝脓肿的主要病原菌,常发生于 50~60 岁的亚裔男性。肺炎克雷伯菌的某些克隆株,如鼻硬结克雷伯菌株、臭鼻克雷伯菌株(有观点认为是肺炎克雷伯菌的克隆株,而不是亚种)可引起鼻硬结和萎缩性鼻炎(臭鼻症)。萎缩性鼻炎仅限在鼻部,但鼻硬结可能蔓延到气管和喉部,这两种疾病多发于热带地区,并且由人-人传播。肺炎克雷伯的另一个克隆株——肉芽肿克雷伯菌(*Klebsiella granulomatis*)(也有观点认为是克隆株,而非独立的种)是杜诺凡病(donovanosis)或腹股沟肉芽肿的病原体,病变特征为慢性外阴溃疡,它也主要发生在热带国家,通过性行为传播,人是唯一的宿主。产酸克雷伯菌可产生不耐热毒素,另外已有学者逐渐认识到该菌引起的抗生素相关性出血性肠炎与使用 β-内酰胺类抗生素相关。

(三)实验室检查

1. 标本采集 根据临床表现、感染部位,采集脓液、伤口分泌物、血液、脑脊液、尿液、痰液、残留食物和肛拭子等。

2. 染色镜检 克雷伯菌属细菌为革兰阴性球杆菌,单个、成对或短链状排列。菌体呈卵圆形或球杆状,可呈多形性,有时可见长丝体,无鞭毛,无芽胞,细胞外包裹较厚的荚膜多糖,多数菌株有菌毛。

3. 分离培养 克雷伯菌属细菌为兼性厌氧,营养要求不高,在普通营养平板和血平板上生长的菌落较大,灰白色,呈黏稠状,光亮、相邻菌落易于相互融合,以接种环挑取时易拉成丝,此特征有助于鉴别。该菌属细菌能耐受胆盐,在肠道鉴别培养基上形成乳糖发酵型的菌落,菌落颜色与大肠埃希菌相似,但色泽较淡。肺炎克雷伯菌、产酸克雷伯菌均形成大菌落,48 小时后易融合成片,形成胶水样菌苔。

4. 生化反应鉴定 在普通营养平板和血平板上生长可形成典型的黏液性菌落,有拉丝现象;无动力。细菌形态呈球杆状,有多形性,荚膜肿胀试验阳性是该菌属的特征,有助于细菌初步鉴定,与其他肠杆菌科细菌间的鉴别推荐使用商品化鉴定系统。属内鉴定如表 26-3-6 所示。

表 26-3-6 克雷伯菌属和拉乌尔菌属的鉴定

菌种	Ind	ODC	VP	Mal	ONPG	10℃生长	44℃生长	D-松三糖发酵产酸
解鸟氨酸拉乌尔菌	+	+	V	+	+	+	NA	NA
产酸克雷伯菌	+	−	+	+	+	−	+	−
肺炎克雷伯菌臭鼻亚种	−	−	−	−	V	NA	NA	NA
肺炎克雷伯菌	−	−	+	+	+	−	+	−
肺炎克雷伯菌鼻硬结亚种	−	−	+	−	+	NA	NA	NA
植生拉乌尔菌	V	−	+	+	+	+	−	−
土生拉乌尔菌	−	−	+	+	+	−	−	+

注:Ind:吲哚试验;ODC:鸟氨酸脱羧酶试验;Mal:丙二酸试验;ONPG:邻硝基苯基-β-D-吡喃半乳糖苷试验;+:阳性率≥90%,−:阳性率≤10%,V:阳性率 10%~90%;NA:不确定

5. 血清学和分子生物学检验 本菌属与类似菌属的鉴别可用特异性抗血清进行荚膜肿胀试验加以确认。一些分子生物学技术,包括质粒分析、核糖分型、脉冲场凝胶电泳(PFGE)等,也被应用于克雷伯菌属细菌的分型检测。

6. 药敏试验 可用纸片扩散法和 MIC 法进行药敏试验,抗菌药物选择和试验结果解释依照美国 CLSI M100 等文件执行。

(四)检验结果的解释和应用

从痰液标本中分离出的肺炎克雷伯菌,需要结合涂片染色、临床病史、细菌的数量和纯度来综合判断。从出血性肠炎患者粪便标本中培养出的产酸克雷伯菌呈优势生长,具有临床意义。从鼻腔组织、分泌物或痰液中分离出的鼻硬结克雷伯菌、臭鼻克雷伯菌和从外阴溃疡标本中分离的肉芽肿克雷伯菌均具有重要的临床意义。

治疗肺炎克雷伯菌引起的单纯性尿路感染,宜

选用呋喃妥因、复方新诺明、氟喹诺酮类和口服头孢类抗菌药物。治疗肺炎克雷伯菌引起的非尿路感染,首选三、四代头孢菌素。但目前大型综合性医院获得性感染的肺炎克雷伯菌中 40%~50% 对三代、四代头孢菌素耐药,其主要耐药机制为产超广谱 β-内酰胺酶,对于产 ESBL 的肺炎克雷伯菌感染可选择碳青霉烯类(亚胺培南、美罗培南、帕尼培南、厄他培南)或含酶抑制剂的复合制剂(哌拉西林-他唑巴坦、头孢哌酮-舒巴坦、替卡西林-克拉维酸)或其他药敏试验显示敏感的药物进行治疗。近年来,对亚胺培南耐药的产 KPC 酶的肺炎克雷伯菌在我国已屡见报道,这一类细菌对临床常用抗生素全部耐药,仅对多黏菌素、黏菌素和替加环素敏感[7-8]。

七、肠杆菌属、枸橼酸杆菌属、沙雷菌属、变形杆菌属

(一)分类

1. 肠杆菌属(*Enterobacter*) 有 21 个种和 2 个亚种,临床常见的有产气肠杆菌(*E. aerogenes*)、阴沟肠杆菌(*E. cloacae*)、阿氏肠杆菌(*E. asburiae*)、癌生肠杆菌(*E. cancerogenus*)、河生肠杆菌生物群 1(*E. aminigenus biogroup*1)、阪崎肠杆菌(*E. sakazaki*)等。一般临床分离的阴沟肠杆菌其实是阴沟肠杆菌复合群,包含阴沟肠杆菌(*E. cloacae*)、阿氏肠杆菌(*E. asburiae*)、霍氏肠杆菌(*E. hormaechei*)和溶解肠杆菌(*E. dissovens*)等菌种。近年来,根据 DNA 同源性不同,将阪崎肠杆菌从肠杆菌属中分离出来,归属于一个新的菌属,即克罗诺菌属(*Cronobacter*),而将产气肠杆菌归属于克雷伯菌属,命名为运动克雷伯菌(*K. mobilis*)[3]。

2. 枸橼酸杆菌属(*Citerobacter*) 有 11 个种,包括:无丙二酸枸橼酸杆菌(*C. amalonaticus*)、布氏枸橼酸杆菌(*C. braakii*)、弗劳地枸橼酸杆菌(*C. freundii*)、塞氏枸橼酸杆菌(*C. sedlackii*)等。其中弗劳地枸橼酸杆菌为临床常见菌种。

3. 沙雷菌属(*Serratia*) 有 14 个种和 4 个亚种,常见菌种包括液化沙雷菌群(*S. liquefaciens group*)[狭义液化沙雷菌(*S. liquefaciens sensu stricto*)、变形斑沙雷菌(*S. proteamaculans*)、格里蒙沙雷菌(*S. grimesii*)]、黏质沙雷菌(*S. marcescens*)等。

4. 变形杆菌属(*Proteus*) 有 4 个种,分别为:普通变形杆菌(*P. vulgaris*)、奇异变形杆菌(*P. mirabilis*)、产黏变形杆菌(*P. myxofaciens*)和潘氏变形杆菌(*P. permeri*)。

(二)致病性

此类肠杆菌科细菌广泛存在于自然界、人和动物肠道、水源、土壤和被污染的蔬菜瓜果,为条件致病菌。均可引起泌尿道、呼吸道和伤口感染,也可引起脑膜炎、脓毒症等重症感染。变形杆菌属细菌是尿道感染的主要致病菌之一,其感染常见于糖尿病或尿道结构变异等患者,亦可见于外科手术后留置尿管患者。变形杆菌感染也可能与肾结石和膀胱结石的形成有关。

(三)实验室检查

1. 标本采集 根据疾病感染部位、感染类型不同,可采集粪便、血液、体液、脑脊液、脓液、呼吸道、伤口、尿液等标本。

2. 染色镜检 革兰阴性杆菌,有周身鞭毛,无芽胞,某些菌株有荚膜。其中沙雷菌属细菌是肠杆菌科细菌中体积最小的细菌,可用以检测除菌滤器的效果;变形杆菌属细菌在培养环境的 pH 下降至 6.0~6.5 时,可发生菌体形态变异,呈现蜷缩现象。

3. 分离培养 兼性厌氧生长,营养要求不高,在血平板和普通营养平板上均可生长。阴沟肠杆菌在 EMB 培养基上形成微红、黏液状、凸起大菌落;阪崎肠杆菌可形成黄色菌落。弗劳地枸橼酸杆菌在 SS 平板上,因产生 H_2S 可形成黑色中心的菌落。沙雷菌属细菌在普通营养平板上可形成白色、红色、或粉红色菌落。黏质沙雷菌、普利毛斯沙雷菌和深红沙雷菌的大部分菌株可产生灵菌红素,为非水溶性,不扩散,不溶于水,仅使菌落全部或中心或边缘呈红色;黏质沙雷菌的某些菌株产生水溶性、能扩散的粉红色色素,使培养基呈红色,菌落微红或灰白色。变形杆菌属细菌在血平板和普通营养平板上可呈扩散性生长,形成以菌接种部位为中心的厚薄交替、同心圆型的层层波状菌苔,称为迁徙生长现象(*swarming colonies*)。

4. 生化反应鉴定 由于肠杆菌科细菌菌种较多,生化反应复杂,推荐使用商品化的鉴定系统进行鉴定。

(1)肠杆菌属基本生化反应特征:发酵葡萄糖产酸产气、枸橼酸盐阳性、动力阳性、鸟氨酸脱羧酶阳性,大多数菌株 VP 试验阳性而甲基红试验阴性。属内鉴定如表 26-3-7 所示。

表 26-3-7　肠杆菌属种间生化反应鉴别特征（阳性%）

生化反应	产气肠杆菌	杰高维肠杆菌	帕瑞勒肠杆菌	河生肠杆菌生物群1	阿氏肠杆菌	癌生肠杆菌	阴沟肠杆菌	克沃尼肠杆菌	何氏肠杆菌	中间肠杆菌	考伯肠杆菌	坂崎肠杆菌	河生肠杆菌生物群2	溶解肠杆菌	超压肠杆菌
赖氨酸脱羧酶	+	+	+	−	−	−	−	−	−	−	−	−	−	−	−
精氨酸脱氢酶	−	−	−	−	V	+	+	−	V	−	+	+	V	+	−
鸟氨酸脱羧酶	+	+	+	V	+	+	+	−	+	V	+	+	+	+	+
VP 试验	+	+	V	+	−	+	+	+	+	V	−	+	+	+	+
蔗糖	+	+	+	+	+	−	+	+	+	V	−	+	−	+	+
核糖醇	+	−	−	−	−	−	V	−	−	−	−	−	−	−	−
山梨醇	+	−	−	−	+	−	+	+	−	+	+	−	+	+	+
鼠李糖	+	+	+	+	−	+	+	+	+	+	+	+	+	+	+
α-甲基-D-葡萄糖苷	+	−	−	V	−	−	V	−	+	+	+	+	+	+	+
七叶苷	+	+	+	+	+	−	V	−	+	+	+	V	+	+	+
蜜二糖	+	+	V	+	−	−	+	−	+	+	+	+	+	+	+
黄色素	−	−	−	−	−	−	−	V	−	−	−	+	−	−	−

注：+:阳性率≥90%，−:阳性率≤10%，V:阳性率10%~90%

（2）枸橼酸杆菌属的基本特征：赖氨酸脱羧酶（−）、苯丙氨酸（−）、有特征性气味、甲基红（+）、能发酵利用甘露醇、山梨醇、甘露糖、阿拉伯糖、麦芽糖等多种糖醇类物质，弗劳地枸橼酸杆菌产生硫化氢。属内鉴定如表 26-3-8 所示。

表 26-3-8　枸橼酸杆菌属种间生化反应鉴别特征（阳性%）

生化反应	弗劳地枸橼酸杆菌	穆利枸橼酸杆菌	扬哥枸橼酸杆菌	吉乐枸橼酸杆菌	魏克曼枸橼酸杆菌	无丙二酸盐枸橼酸杆菌	法玛丽枸橼酸杆菌	布拉吉枸橼酸杆菌	库斯枸橼酸杆菌	塞拉克枸橼酸杆菌	雷登枸橼酸杆菌
鸟氨酸脱羧酶	0	0	5	0	0	95	100	93	99	100	100
丙二酸盐利用	11	0	5	100	100	1	0	0	95	100	100
尿素水解	44	67	80	0	100	85	59	47	75	100	100
卫矛醇发酵	11	100	85	0	0	1	2	33	40	100	0
KCN 生长	89	100	95	100	100	99	93	100	0	100	0
蔗糖发酵	89	33	20	33	0	9	100	7	40	0	0
D-阿拉伯醇发酵	0	0	5	0	0	0	0	0	98	0	0
蜜二糖发酵	100	33	10	67	0	0	100	80	0	100	0
吲哚产生	33	100	15	0	0	100	100	33	99	83	0
枸橼酸盐	78	100	75	33	100	95	10	87	99	83	0
硫化氢	78	67	65	67	100	5	0	60	0	0	0
精氨酸双水解酶	67	67	50	33	100	85	85	67	80	100	0
动力（36℃）	89	100	95	67	100	95	97	87	95	100	0
戊五醇发酵	0	0	0	0	0	0	0	0	99	0	0
棉子糖发酵	44	33	10	0	0	5	100	7	0	0	0

生化反应	弗劳地枸橼酸杆菌	穆利枸橼酸杆菌	扬哥枸橼酸杆菌	吉乐枸橼酸杆菌	魏克曼枸橼酸杆菌	无丙二酸盐枸橼酸杆菌	法玛丽枸橼酸杆菌	布拉吉枸橼酸杆菌	库斯枸橼酸杆菌	塞拉克枸橼酸杆菌	雷登枸橼酸杆菌
纤维二糖	44	100	45	67	0	100	100	73	99	100	100
甘油发酵	100	100	90	67	100	60	65	87	99	83	0
乙酸盐利用	44	33	65	0	100	86	80	53	75	83	0

（3）沙雷菌属基本生化反应特征：脂酶、明胶酶、DNA 酶阳性，枸橼酸盐阳性、吲哚阴性、鸟氨酸阳性（深红沙雷为阴性）。液化沙雷菌群内鉴定要依靠碳源同化试验，一般实验室不做群内鉴定。属内鉴定如表 26-3-9 所示。

表 26-3-9　沙雷菌属种间生化反应鉴别特征（阳性%）

生化反应	黏质沙雷菌	黏质沙雷菌生物群1	虫媒沙雷菌	液化沙雷菌群	芳香沙雷菌生物群1	居泉沙雷菌	普利毛斯沙雷菌	芳香沙雷菌生物群2	无花果沙雷菌	深红沙雷菌
L-阿拉伯糖发酵	0	0	0	98	100	100	100	100	100	100
甲基红	20	100	20	93	100	100	94	60	75	20
VP	98	60	100	93	50	9	80	100	75	100
赖氨酸脱羧酶	99	55	0	95	100	100	0	94	0	55
鸟氨酸脱羧酶	99	65	0	95	100	97	0	0	0	0
明胶水解(22℃)	90	30	100	90	95	0	60	94	100	90
KCN 生长	95	70	100	90	60	70	30	19	55	25
丙二酸盐利用	3	0	0	2	0	88	0	0	0	94
乳糖发酵	2	4	0	10	70	97	80	97	15	100
蔗糖发酵	99	100	100	98	100	21	100	0	100	99
戊五醇发酵	40	30	0	5	50	100	0	55	0	99
肌醇发酵	75	30	0	60	100	30	50	100	55	20
D-山梨糖醇发酵	99	92	0	95	100	100	65	100	100	1
棉子糖发酵	2	0	0	85	100	100	94	7	70	99
L-鼠李糖发酵	0	0	0	15	95	76	0	94	35	1
D-木糖发酵	7	0	40	100	100	85	94	100	100	99
纤维二糖发酵	5	4	0	5	100	0	88	100	100	94
蜜二糖发酵	0	0	0	75	100	98	93	96	40	99
D-阿拉伯醇发酵	0	0	60	0	0	100	0	0	100	85
甘油发酵	95	92	0	95	40	88	50	50	0	20
红色素	V	NA	-	-	-	-	+	-	-	+
气味	-	-	-	-	+	-	-	+	V	-

注：+:阳性率≥90%，-:阳性率≤10%，V:阳性率10%～90%，NA:无资料

（4）变形杆菌属基本特征：在血平板上有典型的迁徙生长特征，在 SS 平板上形成黑色中心菌落，容易与其他肠杆菌科细菌相鉴别。属内鉴定如表 26-3-10 所示。

表 26-3-10 变形杆菌属种间生化反应鉴别特征（阳性%）

生化反应	奇异变形杆菌	普通变形杆菌	潘氏变形杆菌	产粘变形杆菌
吲哚产生	2	98	0	0
鸟氨酸脱羧酶	99	0	0	0
V-P	50	0	0	100
硫化氢	98	95	30	0
麦芽糖发酵	0	97	100	100
蔗糖发酵	15	97	100	100
D-木糖发酵	98	95	100	0

5. 药敏试验 可使用纸片扩散法和 MIC 法进行药敏试验，具体操作和结果判读参照美国 CLSI M100 等文件执行。肠杆菌属、枸橼酸杆菌属和沙雷菌属细菌在使用三代头孢菌素治疗的过程中会产生耐药，因此在治疗 3~4 天后重复进行药敏试验是必要的。

（四）检验结果的解释和应用

从肠道、泌尿道、血、脑脊液等标本分离出的肠杆菌科细菌一般认为是有临床意义的。从发热、咳大量脓痰、胸片出现浸润阴影、外周血白细胞增多的患者痰液中分离出的肠杆菌科细菌是有临床意义的。

枸橼酸杆菌属、肠杆菌属、沙雷菌属细菌对氨苄西林、一代头孢及头霉素类抗菌药物天然耐药；三代头孢菌素、克拉维酸等抗菌药物可诱导这类细菌产生持续高产 AmpC 酶，临床针对这类细菌引起的脓毒症、肺炎和伤口感染的治疗首选头孢吡肟和碳青霉烯类。普通变形杆菌和奇异变形杆菌对杆菌肽、多黏菌素、黏菌素天然耐药；对氨基糖苷类药物及萘啶酸敏感，临床治疗首选三代头孢菌素类、头孢吡肟和厄他培南[7-8]。

八、与临床有关的其他肠杆菌科细菌

（一）分类[3]

1. 普罗威登菌属（*Providencia*） 有 8 个种，主要包括产碱普罗威登菌（*P. alcalifaciens*）、拉氏普罗威登菌（*P. rustigianii*）、斯氏普罗威登菌（*P. stuarii*）、雷氏普罗威登菌（*P. rettgerri*）、海氏普罗威登菌（*P. heimbachae*）等。

2. 摩根菌属（*Morganella*） 目前有 2 个种和 2 个亚种，摩氏摩根菌（*M. morganii*）和耐冷摩根菌（*M. psychrotolerans*）。其中摩氏摩根菌（*M. morganii*）包括摩氏摩根菌摩根亚种（*M. morganii ss morganii*）和摩氏摩根菌塞氏亚种（*M. morganii ss sibonii*）。

3. 爱德华菌属（*Edwardsiella*） 有 3 个种和 1 个生物群，分别为：迟钝爱德华菌（*E. tarda*）野生型、迟钝爱德华菌生物群 1（*E. tarda biogroup*1）、保科爱德华菌（*E. hoshinae*）和鲶鱼爱德华菌（*E. ictaluri*）。其中模式菌种为迟钝爱德华菌。

4. 哈夫尼亚菌属（*Hafnia*） 只有一个种，称为蜂房哈夫尼亚菌（*H. alvei*）。

5. 邻单胞菌属（*Plesiomonas*） 只有一个菌种，即类志贺邻单胞菌（*P. shigelloides*）。

6. 多源菌属（*Pantoea*） 是 1989 年建立的一个新菌属，目前这个菌属包括 7 个种，但仅聚团多源菌（*P. agglomerans*）（即以前的聚团肠杆菌）可以从人体标本中分离。

（二）致病性

1. 普罗威登菌属与变形杆菌属细菌一样，有碱化尿液的作用，有可能促使尿中结晶形成，与泌尿系统结石的形成有关。

2. 摩根菌属细菌可引起呼吸道、泌尿道和伤口等感染，并与脓毒症和腹泻有关。

3. 爱德华菌属中只有迟钝爱德华菌与人类疾病有关，最显著的临床特征是类沙门菌肠炎，在所有年龄组中都能发病，但小孩和老人更易感染。

4. 哈夫尼亚菌属医院感染机会致病菌，通常与呼吸道感染、泌尿道感染、菌血症、脑膜炎或伤口和脓肿的混合感染有关。

5. 邻单胞菌属可导致肠胃炎，好发于夏季，通常为散发流行，临床症状是短时间的水样泻或痢疾样腹泻。患者有进食生水或海产品史，肠道外感染可发生于机体抵抗力下降的人群，可引起菌血症、脑膜炎。

6. 聚团多源菌与输液反应和静脉插管导致的菌血症相关，其他感染包括外伤后合并关节腔感染、眼内感染以及静脉吸毒者的感染。

（三）实验室检查

1. 标本采集 根据不同疾病分别采取粪便、肛拭、血液、胆汁、脑脊液、尿液、脓液、分泌物等进行微生物学检查。

2. 染色镜检　革兰阴性杆菌,大小为 $1\mu m\times(2\sim3)\mu m$,有的细菌有鞭毛,能运动,无芽胞,无荚膜。

3. 分离培养

(1)普罗威登菌属细菌在血平板上形成中等大小、湿润、灰白色菌落,无迁徙生长现象。在肠道鉴别培养基上可形成不发酵乳糖的无色、透明菌落。在营养琼脂中添加5%色氨酸时可形成赤褐色色素,使培养基及菌落均被着色。可降解酪氨酸导致牛乳液化透明。

(2)摩根菌属细菌生长温度范围 $2\sim45℃$,77%耐冷摩根菌在0℃可生长。在营养琼脂上生长良好,约有50%的菌株在血琼脂上产生 α-溶血。在色氨酸培养基上可氧化色氨酸产生 α 酮酸,与培养基中的铁结合生成独特的棕褐色到黑色菌落。

(3)迟钝爱德华菌在血平板上37℃培养24小时,菌落直径为 $1\sim2mm$,灰色、湿润、光滑、半透明,多数菌株溶血。在肠道选择性培养基上生长,形成不发酵乳糖的菌落。在 SS 培养基上可因产硫化氢出现黑色的菌落中心,某些菌株可形成粗糙型菌落。

(4)哈夫尼亚菌属细菌在血琼脂和普通营养平板上形成光滑、湿润、边缘整齐、灰白色的菌落。在肠道鉴别培养基上形成乳糖不发酵型的菌落。在 $40\sim42℃$ 能够生长,5℃不生长。

(5)邻单胞菌属细菌在血平板中生长良好,可形成灰色光滑,不透明菌落,无溶血现象。在肠道鉴别培养基上可形成无色不发酵乳糖的菌落。可在 $8\sim45℃$ 生长,在 $0\sim5\%$ 氯化钠中可生长,绝大多数菌株对 O/129 敏感。粪便可接种肠道选择性培养基,也可接种于邻单胞菌分离培养基肌醇-胆汁酸盐-亮绿(IBG)培养基。

(6)聚团多源菌也可产生黄色素,在肠道鉴别培养基上可形成乳糖发酵型或不发酵型的菌落。

4. 生化反应鉴定　由于肠杆菌科细菌菌种较多,生化反应复杂,推荐使用商品化的鉴定系统进行鉴定。

(1)普罗威登菌属细菌的主要生化反应特征为:枸橼酸盐(+),而尿素酶和鸟氨酸脱羧酶(−)。属内鉴定如表26-3-11所示。

表 26-3-11　普罗威登菌属种间生化反应鉴别特征(阳性%)

生化反应	雷氏普罗威登菌	斯氏普罗威登菌	产碱普罗威登菌	拉氏普罗威登菌	海氏普罗威登菌
吲哚产生	99	98	99	98	0
肌醇发酵	90	95	1	0	46

续表

生化反应	雷氏普罗威登菌	斯氏普罗威登菌	产碱普罗威登菌	拉氏普罗威登菌	海氏普罗威登菌
海藻糖发酵	0	98	2	0	0
戊五醇发酵	100	5	98	0	92
枸橼酸盐	95	93	98	15	0
尿素水解	98	30	0	0	0
KCN 生长	97	100	100	100	8
D-葡萄糖产气	10	0	85	35	0
D-甘露醇发酵	100	10	2	0	0
L-鼠李糖发酵	70	0	0	0	100
D-阿拉伯醇发酵	100	0	0	0	92

(2)摩根菌属细菌生化反应不活泼,除发酵葡萄糖和甘露糖产酸以外,不发酵其他糖醇类物质,苯丙氨酸脱氨酶(+)、脲酶(+)。属内鉴定如表26-3-12所示。

表 26-3-12　摩氏摩根菌亚种和生物群
生化反应鉴别特征(阳性%)

生化反应	摩氏摩根菌摩根亚种	摩氏摩根菌生物群1	摩氏摩根菌塞氏亚种
海藻糖发酵	0	0	100
赖氨酸脱羧酶	1	100	29
动力(36℃)	95	0	79
甘油发酵	5	100	7

(3)迟钝爱德华菌野生型的 H_2S(+),分解糖类不活泼,在粪便培养中易与沙门菌混淆,但迟钝爱德华菌野生型产生吲哚,赖氨酸脱羧酶(+),不能发酵利用大多数的糖类,也不与沙门菌抗血清发生凝聚反应等特征可与之鉴别。此外,迟钝爱德华菌野生型还具有对多黏菌素耐药的特点,多黏菌素常加在选择性培养基中。属内鉴定如表26-3-13所示。

表 26-3-13　爱德华菌属的种间生化反应鉴别特征(阳性%)

生化反应	迟钝爱德华菌	迟钝爱德华菌生物群1	保科爱德华菌	鲶鱼爱德华菌
甲基红	100	100	100	0
丙二酸盐利用	0	0	100	0
蔗糖发酵	0	100	100	0

续表

生化反应	迟钝爱德华菌	迟钝爱德华菌生物群1	保科爱德华菌	鲶鱼爱德华菌
吲哚产生	99	100	50	0
L-阿拉伯糖发酵	9	100	13	0

（4）哈夫尼亚菌属细菌 H2S（-）、鸟氨酸脱羧酶（+）、赖氨酸脱羧酶（+），靛基质（-）、尿素（-），能在氰化钾培养基上生长。此外，在细菌种属鉴定时哈夫尼亚菌属容易与约克菌属（Yokenella）相混淆，两者鉴别如表 26-3-14 所示。

表 26-3-14 蜂房哈夫尼亚菌与约克菌属鉴别

菌种	VP	枸橼酸盐	蜜二糖	甘油发酵
约克菌属	-	+	+	-
蜂房哈夫尼亚菌	+	-	-	+

（5）类志贺邻单胞菌与其他肠杆菌科细菌的主要鉴别特征是氧化酶阳性，以前该菌与气单胞菌属（Aeromonas）和弧菌属（Vibrio）同归属于弧菌科，现虽归属于肠杆菌科，但其发酵葡萄糖、氧化酶阳性，与弧菌属和气单胞菌属相同，三者的生化反应鉴别如表 26-3-15 所示。

表 26-3-15 邻单胞菌与气单胞菌属和弧菌属鉴别

菌种	赖氨酸脱羧酶	鸟氨酸脱羧酶	精氨酸双水解酶	葡萄糖产酸	纤维二糖	TCBS* 生长	0%NaCl 生长	O/129 敏感试验
邻单胞菌属	+	+	+	-	+	-	+	+
气单胞菌属	V	-	+	V	-	-	+	-
弧菌属	+	+	-	-	-	+	V	+

注：+：阳性率≥90%，-：阳性率≤10%，V：阳性率10%～90%，TCBS：硫代硫酸盐枸橼酸盐蔗糖琼脂平板

（6）聚团多源菌以前归属于肠杆菌属，大多数菌株能产生黄色素，有助于细菌鉴定。

5. **药敏试验** 针对普罗威登菌属、摩根菌属、爱德华菌菌属、哈夫尼亚菌属和多源菌属的药敏试验药物选择和结果判读参照美国 CLSI-M100 肠杆菌科药敏试验标准执行。邻单胞菌属细菌的具体检测方法及判断标准参照 CLSI M45 文件执行[10]。

（四）检验结果的解释和应用

普罗威登菌属和摩氏菌属细菌感染首选头孢吡肟、厄他培南和加酶抑制剂的复合制剂，也可选择碳青霉烯类、氨基糖苷类、喹诺酮类和复方磺胺进行治疗。迟钝爱德华菌对头孢菌素类、氨基糖苷类、亚胺培南、环丙沙星、氨曲南和加 β-内酰胺酶抑制剂的复合制剂敏感。蜂房哈夫尼亚菌引起的脓毒症、肺炎和伤口感染首选厄他培南、头孢吡肟进行治疗，而尿路感染首选第三代头孢菌素类、磺胺甲噁唑/甲氧苄啶。邻单胞菌许多菌株对氨基糖苷类和四环素类耐药，临床治疗首选环丙沙星和复方磺胺，也可选择注射用第一、二、三、四代头孢菌素、亚胺培南和美罗培南[7-8]。

（马筱玲 丁 丁）

参考文献

1. 童明庆.临床检验病原微生物学.北京：高等教育出版社，2006

2. 陈东科,孙长贵.实用临床微生物学检验与图谱.北京：人民卫生出版社，2011

3. Versalovic J, Carroll KC, Funke G, et al. Manual of Clinical Microbiology. 10th ed. Washington DC：American Society for Microbiology. 2011

4. Clinical and Laboratory Standards Institute. M100-S24 Performance standards for antimicrobial susceptibility testing：twenty-Fourth informational supplement. Wayne, PA：CLSI, 2014

5. EUCAST. http：// www. eucast. org/

6. 汪复,朱德妹,胡付品,等.2012 年中国 CHINET 细菌耐药性监测.中国感染与化疗杂志,2013,13(5)：321-330

7. 中华人民共和国卫生部医政司,卫生部合理用药专家委员会.国家抗微生物治疗指南.北京：人民卫生出版社，2012

8. 桑福德.范宏伟,译.热病：桑福德抗微生物治疗指南.第43版.北京：中国协和医科大学出版社，2013

9. Tindall BJ, Grimont PA, Garrity GM, et al. Nomenclature and taxonomy of the genus Salmonella. Int J Syst Evol Microbiol, 2005,55(Pt 1)：521-524

10. Clinical and Laboratory Standards Institute. Methods for Antimicrobial Dilution and Disk Susceptibility Testing of Infrequently Isolated or Fastidious Bacteria；Approved Guideline. M45-A2, CLSI, 2010

第四节 弧菌科及气单胞菌科

一、弧菌科和关系密切细菌

弧菌科包括一群氧化酶阳性、有极端鞭毛的革兰阴性、可发酵糖类的杆菌[1-4]。弧菌科包含弧菌属（Vibrio）、发光杆菌属（Photobacterium）、射光杆菌属等。原属于弧菌科的气单胞菌属（Aeromonas）现已另立为气单胞菌科（Aeromonadaceae），邻单胞菌属（Plesiomonas）已归入肠杆菌科。弧菌科细菌中与人类健康关系最密切的是弧菌属细菌（表26-4-1）[3]。

表 26-4-1　弧菌属和气单胞菌属鉴别试验

试验	霍乱弧菌，拟态弧菌	其他弧菌	气单胞菌属
耐盐试验			
0%NaCl	+	−	+
6%NaCl	+	+	−
O/129 敏感试验			
10μg	S	S	R
150μg	S	S	R
氨苄西林敏感试验（10μg）	S	S	R
黏丝试验	+	+	−
肌醇发酵	−	−	−
阿拉伯糖发酵	−	−/+	+/−

注：+,>90%阳性；+/−,50%~90%阳性；−/+,10%~50%阳性；−,<10%阳性；S,敏感；R,耐药

二、弧菌属

（一）分类

弧菌属（Vibrio）迄今所知有 90 个种，其中与人类感染有关的有霍乱弧菌（V. cholerae）、拟态弧菌（V. minicus）、副溶血性弧菌（V. parahaemolyticus）、创伤弧菌（V. vulnificus）、河弧菌（V. fluvialis）、弗尼斯弧菌（V. furnissii）、霍利斯弧菌（V. hollisae）、少女弧菌（V. damsela）、溶藻弧菌（V. alginolyticus）、麦氏弧菌（V. metschnikovii）、辛辛那提弧菌（V. cincinnatiensis）和鲨鱼弧菌（V. carchariae）等 12 个种。模式菌种为霍乱弧菌。霍乱弧菌包括 O1 群霍乱弧菌（V. cholerae O1）、O139 群霍乱弧菌（V. cholerae O139）和非 O1 群霍乱弧菌（V. cholerae non-O1）。

（二）致病性

弧菌属细菌为水生菌，其分布通常依赖于温度、钠离子浓度、水、植物和动物的营养物质，与人类感染有关的主要有霍乱弧菌和副溶血性弧菌，霍乱弧菌可引起人类甲类传染病——霍乱，副溶血弧菌常引起食物中毒，偶尔引起浅部创伤感染。

（三）实验室检查

1. 标本采集　根据患者临床表现、感染部位，采集患者粪便、呕吐物或肛门拭子，并且尽量在发病早期和使用抗菌药物之前采集标本。采集标本后应及时在床边接种碱性胨水增菌。不能及时接种者可用棉签挑取标本或将肛拭子直接插入运送培养基中。

2. 染色镜检　弧菌属细菌为革兰阴性杆菌，大小为（0.5~0.8）μm×（1.5~3）μm，有菌毛，无芽胞，有些菌株有荚膜。从患者体内新分离的细菌形态典型，呈弧状或逗点状；经人工培养后，细菌呈杆状，此时与肠道杆菌难以区别。菌体一端有单鞭毛，采集患者"米泔水"样粪便或培养物作悬滴观察，可见霍乱弧菌运动非常活泼，呈穿梭样或流星状。临床标本直接涂片革兰染色镜检，可见大量革兰阴性弧菌，呈鱼群样排列。

3. 分离培养　弧菌属细菌为兼性厌氧，对营养要求不高。在普通培养基上可生长，加入 NaCl 可促进其生长。部分致病性弧菌在血平板上有溶血现象，在大多数肠道选择性培养基上可形成乳糖不发酵菌落。

在国内，临床采集的标本首先同时接种庆大霉素琼脂平板和碱性蛋白胨水，弧菌属细菌在庆大霉素琼脂平板，36~37℃培养 8~10 小时呈无色半透明中心有灰黑点的小菌落；在碱性蛋白胨水增菌6~8小时，可在液体表面形成菌膜。国外常用 TCBS 培养基对霍乱弧菌进行分离培养和初步鉴定，孵育18~24 小时后霍乱弧菌、溶藻弧菌菌落呈黄色；副溶血弧菌、创伤弧菌和拟态弧菌菌落呈蓝绿色；霍利斯弧菌、少女弧菌、麦氏弧菌和辛辛那提弧菌在 TCBS 上不生长。

4. 生化反应鉴定　根据培养基上的菌落形态、镜下特征、氧化酶试验，再进一步作 O1 群和 O139 群抗血清凝集，可作出初步报告。符合 O1 群霍乱弧菌的菌株尚需区分古典生物型和 El Tor 生物型，其

他特殊鉴别试验包括：霍乱红试验、黏丝试验、O/129 敏感试验、鸡红细胞凝集试验、多黏菌素 B 敏感试验等可用于弧菌鉴定。初步鉴定程序如图 26-4-1 和表 26-4-2 所示。

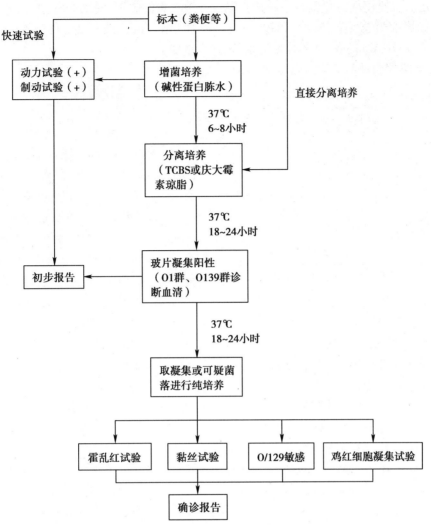

图 26-4-1　O1 群与 O139 群霍乱弧菌的检验程序

表 26-4-2　12 种（6 群）致病性弧菌的鉴别试验

试验	1 群		2 群	3 群	4 群	5 群			6 群			
	霍乱弧菌	拟态弧菌	麦氏弧菌	辛辛那提弧菌	豪氏弧菌	少女弧菌	河流弧菌	弗氏弧菌	解藻弧菌	副溶血弧菌	创伤弧菌	鲨鱼弧菌
不含 NaCl 肉汤生长	+	+	−		−	−	−	−	−	−	−	
1%NaCl 肉汤生长	+	+	+	+	+	+	+	+	+	+	+	+
氧化酶	+	+	−	+	+	+	+	+	+	+	+	+
硝酸盐还原	+	+	−	+	+	+	+	+	+	+	+	+
肌醇发酵	−	−	V	+	−	−	−	−	−	−	−	−
精氨酸双水解酶	−	−	V	−	−	+	+	+	−	−	−	−
赖氨酸脱羧酶	+	+	V	V	−	V	−	−	+	+	+	+
鸟氨酸脱羧酶	+	+	−	−	−	−	−	−	V	+	V	−

注：+，>90%阳性；−，<10%阳性；V，可变

腹泻患者标本中分离的副溶血性弧菌中有 95% 以上菌株在含人 O 型血或兔血的 Wagatsuma 琼脂培养基上可产生 β-溶血现象，称为神奈川现象（Kanagawa phenomenon，KP），是鉴定副溶血性弧菌致病菌

株的一项重要指标。

该属细菌最后鉴定应依据全面的生化反应、血清学分群及分型鉴定。可使用商品化鉴定系统或自动化鉴定仪器对弧菌属细菌进行鉴定,如 API20E 手工鉴定系统,Vitek、Phoenix、Walkway 全自动鉴定系统、Crystal、MicroScan、ATB 半自动鉴定系统等(表 26-4-3)。

表 26-4-3　霍乱弧菌古典生物型和埃尔托生物型的鉴别试验

试验	古典生物型	埃尔托生物型
黏丝试验	+	+
血平板上 β-溶血	-	+
CAMP 试验	-	+
V-P 试验	-	+
鸡红细胞凝集	-	+
50μg/ml 多黏菌素 B 敏感	S	R
Ⅳ型噬菌体敏感试验	S	R

注:+,>90%阳性;-,<10%阳性;S,敏感;R,耐药

5. 分子生物学检验　分子生物学方法适用于霍乱弧菌、副溶血性弧菌和创伤弧菌的检测。目前多采用多重 PCR 方法检测 ctx 基因、rfb 基因和 tcpA 基因等。其中霍乱弧菌和副溶血性弧菌还可以通过检测相关毒素基因进行鉴定。

6. 药敏试验　美国 CLSI 推荐霍乱弧菌的体外药敏试验可选用纸片扩散法、肉汤稀释法和琼脂稀释法。纸片扩散法和琼脂稀释法推荐应用 MH 琼脂(MHA)、肉汤稀释法推荐用阳离子调节的 MH 肉汤(CBMHA)。具体方法和解释标准依照 CLSI M45-A2 文件执行[5]。

(四) 检验结果的解释和应用

1. 细菌培养结果解释和应用　从粪便标本中分离到霍乱弧菌 O1 群、O139 群和副溶血性弧菌具有临床意义。霍乱为我国甲类传染病,一旦做出初步诊断或确诊都应立即通知临床医师并通报疾病控制中心。从血液、脑脊液或伤口感染标本中分离出的副溶血弧菌,也具有临床意义。

2. 药敏试验结果解释和应用　目前临床最常见的 O139 群霍乱弧菌对抗生素的耐药性呈上升趋势,并逐渐增加对氨苄西林、复方新诺明、链霉素、氯霉素、萘啶酸、四环素、红霉素和卡那霉素等多种抗菌药物的耐药性。临床治疗霍乱弧菌引起的感染,首选诺氟沙星、环丙沙星、磺胺甲噁唑/甲氧苄啶,备选药物为多西环素,之后再根据体外药敏试验结果,调整治疗方案,选择敏感的抗菌药物及时控制感染。副溶血弧菌感染治疗首选氟喹诺酮类、多西环素。创伤弧菌、溶藻弧菌、海鱼弧菌首选多西环素、头孢他啶,次选头孢噻肟、氟喹诺酮类[6-7]。弧菌属细菌感染,尤其是霍乱弧菌感染可引起肠液大量分泌,导致严重的腹泻、脱水和酸中毒,及时补水、纠正电解质紊乱、纠正酸中毒,对于挽救患者的生命非常重要。

三、气单胞菌科

(一) 分类

气单胞菌科细菌原先属于弧菌科的气单胞菌属(Aeromonas),现已另立为气单胞菌科(Aeromonadaceae)。根据 DNA 杂交的结果,分为 14 个基因种(genomospecies)或 DNA 杂交群(DNA hybridization groups),与人类疾病相关的气单胞菌有豚鼠气单胞菌(A. caviae)、嗜水气单胞菌(A. hydrophila)、简达气单胞菌(A. jandaei)、舒伯特气单胞菌(A. schubertii)、易损气单胞菌(A. trota)和维罗纳气单胞菌(A. veronii)。其中模式菌种为嗜水气单胞菌[3]。

(二) 致病性

气单胞菌为水中常居菌,可存在于水处理工厂、供水系统、蓄水池中的地面水和饮用水中,也存在于清洁或污染的湖水和海水中,在牛肉、猪肉、家禽肉以及奶制品中也有发现。气单胞菌科细菌可引起哺乳动物(如人、鸟类等)和冷血动物(如鲑、鱼、蛇等)的感染。在人类主要引起肠道内和肠道外感染,与摄入被细菌污染的食物和水有关,是 5 岁以下儿童和成人夏季腹泻常见病原菌之一。肠道外感染主要为皮肤和软组织感染,多见于外伤后伤口感染。此外,气单胞菌科细菌还可引起眼部感染、脑膜炎、肺炎、胸膜炎、骨髓炎、关节炎、腹膜炎、胆囊炎、下腔性静脉炎、尿道感染和脓毒症等。

(三) 实验室检查

1. 标本采集　根据患者临床表现、感染部位,采集粪便、感染组织、尿液、痰液等。气单胞菌属细菌生命力较强,接种甘油缓冲盐水后,可存活 5 天。

2. 染色镜检　革兰阴性短杆菌,有时呈球状,大小为(0.3~1.0)μm×(1.0~3.5)μm,单个或成对排列,罕见短链状排列,绝大多数有极端单鞭毛,动力阳性。

3. 分离培养　兼性厌氧生长,营养要求不高,在普通培养基上可以生长,形成灰白色、光滑、湿润、凸起、2mm 大小的菌落。在 0~45℃ 范围内均可生长,根据生长温度的不同,可分为嗜冷菌(37℃ 以

上不生长)和嗜温菌(10~42℃生长)两大类。

4. 生化反应鉴定 气单胞科细菌的基本生化反应特征是:氧化酶和触酶阳性,还原硝酸盐,发酵葡萄糖和其他碳水化合物产酸或产酸产气。许多菌株在22℃时的生化反应比37℃活跃。临床常见的豚鼠气单胞菌和嗜水气单胞菌均能发酵阿拉伯糖,而其他气单胞科细菌不能发酵阿拉伯糖。气单胞科细菌种间鉴定如表26-4-4所示。

表 26-4-4 与人类疾病相关的气单胞科细菌及类志贺邻单胞菌的鉴别

特性	嗜水气单胞菌	豚鼠气单胞菌	维罗纳气单胞菌温和生物型	维罗纳气单胞菌维罗纳生物型	简达气单胞菌	舒伯特气单胞菌	易损气单胞菌	类志贺邻单胞菌
脱氧核糖核酸酶	+	+	+	+		+		−
脲酶	−							
KCN生长	+	+	v	v				−
吲哚试验	+	+	+	+	+		+	+
葡萄糖产气	+	−	+	+			+	+
精氨酸双水解酶	+	+	+	+		+	+	+
赖氨酸脱羧酶	+		+	+				+
鸟氨酸脱羧酶	−			+				+
V-P试验	+		+	+				
产酸								
阿拉伯糖	+	+	−	−				
乳糖	−	+						
蔗糖	+	+	+	+				
肌醇	−	−						+
甘露醇	+		+	+			+	
水杨苷	+	+	−	+				V
纤维二糖	v	+	v	v				
七叶苷水解	+	+	−	+				
羊血平板β-溶血	+	−	+	+		+	+	
头孢噻吩敏感	−		+	+		+		+
氨苄西林敏感	−		−	−				+
O/129(10μg/150μg)	−/−	−/−	−/−	−/−	−/−	−/−	−/−	+/+

5. 药敏试验 用纸片扩散法和肉汤稀释法对气单胞科细菌进行抗菌药物敏感试验,具体检测方法及判断标准应依照CLSI M45-A2文件执行。

(四)检验结果的解释和应用

1. 细菌培养结果解释 气单胞科细菌鉴定到种比较困难,传统鉴定方法生化反应多有重叠难以明确划分,商品化的鉴定系统能鉴定的菌种也比较有限。

从肠道外标本中分离的气单胞科细菌具有重要临床意义,尤其是纯培养分离菌。但是,从肠道标本中分离到的气单胞科细菌,其临床价值通常难以确认,如果没有分离到其他肠道病原菌,从10岁以下腹泻患者粪便标本中分离的多数气单胞菌种可能都是有意义的,而在成人粪便标本中,只有嗜水气单胞菌和维罗纳气单胞菌有意义。

2. 药敏试验结果解释和应用 大多数气单胞菌科细菌对青霉素、氨苄西林、替卡西林耐药,但对广谱抗菌的先锋霉素、氨基糖苷类和喹诺酮类抗菌药物敏感。头孢噻吩的敏感性与菌种相关,如维罗纳气单胞菌温和变种对头孢噻吩敏感,而嗜水气单胞菌和豚鼠气单胞菌对头孢噻吩耐药,易损气单胞菌对氨苄西林敏感。

目前,气单胞菌的感染率在逐渐上升,因此,合理使用抗菌药物已成为当务之急,临床上应尽量根据药敏试验选择抗生素,以免诱发多重耐药菌株(包括耐碳青霉烯类菌株)的大量产生。嗜水气单胞菌感染治疗首选氟喹诺酮类,可选择亚胺培南、美罗培南、米诺环素、复方磺胺和三代、四代头孢菌素[6-7]。

（马筱玲 丁 丁）

参 考 文 献

1. 童明庆.临床检验病原微生物学.北京:高等教育出版社,2006
2. 丛玉隆,尹一兵,陈瑜.高级卫生专业技术资格考试指导用书《检验医学高级教程》.北京:人民军医出版社,2010
3. Versalovic J, Carroll KC, Funke G, et al. Manual of Clinical Microbiology. 10th ed. Washington DC：American Society for Microbiology,2011
4. 叶应妩,王毓三,申子瑜.全国临床检验操作规程.第 3 版.南京:东南大学出版社,2006
5. Clinical and Laboratory Standards Institute. Methods for Antimicrobial Dilution and Disk Susceptibility Testing of Infrequently Isolated or Fastidious Bacteria；Approved Guideline. M45-A2, CLSI,2010
6. 中华人民共和国卫生部医政司,卫生部合理用药专家委员会. 国家抗微生物治疗指南.北京:人民卫生出版社,2012
7. 桑福德.热病:桑福德抗微生物治疗指南.范宏伟,吕玮,吴东,等译.第 43 版.北京:中国协和医科大学出版社,2013

第五节　非发酵革兰阴性杆菌

一、非发酵菌初步鉴定流程

非发酵革兰阴性杆菌(*Nonfermentative Bacilli*)包括 20 多个菌属,其中假单胞菌属、不动杆菌属、产碱杆菌属、黄杆菌属、窄食单胞菌属、伯克霍尔德菌属、莫拉菌属和军团菌属是临床标本中常见的 8 个菌属,可根据图 26-5-1 对这些常见非发酵菌进行初步鉴定[1]。

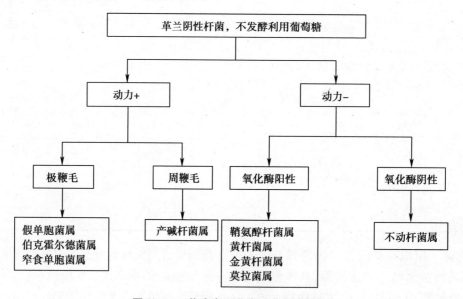

图 26-5-1　临床常见非发酵菌初步流程

二、假单胞菌属

（一）分类

假单胞菌属(*Pseudomonas*)有 200 余种。临床常见的有铜绿假单胞菌(*P. aeruginosa*)、荧光假单胞菌(*P. fluorescens*)、恶臭假单胞菌(*P. putida*)、斯氏假单胞菌(*P. stutzeri*)、门多萨假单胞菌(*P. mendocina*)、产碱假单胞菌(*P. alcaligenes*)、假产碱假单胞菌(*P. pseudoalcaligenes*)、浅黄假单胞菌(*P. luteola*)、稻皮假单胞菌(*P. oryzihabitans*)、维罗纳假单胞菌(*P. veronii*)、蒙氏假单胞菌(*P. monteilii*)等,铜绿假单胞菌是模式菌种[1-5]。

（二）致病性

假单胞菌属细菌广泛分布于水、土壤、空气、植物、动物及人体。在人体内,主要定植在胃肠道、鼻黏膜、咽喉、潮湿的皮肤表面。假单胞菌可存在于各种水性溶液中，包括游泳池、美容剂、接触镜用液等，在医院环境中还可存在于消毒剂、软膏、灌洗液、肥皂水、透析液中，是医院感染的主要病原菌之一。

铜绿假单胞菌常引起烧伤创面感染、伤口感染、眼部感染、外耳道炎、骨软骨炎、心内膜炎、脑膜炎、脑脓肿等。在医院内，铜绿假单胞菌可引起呼吸机相关性肺炎、手术切口感染、植入物感染等。黏液样铜绿假单胞菌是囊性纤维化（cystic fibrosis）患者的主要呼吸道病原菌[6]。

（三）实验室检查

1. **标本采集** 根据患者临床表现和感染部位，采集脓液、伤口分泌物、血液、痰、支气管肺泡灌洗液、穿刺液、脑脊液、尿液及感染组织等标本。假单胞菌对外界因素的抵抗力较强，在潮湿环境中能长期生存，因此对于标本的采集、运送和储存无特殊要求。

2. **染色镜检** 假单胞菌属细菌为革兰阴性杆菌、无芽胞、无荚膜，鞭毛染色可显示一个或多个极生鞭毛。

3. **分离培养** 假单胞菌属细菌营养要求不高，在普通培养基上生长良好，专性需氧菌，部分菌株能在兼性厌氧环境中生长，可生长温度范围是 25～42℃，最适生长温度为 35℃，少数菌种能在 4℃ 或

42℃生长。在血平板上不同的菌株可形成多种形态的菌落，大小不一、扁平或凸起、光滑或粗糙、边缘规则或不规则，灰白色至灰绿色等，常有 β-溶血环。铜绿假单胞菌在平板上经 24 小时培养后可形成 5 种不同形态的菌落：①典型：菌落呈灰绿色，大小不一，扁平湿润，边缘不规则，呈伞状伸展，表面常可见金属光泽，有特殊的玉米面豆卷气味；②大肠菌样型：菌落圆形凸起，灰白色半透明，似大肠埃希菌菌落；③黏液型：菌落光滑凸起，呈黏液状；④侏儒型：细小，无光泽，半透明菌落；⑤粗糙型：菌落中央凸起，边缘扁平，表面粗糙。某些菌株在生长中可产生特殊的色素，根据是否产生荧光色素，假单胞菌属细菌可分为两组，产荧光色素的有铜绿假单胞菌、荧光假单胞菌、恶臭假单胞菌；不产荧光色素的有斯氏假单胞菌、门多萨假单胞菌、产碱假单胞菌、假产碱假单胞菌、栖稻假单胞菌、浅黄假单胞菌。

4. **生化反应鉴定** 目前临床鉴定假单胞菌属细菌多采用商品化的鉴定系统（包括编码鉴定手册或鉴定仪器），这些鉴定系统对于鉴定从非囊性纤维化患者体内分离的铜绿假单胞菌正确率可达到 90%～100%，但对于鉴定从囊性纤维化患者体内分离的铜绿假单胞菌正确率较低，需要延长孵育时间。属内鉴别如表 26-5-1 所示。

表 26-5-1 临床标本中常见假单胞菌的特征

试验项目	铜绿假单胞菌	荧光假单胞菌	恶臭假单胞菌	斯氏假单胞菌	门多萨假单胞菌	假产碱假单胞菌	产碱假单胞菌	浅黄假单胞菌	栖稻假单胞菌
氧化酶	+	+	+	+	+	+	+	-	-
生长：									
麦康凯	+	+	+	+	+	+	+	+	+
溴化16烷基3甲铵	+	+/-	+/-	-	+/-	+/-	-/+	-	-/+
6.5% NaCl	+/-	-/+	+	+/-	-	+/-	-/+	+/-	+/-
42℃	+	-	-	+/-	+	+	-	+	-/+
硝酸盐还原	+	-/+	-	+	+	+	-/+	+	-/+
硝酸盐产气	+	-/+	-	-	+	-	-	-	-
青脓素	+	+	+	-	-	-	-	-	-
精氨酸双水解酶	+	+	+	-	-	+/-	-/+	+	-/+
赖氨酸脱羧酶	-	-	-	-	-	-	-	-	-
吲哚产生	-	-	-	-	-	-	-	-	-
水解：									
尿素	-/+	-/+	-/+	-/+	-/+	-/+	-	-/+	+/-

续表

试验项目	铜绿假单胞菌	荧光假单胞菌	恶臭假单胞菌	斯氏假单胞菌	门多萨假单胞菌	假产碱假单胞菌	产碱假单胞菌	浅黄假单胞菌	栖稻假单胞菌
明胶	+/-	+	-	-	-			+/-	-/+
乙酰胺	+	-/+	-	-	-	ND	ND	ND	ND
七叶苷	-	-	-	-	-	-	-	+	-
淀粉	-	-	-	+	-	-	-	-	-
产酸:									
葡萄糖	+	+	+	+	+	-/+	-	+	+
果糖	ND	ND	ND	ND	ND	+/-	-	ND	ND
木糖	+/-	+	+	+	+/-	-/+	-	+	+
乳糖	-	-/+	-/+	-	-			-/+	-/+
蔗糖	-	-/+	-	-	-			-/+	-/+
麦芽糖	-	-	-/+	+	+				
甘露醇	+/-	+/-	-/+	+/-				+/-	+
西蒙枸橼酸	+	+	+	+/-	+	-/+	+/-	+	+
鞭毛	1	>1	>1	1	1	1	1	>1	1

注:+,90%以上菌株阳性;-,90%以上菌株阴性;+/-,50%~90%阳性;-/+,10%~50%阳性;ND,无资料

由于商品化的鉴定系统成本较高,对于临床标本中常见的假单胞菌属细菌可根据细菌形态、色素和生长特征进行初步鉴定。

(1)铜绿假单胞菌:在初始分离培养基上的菌落通常呈扩展性、平坦、具有锯齿状边缘、金属性光泽、产生可溶性的蓝绿色色素、有特殊的生姜气味,很容易识别;另外,氧化酶阳性,42℃生长,4℃不生长,在不含色素的培养基上产生亮蓝色、蓝绿色、红色或黑褐色可扩散的色素也是铜绿假单胞菌可靠的鉴定特征。

(2)荧光假单胞菌:菌体一端有丛鞭毛,运动活泼,可在4℃生长,生长过程中产生荧光素,在紫外光照射下呈黄绿色荧光。不产生绿脓素,可以与铜绿假单胞菌区别。

(3)恶臭假单胞菌:菌体一端有丛鞭毛,运动活泼,最适生长温度为25~30℃,4℃及42℃均不能生长,陈旧培养有腥臭味,生长过程中产生荧光素。不产生绿脓素,42℃不生长可与铜绿假单胞菌鉴别。不液化明胶、不产生卵磷脂酶可与荧光假单胞菌鉴别。

(4)斯氏假单胞菌:最适生长温度为35℃,4℃不生长,90%菌株42℃可生长,可在6.5%高盐培养基上生长。新分离菌株在琼脂培养基上形成粗糙有

皱纹的菌落,菌落能黏附或凹陷琼脂,呈浅黄色至棕色,很难移动菌落,常需整个菌落从琼脂挖出才能移动,也很难配置成混悬液,因此自动化的细菌鉴定和药敏系统很难正确鉴定和进行药敏试验。

5. 分子生物学检测 使用 PCR 方法扩增热休克蛋白、外毒素 A 等多个靶基因,使用核酸探针检测种特异性 16S rRNA 已广泛用于假单胞菌属细菌鉴定。近年,肽核酸荧光原位杂交技术用于鉴定铜绿假单胞菌已显示高度敏感性和特异性。

6. 药敏试验 铜绿假单胞菌的药敏试验可使用纸片扩散法和 MIC 法检测,抗菌药物选择和试验结果解释依照美国 CLSI-M100 等药敏试验标准执行[7-8]。该菌在治疗过程中很容易产生耐药性,所以每隔 3~4 天需重新分离细菌做药敏试验。对于假单胞菌尤其是从肺囊性纤维化患者分离的黏液性铜绿假单胞菌进行药敏试验是困难的,自动化药敏系统检测的哌拉西林和哌拉西林-他唑巴坦药敏结果通常不可靠,结果应该用纸片扩散法或 E-test 法证实。

(四)检验结果的解释和应用

铜绿假单胞菌可能与定植或临床感染相关。从身体无菌部位,如血液、胸膜液、关节腔、烧伤患者皮肤分泌物分离出的铜绿假单胞菌,通常认为是感染

菌;而从混合培养物中分离出铜绿假单胞菌,需要结合涂片染色、临床病史、细菌的数量和纯度来综合判断是否具有临床意义。革兰染色对培养结果的解释具有指导价值,染色发现一小群革兰阴性杆菌周围有透明的物质包绕,表示可能有生物膜形成且伴有慢性感染,发现这种结果时应及时通知临床医生并延长培养时间。镜检发现该菌存在于多形核细胞内,则证明是感染而不是定植。

菌落形态、颜色及生化反应是鉴定假单胞菌属细菌常用的方法,但从慢性感染部位,如肺囊性纤维化患者呼吸道分离出的铜绿假单胞菌,通常表现出多形型,鉴定困难,分子生物学方法对于该菌的鉴定越来越重要。

假单胞菌对青霉素、头孢唑林、头孢西丁、头孢孟多、头孢呋辛、糖肽类、夫西地酸、大环内酯类、林可霉素类、链阳霉素、利福平、达托霉素、利奈唑胺、头孢噻肟、头孢曲松、厄他培南、磷霉素、甲氧苄啶、四环素/替加环素都天然耐药[9]。MOHNARIN 2009—2010年监测数据显示,目前临床标本中分离的铜绿假单胞菌对多黏菌素、哌拉西林/他唑巴坦、阿米卡星和碳青霉烯类抗菌药物有较高的敏感性[10]。对于铜绿假单胞菌感染的治疗,应结合药敏试验结果选择头孢他啶、哌拉西林、哌拉西林/他唑巴坦、头孢哌酮/舒巴坦、亚胺培南、美罗培南、环丙沙星。严重感染可使用抗假单胞菌β-内酰胺类+妥布霉素或环丙沙星。对上述所有抗菌药物耐药的泛耐药铜绿假单胞菌感染,推荐使用多黏菌素+美罗培南或亚胺培南[11-12]。

三、不动杆菌属

(一) 分类

不动杆菌属(Acinetobacter)由21个已明确命名的菌种和11个临时命名的菌种组成。临床常见菌种有醋酸钙不动杆菌(A. calcoaceticus)、鲍曼不动杆菌(A. baumannii)、溶血不动杆菌(A. haemolyticus)、琼氏不动杆菌(A. junii)、约氏不动杆菌(A. johnsonii)、洛菲不动杆菌(A. lwoffii)等,其中临床意义最大的是鲍曼不动杆菌(A. baumannii)。临床实验室很难通过生化表型将醋酸钙不动杆菌(基因型1)与鲍曼不动杆菌(基因型2)及其他相近基因型(基因型3、13)相鉴别,所以这部分细菌又统称为醋酸钙-鲍曼不动杆菌复合体(Acinetobacter cal-

coaceticus-Acinetobacter baumannii complex),共同归类于鲍曼不动杆菌[1]。

(二) 致病性

不动杆菌广泛分布于自然界和医院环境,可寄植于正常人的皮肤、结膜、口腔、鼻咽、胃肠道、呼吸道及泌尿生殖道等部位。本属细菌为条件致病菌,对健康人一般不致病。主要引起医院感染,最常见的感染部位是呼吸道、泌尿道和伤口,可引起肺炎、尿路感染、皮肤、伤口感染、心内膜炎、脑膜炎和腹膜炎等。近年来不动杆菌属引起的医院感染有增加趋势,在有的医院,不动杆菌属引起的医院感染数量已超过铜绿假单胞菌。

(三) 实验室检查

1. 标本采集　对有呼吸道、泌尿道及皮肤软组织感染的患者可采集痰、肺泡灌洗液及脓液等标本;对疑为菌血症和脑膜炎的患者可采集血液、脑脊液。

2. 染色镜检　不动杆菌属细菌为革兰阴性球杆菌,有荚膜、菌毛、无芽胞、无鞭毛,常成双排列,有时形成丝状或链状,革兰染色不易脱色,在临床标本中易误认为革兰阳性球菌。

3. 分离培养　该属细菌为专性需氧菌,多数菌种营养要求不高,在普通培养基生长良好。可在25~37℃生长,最适生长温度为33~35℃。多数不动杆菌培养24小时后,菌落直径为2~3mm,在血平板上形成光滑、灰白色、边缘整齐的菌落,也可形成黏液状、粗糙和扩展样菌落。大多数菌株可在麦康凯琼脂平板上生长,菌落呈无色或淡粉红色,但在SS平板上有些菌株生长不良,溶血不动杆菌可在血平板上产生清晰的β-溶血环。

4. 生化反应鉴定　本属细菌触酶阳性,动力阴性,生化反应不活跃,不发酵糖类、氧化酶阴性、硝酸盐还原常为阴性,常见菌种鉴定如表26-5-2所示。在临床实际工作中,本属细菌常采用商品化的试剂盒或半自动、全自动细菌鉴定系统进行鉴定。但商业化鉴定系统对不动杆菌属鉴定尚有问题,例如现有鉴定系统难以将鲍曼不动杆菌及其密切相关菌种与醋酸钙不动杆菌区分开,统称作醋酸钙-鲍曼不动杆菌复合体。实际工作中,Vitek2鉴定系统初步鉴定出醋酸钙-鲍氏不动杆菌复合体,如分离的细菌44℃和41℃均生长,可鉴定为鲍曼不动杆菌;44℃和41℃均不生长可鉴定为醋酸钙不动杆菌。

表 26-5-2　不动杆菌属常见菌种的特性

菌名	41℃生长	44℃生长	明胶液化	葡萄糖产酸	绵羊血溶血	β-丙氨酸利用	L-精氨酸利用	枸橼酸盐利用	丙二酸盐利用
醋酸钙不动杆菌	-	-	-	+	-	+	+	+	+
鲍曼不动杆菌	+	+	-	+	-	+	+	+	+
溶血不动杆菌	-	-	+	+/-	+	-	+	+	-
琼氏不动杆菌	+	-	-	+	-	-	+	+	-
约氏不动杆菌	-	-	-	-	-	-	+/-	-	+/-
洛菲不动杆菌	-	-	-	-	-	-	-	+	-
耐放射线不动杆菌	-	-	-	+/-	-	-	+	-	+

注:+,90%以上菌株阳性;-,90%以上菌株阴性;+/-,11%~89%菌株阳性

5. 分子生物学检测　利用寡核苷酸阵列技术检测 16S-23S rRNA 基因间隔区可以对醋酸钙-鲍氏不动杆菌复合体进行鉴定。PCR 检测 bla$_{OXA-51-like}$ 基因已经成为鲍曼不动杆菌快速鉴定方法之一。通过多重 PCR 以 ompA、csuE、bla$_{OXA-51-like}$ 基因为靶基因,可以实现对多克隆菌群的快速鉴定分型。

多种基因分型方法可用于不动杆菌属的流行病学研究。常见方法有:标准化随机扩增 PCR 指纹图谱、脉冲场凝胶电泳、AFLP 指纹图谱。

6. 药敏试验　不动杆菌属细菌的药敏试验可使用纸片扩散法和 MIC 法检测,抗菌药物选择和试验结果解释应依照美国 CLSI M100 等药敏试验标准执行。

（四）检验结果的解释和应用

不动杆菌属细菌可能与感染或定植有关,两者区分比较困难。一般分离自无菌部位的纯培养物具有临床意义,应进行鉴定和药敏试验。而从痰液及支气管分泌物标本中分离出不动杆菌阳性预测值只有 50%,需结合患者的临床表现、细菌数量和纯度以及痰标本的性质综合考虑。

不动杆菌属对头孢噻肟、头孢曲松、厄他培南、磺胺类和磷霉素天然耐药。对第三和第四代头孢菌素(头孢他啶、头孢吡肟等)、碳青霉烯类、β-内酰胺类抗生素复合制剂(头孢哌酮/舒巴坦、哌拉西林/他唑巴坦等)、氟喹诺酮类、氨基糖苷类、替加环素、多黏菌素可能敏感。MOHNARIN 2009—2010 年监测数据显示鲍曼不动杆菌对亚胺培南和美罗培南等碳青霉烯类抗菌药物耐药率已超过 50%,而替加环素和多黏菌素 B 耐药比较罕见。

治疗碳青霉烯类敏感的鲍曼不动杆菌感染首选头孢他啶、头孢哌酮/舒巴坦、亚胺培南/西司他丁;次选美罗培南、帕尼培南/倍他米隆、环丙沙星、左氧氟沙星、头孢吡肟。对碳青霉烯类耐药的鲍曼不动杆菌引起的感染可选择替加环素联合碳青霉烯类、碳青霉烯类联合舒巴坦制剂等两联或三联药物进行治疗[11,13]。

四、产碱杆菌属

（一）分类

产碱杆菌属(Alcaligenes)有 15 个种和 8 个亚种,有医学意义的菌种主要有:粪产碱杆菌(A. faecalis)、皮氏产碱杆菌(A. piechaudii)、木糖氧化产碱杆菌(A. xylosoxidans)、脱硝产碱杆菌(A. denitrificans)等,脱硝产碱杆菌、木糖氧化产碱杆菌和皮氏产碱杆菌现被划归无色杆菌属。与临床有关的主要为粪产碱杆菌[1]。

（二）致病性

产碱杆菌属细菌广泛分布于自然界,可存在于水、土壤、人及动物的肠道中,是人体的正常菌群,也是医院感染的病原菌之一。其中粪产碱杆菌是最常见的致病菌,可引起脑膜炎、外伤感染、脓毒症。木糖氧化产碱杆菌木糖氧化亚种可引起免疫缺陷患者感染,在临床标本中相对常见,可引起脓毒症等。

（三）实验室检查

1. 标本采集　根据不同疾病可采集不同标本,如血液、痰液、支气管肺泡灌洗液、脑脊液、尿液、脓液、伤口分泌物等。产碱杆菌对环境和温度不敏感,标本的采集、转运和保存无特殊注意事项。

2. 染色镜检　产碱杆菌属细菌为革兰阴性杆状或球杆状菌,成单、双或成链状排列,有 1~9 根周

鞭毛,有动力。

3. 分离培养　产碱杆菌属细菌为专性需氧菌,某些菌株在硝酸盐或亚硝酸盐存在时能厌氧生长,最适生长温度为 20～37℃,营养要求不高。粪产碱杆菌在血平板上可形成扩散、边缘不规则、稍薄的菌落,有些粪产碱杆菌可产生特殊的水果气味。某些菌株可见绿色变色区,某些菌株可产生水溶性褐色色素。粪产碱杆菌也可在麦康凯和 SS 平板生长。

4. 生化反应鉴定　氧化酶阳性,触酶阳性,吲哚阴性,生化反应不活跃。粪产碱杆菌、木糖氧化无色杆菌脱硝亚种和皮氏产碱杆菌不分解任何糖类(包括葡萄糖、木糖、甘露醇、乳糖、蔗糖和麦芽糖等)。木糖氧化无色杆菌木糖氧化亚种也仅氧化分解葡萄糖和木糖,其余糖类均不分解(表 26-5-3)。

粪产碱杆菌在碳水化合物培养基上呈强烈的产碱反应,大部分菌株形成扩散的、边缘不规则的菌落,某些菌株产生特征性的水果味并使血平板呈绿色,本菌的一个重要生化特征是能还原亚硝酸盐而不能还原硝酸盐。

表 26-5-3　粪产碱杆菌与部分无色杆菌的鉴别特征

试验	粪产碱杆菌	皮氏无色杆菌	木糖氧化无色杆菌	
			脱硝亚种	木糖氧化亚种
还原硝酸盐	-	+	+	+
还原亚硝酸盐	+	-	+	+
利用葡糖酸盐	-	+	-	+
利用木糖	-	-	-	+

注:+,90%以上菌株阳性;-,90%以上菌株阴性

5. 药敏试验　产碱杆菌的药敏试验可使用纸片扩散法和 MIC 法检测,抗菌药物的选择和试验结果的解释依照美国 CLSI M100 等药敏试验标准执行。

(四) 检验结果的解释和应用

木糖产碱杆菌感染首选头孢他啶、头孢哌酮/舒巴坦、替卡西林/克拉维酸,其次可选亚胺培南/西司他丁、美罗培南、帕尼培南。磺胺甲噁唑-甲氧苄啶对部分感染有效[11]。

五、窄食单胞菌属

(一) 分类

窄食单胞菌属(*Stenotrophomonas*)目前有 8 个种,其中嗜麦芽窄食单胞菌(*S. maltophilia*)是其模式菌种,具有重要的临床意义[1]。

(二) 致病性

嗜麦芽窄食单胞菌为条件致病菌,广泛分布于自然界的水、土壤和植物中,是医院环境中常见的微生物,主要引起医院感染,也可引起医源性脓毒症、肺炎等。在非发酵菌引起的感染中,仅次于铜绿假单胞菌和鲍曼不动杆菌,居临床分离率的第三位。

(三) 实验室检查

1. 标本采集　根据患者临床表现、感染部位,采集血液、痰、支气管肺泡灌洗液、穿刺液、尿液、感染组织等。

2. 染色镜检　窄食单胞菌属细菌为革兰阴性直或弯曲杆菌,单个或成对排列,有极端丛鞭毛,有动力,无芽胞。

3. 分离培养　窄食单胞菌属细菌为需氧菌,最适生长温度为 35℃,在 4℃ 或 41℃ 不生长。嗜麦芽窄食单胞菌可在血平板和麦康凯琼脂平板上生长。在血平板上 35℃ 培养 18～24 小时,菌落圆形、光滑、湿润;孵育 48 小时后菌落增大,呈黄色、绿色或灰白色;菌落周围血琼脂变为绿色,不溶血,有氨气味。在麦康凯琼脂平板上形成淡黄色菌落。嗜麦芽窄食单胞菌孵育 48 小时以上时,菌落中心有变透明的趋势,也称"猫眼"现象。

4. 生化反应鉴定　嗜麦芽窄食单胞菌主要生化反应特征有:氧化酶阴性、水解七叶苷、氧化葡萄糖、强氧化麦芽糖、液化明胶、赖氨酸脱羧酶阳性、DNA 酶阳性、精氨酸双水解酶阴性、鸟氨酸脱羧酶阴性、吲哚生成阴性、一般不分解尿素。其中 DNA 酶阳性是其和其他氧化葡萄糖的革兰阴性杆菌鉴别的关键指标。

临床微生物学实验室可用商品化的细菌鉴定系统对嗜麦芽窄食单胞菌进行鉴定,具有较好的可靠性(表 26-5-4)。

表 26-5-4　嗜麦芽窄食单胞菌属内部分菌种生物学特性

特性	嗜麦芽窄食单胞菌	韩国窄食单胞菌	微嗜酸窄食单胞菌	亚硝酸盐还原窄食单胞菌	嗜根窄食单胞菌
硝酸盐还原至亚硝酸盐	+	-	+	-	+
亚硝酸盐还原	+	-	+	+	-

续表

特性	嗜麦芽窄食单胞菌	韩国窄食单胞菌	微嗜酸窄食单胞菌	亚硝酸盐还原窄食单胞菌	嗜根窄食单胞菌
氧化酶	-	+	+	-	-
精氨酸双水解	+	-	-	+	-

注:+,90%以上菌株阳性;-,90%以上菌株阴性

5. 分子生物学检测 PCR 扩增菌种特异性 23S rRNA 基因可用于鉴定,敏感性特异性达100%。多重 PCR 检测方法可以用来直接检测囊性纤维化(CF)患者痰、口咽标本中的嗜麦芽窄食单胞菌。在医院感染的调查中,常用分子流行病学检测方法包括 PCR、脉冲场凝胶电泳(PFGE)、细胞脂肪酸分析和核糖体核型分析。其中,脉冲场凝胶电泳(PFGE)和核糖体核型分析可用于研究嗜麦芽窄食单胞菌的暴发乃至全球性的流行病学问题,准确性好。

6. 药敏试验 临床微生物学实验室常规检测嗜麦芽窄食单胞菌药敏试验多采用纸片扩散法,但药敏试验纸片扩散法仅可检测 3 种药物:左氧氟沙星、米诺环素、复方磺胺。其他药敏试验推荐使用琼脂或肉汤稀释法或采用 E-test 的方法,测试头孢他啶、替卡西林/克拉维酸、氯霉素等药物。药敏试验方法和结果的解释依照美国 CLSI M100 等药敏试验标准执行。

（四）检验结果的解释和应用

窄食单胞菌属细菌广泛存在于自然环境中,也可定居于人的呼吸道和肠道内,为条件致病菌,尤其是在特定患者群体中,如囊性纤维化患者分离到嗜麦芽窄食单胞菌应予以重视。

嗜麦芽窄食单胞菌对多种抗菌药物天然耐药,包括碳青霉烯类抗菌药物,治疗首选复方新诺明、次选替卡西林/克拉维酸,可能有效的药物有:米诺环素、替加环素、环丙沙星、莫西沙星、头孢他啶。替卡西林/克拉维酸+环丙沙星、替卡西林/克拉维酸+复方磺胺甲噁唑在体外有协同作用[14]。

六、伯克霍尔德菌属

（一）分类

伯克霍尔德菌属(Burkholderia)有 60 多个种,与人类或动物疾病有关的主要包括洋葱伯克霍尔德菌(B.cepacia)、唐菖蒲伯克霍尔德菌(B.gladioli)、鼻疽

伯克霍尔德菌(B.mallei)和类鼻疽伯克霍尔德菌(B.pseudomallei),其中临床最多见的为洋葱伯克霍尔德菌。洋葱伯克霍尔德菌有 7 个基因型,普通生化反应很难将各个基因型分开,故临床所指的洋葱伯克霍尔德菌实际是洋葱伯克霍尔德菌复合群(B.cepacia complex)[1]。

（二）致病性

伯克霍尔德菌属广泛分布于自然界,存在于土壤、水、植物、动物体内,也常存在于医院环境中。洋葱伯克霍尔德菌是院内感染的病原菌,主要引起菌血症、尿路感染、化脓性关节炎、脑膜炎和呼吸道感染,还可引起遗传性囊性纤维化和慢性肉芽肿患者的感染。类鼻疽伯克霍尔德菌是类鼻疽(在东南亚和澳大利亚北部多发)的病原菌,可引起脓毒症、网状内皮组织如肺、肝、脾和淋巴结脓肿以及皮肤、软组织、关节和骨的脓肿,该菌可在吞噬细胞内存活,引起的慢性感染和结核分枝杆菌感染相似。唐菖蒲伯克霍尔德菌可引起囊性纤维化患者、慢性肉芽肿患者和免疫损伤患者感染。鼻疽伯克霍尔德菌是动物(主要是马、骡和驴)的专性寄生菌,引起动物的鼻疽病,在极少数情况下可通过破损的皮肤传播给人。

（三）实验室检查

1. 标本采集 根据患者临床表现、感染部位,采集脓液、伤口分泌物、血液、痰、支气管肺泡灌洗液、穿刺液、脑脊液、尿液和感染组织等。必要时对医院病区或手术室的水、地面、门把手、空气、医疗器械等进行采样检测。

2. 染色镜检 伯克霍尔德菌属细菌为革兰阴性杆菌,菌体直或微弯,无芽胞,除鼻疽伯克霍尔德菌外,都有一个或多个极端鞭毛,动力阳性。

3. 分离培养 伯克霍尔德菌属细菌专性需氧,最适生长温度为 30～37℃,在血平板上 35℃孵育 24 小时,形成中等大小菌落,凸起、湿润、不透明,某些菌株可产生黄色、棕色、红色或紫色等色素。

（1）洋葱伯克霍尔德菌,尤其是从囊性纤维化患者呼吸道分离的菌株,在培养基上生长较慢,需要培养 3 天才能在选择性培养基上出现可见菌落。在麦康凯琼脂上,其菌落可以是点状的和黏着性的,由于延长培养时间所出现的乳糖氧化作用,该菌菌落常表现出从暗粉红色到红色的变化。大多数临床分离的菌株是不产生色素的,但在含铁培养基上(如 TSI 斜面),许多菌株可产生亮黄色色素,有特征性的垃圾样气味。

（2）类鼻疽伯克霍尔德菌的菌落可以是平滑的、黏液状的、干燥的或发皱的，培养1~2天为小而光滑的菌落，随着培养时间的延长，菌落变得干燥、发皱，这一特征很容易与其他假单胞菌鉴别。该菌可产生独特而强烈的土腥味，但在试验中应注意不能用鼻子直接去吸闻，以免发生感染。

4. 生化反应鉴定　目前临床微生物学实验室用于鉴定伯克霍尔德菌的商品化鉴定系统尚不是很多，主要是API 20 NE、Vitek2自动化系统等。洋葱

伯克霍尔德菌复合体菌种的准确鉴定是具有挑战性的，商品化细菌鉴定系统不能可靠地鉴别洋葱伯克霍尔德菌复合体的菌种，也不能将洋葱伯克霍尔德菌与其他密切相关的菌种，如唐菖蒲伯克霍尔德菌，进行鉴别。当从CF患者分离出的菌株通过商品化细菌鉴定系统鉴定为伯克霍尔德菌时，应该通过常规生化试验对分离株进行确认，必要时可以通过分子生物学技术进行鉴定。常见菌种鉴定如表26-5-5所示。

表26-5-5　伯克霍尔德菌属常见菌种鉴定生化反应表

菌名	动力	脲酶	乳糖	七叶苷	氧化酶	精氨酸双水解酶	麦芽糖	42℃生长	硝酸盐产气	硝酸盐还原
洋葱伯克霍尔德菌	+	+/-	-	+/-	v	-	v	+/-	-	+/-
鼻疽伯克霍尔德菌	-	+/-	+/-	-	+/-	+	-	-	-	+
类鼻疽伯克霍尔德菌	+	+/-	-	+	+	+	+	+	+	+
唐菖蒲伯克霍尔德菌	+	+	-	+/-	+	ND	+	+	-	+/-
泰国伯克霍尔德菌	+	+/-	+	+/-	+	+	+	+	+	+

注：+，90%以上菌株阳性；-，90%以上菌株阴性；+/-，11%~89%菌株阳性；ND，无资料；v，反应不定

5. 药敏试验　临床微生物学实验室常规检测伯克霍尔德菌药敏试验多采用纸片扩散法和MIC法，纸片法，可测定头孢他啶、美罗培南、米诺环素，MIC法，除上述三药外，还可以报告替卡西林/克拉维酸和左氧氟沙星类鼻疽伯克霍尔德和鼻疽伯克霍尔德菌药敏试验只能使用MIC法，前者测定药物包括阿莫西林/克拉维酸、头孢他啶、亚胺培南、西环素/多西环素、复方磺胺甲噁唑；后者测试药物为头孢他啶、亚胺培南、四环素/多西环素。

（四）检验结果的解释和应用

从囊性纤维化患者临床标本中分离出洋葱伯克霍尔德菌，实验室应该认真对待。类鼻疽伯克霍尔德菌和鼻疽伯克霍尔德菌在任何情况下被分离出都应被视为致病菌。鉴于商品化鉴定系统常发生错误，这两种细菌的鉴别应由参考实验室进行证实。鼻疽伯克霍尔德菌是潜在的生物恐怖病原菌，一旦发现应立即上报，并在标本操作、处理和运输等过程中严格做好生物安全管理。

伯克霍尔德菌属细菌对多种抗菌药物天然耐药。感染治疗首选甲氧苄啶/磺胺甲噁唑、美罗培南或环丙沙星，次选米诺环素、氯霉素，某些菌株对碳

青霉烯类耐药，需要联合治疗。针对类鼻疽伯克霍尔德菌，起始静脉滴注头孢他啶或亚胺培南或美罗培南，然后口服SMZ-TMP+多西环素3个月[14]。

七、军团菌属

（一）分类

军团菌属（*Legionella*）目前有53个钟和70多个血清型，与人类有关的菌种主要有：嗜肺军团菌（*L. pneumophila*）、米氏军团菌（*L. micdadei*）、长滩军团菌（*L. longbeachae*）、华兹华斯军团菌（*L. wadsworthii*）、杜氏军团菌（*L. dumoffii*）等。其中嗜肺军团菌是该属模式菌种，有16个血清型，血清型1菌株占人类感染的大部分，具有重要临床意义[1]。

（二）致病性

军团菌属细菌广泛存在于自然和人工的水环境中，如空调冷凝水、河水、冷却塔、医院淋浴喷头及其他污水和供水系统中，人可通过吸入污染水所形成的气溶胶（来自空调、雾化器、淋浴头、呼吸机、冷却水等）后感染发病。军团菌病不会引起人与人之间的传播。

嗜肺军团菌可引起军团病,多流行于夏秋季,为全身性疾患。有流感样型(轻症型)、肺炎型(重症型)和肺外感染三种临床类型。流感样型可出现发热、不适、头痛和肌肉疼痛,预后良好;肺炎型起病骤然,出现以肺部感染为主的多器官损害,寒战高热、咳嗽、胸痛,全身症状明显,最终导致呼吸衰竭。肺外感染型为继发性感染,当重症军团病发生菌血症而散布至全身多部位,如脑、肠、肾、肝、脾等,可出现多脏器感染的症状。军团菌亦是医院感染的病原菌之一,近年来,多篇报道由于中央空调、冷却塔用水污染军团菌而导致集体感染。

(三)实验室检查

1. 标本采集 对于临床怀疑军团菌感染患者,可以采集标本进行细菌培养。最常见的临床标本是痰及下呼吸道标本;其他部位来源的标本没有必要常规进行军团菌培养,除非临床高度怀疑军团病影响这些部位。其他标本可包括胸腔积液、血液、心包液、腹腔液、骨髓、肝、脾、肾、皮肤及软组织等标本。军团菌耐寒,通常在临床标本中可存活一周。痰和其他呼吸道标本,包括肺活检标本应该用无菌容器采集室温条件下及时转运到实验室。如果不能及时接种,短时间内可以在 $2\sim5℃$ 运输和存储,更长时间

的存储应置于 $-70℃$。

2. 染色镜检 军团菌为革兰阴性杆菌,着色浅,染色后可见菌体有空泡,不同生长阶段可出现多形性,采用 Dieterle 镀银染色或 Giemsa 染色,可分别染成黑褐色或红色。直接涂片革兰染色阳性率低,对军团病诊断意义不大。

3. 分离培养 军团菌属细菌为专性胞内寄生菌,需氧,$2.5\%\sim5\%$ 的 CO_2 能促进生长,最适生长温度为 $35\sim37℃$,最适 pH 为 $6.4\sim7.2$。体外培养营养要求苛刻,在血平板或普通琼脂平板上不生长,含 L-半胱氨酸、酒石酸溶铁和 α-酮戊二酸的活性炭酵母浸膏培养基(BCYE 琼脂)是临床分离军团菌的主要培养基。在此培养基上,军团菌生长缓慢,培养 3 天后,形成直径 $1\sim2mm$、凸起、灰白色、有光泽、湿润、半透明、有特殊臭味的圆形菌落。在 F-G(Feeley-Garman)琼脂培养基上,培养 $3\sim5$ 天可见针尖大小的菌落,在紫外光照射下可发出黄色荧光。

4. 生化反应鉴定 根据军团菌在 BCYE 琼脂上生长,菌落在紫外光 365nm 照射下产生荧光可初步鉴定。目前,还没有商品化的鉴定系统用于军团菌的鉴定。临床实验室可根据生化反应进行种属鉴定(表 26-5-6 和图 26-5-2)。

表 26-5-6 军团菌属种间鉴别特性

菌名	血清群	动力	F-G 褐色素	β-内酰胺酶	明胶酶	氧化酶	马尿酸水解
嗜肺军团菌	15	+	+	+	+	v	+
米氏军团菌	1	+	-	-	-	+	-
长滩军团菌	2	+	+	+/-	+	+	-
华兹华斯军团菌	1	+	+/-	+	+	-	-
约丹尼斯军团菌	1	+	+	+	+	+	-
波兹曼军团菌	2	+	+	+/-	+	+/-	-
杜氏军团菌	1	+	+	+	+	-	-
戈氏军团菌	1	+	+			-	-
阿尼斯军团菌	1	+	+	+	+	+	-
辛辛那提军团菌	1	+	+	+	+	-	-
菲氏军团菌	2	+	+	+		-	+/-
海氏军团菌	2	+	+	-	+	+	-
以色列军团菌	1	+	-	+	+	+	-
圣海伦军团菌	2	+	+	+	+	+	-
迈氏军团菌	1	+	+	-	+	+	-
橡树林军团菌	1	+	+	-	+	+	-
伯明翰军团菌	1	+	+	+	+	v	-
图森军团菌	1	+	+	+		+	-
兰辛军团菌	1	+	+			+	-

注:+,全部菌株阳性;-,全部菌株阴性;+/-,大部分菌株阳性,少部分菌株阴性;v,反应不定

5. 分子生物学检测　检测军团菌属特异性基因 16S rRNA 和嗜肺军团菌特异基因 mip 是快速鉴定军团菌的方法之一。采用核酸探针技术也可以确定有无军团菌感染。单克隆抗体分型、以测序为基础的分型及脉冲场电泳分型方法可用于军团菌流行病学调查。

6. 其他检测　检测尿中嗜肺军团菌的抗原是一种简便、快速、经济的诊断方法。常用的方法有 EIA、放射免疫法（RIA）、免疫层析法（ICT）、直接荧光抗体法（DFA）等。现已有商品化试剂。

血清学试验在军团菌诊断方面非常有效，可作为微生物诊断的辅助，但不能代替微生物学诊断。现已有商品化的试剂，最常用的是荧光抗体试验（IFA）。

7. 药敏试验　由于引起人类感染的军团菌为胞内寄生菌，且嗜肺军团菌体外培养时间长，复杂的培养基成分可使许多药物失活，因此，至今没有标准的军团菌属细菌药敏试验方法。为了研究目的，可以通过细胞内和试验动物感染模型进行相关研究。

（四）检验结果的解释和应用

对来自痰、肺或其他呼吸道部位的标本进行军团菌培养是诊断军团病最特异（100%）的方法，该方法对未治疗的重症军团病的诊断非常敏感（80%~90%），但对轻症军团病诊断敏感性仅有 20%，且对于除了嗜肺军团菌以外的军团菌引起的感染，培养是唯一阳性的诊断试验。由于培养技术复杂、昂贵，且诊断非重症军团病的敏感率低，许多其他非培养的诊断方法得以发展和应用。尿抗原检测简单易行，对社区获得性肺炎的检测比培养更敏感，但只能检出嗜肺军团菌 I 型。血清学检测快速，可作流行病学调查，但不利于早期诊断。故军团菌的实验室诊断应依赖多种实验室方法的综合判定，包括培养、抗原检测、抗体检测、分子生物学检测。检出军团菌应及时通知临床医生、感染控制中心和公共健康部门。

对嗜肺军团菌有较好胞内抗菌活性的药物包括多数大环内酯类、四环类、酮内酯类、氟喹诺酮类抗菌药物。这些抗菌药物对嗜肺军团菌引起的感染治疗有效，但不一定对其他军团菌种引起的感染治疗有效。与嗜肺军团菌相比，其他一些军团菌存在于不同的亚细胞结构，因此可能对抗菌药物反应不同。但是，大环内酯类和喹诺酮类抗菌药物治疗米氏军团菌、长滩军团菌、杜氏军团菌、博兹曼军团菌引起的军团病是有效的。军团病的治疗首选阿奇霉素或阿奇霉素+利福平，其次可选氟喹诺酮类[11]。

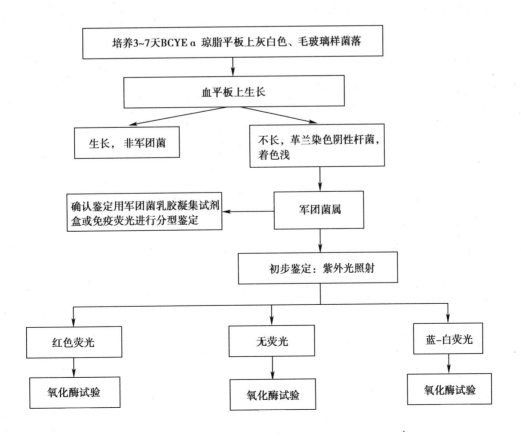

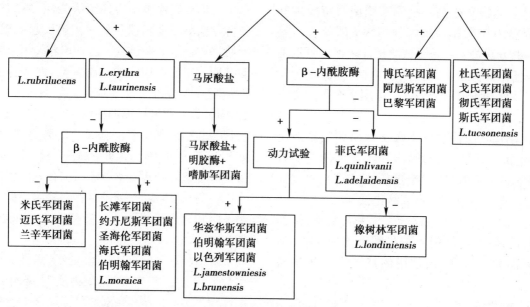

图 26-5-2 军团菌属的鉴定流程

（马筱玲 潘 请 常文娇）

参 考 文 献

1. Versalovic J, Carroll KC, Funke G, et al. Manual of Clinical Microbiology. 10th ed. Washington DC: American Society for Microbiology, 2011
2. 陈东科, 孙长贵. 实用临床微生物学检验与图谱. 北京: 人民卫生出版社, 2011
3. 童明庆. 临床检验病原微生物学. 北京: 高等教育出版社, 2006
4. 丛玉隆, 尹一兵, 陈瑜. 高级卫生技术资格考试指导用书《检验医学高级教程》. 北京: 人民军医出版社, 2010
5. Isenberg HD. Clinical Microbiology Procedures Handbook. 3rd ed. Washington DC: American Society for Microbiology, 2010
6. 斯崇文. 感染病学. 北京: 人民卫生出版社, 2004
7. Clinical and Laboratory Standards Institute. M100-S24 Performance standards for antimicrobial susceptibility testing: twenty-Fourth informational supplement. Wayne, PA: CLSI, 2014
8. EUCAST. http://www.eucast.org/
9. 马筱玲, 鲁怀伟, 张艳. 认识细菌的天然耐药和获得性耐药. 中华检验医学杂志, 2012, 35(8): 762-763
10. 胡付品, 朱德妹, 汪复, 等. 2011 年中国 CHINET 细菌耐药性监测. 中国感染与化疗杂志, 2012, 12(5): 321-329
11. 中华人民共和国卫生部医政司, 卫生部合理用药专家委员会. 国家抗微生物治疗指南. 北京: 人民卫生出版社, 2012
12. 中华医学会呼吸病学分会感染学组. 铜绿假单胞菌下呼吸道感染诊治专家共识. 中华结核和呼吸杂志, 2014, 37(1): 9-15
13. 陈佰义, 何礼贤, 胡必杰. 中国鲍曼不动杆菌感染诊治与防控专家共识. 中华医学杂志, 2012, 92(2): 76-82
14. 桑福德. 热病: 桑福德抗微生物治疗指南. 范洪伟, 吕玮, 吴东, 等译. 第 43 版. 北京: 中国协和医科大学出版社, 2013

第六节 苛养生长革兰阴性杆菌

一、概述

苛养生长革兰阴性杆菌是一群在普通血琼脂培养基上难以生长, 需加入特殊营养物质或培养条件才能生长的细菌[1-5]。苛养菌在临床标本中较少见, 但有些菌种可引起人或动物的严重感染。常见的苛养生长革兰阴性杆菌包括 HACEK 菌群、鲍特菌属 (Bordetella)、巴斯德菌属 (Pasteurella)、布鲁菌属 (Brucella)、弗朗西斯菌属 (Francisella) 等[1,2]。

二、HACEK 菌群

（一）分类

HACEK 菌群是指一组苛养革兰阴性杆菌,包括嗜血杆菌属（*Haemophilus*）、放线杆菌属（*Actinomyces*）、心杆菌属（*Cardiobacterium*）、啮蚀艾肯菌属（*Eikenella*）和金杆菌属（*Kingella*）。

1. 嗜血杆菌属细菌 主要有流感嗜血杆菌（*H. influenzae*）、副流感嗜血杆菌（*H.parainfluenzae*）、溶血嗜血杆菌（*H.haemolyticus*）、副溶血嗜血杆菌（*H.parahaemolyticus*）、嗜沫嗜血杆菌（*H.aphrophilus*）、副嗜沫嗜血杆菌（*H.paraphrophilus*）、杜克雷嗜血杆菌（*H.ducreyi*）、埃及嗜血杆菌（*H.aegyptius*）、迟缓嗜血杆菌（*H.segnis*）。

2. 放线杆菌属 包括李氏放线菌（*A.lignieresii*）、马驹放线菌（*A.equuli*）、猪放线菌（*A.suis*）、脲放线杆菌（*A.ureae*）、人放线菌（*A.hominis*）和放线共生放线杆菌（*A.actinomycetemcomitans*）,多为动物病原菌。引起人类疾病的种群有脲放线杆菌、人放线杆菌和放线共生放线杆菌。

3. 心杆菌属 目前仅有一个种,即人心杆菌（*C. hominis*）。

4. 艾肯菌属 也只有一个种,即啮蚀艾肯菌（*Eikenella corrodens*）。

5. 金杆菌属 包括 3 个种:金氏金杆菌（*K. kingae*）、脱硝金杆菌（*K. denitrificans*）、口腔金杆菌（*K. oralis*）。

（二）致病性

HACEK 菌群是人口咽部的正常菌群,生长缓慢,培养需要 CO_2 环境。这组细菌的共同特征是易导致心内膜感染,占全部感染性心内膜炎的 5%~10%。此外,HACEK 菌群还可引起其他感染,如菌血症、各类脓肿、腹膜炎、中耳炎、结膜炎、肺炎、化脓性关节炎、骨髓炎、尿路感染、伤口感染、脑脓肿、牙周感染等。

流感嗜血杆菌可引起脑膜炎、肺炎、鼻咽炎、关节炎、心包炎、鼻窦炎及中耳炎等;杜克雷嗜血杆菌是性传播性疾病软下疳病原体,引起外阴脓疱、溃疡、淋巴

结肿大等。放线共生放线杆菌是牙周炎常见病原菌。啮蚀艾肯菌是咬伤后蜂窝织炎的病原体,也是静脉药物滥用者软组织感染和心内膜炎主要病原菌。金杆菌可引起心内膜炎、骨髓炎和脓毒症,与其他 HACEK 菌不同,金杆菌感染发展相当迅速。

（三）实验室检查

1. 标本采集 根据患者的临床表现和感染部位,分别采集血液、脑脊液、鼻咽分泌物、痰、脓液等标本,采集后及时送检。

2. 染色镜检 该菌群细菌为革兰阴性杆菌,菌体大小为 (0.3~0.5) μm×(1.5~3.0) μm,具有多形性,无芽胞,无鞭毛。

3. 分离培养 HACEK 菌群需氧或兼性厌氧,最适生长温度为 35~37℃,最适 pH 为 7.6~7.8。从临床标本中初次分离细菌可用巧克力琼脂,3%~5% CO_2 浓度下孵育生长较好。

（1）流感嗜血杆菌培养需要 5%~10%CO_2,需要 X、V 因子;在血琼脂平板上可形成卫星现象,在巧克力平板上菌落呈露滴状。

（2）杜克雷嗜血杆菌在 33℃~35℃,3%~5% CO_2 环境下孵育,菌落较小,呈灰、黄或呈褐色,该菌落可用接种环沿琼脂表面“轻轻推动”而很难挑起。

（3）人心杆菌（*C. hominis*）在血琼脂和巧克力琼脂上生长,在 36℃微氧情况下培养 2 天以上,可见小的（直径 1mm）圆形平坦的淡黄色到白色的菌落,凹陷嵌入琼脂中。

（4）啮蚀艾肯菌在血琼脂平板培养 48 小时后形成 1~2mm 的菌落,中心向琼脂内深层凹陷,边缘侵蚀状生长。

（5）金杆菌属细菌在血琼脂平板上培养 48 小时形成直径 1~2mm 的两种菌落:一种是琼脂蚀痕凹陷,菌落边缘呈蔓延状生长;另一种是菌落中间凸起,无凹陷和蔓延生长,金氏金杆菌有狭小的 β-溶血环。

4. 生化反应鉴定 该菌群内各菌属以及嗜血杆菌属种类鉴定可根据生化反应进行鉴别（表 26-6-1、表 26-6-2）。

表 26-6-1 HACEK 菌群的鉴别

试验	嗜血杆菌属	放线杆菌属	心杆菌属	艾肯菌属	金杆菌属
氧化酶	V	+	+	+	+
触酶	V	-	-	-	-

续表

试验	嗜血杆菌属	放线杆菌属	心杆菌属	艾肯菌属	金杆菌属
麦康凯琼脂生长		V	–	–	
硝酸盐还原酶	+	+	–	+	V
脲酶	V	V			
吲哚				+	
产酸试验					
甘露醇	–	V	+		–
葡萄糖	+	+	+		+

注:+:阳性;-:阴性;V:结果不定

表 26-6-2　嗜血杆菌常见菌种的鉴别

菌种	培养特性			生化反应特性								
	需要V	需要X	溶血	葡萄糖	乳糖	麦芽糖	甘露糖	蔗糖	鼠李糖	氧化酶	触酶	脲酶
流感嗜血杆菌	+	+	–	+	–	+	–	+	–	–	+	–
副流感嗜血杆菌	+	–	–	+	–	–	+	+	–	–	+	–
溶血嗜血杆菌	+	+	+	+	–	+	–	–	+	+	+	+
副溶血嗜血杆菌	+	–	+	+	–	+	–	+	–	+	+	+
嗜沫嗜血杆菌	–	+	–	+	+	+	–	+	+	–	–	–
副嗜沫嗜血杆菌	–	–	–	+	+	+	–	+	+	+	–	–
埃及嗜血杆菌	+	+	–					+				
杜克雷嗜血杆菌	–	+	–	–	–	+	–	–	–	+	+	

5. 分子生物学检验　使用 PCR 技术扩增杜克雷嗜血杆菌 16S rRNA、rrs(16S)-rrl(23S)核糖体间隔区或编码热休克蛋白 groEL 基因已被证明对于软下疳的诊断有较高的准确性。

6. 药敏试验　HACEK 菌群药敏试验须采用肉汤稀释法检测,主要药物有氨苄西林、阿莫西林/克拉维酸、头孢曲松、头孢噻肟、亚胺培南、环丙沙星、复方磺胺等,具体操作方法及判断折点依照美国 CLSI M45-A2 以及欧洲 EUCAST 等文件执行[6-7]。

(四)检验结果的解释和应用

由于该群细菌在普通培养基上生长不良,传统的生化反应和商品化鉴定系统都很难将所有 HACEK 菌群细菌正确地鉴定到种,分子生物学方法(如 16S rRNA 基因或 rpoB 基因测序)更适合用于这类细菌的鉴定。HACEK 菌群通常定植在人和动物的口咽部,属于条件致病菌。临床上,从血液、无菌体液或脓液中分离到的 HACEK 菌群可认为是致病菌;从外阴溃疡患者的生殖道标本中分离出杜克雷嗜血杆菌或从结膜渗出性炎症患者的标本中分离出埃及嗜血杆菌可认为是有意义的致病菌;从痰标本中分离到的嗜血杆菌需要鉴别到种,一定数量生长的流感嗜血杆菌应考虑为致病菌,而副流感嗜血杆菌则可能是定植菌。

流感嗜血杆菌对大多数抗菌药物仍保持良好的敏感性,但对过去常用的氨苄西林、复方磺胺的耐药率在增加[8],复方磺胺已不宜用于流感嗜血杆菌引起感染的经验治疗,治疗严重的流感嗜血杆菌感染首选头孢曲松和头孢噻肟,对于非严重感染首选氨苄西林/克拉维酸、口服二代、三代头孢。放线杆对多种抗菌药物普遍敏感,治疗首选氨苄西林或青霉素,次选多西环素、头孢曲松。人心杆菌对多种抗菌药物,包括青霉素敏感,很少产生 β-内酰胺酶。啮蚀艾肯菌通常对青霉素、头孢菌素、碳青霉烯、多西环素、阿奇霉素和氟喹诺酮类敏感,但对大环内酯类、克林霉素耐药,治疗首选氨苄西林/克拉维酸或青霉素,次选 SMZ-TMP 或氟喹诺酮类。金杆菌通常对 β-内酰胺类、大环内酯类、四环素、复方磺胺、喹诺酮类敏感[1,10]。

三、鲍特菌属

(一)分类

鲍特菌属(Bordetella)包括 8 个种,即百日咳鲍特菌 (B. parapertussis)、副百日咳鲍特菌 (B. parapertussis)、支气管脓毒鲍特菌 (B. bronchiseptica)、鸟鲍特菌(B. avium)、欣氏鲍特菌(B. hinzii)、霍氏鲍特菌(B. holmesii)、创口鲍特菌 (B. trematum)和特氏鲍特菌(B. petrii)[1,2]。

(二)致病性

鲍特菌属无侵袭性,能够寄生在温血动物和人类的呼吸道中,特异性地黏附于呼吸道有纤毛的上皮细胞。百日咳鲍特菌是百日咳的主要致病菌,从发病率和病死率方面来看,百日咳仍是非常重要的疾病,全世界每年超过 35 万人死于该病,其中大多数是婴幼儿。

(三)实验室检查

1. 标本采集 对百日咳进行直接细菌学诊断的标本是呼吸道分泌物,采集方法包括鼻咽部拭子法和咳碟法。咳碟法即取一个血琼脂平皿,打开平皿盖,置于患者口腔前 5~10cm 处,患者对着平皿咳嗽几次,然后立即盖上盖子,置 35℃ 温箱培养。目前认为鼻咽拭子培养法优于咳碟法。

2. 染色镜检 鲍特菌属细菌为革兰阴性短小杆菌,两端浓染,单个、成对或短链排列,无芽胞,无动力,光滑型菌株有荚膜,百日咳和副百日咳鲍特菌无鞭毛。

3. 分离培养 该菌属细菌专性需氧,最适生长温度为 35~37℃,最适 pH 为 6.8~7.0。百日咳鲍特菌初次分离的营养要求较高,血琼脂和巧克力琼脂平板上均不能生长,需要用鲍-金(Bordet-Gengoll,B-G)培养基或 CCBA 琼脂平板。

4. 生化反应鉴定 该菌属触酶阳性,不发酵任何糖类,其常见生物学特性如表 26-6-3 所示。

表 26-6-3 鲍特菌属的鉴别特征

菌种	血琼脂	麦康凯琼脂	动力	氧化酶	脲酶	硝酸盐还原
百日咳鲍特菌	-	-	-	+	-	-
副百日咳鲍特菌	+	±	-	-	+	-
支气管脓毒鲍特菌	+	+	+	+	+	+
鸟鲍特菌	+	+	+	+	-	-
欣氏鲍特菌	+	+	+	+	±	-
霍氏鲍特菌	+	-	-	-	-	-
创口鲍特菌	+	+	+	-	-	±
特氏鲍特菌	+	-	-	+	-	-

注:+:阳性;-:阴性

5. 分子生物学检验 可以通过 PCR 方法特异性扩增百日咳毒素的 S1 亚基启动子 ptxA-Pr(PT)基因和插入序列 IS481,从而快速鉴定出百日咳鲍特菌,敏感性较高。近年来,利用多重 PCR 方法分离鉴定鲍特菌属也越来越被广泛应用。

6. 免疫学检验 包括直接荧光抗体染色法 (DFA)和 ELISA 法。直接荧光抗体染色法简便快捷,但特异性和灵敏度较差。ELISA 法测定百日咳患者血清中的百日咳 FHA(丝状血细胞凝集)抗体 (IgG)和 PT(百日咳毒素)抗体(IgG、IgA),其中 IgA 仅在感染早期出现,不受接种疫苗的干扰。

7. 药敏试验 鲍特菌属的抗生素敏感性试验未标准化。多种多样的方法都曾经被使用过,如琼脂稀释法和肉汤稀释法,其中琼脂稀释法与体内的情况更相关,检出的 MIC 较低,而肉汤稀释法检出的 MIC 较高。

(四)检验结果的解释和应用

临床上确诊百日咳病例既困难又有争议,阳性培养物的特异性可达 100%,是诊断百日咳的"金标准",但是培养的敏感性较低,存在许多影响因素,如疾病发生和采样的时间间隔、是否在使用抗生素前采样等。因此,分子生物学检验是临床鉴定百日咳鲍特菌的首选方法。此外,免疫学方法在流行病学研究以及百日咳疫苗的免疫遗传学评价中也起重要作用。

通常百日咳鲍特菌对大环内酯类药物敏感,临床治疗首选阿奇霉素和红霉素,次选克拉霉素和复方磺胺[9]。

四、巴斯德菌属

(一)分类

巴斯德菌属(*Pasteurella*)与嗜血杆菌属、放线杆菌属同属巴斯德菌科。本属细菌与人类疾病相关的有:多杀巴斯德菌(*P. multocide*)、嗜肺巴斯德菌(*P. pneumotzopica*)、溶血巴斯德菌(*P. haemolytica*)、产气巴斯德菌(*P. aerogenes*)、鸡巴斯德菌(*P. qallinarum*)、犬巴斯德菌(*P. canis*)、贝氏巴斯德菌(*P. beftgae*)、咬巴斯德菌(*P. dagmatis*)、明立巴斯德菌(*P. tomatts*)[1,2]。

(二)致病性

人类感染多是通过被狗、猫咬伤或抓伤,也可因接触感染动物而得病。在被动物咬伤1~2周后出现低热、红斑、疼痛、肿胀、渗出、淋巴结肿大,继而出现各被侵犯器官的症状。

(三)实验室检查

1. 标本采集 从咬伤的感染部位采集标本,可选择抽吸和刮取方法。

2. 染色镜检 该菌属细菌为革兰阴性球杆菌,菌体大小为(0.3~1.0)μm×(1.0~2)μm,多数单个存在,常呈两极浓染、无鞭毛、无芽胞、无动力。

3. 分离培养 巴斯德菌属细菌为需氧或兼性厌氧,在22~42℃均能生长,最适温度为35℃。血液、骨髓等标本需要增菌培养,痰液及分泌物可直接接种血琼脂平板或巧克力平板,经35℃培养18~20小时,可形成白色不溶血,直径0.5~1.5mm的小菌落。在肉汤培养基中呈均匀混浊,也可形成细颗粒状的沉淀。

4. 生化反应鉴定 临床分离到的大部分菌株触酶和氧化酶均阳性,发酵葡萄糖产酸不产气,不发酵乳糖,可还原硝酸盐,MR与VP试验均阴性,不液化明胶。属内各菌种可依据糖分解、靛基质、尿素酶、鸟氨酸脱羧酶等试验进行鉴别。巴斯德菌属的生物学特性如表26-6-4所示。

表26-6-4 巴斯德菌属的鉴别特征

菌种	麦康凯	NAD需要	触酶	脲酶	氧化酶	吲哚	七叶苷	L阿拉伯糖	纤维二糖	D半乳糖	乳糖	麦芽糖	D甘露糖	鼠李糖	D海藻糖	D木糖
多杀巴斯德菌	D	-	+	-	+	+	-	D	-	+	-	-	+	-	D	D
嗜肺巴斯德菌	D	-	+	+	+	+	-	-	-	+	D	D	+	D	+	D
溶血巴斯德菌	+	-	+	-	+	-	D	-	-	-	-	+	-	-	D	+
犬巴斯德菌	-	-	+	-	+	+	-	D	-	-	-	-	-	-	D	-
产气巴斯德菌	+	-	+	+	+	D	-	-	+	-	-	+	+	-	D	+
鸡巴斯德菌	D	-	+	-	+	+	NT	-	NT	NT	-	D	+	NT	NT	+	D
贝氏巴斯德菌	D	-	+	+	+	+	-	-	-	-	-	D	D	-	-	-
咬巴斯德菌	D	-	+	+	+	+	-	-	-	+	-	-	-	+W	+	-
明立巴斯德菌	+	-	+	-	+	+	-	D	-	D	-	+	+	-	+	-

注:+:≥90%;(十):80%~90%;D:21%~79%;(-):11%~20%;-:≤10%;NT:无试验数据;W:反应较弱

5. 分子生物学检验 利用PCR分析、酶切分析、核糖分型、脉冲场凝胶电泳等方法可以快速鉴定巴斯德菌以及对该菌属中的各菌种进行分型。

6. 药敏试验 美国CLSI M45推荐肉汤稀释法和纸片法作为巴斯德菌属的药敏试验方法,测试药物包括青霉素类、头孢曲松、四环素类等。

(四)检验结果的解释和应用

巴斯德菌属细菌主要与动物有关,而不是人,正因为如此,在临床实验室中很少会分离到该菌。当我们遇到动物咬伤和肺部感染,尤其与宠物有关时,就要考虑到有可能分离到巴斯德菌。从感染部位分离到的大多数巴斯德菌株对青霉素和四环素敏感,临床治疗首选青霉素、阿莫西林、氨苄西林[9]。

五、布鲁菌属

(一)分类

布鲁菌(*Brucella*)由美国 David Bruce 分离而得名。布鲁菌属只有一个种,但包括羊布鲁菌(*B. melitensis*,又称马尔他布鲁菌)、牛布鲁菌(*B. abortus*,又称流产布鲁菌)、猪布鲁菌(*B. suvis*)、绵羊布鲁菌(*B. ovis*)、犬布鲁菌(*B. canis*)和森林鼠布鲁菌(*B. neotomaes*)6 个生物变种[1,2]。

(二)致病性

布鲁菌为人兽共患性疾病的病原菌。人类感染布鲁菌主要由感染布鲁菌的羊、牛、猪等传染而来。感染布鲁菌病的危险因素有操作处理感染动物、食用被布鲁菌感染的食品,如未经巴氏消毒的奶和奶制品以及肉类、在实验室内操作布鲁菌培养物。进入人体的病原菌侵入血液,主要在淋巴结、脾脏、骨髓等处繁殖,可引起菌血症、反复发热、肝脾肿大、神经痛、衰弱无力、白细胞减少等症状、并可进一步侵入多种脏器或形成慢性感染。

(三)实验室检查

1. 标本采集 标本类型包括血液、骨髓、脑脊液、胸膜和滑膜液、尿液、脓肿标本和组织标本等。

2. 染色镜检 布鲁菌属细菌为革兰阴性小球杆菌,菌体大小(0.5~0.7)μm×(0.6~1.5)μm,两端钝圆,偶见两极浓染,无鞭毛,无荚膜,不形成芽胞。

3. 分离培养 该菌属细菌为需氧菌,营养要求高,初次分离培养时需 5%~10% 的 CO_2 且培养基中宜含有维生素 B_1、烟酸、生物素等物质。在血琼脂平板上生长缓慢,培养 5~7 天可形成微小、灰色不溶血菌落,涂片镜检可见短小的球杆菌,形态像似散在的细小沙粒样。液体培养呈轻度混浊有沉淀,不形成菌膜。在固体培养基上菌落为无色、半透明、圆形、表面光滑、边缘整齐、中央稍凸起、直径为 2~3mm,有时可出现黏液样或干燥的硬皮样菌落。

4. 生化反应鉴定 该菌属细菌为细小革兰阴性球杆菌、氧化酶阳性、触酶阳性、麦康凯琼脂上不生长、尿素阳性、吲哚阴性、BAP 上不溶血。属内鉴定如表 26-6-5 所示。

表 26-6-5 布鲁菌属细菌的鉴别特征

菌种	触酶	氧化酶	糖分解			精氨酸	硝酸盐氧化	脲酶	H_2S 产生	染料的耐受	
			葡萄糖	半乳糖	阿拉伯糖					硫黄(40μg)	复红(20μg)
羊布鲁菌	+	+	+	−	−	−	+	V	−	+	+
牛布鲁菌	+	+	+	+	+	+	+	+	+	+	+
猪布鲁菌	+	+	+	+	+	+	+	+	(−)	+	−
绵羊布鲁菌	+	−	−	−	−	−	−	+	+	+	(−)
犬布鲁菌	+	+	+	−	−	+	+	+	−	−	−
森林鼠布鲁菌	+	−	+	+	+	+	+	+	+	−	−

注:V:不定;(−):大部分菌株阴性。

5. 分子生物学检验 临床实验室可以通过常规 PCR 和实时定量 PCR 的方法特异性扩增 *BCS P31* 基因(编码 31kD 的细胞表面蛋白)、*BP26* 基因(编码 26kD 的周质蛋白)、*16S rRNA* 以及插入序列 IS711 而快速鉴定出标本中的布鲁菌,灵敏度可以达到 50%~100%。

6. 血清学检验 目前临床用于诊断的血清学方法有试管或微量凝集法或 ELISA 法,用菌体 M 抗原(羊布鲁菌抗原)和 A 抗原(牛布鲁菌抗原)的特异性抗血清可鉴别菌种。此外,用菌体或制备后纯化的抗原检查患者血清中的 IgG 或 IgM 抗体有助于诊断,IgG 的抗体效价≥1:80 即有诊断意义,且抗体的消长有助于判定复发。

7. 药敏试验 临床实验室一般不推荐对布鲁菌属进行药物敏感试验,因为临床很少有布鲁菌对抗生素耐药和治疗失败的病例。如需做药敏试验必须采用稀释法检测 MIC。具体操作方法及判断折点依照美国 CLSI M45-A2 文件执行。

(四) 检验结果的解释和应用

最常见的是从血液和骨髓中分离到布鲁菌,偶尔也能从脾、肝和脓肿标本中分到布鲁菌。细菌分离培养是布鲁菌病诊断的金标准,但布鲁菌的培养要求苛刻且时间较长,因此流行病学资料、临床表现和分子生物学检查也具有重要价值。血清学检查是诊断布鲁菌病最常用的方法,在解释布鲁菌病抗体意义时应注意以下几点:①亚临床感染后血清滴度可以上升;②为排除前带现象,应将血清做高倍稀释;血清学检查对早期和复发诊断都具有重大意义,玻片法凝集试验简便易行,适合于大面积检疫,补体结合试验特异性强,对诊断人、兽布鲁菌病的价值较高。

布鲁菌属细菌为胞内寄生菌,对青霉素类和头孢类抗菌药物耐药,治疗布鲁菌病需要长时间的抗生素联合应用。临床治疗首选多西环素(doxycycline),次选磺胺(TMP/SMZ),可联合使用四环素、氨基糖苷类、利福平等抗菌药物,用药时间需 4~6 周[9]。

六、弗朗西斯菌属

(一) 分类

弗朗西斯菌属(Francisella)有土拉弗朗西斯菌(F. tularesis)、新凶手弗朗西斯菌(F. noricida)2 种[1]。

(二) 致病性

弗朗西斯菌属广泛分布于自然界,是引起土拉热病(野兔热)的病原菌。人类多因与患病动物密切接触、食用未熟的动物肉或饮用污染水等途径而感染。人对土拉弗朗西斯菌有高度的易感性,较少量的病原菌即可引起感染发病。人感染土拉弗朗西斯菌后,发病急、高热(39~40℃)、剧烈头痛、关节痛,甚至发生衰竭及休克、全身中毒症状,接触及被叮咬的皮肤局部溃疡,淋巴结肿大坏死。

(三) 实验室检查

1. 标本采集 弗朗西斯菌易造成实验室感染,所以在标本的采集、转运和处理过程中应严格遵照 3 级生物安全实验室的要求。怀疑为弗朗西斯菌的细菌鉴定,应在 3 级生物安全柜中进行。

2. 染色镜检 弗朗西斯菌属为革兰阴性小杆菌,菌体大小为(0.3~0.5)μm×0.2μm,常呈多形性,如球状、球杆状、长丝状。该菌属无芽胞、无鞭毛、无荚膜。

3. 分离培养 本菌属为专性需氧菌,生长要求高,分离较困难。需在培养基中加血液、卵黄、半胱氨酸等才能生长。最适生长温度为 37℃,最适 pH6.8~7.2。在卵黄培养基上培养 24~48 小时,菌落为 1~1.5mm,圆形、光滑灰白色、边缘整齐、中心凸起、有光泽(与培养基的颜色几乎相同)。

4. 生化反应鉴定 该菌属细菌细小革兰阴性杆菌或球杆菌,氧化酶阴性,触酶阴性或弱阳性,巧克力琼脂上缓慢生长,BAP 上不生长,分解碳水化合物及醇的能力较弱,能发酵葡萄糖和麦芽糖,产酸不产气,分解脲素,H_2S 阳性,触酶阳性,氧化酶阴性,不产生吲哚。

5. 分子生物学检验 通过 PCR 特异性扩增 tul4 基因是临床诊断兔热病最常见的分子生物学方法,灵敏度可达 75%。此外,TaqMan 探针实时荧光定量 PCR 检测土拉弗朗西斯菌的 DNA(ISFtu2 element, iglC, tul4 和 fopA)也已经广泛应用于各种标本类型,如溃疡标本、鼻咽拭子、支气管和胸腔灌洗液。

6. 血清学检验 细菌涂片可做直接荧光抗体(DFA)检测,血清抗体可以通过试管凝集(TA)或微量凝集方法(MA)检测,其中 TA 效价≥1:160 或 MA 效价≥1:128 即有诊断价值。此外因具有共同抗原,布鲁菌病患者也可出现阳性,注意区别。

7. 药敏试验 CLSI 推荐可以使用添加 2% IsoVitaleX 的微量肉汤做弗朗西斯菌药敏试验。但是由于到目前为止并未有过弗朗西斯菌耐药的病例报道,所以该菌的药敏试验并不常规开展。

(四) 检验结果的解释和应用

由于弗朗西斯菌属生长缓慢,培养困难,血清学检验是临床诊断该菌最常见的方法。一般认为,恢复期血清抗体效价是急性期的 4 倍以上即有临床意义。此外,直接荧光抗体染色法(DFA)、免疫组织化学染色(IHC)和 PCR 分析可以作为弗朗西斯菌的初步诊断方法。在抗生素敏感性方面,该菌对氨基糖苷类抗生素敏感,首选链霉素或庆大霉素,四环素类、喹诺酮类药物也有较高的治愈率[9]。

(马筱玲 戴春阳)

参 考 文 献

1. Versalovic J, Carroll KC, Funke G, et al. Manual of Clinical Microbiology. 10th ed. Washington DC: American Society for Microbiology, 2011
2. Murray PR, Baron EJ, Jorgensen JH, et al. Manual of Clinical Microbiology. 9th ed. Washington DC: American Society for Microbiology, 2007
3. Isenberg HD. Clinical Microbiology Procedures Handbook. 3rd ed. Washington DC: American Society for Microbiology, 2010
4. 童明庆.临床检验病原微生物学.北京:高等教育出版社,2006
5. 丛玉隆,尹一兵,陈瑜.检验医学高级教程.北京:人民军医出版社,2010
6. Clinical and Laboratory Standards Institute. Methods for Antimicrobial Dilution and Disk Susceptibility Testing of Infrequently Isolated or Fastidious Bacteria; Approved Guideline. M45-A2, CLSI, 2010
7. EUCAST. http://www.eucast.org/
8. 张泓,李万华,王传清,等.2007中国CHINET流感嗜血杆菌耐药性监测.中国感染与化疗杂志,2009,3:207-209
9. 中华人民共和国卫生部医政司,卫生部合理用药专家委员会.国家抗微生物治疗指南.北京:人民卫生出版社,2012
10. 桑福德.热病:桑福德抗微生物治疗指南.范洪伟,吕玮,吴东,等译.第43版.北京:中国协和医科大学出版社

第七节　革兰阳性杆菌

一、革兰阳性杆菌鉴定流程

常见的革兰阳性杆菌主要包括棒杆菌属(*Corynebacterium*)、芽胞杆菌属(*Bacillus*)、丹毒丝菌属(*Erysipelothrix*)、加德纳菌属(*Gardneredlla*)、隐秘杆菌属(*Arcanobacterium*)、李斯特菌属(*Listeria*)、放线菌属(*Actinomyces*)和诺卡菌属(*Nocardia*)。可根据革兰染色的形态分为规则杆菌和不规则杆菌两大类,鉴定流程如图26-7-1和表26-7-1、表26-7-2、表26-7-3所示。

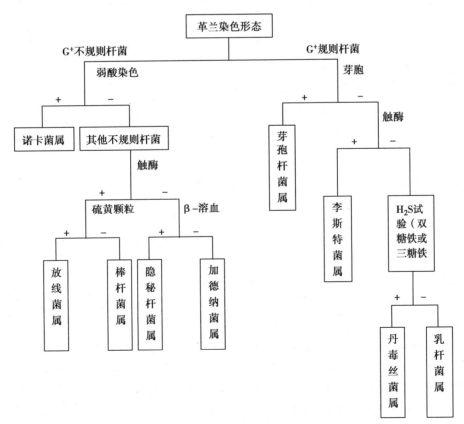

图 26-7-1　革兰阳性杆菌鉴定流程

表 26-7-1 触酶阴性的革兰阳性杆菌鉴别要点

种属	H₂S	万古霉素	溶血	马尿酸	革兰染色
猪丹毒丝菌	+	R	Alpha	-	两种形态:长链或短
乳杆菌	-	R	Alpha	-	规则长链、C 形
溶血隐秘杆菌	-	S	Beta	-	分枝、反向 CAMP 阳性,明胶阴性
化脓隐秘杆菌	-	S	Beta	+	分枝、反向 CAMP 阳性,明胶阳性
阴道加德纳菌	-	S	-	+	SPS 敏感、人血 beta 溶血
放线菌	-	S	-	V	分枝或不分枝

表 26-7-2 革兰阳性丝状细菌鉴别要点

种属	氧气	颗粒	抗酸性
分枝杆菌	需氧	无	是
放线菌	厌氧	是	无
诺卡菌	需氧	有时	弱抗酸
Streptomyces	需氧	是	无

表 26-7-3 主要革兰阳性杆菌属间鉴别特征

菌属	细胞形态	其他特殊的革兰染色特征	芽胞形成	触酶	在 TSI 中产生 H₂S	轻微 β-溶血	不完全耐酸
芽胞杆菌属	规则		+	+			
李斯特菌属	规则		-	+		+	
丹毒丝菌属	规则		-	-	+		
棒杆菌属	不规则	棒杆菌	-	+			
加德纳菌属	不规则	球杆状,革兰染色可变	-	-			
放线菌属	不规则	可有分枝的杆菌	-	±			
隐秘杆菌属	不规则		-	-		+	
诺卡菌属	不规则		-				+

注:+,大多数菌株阳性;-,大多数菌株阴性;空白为可变的

二、棒杆菌属

(一)分类

棒杆菌属(*Corynebacterium*)为一群菌体一端或两端膨大呈棒状的革兰阳性杆菌,菌体染色不均匀,呈不规则栅栏状排列。棒杆菌属目前有 103 个种和亚种,与人类有关的棒杆菌包括白喉棒杆菌(*C.diphtheriae*)、假白喉棒杆菌(*C.pseudodiphtheriticum*)、拥挤棒杆菌(*C.accolens*)、硬质小麦棒杆菌(*C.durum*)、解葡萄糖苷棒杆菌(*C.glucuronolyticum*)、*C.imitans*、杰氏棒杆菌(*C.jeikeium*)、马氏棒杆菌(*C.matruchotii*)、假结核棒杆菌(*C.pseudotuberculosis*)、纹带棒杆菌(*C.striatum*)和解脲棒杆菌(*C.urealyticum*)等 40 余种。

(二)致病性

许多棒杆菌是人和动物的皮肤和黏膜的正常菌群,少数种(如美棒杆菌和产氨棒杆菌)生长在自然环境中。白喉棒杆菌可从鼻咽处和皮肤破损处分离出来。纹带棒杆菌和人皮棒杆菌(*D.hominis*)是人皮肤上的正常菌群。口咽部的棒杆菌有硬质小麦棒

杆菌(*C.durum*)和龋齿罗氏杆菌(*R.dentocariosa*),耳棒杆菌和耳炎苏黎士菌寄生于外耳道。

白喉棒杆菌是白喉病的病原体。白喉是一种急性呼吸道传染病,主要侵犯口咽、鼻咽等部位,局部形成灰白色假膜,因此得名。在鼻咽部形成的黏着物有时会导致呼吸阻塞是此病的特征,严重时可致猝死急症。白喉的全身反应有心肌炎、神经炎和由白喉棒杆菌外毒素引起的肾损害,此毒素由携带毒素基因的噬菌体编码。该菌一般不进入血液,产生的外毒素可损害心肌和神经系统,病死率高,死亡的病例中有50%以上是由于心肌受损发展到充血性心力衰竭所致。此外,可侵犯眼结膜、外耳道、阴道和皮肤伤口处等。

(三)实验室检查

1. 标本采集　一般来说,棒杆菌在采集时不需要特殊处理。对于呼吸道白喉,采集培养时应用拭子(尖端为聚酯薄膜的拭子)从鼻咽红肿处采集标本。同时,可考虑通过多点取样(鼻咽部),以增加检出率。如果看到可擦去的膜(最好拭子从膜底下擦拭),也应将膜送检(不是每一部位的送检物都能检出白喉棒杆菌)。

2. 染色镜检　对可疑或经典白喉患者,用消毒拭子取咽喉部分泌物直接涂片,可见微弯曲的革兰阳性杆菌,纵边不平行,有的末端略有放大,是典型

的杆状。如果棒杆菌细胞取自液体培养基,它们会呈现单独的、成双的、V形的、栅栏状的或像中国字那样的簇状细胞排列。白喉棒杆菌菌体一端或两端可见浓染颗粒(异染颗粒);Neisser染色可见菌体内的紫色颗粒。

3. 分离培养　包括白喉棒杆菌在内的棒杆菌可从含有羊血琼脂(SBA)选择培养基中分离出来,该培养基每毫升含100μg磷霉素(每毫升加12.5μg 6-磷酸葡萄糖),因为几乎所有的棒杆菌(*D.hominis*除外)都对此混合物有高耐药性。另外,吕氏血清培养基(Loeffler)、胱氨酸-亚碲酸盐血琼脂(CTBA)、Tinsdale培养基和黏菌素-萘啶酸血琼脂(CNBA)也可作为白喉棒杆菌的选择性培养基。

4. 微生物鉴定　目前的商业鉴定系统中API Coryne系统(bioMerieux,法国),方法简便,结果准确,重复性好,为国内外学术界认可。但是可信度低于80%的结果和API棒杆菌系统目前的数据库中没有的菌种以及一些生化特性很接近的菌种(如干燥棒杆菌、纹带棒杆菌、无枝菌酸棒杆菌和极小棒杆菌),无法准确鉴定至种水平[1]。这种情况下表型鉴定方法已经无法满足鉴定需要,必须依靠分子生物学方法或MALDI-TOF)。主要棒杆菌属的生化特性如表26-7-4所示。

表26-7-4　主要棒杆菌属细菌的鉴定

| 种 | 发酵/氧化 | 亲脂性 | 硝酸盐还原 | 脲酶 | 水解七叶苷 | 吡嗪酰胺酶 | 碱性磷酸酶 | 来自下列物质的酸产物 | | | | | CAMP反应 | 其他性状 |
								葡萄糖	麦芽糖	蔗糖	甘露醇	木糖		
白喉棒杆菌重型	F	−	+	−	−	−	−	+	+	−	−	−	−	糖原阳性
白喉棒杆菌中间型	F	+	+	−	−	−	−	+	+	−	−	−		
白喉棒杆菌轻型和belfanti生物型	F	−	+/−	−	−	−	−	+	+	−	−	−	−	糖原阴性
假白喉棒杆菌	O	−	+	+	−	+	V	−	−	−	−	−	−	
假结核棒杆菌	F	−	V	+	−	−	V	+	+	V	−	−	反向	
杰氏棒杆菌	O	+	−	−	−	+	+	+	V	−	−	−		果糖阴性,厌氧生长阴性

5. 药敏试验　棒杆菌药敏试验采用加入5%羊血的MH的纸片扩散检测。35℃培养24小时,只有极少菌株要培养48小时。对于一些有偏好的棒杆菌,例如亲脂性棒杆菌,有必要使用含0.01%~0.1%吐温80的琼脂以达到最佳生长状况,但目前

还没有关于此项目的比较研究。具体操作见本书相关章节。

(四)检验结果的解释和应用

1. 细菌培养结果解释　棒杆菌因其菌属分类复杂,菌落形态多样,所需培养时间长短不一,多数

细菌生长缓慢,一般实验室 24 小时培养会出现漏报情况,临床实际检出率应该更高。

以下情况分离到的棒杆菌需要鉴定到种的水平:①从通常无菌的标本中(如血培养)分离出的棒杆菌;②从适当采集的临床标本分离出棒杆菌,而且是优势菌;③从尿标本分离出的,而且是唯一分离到的细菌,细菌计数大于 10^4 CFU/ml 或是优势菌,而细菌总数大于 10^5 CFU/ml 时。

2. 药敏试验结果解释和应用 白喉棒杆菌治疗首选红霉素(或青霉素)加抗毒素治疗。而杰氏棒杆菌的很多菌株对青霉素耐药,故首选万古霉素加氨基糖苷类。目前,棒杆菌药物敏感性可分为三类:①高敏:万古霉素和利奈唑胺;②高耐药:青霉素、头孢噻肟、环丙沙星、克林霉素、红霉素、四环素及多西环素;③中介:亚胺培南、庆大霉素和利福平。

三、芽胞杆菌属

(一) 分类

芽胞杆菌属(*Bacillus*)包括 50 个种,如枯草芽胞杆菌(模式种)(*B. subtilis*)、炭疽芽胞杆菌(*B. anthracis*)、蜡状芽胞杆菌(*B. cereus*)、地衣芽胞杆菌(*B. licheniformis*)、巨大芽胞杆菌(*B. megaterium*)、短小芽胞杆菌(*B. pumilus*)、球形芽胞杆菌(*B. sphaericus*)、苏云金芽胞杆菌(*B. thuringiensis*)等。其中很多种,可根据 rRNA 序列分成几个可明显区分的群,如"枯草芽胞杆菌群"(*B. subtilis group*),"蜡状芽胞杆菌群"(*B. cereus group*)以及"球形芽胞杆菌群"(*B. sphaericus group*)。尽管这些群在表型特征上仍是可区分的,但对中间类型的细菌,要获得满意的细分结果则较困难。

(二) 致病性

多数芽胞杆菌为腐生菌,广泛分布于自然环境中,主要生活环境是各种土壤。

大多数需氧内生芽胞杆菌具有很小或无致病力,所以与人类或其他动物的疾病联系很小,但也有例外,如炭疽芽胞杆菌和蜡状芽胞杆菌。炭疽是由一种芽胞杆菌引起的传染性疾病。和草食动物相比,人类对炭疽有中度抵抗力。人炭疽可分为皮肤炭疽、肠炭疽以及肺炭疽 3 种类型。在全世界人类所患炭疽中,皮肤型占 95%~99%,该病主要是点源型(point-source),人与人的直接传播极其罕见。炭疽芽胞杆菌是生物战武器库中的主要武器之一。

蜡状芽胞杆菌是仅次于炭疽芽胞杆菌的人类和其他动物致病菌,可引起食源性疾病和机会性感染。关于食源性疾病,蜡状芽胞杆菌能引起两种不同类型的食物中毒:①腹泻型:可由许多类食品引起,该型有一种不耐热的肠毒素复合物引起,其特征是在摄取污染食物 8~16 小时后,出现腹痛,伴随腹泻;②呕吐型:主要由米饭引起,该型有耐热的肠毒素引起,其特征是在食用污染食物 1~5 小时后,出现恶心、呕吐症状。呕吐毒素引起暴发性肝衰竭已有报道。蜡状芽胞杆菌可引起眼内炎并造成血源性扩散,进展迅速。

(三) 实验室检查

1. 标本采集 除炭疽芽胞杆菌以外,从临床标本中分离的菌种,不需特殊的预防措施,标本用普通方法进行采集、运输和培养即可。当怀疑标本与炭疽有关时,应穿戴一次性手套、围裙或工作服以及防菌靴。当怀疑不洁样本含大量芽胞时,应考虑使用头部装备及防尘面罩。一次性物品应放入一个合适容器内焚烧销毁。对于不能高压灭菌的物品,应浸入 4%~12% 甲醛溶液过夜。不能浸泡的物品应放入袋子中转移入甲醛熏蒸设备。当标本不慎洒出时,甲醛溶液是最佳消毒剂;而当此方法不可行时,也可采用 10% 次氯酸溶液。

2. 染色镜检 芽胞杆菌属内成员为革兰阳性(新鲜培养基中),但有时呈现阴性,杆状,可形成内生芽胞,可借助周生鞭毛运动。

3. 分离培养 需氧或兼性厌氧。枯草芽胞杆菌在琼脂平板上 37℃ 培养 24 小时后,菌落为圆形或不规则形状,表面色暗,变厚和不透明,可以起皱,可以变为奶油色或褐色,在生长的下部形成盘状淡红色素,菌落的形状随培养基成分而有很大变化,菌落大小与培养基成分、pH 等有关。

4. 微生物鉴定 对由蜡状芽胞杆菌引起的腹泻型食物中毒的毒素复合物的特征描述目前已日趋完善。已有两种商业试剂盒用于食品和粪便检测:Oxoid BCET-RPLA 和 the TECRAVIA。这些试剂盒检测不同的抗原,可靠性存在一些争议。建立在组织培养基础上的其他方法也已有所发展。蜡状芽胞杆菌呕吐毒素为十二指肽,Hep-2 细胞培养后的半定量空泡形成反应(vacuole formation)[2]可用于食品提取物或培养物滤液中该物质的测定。芽胞杆菌属、类芽胞杆菌属(*Paenibacillus*)菌种的特征如表 26-7-5 所示。

表 26-7-5 芽胞杆菌属、类芽胞杆菌属菌种的特征

特征	芽胞杆菌属 枯草芽胞杆菌群				蜡样芽胞杆菌群				巨大芽胞杆菌	环状芽胞杆菌群						类芽胞杆菌属			
	枯草芽胞杆菌	解淀粉芽胞杆菌	地衣芽胞杆菌	短小芽胞杆菌	蜡样芽胞杆菌	炭疽芽胞杆菌	苏云金芽胞杆菌	蕈状芽胞杆菌	巨大芽胞杆菌	环状芽胞杆菌	坚强芽胞杆菌	迟缓芽胞杆菌	凝结芽胞杆菌	嗜热脂肪芽胞杆菌	热反硝化芽胞杆菌	多黏类芽胞杆菌	蜂房类芽胞杆菌	浸麻类芽胞杆菌	强壮类芽胞杆菌
链状细胞	(−)	(+)	(+)	−	+	+	+	+	+	−	−	(+)	V	−	V	−	(−)	−	−
动力	+	+	+	+	+	−	+	−	+	+	+	+	+	+	+	+	+	+	+
芽胞形状	E	E	E(C)	C,E	E(C)[E]	E	E(C)	E	E,S	E	E	E	E	E	E	E	E(C)	E	E
芽胞位置	S,C	S,T	S,C	S,C	S,C	S	S	S(C)	S,C	S,T	S(C)	S,C	S,T	S,T	S	S,C	S,C	S,T	S,T
孢子囊膨大	−	−	−	−	−	−	−	+	+	+	V	V	V	(+)	(−)	+	+	−	+
厌氧生长	−	−	+	−	+	+	+	+	+	−	+	V	+	+	+	+	+	+	V
50℃生长	V	V	+	V	−	−	−	−	+	−	+	V	V	+	+	−	−	V	V
65℃生长	−	−	−	−	−	−	−	−	+	−	−	−	−	+	+	−	−	−	−
卵黄反应	−	−	−	−	+	+	+	+	+	−	+	V	V	(−)	(+)	+	+	−	+
酪蛋白水解	+	+	+	+	+	+	+	+	+	+	+	V	V	(+)	+	+	+	+	+
淀粉水解	+	+	+	−	+	+	+	+	+	+	+	V	−	+	+	+	+	+	+
精氨酸双水解酶	−	−	+	−	V[(−)]	−	V	V	V	(−)	−	V	V	−	V	+	+	V	−
吲哚反应	−	−	−	+	−	−	−	−	+	−	−	−	−	−	−	−	−	−	−
明胶水解	+	+	+	+	+	(+)	+	+	+	+	V	V	V	+	+	+	+	V	V
硝酸盐还原	+	+	+	−	(+)[+]	+	+	(+)	−	V	(+)	(+)	(−)	V	(+)	V	+	+	V
发酵糖类产气	−	−	−	−	−	−	−	−	+	−	+	+	+	+	+	V	V	V	V
产酸自:																			
D-阿拉伯糖	−	−	−	−	−	−	−	−	+	V	−	V	−	(+)	V	+	+	+	+
甘油	+	+	+	+	+[V]	+	+	+	+	+	+	V	V	(+)	V	+	V	V	V
糖原	+	V	+	−	+[−]	+	+	+	+	+	−	V	V	+	+	+	−	−	V
菊粉	(+)	V	V	V	−	−	−	−	+	(+)	−	(−)	−	−	V	−	V	−	V
甘露醇	+	+	+	+	+[−]	−	−	+	+	+	−	(+)	V	(−)	V	+	V	−	+
水杨苷	+	+	+	+	+	(+)	(+)	+	+	+	V	+	V	(−)	V	+	−	V	+
D-海藻糖	+	+	+	+	+	+	+	+	+	+	V	(+)	+	+	+	+	+	V	+

注:芽胞形状:C,圆柱形;E,椭圆形;S,球形。芽胞位置:C,中生或近中生;S,近端生;T,端生。

（四）检验结果的解释和应用

1. 细菌培养结果解释 炭疽芽胞杆菌一直被认为是严格致病菌。对于来自人和动物标本的炭疽芽胞杆菌的芽胞一经证实,即使数量极少,都可以确诊炭疽。

在下列情况分离到的芽胞杆菌,更具有临床意义:①从优势菌群中分离出的芽胞杆菌;②细菌的数量大,近乎纯培养;③多次分离出同一种芽胞杆菌,尤其是血培养条件下大量存在的需氧内生芽胞杆菌,是污染菌的概率很低。关于菌株产毒性的组织病理学和专门的试验可帮助确定菌株与疾病的相关性。

2. 药敏试验结果解释和应用 炭疽芽胞杆菌对青霉素敏感,很少有耐药菌株,它同时对庆大霉素、红霉素和氯霉素敏感。动物试验表明环丙沙星和多西环素可以治疗感染。炭疽芽胞杆菌通常对链霉素和窄谱头孢菌素敏感,但对广谱头孢霉素有耐药性。

蜡状芽胞杆菌和苏云金芽胞杆菌会产生广谱β-内酰胺酶,从而对青霉素、氨苄西林和头孢菌素耐药。它们同时对甲氧苄啶有抵抗力,但对克林霉素、红霉素、氯霉素、万古霉素、氨基糖苷类、四环素和磺胺敏感。早期给予克林霉素并加庆大霉素,是治疗蜡状芽胞杆菌引起的眼部感染的最佳方法,口服环丙沙星已成功用于治疗蜡状芽胞杆菌引起的外伤感染。

四、丹毒丝菌属

（一）分类

丹毒丝菌(Erysipelothrix)属革兰阳性无芽胞杆菌。有两种:猪丹毒丝菌(E. rhusiopathiae)、扁桃体丹毒丝菌(E. tonsillarum)。

（二）致病性

猪丹毒丝菌在自然界分布广泛,在环境中存活时间长,对碱和低温的耐受力高。可寄生在多种动物、鸟、鱼中,尤其是在猪中很常见,动物经常无症状带菌。病畜及带菌畜的粪、尿污染水和土壤。能从水、健康猪的扁桃体中分离出扁桃体丹毒丝菌。

猪丹毒丝菌是人畜共患的病原菌,能引起人的类丹毒,感染的部位在2~7天后发生局部蜂窝织炎。该病是接触动物或动物产品时,通过受损伤的皮肤而感染。类丹毒是职业病,主要发生在畜医、屠宰工及渔业工人身上。感染部位肿胀、发硬、呈紫色,有炎症表现、疼痛,但不化脓,边缘清晰。偶尔引发局部的淋巴管炎、关节炎,对于患有免疫缺陷的患者也可引发心内膜炎,预后通常较差。一般2~4周康复,有时可长达数月,通常会复发。

（三）实验室检查

1. 标本采集 采集类丹毒受损部位的组织活检标本是检测丹毒丝菌的最佳来源。采样前应清洁、消毒皮肤。该菌的特点是位于皮肤的深层受损部位的边缘,因此应以受损部位边缘的整个真皮层做组织活检,进行革兰染色和培养。不能采用皮肤表面涂抹的方式采样。患者可能会传播病原菌,病原菌不需特殊步骤即可在血中培养出来。

2. 染色镜检 丹毒丝菌属为嗜中温的革兰阳性、无芽胞、兼性厌氧的短杆菌$(0.2 \sim 0.5 \mu m) \times (0.8 \sim 2.5 \mu m)$,圆形末端,呈单独、短链或无分枝的长链丝状菌体$(60 \mu m$ 或更长$)$,不运动。

3. 分离培养 组织活检标本应接种在血平板、巧克力平板、胰大豆胨平板或 Schaedler 肉汤中,$35 \degree C$ 需氧培养或 $5\% CO_2$ 培养 7 天。脓毒症、心内膜炎患者的血可直接接种血平板做初分离或接种在商业血培养系统中。猪丹毒丝菌在血平板上通常需要培养 1~3 天。培养 24 小时仅能成出极微小的菌落$(0.1 \sim 0.5 mm)$,培养 48 小时后观察到 2 种菌落:①小菌落:直径为 0.3~1.5mm,光滑、透明、凸起,边缘整齐;②大菌落:扁平、不透明、粗糙,边缘不齐。培养 2 天后血平板上的菌落周围呈绿色溶血。

4. 微生物鉴定 VITEK 自动化分析系统的 GP 鉴定卡及 API Coryne 棒状杆菌鉴定条通常用于鉴定猪丹毒丝菌。16S rRNA PCR 测序鉴定方法也已成为细菌鉴定的重要方法之一。

5. 药敏试验 猪丹毒丝菌的分离株对青霉素、头孢菌素、克林霉素、亚胺培南、四环素、氯霉素、氟喹诺酮和红霉素敏感。对氨基糖苷类、磺胺类及万古霉素有抗性。

（四）检验结果的解释和应用

1. 细菌培养结果解释 猪丹毒丝菌主要通过受损的皮肤感染人,因此采集受损部位的组织活检标本是检测类丹毒的最佳标本来源。从患者受感染部位中检出丹毒丝菌具有明确的诊断价值。

2. 药敏结果解释 治疗猪丹毒丝菌感染,以青霉素 G 和氨苄西林为首选;猪丹毒丝菌对万古霉素、抗假单胞菌氨基糖苷类、多黏菌素类、链霉素、新霉素和复方磺胺甲噁唑耐药。

五、阴道加德纳菌

（一）分类

加德纳菌属（*Gardneredlla*）为细小的革兰染色不稳定的杆菌或球菌。其属下只有阴道加德纳菌（*G. vaginalis*，GV）一个种。

（二）致病性

在健康成年男女及儿童的肛门直肠的菌群中可找到阴道加德纳菌，它也是女性在怀孕期内阴道菌群的一部分。阴道加德纳菌生长的最佳 pH 为 6 ～ 7。在患细菌性阴道病（bacterial vaginosis，BV）女性的性伴侣的尿道中也可发现此菌。

GV 为阴道正常菌群，若 GV 和厌氧菌过度生长，引起乳酸杆菌大量减少，造成阴道微生态平衡失调和阴道分泌物性质改变的一组综合征，即非特异细菌性阴道病（BV）。健康女性雌激素对阴道上皮细胞糖原含量及由糖原产生的乳酸的调控是控制阴道细菌种类和数量的主要因素。BV 可导致妇产科多种严重并发症，还可引起新生儿脓毒症等。虽然可在男性尿道中找到阴道加德纳菌，但它与男性的疾病相关性尚不确定。

（三）实验室检查

1. 标本采集　阴道或阴道外标本可用无菌拭子采取。最好取两个拭子，一个直接检查，一个用于培养，如开展流行病学研究。如果不能直接接种培养基，应将拭子置于运送培养基中（如 Amies），培养应在 24 小时内进行。

2. 染色镜检　阴道加德纳菌革兰染色结果视菌株和生存条件而不同，通常临床分离株呈革兰阳性，实验室保存株趋向于革兰阴性。无特殊结构，具多形态性，单个或成双排列。

3. 分离培养　培养是在 35 ～ 37℃ 下 5%CO$_2$ 环境中。在兔血培养基上可见 β-溶血，但在 SBA 培养基上无溶血。在平皿上可观察到 β-溶血菌落的生长和扩散，培养 24 小时后直径小于 0.5mm，所以最好在培养 48 小时后观察阴道加德纳菌。

4. 微生物鉴定　目前报道阴道加德纳菌的检测方法主要有分离培养法、免疫学方法、PCR 法。API Coryne 系统可准确地鉴定阴道加德纳菌。

5. 药敏试验　不推荐做阴道加德纳的敏感性检测，目前也没有特定的 CLSI 标准。

（四）检验结果的解释和应用

1. 细菌培养结果解释　由于健康女性也有阴道加德纳菌，所以 BV 诊断的标准是直接检查阴道分泌物而不是培养阴道加德纳菌。BV 的床边检测是检测阴道分泌物，有典型的"鱼腥味的"三甲胺味，经 10%KOH 碱化后更加明显。阴道加德纳菌的分离可支持 BV 的诊断，但它并未列入常规实验室检查程序。可疑菌落的染色可证实阴道加德纳菌的存在。目前，检测阴道分泌物中的唾液酸酶可作为 BV 诊断的新技术，由美国公司开发的快速诊断试剂盒能用于判定 BV 的临床诊断。

2. 药敏试验结果解释和应用　甲硝唑被选为 BV 局部治疗和由与 BV 相关的菌群引起的阴道外感染的全身治疗的药物。单由阴道加德纳菌引起的全身感染可用氨苄西林或氧氨苄西林治疗，因为目前还未发现有产生 β-内酰胺酶的阴道加德纳菌株。

六、隐秘杆菌属

（一）分类

隐秘杆菌属（*Arcanobacterium*）革兰染色呈不规则的杆状。目前有 4 个种，分别是溶血隐秘杆菌（*A. haemolyticum*）、化脓隐秘杆菌（*A. pyogenes*）、伯尔德隐秘杆菌（*A. bernardiae*）、海豹隐秘杆菌（*A. phocae*），其中前三种与医学相关。

（二）致病性

隐秘杆菌属是否存在于自然生活环境中还尚未完全确定，但溶血隐秘杆菌可见于咽喉和伤口处，而伯尔德隐秘杆菌主要在皮肤脓肿中发现，但尚不清楚这两个种是否为皮肤或胃肠道正常菌群。化脓隐秘杆菌可见于牛羊猪的黏膜中。

目前发现，溶血隐秘杆菌与大龄儿童咽炎、伤口及软组织感染、骨髓炎、心内膜炎相关；伯尔德隐秘杆菌与脓肿形成相关；而化脓隐秘杆菌不仅与脓肿形成相关，而且还可以导致伤口、软组织感染，以及人和动物的菌血症。

（三）实验室检查

1. 标本采集　隐秘杆菌感染采集的标本来源于组织或者渗出物，一般来说，不需特殊处理。

2. 染色镜检　隐秘杆菌革兰染色呈不规则的杆状。化脓隐秘杆菌革兰染色呈有分枝的杆状。伯尔德隐秘杆菌革兰染色为无分枝的短杆菌。

3. 分离培养　所有的隐秘杆菌在富含二氧化碳环境中生长良好且有 β-溶血。典型的溶血隐秘杆菌在 37℃ 培养 48 小时后菌落的直径小于

0.5mm,文献报道了两种菌落形态：一种为粗糙型，主要是从呼吸道分离出来的；另一种光滑型，主要从伤口分离。化脓隐秘杆菌菌落是所有隐秘杆菌中最大的，培养48小时后直径为1mm，在所有的隐秘杆菌中这个种在SBA上的β-溶血带最深。伯尔德隐秘杆菌的菌落像玻璃质地、发白，培养48小时后直

径小于0.5mm,一些菌落呈稳定的奶油状，而其他的菌落呈黏稠状。

4. 微生物鉴定 溶血隐秘杆菌和其他两种医学相关的隐秘杆菌可通过API Coryne系统准确地鉴定。鉴定特征如表26-7-6所示。

表26-7-6 隐秘杆菌属细菌鉴定

分类	触酶	发酵/氧化	动力	还原硝酸盐	脲酶	水解七叶苷	来自下列物质的酸产物				
							葡萄糖	麦芽糖	蔗糖	甘露醇	木糖
溶血隐秘杆菌	−	F	−	−	−	−	+	+	V	−	−
化脓隐秘杆菌	−	F	−	−	−	V	+	V	V	V	+
伯尔德隐秘杆菌	−	F	−	−	−	−	+	+	−	−	−

5. 药敏试验 有效的方法包括用加入5%的羊血的MH肉汤稀释法。35℃培养24小时，只有极少菌株要培养48小时。具体详见本书药敏篇。

（四）检验结果的解释和应用

1. 细菌培养结果解释 国内溶血隐秘杆菌临床分离的报道较少，其中包括其作为病原菌引起严重会厌炎和糖尿病患者膝关节炎性渗出的报道[3]。国外报道显示，临床上溶血隐秘杆菌常常分离自咽炎患者咽拭子培养中，但临床分离率明显低于溶血性链球菌，这可能与该菌在正常人咽部携带率差异很大有关。研究显示正常人溶血隐秘杆菌咽部检出率为0.4%，而β-溶血链球菌为6.5%[4-5]。分泌物标本建议培养4天以上再报阴性，避免漏掉生长缓慢细菌。

2. 药敏试验结果解释和应用 治疗隐秘杆菌引起的感染时，首选β-内酰胺类药物、利福平和四环素。大环内酯类对隐秘杆菌也有很强的作用。在用β-内酰胺治疗感染时，为了避免由于抗生素在细胞内失活而导致治疗失败，可将大环内酯类与β-内酰胺抗生素交替使用治疗感染。

七、李斯特菌属

（一）分类

李斯特菌属（Listeria）有10个种，包括产单核细胞李斯特菌（L. monocytogenes）、绵羊李斯特菌（L. iuanuii，又称伊氏李斯特菌）、威尔斯李斯特菌（L. welshimeri）及西尔李斯特菌（L. seeligeri）、格氏李

斯特菌（L. grayi）和莫氏李斯特菌（L. murrayi）等[6-8]。

（二）致病性

李斯特菌广泛存在于环境中，可从土壤、腐烂蔬菜、青储饲料、动物饲料、水、冷冻鸡、新鲜的生肉、生奶中分离到。只有产单核细胞李斯特菌和伊氏李斯特菌与人类疾病有关，主要通过污染的食物感染人，可以是散发或者暴发。

（三）实验室检查

1. 标本采集 产单核细胞李斯特菌很容易从无菌标本（血液、脑脊液、羊膜液、胎盘或者胎儿组织）中分离。粪便标本多采用肛周拭子采集。标本采集以后要立即送检接种或者在4℃保存。如果需要长时间保存标本推荐在−20℃下保存。

2. 染色镜检 革兰阳性短杆菌，不分枝，无芽胞，有1~5根周鞭毛，在室温下运动活泼，在35℃时失去动力或者运动非常缓慢，此特征可作为初步判定。

3. 分离培养 李斯特菌最适生长在含CO_2的微需氧环境中，最适生长温度为20~25℃，是一种典型的耐冷致病菌；对营养要求不高，普通培养基中可生长，加入0.2%~1%的葡萄糖生长更佳。菌落初始很小，透明，边缘整齐，呈露滴状，但随着菌落的增大，变得不透明。接种血平板培养后可产生窄小的β-溶血环。

4. 微生物学鉴定 在血平板上看到β-溶血菌落、革兰阳性短杆菌、CAMP实验阳性、触酶阳性即可初步怀疑是李斯特菌。CAMP实验加强溶血区域不同于无乳链球菌，不是箭头状而是长方形。

因为李斯特菌属内所有的种都可能会污染食品,但仅有产单核细胞李斯特菌有公共卫生意义,因此将分离的李斯特菌鉴别到种是至关重要的。目前李斯特菌的鉴定可以采用商品化的试剂如 API-Listeria 和 Micro-ID Listeria 微量生化试剂盒鉴定。另外还有基于免疫学原理从食品标本中快速检测李斯特菌的商品化试剂盒如 Listeria-Tek(比利时 Organon-Teknika 生产)、Listeria 免疫试剂盒(法国 Transia 产品)等。本属菌种的鉴定特征如表 26-7-7 所示。

表 26-7-7　李斯特菌属内种间鉴别特性

特征	格氏李斯特菌	伊氏李斯特菌	伊氏李斯特菌伊氏亚种	伊氏李斯特菌伦敦亚种	产单核细胞李斯特菌	斯氏李斯特菌	韦氏李斯特菌
β-溶血	-	-	++	++	+	+	-
CAMP 实验:							
金黄色葡萄球菌	-	-	-	-	+	+	-
马红球菌	-	-	+	+	V	-	-
马尿酸盐水解	-	+	+	+	+	ND	ND
硝酸盐还原	V	-	-	-	-	ND	ND
甘露醇	+	-	-	-	-	-	-
α-甲基-D-甘露糖苷	+	+	-	-	+	-	+
L-鼠李糖	V	V	-	-	+	-	V
可溶性淀粉	+	-	-	-	-	ND	ND
D-木糖	-	-	+	+	-	+	+
核糖	V	-	+	-	-	-	-

注:+为90%以上菌株阳性;-为90%以上菌株阴性;V为可变性;ND:无资料

5. 药物敏感性[9]　大部分产单核细胞李斯特菌对于青霉素、氨苄西林、庆大霉素、利福平、红霉素、四环素敏感。尤其是对青霉素、氨苄西林耐药菌株非常少。

(四)　检验结果的解释和应用

1. 细菌培养结果解释和应用　如标本经过培养分离出李斯特菌,同时患者有相应的临床表现,则可确定为李斯特菌的感染,应进行相应的治疗。若有人被证实进食含李斯特菌的食物而没有任何临床表现,一般不需进行治疗。

2. 药敏试验结果解释和应用　青霉素、氨苄西林单独或者联合氨基糖苷类经常被推荐用于治疗李斯特菌病。体外实验表明氨基糖苷类能够提高青霉素对李斯特菌的杀菌能力。李斯特菌对头孢菌素天然耐药,对氯霉素、大环内酯类、四环素有一定的耐药性。

八、放线菌属

(一)　分类

放线菌属(*Actinomycete*)是一类具有丝状分枝细胞的革兰阳性杆菌,因菌落呈放射状而得名,目前有 42 个种和亚种,如衣氏放线菌(*A. israelii*)、内氏放线菌(*A. naeslundii*)、黏放线菌(*A. viscous*)、龋齿放线菌(*A. odontolyticus*)等[6-8],是引起人放线菌病(actionmycosis)的病原菌。

(二)　致病性

放线菌的自然栖息地为人和动物的黏膜,如口腔、上消化道、胃肠道和泌尿生殖道等与外界相通的腔道,属于正常菌群的成员。在机体抵抗力减弱、口腔卫生不良、拔牙或者外伤时,导致软组织的化脓性炎症,常伴有多发性瘘管的形成、可排出黄色硫黄样颗粒。

(三)　实验室检查

1. 标本采集　取患者病灶部位的组织、窦腔、瘘管的脓汁、痰液或活检组织。在采集的时候要注意观察有无硫黄样颗粒。

2. 染色镜检　革兰染色阳性,除麦氏放线菌为小的不分枝杆菌外,其他放线菌为直或微弯曲菌,可表现不同程度的分枝,成对、Y、V、T 形、短链或成簇排列。脓性分泌物标本可见"硫黄样颗粒",可将其置于玻片上,盖上盖玻片轻轻压平后显微镜下检查,在低倍镜下可见颗粒呈菊花状,由长菌丝呈放射状排列。在高倍镜下,菌丝清晰可辨,有很强的折光性。初步观察后,去掉盖玻片,干燥标本,进行革兰染色,可观察到革兰阳性的呈分枝状或者不分枝的菌丝。

3. 分离培养　放线菌培养较困难,厌氧或者微需氧,在有氧环境中一般不生长。标本采集以后要立即接种在平板上,在厌氧罐或者厌氧袋内 35～37℃培养 48 小时后观察生长情况,如有需要,平板需培养 2~4 周。

4. 微生物鉴定　在血平板上培养 48 小时后形成灰白色粗糙且不规则的菌落,有一种特殊的气味,不溶血。继续培养 7~14 天后,菌落增大,直径可达 3mm 以上,呈圆形,灰白色,表面呈颗粒状或白齿形,覆有一层灰白色绒毛状物,内部坚硬,菌落黏连于琼脂上,不易挑起和乳化。取培养物做涂片行革兰染色和抗酸染色,革兰染色为阳性杆菌,抗酸染色为阴性,高度怀疑放线菌。放线菌属生化特征如表 26-7-8 所示。

表 26-7-8　放线菌属生化特征

生化反应	黏放线菌	内氏放线菌	蠕齿放线菌	戈氏放线菌	乔氏放线菌	衣氏放线菌
触酶	+					
硝酸盐还原	d	+	+	−	−	d
明胶水解	−	−	−	d		
产生 H_2S	+	+	+		+	+
七叶苷水解	d	+	d	+	+	+
脲酶	d	+		−	−	−
内消旋-肌醇	d	+		d		
甘油		d		d		
木糖	+	d	d	+	+	+
鼠李糖	+	+		+		
海藻糖	d	+		+	+	+
甘露糖	−	−	−	+		
糖原	d	d	d		+	+

注:"+"表示 90%～100% 菌株阳性;"−"表示 90%～100% 菌株阴性;d 表示结果可变

（四）药物敏感性[9]

青霉素、氨苄西林常作为放线菌的首选治疗药物,另外其对喹诺酮类、甲硝唑、红霉素、氯霉素、四环素、克林霉素等有较好的敏感性。

（五）结果的解释

1. 细菌培养结果解释和应用　患者有典型的临床表现,如出现黄色脓性分泌物,尤其是见到黄色"硫黄样颗粒",加上分泌物细菌学检查可以确诊为放线菌病。对于结果的解释要注意两个方面:①当和其他的细菌一起生长的时候不能简单地认为是污染,而应该考虑混合感染的可能性;②由于放线菌可定植在口腔、胃肠道和泌尿生殖道等与外界相通的腔道,属于正常菌群的成员,采集标本的过程中可能会被污染,因此解释结果的时候要注意与临床医生的沟通。

2. 药敏结果解释和应用　青霉素为治疗放线菌感染的首选抗生素,但治疗方案应个体化。青霉素过敏者可改用四环素替代治疗。通常当有脓胸、窦道、肺脓肿等发生时,单纯抗生素抗感染治疗效果不佳,需通过外科引流脓肿、脓胸同时切除窦道。

九、诺卡菌属

（一）分类

诺卡菌属(*Nocardia*)隶属于细菌域放线菌纲放线菌目诺卡菌科。目前共有 89 个种,与医学相关的菌种有星形诺卡菌(*N.novo*)、巴西诺卡菌(*N.brasiliensis*)、脓肿诺卡菌(*N.abscessus*)、皮氏诺卡菌(*N.farcinica*)、豚鼠耳炎诺卡菌(*N.otitidiscaviarum*)等[6-8]。

（二）致病性

诺卡菌广泛分布于自然界,在土壤、淡水、海水中均可检测到,多为腐生菌。主要由呼吸道或创口侵入机体,引起化脓性感染,尤其是抵抗力下降,如白血病或艾滋病的 CD_4^+T 细胞缺陷者、肿瘤患者及器官移植患者长期使用免疫抑制剂者,此菌侵入肺部,引起肺炎、肺脓肿,易通过血行播散,约 1/3 的患者引起脑膜炎与脑脓肿。

（三）实验室检查

1. 标本采集　由于诺卡菌进入体内的主要通道是呼吸道,因此怀疑诺卡菌感染的患者通常采取痰液、肺泡灌洗液或肺组织活检标本。肺外部位感染时可同时采集组织标本、血标本、脑脊液等。标本采集以后要及时进行送检。

2. 染色镜检　革兰染色阳性,无芽胞,无鞭毛。菌体呈多向的分枝菌丝。培养早期可见丰富的菌丝体,常有次级分枝,培养后期菌体裂解为球形或杆状。改良抗酸染色为弱阳性(脱色剂为1%硫酸溶液),呈不均匀性,易被脱色成阴性,同一张改良抗酸染色可呈现部分抗酸阳性,部分抗酸阴性的特点。痰涂片革兰染色可见典型的分枝菌丝,菌丝呈90度角。"硫黄颗粒"镜检的阳性率会更高。

3. 分离培养　诺卡菌属为专性需氧菌,能形成气生菌丝,营养要求不高,在普通培养基或沙保培养基,22℃或37℃均可生长,但繁殖速度缓慢,一般于1周以上长出黄、白色的菌落,表面干燥或呈蜡样。在不同培养基上或不同的培养时间菌落形态差异很大,可出现光滑到颗粒状、不规则、表面皱褶或堆积的菌落,几乎都能形成气生菌丝,使菌落表面出现粉状或天鹅绒样气生菌丝体,菌落有泥土气味。诺卡菌在液体培养基中于液面形成菌膜,液体澄清。

4. 微生物鉴定　在普通培养基或沙保培养基上,长出黄、白色的菌落,表面干燥或呈蜡样,涂片革兰阳性杆菌,菌体呈多向的分枝菌丝,要初步怀疑诺卡菌属,但是需要与链霉菌属、拟诺卡菌属、红球菌属、放线菌属等进行鉴别,其鉴别要点如表26-7-9所示。

诺卡菌属内的鉴别相对比较困难,表26-7-10列出与人体感染相关的部分诺卡菌的主要特性。MALDI-TOF 指纹图谱法是一种微生物分类和鉴定的快速可靠的方法,另外分子生物学的方法如16sRNA 序列分析可用于诺卡菌的鉴定。

表 26-7-9　诺卡菌与相关菌属的鉴别特征

菌属	气生菌丝	抗酸性	分枝菌酸	动力	溶菌酶中生长
诺卡菌属	+	弱+	+	-	+
红球菌属	-	弱+	+	-	-
放线菌属	V	-	-	-	-
链霉菌属	+	-	-	-	-

注:"+"为90%以上菌株阳性;"-"为90%以上菌株阴性;"V"为11%-89%菌株阳性

表 26-7-10　与人体感染有关的诺卡菌种的主要生理生化特征

菌种	45℃生长	葡萄糖	阿拉伯糖	肌醇	鼠李糖	半乳糖	枸橼酸盐利用	山梨醇利用	尿素酶	硝酸盐还原	水解酪蛋白	水解七叶苷	水解腺嘌呤
脓肿诺卡菌	-	+	-	-	-	-	+	-	+	+	+	-	-
星形诺卡菌	-	+	-	-	V	V	+	-	+	+	-	+	-
皮氏诺卡菌	+	+	-	-	+	-	-	-	-	-	+	-	-
巴西诺卡菌	-	+	-	-	-	+	+	-	+	+	+	+	-
豚鼠耳炎诺卡菌	V	+	V	+	-	-	-	-	+	+	+	-	+
短链诺卡菌	-	-	-	-	V	-	-	-	-	-	-	-	-
新星诺卡菌	-	+	-	-	-	-	-	-	+	+	+	-	-
假巴西诺卡菌	-	+	-	-	-	+	+	-	+	+	+	+	-
南非诺卡菌	V	+	-	-	V	-	V	-	V	+	+	+	-
肉色诺卡菌	-	-	-	-	-	-	-	+	-	-	-	-	-
少食诺卡菌	+	+	-	-	-	-	-	-	-	-	-	-	-
非洲诺卡菌	+	+	-	-	-	-	-	-	-	-	+	-	-

注:"+"为90%以上菌株阳性;"-"为90%以上菌株阴性;"V"为11%~89%菌株阳性

(四) 药物敏感性[9]

诺卡菌药敏试验首选药物有阿米卡星、阿莫西林-克拉维酸、头孢曲松、环丙沙星、克拉霉素、亚胺培南、利奈唑胺、米诺环素、磺胺甲噁唑、妥布霉素。次选药物有:头孢吡肟、头孢噻肟、多西环素、庆大霉素。

具体药敏操作详见本书第四篇相关章节。

(五) 检验结果的解释和应用

1. 细菌培养结果解释和应用　如果在患者的脓液标本或者痰液等标本中找到"硫黄颗粒",同时有革兰染色阳性多向的分枝菌丝、改良抗酸染色为弱阳性,或者从标本中培养出诺卡菌,则可诊断为诺卡菌感染,需要进行相应的治疗。

2. 药敏结果解释和应用　磺胺类药物是治疗

诺卡菌的首选药物,阿米卡星、碳青霉烯类、三代头孢菌素药物可作为重度感染患者的联合用药或替代治疗。阿米卡星在与其他抗生素特别是碳青霉烯类、三代头孢、复方新诺明联合使用时可发挥协同作用增加其他药物活性。应注意,不同菌种的药敏结果不同。

(廖 康)

参 考 文 献

1. 李玮,张正.API 法与 16S rRNA 法鉴定棒状杆菌比较.中国实验诊断学,2008,11(12):1361-1364

2. Lotte P. Stenfors Arnesen, Annette Fagerlund. Fromsoil to gut: Bacillus cereus and its food poisoning toxins. FEMS Microbiol. 2008 ,32(4):579-606

3. 赵豪莲,李珍大,张小卫,等.糖尿病患者膝关节渗出液中分离出溶血棒状杆菌 1 株.临床检验杂志,2002,20(1):23

4. Perone N, Humair JP. Diagnosis and management of pharyngitis. Rev Med Suisse. 2007,3(96):286-290

5. Olga Calvin-o, Carl Llor, Frederic Go'mez, et, al. Association between C-reactive protein rapid test and group A streptococcus infection in acute pharyngitis. JABFM,2014,27(3):424-426

6. 周庭银.临床微生物学诊断与图解.上海:上海科学技术出版社,2012

7. Patrick R.Murry, Ellen Jo Baron, Michael A. Pfaller, et al. Manual of Clinical Microbiology. 7th ed. ASM Press,1999

8. Patrick R. Murray, Ellen Jo Baron, Michael A. Pfaller, et al. Manual of Clinical Microbiology. 10th ed. ASM Press,2011

9. Clinical and Laboratory Standards Institute. Methods for Antimicrobial Dilution and Disk Susceptibility Testing of Infrequently Isolated or Fastidious Bacteria; Approved Guideline. M45-A2,CLSI,2010

第八节 革兰阴性球菌

革兰阴性球菌主要包括专性需氧的奈瑟菌属(*Neisseria*)和莫拉菌属(*Moraxella*)中的卡他莫拉菌(*M. catarrhalis*)(其他种的莫拉菌是革兰阴性球杆菌),以及专性厌氧的韦荣球菌属(*Veillonella*)共 3 个菌属[1]。

一、奈瑟菌属

(一)分类

奈瑟菌属(*Neisseria*)属于奈瑟菌科,是奈瑟菌科中最重要的菌属。迄今为止共有 23 个种和亚种。其中脑膜炎奈瑟菌(*N. meningitidis*)和淋病奈瑟菌(*N. gonorrhoeae*)是临床主要的致病菌。根据荚膜多糖成分不同,脑膜炎奈瑟菌可分为 A、B、C、H、I、K、L、W135、X、Y、Z 和 29E 共 12 个血清型。血清型 A、B、C、W135 和 Y 型脑膜炎奈瑟菌是引起细菌性脑膜炎最常见的 5 种血清型,其中血清型 A 型是引起亚洲和非洲脑膜炎流行的最主要血清型[2,3]。近些年我国脑膜炎奈瑟菌引起的流行性脑脊髓膜炎流行趋势逐渐由 A 群向 B 群和 C 群发展[4],21 世纪以来,我国曾出现多次 C 群所致流脑的暴发流行[5]。

(二)致病性

奈瑟菌属细菌可在人类及多种动物的鼻、咽、口腔黏膜表面定植,大多是上呼吸道的条件致病性正常菌群。在人类体内定植的奈瑟菌属主要有脑膜炎奈瑟菌(*N. meningitidis*)、淋病奈瑟菌(*N. gonorrhoeae*)、乳糖奈瑟菌(*N. lactamica*)、干燥奈瑟菌(*N. sicca*)、微黄奈瑟菌(*N. subflava*)、黏膜奈瑟菌(*N. mucosa*)、浅黄奈瑟菌(*N. flavescens*)、灰色奈瑟菌(*N. cinerea*)、多糖奈瑟菌(*N. polysaccharea*)、克氏奈瑟菌(*N. kochii*)、延长奈瑟菌(*N. elongata*)共 11 种。其中脑膜炎奈瑟菌可以带菌状态定植在口和鼻咽部,也可定植在肛门、生殖道黏膜。淋病奈瑟菌可以定植在肛门、生殖道及口咽部黏膜。

1. 淋病奈瑟菌相关性疾病 淋病奈瑟菌是常见的性传播性疾病病原菌,人类是其唯一天然宿主。淋病的主要传播途径为性接触直接感染泌尿生殖道、口咽部、肛门、直肠黏膜。

(1)单纯性淋病:男性主要为急性尿道炎表现,常见并发症有附睾炎、慢性前列腺炎、精囊炎、尿道狭窄等。女性表现为排尿困难、阴道分泌物增多、子宫颈红肿等。

(2)盆腔感染性疾病:发生在 10%~40%患子宫颈淋病奈瑟菌感染的女性患者,表现为子宫内膜炎、输卵管炎、盆腔腹膜炎、输卵管-卵巢脓肿等,最严重的并发症是生殖系统永久性损伤。

(3)口腔和肛门直肠感染:口腔感染表现为轻度咽炎。肛门直肠感染常表现为大量脓性排泄物、肛周灼痛、刺痛、触痛和便血。

（4）眼结膜炎：常见于新生儿出生时通过患病母亲产道引起，表现为流泪、眼部脓性渗出物、水肿。严重者可发生眼角膜瘢痕和穿孔。

（5）播散性淋病奈瑟菌感染：发生在 1% ~ 3% 的淋病患者，常表现为腱鞘炎-皮炎-多发性关节痛综合征或无皮肤损害的化脓性关节炎综合征。极少数患者可形成心内膜炎或脑膜炎。

2. 脑膜炎奈瑟菌相关性疾病　脑膜炎奈瑟菌是流行性脑脊髓膜炎病原体，人类是其唯一天然宿主。主要通过呼吸道分泌物或空气飞沫传播，偶见通过性接触传播引起女性和男同性恋者外生殖道及肛门感染。流行性脑脊髓膜炎好发于冬末春初，发病率在学龄儿童、少年和青年中最高。多为隐性感染或表现为上呼吸道感染症状，少数可发展为菌血症和化脓性脑膜炎，可伴发瘀斑等血管损伤、关节炎、化脓性结膜炎、心内膜炎等。

（三）实验室检查

1. 标本采集　分离培养淋病奈瑟菌时，可根据感染部位和病期采集泌尿道、阴道、肛周、口咽部、结膜、宫颈口、皮肤破损处分泌物、直肠拭子、血液、关节液等标本[6]。采集阴道分泌物时应使用无菌涤纶拭子或经活性炭中和毒性脂肪酸的棉拭子自宫颈管口内 1 ~ 1.5cm 处取材。采集尿道分泌物应至少在排尿 1 小时后进行，采集的清洁中段尿应取 5 ~ 10ml 离心后取沉淀物。采集肛门直肠分泌物时应使用第二根拭子从直肠拭子上蘸取分泌物以避免粪便污染。皮肤破损处的标本应磨碎并保持湿润。

怀疑脑膜炎奈瑟菌感染时，可采集脑脊液、血液、关节液、鼻咽部分泌物等。

奈瑟菌属细菌抵抗力极弱，对干燥、寒冷、热和消毒剂均敏感，在干燥环境下 1 ~ 2 小时死亡，在室温中仅存活 3 小时，故标本采集后应保温保湿立即送检或床旁接种相应的培养基后送检。接种培养基在转运过程中应注意保持 35 ~ 37℃ 以及 5% ~ 10% CO_2 环境，并在 5 小时内送抵临床实验室。如果转运周期长，则应将转运培养基在 35 ~ 37℃、5% ~ 10% CO_2 的条件下孵育 18 ~ 24 小时后于 48 小时内送抵实验室[7]。

2. 染色镜检　奈瑟菌属细菌为革兰阴性双球菌，菌体呈肾形或咖啡豆状，成对排列，凹面相对，直径为 0.6 ~ 1.5μm，无芽胞，无鞭毛，新分离菌株可见菌毛和荚膜[8]。

标本采集后立即涂片、固定、革兰染色，镜检有助于疾病的诊断。男性急性淋病患者尿道分泌物中可观察到较多革兰阴性双球菌和胞内含革兰阴性双球菌的中性粒细胞。女性淋病患者可见宫颈口、直肠拭子中有大量的革兰阴性双球菌位于中性粒细胞胞内、胞外[1,8]。

脑脊液、皮肤瘀点瘀斑渗出液、穿刺液涂片革兰染色观察到较多革兰阴性双球菌，多数位于中性粒细胞内，少数位于胞外，有助于流行性脑脊髓膜炎的早期诊断。

3. 分离培养　奈瑟菌属细菌营养要求高，在普通培养基上不生长。由于一般血液培养基中的聚茴香胺硫酸钠 SPS 对奈瑟菌有毒性，因此疑为淋病奈瑟菌感染的血液应接种于不含有 SPS 的血液培养基中。分泌物应接种于非选择性巧克力琼脂平板和含万古霉素的巧克力琼脂平板。对于直肠拭子等来自于有正常菌群共生部位的标本，应在接种上述巧克力琼脂平板的同时接种一种选择性培养基，以抑制其他细菌生长。常用于淋病奈瑟菌分离培养的选择性培养基有 Modified Thayer-Martin（MTM）培养基、Martin-Lewis（ML）培养基、New York City（NYC）培养基，首选 MTM。

疑为脑膜炎奈瑟菌感染的血液应接种于不含有 SPS 的血液培养基中，鼻咽拭子可接种于巧克力琼脂平板或 5% 羊血琼脂平板，无菌体液标本可接种于不含有 SPS 的血液培养基或非选择性培养基。

奈瑟菌属细菌专性需氧，最适生长温度为 35 ~ 37℃，最适 pH 为 7.4 ~ 7.6，最适 CO_2 浓度为 5% ~ 10%，并需要适当增加湿度。需每 24 小时观察培养基一次，连续培养 72 小时，72 小时后无菌生长才能报告阴性。奈瑟菌延长培养时间后菌体可发生自溶变成奶酪样。奈瑟菌属细菌在巧克力琼脂平板上的形态如表 26-8-1 所示。

4. 微生物学鉴定

（1）需氧条件下，在巧克力平板上生长的灰色、半透明、湿润的菌落，革兰染色阴性双球菌，肾形或咖啡豆形，有抵抗脱色的现象，根据氧化酶阳性、触酶阳性（延长奈瑟菌延长亚种、延长奈瑟菌硝酸盐还原亚种除外）、DNA 酶阴性等，可初步鉴定为奈瑟菌，并根据表型特征可进一步鉴定到种（表 26-8-1）。

表 26-8-1 奈瑟菌属与相似菌鉴别特点

菌种	巧克力平板上菌落形态	生长条件			葡萄糖	麦芽糖	蔗糖	乳糖	硝酸盐还原	DNA酶	多糖合成
		MTM/ML/NYC	巧克力/血平板22℃	营养琼脂35℃							
淋病奈瑟菌 (N. gonorrhoeae)	灰棕色,半透明,光滑,0.5~1mm	+	-	-	+	-	-	-	-	-	-
脑膜炎奈瑟菌 (N. meningitidis)	灰棕色,半透明,光滑,黏液样,1~3mm	+	-	V	+	+	-	-	-	-	-
乳糖奈瑟菌 (N. lactamica)	灰棕色,半透明,光滑,1~2mm	+	V	+	+	+	-	+	-	-	-
灰色奈瑟菌 (N. cinerea)	灰黄棕色,半透明,光滑,1~2mm	V	-	+	-	-	-	-	-	-	-
多糖奈瑟菌 (N. polysaccharea)	灰棕色,半透明,光滑,1~2mm	V	+	+	+	+	V	-	-	-	+
微黄奈瑟菌 (N. subflava)	微黄绿色,不透明,光滑或粗糙,1~3mm	V	+	+	+	+	V	-	-	-	V
干燥奈瑟菌 (N. sicca)	白色,不透明,干燥,粗糙,皱褶样,1~3mm	-	+	+	+	+	+	-	-	-	+
黏膜奈瑟菌 (N. mucosa)	微黄绿色,不透明,光滑,1~3mm	-	+	+	+	+	+	-	+	-	+
浅黄奈瑟菌 (N. flavescens)	黄色,不透明,光滑,1~2mm	-	+	+	-	-	-	-	-	-	+
延长奈瑟菌 (N. elongata)	灰棕色,半透明,光滑,干燥,黏稠,反光性,1~2mm	-									
卡他莫拉菌 (M. catarrhalis)	浅粉红棕色,不透明,干燥,1~2mm	V	+	+	-	-	-	-	+	+	-

注:+:≥90%菌株阳性;-:≥90%菌株阴性;V:不确定;ND:未检测

(2)商品化鉴定系统 Rapid NH、Vitek NH、Vitek NHI、Microscan NHID、API NH 等均可用于奈瑟菌的鉴定,可在 6 小时内提供鉴定结果,但可鉴定的菌种有限。

(3)分子生物学检测:检查生殖道淋病奈瑟菌感染的常用分子生物学方法主要有核酸扩增试验(nucleic acid amplification tests,NAATs)和 DNA 杂交试验。NAATs 是美国 CDC 推荐的检查生殖道淋病奈瑟菌感染的首选方法[9]。对标本的保存和转运条件要求低,检测快速,敏感性高达98%~100%。NAATs 检测方法包括 PCR 法、转录介导扩增法(transcription-mediated amplification,TMA)、链置换扩增法(strand displacement amplification,SDA)等。DNA 杂交试验用于生殖道标本时灵敏度不及NAATs,但优于培养法,用于检查非生殖道标本时灵敏度与培养法相似。

PCR 等可用于从无菌性临床标本中直接快速鉴定脑膜炎奈瑟菌,敏感性高达 96%~100%,且不受抗生素使用的影响。由于脑膜炎奈瑟菌分离株的基因多态性会导致假阴性结果的出现,因此诊断脑膜炎奈瑟菌感染的金标准仍是培养法。

(4)免疫学检测:协同凝集试验可检测标本分离培养基上的淋病奈瑟菌,可比要求纯培养物的试验早约 24 小时得到鉴定结果,但可与其他种的奈瑟菌发生交叉反应。用于脑膜炎奈瑟菌抗原检测的方法主要是乳胶凝集试验和协同凝集试验。

5. 药敏试验 CLSI 推荐检测淋病奈瑟菌对青

霉素、头孢菌素、四环素、环丙沙星和大观霉素的敏感性[10]。CLSI 推荐检测 β-内酰胺酶，预报淋病奈瑟菌对青霉素、氨苄西林和阿莫西林的耐药。对于除头孢西丁、头孢呋辛、头孢美唑、头孢替坦之外的其他头孢菌素以及曲伐沙星，尚不存在耐药菌株，如果菌株药敏试验提示以上药物"非敏感"，应重复确认。

对于脑膜炎奈瑟菌，CLSI 推荐检测其对青霉素类、头孢类、碳青霉烯类、大环内酯类、四环素类、氟喹诺酮类药物的敏感性[10]。对于头孢噻肟、头孢曲松、美罗培南、阿奇霉素、米诺环素，尚不存在耐药菌株，如果菌株药敏试验提示以上药物"非敏感"，应重复确认。

（四）检验结果的解释和应用

1. 细菌培养结果解释和应用　由于错误诊断淋病或错误鉴定淋病奈瑟菌会产生一系列严重的社会和法律后果，因此诊断报告必须慎重。我国国家卫生和计划生育委员会（原卫生部）《淋病诊断标准及处理原则》规定，淋病诊断必须综合接触史、临床表现、实验室检查的结果[11]。

美国 CDC 推荐的淋病诊断标准规定了三种水平的诊断[9]，即根据临床表现而判定的提示诊断、依据实验室检测的假定诊断（presumptive diagnosis）和确定诊断。

当患者存在：①子宫颈内膜、尿道口可见脓性分泌物、渗出物；②与淋病奈瑟菌患者有性接触时，可进行提示诊断。

当满足以下三条标准中的两条时，可进行淋病的假定诊断：①男性尿道渗出物或女性宫颈内膜分泌物涂片可见典型的革兰阴性细胞内双球菌；②从男性尿道渗出物或女性宫颈内膜分泌物中分离的菌株在淋病奈瑟菌选择性培养基上生长并呈典型的菌落形态、氧化酶阳性、革兰染色为典型的革兰阴性双球菌；③男性尿道渗出物或女性宫颈内膜分泌物等临床标本直接进行血清学检测、核酸扩增或 DNA 杂交试验检出淋病奈瑟菌。

确定诊断的标准为：①从疑似感染的部位如尿道、宫颈内膜、咽喉、直肠分离的菌株在淋病奈瑟菌选择性培养基上生长并呈典型的菌落形态、氧化酶阳性、革兰染色为典型的革兰阴性双球菌；②分离株通过生化反应、血清学试验、核酸扩增或 DNA 探针等证实为淋病奈瑟菌。

从标本中分离出了革兰染色阴性双球菌以及氧化酶阳性可推测性鉴定为奈瑟菌属细菌，但仅为推

测性鉴定结果，不能以此出具鉴定报告。

脑脊液、血液、关节液、鼻咽部分泌物、瘀斑瘀点穿刺液、活检组织等标本中分离出了脑膜炎奈瑟菌有临床意义，应进一步结合发病季节、好发高峰年龄人群、与感染者的接触史等患者基本信息、临床症状如发热、咳嗽、咳痰、脑膜刺激征以及实验室检查结果如外周血白细胞计数和分类、CRP、PCT、脑脊液常规及乳酸检测等和影像学改变等因素综合进行诊断。

2. 药敏试验结果解释和应用

（1）淋病奈瑟菌：淋病奈瑟菌的耐药性日益严重，美国约有 30% 的淋病奈瑟菌对四环素耐药，对头孢克肟、头孢曲松和阿奇霉素耐药的淋病奈瑟菌也不断出现，美国 CDC 已将耐药淋病奈瑟菌作为抗生素治疗最急迫威胁之一[12]。美国 CDC 推荐使用三代头孢菌素类如头孢曲松加阿奇霉素或多西环素作为一线治疗药物[13]。中国 CDC 推荐首选头孢曲松、头孢噻肟或大观霉素，也可选用头孢克肟或多西环素[14]。由于阿奇霉素常见的胃肠道副作用和日渐严重的耐药性，并不推荐单独用于治疗生殖道和肛门直肠感染，仅单独用于严重的青霉素过敏且不能进行 β-内酰胺脱敏疗法的感染者。

（2）脑膜炎奈瑟菌：青霉素 G 和氨苄西林对于治疗青霉素敏感的脑膜炎奈瑟菌性脑膜炎和菌血症仍有效，但近年来染色体和质粒介导的青霉素耐药菌株不断出现。对于青霉素过敏的患者，可考虑使用氯霉素。三代头孢菌素如头孢噻肟、头孢曲松可作为青霉素耐药患者和经验性治疗的一线药物。脑膜炎患者的抗生素选择还应考虑：

1）使用非三代头孢菌素类药物治疗的系统性脑膜炎奈瑟菌感染者，在治愈出院之前还应该使用头孢曲松或其他三代头孢菌素类药物来消除脑膜炎奈瑟菌在鼻咽部的定植[15]。

2）对亲密接触感染者的人群应进行预防性使用抗生素 10 天，首选药物为环丙沙星，如环丙沙星耐药可替代性使用利福平、头孢曲松、阿奇霉素，但阿奇霉素不推荐作为首选药物。

二、莫拉菌属

（一）分类

莫拉菌属（Moraxella）属于莫拉菌科（Moraxellaceae），由莫拉亚属和布兰汉亚属构成，腔隙莫拉菌（M. lacunata）是其模式菌种。本属细菌为革兰阴性

球杆菌,卡他莫拉菌为革兰阴性球菌。

(二)致病性

莫拉菌主要定植在人体皮肤和黏膜表面,奥斯陆莫拉菌、非液化莫拉菌和林肯莫拉菌属于人类呼吸道正常菌群,狗莫拉菌主要定植在狗、猫的上呼吸道,曾在人类被狗咬伤的伤口处、血液中分离到此菌[1]。

莫拉菌是人体皮肤和黏膜表面的共生定植菌,多数菌种很少引起人类感染。临床上常分离到的条件致病性菌种主要是卡他莫拉菌(*M. catarrhalis*)、腔隙莫拉菌(*M. lacunata*)、非液化莫拉菌(*M. nonliquefaciens*)、奥斯陆莫拉菌(*M. osloensis*)、亚特兰大莫拉菌(*M. atlantae*)等,其中卡他莫拉菌最为常见,可引起呼吸道感染、结膜炎、角膜炎、脑膜炎、脓毒症、心内膜炎、关节炎和中耳炎、鼻窦炎等。

(三)实验室检查

1. 标本采集 根据患者临床表现和感染部位,无菌采集痰、脑脊液、脓液、分泌物、关节液、穿刺液等。鼓室穿刺液和鼻窦穿刺液是从中耳炎和鼻窦炎患者中分离卡他莫拉菌的理想标本。也可采集来自下呼吸道感染患者的合格痰标本或支气管肺泡灌洗液[6]。

2. 染色镜检 莫拉菌属细菌革兰阴性球杆菌,常成双排列,有时成短链状。卡他莫拉菌为革兰阴性球菌,常以双球菌形式存在,成双肾状或咖啡豆状。

3. 分离培养 大部分莫拉菌营养要求较高,首次培养需在培养基中加入动物血清,传代培养菌株在血平板、巧克力平板及营养琼脂平板上均能生长。专性需氧,5%~10% 的 CO_2 浓度有助于卡他莫拉菌的生长;最适生长温度为 35~37℃,卡他莫拉菌在 28℃生长良好;最适生长 pH 为 7.4~7.6。在 5%~10% CO_2 环境中,35℃培养过夜,卡他莫拉菌可形成直径 1~3mm 的圆形、光滑、凸起、灰白色、不溶血、不透明菌落。用接种环刮取的菌苔可呈淡奶色(乳白色),用接种环推移时,整个菌落可在平板表面推移(hockey puck sign),且易碎不沾环。有些菌株在初分离时,菌落可微微凹陷在琼脂中,菌落易在生理盐水中乳化。延长培养至 48 小时,菌落表面干燥、坚韧、不平、边缘不整齐,变为粉红色。为提高卡他莫拉菌的分离率,可采用含 50mg/L 万古霉素的兔血巧克力琼脂培养基以抑制革兰阳性细菌的生长,增加对卡他莫拉菌的选择性分离。将培养时间延长到 72 小时有助于提高分离率。

4. 微生物学鉴定 莫拉菌属的鉴定特征为:革兰染色阴性,球杆状,常成双排列,卡他莫拉菌呈双球形;氧化酶阳性、触酶阳性、吲哚阴性、无动力,不分解任何糖类。通过菌体形态可将卡他莫拉菌与其他莫拉菌相区别。在平板上整个菌落可推移(hockey puck sign)、培养至 48 小时菌落变成粉红色也可作为卡他莫拉菌的鉴别特征。

商品化鉴定系统 Rapid NH、Vitek NHI、Microscan NHID、API NH 等均可用于莫拉菌的鉴定,可在 6 小时内提供鉴定结果,但可鉴定的菌种有限。PCR 等分子生物学技术可从临床标本中直接检测卡他莫拉菌,但性能在评价中。

5. 药敏试验 CLSI 推荐使用纸片扩散法和肉汤稀释法检测卡他莫拉菌对阿莫西林/克拉维酸、头孢菌素、大环内酯类、氟喹诺酮类等的敏感性[16]。对于头孢菌素、氟喹诺酮类、克林霉素、氯霉素、利福平等,只能使用 MIC 法检测药物敏感性。

(四)检验结果的解释和应用

1. 细菌培养结果解释和应用 卡他莫拉菌是人鼻咽部的正常定植菌,但其在成人社区性下呼吸道感染及儿童肺炎、中耳炎等患者中的分离率仅次于流感嗜血杆菌和肺炎链球菌,列第 3 位[17]。因此,如果在中耳分泌物、血液、脑脊液等标本中分离出了卡他莫拉菌,一般认为是有临床意义的,应结合临床症状(如发热、咳嗽、咳痰、耳道炎症)、实验室检查(如外周血白细胞计数和分类、CRP、PCT 等)以及影像学改变等因素综合考虑。

2. 药敏试验结果解释和应用

(1)高达90%以上的卡他莫拉菌 β-内酰胺酶阳性,因此,对卡他莫拉菌应常规检测 β-内酰胺酶。β-内酰胺酶阳性的卡他莫拉菌菌株对青霉素、氨苄西林和阿莫西林耐药。

(2)当患者临床表现、实验室检查结果提示可能是卡他莫拉菌感染时,应根据药敏选择用药。卡他莫拉菌对阿莫西林/克拉维酸、磺胺甲噁唑/甲氧苄啶(复方磺胺甲噁唑)、四环素、第二、三代头孢菌素、大环内酯类、氟喹诺酮类、氨基糖苷类等抗生素通常敏感[17]。

(张莉萍)

参 考 文 献

1. Patrick R. Murray, Ellen Jo Baron, James H. Jorgensen, et al. Manual of Clinical Microbiology. 13th ed. Washington, D. C:

ASM Press,2013

2. 周庭银.临床微生物学诊断与图解.第 3 版.上海:上海科学技术出版社,2012

3. Patricia Tille,Bailey ,Scott's. Diagnostic microbiology. 13th ed. St. Louis,Missouri:Mosby,2013

4. 肖丽君,万立野,赵恩宏,等.A 群、C 群脑膜炎奈瑟菌人群抗体水平分析.承德医学院学报,2009,26(1):97-98

5. 姚文虎,赵伟,魏洪霞,等.一起 C 群菌流行性脑脊髓膜炎爆发的 5 例患者临床分析.中华流行病学杂志,2005,26(7):502

6. Baron EJ,Miller JM,Weinstein MP,et al. A Guide to Utilization of the Microbiology Laboratory for Diagnosis of Infectious Diseases:2013 Recommendations by the Infectious Diseases Society of America(IDSA)and the American Society for Microbiology(ASM). Clin Infect Dis,2013,57(4):e22-121

7. 周庭银,倪语星.临床微生物检验标准化操作.第 2 版.上海:上海科学技术出版社,2009

8. 陈东科,孙长贵.实用临床微生物学检验与图谱.北京:人民卫生出版社,2011

9. Centers for Disease Control and Prevention. Recommendations for the Laboratory-Based Detection of *Chlamydia trachomatis* and *Neisseria gonorrhoeae* 2014. MMWR,2014,63(No.RR-2). http://www.cdc.gov/std/laboratory/2014LabRec/default.htm

10. Clinical and Laboratory Standards Institute. Performance Standards for Antimicrobial Susceptibility Testing;Twenty-Second Informational Supplement M100-S24. CLSI,Wayne,PA,USA,2014

11. 国家卫生和计划生育委员会(原卫生部)办公厅.淋病诊断标准及处理原则.2008

12. Centers for Disease Control and Prevention. Antibiotic resistance threats in the United States,2013,2013. http://www.cdc.gov/drugresistance/threat-report-2013/

13. Centers for Disease Control and Prevention. Sexually Transmitted Diseases Treatment Guidelines,2010. MMWR,2010,59(No. RR-2):49-55

14. 中国疾病预防控制中心性病控制中心.性传播疾病治疗指南.2007

15. Fraser A,Gafter-Gvili A,Paul M,et al. Antibiotics for preventing meningococcal infections. Cochrane Database Syst Rev,2006:CD004785

16. Clinical and Laboratory Standards Institute. Methods for Antimicrobial Dilution and Disk Susceptibility Testing of Infrequently Isolated Fastidious Bacteria;Approved Guideline—second edition M45-A2. CLSI,Wayne,PA,USA,2010

17. 国家卫生和计划生育委员会(原卫生部).抗菌药物临床应用指导原则.2009

第九节 分枝杆菌

一、结核分枝杆菌

(一)分类

结核菌的生物分类学名称为结核分枝杆菌(*Mycobacterium tuberculosis*,MTB)复合群,包括人结核分枝杆菌(*M. tuberculosis* complex,MTC)、牛型分枝杆菌(*M.bovis*)、非洲分枝杆菌(*M. africanium*)和田鼠分枝杆菌(*M. microti*)等,其中前三者对人类致病[1-3]。人结核分枝杆菌感染的发病率最高[4]。

(二)致病性

结核分枝杆菌是引起人类结核病的主要病原菌,可通过多种途径,如呼吸道、消化道、皮肤黏膜损伤等入侵机体,肺、肠、肾、关节、淋巴系统、神经系统、泌尿系统等全身各器官组织皆可受感染,临床以肺结核最为常见。此外,牛分枝杆菌除引起牛结核病外,少数人类结核病也由其引起。非洲分枝杆菌致病力较弱,是热带非洲人结核病病原体。

已痊愈的原发感染可以复活,成为活动性结核,称为继发感染。约有 2/3 的活动性结核病是由复活感染所致,多发于 25 岁以上。继发感染也可由外界新侵入的结核分枝杆菌感染引起,其特征是慢性肉芽肿炎症,形成结核结节、干酪化和纤维化。继发感染常见于肺尖部位。

(三)实验室检查[5,6]

1. 标本的采集

(1)痰标本采集:新发患者应在抗结核药物治疗前留取痰标本。治疗中患者应停药 2~3 天后留取痰标本。患者于清晨漱口后,留取 3~5ml 合格痰标本(深咳后吐出的黏液痰、脓样痰、干酪样痰、褐色血样痰或含少量新鲜血液的血痰)到无菌痰杯,遇到唾液或口水,应重新留取。至少采集 3 次。

(2)支气管肺泡灌洗液和支气管冲洗液至少 5ml 并以无菌容器盛装送检。

（3）病灶组织或干酪块等:需用组织研磨器磨碎后再行涂片。

（4）尿液:留全量夜尿或24小时尿,静置4~5小时或离心后弃上清液取沉淀部分;尿液应取10ml 3000r/min离心30分钟,取沉渣涂片。

（5）体液或脑脊液:无菌操作收集体液或脑脊液,放置冰箱或室温24小时,待薄膜形成后涂片。也可将脑脊液离心沉淀,3000r/min离心30分钟,弃上清液取沉淀物涂片。

2. 检测流程如图26-9-1所示。

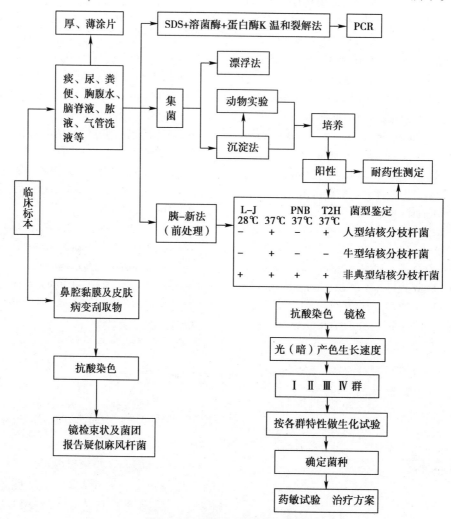

图 26-9-1　分枝杆菌的检测流程
L-J,罗氏培养基;PNB,对硝基苯甲酸培养基;T2H,噻吩-2酸肼培养基

3. 实验室检查

（1）细菌学诊断方法

1）涂片检查法:包括直接涂片法、荧光染色涂片法和集菌涂片法。痰液、脓液可直接涂片。用姜尔-尼尔逊染色法(Ziehi-Neelsen)简称姜尼染色法。此法简便、快速,无需特殊仪器且能当天出结果,但其敏感性低,一般需5000~10 000条菌/ml才能得到阳性结果;特异性不高,各种分枝杆菌均可着色,需进一步鉴定是否为结核分枝杆菌;不能区分死亡菌与活菌。抗酸染色步骤:初染(涂片上滴加石碳酸复红染液,约5分钟后水洗);脱色(酸性乙醇脱色约1分钟后水洗);复染(亚甲蓝复染30秒,水洗)。自然干燥后镜检,

×100物镜,×10目镜,观察300个视野或整个标本区。抗酸杆菌呈粉红色,其他细菌及细胞呈蓝色。

⊙镜检报告方式:

镜下计数100个视野,未发现抗酸菌者继续观察至300个视野,仍未发现报告抗酸菌阴性(-)。

镜检100~300个视野找到抗酸杆菌1~2条者,报告抗酸杆菌可疑(±),或重新涂片或另留痰标本复查。

镜检100个视野内找到抗酸杆菌3~9条者,报告抗酸杆菌阳性(1+)。

镜检10个视野内找到抗酸杆菌1~9条者,报告抗酸杆菌阳性(2+)。

镜检每个视野内找到抗酸杆菌 1~9 条者,报告抗酸杆菌阳性(3+)。

镜检每个视野内找到抗酸杆菌多于 9 条者,报告抗酸杆菌阳性(4+)。

与抗酸染色类似,利用金胺 O 能与所有分枝杆菌细胞壁上脂质分枝菌酸牢固结合,使分枝杆菌呈亮黄色,试剂高锰酸钾用于消除非特异性荧光背景,金胺 O 染色,蓝紫光滤片,×40 物镜,×10 目镜,观察 100 个视野。金胺 O 染色镜检阴性,直接向临床报告"荧光法抗酸染色阴性"。金胺 O 染色镜检阳性,若菌体形态典型,则可直接向临床报告"荧光法抗酸染色阳性"。若菌体形态不典型,则需要进行抗酸染色确证。金胺 O 染色后的涂片只要除去镜油,可重复进行姜-尼法抗酸染色。姜-尼法抗酸染色阳性,向临床报告"荧光法抗酸染色阳性,姜-尼法抗酸染色阳性"。

2)常规培养法:结核分枝杆菌培养阳性是确诊结核病的"金标准"[7]。改良罗氏培养法是目前较为成熟的分离培养方法,根据结核分枝杆菌生长缓慢,菌落干燥、颗粒状、乳酪色像菜花状,菌体染色抗酸性强等特点判断是否为结核分枝杆菌。如菌落、菌体染色不典型,则可能为非结核分枝杆菌,需进一步作鉴别试验。此法培养时间长,不适于快速检测结核分枝杆菌,同时各种分枝杆菌均可生长,也需进一步鉴定是否为结核分枝杆菌。

⊙培养结果报告方式:

抗酸杆菌培养阴性:斜面无菌落生长。

抗酸杆菌培养阳性(1+):菌落生长占斜面面积的 1/4。

抗酸杆菌培养阳性(2+):菌落生长占斜面面积的 1/2。

抗酸杆菌培养阳性(3+):菌落生长占斜面面积的 3/4。

抗酸杆菌培养阳性(4+):菌落生长布满全斜面。

抗酸杆菌培养阴性应以"培养阴性"报告。

菌落生长不足以斜面面积 1/4 时,报告实际菌落数。

3)快速培养法

①BactecMGIT 960 分枝杆菌快速培养药敏检测系统的基本原理是,其所应用的培养瓶底部含有包被于树脂上的荧光显示剂,由于该显示剂为氧抑制性,当分枝杆菌生长使氧消耗后,荧光显示剂被激活而发出荧光。检测系统每隔 60 分钟连续检测培养管内荧光强度,当荧光强度呈现加速度变化时,系统

将以生长指数来报告该标本培养结果为阳性。分枝杆菌快速培养阳性标本平均检出时间为 9 天;鉴定、药敏试验平均时间为 4 天。

②培养系统:是另一类分枝杆菌快速培养药敏检测系统,也可用于普通细菌的培养。其原理是所使用的培养瓶底部有颜色感应器,当分枝杆菌在瓶中生长有 CO_2 产生时,颜色感应器由绿色变为黄色。系统自动连续检测数据输入计算机,根据计算结果自动显示有无分枝杆菌生长。全自动培养系统具有无交叉污染、连续监测标本、准确的数据处理系统等优点,是敏感、高效的分离分枝杆菌的方法。但液体培养基中不能观察菌落形态,仪器与试剂价格较昂贵。

(2)常用的免疫学方法

1)结核菌素试验(tuberculin skin test. TST):为基于Ⅳ型变态反应原理的一种皮肤试验。凡感染过结核分枝杆菌的机体,会产生相应的致敏淋巴细胞,具有对结核分枝杆菌的识别能力。当再次遇到少量的结核分枝杆菌或结核菌素时,致敏 T 淋巴细胞受相同抗原再次刺激会释放出多种可溶性淋巴因子,导致血管通透性增加,巨噬细胞在局部集聚、浸润。在 48~72 小时内,局部出现红肿硬节的阳性反应。结核菌素试验阳性表明机体对结核分枝杆菌有变态反应,强阳性则表明可能有活动性感染,应进一步检查是否有结核病。但该法存在较高假阳性率和假阴性率。

2)相关抗体检测:人体感染分枝杆菌后,细菌在体内生长繁殖产生的代谢产物,刺激机体免疫系统产生特异性抗体,包括 IgA、lgE、IgM、IgG,检测这些抗体可帮助诊断分枝杆菌感染。目前已经有数种具有较高诊断价值的抗原被筛选出来用于抗体检测,包括 38kD 抗原、脂阿拉伯甘露聚糖(LAM)及 Antigen 60 等。具体检验方法包括:①酶联免疫吸附试验。②生物素-亲和素-酶免疫测定法。③斑点酶免疫渗透试验。④斑点免疫金结合试验:包括斑点免疫金渗透试验和斑点免疫层析试验。斑点免疫金渗滤法对结核特异性抗体的检测比 ELISA 更为简便、快速尤其适于基层医院。⑤免疫印迹技术(immunoblotting 或 Westernblot)可检出待检标本中所含的多种结核分枝杆菌多肽抗原成分的特异性抗体。

3)T 细胞免疫应答干扰素 γ 释放试验(interferon-gammarelease assays, IGRA):体外分离患者的 T 淋巴细胞,使用来自结核分枝杆菌特有而卡

介苗和绝大多数非结核分枝杆菌不存在的缺失区域基因编码的早期分泌性抗原靶6(ESAT-6)和培养滤液蛋白10(CFP-10)作为特异性抗原刺激T淋巴细胞,激活该细胞的记忆,通过检测IFN-γ的分泌量来判断该细胞是否有结核分枝杆菌感染的记忆,从而对结核分枝杆菌感染进行辅助诊断。建立在细胞免疫应答基础上的IGRAs被认为是近年来结核病诊断方面的一个重大突破。在诊断潜伏性结核方面,IGRAs的敏感度和特异度均高于TST。T-SPOT用于结核诊断的敏感度和特异度分别达到90.2%和80.9%。此法得到美国疾病控制与预防中心的推荐和国内专家的认同。

检测外周血中受结核特异抗原刺激释放γ干扰素的T淋巴细胞,经酶联免疫显色后,通过ELISPOT(体外酶联免疫斑点技术)分析系统。对斑点进行计数,1个斑点代表一个细胞,计算出抗原特异性细胞的频率。

结果判读:通常阴性对照没有或仅有很少的斑点。根据抗原A和(或)抗原B孔的反应判断结果:①阴性对照孔斑点数为0~5,阳性样本应为(抗原A或抗原B斑点数)-(阴性对照孔斑点数)≥6个点/$2.5×10^5$外周血单个核细胞;②当阴性对照孔斑点数≥6个点/$2.5×10^5$外周血单个核细胞,阳性样本应为:(抗原A或抗原B斑点数)≥2×(阴性对照孔斑点数)。如果阳性对照孔结果良好,但抗原A或抗原B均达不到阳性样本判断标准,则结果为阴性。阳性结果说明患者体内存在针对结核分枝杆菌的效应T淋巴细胞。阴性结果提示患者可能不含针对结核分枝杆菌的效应T淋巴细胞。

(3)分子生物学诊断

1)PCR:能早期诊断结核菌血症,在结核分枝杆菌感染的早期,特别是在结核病灶通过血源性外传播时,外周血中存在极少量的结核分枝杆菌,通过PCR就可以检测到结核分枝杆菌。检测时间短仅需2~4小时。荧光定量聚合酶链反应已广泛应用于分枝杆菌感染的诊断,具有反应快速、重复性好、灵敏度高等诸多优点。

2)Xpert MTB/RIF:使用实时PCR技术自动检测MTB及利福平耐药,通过扩增MTB特异性rpoB基因,并同时使用分子信标检测利福平耐药决定区突变。MTB/RIF检测平台整合了样品处理及PCR过程,细菌裂解、核酸提取、扩增、产物检测在一次性检测槽中进行,2小时可获得结果,操作简便。对于利福平耐药,其敏感度为97.6%,特异度为98.1%。

Xpert MTB/RIF为结核分枝杆菌诊断值得推广的快速诊断新方法,尤其在艾滋病高发、MTB耐药普遍的发展中国家。

3)Genotype MTBDR:MTBDR线性探针杂交整合了PCR与分子杂交技术,并同时对异烟肼及利福平两种耐药基因突变进行检测,检测时间约6小时。以BACTEC 460 TB自动培养法及测序法为参照,对于涂片阳性的标本,MTBDR检测结核的敏感度为94.4%,对异烟肼及利福平耐药预测的准确性分别为84.2%、96.2%。

4)聚合酶链反应-限制性内切酶片段长度多态性(polymerase chain reaction-restriction fragment length polymorphism,PCR-RFLP):PCR-RFLP使用目的基因hsp65、rpoB、16S-23SRNA间隔序列等对分枝杆菌进行分子鉴定。需利用多种分枝杆菌标准菌株建立PCR-RFLP指纹图谱库,临床菌株进行PCR-RFLP获得图谱后,与指纹图谱库进行比较,具有相同图谱的菌株被视为同一菌种。

5)基因芯片:基因芯片技术可用于同时检测多个基因序列,检测细菌的保守序列以进行鉴定,可同时检测基因突变引起的耐药。与传统的药敏试验相比较,此基因芯片对利福平耐药检测的敏感度为80%。

(四) 检验结果的解释和应用

1. 活动性结核　培养是金标准,同时还可进行药敏分型。琼脂比例法是目前全球广泛使用的结核分枝杆菌药敏试验方法之一。由于琼脂比例法培养时间长,为更快为临床提供药敏结果,CLSI和许多发达国家相应机构都推荐使用更短的肉汤法来检测MTBC药敏。

可对未接受治疗的结核患者的临床标本直接进行PCR检测。PCR检测在痰涂片抗酸染色阳性患者中敏感性高,在涂片阴性和肺外结核患者中敏感性较低。抗酸染色涂片可反映患者的传染性,即抗酸涂片阳性患者的传染性比阴性者严重。FDA已批准γ干扰素释放试验用于结核分枝杆菌感染的诊断,但不能区分潜伏性感染和活动性感染。

临床推荐4种经典用药,即异烟肼,利福平,吡嗪酰胺和乙胺丁醇治疗8周,然后根据药敏选择2种或3种药物完成整个疗程[8,9]。

2. 隐匿性结核　结核菌素试验在免疫抑制患者中的敏感性低。接种卡介苗以及周围环境中的结核分枝杆菌暴露也可引起TST假阳性,使得TST的特异性降低。γ干扰素释放试验比TST的特异性高,但是在免疫抑制的患者,敏感性下降。

二、非结核分枝杆菌

非结核分枝杆菌病是由非结核分枝杆菌(non-tuberculous mycobacteria, NTM)引起的疾病[10]。近年来因检出率逐渐增多,且引起病变为结核样病变而受到关注,人们对其引起的各种疾病的认识也逐渐提高。非结核分枝杆菌是指分枝杆菌属中,除结核分枝杆菌群[包括结核分枝杆菌(MTB)、牛型分枝杆菌、非洲分枝杆菌、田鼠分枝杆菌及麻风分枝杆菌]以外的其他分枝杆菌。其中大多属于条件致病菌。以前曾命名为副结核分枝杆菌、假性结核分枝杆菌、无名分枝杆菌、未分类分枝杆菌、野种分枝杆菌、机会性分枝杆菌、非典型抗酸杆菌等。显微镜下NTM形态与结核分枝杆菌相似,抗酸染色呈红色,但在培养、生化特性方面与结核分枝杆菌不同。

(一) 分类

1. 常引起人类疾病的非结核分枝杆菌

(1)缓慢生长分枝杆菌:鸟分枝杆菌复合群(M. avium complex),嗜血分枝杆菌(M. haemophilum),堪萨斯分枝杆菌(M. kansasii),海分枝杆菌(M. marinum),猿分枝杆菌(M. simiae),苏氏分枝杆菌(M. szulga),溃疡分枝杆菌(M. ulcerans),胞内分枝杆菌(M. intracellulare),次要分枝杆菌(M. triviale)。

(2)快速生长菌种:偶发分枝杆菌(M. fortuitum),脓肿分枝杆菌(M. abscessus),龟分枝杆菌(M. chelonae),产黏液分枝杆菌(M. mucogenicum)。

2. 极少引起人类疾病的非结核分枝杆菌

(1)缓慢生长菌种:亚洲分枝杆菌(M. asiaticum),隐藏分枝杆菌(M. celatum),胃分枝杆菌(M. gastri),戈登分枝杆菌(M. gordanae),土分枝杆菌(M. terrae),日内瓦分枝杆菌(M. genavense),石氏分枝杆菌(M. shimoidei)。

(2)快速生长菌种:塞内加尔分枝杆菌(M. senegalense),耻垢分枝杆菌群(M. smegmatis),转黄分枝杆菌(M. flavescens)。

3. 根据NTM在固体培养基上的生长速度与光线对其产生色素的影响,Runyon分类法将其分为以下四个群。

(1)Ⅰ群为光产色菌(photochromogen)。本组细菌在暗处为奶油色,曝光1小时后再培养即成橘黄色。本群主要有堪萨斯分枝杆菌、海分枝杆菌、猿分枝杆菌等。

(2)Ⅱ群为暗产色菌(scotochromogen)。这类细菌在无光暗处培养时菌落呈黄色或橘红色。在37℃生长缓慢,菌落光滑。对人致病的有瘰疬分枝杆菌(M. scrofulaceum)、苏尔加分枝杆菌、戈登分枝杆菌、蟾蜍分枝杆菌。

(3)Ⅲ群为不产色菌(achromatic mycobaterium)。无论是否光照,菌落通常不产生色素,而呈现灰白或淡黄色。40~42℃下生长缓慢,菌落光滑。本群主要有鸟-胞内分枝杆菌(M. avium-intracellulare,MAI)、蟾蜍分枝杆菌、溃疡分枝杆菌、土地分枝杆菌、胃分枝杆菌等。

(4)Ⅳ群为快速生长菌(rapid grower)。在25~45℃生长较快,培养5~7天即可见到生长的菌落,菌落粗糙,部分能产色素。对人致病有偶发分枝杆菌(M. fortuitum)、龟分枝杆菌(M. chelonei)和溃疡分枝杆菌(M. ulcerans)。

(二) 致病性

非典型分枝杆菌中与医院感染关系密切的是偶发分枝杆菌、脓肿分枝杆菌和龟分枝杆菌。这些分枝杆菌主要引起皮肤软组织感染,尤其是手术或创伤后容易发生皮肤软组织感染,以及由于注射器及注射药物的污染而发生注射部位感染的暴发。同时也可引起肺部、骨、关节等部位的感染。其他可引起人类疾病的主要有堪萨斯分枝杆菌,引起人类轻度肺结核样病变;海分枝杆菌可引起四肢皮肤脓肿和游泳池肉芽肿,可被误认为麻风;猿分枝杆菌引起人类肺部病变,但极为少见;鸟-胞内分枝杆菌和蟾蜍分枝杆菌可引起肺结核样病变。

非结核分枝杆菌广泛存在于自然界土壤、尘埃、水、鱼类和家禽中,传播途径主要从环境中(如污水)获得感染,而人与人之间传染极少见,通常此类分枝杆菌对人类致病性较结核分枝杆菌低,但如果存在易感因素,使宿主局部或全身免疫功能发生障碍仍可导致病变。非结核分枝杆菌分为致病性与非致病性两大类,其中2/3为非致病性,仅1/3为致病性,致病性非结核分枝杆菌其致病性有如下特点。

1. 非结核分枝杆菌对人类致病性较结核分枝杆菌低,有若干菌如堪萨斯分枝杆菌,是潜在病原菌,若在病变组织中分离出该菌肯定是病原菌,可独立引起原发性疾病,但病灶范围较小,病程进展缓慢。

2. 在机体免疫能力低下时,作为继发性和伴随性疾病发生。引起人非结核分枝杆菌病少部分是独立的原发病,大部分是继发其他疾病。往往患慢性肺阻塞性疾病者、老年患者、恶性肿瘤患者或肾透析、器官移植时给予免疫抑制药物及应用肾上腺皮质激素等可使本病发生率增加。因此多年来人们称其为机会致病菌或条件(opportunism)致病菌。

3. 与结核分枝杆菌发生混合感染者主要是鸟-胞内分枝杆菌(MAI),也可继发于空洞性结核患者。如果空洞闭合,则感染可能在临床上占优势。

4. 一般对抗结核分枝杆菌药物多呈天然耐药性。疾病往往迁延多年成为慢性排菌者或难治之症。

(三) 实验室检查

1. 传统方法 标本去污染处理后,接种到酸性改良罗氏培养基斜面,置37℃温箱孵育。接种后,前2周每周观察2次,以后每周观察1次。若有黄色干燥菌落生长,取出培养基进行涂片染色。8周后未见菌落生长,方可报告培养阴性结果。

2. 高效液相色谱法 这是一种鉴别缓慢生长NTM快速、实用、可靠的方法,可直接鉴定Bactec 7H12B中分枝杆菌菌种,以及鉴别抗酸染色阳性标本中的MAC,其缺点是不能鉴别新出现的NTM菌种。

3. 吖啶酯标记的DNA探针 商业化DNA探针已经美国食品药品管理局推荐用于NTM菌种鉴定,包括MAC、堪萨斯分枝杆菌和戈登分枝杆菌等。其原理是以菌种特异性探针与分枝杆菌的16S rRNA进行杂交,从培养阳性的标本中获得结果仅需2小时,但仅能用于鉴定少数NTM菌株。

4. PCR-限制性片段长度多态性分析法 即PCR-限制性核酸内切酶分析,通过PCR扩增热休克蛋白65(Hsp65)基因的441bp碱基序列DNA片段,再经酶切消化后形成NTM种特异性的酶切小片段,经放射自显影或染色技术即可鉴定出不同的NTM菌种。抗酸染色结果分别为+++、++和+的痰标本NTM检出率分别为100%、95%和53%,且与培养和基因测序结果相一致,提示该方法可直接用于临床痰标本分枝杆菌的菌种鉴定。

5. DNA测序技术 该技术通过对编码16S核糖体DNA(rDNA)的16S rRNA碱基序列进行测定,16S rRNA含有1500个核苷酸序列,具有分枝杆菌所共有的高度保守区和核苷酸序列超可变区A和B,通过对超可变区A进行测序,可以鉴定出大多数NTM菌株,而未知的NTM菌株和超可变区A不能鉴定的NTM菌株则要通过对超可变区B进行测序来明确。不过,由于NTM相近的菌株间存在相似的16S rRNA碱基序列,因此结果判读可能存在问题,尽管这种可能性较小。

6. DNA焦磷酸测序技术 该技术对临床分离分枝杆菌菌株16S rRNA核苷酸序列的超可变区A进行分析,并与其他菌种鉴定方法进行比较,其符合率超过90%,且5小时内可出结果,费用较为低廉。

(四) 检验结果的解释和应用

对怀疑非结核分枝杆菌肺部疾病的最低评估:①胸部X线片;②对3份或更多的痰标本抗酸染色的分析;③排除其他疾病,如肺结核。ATS规定标准适用于有症状的患者,同时胸片显示肺野模糊,呈结节状或空洞。这些尤为适用于堪萨斯分枝杆菌、脓肿分枝杆菌、鸟分枝杆菌。

1. 龟分枝杆菌 针对龟分枝杆菌培养阳性的结果,尤其是来自呼吸道分泌物,需要仔细进行临床评价。皮肤损伤通常是四肢有红斑性皮下结节,但也可能导致蜂窝织炎或脓肿。局部感染治疗首选克拉霉素。清创手术往往是抗生素治疗的有效辅助措施。

2. 堪萨斯分枝杆菌 对于空洞性肺疾病和艾滋病毒感染的患者,1次呼吸道标本培养阳性就可以诊断为堪萨斯分枝杆菌感染。一般可被利福平、异烟肼、乙胺丁醇、乙硫异烟胺、阿奇霉素、链霉素、克拉霉素和达到血清浓度的新型喹诺酮类药物所抑制。应针对利福平进行药敏试验。

3. 鸟分枝杆菌 对于单独1次的鸟胞内分枝杆菌复合体培养阳性结果,可以考虑为环境污染的可能。鸟胞内分枝杆菌肺疾病因鸟胞内分枝杆菌生长严重,因此呼吸道标本培养时长期阳性。

三、麻风杆菌

麻风分枝杆菌是麻风病的病原菌。麻风病是一种慢性、消耗性的肉芽肿性疾病,主要的症状为皮肤感觉障碍和由神经内外膜引起的神经性疾病。麻风病流行地区广泛,主要通过人与人的直接接触传播,因此通过呼吸道传播也是一个重要的途径,其他如痰液、汗液、泪液、乳汁、精液和阴道分泌物中均可含有麻风分枝杆菌,因此也可通过接触传播。人体对麻风分枝杆菌的抵抗力较强,主要依赖细胞免疫。麻风分枝杆菌和结核分枝杆菌相似可在巨噬细胞中逃离吞噬体,在细胞质中保持生长较长时间,以免受IFN-γ活化巨噬细胞溶酶体的作用。但其靶细胞谱广,有时不受巨噬细胞的杀伤。依据机体的免疫状态、病理变化和临床表现可将大多数患者分为瘤型和结核型两型。

主要检验方法是标本涂片染色后经显微镜检验。

显微镜检验可从患者鼻黏膜或皮肤受损处取材,经抗酸染色后检验。一般瘤型和界线类患者标本中可找到细菌在细胞内存在具有诊断意义。结核样型患者中很少找到细菌。可以采用金胺染色后以荧光显微镜检验技术提高阳性检出率。

麻风菌素试验(lepromin test)对诊断无临床意义,因与结核分枝杆菌具有交叉反应,可用于麻风的分型和预后判断。方法是应用麻风结节经生理盐水提取制成麻风菌素(lepromin)作皮肤试验,取0.1ml注射于前臂皮内。反应有两种:一种为早期反应,出现于注射后3~4天,红肿直径5mm以上者为阳性,表明患者对麻风菌素敏感;另一种为后期反应,出现于3~4周,表明患者对麻风有免疫力。

麻风的诊断目前主要基于临床表现和皮肤涂片检查,现已有一些方法如组织病理学检查、小鼠足垫接种、血清学实验、PCR技术等,以提高麻风的早期诊断技术。麻风杆菌的基因组测序已于2000年完成,麻风杆菌基因组的种属特异性核苷酸序列的发现促进了以DNA及RNA为基础的检验方法,如

PCR技术。现已有数个核苷酸序列在应用中,其中比较有前景的有RLEP、85-B、16S rRNA。PCR技术的敏感性可能低到1~5个细菌量。

(胡志东)

参 考 文 献

1. 倪语星,尚红.临床微生物学检验.第5版.北京:人民卫生出版社,2012
2. 周庭银.临床微生物学诊断与图解.第2版.上海:上海科学技术出版社,2007
3. 王建中.临床检验诊断学图谱.北京:人民卫生出版社,2012
4. 全国结核病流行病学抽样调查技术组,全国结核病流行病学抽样调查办公室.2010年全国肺结核患病率现况调查.中华结核和呼吸杂志,2012,35(9):665-668
5. 聂迎成.实用结核病实验室诊断.北京:人民军医出版社,2012
6. 王金良,倪语星,胡必杰,等.分枝杆菌病实验室诊断规范.上海:上海科学技术出版社,2006
7. 姜广路,黄海荣,赵雁林,等.痰涂片阳性结核病患者的涂片与培养结果分析.中华结核和呼吸杂志,2011,34(5):353-355
8. 肖和平,何娅.结核病化学治疗60年.中华结核和呼吸杂志,2013,36(12):888-891
9. John G. Bartlett, Paul G. Auwaerter, Paul A. Pham. Diagnosis and Treatment of Infectious Diseases. 北京:科技文献出版社,2012
10. 唐神结,沙巍,肖和平,等.非结核分枝杆菌病的研究进展.中华结核和呼吸杂志,2012,35(7)527-531

第十节　厌　氧　菌

一、厌氧菌鉴定流程

(一) 标本采集与处理[1-3]

1. 厌氧菌标本采集

(1)液体标本:可采集血液、胸腹水、心包液、胆汁、脑脊液、关节液、脓液、穿刺液。将标本采集后立即注入血厌氧培养瓶[4],迅速送检,同时应留取一部分标本置于无菌小瓶,做革兰染色。

(2)深部组织块、1ml以下的黏稠标本(如中耳炎、鼻炎、脑脓肿、宫内感染等感染部位的脓液或脓性分泌物):采用专用无菌拭子及厌氧运送培养基,采集可疑部位标本,插入厌氧运送培养基迅速

送检[5]。

2. 涂片与染色　标本涂片、革兰染色、镜检,观察细菌形态和染色性,镜检能反映各种厌氧菌的形态,同时也为鉴定厌氧菌提供依据。如脆弱拟杆菌菌体细长,两端尖;韦荣球菌是极小革兰阴性球菌。厌氧菌芽胞的位置、形态、大小对鉴定有意义,必要时可作芽胞形成试验。例如,芽胞在菌体极端且大于菌体呈鼓槌状,是破伤风梭菌的特殊特征。根据厌氧菌的形态学,可初步确定有无厌氧菌感染,及时向临床医师发出初级报告。

3. 标本接种　一般标本需接种3个血琼脂平板,分别放置于有氧、无氧和含5%~10% CO_2的环

453

境中培养。如果要求检出厌氧菌,仅需接种一个厌氧血琼脂平板(成分胰酪胨、大豆胨、NaCl、酵母粉、氯化血红素、维生素 K_1、 L 一半胱氨酸等),也可增加一个相应的选择厌氧血琼脂平板。为便于在混合培养中及早发现厌氧菌,一般将标本分三区划线接种,在第 1 和第 2 区交界处贴 1 个甲硝唑(5mg/片)纸片,培养后若出现隐约抑菌圈,则提示有厌氧菌生长。

(二)分离培养[1-3,6,7]

厌氧菌需有较低的氧化-还原势能才能生长(例如破伤风梭状芽胞杆菌需氧化-还原电势降低至 0.11V 时才开始生长),在有氧环境下,培养基氧化-还原电势较高,不适于厌氧菌生长。现有的厌氧培养法甚多,主要有生物学、化学和物理学三种方法,可根据各实验室的具体情况而选择。

1. 生物学方法 培养基中含有植物组织(如马铃薯、燕麦、发芽谷物等)或动物组织(新鲜无菌的小片组织或加热灭菌的肌肉、心、脑等),由于组织的呼吸作用或组织中的可氧化物质氧化而消耗氧气(如肌肉或脑组织中不饱和脂肪酸的氧化能消耗氧气),碎肉培养基的应用就是根据此原理,组织中所含的还原性化合物如谷胱甘肽也可以使氧化-还原电势降低。

将厌氧菌与需氧菌共同培养在一个培养基平皿内,利用需氧菌生长将氧消耗后,使厌氧菌生长。其方法是将培养皿的一半接种吸收氧气能力强的需氧菌(如枯草杆菌),另一半接种厌氧菌,接种后将平皿倒扣在一块玻璃板上,并用石蜡密封,置37℃恒温箱中培养2~3天后,即可观察到需氧菌和厌氧菌均先后生长。

2. 化学方法 利用还原作用强的化学物质,将环境或培养基内的氧吸收,或用还原氧化型物质降低氧化-还原电势。

焦性没食子酸法:焦性没食子酸在碱性溶液中能吸收大量氧,同时由淡棕变为深棕色的焦性没食橙(purpurgallin)。每 $100cm^3$ 空间用焦性没食子酸1g 及 10%氢氧化钠或氢氧化钾 10ml,其具体方法主要有下列几种:单个培养皿法、Buchner 试管法、玻罐或干燥器法、瑞(Wright)氏法、史(Spray)氏法、平皿法(置一片中有小圆孔的金属板于两平皿之间,上面的平皿接种细菌,下面的平皿盛焦性没食子酸及氢氧化钠溶液,用胶泥封固后,置温箱中培养)、硫乙醇酸钠法〔硫乙醇酸钠(HSCH$_2$COONa)是一种还原剂,加入培养基中,能除去其中的氧或还原性物质,

促使厌氧菌生长〕。其他可用的还原剂包括葡萄糖、维生素 C、半胱氨酸等。

3. 物理学方法 利用加热、密封、抽气等物理学方法,以驱除或隔绝环境及培养基中的氧气,使其形成厌氧状态,有利于厌氧菌的生长发育。

(1)厌氧箱培养法:为厌氧菌提供严格的厌氧环境,也称为厌氧手套箱,是目前国际公认的培养厌氧菌仪器之一(图 26-10-1)。利用充气中的氢在钯的催化下和箱中残余氧化合成水的原理,使得箱内保持厌氧状态,此系统适于培养厌氧细菌,也可以将大量培养基放入作预还原和厌氧无菌试验。厌氧培养箱由手套操作箱及传递箱两个主要部分组成,适用在无氧环境中连续进行标本接种、培养和鉴定等全部工作。传递箱有两个门,一个与手套操作箱连接,一个可与外部相通,起缓冲作用,以保持操作箱内的无氧环境不变。标本和检验器材通过此处进出操作箱。由外向内传递物品时,先将内侧门关严,物品进入传递箱之后,关闭外侧门。用真空泵排气减压,充入氮气,重复排气一次,氧可被排除 99%以上。最后注入无氧混合气体达到培养要求。

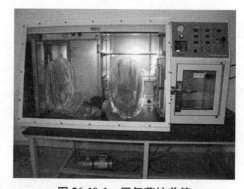

图 26-10-1 厌氧菌培养箱

(2)真空干燥器法:将拟培养的平皿或试管放入真空干燥器中,开动抽气机,抽至高度真空后,采用氢、氮或二氧化碳气体替代。将整个干燥器放进孵育箱培养。

(3)厌氧罐培养法:本法种类较多,但都是利用能封闭的厌氧罐,用物理或化学方法创造无氧环境。常用方法有冷触媒法、抽气换气法、钢末法和黄磷燃烧法等。冷触媒法、钢末法较为简便、安全,抽气换气法则较可靠。

(4)厌氧袋(bio-bag)法:在无毒、透明塑料袋内造成厌氧环境来培养厌氧菌。透明塑料袋内装气体发生管(有硼氢化钠的碳酸氢钠固体以及 5%柠檬酸安瓿)、亚甲蓝指示剂管、钯催化剂管、干燥剂。放入已接种好的平板后,尽量挤出袋内空气,然后密封

袋口。先折断气体发生管,30 分钟即可达无氧状态,折断亚甲蓝指示剂管,如指示剂不变成蓝色即表示袋内已达厌氧状态,进行孵育培养。此厌氧气袋法操作简单,携带方便。

(三) 鉴定

1. 不同厌氧菌的生长速度和菌落形态各异,色素产生也有不同,荧光产生与否也有助于鉴定,根据上述特征,可初步推测厌氧菌的种类(表 26-10-1、表 26-10-2,图 26-10-2、图 26-10-3)。

(1)革兰阴性厌氧杆菌:在 BBE 琼脂平板上有灰黑色、直径>1mm 菌落,菌落周围有黑色的晕,可初步鉴定为脆弱拟杆菌;在卡那霉素和万古霉素溶血琼脂平板上,有棕色或黑色菌落,或用伍德灯照射有砖红色荧光者,为产黑素普雷沃菌;菌落沉入琼脂内,使培养基表面留有小坑者,可能是解脲类杆菌;菌落表面有小斑点,或如面包屑,结合涂片所见,可初步鉴定为具核梭杆菌。

(2)革兰阴性厌氧球菌:菌体很小,排列成双、短链或小堆,菌落小,不透明,有可能是小韦荣球菌。

(3)革兰阳性厌氧球菌:排列成长短不等的链,有可能是消化链球菌。

(4)革兰阳性无芽胞杆菌:菌落呈臼齿形、粗糙,结合脓样分泌物中有硫黄样颗粒,有可能是放线菌;菌体呈 X、Y、V 排列,菌落小,灰白,不透明,有可能是丙酸杆菌。

(5)革兰阳性芽胞杆菌:发现有芽胞,即可鉴定为梭菌属。菌落有双环溶血,卵黄平皿上卵磷脂酶试验和 Nagler 试验阳性,涂片染色为革兰阳性短粗杆菌,有芽胞与荚膜,可初步定为产气荚膜梭菌。

2. **耐氧试验** 当厌氧血平板上有细菌生长时,为了确定是否为厌氧菌,需做耐氧试验。从每个琼脂平板上挑取 4~5 个性状不同的菌落,每个菌落分别转种于 2 块需氧血琼脂平板和 1 块厌氧血琼脂平板(每个琼脂平板可划 4~6 区,每区种一个可疑菌落),然后将平板分别放置在需氧、二氧化碳和厌氧环境中培养。

3. **鉴定试验** 可依据厌氧菌菌体染色形态、菌落特性以及对某些抗菌药物的敏感性作出初步鉴定。最后鉴定则要进行生化反应及终末代谢产物等检验。

生化试验主要包括多种糖类发酵试验、吲哚试验、硝酸盐还原试验、触酶试验、卵磷脂酶试验、脂酶试验、明胶液化试验及胆汁肉汤生长试验和硫化氢试验等。目前应用于厌氧菌快速鉴定有胞外酶试验,自动微生物鉴定系统如 VITEK-ANI、MicroScan-ANI 等也可鉴定厌氧细菌。

在进行厌氧菌分离鉴定过程中,需注意下列事项:①厌氧菌标本采集和运输的过程中必须与空气隔绝(厌氧菌暴露于空气中可死亡),需在 30 分钟完成,同时应避免正常菌群的污染;②培养基要新鲜配制,若储存时间过长,有氧气溶解在表面或有过氧化物在培养基中,不利于厌氧菌生长;③若菌落太小,需用放大镜观察菌落;④作耐氧试验,要求从每个琼脂平板上挑取 4~5 个性状不同的菌落,分别接种需氧和厌氧血琼脂平板,置于需氧、二氧化碳和厌氧环境中培养;⑤如作胞外酶鉴定,一定要有足够的菌液浓度。

表 26-10-1 厌氧球菌鉴定特征

菌株	凝固酶	靛基质	硝酸盐	七叶苷	明胶	尿素酶	纤维二糖	葡萄糖	乳糖	麦芽糖	蔗糖
厌氧消化链球菌	−	−	−	−	−	−	−	−	+	−	−
大消化链球菌	−	−	−	−	Nd	−	−	−	−	−	−
微小消化链球菌	−	−	−	−	−	−	−	−	−	−	−
吲哚消化链球菌	+	+	+	−	−	−	−	−	−	−	−
不解糖消化链球菌	−	+	−	−	−	−	−	−	−	−	−
普氏消化链球菌	−	−	±	−	−	−	−	−	−	−	−
四联消化链球菌	−	−	−	−	−	+	−	+	−	+	+
延展消化链球菌	−	−	−	+	−	+	+	+	−	+	+
黑色消化球菌	−	−	−	−	−	−	−	−	−	−	−
小韦荣球菌	−	−	+	−	−	−	−	−	−	−	−

注:+:≥90%菌株阳性;±:≥90%菌株轻度阳性;−:≥90%菌株阴性;d:11%~89%菌株阳性;Nd:不确定

表 26-10-2 革兰阴性厌氧杆菌分群

群和种	卡那霉素 1mg	万古霉素 5μg	黏菌素 10μg	20%胆汁生长	触酶	靛基质	脂酶	两端尖体细菌	硝酸盐还原	尿素酶	运动	琼脂凹陷	色素	砖红色荧光
脆弱类杆菌群	R	R	R	±	Nd	Nd	-							-
其他类杆菌	R	R	Nd	-	-	Nd	-		d					
产黑素普雷沃菌	R	Nd	Nd	-	d	Nd	Nd						+	+
不解糖卟啉单胞菌	R	S	R	-	-	+	-						+	+
其他普雷沃菌	S	R	S	-	-	-	-		+	Nd	Nd	Nd		
解脲类杆菌	S	R	S	-	-	-	-		+	+		Nd		
纤细普雷沃菌	S	R	S	-	-	-	-		+	-	-	Nd		
沃廉菌属菌种	S	R	S	-	-	-	-		+	-	+	Nd		
梭杆菌属菌种	S	R	S	Nd	-	Nd	Nd	Nd						
具核酸杆菌	S	R	S	-	-	+	-	+						
坏死梭杆菌	S	R	S	d		+	+							
多变-死亡梭杆菌	S	R	S	+		Nd								

注:R,耐药;S,敏感;+:≥90%菌株阳性;±:≥90%菌株轻度阳性;-:≥90%菌株阴性;d:11%~89%菌株阳性;Nd:不确定

二、梭菌属

(一)分类

梭状芽胞杆菌(*Clostridium*),为产芽胞的革兰阳性杆菌。临床上有致病性的破伤风梭菌(*C. tetani*)、产气荚膜梭菌(*C. perfringens*)、肉毒梭菌(*C. botulinum*)、艰难梭菌(*C. difficile*)、双发酵梭菌(*C. biffermentans*)、丁酸梭菌(*C. butyricum*)、尸毒梭菌(*C. cadaveris*)、第三梭菌(*C. tertium*)等。

(二)致病性

1. 破伤风梭菌 破伤风梭菌可引起骨骼肌痉挛性收缩、强直。发病早期表现为伤口周围的肌肉痉挛;随后发展为咀嚼肌痉挛,引起牙关紧闭和吞咽困难;后期累及躯干和四肢的骨骼肌,导致全身肌肉痉挛、强直,角弓反张;也可引起膈肌持续痉挛,导致呼吸困难,窒息致死。

2. 产气荚膜梭菌 是气性坏疽的主要病原菌。产气荚膜梭菌侵入局部,尤其是下肢软组织,引起局部组织坏死、肿胀,表现为感染局部严重肿胀和剧烈疼痛,有腐败恶臭味和捻发音。还可引起人类坏死性肠炎,表现为剧烈腹痛、腹泻、血便,甚至肠穿孔。

3. 肉毒梭菌 肉毒梭菌感染大多数引起食物中毒,表现为神经麻痹症状。首先出现眼肌麻痹,表现为复视、斜视和眼睑下垂,随后发展为咽部肌肉麻痹,表现为咀嚼和吞咽困难;最后膈肌麻痹,导致呼吸困难。

4. 艰难梭菌 艰难梭菌是假膜性肠炎的主要病原菌之一。主要病变部位在结肠段,临床表现为腹泻、腹痛和腹胀,可有血便。乙状结肠镜下可见肠黏膜炎症性水肿和斑片样伪膜。

(三)检验结果的解释和应用

梭状芽胞杆菌在厌氧血琼脂平板上 35℃ 培养 48 小时后,形成圆形、扁平、边缘不齐、中央凸起的菌落,一般不溶血。分离自临床标本的梭状芽胞杆菌,并不全部具有临床意义,应该结合患者的临床症状综合进行分析。患者肠道的梭菌菌群,可能会出现在皮肤表面,污染血或其他标本。其菌血症可能仅是一过性的,但也可能具有重要临床意义。大部分分离自伤口、分泌物、血或其他无菌体液的梭状芽胞杆菌都是条件致病菌,如果不是宿主本身的状态适合其生长,一般不会引起严重或不断恶化的感染。需要特别注意的是败血性梭状芽胞杆菌,通常该菌只能分离自恶性肿瘤或中性粒细胞减少症患者的脓毒症的血标本,因此实验室人员必须立即与临床医生沟通,以便尽早采取外科治疗和相应抗菌药物治疗。准确及时报告初步鉴定结果和早期培养结果,对于临床治疗具有非常重要的作用。没有厌氧培养

箱的实验室,使用厌氧罐和适合的厌氧培养基,在规范标本采集、运输前提下,也能培养出大部分临床重要的厌氧菌。

产气荚膜梭菌对青霉素的耐药性在逐步增加,但对于气性坏疽的治疗最好的选择仍是青霉素 G 或克林霉素联用青霉素 G。严重的难辨梭菌引起的伪膜性肠炎一般给予口服万古霉素和(或)甲硝唑治疗。抗菌药物治疗常常会导致伪膜性肠炎的复发,因此,停用诱发的抗菌药物或更换另一种较少引起

腹泻的抗菌药物是初期的一种选择性干预。梭状芽胞杆菌对头孢菌素类和四环素类有不同的耐药性,并且对氨基糖苷类耐药,除了产气荚膜梭状芽胞杆菌外,许多梭状芽胞杆菌对头孢西丁、头孢噻肟、头孢他啶、头孢唑肟、头孢哌酮及其他广谱 β-内酰胺类药物具有耐药性。大多数喹诺酮类抗菌药物对厌氧菌耐药,不推荐用于治疗合并厌氧菌的混合感染[8-10]。

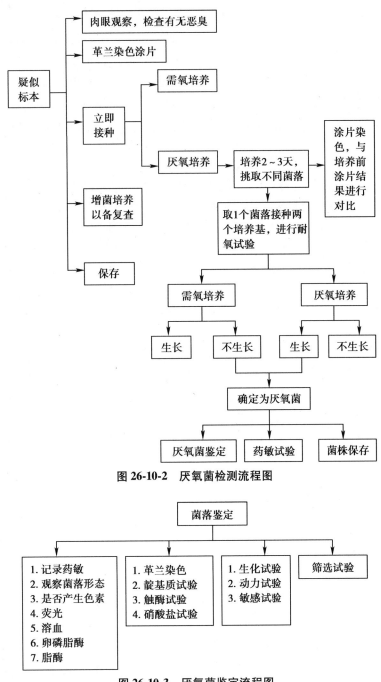

图 26-10-2　厌氧菌检测流程图

图 26-10-3　厌氧菌鉴定流程图

三、消化链球菌属

（一）分类

消化链球菌（*Peptostreptococcus*）包括厌氧消化链球菌（*P. anarobius*）、不解糖消化链球菌（*P. asaccharolyticus*）、吲哚消化链球菌（*P. indolicus*）、大消化链球菌（*P. magnus*）、微小消化链球菌（*P. micros*）、普氏消化链球菌（*P. prevotii*）、产生消化链球菌（*P. productus*）、四联消化链球菌（*P. tetradius*）等13个菌种，模式菌种为厌氧消化链球菌。

（二）致病性

临床上最常见的厌氧消化链球菌常和其他菌混合感染，也可单独感染。在菌血症、手指感染、乳腺脓肿、前列腺炎、肺部感染、中耳炎和各种化脓性感染时均可分离到消化链球菌。在一些口腔感染性疾病如牙髓感染时，也可分离出消化链球菌。消化链球菌可引起与诺非芽胞杆菌（*Clostridium novyi*）相似的急性坏疽，脓恶臭，产气较少而水肿严重。

（三）检验结果的解释和应用

消化链球菌在厌氧血琼脂平板上35℃培养2~4天形成黑色不溶血的小菌落，暴露于空气后变为灰白色菌落。应首先报告临床革兰染色结果和细菌形态。涂片中菌株的相对数量可以提示标本质量、是否为混合感染，以及各种菌株的相对重要性。通常对于优势菌株、有毒力和对抗菌药物耐药的菌株，应特别加以关注。分离自临床标本的厌氧球菌的重要性，取决于其所分离的标本类型和是否可能为皮肤或黏膜的污染菌株。因此，实验室应根据标本的质量来解释相应培养结果。

由于消化链球菌很少能培养出来，且对多种抗菌药物敏感，治疗时常常经验性覆盖混合菌群治疗。

四、丙酸杆菌属

（一）分类

丙酸杆菌属（*Propionibacterium*）共有8个种，包括痤疮丙酸杆菌（*P. acnes*）、贪婪丙酸杆菌（*P. avidum*）、颗粒丙酸杆菌（*P. granulosum*）、丙酸丙酸杆菌（*P. propionicum*）、费氏丙酸杆菌（*P. freudenreichii*）、詹氏丙酸杆菌（*P. junsenii*）、特氏丙酸杆菌（*P. thoenii*）和嗜淋丙酸杆菌（*P. lymphophilum*）。与临床有关的是痤疮丙酸杆菌、贪婪丙酸杆菌和颗粒丙酸杆菌。

（二）致病性

痤疮丙酸杆菌是诱发痤疮的病因之一。侵入皮脂腺的痤疮丙酸杆菌诱导局部产生炎症反应，最终破坏皮脂腺，形成痤疮。最常见的严重感染为中枢神经系统分流术后感染。

（三）检验结果的解释和应用

丙酸杆菌属的细菌在厌氧血琼脂平板上35℃培养48小时后，触酶通常阳性。痤疮丙酸杆菌是常见的污染菌，特别是血培养，因此临床医生必须仔细结合临床情况判断培养结果。当从脑脊液和无菌医疗置管中分离到丙酸杆菌属细菌时，特别是重复分离时，不能常规当成污染菌而忽略。

痤疮丙酸杆菌常对青霉素、四环素、氯霉素、红霉素和万古霉素敏感[8-10]。

五、拟杆菌属

（一）分类

拟杆菌属（*Bacteroides*）是临床上最常见的革兰阴性无芽胞厌氧菌，包括脆弱拟杆菌（*B. fragilis*）、吉氏拟杆菌（*B. distasonis*）、卵圆拟杆菌（*B. ovarus*）、多形拟杆菌（*B. thetaiotaomicron*）、单形拟杆菌（*B. uniformis*）、普通拟杆菌（*B. vulgates*）、艾格拟杆菌（*B. eggerthii*）、屎拟杆菌（*B. merdae*）、粪拟杆菌（*B. caccae*）、粪便拟杆菌（*B. stercoris*）、内脏拟杆菌（*B. splanchinicus*）、多毛拟杆菌（*B. capillosus*）、凝固拟杆菌（*B. coagulans*）、福赛斯拟杆菌（*B. forsythus*）、腐败拟杆菌（*B. putredinis*）、解脲拟杆菌（*B. ureolyticus*）、化脓拟杆菌（*B. pyogenes*）、隐蔽拟杆菌（*B. ectum*）。脆弱拟杆菌为本属模式菌种。

（二）致病性

脆弱拟杆菌是一种条件致病菌，表现为局部组织的感染和脓肿，或胸腔、颅内或女性生殖系统感染，也可侵入血液，因其血流感染，并扩散到机体其他部位。

（三）检验结果的解释和应用

35~37℃厌氧培养36~48小时后，类杆菌选择性培养基平板上生长出灰白、半透明、圆形的中、小菌落，能在20%胆盐中生长的为胆汁耐受类杆菌。脆弱拟杆菌感染通常是临床疑诊腹腔或盆腔的严重感染，有时能够在显微镜下看到混合菌群，偶尔可闻到恶臭,罕见有培养阳性。通常对脆弱拟杆菌敏感的抗菌药物有甲硝唑、亚胺培南、哌拉西林/他唑巴坦。因为耐药性逐渐增高,克林霉素和头孢西丁已不再作为腹腔严重感染的一线推荐用药。

分离自无菌部位的纯培养菌株,或混合培养中数量相对较多的菌株,经常具有重要的临床意义。菌株的鉴定结果对判断其在感染中所起的作用也很重要。包括脆弱拟杆菌、梭杆菌属、普雷沃菌属在内的一些菌株,通常具有非常重要的临床意义,因为它们很少从临床标本中分离出来,能够导致严重感染,并且对抗菌药物呈现耐药。

六、乳杆菌属

(一) 分类

乳杆菌属(*Lactobacillus*)因能发酵糖类产生大量乳酸而得名。包括嗜酸乳杆菌(*L. acidophilus*)、德氏乳杆菌(*L. delbrueckii*)、发酵乳杆菌(*L. fermentium*)、加氏乳杆菌(*L. gasseri*)、干酪乳杆菌(*L. casei*)、植物乳杆菌(*L. plantarum*)、卷曲乳杆菌(*L. crispatus*)、詹氏乳杆菌(*L. jensenii*)、唾液乳杆菌(*L. salivarius*)和短乳杆菌(*L. brevis*)等。临床最为常见的是嗜酸乳杆菌。

(二) 致病性

嗜酸乳杆菌是人类肠道、口腔和女性生殖道正常菌群的主要组成成分之一,对于维持肠道和女性生殖道的微生态平衡起重要作用。若嗜酸乳杆菌被大量杀灭,会引起肠道和女性生殖道的菌群失调。口腔中寄生的嗜酸乳杆菌与龋齿形成有关。加氏乳杆菌偶尔可引起亚急性细菌性心内膜炎。嗜酸乳杆菌在厌氧血琼脂平板上35℃培养48小时后,形成较小、圆形凸起、表面粗糙、边缘卷曲的菌落。

(胡志东)

参 考 文 献

1. 周庭银.临床微生物学诊断与图解.第2版.上海:上海科学技术出版社,2007
2. 倪语星,尚红.临床微生物学检验.第5版.北京:人民卫生出版社,2012
3. 王建中.临床检验诊断学图谱.北京:人民卫生出版社,2012
4. 周庭银.血流感染实验诊断与临床治疗.第2版.上海:上海科学技术出版社,2014
5. 王左,蒋栋能.厌氧菌内源性感染的临床研究进展.检验医学与临床,2010,7(14):1517-1519
6. 罗予,冯羡菊.临床厌氧菌检测及图解.北京:中国协和医科大学出版社,2007
7. 赵虎.厌氧菌和微需氧菌感染与实验室诊断.上海:上海科学技术出版社,2005
8. 葛均波,徐永健.内科学.第8版.北京:人民卫生出版社,2013
9. 孙淑娟.临床药物治疗案列解析丛书——感染性疾病.北京:人民卫生出版社,2012
10. 李剑,吴东.协和内科住院医师手册.北京:中国协和医科大学出版社,2008

第十一节 弯曲菌属和螺杆菌属

一、弯曲菌属

(一) 分类

弯曲菌属(*Campylobacter*)原归于弧菌属,于1973年正式命名为弯曲菌属。迄今为止,共有17个种和6个亚种,其中空肠弯曲菌(*C.jejuni*)、大肠弯曲菌(*C.coli*)和胎儿弯曲菌(*C.fetus*)具有重要的临床意义[1,2]。

(二) 致病性

弯曲菌常定植于人、家禽、野鸟等温血动物的肠道内,在猫、狗等宠物体内也较常见。污染的水、牛奶以及肉类是人类感染的主要来源。经口摄入是本菌的主要传播方式。

弯曲菌属细菌可引起腹泻、胃肠炎和肠道外感染。其中,空肠弯曲菌是最重要、最常见的致病菌,占弯曲菌性腹泻的80%~90%,其感染常为散发,多发生于夏季或初秋,发病率与年龄相关,婴幼儿发病率最高,其次是20~40岁的青壮年。感染最常见的症状是腹泻,先为水样便,后转为黏液脓血便,甚至黑便或肉眼血便,还常伴有发热、腹痛、恶心等症状。空肠弯曲菌还可引起肠外感染,如菌血症、心内膜炎、肝炎、胰腺炎、流产、泌尿系统感染、脑膜炎等。感染并发症包括反应性关节炎、神经疾患如吉兰-巴雷综合征等。空肠弯曲菌感染致死非常罕见,限于婴儿、老年人或HIV感染者[3-5]。

胎儿弯曲菌胎儿亚种主要引起肠外感染,如菌血症、心内膜炎、血栓性静脉炎、活动性关节炎、脑膜炎、心包炎、胸膜炎、腹膜炎、胆囊炎、细菌性动脉瘤以及深部组织感染性疾病。其他弯曲菌致人类感染较为少见。

（三）实验室检查[1-3]

1. 标本采集　根据患者的临床表现和感染部位，采集新鲜粪便、肛拭子、血液、脑脊液等标本。粪便标本是从胃肠道感染患者分离弯曲菌的首选标本，但住院患者入院72小时后采集的粪便标本培养意义不大。

弯曲菌抵抗力较差，在室温下可迅速死亡，并对热敏感，标本采集后应立即送检并尽量减少在空气中暴露及在干燥、热的环境中滞留。如粪便标本等不能在取样后2小时内送至实验室，则应接种于Cary-Blair运送培养基，置于4℃保存。

2. 染色镜检　弯曲菌为革兰阴性杆菌，菌体弯曲呈弧形、S形、逗点状、螺旋形，陈旧培养物中可呈球形或长丝状。菌体直径为 $0.2 \sim 0.9\mu m$，长度为 $0.5 \sim 5\mu m$，无芽胞，无荚膜，有鞭毛，长度为菌体的 $2 \sim 3$ 倍。弯曲菌运动活泼，呈投镖样或螺旋样前进。活动期肠炎患者的粪便标本可直接革兰染色或使用酚红、0.1%碱性品红溶液复染并镜检观察，灵敏度可达 $66\% \sim 94\%$，并具有很高的特异性。

3. 分离培养　弯曲菌营养要求高，在普通培养基上不能生长。血液标本可在大多数商品化血培养系统中培养，脑脊液标本应先于布氏肉汤中增菌。为了抑制肠道正常菌群，提高弯曲菌的分离率，粪便标本应接种于含有抗生素（主要是头孢哌酮）的选择性培养基上。常用的有：①无血培养基，如活性炭-头孢哌酮-去氧胆酸盐-琼脂培养基（charcoal-cefoperazone-deoxycholate agar，CCDA）、碳基质选择培养基（charcoal-based selective medium，CSM）、半固体无血动力培养基（semisolid blood-free motility medium）；②含血培养基，如 Skirrow 培养基和 Campy-CVA 培养基。两种选择性培养基联用可以提高粪便标本中弯曲菌的分离率。由于大多数选择性培养基中的头孢噻吩会抑制弯曲菌的生长，因此，初次从粪便标本中分离弯曲菌时应避免使用含有头孢噻吩的选择性培养基。

弯曲菌为微需氧菌，最适生长环境为 5% O_2、85% N_2、10% CO_2，多氧或无氧环境均不生长。该菌属细菌在37℃均可生长，但最适生长温度随菌种而异，因此孵育温度通常取决于需要分离的菌株，并根据不同的孵育温度选择不同的选择性培养基。空肠

弯曲菌和大肠弯曲菌的最适生长温度为 $42 \sim 43℃$，故选择此温度为粪便标本的初始分离温度，并接种于 Skirrow 培养基或半固体无血动力培养基，培养24小时后观察菌落。如果在37℃孵育，则应接种于 CCDA 或 CSM 培养基，培养 $48 \sim 72$ 小时后观察菌落。胎儿弯曲菌在25℃和37℃均可生长，故标本应接种两种培养基，分别置于25℃和37℃，以避免漏检。简明弯曲菌、直肠弯曲菌在25℃和43℃均不生长。培养基应连续培养72小时，72小时后无菌生长才能报告阴性。弯曲菌在同一培养基上培养48小时后，可出现两种菌落：一种为扁平湿润、灰白色半透明、边缘不整齐、常沿接种线扩散生长的菌落，另一种为圆形凸起、半透明、针尖状、有光泽、单个细小菌落。两种菌落均不溶血，并在布氏肉汤内呈均匀浑浊生长。

4. 微生物鉴定

（1）微需氧、37℃环境下孵育，在选择性培养基上分离的菌落，氧化酶阳性、革兰染色为阴性的弯曲或 S 形杆菌，即可报告为弯曲菌。马尿酸盐水解试验阳性、氧化酶阳性、触酶阳性，呈海鸥形、投镖式运动的革兰阴性杆菌即可报告为空肠弯曲菌。常见弯曲菌的鉴定流程如图26-11-1所示。

（2）商品化鉴定系统 Rapid NH、Vitek NH、Vitek NHI、Microscan NHID、API NH 以及 API Campy 生化鉴定试剂盒可在 $2 \sim 4$ 小时内提供鉴定结果；基质辅助激光解吸电离-飞行时间质谱（MALDI-TOF）可在几分钟之内得到鉴定结果，但可鉴定的菌种均有限。

（3）粪便抗原检测：M46CN Campylobacter 乳胶凝集试验可直接检测粪便标本和（或）培养物中弯曲菌抗原，能快速有效诊断弯曲菌感染，其检测敏感性为 80.8%，特异性为 99.3%，阳性预测值为96.7%，阴性预测值为95.5%，诊断效率为95.7%。M46CN Campylobacter 乳胶凝集试验直接检测粪便标本与标本培养后经标准生化反应鉴定结果具有良好一致性，对培养物中弯曲菌鉴定与标准的生化鉴定结果完全符合，其敏感性和特异性高，适合临床常规鉴定弯曲菌属细菌使用。但 M46 Campylobacter 乳胶凝集试验检测的是嗜热（42℃）弯曲菌混合物，不能分辨是何种弯曲菌。

酶联免疫法（双抗夹心法）可用于直接检测粪便等标本中的弯曲菌抗原，检测时间比传统培养法显著缩短，且操作简便。但当标本中的细菌数少于 10^3CFU/ml 时，检测能力较差。

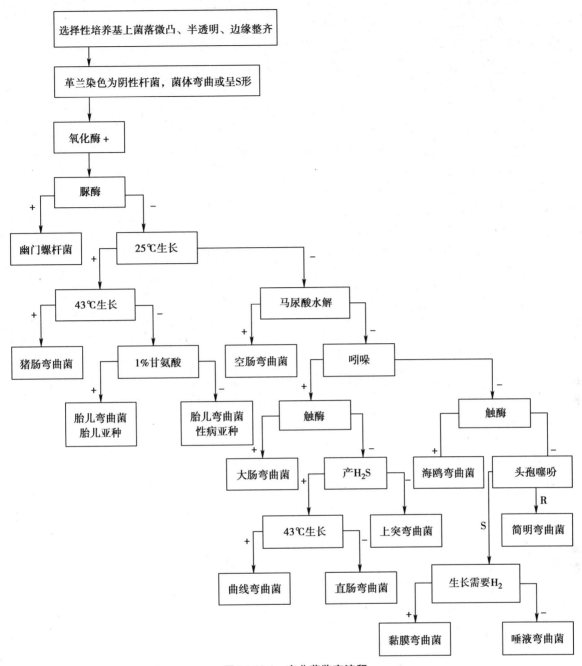

图 26-11-1　弯曲菌鉴定流程

（4）分子生物学检测：分子生物学技术也可用于弯曲菌的鉴定和菌种间的区分，常用普通 PCR、荧光定量 PCR 等检测弯曲菌的 *flaA* 基因、*ceuE* 基因、*GTP* 酶基因、16S *rRNA* 和 23S *rRNA* 等。由于粪便等标本中含有抑制 PCR 反应的物质，因此不适用于标本的直接检测，但可以用于从标本中提取的 DNA 或者用于分离培养的纯菌落检测。

5. 药敏试验　CLSI 推荐使用微量肉汤稀释法检测弯曲菌的药物敏感性[7]。弯曲菌首选药物为红霉素、阿奇霉素、克拉霉素、多西霉素和克林霉素[8]。

文献报道的弯曲菌的药物敏感性数据存在变异性。对于初次检验治疗失败或严重感染（如菌血症）患者分离到的弯曲菌可进行非标准化药物敏感试验，有条件的实验室可使用琼脂稀释法（含 5% 马或羊血的 Mueller-Hinton 琼脂平板）进行药敏检测，将平板置于微需氧环境孵育 16~18 小时后观察结果。使用含 5% 羊血的 Mueller-Hinton 琼脂平板进行 E-test，效果优于琼脂稀释法（克林霉素除外）[9]。

（四）检验结果的解释和应用

1. 细菌培养结果解释和应用　从急性腹泻患

者中分离到弯曲菌通常是有意义的,然而在有其他肠道致病菌存在时,其临床意义的解释较为困难。在急性感染时,粪便中通常有大量的病原菌存在,但是,如果病原体的数量与感染严重程度和携带者的状况指征均无相关性时,则可能是其他种类的弯曲菌导致的腹泻,如胎儿弯曲菌,用常规选择性培养基难以培养,需要特殊的方法和选择性培养技术。

2. 药敏试验结果解释和应用 弯曲菌感染通常是自限性的,除补充电解质和补液疗法之外,不需要抗菌药物治疗。阿奇霉素是治疗弯曲菌感染的标准疗法。红霉素是治疗空肠弯曲菌胃肠道感染的首选药物,环丙沙星可作为其替代药物。弯曲菌通常对青霉素、头孢菌素(极少数广谱头孢菌素除外)、氟喹诺酮类、复方磺胺、利福平和万古霉素耐药,对四环素、氨基糖苷类和克林霉素敏感。空肠弯曲菌对红霉素常敏感,而大肠弯曲菌耐药率高达 80%。空肠弯曲菌和大肠弯曲菌可产生 β-内酰胺酶,因而对阿莫西林、氨苄西林和替卡西林耐药,酶活性可被克拉维酸抑制,不能被舒巴坦或他唑巴坦抑制。

二、螺杆菌属

(一) 分类

螺杆菌属为弯曲、微需氧的革兰阴性杆菌,大多数菌种具有脲酶活性。目前已有幽门螺杆菌(Helicobacter pylori,Hp)、同性恋螺杆菌(H. cinaedi)、芬纳尔螺杆菌(H. fennelliae)、海尔曼螺杆菌(H. Heilmannii)、H. Westmeadii、犬螺杆菌(H. canis)、H. Canadensis sp. Nov.、H. pullorum 和 H. rappini 等 32 种细菌。本节重点介绍引起人类消化道疾病的幽门螺杆菌。

(二) 致病性

幽门螺杆菌主要寄生于人和动物的胃部,可在自来水中存活 4 ~ 10 天,粪-口(污染水源)、口-口(家庭内)传播是主要的传播方式和途径。Hp 可引起胃炎、消化性溃疡、胃黏膜相关淋巴组织(mucosa associated lymphoid tissue, MALT)淋巴瘤和胃癌。Hp 感染是消化性溃疡病的主要病因。1994 年世界卫生组织/国际癌症研究机构(WHO/IARC)将幽门螺杆菌定为 I 类致癌原[10]。

(三) 实验室检查

1. 标本采集 可采集活检组织、胃液、粪便和血清等标本送检。近期未使用抗 Hp 药物患者可于胃窦部取样,而对于使用抗 Hp 药物的患者,应同时于胃底、胃体黏膜溃疡、隆起糜烂性病灶部位采样,从胃窦和胃体采集 2 ~ 4 块活检组织。样本采集后,应立即(2 小时内)接种或保存于转运培养基(Stuart's 转运培养基),4℃ 储存不应超过 24 小时。

2. 染色镜检 幽门螺杆菌菌体细长,呈螺旋形弯曲、S 型或海鸥状,长 1.5 ~ 5.0μm、宽 0.3 ~ 1.0μm,革兰染色阴性。改良 Warthin-Starry 银染法、改良吉姆萨染色、0.1%碱性酚红复染等染色方法有助于观察到活检标本中的细菌。其中改良 Warthin-Starry 银染被认为是金标准,其敏感性为 95.8%,特异性为 92.9%,阳性预测值 98.6%,阴性预测值为 81.3%,准确性为 95.4%[11]。

3. 分离培养 Hp 是微需氧菌,在最适生长环境(5% ~ 10% O_2、80% ~ 90% N_2、5% ~ 10% CO_2、5%~8% H_2)培养,可增加其分离率,最适生长温度为 36~37℃。组织活检标本中 Hp 的分离培养可选用含 5%羊血的巧克力琼脂和布氏琼脂等非选择性琼脂培养基,亦可选用诸如 Skirrow's、改良 Thayer-Martin、CAMPY 血琼脂平板、Butzler 和 CCDA 等选择性琼脂培养基。培养 4~7 天后可出现细小、半透明、不溶血菌落。联合选择性琼脂(含蛋黄乳液、补充剂和抗生素的哥伦比亚琼脂)和非选择性琼脂(含哥伦比亚琼脂、1% Vitox 和 5%羊血的改良巧克力琼脂)有利于从胃窦部活检标本中分离 Hp。初次活检组织需培养至少 7~10 天,如果没有细菌生长,可报告阴性结果。

4. 微生物鉴定

(1)可通过典型的细菌形态、氧化酶、触酶试验阳性、硝酸盐还原试验阴性、脲酶试验强阳性、生长缓慢(25℃和42℃不生长)、对萘啶酸耐药等特点进行初步鉴定,采用商品化生化鉴定仪器、16S rRNA 测序或质谱技术进行最终鉴定。

(2)血清学检测:酶联免疫测定法(EIAs)检测 Hp 免疫球蛋白 G(IgG)和免疫球蛋白 A(IgA),灵敏度高(90%~100%)。由于 Hp 感染数周后才出现特异性抗体,Hp 阴性者血中也可存在交叉反应性抗体(如空肠弯曲菌),且 Hp 根除治疗后 6~8 个月内甚至几年抗体均可保持阳性水平,故血清学阳性不能完全肯定患者有活动性感染,阴性也不能排除初期的感染,不宜作为现症感染或根除疗效评估的标准,主要用于易感人群的筛查及流行病学调查。

(3)粪便抗原检测:定居于胃黏膜上皮细胞表面的 Hp 可随上皮细胞更新而脱落进入肠道从粪便中排

出。在根除治疗 4~6 天后 Hp 从粪便中消失。推荐通过酶联免疫测定法进行粪便中抗原的检测,从而进行 Hp 感染的初诊和抗感染治疗后 Hp 根除的确认。铋剂和 PPI 的使用同样会导致该试验出现假阴性。

（4）PCR 检测：简便、快速、灵敏度高、特异性强,可直接从胃活检标本、胃液、粪便、牙菌斑、水等临床标本中检测 Hp 样品,不需要严格的保存条件。由于根除治疗后残存胃中的 Hp DNA 亦可能被 PCR 扩增而出现阳性结果,因此,PCR 不宜用来判断 Hp 治疗的短期效果,也不适合用于 Hp 感染的常规诊断。

5. 药敏试验　CLSI 推荐使用琼脂或肉汤稀释方法检测 Hp 分离株对克拉霉素的敏感性[7],参照 EUCAST 折点[12]及本书相关内容。

（四）检验结果的解释和应用

1. 细菌培养结果解释和应用　实验室主要通过非培养的方法对 Hp 感染进行诊断。美国胃肠病协会关于 Hp 感染诊治指南[13,14]中指出,如果患者有活动性消化性溃疡、确认的消化性溃疡病史、胃黏膜相关淋巴组织淋巴瘤、早期胃癌内镜切除术后、未经调查的消化不良症状等,则可确诊为 Hp 感染。

Hp 感染的诊断方法取决于患者临床状况。无症状者非溃疡性消化不良患者可筛查抗 Hp 抗体（IgG）水平。如果临床症状疑似 Hp 感染,而血清 IgG 抗体阴性或可疑则可选尿素呼气试验（UBT）确诊。血清 IgA 抗体水平和粪便抗原检测也可以用于 Hp 感染的诊断。胃活检标本的快速脲酶检测可确定 Hp 感染,阳性可报告为“Hp 感染阳性”。

2. 药敏试验结果解释和应用　由于大多数抗生素（除甲硝唑和克拉霉素）不能穿透胃黏液层,并在局部达到有效的杀菌浓度,因此 Hp 对许多抗生素体外敏感,但体内用药效果不佳,体外敏感性检测结果并不能预测抗菌药物的临床治疗效果。

抗生素耐药是 Hp 根除治疗失败和感染复发的关键因素。权威研究证实[15],成人 Hp 感染患者对克拉霉素、左氧氟沙星和甲硝唑的耐药率分别为 17.5%、14.1% 和 34.9%。鉴于单独使用甲硝唑、克拉霉素、阿奇霉素、利福平或环丙沙星进行治疗时,Hp 可快速耐药,目前推荐包括甲硝唑、铋盐、阿莫西林或四环素的三联治疗方案。甲硝唑耐药菌株感染患者可选用包括奥美拉唑或兰索拉唑和阿莫西林或克拉霉素的二联疗法。

（张莉萍）

参 考 文 献

1. 周庭银,倪语星.临床微生物检验标准化操作.第 2 版.上海:上海科学技术出版社,2009

2. Patrick R. Murray, Ellen Jo Baron, James H. Jorgensen, et al. Manual of Clinical Microbiology. 13rd ed. Washington, D. C: ASM Press,2013

3. 周庭银.临床微生物学诊断与图解.第 3 版.上海:上海科学技术出版社,2012

4. Patricia Tille, Bailey , Scott's. Diagnostic microbiology. 13rd ed. St. Louis, Missouri:Mosby, 2013

5. 陈东科,孙长贵.实用临床微生物学检验与图谱.北京:人民卫生出版社,2011

6. 王建中.临床检验诊断学图谱.北京:人民卫生出版社,2012

7. Clinical and Laboratory Standards Institute. Methods for Antimicrobial Dilution and Disk Susceptibility Testing of Infrequently Isolated Fastidious Bacteria; Approved Guideline—second edition M45-A2. CLSI,Wayne, PA, USA,2010

8. 桑福德.热病:桑福德抗微生物治疗指南.北京:中国协和医科大学出版社,2011

9. Huang MB, Baker CN, Banerjee S, et al. Accuracy of the E test for determining antimicrobial susceptibilities of staphylococci, enterococci, *Campylobacter jejuni* and gram-negative bacteria resistant to antimicrobial agents. J Clin Microbial, 1992,30(12):3243-3248

10. 杜颖,戴宁.发展中国家幽门螺杆菌感染-世界胃肠组织全球指南（2010）. J Clin Gastroenterol, 2011, 45（5）:383-388

11. Connie R. Mahon, Donald C. Lehman, George Manuselis. Textbook of Diagnostic Microbiology. 4th ed. Maryland Heights,Missouri:Saunders,2010

12. The European Committee on Antimicrobial Susceptibility Testing. EUCAST clinical breakpoints for Helicobacter pylori. EUCAST,Sweden,2011

13. Howden CW, Hunt RH. Guidelines for the management of Helicobacter pylori infection. Ad Hoc Committee on Practice Parameters of the American College of Gastroenterology. Am J Gastroenterol,1998,93（12）:2330-2338

14. Chey WD,Wong BC,Practice Parameters Committee of the American College of Gastroenterology.American College of Gastroenterology guideline on the management of Helicobacter pylori infection. Am J Gastroenterol,2007 ,102（8）:1808-1825

15. Francis M, Samuel C, Ann V, et al. Helicobacter pylori resistance to antibiotics in Europe and its relationship to antibiotic consumption. Gut,2013,62（5）:34-42

第十二节 特 殊 细 菌

一、支原体属和脲原体属

（一）分类

支原体属（*Mycoplasma*）是缺乏细胞壁、能在无生命培养基中生长繁殖的最小原核细胞型微生物，与脲原体属（*Ureaplasma*）共同构成支原体科。对人类致病的支原体有肺炎支原体（*M. pneumonie*）、人型支原体（*M. humenis*）、生殖道支原体（*M. genitalium*）、发酵支原体（*M. fermentans*）、穿通支原体（*M. penetraus*）和解脲脲原体（*U. urealyticum*），最常见的是肺炎支原体和解脲脲原体[1]。

（二）致病性

支原体主要定居于泌尿生殖道、口咽部，引起肺炎、支气管炎，个别可引起脑膜脑炎、心包炎、关节炎等肺外感染，人型支原体、生殖道支原体和解脲脲原体可引起泌尿生殖道感染。肺炎支原体可引起"非典型肺炎"，在临床表现上与肺炎链球菌等常见细菌引起的肺炎有明显的区别，且 β-内酰胺类和磺胺类抗菌药物治疗无效。亚洲地区社区获得性肺炎（CAP）中肺炎支原体 12.2%，我国 20.7%，已超过肺炎链球菌，为成人 CAP 首要病原[2]。

（三）实验室检查

1. 标本采集　支原体对不良环境极为敏感，尤其是对干燥和温度。标本尽可能做床边接种或使用适合的运送培养基，以防止标本干燥。液体标本和组织标本如能在 1 小时内接种，可不需要特殊的运送培养基。应在可疑部位尽可能多取细胞（支原体多少和标本细胞数量有关）。应选用铝或塑料杆的藻酸钙、Dacron（一种合成聚酯纤维）或聚酯拭子，尽可能不使用木杆的棉拭子，因其可能对支原体生长有抑制作用。如果标本的运输和（或）储存时间超过 24 小时，应将其置于运送培养基冻存以防止活性丧失。应选择-70℃或液氮条件进行保存，-20℃保存即使很短时间也会导致活性丧失。冷冻的标本在检测之前，应置于 37℃水浴快速融化。疾病发作时和 2~3 周后采集的血清标本可用于血清学检测。

检测泌尿生殖道支原体，男性标本首选尿道拭子，其次是尿液。前列腺液、精液、尿道结石也可培养。对女性，可采用尿液、宫颈口拭子及阴道分泌物。男性应使用专用拭子插入尿道约 2cm 处旋转，静止 20~30 秒后取出。女性应抹去宫颈口黏液，用无菌拭子插入宫颈管 1~2cm 旋转取材。应该避免标本被润滑剂、消毒剂污染。宫内膜、输卵管等标本可用于证实盆腔感染性疾病和产褥热。对于患羊膜炎的女性，应对羊水、血液、胎盘进行培养检测[3]。

2. 分离培养　支原体营养要求高，多采用含 1%新鲜酵母浸液和 10%~20%动物血清的牛心浸液或蛋白胨，并适量加青霉素抑制杂菌，pH 指示剂反映其生长。37℃5% CO_2 环境中生长良好。解脲脲原体和人型支原体需培养 2~4 天，肺炎支原体需培养 2~3 周。典型的支原体菌落外观似"油煎蛋"样，应注意与细菌 L 型菌落进行鉴别，脲原体形成的菌落较小，需用低倍镜观察。利用其生化反应可对常见的支原体进行鉴别（表 26-12-1）。

目前检测泌尿生殖道 Uu 和 Mh 多采用液体培养法，利用 Uu 或 Mh 分解底物使培养基颜色改变而判断支原体的存在。目前带有计数功能的商品培养基可计算 Uu 和 Mh 滴度是否大于或小于 10^4 颜色改变单位（color changing units CCU），以检测 Uu 和 Mh 并粗略判定滴度。A7 琼脂是较为经典的 Uu 和 Mh 分离培养基，可用于固体培养，并作为标准来评价其他液体培养基或商品培养基的质量。推荐按照标准的液体、固体两步法同时培养，最终以观察到典型支原体菌落来判断支原体的存在[4]。

表 26-12-1　常见支原体的生化鉴定特征

支原体	葡萄糖	精氨酸	尿素
肺炎支原体	+	−	−
人型支原体	−	+	−
生殖道支原体	+	−	−
穿通支原体	+	+	−
解脲脲原体	−	−	+

3. 血清学诊断　由于肺炎支原体培养困难、PCR 阳性结果临床常难以解释（急性期感染后可持续带菌），血清学方法是诊断支原体感染的常用手

段[5]。特异性血清学检测常用颗粒凝集（particle agglutination，PA）试验和补体结合（complement fixation，CF）试验，但无法区分 IgG 和 IgM，单次抗体效价≥32 或急性期、恢复期双份血清效价 4 倍增高有诊断意义。此外可用免疫荧光抗体和酶免疫试验检测 IgM 和 IgG 抗体，IgM 抗体阳性可作为急性期感染的诊断指标，灵敏度为 90.4%，特异度为 100%。肺炎支原体冷凝集试验等非特异血清学方法可辅助诊断支原体肺炎，但阳性率仅为 50% 左右，且与呼吸道合胞病毒、腺病毒、巨细胞病毒以及肺炎克雷伯菌感染有交叉反应。

（四）检验结果的解释和应用

支原体致病性与其感染的量有一定关系，当 Uu 在男性尿道的检出数量<10^4CFU/ml，可能无重要意义，而在女性下生殖道检出 Mh 的数量≥10^5CFU，就很可能与支原体性阴道炎相关[1]。因此，实验室支原体定量检测对 Uu 和 Mh 体感染的诊断意义很大。

肺炎支原体生长缓慢，体外培养困难，血清特异性抗体检测仍然是目前诊断肺炎支原体肺炎的主要手段。对于急性期及恢复期的双份血清标本，肺炎支原体特异性抗体滴度呈 4 倍或 4 倍以上增高或减低时，均可确诊为肺炎支原体感染[5]。此外，颗粒凝集试验特异性抗体滴度≥1：160，或补体结合试验特异性抗体滴度≥1：64，或特异性 IgM 阳性，也可作为诊断肺炎支原体近期感染或急性感染的依据。

支原体缺乏细胞壁，所以 β-内酰胺类等抑制细胞壁合成的抗菌药物对支原体无作用。肺炎支原体通常对四环素类、大环内酯类、氟喹诺酮类抗生素敏感，但国内成人支原体肺炎中肺炎支原体对红霉素的耐药率很高，因此对于大环内酯类抗生素治疗 72 小时仍无明显改善的成人肺炎支原体肺炎患者，应考虑大环内酯类耐药菌株感染的可能，若无明确禁忌证，可换用呼吸喹诺酮类或四环素类。对于泌尿生殖道支原体，敏感性较高的药物包括交沙霉素、原始霉素、多西环素等[7,8]。

二、衣原体属

（一）分类

衣原体（*Chlamydia*）是一类能通过细菌滤器的原核细胞性微生物，在细胞内寄生，行二分裂方式繁殖，有独特发育周期。依据 DNA 的同源性和抗原构造将衣原体分为沙眼衣原体（*C. trachomatis*）、肺炎衣原体（*C. pneumoniae*）、鹦鹉热衣原体（*C. psittaci*）、鼠衣原体（*C. muridarum*）、猪衣原体（*C. suis*）和兽类衣原体（*C. pecorum*）共 6 个种。其中沙眼衣原体、肺炎衣原体和鹦鹉热衣原体对人致病，以沙眼衣原体最常见。沙眼衣原体有沙眼生物变种（含 A～K，另增亚型 Ba、Da 和 Ia 共 14 个血清型）、性病淋巴肉芽肿生物变种（L1～L3 四个血清型）和鼠生物变种三个生物变种。鹦鹉热衣原体至少可分为 8 个血清型。肺炎衣原体只有 1 个血清型（TWAR 组）[1]。

（二）致病性

衣原体广泛寄生于人类、哺乳动物及禽类。在宿主细胞内繁殖，有特殊生活周期：①原体（elementarybody，EB）：是发育成熟的衣原体，为细胞外形式，具有高度的感染性。吉姆萨染色呈紫色。②网状体（reticulatebody，RB）或称始体、包涵体。EB 通过吞饮作用进入胞内形成空泡，并发育增大，成为网状体。为细胞内形式，无感染性。RB 在空泡内发育成子代 EB，成熟的 EB 从宿主细胞中释放。

衣原体在细胞内生长繁殖可导致被感染的细胞代谢抑制、溶解破坏并释放溶解酶，其代谢产物的细胞毒作用可引起变态反应和自身免疫。主要引起的疾病包括：沙眼（A、B、Ba、C 血清型）、包涵体结膜炎（D～K 血清型）、泌尿生殖道感染（D～K 血清型）、性病淋巴肉芽肿（L1～L3 血清型）、呼吸道感染（肺炎衣原体及鹦鹉热衣原体）。

（三）实验室检查

1. 标本采集　根据感染部位不同采集不同的标本，如结膜炎可取眼部刮片或眼穹隆部及眼结膜分泌物、泌尿生殖道感染取泌尿生殖道拭子或宫颈刮片、精液等、对于性病淋巴肉芽肿患者可取腹股沟淋巴结脓肿抽吸物、生殖器溃疡组织，呼吸道感染可取痰或咽喉洗液等[3]。具体采集方法同支原体感染标本采集。拭子、刮片和组织标本需保存在运送培养基如磷酸蔗糖（2SP）或蔗糖磷酸谷氨酸盐（SPG）上，4℃保存不超过 24 小时，否则应置-70℃冻存。

2. 涂片镜检找包涵体　结膜、尿道和子宫颈刮片或组织切片，用吉姆萨染色（蓝色或暗紫色）、碘染色（褐色）。免疫荧光抗体染色主要是商品化的抗主要外膜蛋白（major outer membrane protein，MOMP）的单克隆抗体，检查上皮细胞内有无包涵体[9]。其敏感性在男性及女性样本中分别为 70%～100% 和 68%～100%，特异性分别为 87%～99% 和

$82\% \sim 100\%^{[10]}$。

3. 分离培养　将标本接种于鸡胚卵黄囊或经放线菌酮处理的单层 McCoy 细胞、Hela-229、BHk-21 等细胞中，35℃培养 48~72 小时。接种的细胞离心处理可促进衣原体进入细胞以提高培养阳性率。其敏感性为 $50\% \sim 85\%^{[6]}$，阳性即可确立诊断。

4. 酶免疫测定　用酶标记的单克隆或多克隆抗体检测沙眼衣原体的脂多糖 LPS 或 MOMP，其敏感性为 $64\% \sim 98\%$，特异性为 $93\% \sim 98\%^{[10]}$。

5. 血清学检查　金标法定性检测衣原体抗原是目前常用的快速检测方法，酶联免疫吸附试验、直接免疫荧光法或免疫扩散试验检测沙眼衣原体抗原是诊断衣原体感染的主要方法，敏感性和特异性均较好。补体结合试验抗体效价≥1:64 或急性期和恢复期双份血清，抗体效价有 4 倍以上增高对鹦鹉热和肺炎衣原体感染的诊断有价值，但特异性和敏感性均较差。在性病性淋巴肉芽肿（lymphogranuloma venereum, LGV）和沙眼衣原体性附睾炎、输卵管炎时血清抗体水平明显升高，但对诊断无并发症的泌尿生殖道感染价值不大。高滴度的 IgM 抗体（大于 1:32）对诊断新生儿衣原体肺炎有价值[8]。

6. 分子生物学方法　包括基因探针技术和核酸扩增技术。前者成本高、步骤烦琐，目前已较少应用。后者包括 PCR、转录介导的扩增（transcription mediated amplication, TMA）、连接酶链反应（ligase chain reaction, LCR）、链置换扩增（strand displacement amplification, SDA）等，扩增衣原体的 *MOMP* 基因、*rRNA* 基因和内源质粒，具有较高的敏感性和特异性。*rRNA* 基因较为保守，多用于衣原体属特异性鉴定，多拷贝质粒 PCR 较单拷贝 *MOMP* PCR 更敏感。

（四）检验结果的解释和应用

培养阳性是诊断衣原体感染的金标准。直接涂片染色检测包涵体可对沙眼和包涵体结膜炎进行快速诊断，敏感性可达 95%。直接免疫荧光抗体检测可用于宫颈和尿道标本中衣原体的检测，敏感性和特异性完全可满足临床需求。血清学检测不建议单独用于沙眼衣原体感染的诊断。

衣原体感染治疗可选用四环素类、大环内酯类和喹诺酮类药物。推荐使用阿奇霉素或多西环素，也可选用红霉素、左氧氟沙星、米诺环素等[8]。

三、立克次体属

（一）分类

立克次体（*Rickettsiae*）是一类严格寄生于真核细胞内的原核细胞型微生物，共有 25 个种，根据临床感染类型不同可分为几个组。斑疹伤寒群包括普氏立克次体（*R. prowazekii*）和斑疹伤寒立克次体（*R. typhi*），斑点热群包括立氏立克次体（*R. rickettsii*）、小蛛立克次体（*R. akari*）、康氏立克次体（*R. coronii*）和非洲立克次体（*R. africae*）。贝氏立克次体（*R. bellii*）和加拿大立克次体（*R. canadensis*）不属于以上两个群[1]。

（二）致病性

病原体在自然界分布广泛，主要在啮齿类动物（鼠类）和家畜（牛、羊、犬）等储存宿主内繁殖。虱、蚤、蜱、螨等吸血节肢动物为主要传播媒介。主要引起流行性斑疹伤寒、地方性斑疹伤寒、恙虫病和 Q 热等自然疫源性传染病。临床多表现为发热、头痛和皮疹（Q 热除外），呈急性表现，病理改变为广泛的血管周围炎和血栓性血管炎。

（三）实验室检查

1. 标本采集　可采集血液标本和组织标本。尽量在使用抗生素前采集抗凝（肝素、EDTA、柠檬酸钠等）血液，于 4℃暂存，24 小时内进行细胞或动物接种。血清学诊断第 1 份血液标本应在病程早期采集，1 或 2 周后采集第 2 份血液标本，如抗体效价增长低于 4 倍，3 或 4 周后采集第 3 份血液标本（血清可在-20℃以下存放较长时间）。对于组织标本，应尽早在皮损处穿刺采集脾、肺等活组织标本、无菌采集尸检标本。

由于该属菌传染性强，常规不推荐进行分离培养和鉴定。分离培养操作须在 3 级生物安全实验室中进行，常用鸡胚卵黄囊培养、细胞培养和动物接种。

2. 直接涂片镜检　革兰染色阴性，呈明显多形性，菌体大小为 $(0.3 \sim 0.5) \mu m \times (1 \sim 2) \mu m$，可呈球状、长杆状、单个或成对排列。吉姆萨染色呈紫红色，两端常浓染，Macchiavello 染色为红色，吉姆萨染色为红色（绿色背景），比较容易观察。此外有免疫组化、群特异性单克隆抗体检测等。

3. 血清学检测　是最常用的检测手段，但仅用于对恢复期进行回顾性诊断，对急性感染的诊断价值不大。主要方法有免疫荧光抗体（IFA）试验，用两种斑疹伤寒立克次体作抗原检测特异性 IgM 及 IgG 抗体,特异性强,灵敏度高,可鉴别流行性斑疹伤寒与地方性斑疹伤寒。IgM 抗体的检出有早期诊断价值。非特异性试验(外斐试验)利用立克次体与变形杆菌有交叉抗原的特性,变形杆菌 OX19、OX2、OXk 凝集效价 1∶160 以上或双份血清效价递增 4 倍以上有意义,可作为辅助诊断手段。

4. 分子生物学检测　采用 PCR 或荧光定量 PCR 扩增外膜蛋白 *B* 基因。

(四)检验结果的解释和应用

感染患者血中立克次体量少,不易培养成功,且易导致实验室传播,不宜推广。血清学检测是目前实验室唯一的诊断方法,IFA 是金标准[1]。最重要的诊断依据是早、晚期双份血清抗体滴度呈 4 倍动态变化。外斐试验使用非立克次体抗原,即是非特异性试验,所以流行性和地方性斑疹伤寒、恙虫病患者均可出现阳性反应,价廉简单,应用广泛。病原治疗可采用多西环素、氯霉素、四环素类(四环素、土霉素、金霉素)抗生素等。

四、螺旋体

螺旋体是一类细长、柔软、弯曲呈螺旋状、运动活泼的原核细胞型微生物。具有与细菌相似的细胞壁,胞壁与胞膜之间绕有弹性轴丝,借助它的屈曲和收缩能活泼运动,在分类学上由于更接近于细菌而归属在细菌的范畴。根据螺旋的数目、大小和规则程度及两螺旋间的距离分为三科五属,在自然界和动物体内广泛存在,致病性螺旋体有三个属:疏螺旋体属(*Borrelia*)、密螺旋体属(*Treponema*)和钩端螺旋体属(*Leptospira*)。

(一)疏螺旋体属

1. 分类　33 个种,储存宿主包括虱、蜱、人、动物,对人致病的包括伯氏疏螺旋体(*B. burgdorferi*)、回归热疏螺旋体(*B. recurrentis*)、奋森疏螺旋体(*B. vicentill*),分别引起莱姆病、回归热、咽峡炎和溃疡性口腔炎等。

2. 标本采集　感染早期的皮肤组织、淋巴液和血液等。

3. 实验室检查

(1)直接镜检:革兰染色阴性,不易着色,细长呈波浪状,菌体大小为(0.2~0.5)μm×(3~20)μm,有 3~10 个稀疏而不规则的螺旋,吉姆萨和瑞氏染色效果好,呈紫红色或棕红色,暗视野显微镜可见扭

转、翻滚等活泼运动形式。

(2)分离培养:采用 Baobour-Stoenner-Kelly(BSK)复合液体培养基,33~35℃孵育,BSK 加入 1.3% 的琼脂可作为固体培养基,需培养 2~3 周,伯氏疏螺旋体需培养 12 周。

(3)血清学试验:是主要的诊断方法,伯氏疏螺旋体多用 ELISA 和间接荧光抗体试验检测血清中抗体,免疫荧光法(immunofluorescent assay,IFA)对伯氏疏螺旋体的鞭毛素和 Osp C 抗原进行检测,IgM 抗体阳性率为 72%~94%,但受实验因素影响大,易造成假阳性或假阴性。回归热疏螺旋体采用间接免疫荧光和补体结合试验。

4. 检验结果的解释和应用　对莱姆病的诊断多采用国际上推荐的两步血清学检测法,即第一步用免疫荧光法(IFA)或酶联免疫吸附试验(ELISA)检测抗体,第二步用蛋白质印迹(WB)对上述阳性标本做进一步的验证。特异性:WB(96%)>ELISA(93%)>IFA(89%)。敏感性早期为:WB(93%)>ELISA(67%)>IFA(36%);晚期为:WB(94%)>ELISA(80%)>IFA(72%)。疏螺旋体对抗生素敏感,治疗可用青霉素、四环素等药物[8]。

(二)密螺旋体属

1. 分类　本属有 23 个种和 3 个亚种,对人致病的有苍白密螺旋体(*T. pallidum*)、细弱密螺旋体(*T. pertenue*)和品他密螺旋体(*T. carateum*)等。其中最常见的苍白密螺旋体,又称梅毒螺旋体,分梅毒亚种和雅司亚种。前者是梅毒的病原菌,通过性接触传播,也可以通过胎盘和血液垂直传播,后者引起雅司病,多见于热带地区,通过性接触传播。

2. 标本采集　一期、二期梅毒取溃疡、皮损、下疳分泌物、淋巴结、血液等,潜伏梅毒取血液,三期梅毒和神经梅毒取血液、脑脊液等。

3. 实验室检查

(1)直接镜检:菌体细长,大小为(5~15)μm×(0.1~0.5)μm,具有 8~14 个细密螺旋。运动活泼,不易着色,一般用镀银法或暗视野显微镜检查,组织切片可用 Warthin-Starry 染色。

(2)血清学试验:由于梅毒螺旋体培养困难,且潜伏期和晚期梅毒患者发生皮肤黏膜病损较少,难取得镜检标本,故常用血清学试验进行诊断(图 26-12-1、图 26-12-2)。常见的梅毒血清学试验有非 Tp 抗原试验和 Tp 抗原试验两大类,前者如快速血浆反应素环状卡片试验(rapid plasma reagin,RPR)及改良后的甲苯胺红不加热血清试验(toludine red unheated serum test,TRUST)等,是以牛心磷脂作为抗原,因而实际检测的是抗心磷脂抗体(反应素),有一定的假阳性率,因此只能用于疗效监测。后者如荧光螺旋体抗体吸收试验(FTA-Abs)、Tp血凝试验(*Treponema pallidum* hemagglutination test,TPHA)和梅毒螺旋体明胶颗粒凝集试验(*Treponema Pallidum* particle agglutination,TPPA)等,由于使用螺旋体的抗原成分包被固相或致敏红细胞和明胶颗粒,所以具有很好的特异性,主要作为确认试验。ELISA法测定梅毒螺旋体感染的特异性和灵敏度均在99%左右[11],化学发光法(chemiluminiscence assay,CIA)检测梅毒螺旋体抗体敏感度为99.3%,特异度为99.9%,阳性结果预测值为99.7%,阴性结果预测值100%,且适合自动化操作。

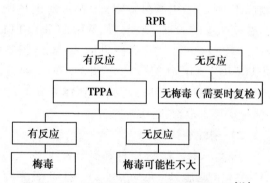

图26-12-1　美国早期梅毒的常规检查流程[12]

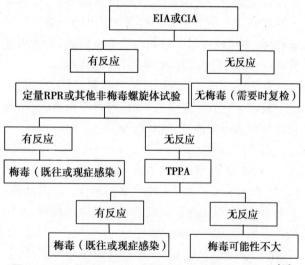

图26-12-2　美国CDC近年推荐的梅毒反向检查流程[16]

4. 检验结果的解释和应用　RPR和TRUST阳性反应可见于一期或二期梅毒,生物学假阳性见于多种与梅毒无关的临床状态,如自身免疫疾病、结缔组织病、高龄、注射毒品等,且梅毒螺旋体感染后心磷脂抗体的出现晚于特异性抗螺旋体抗体,而且梅毒晚期又可能转阴,因此,不适于一期梅毒早期、三期梅毒诊断,也不再适用于作为筛检试验。在梅毒的临床诊断以及筛检献血员中,应使用ELISA法取代现仍在广泛应用的RPR和TRUST等低灵敏的非特异方法[11]。ELISA、TPPA敏感性和特异性较好,一般用作确证试验,但这种方法是检测血清中抗梅毒螺旋体IgG,充分治疗后仍能持续阳性,甚至终生不消失,因此,不能用作疗效观察。假阳性反应见于感染性疾病、自身免疫性疾病和慢性肝病,可用蛋白印迹方法确认。

梅毒螺旋体对抗生素敏感,多采用青霉素治疗3个月~1年,以血清中抗心磷脂抗体阴转为治愈指标。

五、埃立克体属

(一) 分类

埃立克体(*Ehrlichiae*)是一类严格细胞内寄生的革兰阴性菌,属立克次体目无形体科(*Anaplasmataceae*)变形菌纲α亚群,分为3个基因群,即腺热埃立克体群、犬埃立克体群及嗜吞噬埃立克体群。埃立克体属包括犬埃立克体(*E. canis*)、查菲埃立克体(*E. chaffeensis*)、埃文埃立克体(*E. ewingii*)、鼠埃立克体(*E. muris*)以及反刍埃立克体(*E. ruminantium*)5个种。属内基因序列相似性为97.7%,犬埃立克体为代表菌种。

(二) 致病性

埃立克体寄生在单核细胞、粒细胞及血小板内,在光学显微镜下其细胞内形态类似于衣原体,主要以包涵体的形式存在于宿主细胞胞质内的空泡中,形似桑葚,也称为桑葚体,感染的白细胞内可以有单个或多个桑葚体。

埃立克体病(Ehrlichiosis)是埃立克体感染引起的人畜共患的新发现传染病,主要由蜱叮咬传播,表现为发热、血小板和白细胞减少。人埃立克体病(human ehrlichiosis,HE)分腺热埃立克体病(Sennetsu热)、人单核细胞埃立克体病(human monoctyic ehrlichiosis,HME)和人粒细胞埃立克体病(human granulocytic ehrlichiosis,HGE)3种。病原体主要侵犯人巨噬细胞和单核细胞。临床表现类有发热、头痛、关节痛、淋巴结病变、腹泻、呕吐、及神经系统改变皮疹等。

（三）实验室检查

1. 标本采集 采集患者外周血或骨髓、脑脊液等。

2. 包涵体染色镜检 患者末梢血及骨髓涂片染色镜检找到包涵体可作为急性期埃立克体病的辅助诊断，但敏感度较低。包涵体形态类似桑葚，称桑葚体，瑞氏或吉姆萨染色呈深紫色，检查时应与Dohle小体、中毒颗粒、各种细菌、真菌及纤维等的吞噬体进行鉴别。

3. 血清学检测 血清学诊断方法主要有间接免疫荧光法（IFA）、Western-blot以及ELISA[13]。用E. chaffeensis的Arkansae株感染的DH82细胞做抗原片，待测血清自1∶64起连续双倍稀释，第二抗体为FITC标记的抗人Ig血清。抗E. chffeensis抗体阳性时受染DH82细胞质中可出现典型的桑葚体样荧光图像。抗体效价≥1∶256即可明确诊断HME，≥1∶64可诊断为疑似病例。双份血清抗体4倍升高有诊断意义。本法敏感性为91.3%～95.0%。IgM类抗体阳性有助于诊断新近感染。

4. 分子生物学检测 PCR检测全血、血清以及脑脊液标本中埃立克体属病原体16S rRNA可在发病急性期抗体产生前就获得阳性结果，是血清抗体检测的补充方法。

（四）检验结果的解释和应用

血清学方法检查单份血清埃立克体抗体阳性，PCR法查出埃立克体DNA对临床诊断意义较大，末梢血发现包涵体可确诊。埃立克体对广谱抗生素四环素、多西环素普遍敏感，这些药可用于临床治疗。

六、巴通体属

（一）分类

巴通体属（Bartonella）是一群兼性胞内寄生需氧杆菌，原先被归为立克次体目，鉴于与该目微生物存在较大差异，现已从该目移出。该属现有22个种和亚种，其中杆菌状巴通体（Bartonella Bacilliformis）、五日热巴通体（Bartonella Quintana）、汉赛巴通体（Bartonella Henselae）、伊丽莎白巴通体（Bartonella Elizabethae）和克氏巴通体（Bartonella clarridgeiae）五个种为人类致病菌[1]。

（二）致病性

巴通体主要寄生于血细胞、血管内皮细胞、淋巴结细胞内，亦可存在于红细胞内或表面。可引起多种人畜共患病，如Carrión病、奥罗亚热、战壕热、杆菌性血管瘤病、紫癜、猫抓病等，以猫抓病（cat scratch disease, CSD）最为常见。猫为该病的主要传染源，以跳蚤为主要传播媒介。五日热巴通体、汉赛巴通体的感染是全球性的。杆菌状巴通体的自然分布具有严格的地方流行性，仅限于南美的安第斯山脉。

（三）实验室检查

1. 标本采集 根据病史、临床表现和感染部位，采集血液、抽吸物和组织标本，如淋巴结、脾或皮肤活检标本等。标本采集后尽快送检培养（间隔时间少于8小时）可有效增加检出率。血液标本需经过溶血-离心处理后取沉淀物培养。

2. 染色镜检 巴通体为弯曲的短杆菌，菌体常呈多形性，革兰染色嗜多色性至弱阴性。Gimanez染色呈红色，组织标本可进行直接Warthin-Starry染色检测。高倍镜观察，可在浅黄色至浅棕色背景下观察到成单链状或成团排列的蓝紫至黑褐色、黑色杆菌。

3. 分离培养 巴通体营养要求苛刻，不能在麦康凯琼脂上生长，需接种于新鲜的血琼脂或巧克力琼脂平板、活性炭酵母浸液琼脂，以及脑心浸液或胰化大豆血琼脂培养。液体培养基如嗜血杆菌培养基（Haemophilus test medium, HTM肉汤）、含100μg/ml氯化高铁血红素的培养基可促进生长。最适生长温度为35℃，最适生长环境为5%～10% CO_2 湿度85%。初次分离常需2～5周才长出菌落，传代后生长加快。

溶血-离心处理后的血标本沉淀或研磨的组织悬液直接接种于新鲜（<2周）巧克力琼脂平板，连续观察3天，若无可见生长，继续培养至两周。为了增加汉塞巴通体的分离率，可将血标本在含EDTA的试管中置-65℃冷冻，待冻融后再接种。均质化的活检标本可置于Vero E6细胞（灵长类肾上皮细胞，ATCC CRL-1586）与M10哺乳动物细胞培养基或MS10哺乳动物和昆虫细胞联合培养基的共培养系统中培养15～20天。抽吸物或拭子标本可接种于含100μg/ml氯化血红素的血球溶解马血琼脂斜面（laked horse blood agar slopes）培养6周。

4. 微生物学鉴定 巴通体的生长需依赖氯化高铁血红素（固体培养基≥30μmol/L；液体培养基≥6μmol/L），可利用此生长特性，并结合涂片革兰染色为多形性的革兰阴性短杆菌以及无动力，氧化酶、脲酶、触酶、靛基质、鸟氨酸脱羧酶和硝酸盐还原试验等均为阴性且不发酵葡萄糖等表型进行初步鉴定。

MicroScan rapid 或 Rapid ANAII 系统（Innovative Diagnostic Systems，Norcross，Georgia）的厌氧菌板条等商品化鉴定系统可对巴通体进行生化鉴定。

5. 分子生物学方法　采用 PCR 扩增 htrA 基因并测序可对临床标本中的巴通体进行直接鉴定。PCR 扩增 16S-23S rRNA 基因的基因间转录间隔区（ITS）并测序亦为直接鉴定临床标本中巴通体的可靠方法。

6. 血清学检测　间接免疫荧光法（IFA）和 ELISA 法是目前检测巴通体抗体的主要方法。用荧光素标记抗原，测定患者血清中汉赛巴通体特异性抗体，其效价≥1：64 为阳性。病程早期及 4～6 周以上两份血清效价有 4 倍以上增长，对诊断也有意义。酶联免疫吸附试验（ELISA-IgM）检测抗汉赛巴通体 IgM 抗体，敏感性强，特异性较好，有临床诊断价值。ELISA-IgG 抗体敏感性较低，不能作为实验室诊断标准。巴通体、衣原体和伯纳特柯克斯体之间有交叉反应。HIV 阳性或免疫功能受损者对巴通体感染的抗体反应性下降，因此不推荐对这些患者进行血清学诊断。

（四）检验结果的解释和应用

分离巴通体通常既耗时又不易成功，临床诊断最实用的诊断方法是血清学检测或 PCR 证实，也可通过 Warthin-Starry 银染色证实该菌的存在。巴通体在体外对抗生素高度敏感，但体内仅氨基糖苷类具有杀菌作用，因此，体外药敏试验结果常不能预测临床疗效。阿奇霉素可快速治愈 CSD 腺病。对严重的 CSD，可选用利福平、多西环素、红霉素、利福平联合阿奇霉素或多西环素的治疗方案。多西环素和红霉素是治疗杆菌性血管瘤和紫癜的最佳选择。对于疑诊或确诊心内膜炎患者应分别选用氨基糖苷类单用和氨基糖苷类联合多西环素的治疗方案。

七、无形体属

（一）分类

属无形体科（Anaplasmataceae），是一类专性细胞内寄生的革兰阴性小球杆菌，主要感染白细胞。共有 7 个种，其中只有嗜吞噬细胞无形体（A. phagocytophilum）具有人类致病性。

（二）致病性

嗜吞噬细胞无形体通过蜱叮咬传播，直接接触危重患者和带菌动物的血液、体液也可导致感染。该菌侵染人血液中性粒细胞，引起人粒细胞无形体病，主要表现为发热，伴白细胞、血小板减少和多脏器免疫病理性功能损害。人对该菌普遍易感。

（三）实验室检查

1. 标本采集

（1）抗凝血：尽量在使用抗生素前用 EDTA 或枸橼酸盐抗凝管采集血液 5ml，立即用于镜检和分离培养。

（2）非抗凝血：用于抗体及 PCR 检测。

2. 包涵体检测　用抗凝血标本血细胞层（与血浆交界处的血细胞）或提取的白细胞推片，采用瑞氏、吉姆萨染色或瑞-吉混合染色，中性粒细胞中可见桑葚状包涵体。

3. 血清学检测　间接免疫荧光法检测抗体，急性期与恢复期双份血清 IgG 抗体 4 倍升高强烈支持诊断，如恢复期标本增高不明显，则间隔 2～4 周采集第 3 份血液标本检测。

4. 分离培养　可将 100～500μl EDTA 抗凝血接种至处于对数生长期的人早幼粒细胞 HL-60 培养基中（细胞量为 $2×10^5～1×10^6$），每 2～3 天染色检查包涵体，一般 5～10 天可见包涵体。

5. 分子生物学检测　PCR 扩增 16S rRNA 及热休克蛋白基因 groEL，groEL 基因在不同种属间具有较大的变异性，测序结果对诊断及菌株鉴定均有较大的意义。

（四）检验结果的解释和应用

恢复期血清 IFA 检测嗜吞噬细胞无形体 IgG 抗体滴度较急性期有 4 倍及以上升高，全血或血细胞标本 PCR 检测嗜吞噬细胞无形体特异性核酸阳性，且序列分析证实与嗜吞噬细胞无形体的同源性达 99% 以上或分离到病原体，三项中任何一项均可作为确诊依据，末梢血涂片镜检中性粒细胞内见桑葚状包涵体可作为疑似病例[14]。

采用四环素类、喹诺酮类、利福平等进行病原治疗，磺胺类药物可促进病原体繁殖，应禁用[15]。

（张莉萍）

参 考 文 献

1. Patrick R. Murray, Ellen Jo Baron, James H. Jorgensen, et al. Manual of Clinical Microbiology. 13rd ed. Washington, D. C.：ASM Press，2013

2. 中华医学会呼吸病学分会感染学组.成人肺炎支原体肺炎

诊治专家共识.中华结核和呼吸杂志,2010,33(9):643-647

3. Ellen Jo Baron,J. Michael Miller,Melvin P. Weinstein,et al.A Guide to Utilization of the Microbiology Laboratory for Diagnosis of Infectious Diseases:2013 Recommendations by the Infectious Diseases Society of America(IDSA)and the American Society for Microbiology(ASM).Clin Infect Dis,2013,57(4):e22-121

4. Broitman NL,Floyd CM,Johnson CA,et al. Comparison of commercially available media for detection and isolation of Ureaplasma urealyticum and Mycoplasma hominis. J Clin Microbiol,1992,30(5):1335-1337

5. Connie R. Mahon,Donald C. Lehman,George Manuselis. Textbook of diagnostic microbiology. 4th ed. W. B. Saunders Company,2011

6. Centers for Disease Control and Prevention. Recommendations for the Laboratory-Based Detection of Chlamydia trachomatis and Neisseria gonorrhoeae 2014. MMWR 2014;63(No. RR-2). http://www.cdc.gov/std/laboratory/2014LabRec/default.htm

7. Centers for Disease Control and Prevention. Sexually Transmitted Diseases Treatment Guidelines,2010. MMWR 2010,59(No. RR-2):26-36

8. 中国疾病预防控制中心性病控制中心.性传播疾病临床诊疗指南.2006

9. Patricia Tille. Bailey and Scott's. Diagnostic microbiology. 13rd ed. St. Louis,Missouri:Mosby,2013

10. Johnson RE,Newhall WJ,Papp JR,et al. Screening tests to detect Chlamydia trachomatis and Neisseria gonorrhoeae infections--2002. MMWR Recomm Rep,2002,51:1

11. 王露楠,邓巍,李金明.梅毒螺旋体感染不同血清学诊断方法的临床评价.中华检验医学杂志,2002,25(6):352-353

12. Mandell GL,Bennett JE,Gordon Douglas R. J,et al. Principle and practice of infectious diseases. 7th ed. Churchill Livingstone. Elsevier Inc. ,2010:996

13. 武建国.人埃立克体病和无形体病的实验室诊断.临床检验杂志,2008,26(5):321-323

14. Maggi RG,Breitschwerdt EB. Potential limitations of the 16S-23S rRNA intergenic region for molecular detection of Bartonella species. J Clin Microbiol,2005,43(3):1171-1176

15. 卫生部办公厅.人粒细胞无形体病预防控制技术指南(试行),2008

16. Centers for Disease Control and Prevention(CDC). Discordant results from reverse sequence syphilis screening--five laboratories,United States,2006-2010. MMWR Morb Mortal Wkly Rep,2011,60(5):133-137

第二十七章 真菌

第一节 真菌鉴定思路

一、概述

真菌为真核细胞型微生物,不含叶绿素,不能进行光合作用,细胞核高度分化,有核膜和核仁,胞质内有完整的细胞器。真菌种类繁多,估计有多达150万种,目前被识别和描述的真菌大约有10万种,与人类和动物疾病有关的约500种,能引起人类感染的致病真菌则在50种左右。

在临床医学中,致病真菌按照侵犯部位的不同,习惯将其分为浅部真菌和深部真菌两类。浅部真菌主要侵袭机体皮肤、毛发和指(趾)甲,寄生和腐生于表皮、毛发和甲板的角质组织中,引起浅部真菌病。深部真菌一般指侵犯皮下组织和内脏,引起全身性感染的致病真菌或条件致病真菌。按照菌落形态不同分为酵母样真菌、丝状真菌和双相真菌[1,2]。

1. 酵母型菌落 菌落光滑,奶酪样,菌细胞以单细胞芽生方式繁殖,不形成真、假菌丝,如隐球菌等。

2. 类酵母型菌落 菌落同酵母型相似,菌细胞以单细胞芽生方式繁殖,多数能形成假菌丝,如念珠菌属中的多数念珠菌种。

3. 丝状型菌落 菌落呈棉花状、绒毛状、海绵状或粉末状,正、反面呈不同的颜色,由许多菌丝体和分生孢子组成,为多细胞真菌菌落。如曲霉、青霉、毛霉、皮肤癣菌等。

4. 双相型真菌 在35~37℃条件下孵育,在培养基上可形成酵母型菌落。在22~28℃条件下孵育,在培养基上则形成丝状型菌落,如马尔尼菲青霉菌、组织胞浆菌、粗球孢子菌、副球孢子菌和申克孢子丝菌。

二、实验室检查

1. 涂片镜检 真菌形态学检测在真菌检测中占据非常重要的地位,包括不染色标本检查和染色标本检查。不染色标本检查有经典的KOH湿片检查法,可用来检测癣菌标本,可在镜下看到真菌的孢子和菌丝。染色标本检查中常用的染色方法有乳酸酚棉蓝染色、墨汁负染色、荧光染色、革兰染色、瑞氏染色等。

2. 免疫学诊断 常用的方法有乳胶凝集试验、ELISA、半定量放射免疫测定法等。

(1)抗原检测

1)半乳甘露聚糖(GM试验):半乳甘露聚糖是真菌菌丝在生长过程中从细胞壁释放出来的杂聚糖,具有水溶性,不仅可以在血液和脑脊液中检测,近几年还广泛应用于在支气管灌洗液中检测真菌感染性肺炎。可以在患者出现临床症状前5~8天检测出来,具有早期诊断价值。GM试验检测侵袭性真菌病(invasive fungal diseases,IFD)阈值为0.5~1.5,有较好的敏感性、特异性和阴性预测值。若将G试验和GM试验联合测试,敏感度则更高。GM试验被美国FDA批准用于血液系统疾病、肿瘤等免疫低下患者的侵袭性曲霉感染的诊断指标,尤其适用于造血干细胞移植受体患者和恶性血液肿瘤患者,建议每周进行2次监测,不推荐用于实体器官移植受体患者侵袭性曲霉感染的诊断,但可作为判断病情和预后的指标。在下面几种情况中试验可能会出现假阳性,如青霉菌、组织胞浆菌、芽生菌等感染;新生儿或儿童、异体骨髓移植;近来还有学者研究发现确诊为吸入肺炎的患者中 GM 试验的假阳性率较高。

2) 1,3-β-D-葡聚糖(G 试验):1,3-β-D-葡聚糖存在于念珠菌、曲霉菌等真菌细胞壁,可用于检测除接合菌和隐球菌以外的如念珠菌、曲霉、镰刀菌、毛孢子菌、肺孢子菌、支顶孢属和酵母菌属等所引起的侵袭性真菌病,可在血清、BALF、CSF 等中检测。近期发现 G 试验在血液系统疾病和造血干细胞移植术后的侵袭性真菌病有较高的早期诊断价值。1,3-β-D-葡聚糖的升高出现在有临床表现之前,所以可以实现侵袭性真菌病的早期诊断和预先进行抗真菌治疗。但是在以下几种情况可能会出现假阳性,比如使用纤维膜血液透析、静脉使用白蛋白、免疫球蛋白、标本接触纱布等。国内检测侵袭性真菌病阈值为 60ng/L,此时敏感度和特异度均较理想。1,3-β-D-葡聚糖血液浓度还与真菌负荷量呈正相关,因而其动态变化趋势可以反映抗真菌治疗效果。另外,儿童患者 1,3-β-D-葡聚糖水平高于成人,在应用中需要特别注意。最新研究还发现了一种利用重组 G 蛋白片段双夹心 ELISA 方法来检测血液中 1,3-β-D-葡聚糖的水平,该检测方法敏感性较高。

3) 新型隐球菌抗原检测:对于新型隐球菌的感染,痰液一般涂片检查及普通染色或者普通培养检出率均较低,而使用乳胶凝集试验、ELISA、单克隆抗体法等免疫学方法来检测新型隐球菌荚膜多糖特异性抗原是一种简单、快速、有效的诊断隐球菌感染的检测方法,其中以乳胶凝集试验最为常用,血清、脑脊液、肺泡灌洗液均可用于隐球菌乳胶凝集试验,与墨汁染色相比,具有较高的灵敏度和特异度,且可以更早实现病原菌诊断,但是类风湿因子阳性血清和 TB 阳性患者血清可引起隐球菌荚膜多糖抗原乳胶凝集试验假阳性。

(2)抗体检测:对患者血清中特异性抗体的检测已被广泛用于双相型真菌感染的辅助诊断,这些双相型真菌包括荚膜组织胞浆菌、皮炎芽生菌、粗球孢子菌及巴西副球孢子菌。荚膜组织胞浆菌和皮炎芽生菌最初被发现于中国,可引起人类感染,因此这些检测方法在中国的医疗实践中非常有用。近年来也有念珠菌的抗体诊断试剂盒被应用于临床。

3. 分子生物学技术　基因测序应用较多,常用基因为 ITS 区(真菌内转录间隔区)、28S rDNA、延长因子(elongation factor)、微管蛋白(β-tubulin)、钙调蛋白(calmodulin)等,不同种属所选基因不同。所得序列需要与两个或两个以上真菌基因数据库比对,以得到可靠鉴定结果。

4. 质谱技术　MALDI-TOF MS 鉴定真菌的主要原理是通过检测获得微生物的蛋白质谱图,并将所得的谱图与数据库中的真菌参考谱图比对后得出鉴定结果。MALDI-TOF MS 是一个简便快速、高通量、低成本并且准确性较高的鉴定技术。在细菌的鉴定方面,除了部分少见菌株因数据库尚未建立相关参考谱图而暂时无法鉴定外,MALDI-TOF MS 已经能够鉴定出大部分的细菌;在酵母样真菌的鉴定方面,MALDI-TOF MS 鉴定效果也很好,鉴定速度大大快于常规鉴定方法,并且通过特殊的标本处理流程,也可用于丝状真菌鉴定。另外,MALDI-TOF MS 已经能够成功地被应用于部分微生物亚种水平的鉴定和耐药机制的检测。

三、鉴定思路

真菌的整体鉴定思路如图 27-1-1 所示。

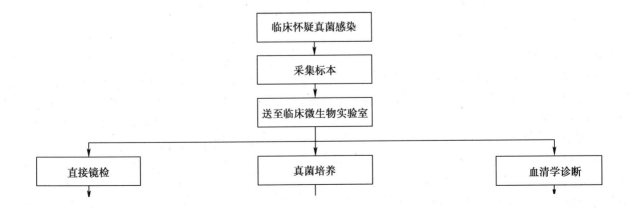

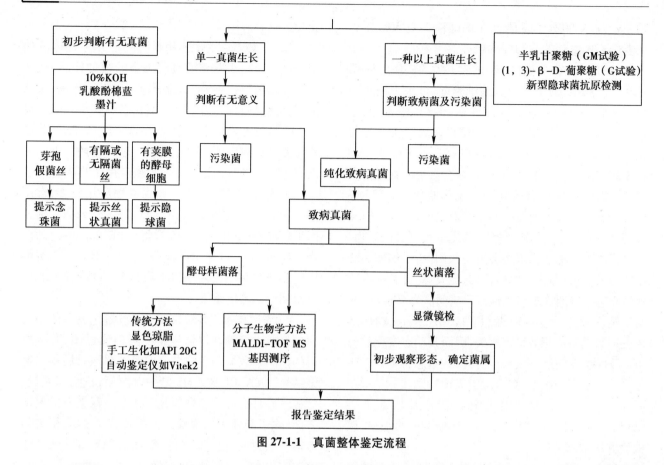

图 27-1-1 真菌整体鉴定流程

（徐英春）

参考文献

1. James Versalovic, Karen C. Carroll, Michael A. Pfaller, et al. Manual of clinical microbiology. American Society for Mi-

crobiology. 10th ed. 2011

2. 王端礼. 医学真菌学:实验室检验指南. 北京:人民卫生出版社,2004

第二节 酵母样真菌

一、酵母样真菌鉴定流程

酵母样真菌根据是否形成假菌丝分为酵母样（yeast-like）真菌（如大多数念珠菌属中的菌种）和酵母型（yeast）真菌（如隐球菌）。主要包括念珠菌属、隐球菌属、红酵母菌属等[1-4]。

念珠菌与酵母菌菌落形态相似,但生长在玉米-吐温 80 培养基的念珠菌可产生假菌丝,镜下可与酵母菌分开。毛孢子菌属可产生大量的关节孢子,这是与其他念珠菌属区别的特点。酵母、酵母样真菌及相关菌属鉴别特性如表 27-2-1、表 27-2-2 和表 27-2-3 所示,鉴定流程如图 27-2-1 所示。

二、念珠菌属

（一）分类

念珠菌属于半知菌亚门、芽胞菌纲、隐球酵母目、隐球酵母科。本属菌有 81 个种,其中 11 种对人致病,如白念珠菌、热带念珠菌、克柔念珠菌、光滑念珠菌、近平滑念珠菌、葡萄牙念珠菌、都柏林念珠菌等[1-4]。

（二）生物学特性

白念珠菌,呈圆形或卵圆形,直径 $3\sim6\mu m$,革兰染色阳性,但着色不均匀。以出芽方式繁殖,形成的芽生孢子可伸长成芽管,不与母细胞脱离而发育成假菌丝。在病灶中常见长短不一、不分枝的假菌丝。白念珠菌在普通琼脂、血琼脂和沙保弱培养基(sabouraud agar,SDA）生长均良好。需氧,29℃或35℃培养2~3天即可形成表面光滑、灰白色或奶油色的典型酵母样菌落。在玉米-吐温80培养基上可形成假菌丝和厚膜孢子。白念珠菌在含有0.05%氯化三苯基四氮唑(triphenyltetrazolium chloride,TZC)的培养基上,29℃培养48小时,培养基不变色,而其他念珠菌可使培养基变为红色,热带念珠菌最为明显,呈深红色或紫色。将白念珠菌置于动物或人血清中,37℃孵育1~3小时,白念珠菌可由孢子长出短小的

芽管。因其他念珠菌一般不形成芽管,故常以此试验与之鉴别。热带念珠菌菌体卵圆形,可见芽生孢子及假菌丝,菌丝上芽生孢子可产生分支或呈短链状。在SDA上形成米色或灰色的酵母样菌落,有时表面有皱褶。克柔念珠菌在SDA培养基上生长48~72小时后呈柔软、灰黄色,在CHROMagar显色培养基上菌落呈粉红色或淡紫色。光滑念珠菌在SDA培养基上培养48~72小时形成奶油色乳酪样菌落,在CHROMagar上形成较大、紫红色菌落形态。

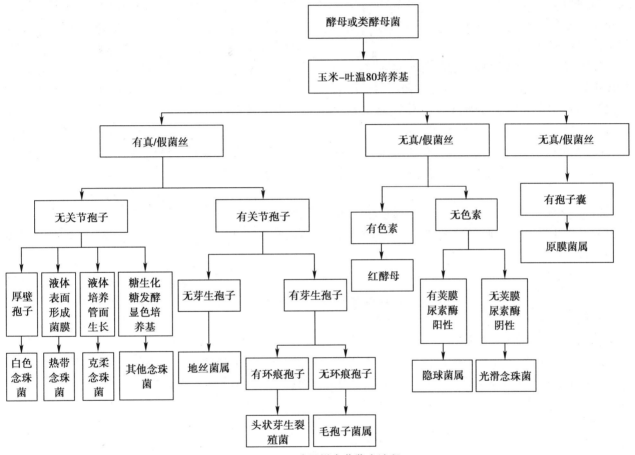

图 27-2-1 酵母样真菌鉴定流程

（三）致病性

念珠菌几乎可以引起人体任何器官或系统感染,分为浅部和深部感染。白念珠菌是临床常见的致病念珠菌,但是近几年非白念珠菌如近平滑念珠菌、热带念珠菌、光滑念珠菌等引起的感染逐渐增多。

白念珠菌最重要的毒力因素就是对机体上皮细胞的黏附和随后形成的假菌丝以及产生的胞外蛋白酶。可侵犯人体许多部位如皮肤、黏膜、肠道、肺、肾、脑等,严重时可引起全身感染,常见白念珠菌感染有:①皮肤念珠菌病:好发于皮肤潮湿、皱褶处;②黏膜念珠菌病:以鹅口疮、口角炎、外阴及阴道炎最多见;

③内脏念珠菌病:热带念珠菌可引起皮肤、黏膜和内脏念珠菌病。近平滑念珠菌容易在静脉插管、肠外营养液等中定植,引起导管相关性感染、全身性感染等。

（四）实验室检查

1. 标本采集　采集分泌物、尿液、血液或脑脊液等标本。

2. 显微镜检查　取标本直接涂片、革兰染色,镜下可见革兰染色阳性、着色不均匀的圆形或卵圆形体以及芽生孢子和假菌丝,是念珠菌感染诊断的重要证据。

3. 分离培养　将标本接种在SDA上,29℃或

35℃培养 1~4 天后,培养基表面可出现酵母样菌落。

4. 鉴定 念珠菌的共同特征是:芽生孢子、假菌丝和酵母样菌落。鉴定白念珠菌除必须具备以上特征外还应有:体外血清中形成芽管,玉米培养中产生厚膜孢子,在含 TZC 的培养基中生长不使培养基变色。另外,根据念珠菌对糖类的发酵和同化能力的不同可以进行种间鉴别。目前临床用商品化的显色培养基如科玛嘉念珠菌显色培养基(CHROMagar)可快速鉴定白念珠菌和其他念珠菌。将念珠菌接种于显色培养基上,30℃培养 48~72 小时后根据菌落颜色即可鉴别。

5. 血清学检测 用特异性抗体血清或单克隆抗体进行玻片凝集试验可以鉴别念珠菌。目前已有成品试剂盒如白念珠菌 IgM、IgG 抗体检测试剂盒(ELISA 法)。

6. 核酸检测 通过 PCR 扩增念珠菌特异性 DNA 片段后以分子探针检测,具有良好的敏感性和特异性。

7. 生化反应鉴定 目前有试剂盒如 API 20C 可以通过生化反应进行酵母菌的鉴定,能够鉴定常见的酵母菌。另外,目前有自动化鉴定卡 Vitek YST 可以鉴定临床常见致病菌。

8. 药敏试验 目前在临床上常选择的药敏试验方法包括 ATB Fungus 3 等。

(五)检验结果解释和应用

念珠菌几乎可以引起人体任何器官或系统感染,念珠菌病可发生于表皮和局部,也可以发生于深层和具有播散性。白念珠菌是临床常见的致病性念珠菌,广泛分布于自然界,是正常体表、上呼吸道、胃肠道及阴道的定植菌之一,机体免疫力下降时可引起皮肤、黏膜、内脏及中枢感染等。无菌部位分离的念珠菌有较明确的意义。留置静脉插管是引起念珠菌血流感染的常见原因,若累及多个器官则引起播散性感染。痰液中分离的念珠菌多数为定植菌,不能单凭痰念珠菌培养阳性作为抗真菌治疗的指征,因此对于痰培养阳性的患者,应评估危险因素,结合有无临床表现,决定是否抗真菌治疗。念珠菌肺炎的诊断需依据组织学的检查。念珠菌尿与患严重基础疾病、患泌尿系疾病、使用尿道插管、女性、入住 ICU 病房等相关,以白念珠菌为主,临床上发现念珠菌菌尿后是否治疗、何时治疗及疗程仍不明确,经典诊断依赖于脓尿和尿中

念珠菌的高计数,若无症状常不需治疗。白念珠菌是引起免疫低下患者鹅口疮的病原体,有肉眼可见的白膜即可诊断。念珠菌是引起女性阴道炎最常见的病原体之一,若排除其他病原体感染,分泌物增多伴典型的豆腐渣样白色小块,即可诊断念珠菌性阴道炎。粪便中培养出念珠菌一般认为是定植菌。

耐药性:不同的念珠菌对不同药物的敏感性存在较大差异。白念珠菌、近平滑念珠菌和热带念珠菌对伏立康唑和氟康唑较敏感,而光滑念珠菌对氟康唑耐药率较高。克柔念珠菌对氟康唑天然耐药,对两性霉素 B 敏感度降低。皱褶念珠菌普遍对多烯类耐药,但对新的三唑类抗真菌药物和卡泊芬净敏感。伏立康唑和棘白菌素类对侵袭性念珠菌分离株的体外抗菌活性仍然很好。白念珠菌、热带念珠菌、光滑念珠菌、克柔念珠菌和乳酒念珠菌对所有棘白菌素类药物敏感性高,而近平滑念珠菌、季也蒙念珠菌、葡萄牙念珠菌和无名念珠菌对棘白菌素类药物敏感性减低。热带念珠菌对唑类的交叉耐药性较其他几种念珠菌要高。葡萄牙念珠菌通常对两性霉素 B 耐药。

治疗轻至中度念珠菌血流感染时,首选氟康唑或卡泊芬净或米卡芬净,次选两性霉素 B 或伏立康唑。

治疗中度至重度血流感染时,首选卡泊芬净或米卡芬净,次选两性霉素 B、脂质体两性霉素 B、两性霉素 B 脂质复合物或伏立康唑。

治疗念珠菌食管炎时,首选卡泊芬净或米卡芬净,次选伊曲康唑或伏立康唑。

治疗外阴阴道炎时,首选制霉菌素(局部用药)或氟康唑(全身用药),次选伊曲康唑或酮康唑。

治疗泌尿系感染时,有症状者首选氟康唑,次选两性霉素 B±氟胞嘧啶。

治疗眼内炎时,首选两性霉素 B±氟胞嘧啶或氟康唑,次选两性霉素 B 脂质体、两性霉素 B 脂质复合物或伏立康唑。

治疗感染性内膜炎时,首选卡泊芬净、两性霉素 B±氟胞嘧啶,次选米卡芬净。

治疗腹膜炎时,首选氟康唑、卡泊芬净或米卡芬净,次选两性霉素 B。

治疗脑膜炎时,首选两性霉素 B 脂质体+氟胞嘧啶,次选氟康唑[5]。

表 27-2-1 酵母、酵母样真菌及相关菌属鉴别特性

菌属	25℃玉米-吐温80培养基					其他特性				生长情况		
	假菌丝	真菌丝	芽生孢子沿菌丝生长	关节孢子	环痕孢子	子囊	孢子囊	荚膜	尿素酶	25℃放线菌酮	37℃ SDA	沙氏肉汤
念珠菌属	+	F	+	−	−	−	−	−	−ᵛ	v	+ᵛ	某些种表面生长
红酵母属	−ᴿ	−	ND	−	−	−	−	v	+	−ᵛ	+ᵛ	NSG
隐球菌属	−ᴿ	−	ND	−	−	−	−	+	+	−	v	NSG
酵母属	v	−	ND	−	−	+	−	−	−	−	+	NSG
汉逊酵母属	−	−	ND	−	−	+	−	−	−	−	v	NSG
马拉色菌属	−ᴿ	−ᴿ	ND	−	−	−	−	−	+	+ʷ,ᵛ	+ᵛ	NSG
原膜菌属	−	−	ND	−	−	−	+	−ᵛ	−	−	+ᵛ	表面生长
地丝菌属	−	+	−	+	−	−	−	−	−	−	−	薄膜生长
毛孢子菌属	+	+	+	+	−	−	−	−	−	+ᵛ	+ᵛ	薄膜生长
芽生裂殖菌属	+	+	+	−ᵛ	+	−	−	−	−	−	+	+	薄膜生长

注:F,少数有真菌丝;−ᴿ,多数阴性,极少数种阳性;v,属内不同菌种;−ᵛ,多数阴性,少数种阳性;+ᵛ,多数阳性,少数种阴性;w,弱生长;NSG,无表面生长;ND,无资料

表 27-2-2 念珠菌属常见菌种在部分培养基上生长特性

培养基	白念珠菌	热带念珠菌	克柔念珠菌	近平滑念珠菌	光滑念珠菌	季也蒙念珠菌
沙保弱平板	乳酪样	奶油样	扁平,干燥	乳酪样	乳酪样	乳酪样
血平板	中,暗灰	大,灰白	扁平,无规则	小,无色透明	小,灰白	中,灰白
巧克力平板	大,灰白	大,灰白	大,扁平	小,灰白	中,灰白	小,灰白
CHROMagar	绿色	蓝灰色	粉红色	白色或淡粉色	白色或紫红色	淡粉,淡紫
葡萄糖蛋白胨水	管底生长	表面薄层有气泡	表面薄层粘连管底	管底生长	管底生长	管底生长
玉米-吐温80培养基	菌丝分枝,有厚壁孢子。假菌丝连接处簇状小分生孢子	芽生孢子轮生,极少数菌株可产生泪滴形厚壁孢子	菌丝交叉分枝,芽生孢子细长	生长良好,假菌丝细长	芽生孢子单芽型,无真,假菌丝	菌丝生长良好,假菌丝丰富

表 27-2-3 隐球菌属内常见菌种的鉴别

菌种	37℃生长	荚膜	尿素	KNO₃	酚氧化酶	糖同化					
						蔗糖	乳糖	半乳糖	棉子糖	卫矛醇	密二醇
新型隐球菌	+	+	+	−	+	+	−	+	+	+	−
浅白隐球菌	−ᵛ	+	+	+	−	+	+	+	+	+	+
罗伦隐球菌	+	+	+	−	−	+	+	+	+	+	+
浅黄隐球菌	−	−	+	−	−	+	−	+	−	+	+
地生隐球菌	−ᵛ	−	+	−	−	+	+	+	+	+	+
指甲隐球菌	−	+	+	−	−	+	+	+	+	+	+

注:v,结果可变

三、隐球菌属

（一）分类

隐球菌属致病菌属包括 17 个种和 8 个变种,其中对人致病的主要是新型隐球菌(*Cryptococcus neoformans*)。根据新型隐球菌多糖成分和生化方面的差异,将新型隐球菌分为 3 个变种,新型隐球菌新生变种(*C. neoformans var. neoformans*),格特变种(*C. neoformans var. gatii*)和格鲁比变种(*C. neoformans var. grubii*)。已报道可引起人类疾病的还有浅黄隐球菌、浅白隐球菌和罗伦隐球菌等[1-4]。

（二）生物学特性

新型隐球菌在组织中呈圆形或卵圆形,直径一般为 4~6μm,菌体外有宽厚荚膜,荚膜比菌体大 1~3 倍,折光性强,一般染色法不易着色而难以发现而得名。新型隐球菌在室温或 37℃ 时易在各种培养基上生长,在 SDA 上数天内即可长出菌落,呈乳白色,日久呈黏液状。新型隐球菌按血清学分类可分为 A、B、C、D 及 AD,共 5 型,此外尚有少量为未确定型。

（三）致病性

新型隐球菌广泛分布于世界各地,且几乎所有的艾滋病患者并发的隐球菌感染都是由该变种引起。格特变种主要分布于热带、亚热带地区,尽管该地区艾滋病发病率非常高,但很少见艾滋病伴发的隐球菌病是由该变种引起。我国有 A、B、D 及 AD 型存在,以 A 型最多见。鸽粪被认为是最重要的传染源,还有马、奶牛、狗、猫、山羚羊、猪等也被报道曾分离出本菌。本菌属外源性感染,经呼吸道侵入人体,由肺经血行播散时可侵犯所有的脏器组织,主要侵犯肺、脑及脑膜,也可侵犯皮肤、骨和关节,但以侵犯中枢神经系统最常见,约占隐球菌感染的 80%。健康人对该菌具有有效的免疫能力。新型隐球菌病好发于细胞免疫功能低下者,如 AIDS、恶性肿瘤、糖尿病、器官移植及大剂量使用糖皮质激素者。因此,临床上隐球菌性脑膜炎常发生在系统性红斑狼疮、白血病、淋巴瘤等患者。近 20 年来,隐球菌的发病率不断升高。

（四）实验室检查

1. 标本采集　临床常采集的标本为脑脊液、痰液、骨髓等。

2. 显微镜检查　用患者脑脊液做墨汁负染色检查,可见透亮菌体,内有一个较大的反光颗粒和数个小的反光颗粒及出芽现象,菌体外有透亮的宽厚荚膜。若脑脊液直接制片未发现菌体,可离心沉淀后重复检查。该方法是诊断隐球菌脑膜炎最简单和快速的方法。常规染色可发现隐球菌,PAS 染色后新型隐球菌呈红色。用氢氧化钾涂片可看见发芽的菌体,不能看见荚膜,需与淋巴细胞、脓细胞等鉴别。支气管肺泡灌洗液墨汁染色偶能发现隐球菌。

3. 分离培养　脑脊液标本、外周血等无菌体液标本建议接种添加 10% 羊血的脑心浸液;呼吸道标本、便标本等建议接种 SDA。置 25℃ 和 37℃ 培养,病原性隐球菌均可生长,而非病原性隐球菌在 37℃ 时不生长。培养 2~5 天后形成酵母型菌落。

4. 鉴定　新型隐球菌主要特征为初代培养菌落墨汁负染色可见到荚膜,比标本直接镜检荚膜窄,经多次传代后荚膜可消失。37℃ 培养生长良好,呈酵母型菌落,脲酶试验阳性,能同化葡萄糖和麦芽糖但不能发酵,同化肌酐。

酚氧化酶试验:酚氧化酶是含铜的末端氧化酶,能催化单酚羟化为二酚,进一步将其氧化成醌,而醌在非酶促条件下自氧化生成黑色素。酚氧化酶是新型隐球菌所特有的酶。依据酚氧化酶试验可将新型隐球菌区别于其他隐球菌。

将新型隐球菌接种于 L-多巴枸橼酸铁和咖啡酸培养基中,经培养 2~5 天后新型隐球菌形成棕黑色菌落,但目前实验室使用较少。

5. 血清学检测　利用单克隆抗体,直接或通过乳胶凝集试验、ELISA 等免疫学方法检测新型隐球菌荚膜多糖特异性抗原,已成为临床的常规诊断方法,其中以乳胶凝集试验最为常用。隐球菌抗原检测具有辅助诊断和判断预后的价值。该方法检测隐球菌感染的特异性和敏感性能够达到 90% 以上。巴西副球孢子菌的抗原浓度>0.1mg/ml 时存在交叉反应,会造成假阳性。也有文献报道毛孢子菌和结核分枝杆菌感染患者可出现假阳性。乳胶凝集法隐球菌抗原高浓度会出现前带效应,造成弱阳性或假阴性结果。根据临床症状高度怀疑隐球菌病,可以将标本稀释后进行检测。乳胶凝集法血清或脑脊液滴度为 1:2 或 1:4 的阳性反应结果,怀疑隐球菌感染;滴度≥1:8 则认为患有隐球菌病。

6. 核酸检测　核酸检测为诊断隐球菌提供了新的有效方法。临床标本可用痰液、支气管吸出物等,核酸检测方法有探针杂交法、PCR 扩增法。

7. 手工或自动化鉴定　如 API 20C、Vitek YST 卡、质谱技术等。

8. 药敏试验　临床上多采用 ATB Fungus 3、

Etest 条进行新型隐球菌药物敏感性的测定。

（五）检验结果解释和应用

新型隐球菌广泛分布于自然界，在鸽粪中大量存在，也可以存在于人体表、口腔或肠道中。对人类而言，通常是条件致病菌，对于临床上出现中枢感染的症状、体征、脑脊液压力明显升高及糖含量明显下降的患者，应高度怀疑隐球菌脑膜炎的可能，尤其对具有免疫功能低下者、有养鸽或鸽粪接触史者等。2/3 以上的隐球菌病病例存在中枢神经系统感染，如隐球菌性脑膜炎、脑膜脑炎、脑脓肿或脑和脊髓的肉芽肿，以脑膜炎最为多见，本病起病常隐匿，表现为慢性或亚急性过程，起病前可有上呼吸道感染或肺部感染史。实验室检查具有重要意义，包括涂片镜检、培养、隐球菌抗原和病理检测等。脑脊液新型隐球菌抗原阳性、墨汁镜检看到荚膜菌体或培养分离出菌体，均为中枢神经系统隐球菌感染的确诊证据。血清新型隐球菌抗原阳性要高度怀疑呼吸系统、中枢神经系统感染可能；肿瘤、系统性红斑狼疮、结节病、风湿因子阳性可导致假阳性，但需排除感染后方考虑假阳性可能。呼吸道分泌物培养阳性，要仔细对呼吸系统状态进行评估，只有充分证据显示没有感染，才能视作定植。

隐球菌对棘白菌素类药物天然耐药。目前，被临床公认的、可用于治疗隐球菌病的药物为两性霉素 B、5-氟胞嘧啶和氟康唑[5]。

1. 免疫健全宿主

（1）轻症局限性肺隐球菌：治疗药物首选氟康唑，疗程为 8 周~6 个月；次选伊曲康唑，疗程 6 个月。

（2）中枢神经系统或播散性隐球菌病：治疗药物首选两性霉素 B±氟胞嘧啶，2 周后改为氟康唑或伊曲康唑，疗程 10 周；次选两性霉素 B±氟胞嘧啶，疗程为 6~10 周。

2. 免疫抑制宿主

（1）培养阳性、无/轻度症状肺隐球菌病：治疗药物选择氟康唑或伊曲康唑，疗程 6~12 个月，随后转为二级预防。

（2）中枢神经系统或播散性隐球菌病：治疗药物首选两性霉素 B±氟胞嘧啶，2 周后改为氟康唑或伊曲康唑，疗程为 8 周，随后维持；次选两性霉素 B±氟胞嘧啶，疗程为 6~8 周，随后维持；或两性霉素 B 脂质剂型，疗程 6~10 周，随后维持。

（3）中枢神经系统或播散性隐球菌病维持治疗：治疗药物首选氟康唑；次选伊曲康唑。

四、毛孢子菌属

（一）分类

毛孢子菌属分为阿萨希毛孢子菌（*Trichosporon asahii*）、白吉利毛孢子菌（*T. beigelii*）、皮肤毛孢子菌（*T. cutaneum*）、倒卵状毛孢子菌（*T. ovoides*）、皮瘤毛孢子菌（*T. inkin*）等[1-4]。

（二）致病性

常见的是侵犯毛发和须部的毛结节菌病，由白吉利毛孢子菌引起。Watson 和 Kallicherum 是首例播散性毛孢子菌感染的报道者，该例患者患有支气管肿瘤且伴有脑转移。此后又有数十例报道，这些病例均系在原发病基础上的继发感染，且绝大多数被感染致死。近来发现大多是由阿萨希毛孢子菌感染引起。可有皮肤感染、肺部感染和播散性感染。

毛孢子菌属可引起毛发、指甲、皮肤以及系统感染，统称毛孢子菌病（trichosporosis）。临床较常见的有白毛结节（white piedra）和系统性毛孢子菌病（systemic trichosporosis）。近来发现阿萨希毛孢子菌是皮肤、呼吸道和胃肠道的免疫受损患者和新生儿的条件致病菌。播散性感染和系统性念珠菌病有着同样的传播途径，且死亡率高。它可以被常规培养出来，但应与其他的酵母菌相鉴别。

1. 毛结节菌病　多发生于毛发，毛干上附有白色或灰白色针尖大小至小米粒大的结节，中等硬度，易于从毛干上刮下，镜下检查为真菌菌丝和孢子。此外，胡须、腋毛、阴毛等处也可发生结节。

2. 系统性毛孢子菌病　多发生于原有基础疾病，如恶性肿瘤尤其是血液病、各种原因导致的白细胞减少症等。有时虽无免疫缺陷，但手术后可发病，如心瓣膜置换术、静脉导管、内镜等。可有持续发热，侵犯最多的部位是血液循环和肾，其次是肺、胃肠道、皮肤、肝脾等，导致相关器官的损害。皮损好发于头面部、躯干部、前臂等，常对称分布，多为紫癜性丘疹、结节，中心发生坏死、溃疡、结痂。皮损真菌培养 90% 为阳性。在中性粒细胞减少的患者，可从皮肤和血液中分离到毛孢子菌。

（三）实验室检查

1. 标本采集　临床常采集的标本为血液、脑脊液、骨髓、瓣膜组织、皮肤软组织等。

2. 直接显微镜检查　镜下可见关节孢子、真假菌丝，芽生孢子。

3. 分离培养　标本接种于 SDA,27℃培养后菌落呈奶油色,湿润或干燥,有时呈脑回状,表面附有粉末状物。

4. 鉴定　糖发酵阴性,重氮蓝 B 阳性,水解脲素。毛孢子菌有芽胞,地霉没有芽生孢子;两者都有关节孢子及有隔菌丝,地霉从关节角部发芽;毛孢子菌属尿素阳性,而地霉菌属尿素阴性。属内鉴别需用 API20C 进行。

(1)阿萨希毛孢子菌:此菌新近从白吉利毛孢子菌分出来,新版 API20C 可鉴定出此菌。

1)菌落特征:中等速度扩展生长,干燥,有时脓液样,表面呈粉状,边缘有宽而深的裂隙。

2)显微镜检查:出芽细胞,无侧生分生孢子,关节孢子呈桶状。无附着孢(appressoria)。

(2)皮肤毛孢子菌

1)菌落特征:SDA 上中等速度扩展生长,培养10 天后菌落呈奶酪样、圆形、脑回状、闪光,表面无粉状物。老后边缘有裂隙。

2)显微镜检查:芽生细胞很多,反复接种菌丝增多。关节孢子柱状至椭圆形。

(3)倒卵状毛孢子菌

1)菌落特征:菌落限制性生长,白色,有粉状物,中央有皱褶,边缘平坦。

2)显微镜检查:芽生细胞,无侧生分生孢子,玻片培养可见附着孢。

(4)皮瘤毛孢子菌

1)菌落特征:SDA 上室温培养 10 天后菌落呈奶白色、圆形,脑回状较小。

2)显微镜检查:芽胞、关节孢子及真假菌丝。

3)核酸检测:rRNA 基因测序发现腐质隐球菌(Cryptococcus humicola),在 CMA 上生长关节孢子,经过分子生物学鉴定是两个毛孢子菌菌种,一个是真皮毛孢子菌(T.dermatis),一个是 T.debeurmannianum。

(四)检验结果解释和应用

毛孢子菌广泛分布于世界各地,也是皮肤正常菌丛之一。毛孢子菌属可引起毛发、指甲、皮肤以及系统感染,统称为毛孢子菌病。毛孢子菌感染多见于白血病患者;亦可见于免疫功能低下的多发性骨髓瘤、再生障碍性贫血、淋巴瘤、器官移植及 AIDS 患者;它还可见于非免疫功能低下的白内障摘除术者、人工心脏瓣膜、静脉药瘾、长期腹膜透析及外用激素治疗的患者。

对于毛孢子菌临床实验室一般不需要进行药敏试验,确证为毛孢子菌感染可选择伏立康唑、多烯类抗真菌药物进行治疗,棘白菌素类对其无活性[5]。

五、红酵母属

(一)分类

红酵母属(Rothia)属于撕裂孢子真菌,隐球酵母科,在生理学和形态学上与隐球菌属有许多相似点。广泛存在于自然界中,常见的种为黏红酵母(R. glutinis)、小红酵母(R. minuta)和深红酵母(R. mucilaginosa)[1-4]。

(二)致病性

该属细菌通常可从土壤、空气、水中分离到,是潮湿皮肤上的正常定植菌,因此可以从浴室的窗帘、浴缸、牙刷等潮湿的环境中分离到。有时能从阴道脓肿、皮肤及粪便中分离获得。

由红酵母属导致的人类感染非常罕见,虽然也有关于其他种导致人类感染的报道,但只有深红酵母被肯定地认为能感染人类。有报道显示能引起红酵母脓毒症、心内膜炎、脑膜炎和脑室炎、腹膜透析性腹膜炎、中心静脉插管引发的脓毒症、系统性感染。当医院的仪器,如用来清洗支气管镜的毛刷被污染时,可能在院内引起小的暴发流行。红酵母脓毒症是最常见的感染,它主要见于患有癌症、细菌性心内膜炎或其他消耗性疾病,且这些患者正在接受癌症化疗或通过导管留置控制感染症状,其最主要来源是导管污染或静脉高营养。最常见的临床症状是发热,但有些患者可表现为中毒性休克,这些患者的血培养往往呈阳性,一旦感染源(例如滞留的导管)去除,症状应会消失且血培养转阴。

(三)实验室检查

1. 标本采集　根据患者临床表现、感染部位,采集标本。标本应于采集后 2 小时内送达实验室,若不能在 2 小时内送达,应于 4℃保存。

2. 直接镜检　由于红酵母常为污染菌,偶见少数芽生孢子,不好判定,除非有大量酵母菌芽生孢子,结合培养,才能判定。黏红酵母细胞与胶红酵母的主要区别为前者硝酸盐阴性,后者阳性。

3. 分离培养　在 SDA 培养基上中等速度生长,菌落呈红色或粉红色,黏红酵母菌落呈珊瑚红到粉红色或橙红色,表面亮而光滑,但有时表面呈网状,多皱褶或呈波波状,质地软,不发酵但能同化某些糖类,如葡萄糖、麦芽糖、蔗糖、木糖和棉子糖等。

（四）检验结果解释和应用

红酵母属属于较湿润部位皮肤的正常定植菌,广泛分布于空气、土壤和海水中,能从人皮肤、肺、尿液和粪便等标本中分离出。较少引起人类感染,有引起脓毒症、脑膜炎、与腹膜透析相关的腹膜炎、与导管相关的脓毒症等。临床分离出该菌株需结合临床症状具体分析。

治疗方面的经验较少,有报道显示对于红酵母属真菌感染可用两性霉素 B ± 氟胞嘧啶或唑类治疗[5]。

（徐英春）

参 考 文 献

1. James Versalovic, Karen C. Carroll, Michael A. Pfaller, et al. Manual of clinical microbiology. American Society for Microbiology. 10th ed. 2011
2. 倪语星,尚红.临床微生物学检验.第 5 版.北京:人民卫生出版社,2012
3. 王端礼.医学真菌学:实验室检验指南.北京:人民卫生出版社,2004
4. 陈东科,孙长贵.实用临床微生物学检验与图谱.北京:人民卫生出版社,2011
5. Jay P. Sanford. The Sanford Guide to Antimicrobial Therapy. 43th ed,2012

第三节　皮 肤 癣 菌

一、皮肤癣菌鉴定流程

（一）皮肤癣菌的鉴定流程
皮肤癣菌的鉴定流程如图 27-3-1 所示。

（二）皮肤癣菌属内各种的鉴定
皮肤癣菌三个属各种的鉴定如表 27-3-1 所示。

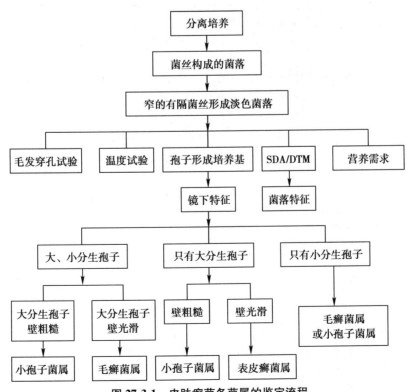

图 27-3-1　皮肤癣菌各菌属的鉴定流程

表 27-3-1　常见毛癣菌属、小孢子菌属、表皮癣菌属菌致病菌种的生物学特征及生化反应

	菌种	生长速度	大体形态	微观形态	尿素试验（7d,液基）	毛发穿孔试验	*BCP-MSG
毛癣菌属	红色毛癣菌 T. rubrum	缓慢	质地毛状,有时粉状;表面白色至淡红色;背面酒红色;偶呈黄色、褐色甚至无色;被常见细菌污染时不变红色	大分生孢子铅笔样,少见;小分生孢子泪滴状,量多到罕见,沿菌丝孤立或有时集簇	阴性	阴性	Ⅰ类反应,14天内 pH 无改变,局限性生长
	须癣毛癣菌 T. mentagrophytes	快速	毛状到粉状（亲人性分离株）或颗粒状（亲动物性分离株）;表面白色至如乳油色;背面呈黄色、褐色或红褐色	大分生孢子不常见,聚集成簇,壁薄,光滑;小分生孢子大量,圆形到梨形,簇状分布;有螺旋菌丝	阳性	阳性	Ⅱ类反应,7~10天培养基明显的碱性化（紫色）和非常丰富的生长
	紫色毛癣菌 T. violaceum	缓慢	表面光滑,起初为蜡样白色,表明光滑,微隆起。以后自中央向外渐变紫色,但边缘色淡	大分生孢子少见;小分生孢子泪滴形,侧生。在加有维生素 B_1（10mg/L）的沙氏培养基上生长较旺盛	阳性或弱阳性	阴性	碱化反应,在7~10天时产生水解的晕围绕小的,深紫色的菌落
	许兰毛癣菌 T. schoenleinii	缓慢	菌落小,蜡样,渐成折叠形似核桃仁样;表面及背面呈乳油色	无大、小分生孢子,镜检有许多厚壁孢子,可见鹿角状菌丝和梳状体	可变	阴性	碱化反应
小孢子菌属	犬小孢子菌 M. canis	迅速	毛状到羊毛状;表面白到黄色,背面黄到黄橘色,有时苍白	大分生孢子量多,粗糙,呈钩形,有6~12分隔;小分生孢子泪滴形	阳性	阳性	无 pH 改变
	铁锈色小孢子菌 M. ferrugineum	缓慢	平滑或折叠,蜡状或微绒毛样;表面颜色呈黄色、锈色或白色,背面呈锈色或几乎无色	一般不产生大小分生孢子;有重要的竹节样分隔,菌丝体较粗,有球拍状菌丝及梳状体;大量的厚壁孢子	阴性	阴性	无 pH 改变
	石膏小孢子菌 M. gypseum	快速	颗粒至粉末状菌落,表面淡黄色,背面棕褐色	大分生孢子大量、壁薄,4~6 个分隔;小分生孢子泪滴形,无柄性着生于菌丝的侧面;可见球拍状菌丝,梳状菌丝及厚壁孢子	阳性	阳性	无 pH 改变
表皮癣菌属	絮状表皮癣菌 E. floccosum	缓慢	质地膜状到毡状到粉状,表面呈黄色到土黄色,背面呈羚羊皮色到褐色,中心有不规则的皱襞或脑回状沟	大量大分生孢子,棍棒状,顶端球形,有分隔,多小于6个;无小分生孢子;有厚壁孢子	阳性	阴性	碱化反应

*BCP-MSG:溴钾酚紫-乳葡萄糖琼脂

二、皮肤癣菌

（一）分类

皮肤癣菌（Dermatophytes）是一类嗜角质的丝状真菌，具有无性期和有性期两种形态。大多数从环境和人体分离到的菌株处于无性期。按菌落特征及大分生孢子的形态将皮肤癣菌分为 3 个属，即毛癣菌属（Trichophyton）、小孢子菌属（Microsporum）及表皮癣菌属（Epidermophyton）。有性期属于裸囊菌科、节皮菌属（Arthroderma）[1-6]。

1. 毛癣菌属 约有 20 余种，其中约 8 个种存在有性期，约 14 个种能感染人和动物。常侵犯皮肤、毛发和甲板。该属大分生孢子狭长，呈棍棒状或腊肠状，壁光滑，分隔多，头较钝。

2. 小孢子菌属 约有 18 个种，其中 9 个种存在有性期，约 13 个种可感染人或动物。可侵犯皮肤和毛发，一般不侵犯甲板，侵犯毛发主要引起发外感染，在发外产生大量孢子，呈镶嵌状或链状排列。该属大分生孢子较多，呈纺锤形或梭形，壁粗糙，壁厚，分隔多。

3. 表皮癣菌属 絮状表皮癣菌是主要的致病种。主要侵犯人的皮肤和甲板，不侵犯毛发。大分生孢子呈杵状或梨形，芭蕉样群生、末端钝圆、分隔少、有厚壁孢子，无小分生孢子。

（二）致病性

从生态学角度根据其来源及寄生宿主的不同，皮肤癣菌可分为亲人性（arthropophlic）、亲动物性（zoophlic）和亲土性（geophlic）三类。引起人类皮肤癣菌病主要由亲人性皮肤癣菌引起，后两类偶可感染人类。

亲土性和亲动物性皮肤癣菌感染可以产生炎症性皮损，进展迅速，伴有疼痛和瘙痒。人群之间也可以相互传播。在临床上一般根据感染部位来命名皮肤癣菌病，如头癣、甲癣、手足癣等。通常，小孢子菌不侵犯甲板，表皮癣菌不侵犯毛发。

皮肤癣菌通常引起毛发、皮肤和甲板的感染，临床称为皮肤癣菌病（dermatophytosis）或癣（tinea）。临床疾病一般按照皮肤癣菌侵犯身体的不同部位而命名，如皮肤癣菌感染头皮及毛发称头癣；感染面部胡须区皮肤、须毛或儿童的眉毛称须癣；感染平滑皮肤称体癣；股癣是发生于腹股沟、会阴部和肛门周围的皮肤癣菌感染，是体癣的特殊类型；发生在手掌和指间的感染称手癣；发生在足跖部及趾间的感染称足癣；由皮肤癣菌引起的甲板和甲床感染称甲癣。

（三）标本采集

1. 甲标本 采集标本前常规消毒病甲，以减少培养时的细菌污染，提高阳性率。采用钝刀从甲的变色、萎缩或变脆部位、健甲与病甲的交界处取材，取材标本量要足且有一定深度。建议取材后立刻进行真菌镜检及培养，应尽量剪碎后接种。对于甲沟炎患者，应用 75% 乙醇清洁局部后采用棉拭子蘸取损害分泌物，每位患者至少应取两个拭子，放入无菌试管中以备镜检和培养。

2. 皮屑标本 采集标本前常规消毒取材区域。钝刀从损害边缘向外刮取或用剪刀剪去疱顶。如果鳞屑量较少或婴幼儿患者，可采用粘着透明胶带或粘着皮肤采样送检，将透明胶带粘着面紧压于损害之上，然后剥下，将粘着面向下贴在透明载玻片上送检。皮屑标本建议取材后立刻进行真菌镜检及培养。

3. 毛发标本 选择适当的毛发，应检测那些无光泽毛发或断发以及在毛囊口附近折断的毛发。用灭菌镊子将毛发从头皮拔除。不应去掉毛根部。如果怀疑头皮隐性感染，可用塑料梳子刷头皮后将其压在琼脂表面进行培养。毛发标本建议取材后立刻进行真菌镜检及培养。

（四）实验室检查

1. 染色镜检 皮屑标本用 10% KOH 液、甲屑用 20% KOH 液处理后制成涂片；病发置载玻片上，加 10%KOH 微加温使角质溶解。直接镜检或棉蓝染色后镜检。检查时应遮去强光，先在低倍镜下检查有无菌丝和孢子，然后用高倍镜观察孢子和菌丝的形态、特征、位置、大小和排列等。

皮肤癣菌感染在皮屑、甲屑镜检时可见有隔菌丝或成串孢子，病发可见发内孢子或发外孢子。

2. 分离培养 皮肤癣菌呈丝状型菌落，呈绒毛状、棉毛状、粉末状等，表明光滑、折叠、沟回状；颜色为白、淡黄、棕黄、红色或紫色。在光镜下可见有隔、分支、无色的菌丝，菌丝旁有小分生孢子侧生，多散在，呈半球形、梨形或棒状；不同属大分生孢子有特征，是鉴定的重要依据。菌落观察在 25℃ SDA 培养基上描述其生长速度，即在 25℃ 培养 7 天测量菌落直径。非常快速生长：直径 ≥9cm；快速生长：直径3~9cm；中等速度：直径 1~3cm；缓慢速度：直径0.5~1cm；非常慢速度：直径≤0.5cm。

毛癣菌属生长速度属于慢到中等,质地光滑到毛状,表面呈白色、黄色、米黄色或红紫色,背面呈苍白色、黄色、褐色或红褐色。镜下见菌丝分隔、透明,分生孢子梗与营养菌丝无区别,小分生孢子呈单细胞、圆形、梨形或棒形,孤立或像葡萄状群生。大分生孢子呈多细胞、圆柱状、棒状或香烟形,壁光滑,常缺乏。有时存在关节型孢子和厚膜孢子。

小孢子菌属生长速度属于慢到快,质地光滑、毛状或羊毛状。表面颜色呈白色、米黄色、黄棕色、黄色或锈色,背面呈苍白色、黄色、红色、褐色或红褐色。镜下可见分隔菌丝,分生孢子梗几乎没有或与营养菌丝无法区别。小分生孢子单细胞,卵圆形到

棒形,孤立。大分生孢子梭形,壁薄或厚,有棘状突起,孤立,含2~25个细胞。

表皮癣菌生长缓慢,质地膜状变成毡状到粉状,表面呈黄色到土黄色,背面呈羚羊皮色到褐色,中心有不规则皱襞或脑回状沟。转种后容易发生绒毛状变异。镜下见大分生孢子丰富,呈棒形、顶端钝圆、壁薄、光滑、孤立或成群,形成在菌丝侧壁或顶端,2~3个一组。无小分生孢子。在成熟菌落中形成大量厚壁孢子。

3. 微生物鉴定　将病变处标本接种于沙氏琼脂培养基上,25~30℃培养,选取生长7~14天的菌落,按照流程进行鉴定(图27-3-2,表27-3-1)。

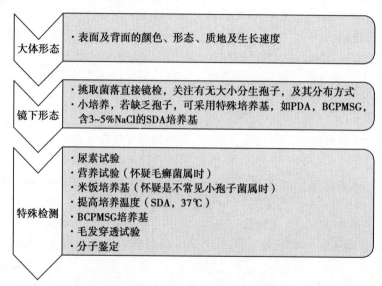

图 27-3-2　皮肤癣菌鉴定流程

皮肤癣菌的鉴定主要根据菌落的形态及镜下结构,尤其是大分生孢子的特征,必要时辅以相应的鉴定试验。但皮肤癣菌在接种传代和保藏过程中极易发生变异,甚至有些初代培养的菌株就已发生了变异。另外,有时虽然为同一个种,但不同菌落的形态相差较大。这样给临床菌株的鉴定带来很大影响。

传统的皮肤癣菌鉴定方法:①DTM(*Dermatophyte test medium*)选择性培养基。用于皮肤癣菌筛选,绝大多数皮肤癣菌能使DTM培养基1周内由黄变红,与其他真菌相反。②根据大分生孢子的特征将皮肤癣菌的三个属分开。③根据菌落的大体特征及镜下特征进一步区分到种。另外还有一些补充试验,如米饭培养基试验、毛发穿孔试验、尿素酶试验、玉米吐温琼脂培养基试验、毛癣菌琼脂(*Trichophyton agars*)1~7号、BCP-MSG培养基生长情况及有性型检测的交配试验等。Wood灯(ultraviolet light, UV

光)对于皮肤癣菌病的鉴别诊断是有益的。皮肤癣菌感染的毛发在UV光下可产生荧光,其可用来选择病发镜检或培养。对于临床可疑皮肤癣菌感染的标本,可以接种在含有或不含有放线菌酮(0.5g/L)的培养基上。在确认阴性结果之前,培养应连续进行3周。

4. 药敏试验　CLSI的M38-A3丝状菌药物敏感性检测方案中专门规定了对皮肤癣菌的药物敏感性检测要求,可以作为临床药敏试验的检测方法。但其折点仍未确定。由于皮肤癣菌发生获得性耐药的报道还十分有限,因此临床实验室并不常规推荐对其进行药物敏感性检测,只是当疗效欠佳时才考虑实施。

(五) 检验结果的解释和应用
临床标本分离到皮肤癣菌一般认为是致病性的,但极少数情况下也存在定植情况,如头癣患者的

密切接触者中可以出现头皮及毛发皮肤癣菌分离阳性,但不出现任何临床症状,这种情况应考虑存在潜伏感染,予以治疗。

皮肤癣菌一般不引起血源性感染,但在免疫受损患者可以侵犯真皮和皮下组织,引起肉芽肿性损害,此时深部组织中可以分离出皮肤癣菌。

皮肤癣菌对外用抗真菌药物均敏感,包括咪唑类药物如克霉唑、咪康唑、酮康唑、益康唑、联苯苄唑、异康唑、舍他康唑、卢力康唑;丙烯胺类药物如萘替芬、特比萘芬和布替萘芬;硫代氨基甲酸酯类药物如利拉萘酯;吗啉类药物如阿莫罗芬;其他如环吡酮胺。皮肤癣菌对系统抗真菌药物如氟康唑、伊曲康唑、特比萘芬均敏感。

(王爱平　李若瑜)

第四节　接　合　菌

一、接合菌鉴定流程

(一) 毛霉目真菌的形态鉴定流程

毛霉目真菌的形态鉴定流程如图 27-4-1 所示。

(二) 毛霉属真菌鉴定特征

毛霉属真菌致病菌种鉴别要点如表 27-4-1 所示。

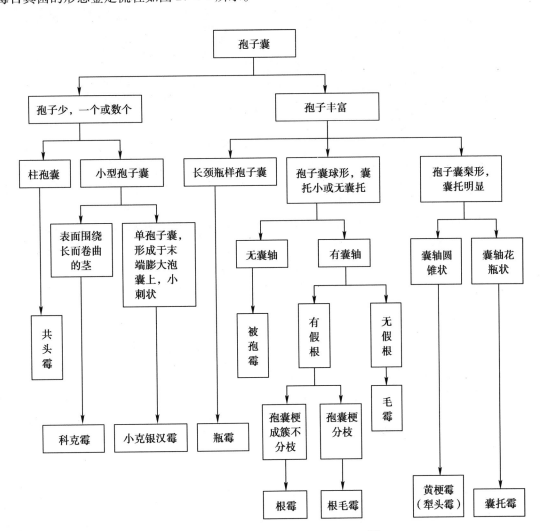

图 27-4-1　毛霉目真菌的形态鉴定流程[1]

表 27-4-1 毛霉属真菌致病菌种鉴别要点

菌种	显微镜下特征
卷曲毛霉 (*M. circielloides*)	孢囊梗假轴分支,其上不形成厚壁孢子,孢囊孢子卵形,椭圆形至倒卵形,(4.5~7)μm×(3.5~5)μm
冻土毛霉 (*M. heimalis*)	高层的孢囊梗不分枝或稀疏分枝 1~2 次,孢子囊直径可超过 100μm,孢囊孢子柱状,椭圆形,常在一边较平,接合孢子囊黑褐色
总状毛霉 (*M. racemosus*)	孢囊梗假轴或单轴混合分支,其上常形成许多厚壁孢子,孢囊孢子卵形,倒卵形至近球形,5.5~8.5μm(~10μm)×(4~7)μm,或直径 5.5~7μm
不规则毛霉 (*M. irregularis*)	假根可自孢子枝、孢子囊、囊轴等各处发生,孢子枝一般无隔膜,如有也不在固定位置上,有或无囊托,孢子形状极不规则

(三) 根霉属真菌鉴定特征

根霉属真菌致病菌种鉴别要点如表 27-4-2 所示。

表 27-4-2 根霉属真菌致病菌种鉴别要点

菌种	显微镜下特征
匍枝根霉 (*R. stolonifer*)	假根异常发达,孢囊梗长 1000~2500μm(~3000)μm,孢子囊直径 136~335μm,孢囊孢子有很明显的棱角和线状条纹,不形成厚壁孢子,36℃可生长
少根根霉 (*R. arrhizus*)	假根缺如或有而不很发达,孢囊梗长 300~2000μm,孢子直径(75μm~)104~272μm(~314)μm,孢囊孢子有很明显至较明显的棱角和线状条纹,常形成厚壁孢子,36℃可以生长
小孢根霉 (*R. microsporus*)	菌落呈橄榄灰色,孢囊梗往往上细下粗,直而不在基部弯曲,囊轴球形、近球形,小的圆锥形,形状较规则,一般平滑,孢囊孢子大小较规则,具条纹

二、接合菌

(一) 分类

接合菌种类复杂,其分类及命名也在不断变化。接合菌属于接合菌门(*Zygomycota*)、接合菌纲(*Zygomycetes*),其下分为毛霉目(*Mucorales*)和虫霉目(*Entomophthorales*)。近年来,接合菌的命名和分类有了新的进展。在毛霉目已知的 16 科中,有 8 科的 12 属中的 24 种具有致病性。虫霉目分为 2 科 2 属,其中新月霉科(*Ancylistaceae*)耳霉属(*Conidiobolus*)包括 *C. coronatus* 和 *C. incongruus*。蛙粪霉科(*Basidiobolaceae*)蛙粪霉属(*Basidiobolus*)包括 *Basidiobolus ranarum*[1-6]。

以下展现的是接合菌最近的分类和命名[1]。某些属,如毛霉属、根霉属,仅列举了其中部分真菌。

接合菌门(*Zygomycota*)

接合菌纲(*Zygomycetes*)

毛霉目(*Mucorales*)

毛霉科(*Mucoraceae*)

毛霉属(*Mucor*):*M. circinelloides*,*M. hiemlis*,*M. ramosissimus*,*M. irregularis*

根霉属(*Rhizopus*):*R. arrhizus*,*R. microsporus*

根毛霉属(*Rhizomucor*):*Rhizomucor pusillus*

囊托霉属(*Apophysomyces*):*Apophysomyces elegans*

横梗霉科(*Lichthemiaceae*)

横梗霉属(*Lichthemia*):*Lichtheimia (Absidia) corymbifera*,*Lichtheimia ramosa*.

小克银汉霉科(*Cunninghamellaceae*)

小克银汉霉属(*Cunninghamella*):*Cunninghamella bertholletiae*

枝霉科(*Thamnidiaceae*)

科克霉属(*Cokermyces*):*Cokermyces recurvatus*

并头霉科(*Syncephalastraceae*)

共头霉属(*Syncephalastrum*):*Syncephalastrum racemosum*

瓶霉科(*Saksenaeaceae*)

瓶霉属(*Saksenaea*):*Saksenaea vasiformis*

被孢霉科(*Mortierellaceae*)

被孢霉属(*Mortierella*):*M. wolfii.*

虫霉目(*Entomophthorales*)

新月霉科(*Ancylistaceae*)

耳霉属(*Conidiobolus*):*C. coronatus*,*C. incongruus*

蛙粪霉科(*Basidiobolaceae*)

蛙粪霉属(*Basidiobolus*):*Basidiobolus ranarum*

(二) 致病性

1. 分布与定植 大部分接合菌为世界性分布,可以利用多种物质作为营养源。致病性接合菌均可以在 37℃生长,有些接合菌的最高生长温度可以达到 50℃。在自然界中可从腐败的水果蔬菜、食物、土壤和动物的粪便中分离到毛霉目的许多菌种。其中最常见的是根霉属真菌,其孢子囊在空气中广泛分布,可以释放大量孢子,是临床上最常见的病原性接合菌。人类感染主要是通过吸入接合菌孢子所致,鼻窦和肺部是最常受累的部位。空气中大量的孢子也很容易造成环境的污染。空调系统的污染可以造成鼻窦和肺部接合菌病的发生。此外,静脉输液受到污染可以导致播散性感染,纱布和静脉插管的污染可以导致皮肤感染。接合菌不会在人-人之间传播。毛霉目真菌大多数为腐生菌,广泛分布于土壤、动物粪便及其他腐败的有机物上,少数寄生于其他真菌上,极少数寄生于高等植物上,引起植物病害,也能引起人类的接合菌病。虫霉目致病菌在热带及亚热带分布较广,因而其感染在非洲、中南美、印度、东南亚等地的发病率相对较高。

2. 致病性　毛霉病通常由吸入孢子而发病。可导致过敏反应,或引起肺部或鼻窦的感染。如果因创伤而接种真菌,可导致角膜、耳、皮肤或皮下组织的感染。若食用被真菌污染的食物,可导致胃肠道的感染。当真菌进入血管,可致管腔闭塞。原发感染可经血行或神经干播散至其他器官,尤其中枢神经系统。免疫功能低下者易感染毛霉病,如糖尿病、HIV 感染、应用大剂量糖皮质激素、血白细胞减少、白血病、营养不良的患者。此外静脉药物滥用、医用外科材料受污染等也可引起。蛙粪霉病主要好发于儿童和青春期,据报告,半数以上的病例发生于10 岁以下的儿童,成人病例少见。耳霉病主要见于成年男性,女性及儿童少见。推测虫霉病的传播途径可能是通过微小外伤和昆虫叮咬。

(三) 实验室检查

1. 标本采集　毛霉目真菌病通常进展快、诊断困难,及时获得临床标本并检测,对于毛霉目真菌病的检测至关重要。从可能感染部位取材,分泌物或者支气管冲洗物离心后沉渣直接采用 10% KOH 溶液涂片并进行真菌培养。组织病理标本或无菌部位获得的标本更有意义。获取标本后及时送真菌实验室,标本不能冷冻。毛霉病患者一般不会出现血培养阳性,血培养阳性无明确临床意义。

2. 染色镜检　显微镜下可以见到菌丝粗大(7～15μm)、透明,无分隔或者分隔少,壁薄易折叠,分支呈直角。有时看到菌丝的横断面,表现为圆形肿胀细胞样。镜检阳性有诊断意义,镜检阴性,不能除外诊断。

3. 分离培养

(1) 毛霉目:可在许多真菌培养基上快速生长,PDA 及改良的 SDA 培养基是适合的培养基(放线菌酮可抑制其生长,故其培养基不加放线菌酮),25～30℃培养 2～4 天后可见典型的絮状而致密的菌落,迅速铺满整个培养皿或试管,形成丰富的气生菌丝体。根据菌种、生长时间不同菌落颜色可呈白色、黄色、灰色外观。显微镜下可有假根、囊托及匍匐菌丝,菌丝粗大、无隔,孢子梗发自菌丝或假根结节,孢子梗顶端可有孢子囊(直径为 50～300μm)。

(2) 虫霉目:菌落通常呈波浪状或粉末状,呈放射状条纹,菌落颜色由奶油色变成灰色。其特征是存在初生孢子和次生孢子,在成熟期喷射状释放。

耳霉的菌落透明,呈放射状条纹,最初为波浪样外观,后逐渐变成粉末状,培养皿盖上常覆盖有由无性孢子释放的次级分生孢子,老的培养基可见到绒毛状分生孢子。初生孢子为圆形(40μm),有明显的乳突。

蛙粪霉在 25～37℃生长迅速,培养 2～3 天开始生长,初为白色蜡样菌落,呈放射状条纹,颜色逐渐加深,2～3 周后可形成灰黄色甚至灰黑色,表面可有一层绒毛样菌丝。培养 7～10 天显微镜下可见宽大的无隔菌丝可裂解形成多个独立的单核菌丝体。有性型通过配囊结合形成接合孢子。接合孢子呈厚壁状,遗留鸟嘴样附属物(来自配囊配子)。初生孢子呈圆形,由原始分生孢子肿胀顶端处释放。次生孢子呈梨形,由孢子梗直接释放产生。

4. 微生物鉴定　KOH 制片直接镜检可见直角分支的宽大(6～25μm)、透明、无分隔或极少分隔的菌丝。

对毛霉目真菌进行鉴定需要根据:①菌落形态;②最高生长温度;③显微镜下观察有无囊托、假根、匍匐菌丝;④孢子囊、孢囊孢子的形态等。常需要分子生物学进一步鉴定至种的水平。

(1) 毛霉目

1) 毛霉属(*Mucor*):菌落生长迅速,颜色由白色变黄色,最终可发灰色。最高生长温度为 32～42℃。显微镜下孢子梗发自气生菌丝,分支较少,呈透明状;无假根及匍匐菌丝;孢子囊呈球形,黄色至棕色;囊轴呈圆形,扁平或椭圆形;无囊托;孢囊孢子呈扁球形稍长,壁光滑。毛霉属致病菌种鉴别要点如表 27-4-1 所示。

2) 根霉属(*Rhizopus*):50～55℃可生长;30℃可迅速生长,初为白色,后渐变成棕色或灰色。背面呈白色,菌落黏性。显微镜下孢子梗发自假根,单个或成簇,未分支,呈深棕色;有假根及匍匐菌丝;孢子囊球形,呈灰黑色;囊轴扁球形稍长,呈棕色;有囊托但短;孢囊孢子呈扁球形,伴棱角。根霉属致病菌种鉴别要点如表 27-4-2 所示。

3)根毛霉属(*Rhizomucor*):耐热,50~55℃可生长。显微镜下孢子梗壁光滑发自匍匐菌丝,散在或成群分支,呈棕色;有假根及匍匐菌丝,假根壁薄;孢子囊圆形,呈灰棕色至棕黑色;囊轴圆形至梨形,呈灰棕色;无囊托;孢囊孢子呈球形,透明。

4)囊托霉属(*Apophysomyces*):菌落生长迅速,由白色变成灰色外观,42℃生长良好。显微镜下孢子梗不分枝,孢子囊呈梨型,囊托花瓶状或钟状,囊轴半圆形,孢囊孢子光滑呈圆柱形。

5)横梗霉属(*Lichthemia*):菌落呈白色、羊毛状,逐渐变成灰色,最高生长温度为 46~52℃。显微镜下孢子梗发自匍匐菌丝,散在或成群,分支,呈苍白色、灰色;有假根及匍匐枝但不明显;孢子囊圆形至梨形,呈苍白色、灰色;囊轴半圆形或圆顶型伴尖端突起;有囊托,呈明显圆锥形;孢囊孢子圆形至椭圆形,壁光滑。

6)克银汉霉属(*Cunninghamella*):菌落由白色变成深灰色,最适生长温度为 45℃。显微镜下孢子梗顶端发出分枝,末端膨大成顶囊,其上有许多小梗,单孢子的小型孢子囊即形成在小梗上。

(2)虫霉目:主要有以下两个致病菌种。

1)冠状耳霉(*Conidiobolus coronatus*):在 PDA 培养基上培养,菌落呈扩散性生长,很快可以见到放射性射出的次级菌落。显微镜下观察可见菌丝直径为 6~15μm。分生孢子梗高 60~90μm,顶端轻微变细。初级孢子直径大约为 40μm,有明显乳头状基底,培养时间延长会出现茸毛样附属物(绒毛孢子)。孢子可以喷射释放,在初级菌落周围形成次级菌落。

2)蛙粪霉(*Basidiobolus ranarum*):在 PDA 培养基上培养,菌落呈蜡样,无气生菌丝。菌落中心呈脑回样,周边有放射性深在裂隙。

显微镜下观察可见初级分生孢子梗短,末端肿胀。初级孢子球形,喷射释放形成乳头状结构。次级孢子梨形。孢子可见球形的突出物。

5. 药敏试验　可采用 CLSI 的 M38-A3 丝状菌药物敏感性检测方案,检测产孢接合菌的体外药物敏感性。绝大多数毛霉菌对抗真菌药物不够敏感,而且其折点也未确定。大多数抗真菌药物对毛霉目真菌的敏感性较一致,但是存在一定的种属差异性。

(四) 检验结果的解释和应用

1. 真菌培养结果解释和应用　接合菌为条件致病菌,自然界分布广泛,某些菌可以是实验室污染菌。因此对接合菌分离结果需要慎重解释。一般认为从血液、穿刺液、脓液和肺组织中分离出的接合菌是感染菌,而从痰液中分离出的接合菌则应结合直接镜检进行考虑,涂片细胞学检查为合格的痰标本,且在初始分离培养基上呈优势生长,可认为是有意义的感染菌。

2. 药敏试验结果解释和应用　两性霉素 B 是治疗毛霉目真菌最有效的抗真菌药物,但体外药敏试验及动物实验提示小克银汉霉对两性霉素 B 的敏感性较差。

同一类药物对接合菌的 MIC 也存在多样性。新一代唑类药物中,伏立康唑对毛霉目真菌活性差。毛霉病暴发感染可能与其应用伏立康唑有关。泊沙康唑对毛霉目真菌有抗菌活性。多项体外药敏研究和动物模型均显示泊沙康唑对大多数毛霉目真菌有较低的 MIC 值。

棘白菌素类药物体外药敏显示对毛霉目真菌的抗菌能力差,且体内试验亦表明当其单独用药时抗菌活性不明显。但最近有研究证明与两性霉素 B 联合时有潜在的临床应用价值。

目前关于虫霉目真菌体外药敏的资料比较匮乏。虽然碘化钾体外药敏对这些真菌显示无活性,但体内却显示有一定的作用。两性霉素 B 对虫霉目真菌 MIC 值较高。伊曲康唑和酮康唑具有较好的体外抗菌活性。除此之外,蛙粪霉较之耳霉对各种抗真菌药更为敏感。

(余 进 李若瑜)

第五节 曲 霉 菌

一、曲霉菌鉴定流程

常见致病性曲霉菌种鉴定要点如表 27-5-1 所示[1]。

二、曲霉菌属

(一) 分类

曲霉是一类丝状真菌,自然界中广泛存在。常

表 27-5-1 常见致病性曲霉菌种鉴定要点

菌种	分生孢子梗	瓶梗	顶囊	菌核	闭囊壳	壳细胞	粉孢子	菌落颜色（正面）	菌落颜色（背面）
A. lentulus	250~300μm, 光滑	单层,顶囊上半部分	棒状	-	-	-	-	絮状,通常白色,散布青绿色	黄色,无色素
黄曲霉	400~850μm, 无色、粗糙	单层或双层, 布满顶囊	圆形、或近圆形	+ 有些菌株,褐色	-	-	-	黄绿	无色或淡黄
烟曲霉	300μm,光滑、无色或绿色	单层,在顶囊上半部分	烧瓶形	-	-	-	-	青绿到灰色	白色到黄褐色
构巢曲霉	7~150μm,光滑、褐色	双层、短	半球形或烧瓶形	-	+ 红色	+	-	绿色,浅黄到黄色	紫红色到橄榄色
黑曲霉	400~3000μm,长、光滑、无色	双层,密生于整个顶囊表面	圆形	-	-	-	-	黑色	白到黄色
土曲霉	100~200μm,光滑、无色	双层,顶囊的上1/3~1/2处	圆形	-	-	-	+ 孤立、圆形,直接从菌丝产生	肉桂色到棕色	白色到褐色
杂色曲霉	200~400μm,光滑、无色	双层,于顶囊4/5处	圆形	-	-	+ 有些菌株		开始白色,逐渐变黄色、黄褐色、淡绿色或粉红色	白到黄色或紫红色
A. ustus	75~400μm,光滑,褐色	双层,于顶囊2/3处	球形或半球形	-	-	+ 不规则形状	-	暗灰绿色	黄色、暗红色或紫色

可以在泥土、植物腐物、空气中等处分离到。曲霉属的有性阶段属于子囊菌门、不整子囊菌纲、散囊菌目、散囊菌科、散囊菌属、裸孢壳属和萨托菌属;其有性期仅发现于部分曲霉。无性阶段属丝孢纲、丝孢目、从梗孢科。目前已知的曲霉属包括 185 个种。约有 20 余种可引起人类机会性感染。其中烟曲霉（*A.fumigatus*）是最常见的致病曲霉,其次是黄曲霉（*A.flavus*）和黑曲霉（*A.niger*）。棒曲霉（*A.clavatus*）、灰绿曲霉（*A.glaucus*）、构巢曲霉（*A.nidulans*）、米曲霉（*A.oryzae*）、土曲霉（*A.terreus*）、焦曲霉（*A.ustus*）、杂色曲霉（*A.versicolor*）虽然也有报道引起人类致病,但发生率低。

国际曲霉分类专家在对烟曲霉及相关菌种的种系发生研究中更新了其分类和鉴定,并增加了一些新的菌种。为了应对临床实验室鉴定的局限性,提出了"烟曲霉复合体（*A. fumigatus* species complex）"、"黄曲霉复合体（*A.flavus* species complex）"和"土曲霉复合体（*A. terreus* species complex）"的概念[1-6]。

（二）致病性

曲霉在自然环境中分布广泛,呈世界范围的分布。在土壤中、水、食物、和其他自然环境中均能分离到曲霉,而且干燥的曲霉孢子很容易通过空气、昆虫或者鸟类播散。部分曲霉能够产生真菌毒素,人和动物食入后对身体有害。

曲霉引起的人类疾病可分为机会性感染、变态反应性曲霉病及曲霉毒素中毒。免疫受损是曲霉机会性感染的最常见原因。感染可以表现为局限性的曲霉球到严重的侵袭性感染。后者的发生主要与曲霉和宿主之间存在的免疫反应状态相关,与侵袭性曲霉病发病相关的主要危险因素有:中性粒细胞及巨噬细胞数量减少(>3周)或功能异常(慢性肉芽肿病);骨髓造血干细胞及实体器官移植、肿瘤放化疗、慢性阻塞性肺病、ICU 机械通气以及长期使用糖皮质激素、细胞毒药物等免疫功能受损的患者。随着对烟曲霉等致病性曲霉基因组学和蛋白质组学研究的进展,对曲霉致病和耐药相关的一些基因有了进一步了解。同时从宿主角度对于曲霉感染免疫的研究也使其发病机制更加明了。

（三）实验室检查

1. **标本采集** 采取痰液、支气管灌洗液和其他下呼吸道标本进行真菌镜检和培养,单纯培养阳性也有可能属于定植微生物或者污染。无菌组织中培养阳性是最可靠的曲霉病确诊证据,如手术或活检获得的肺组织。鼻窦组织、其他组织活检标本、皮肤活检标本、心脏瓣膜以及合适的眼部标本都能培养出曲霉菌。尽管有些患者会罹患曲霉心内膜炎,但是曲霉感染的血培养通常是阴性的。

2. **染色镜检** KOH 制片能够快速地观察到菌丝成分以及曲霉菌丝形态学特征。还可通过荧光染色进行观察。典型的曲霉菌丝是透明45°分支分隔的菌丝,直径为 $3 \sim 6 \mu m$,有平行光滑的细胞壁,有时能见到分隔。侵袭性曲霉病中菌丝在组织中增殖明显,通常呈放射性或平行生长。在肺部空洞定植的曲霉菌丝呈紊乱团块状排列。在慢性感染中,菌丝呈非典型样,明显增粗,直径约为 $12 \mu m$,有时见不到清晰的隔膜。在肺部或者耳道中镜检看到分生孢子头或子囊对于诊断很有意义。

3. **分离培养** 在沙氏培养基中,曲霉主要产生无性形态。在标准的察氏培养基、高糖察氏培养基(含 20% ~ 30% 葡萄糖)或 2% 麦芽浸膏培养基上都能够进行菌落和显微特征的观察。一般标准的观察时间为培养 7 天后,如果是观察有性期,则需要更长的时间。有的菌株是嗜高渗的,因此在低浓度的含糖培养基中不易生长。在25℃和37℃培养7天后,观察菌落的直径、培养基背面的颜色、质地、光泽度、液滴的渗出和色素的扩散。

4. **微生物鉴定** 曲霉生长速度、菌落形态和温度耐受实验等在鉴定菌种方面有重要意义。常用的培养基为察氏琼脂或麦芽浸汁琼脂;耐高渗透压的菌种可用含20%或40%蔗糖的培养基。一般培养温度为 27℃ ± 1℃,耐高温的菌种可 37℃ 或

45℃。培养时间为 7 ~ 14 天,部分可延长,肉眼及在低倍镜下观察菌落。曲霉的鉴定主要是依靠形态学特征,通常以菌落形态和分生孢子头的颜色进行群的划分,然后以分生孢子的形态和颜色、产孢结构的数目、顶囊形态以及有性孢子的形态进行种的鉴定。

（1）曲霉的菌落形态:除构巢曲霉和灰绿曲霉外,曲霉属其他种生长速度较快。在察氏琼脂(Czapek-Dox agar)培养基上 25℃ 培养 7 天后,构巢曲霉和灰绿曲霉的直径为 0.5 ~ 1cm;而其他曲霉直径能达到 1~9cm。

曲霉菌落呈绒毛状或粉状。不同菌种表面颜色不同。大多数曲霉的培养基背面无色或淡黄色。但构巢曲霉培养基背面可以呈紫红色、橄榄色,杂色曲霉背面则可呈橘黄色、紫红色。

烟曲霉耐高温,40℃的温度中生长良好。曲霉属中只有烟曲霉有此特性。烟曲霉在 20~50℃ 均可生长。鉴于目前烟曲霉分子分类正在变化中,临床实验室对于分离到的形态学特征与烟曲霉相近似的菌株建议统一报告为"烟曲霉复合体",具体菌种应通过温度试验、药物敏感性试验及 β-tublin、calmoderin 等基因测序结果来进一步鉴定。

（2）曲霉的显微镜下特征:曲霉属的每个种有共同的形态特征,每个菌种又有其特殊形态特征。

曲霉的基本形态特征:菌丝透明有分隔。曲霉无性期的产孢结构由分生孢子梗、顶囊、瓶梗等组成。分生孢子梗(conidiophores)从足细胞(foot cell)产生,分生孢子梗的顶端是顶囊(vesicle)。顶囊是曲霉属特征性的结构。分生孢子梗的形态和颜色因菌种不同而不同。顶囊的上面呈放射状覆盖着一层花瓶样的柱形细胞,称瓶梗(phialide)。瓶梗上面产生分生孢子链。有些曲霉的顶囊上覆盖有两层瓶梗细胞,其中直接覆盖在顶囊上的瓶梗细胞称梗基(metula),梗基上面的瓶梗细胞产生分生孢子。

曲霉的特殊结构:主要包括闭囊壳(cleistothecia)、壳细胞(Hulle cells)、粉孢子(aleuriconidia)、菌核(sclerotia)。这些特征对于鉴定某些曲霉的很有意义。闭囊壳破裂后,子囊释放出来。闭囊壳在某些曲霉的有性期产生。壳细胞是一种大的无增殖能力的细胞,与某些曲霉有性期有关。粉孢子是通过裂解其支持细胞产生的一类孢子,其基底常缩短并带有残余的溶解细胞,这些残余物在基底形成环形结构。

5. **药敏试验** 曲霉属于产孢丝状真菌,其体外

药敏试验方法比较成熟,可采用 CLSI 的 M38-A3 丝状菌药物敏感性检测方案或 E 试验。与所有丝状真菌相似,曲霉菌对抗真菌药物的折点尚未确定。但至少不同种的曲霉菌对不同抗真菌药物敏感性存在差异。

(四) 检验结果的解释和应用

1. 真菌培养结果解释和应用　曲霉菌为条件致病菌,自然界分布广泛,某些菌可以是实验室污染菌。因此曲霉菌分离结果需要慎重解释。结合镜检结果判断培养得到的曲霉是否具有临床意义,一般来说以下几种形式认为具有临床意义:①无菌部位或下呼吸道临床标本中发现菌丝;②单一标本中为优势菌或者多次标本分离得到同一菌株;③组织中发现菌丝。当怀疑肺部真菌感染的时候,最好连续培养三次痰标本。对于从血液中分离出的曲霉菌,一般认为是污染菌,而从痰液中分离出的曲霉菌则应结合直接镜检结果进行考虑,涂片细胞学检查为合格的痰标本,且在初始分离培养基上呈优势生长,可以作为临床诊断的依据。

2. 药敏试验结果解释和应用　曲霉对两性霉素 B、伊曲康唑、伏立康唑、泊沙康唑、特比萘芬、棘白菌素类药物(包括卡泊芬净、米卡芬净及阿尼芬净)敏感。美国感染病学会制定的曲霉病治疗指南中,伏立康唑为首选药物,棘白菌素类药物也可以用于侵袭性曲霉病的治疗。两性霉素 B 和卡泊芬净或伏立康唑和卡泊芬净有联合抗曲霉及其生物膜的作用。近年来有烟曲霉对唑类药物耐药乃至交叉耐药的报道,如耐伊曲康唑的烟曲霉报道增多,而且出现多药物耐药的烟曲霉临床分离株。提示有必要对长期用药者进行药物敏感性的监测。对两性霉素 B 耐药的黄曲霉临床分离株也有报道。土曲霉对两性霉素 B 天然耐药。构巢曲霉对两性霉素 B 也常常耐药。

(余　进　李若瑜)

第六节　暗色真菌

一、暗色真菌鉴定

暗色真菌鉴定流程

暗色真菌鉴定流程如图 27-6-1 所示。

二、暗色真菌

(一) 分类

致病性暗色真菌 pathogenic dematiaceous fungi)是指一组菌丝和(或)孢子的壁具有黑色素样颜色的真菌[1-6]。这类真菌种类众多,形态学变化大,归属于子囊菌门(Ascomycota),真子囊菌纲(Euascomycetes),分为 6 个目 6 个科 14 个属。暗色真菌常见的致病菌集中于刺盾炱目的蔓毛壳科,包括枝孢瓶霉属(Cladophialophora)的卡氏枝孢瓶霉(Cladophialophora carrionii)、着色霉属(Fonsecaea)的裴氏着色霉(Fonsecaea pedrosoi)和 F. monophora、瓶霉属(Phialophora)的疣状瓶霉(Phialophora verrucosa)、外瓶霉属(Exophiala)的皮炎外瓶霉(Exophiala dermatitidis)、棘状外瓶霉(Exophiala spinifera)等。另一类致病性暗色真菌属于格孢腔菌目(Pleospora-les),主要包括链格孢霉属(Alternaria)、离蠕孢属(Bipolaris)、弯孢霉属(Curvularia)、凸脐孢属(Exserohilum)等条件致病性暗色丝状真菌。其中以离蠕孢属(Bipolaris)的穗状离蠕孢(Bipolaris spicifera)致病多见。目前临床已报道百余种致病性暗色真菌。

(二) 致病性

暗色真菌在自然界广泛分布,其致病菌多为土壤腐生菌,已从土壤、朽木、腐败植物等处分离出多种致病性着色真菌,病原菌多通过外伤接种进入皮肤引起感染。

暗色真菌在人类可致浅表型真菌感染及甲真菌病、足菌肿等,更常见的是引起着色芽生菌病和暗色丝孢霉病。有时甚至发生系统性感染而危及生命。暗色真菌感染的发生可能与外伤有关。最近的研究表明天然免疫缺陷、免疫功能异常患者对暗色真菌的易感性明显提高。

(三) 实验室检查

1. 标本采集　采取患者的脓液、分泌物、痂皮或活检组织等标本,对其进行显微镜检查和真菌培养等检查。

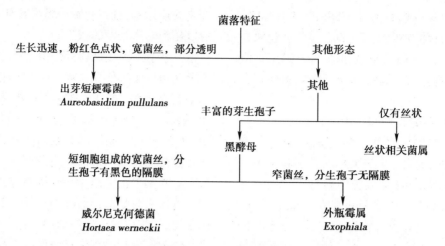

图 27-6-1　暗色真菌鉴定流程

2. 镜检　取痂屑、渗出物、脓液或活检标本进行 KOH 涂片镜检可以发现单个或成对成簇的棕色厚垣多分隔的硬壳小体(sclerotic body)，直径为 4～12μm。硬壳小体对诊断着色芽生菌病有重要意义。暗色丝孢霉病在损害的分泌物或脓液及活检标本中可见暗色规则或串珠状菌丝、发芽或不发芽的酵母细胞。

3. 分离培养　将分泌物、脓液、活组织标本接种于沙氏琼脂斜面上在 25～30℃ 温度下培养 4 周，大多数致病性暗色真菌在 1～2 周内均可形成绒毛样菌落(个别菌种初代培养呈酵母样)，呈灰色、暗绿色、暗棕色或黑色，在马铃薯琼脂或玉米琼脂培养基上生长良好，产孢丰富。根据其产孢结构特点可对其进行鉴定。

4. 微生物鉴定　暗色真菌的鉴定主要包括形态学鉴定(基于孢子发生方式)、生理生化鉴定(温度、碳源和氮源同化)、血清学鉴定(外抗原试验)、分子生物学鉴定(核酸杂交、ITS 测序、RAPD、RFLP)。在组织病理中，某些暗色真菌黑色素量较低，常规染色不易看到真菌成分，可以采用 Fontana-Masson 染色，它可以将黑色素染色，因而被推荐作为和曲霉等造成的透明丝孢霉病(hyalohyphomycosis)的常规鉴别方法。

形态学鉴定依然是暗色真菌鉴定的重要手段，应用马铃薯琼脂或玉米琼脂培养基进行小培养是观察分生孢子的发生方式的理想手段。近年来，分子鉴定发展迅速，18S rRNA 基因因其保守性而被广泛应用，大部分暗色真菌可以由 ITS 测序进行菌种鉴定，但应用此方法作为鉴定金标准仍然存在争议。如链格孢霉属等一些种属，不同种间形态学存在差异，然而 ITS 区域可能相同，因此对于这些种

属而言，ITS 是否没有足够的多态性、亦或是否我们定义了过多的种等问题仍然存在争议。对于某些少见菌种与 GenBank 比对时应注意，因为大约 10% 的序列可能存在出入，菌种鉴定不能全部依赖于测序，应当结合形态学鉴定及命名法。常见病原性暗色真菌鉴定特征介绍如下(表 27-6-1 和表 27-6-2)。

(1)卡氏枝孢瓶霉：在 SDA 上 27℃ 培养 14 天后，菌落直径可达 2cm；菌落紧密，橄榄绿至黑色，有较清楚的暗色边界，表面可见棕绿色短的气生菌丝。显微镜下可见分生孢子呈单细胞性、褐色、表面光滑，椭圆形，底部有一暗色的脐，孢子大小为(1.5～3)μm×(3～10)μm，产孢方式主要为枝孢型，以向顶性方式排列为多分枝的分生孢子链。在某些菌株上可以观察到有清楚领状结构的瓶梗。本菌的最高生长温度 37℃，不能液化明胶。

(2)裴氏着色霉：在 SDA 上，27℃ 培养 14 天后菌落直径可达 2.5cm；表面平坦或高起有皱褶，表面绒毛状或絮状，橄榄绿至黑色，可见灰色短而密集的气生菌丝。显微镜下可见多形性产孢，主要可见喙枝孢型、枝孢型产生的分生孢子，偶可见瓶型产孢。分生孢子单细胞性，呈椭圆形或圆筒形、长椭圆形，菌落大小为(1.5～3)μm×(3～6)μm。

(3)F. monophora：是 2004 年根据 ITS 区序列分析从裴氏着色霉中分出的一个新种，主要分布在南美及非洲，在中国则主要集中在南方，引起的疾病谱较 F. pedrosoi 广，感染不仅仅限于皮肤和皮下组织，还可以引起脑部系统性感染。

(4)疣状瓶霉：在 SDA 上，27℃ 培养 14 天后菌落直径达 2cm，褐色至黑色，表面密生灰色短的气生菌丝。显微镜下可见瓶梗呈安瓿瓶形或葫芦形，产

孢方式为瓶型产孢,顶端可见清楚的领口状结构。分生孢子在瓶梗的开口处依次产生,半内生性,由黏液包绕后聚集在瓶口顶端,分生孢子为单细胞性,呈近球形,无色至褐色,菌落大小为(1~2)μm×(3~4)μm。

(5)皮炎外瓶霉:又名皮炎王氏霉(*Wangiella dermatitidis*)。初代培育菌落呈黑色糊状,继代培育可产生气中菌丝。糊状菌落显微镜下可见酵母样芽生孢子,产菌丝菌落中可见圆筒形或瓶形的分生孢子梗即环痕梗(annellide),在菌丝末端或侧枝产生,周围聚集多个分生孢子。分生孢子呈圆至卵圆形,大小为(1~3)μm×(1.5~4)μm。另有一种颗粒型菌落,显微镜下可见暗色的厚垣孢子样细胞团块或孢子链,有时这种细胞内部可纵横分隔。该菌可在42℃生长,不能利用硝酸钾,可与其他的外瓶霉相区别。

(6)棘状外瓶霉:菌落潮湿发亮,呈黑色酵母样,主要由酵母细胞组成。继代培养逐渐产生短的绒毛状菌丝。显微镜下可见菌丝分枝分隔,分生孢子梗即环痕梗从菌丝末端或侧面产生,颜色较深,直立、与菌丝呈直角分枝,其顶端有一较长的鼻状突起即环痕产孢处,该突起为外瓶霉中最长的,环痕数目在外瓶霉中最多,可达30段以上。环痕孢子为单细胞,呈透明或半透明,亚球形至椭圆形,光滑,大小为2.5μm×3.5μm。本菌可在38~39℃生长,可利用硝酸盐。

(7)穗状离蠕孢:菌落平坦扩展,呈絮状至毛状,灰黄至橄榄色。菌丝棕色,分枝分隔。显微镜下可见分生孢子梗在菌丝末端或侧面产生,顶部产孢,呈膝状弯曲,孢子脱落后留下瘢痕。分生孢子以合轴方式产生,短柱状或卵圆形,两端钝圆,底部与分生孢子梗相连接部位有一痕。分生孢子一般为3细胞,两极均可发芽。

5. 药敏试验　可采用CLSI的M38-A3丝状菌药物敏感性检测方案,检测产孢暗色真菌的体外药物敏感性。暗色真菌的体外抗菌药物敏感性报道日渐增多,然而判读折点还没有确切的标准,临床相关性数据也不足。

表 27-6-1　致病性外瓶霉的鉴别

菌种	BHIA+1%葡萄糖 37℃	CDA	温度耐受			环痕梗	分生孢子
			37℃	42℃	42℃		
皮炎外瓶霉	酵母形(溶化的巧克力状)	发育不良	+	+	+	圆筒形,瓶状、罐状	单细胞,球形,亚球形,卵圆形
从梗孢外瓶霉	菌丝形	良	+	+	−	小球形,基部膨胀,有群集产生倾向	单细胞,球形,亚球形,长椭圆形,香蕉形
甄氏外瓶霉	菌丝形(发育不良)	良	+	−	−	圆筒形,瓶状罐状	单细胞性,球形,亚球形,椭圆形,长椭圆形
棘状外瓶霉	菌丝形	良	+	+	−	长瓶状-罐状尖端变尖,突起较长	单细胞性,球形-长椭圆形

表 27-6-2　致病性瓶霉的鉴别

菌名	菌落发育	菌落颜色	瓶梗	领状结构	分生孢子
疣状瓶霉	中等度	黑褐-灰色褐色	烧瓶状	杯状着色较暗	卵圆-椭圆形无色
烂木瓶霉	快速	灰绿色	亚圆桶形-棍棒形	托盘形,漏斗状,着色暗或无色	有两种:①球形深褐色;②椭圆形-圆桶形-香肠形,无色
匐根瓶霉	快速	灰褐色	圆筒形、稍短	不明显(基部不细),无色	香肠形-椭圆形-圆筒形,无色
寄生瓶霉	快速	淡灰色-灰绿色	圆桶形,混纹线状,稍长	浅杯状(基部稍稍变细)无色	圆桶形-香肠形

（四）检验结果的解释和应用

1. 真菌培养结果解释和应用 暗色真菌在自然界分布广泛，某些菌可以是实验室污染菌。因此对暗色真菌分离结果需要慎重解释。一般认为，从血液、穿刺液、脓液和肺组织中分离出的暗色真菌是感染菌，而从有菌开放部位中分离出的暗色菌则应结合直接镜检结果进行考虑。

2. 药敏试验结果解释和应用 总体而言，唑类药物抗暗色真菌药物敏感性数据较一致，其中以伊曲康唑有较好的活性，但是也有长期应用伊曲康唑治疗的裴氏着色霉感染患者对唑类药物耐药。新型三唑类药物泊沙康唑、伏立康唑对于暗色真菌也有广谱抗菌活性，而且泊沙康唑对于链格孢属、外瓶霉属的抗菌活性高于伏立康唑。

两性霉素 B 对于临床比较常见的暗色真菌如外瓶霉属、链格孢属体外抗菌活性较好，弯孢霉属、外瓶霉属、喙枝孢属偶尔会出现耐药。一些研究认为氟胞嘧啶对于不同暗色真菌导致的着色芽生菌病和暗色丝孢霉病有一定的抗菌活性，也有一些研究认为无抗菌活性。特比萘芬对于丝状真菌有着明确的抗菌活性，有报道认为特比萘芬对于链格孢属、弯孢霉属、离蠕孢属有着广谱的抗菌活性。棘白菌素类药物对于暗色真菌的药物敏感性不尽相同，有菌种特异性。

（王晓雯 李若瑜）

第七节 双 相 真 菌

一、双相真菌鉴定流程

常见双相真菌的形态特征如表 27-7-1 所示。

二、双相真菌

（一）分类

双相型真菌（*Dimorphic fungi*）是指一类具有温度依赖性形态转换能力的病原真菌[1-6]。它们在组织内和在特殊培养基上 37℃ 培养时呈酵母相，而在普通培养基上室温培养时则呈菌丝相。目前国际公认的致病性双相真菌有六种。包括马尔尼菲青霉（*Penicillium marneffei*）、孢子丝菌属（*Sporothrix*）、组织胞浆菌属（*Histoplasma*）、球孢子菌属（*Coccidiodes*）、副球孢子菌属（*Paracoccidioides*）和芽生菌属（*Blastomyces*）。双相真菌有性期大多属于子囊菌门，具体分类将在每个菌种中分别介绍。

表 27-7-1 常见双相真菌的形态特征

真菌	菌丝相	酵母相
孢子丝菌属	分生孢子梗顶端有齿状突起，上有单生的分生孢子呈花朵状；在菌丝侧壁有小齿状突起，在上面生长有厚垣褐色较大分生孢子	球形、卵圆形、棍棒状或雪茄烟状酵母样细胞大小为 $(1\sim2)\mu m\times(3\sim7)\mu m$
马尔尼菲青霉	帚状枝双轮生，散在，稍不对称	圆形、卵圆形、长椭圆形有横隔的酵母细胞
荚膜组织胞浆菌	大分生孢子球形至洋梨形，直径 $7\sim25\mu m$，表面有指状突起；小分生孢子球形至洋梨形，直径 $2\sim6\mu m$	酵母细胞球形或卵形，直径 $2\sim5\mu m$（荚膜变种）$12\sim15\mu m$ 大小的厚垣、圆形、芽生孢子（杜波变种）
粗球孢子菌	菌丝及关节孢子	圆形，厚垣的球形体，直径 $10\sim80\mu m$。不出芽，内含内孢子，直径 $2\sim5\mu m$。球壁破裂，则有内生孢子游离在外
巴西副球孢子菌	不形成分生孢子，有时形成厚垣孢子，到 $35℃$ 时从厚垣孢子上生出多芽的子细胞	多极性出芽的酵母样细胞，窄颈，大小不等，直径 $10\sim30\mu m$，有时可达 $60\mu m$，数目多，好像船的舵轮
皮炎芽生菌	小分生孢子，球形至亚球形	球形和亚球形酵母细胞，直径 $8\sim15\mu m$，单极出芽，母细胞与子细胞附着处较宽大

（二）致病性

孢子丝菌属为自然界腐物寄生菌,广泛存在于柴草、芦苇、粮秸、花卉、苔藓、草炭、朽木、土壤、沼泽泥水等。孢子丝菌属在世界广泛分布,尤其在热带和亚热带区域。

马尔尼菲青霉在竹鼠体内共生,已从东南亚的四种竹鼠中分离出该菌,但至今尚未确定其自然生活环境,土壤可能是它的主要存在地,本菌极易在甘蔗和竹笋中生长。

荚膜组织胞浆菌为世界性分布,但在北美中部、中美和南美更为多见,在我国南方地区有散在发病,其自然栖息地为富含鸟和蝙蝠粪的土壤中,美国报道多次组织胞浆菌病暴发流行在蝙蝠栖息的地方(如洞穴),尤其在热带地区。

粗球孢子菌在土壤中栖居,一般局限于美国加利福尼亚的 San Joaquin Valley 地区。雨季的气候有利于土壤中真菌菌丝的增殖,真菌产生大量的关节孢子,随空气中的灰尘传播。

巴西副球孢子菌在酸性土壤中可长期存活,从犰狳中可分离到此菌。多发生于中美洲和南美洲,尤其以巴西常见。

皮炎芽生菌最适于在含有机废物的潮湿土壤或在烂木中生长,但很少能成功地分离到该菌。从北美的中西部到东南部均有病例报道。

双相真菌大多数为自然界腐生菌,是原发性真菌病病原菌。除孢子丝菌病多为皮肤外伤后感染外,其他主要是呼吸道感染,但绝大多数感染无症状,为自限性疾病,少数患者可发展为严重的系统性损害,为原发真菌感染。

1. 孢子丝菌病　多在外伤后接触土壤等后,将申克孢子丝菌带入皮内而引起感染,在地方流行区,可因吸入真菌孢子而发生肺部感染。

2. 马尔尼菲青霉病　人和竹鼠可能从一共同环境来源而感染,一般认为通过吸入空气中马尔尼菲青霉孢子而致病,并经血行播散至全身内脏器官。

3. 组织胞浆菌病　许多正常人在吸入少量的荚膜组织胞浆菌孢子后不引起任何症状,仅胸片显示肺部有不活动小病灶或钙质沉积。当吸入大量孢子、免疫受损或患其他疾患时,则产生不同程度的肺部或播散性感染。特别在幼儿中常产生急性暴发性播散性感染,并常迅速导致死亡。

4. 球孢子菌病　粗球孢子菌的关节孢子经呼吸道进入人体后,多数人仅引起短暂而轻度的肺部感染。在免疫抑制或易感人群中,可引起慢性的肺部感染或播散性感染。少数因外伤后接触本菌污染物而发病。

5. 副球孢子菌病　一般是在吸入播散在空气中的孢子后发病,肺部最常受累,随后病原菌随淋巴管扩散到局部的淋巴结。

6. 皮炎芽生菌病　感染发生于吸入散布在空气中的孢子后,肺常为原发感染部位,一些患者感染不累及其他器官而消退,而另一些患者感染可侵及皮肤、骨、前列腺和其他器官。

（三）实验室检查

1. 标本采集　采集痰、支气管肺泡灌洗液、气管抽吸物或肺活检材料,肺外感染采集体液(如血、尿、滑液)及组织标本(如皮肤、肝、骨)。组织标本应分成2份,分别行真菌学和组织学检查。

2. 染色镜检　用湿片或组织印片检查(KOH或荧光如钙荧光白染色 calcofluor white)。瑞氏、吉姆萨或 PAS 染色检查在单核细胞或巨噬细胞内的马尔尼菲青霉、荚膜组织胞浆菌。骨髓液及组织切片用 HE、PAS、GMS、瑞氏、吉姆萨染色。间接荧光抗体染色为快速、敏感和特异的诊断法。

3. 分离培养　用血琼脂、BHI 琼脂、抑制性真菌琼脂、沙保琼脂或肉汤等培养基,在30℃孵育4~8周或更久。对怀疑的菌落可转种后置37℃孵育7~14天,使菌丝相变为酵母相。

4. 微生物鉴定

（1）孢子丝菌属:长期以来一直认为孢子丝菌病仅由申克孢子丝菌(*S. schenckii*)感染所致。近年来,随着分子生物学鉴定方法的发展,发现申克孢子丝菌其实是由一组不同种系构成的复合体,即申克孢子丝菌复合体(*S. schenckii* complex),包括 *S. schenckii*、*S. brasiliensis*、*S. globosa* 和 *S. luriei* 等。表27-7-2列出了该复合体中常见菌种的鉴定要点。目前国内临床分离的孢子丝菌经 DNA 测序证实均为球形孢子丝菌(*S. globosa*)。

1)直接镜检:常规方法不易发现真菌成分。可疑标本涂片后作革兰染色或 PAS 染色,油镜下可见在多核粒细胞内或大单核细胞内外有革兰阳性的长圆形雪茄烟样或梭形小体,大小为(1~2)μm×(3~7)μm,只有少数患者可查到菌体。

2)菌落形态:在SDA上25℃培养3~5天后可见菌落生长。初为乳白色湿润、光滑、膜样菌落,逐渐变成深褐色至黑色,中央凹陷,周边隆起,有放射状皱褶的绒毛样菌落。多次转种后,菌落颜色可以变淡,甚至白色,但常有一小部分仍保持褐色,表面光滑,气生菌丝少见。在脑心浸液琼脂(BHI)上37℃培养,可见白色或灰白色酵母样菌落。

3)镜下结构:菌丝相可见细长分枝、分隔菌丝,直径1~2μm。分生孢子梗由菌丝两侧呈锐角长出,纤细而长,顶端变尖。分生孢子为单细胞性,有两种类型:一种呈无色,球形或梨形,直径(2~3)μm×(3~5)μm,3~5个簇集排列在分生孢子梗顶端如花朵样;另一种呈黑色,球形或圆锥形,较大,合轴排列于菌丝四周,称为套袖状分生孢子。酵母相可见大小不等的球形或卵圆形酵母细胞,以出芽方式繁殖,细长厚壁的芽胞呈梭形或雪茄烟样,附着在较大的球形或卵圆形酵母细胞上。

S. brasiliensis 在PDA上35℃培养21天后菌落直径≤30mm。有黑色素分生孢子,合轴分生孢子长2~6μm。

S. luriei 在PDA上35℃培养21天后菌落直径超过30mm。缺乏黑色素分生孢子,合轴分生孢子长4~10μm。

S. globosa 最高生长温度为35℃,着色分生孢子呈球形,不能同化棉子糖。

申克孢子丝菌最高生长温度为37℃,能同化棉子糖。

表27-7-2 申克孢子丝菌复合体不同菌种形态学及生理学特点

菌种	固着色沉分生孢子	在PDA上30℃培养21天菌落直径超过50mm	在37℃生长情况	同化试验结果 蔗糖	同化试验结果 棉子糖
S. albicans	无	有	能	+	−
S. brasiliensis	有	无	能	+	−
S. globosa	有	无	不能	+	−
S. mexicana	有	有	能	+	+
S. schenckii	有	无	能	+	+

(2)马尔尼菲青霉

1)直接镜检:可疑标本涂片吉姆萨或瑞氏染色,于单核细胞内见到圆形、椭圆形细胞,可见有明显的横隔。

2)菌落形态:在SDA上25℃培养3~4天开始生长。菌落有两种形态:一种菌落为淡灰色至红色膜样,周围基质出现红色环,2周后成熟菌落呈玫瑰红色蜡样,有脑回样皱纹及放射状沟纹,产生白色或灰褐色绒样气中菌丝,背面红色;另一种菌落为白色、淡黄色绒样菌落,产生红色色素渗入基质中,2周后成熟菌落呈黄间白或黄间红色,或黄绿色绒样,周围基质及背面红色。在BHI上37℃培养为酵母相,无色素产生。

3)镜下结构:菌丝相可见无色透明、分隔菌丝,分生孢子梗光滑而无顶囊,帚状枝双轮生,散在,稍不对称,有2~7个散开,不平行的梗基,其上有2~6个瓶梗,顶端狭窄,可见单瓶梗,其顶端有单链分生孢子,散乱。分生孢子初为椭圆形,后呈圆形,光滑,可见孢间联体。酵母相可见表面光滑、圆形、椭圆形、长形酵母细胞,裂殖而非芽生,也可见多数短的菌丝成分。

(3)荚膜组织胞浆菌

1)直接镜检:可疑标本KOH涂片的结果常为阴性,皆应涂片染色后检查,常用瑞氏、吉姆萨或PAS染色后在油镜下检查,菌体常位于巨噬细胞内,直径为2~4μm,常呈卵圆形,在较小一端有出芽,细胞周围有一圈未被染色的空晕,提示是本菌的细胞壁。菌体内有一个大的空泡,在大的一端有一弯月形红染的原浆块,芽很细,染色时可以脱落。菌体有时在组织细胞外,多聚集成群。

如果KOH涂片中见到直径为12~15μm的厚壁、圆形、芽生孢子,细胞内可见脂肪小滴,少数可见宽基底出芽,应考虑杜波变种。

2)菌落形态:在SDA上25℃培养生长缓慢,2~3周可见菌落生长。形成白色棉絮状菌落,然后变黄转至褐色,背面呈黄色或橙黄色。在BHI上37℃培养呈酵母相。两个变种菌丝相不易区分。

3)镜下结构:菌丝相可见透明、分支、分隔菌丝。分生孢子梗呈直角从菌丝长出,大分生孢子呈齿轮状,直径为8~14μm,圆形、壁厚、表面有指状突起,齿轮状大分生孢子是最具有诊断意义的特征性结构。可见少数直径为2~3μm的圆形或梨形小分生孢子。酵母相可见卵圆形孢子,有荚膜及芽基较窄的芽生细胞。染色后很像洋葱的横切面,分层清楚。两个变种酵母相可以鉴别,荚膜变种的酵母细胞小,直径为2~4μm,杜波变种的酵母细胞较大,直径为

12~15μm。

此外荚膜变种可分解尿素,但不能液化明胶;而杜波变种在24~96小时内即可液化明胶,但尿素试验阴性。

(4)球孢子菌

1)直接镜检:可疑标本KOH制片可见典型的圆形、厚壁(2μm)的球形体,直径为30~60μm,不出芽,内含内孢子,直径为2~5μm。内孢子可以充满小球形体或内生孢子排列在小球形体内壁,中央为一空泡。球形体破裂,内孢子外释。每个内孢子可延长为关节菌丝,关节菌丝断裂为关节孢子,后者发展为小球形体。在肺空洞病例,痰液标本可见到菌丝及小球形体。

2)菌落形态:在SDA上25℃培养,生长快,2~7天后可见菌落生长。很快由白色菌落转变为黄色棉絮状菌落,表面通常为白色,背面可呈黑褐色至灰色。在35~37℃培养亦呈菌丝相,但生长缓慢稀疏。在采用特殊的液体转换养基上,37~40℃和20%CO_2条件下培养,可以产生球形体和内生孢子。

3)镜下结构:菌落应用1%甲醛处理,数小时后再作镜检,以防吸入。菌丝相可见关节菌丝,圆柱状;关节孢子呈柱状,厚壁,大小为(2~4)μm×(3~6)μm,呈互生状生长;在关节孢子之间有一空细胞,彼此分开,具有特征性。酵母相的结构同直接镜检。

粗球孢子菌和 *C. posadasii* 两个种形态学一致,只能通过基因分析和在高盐浓度存在时生长率不同(*C. posadasii* 生长更慢)来区别。

(5)巴西副球孢子菌

1)直接镜检:可疑标本KOH涂片,可见一个或多个芽生孢子以细颈与圆形母细胞相连,呈典型的驾驶轮形,大小不等,直径为10~30μm,有时可达60μm,从母细胞上脱落的芽细胞直径为2~10μm。

2)菌落形态:在SDA上(培养基内不宜加氯霉素或放线菌酮)25℃培养,生长缓慢。菌落小,一般直径为1cm,为白色或带棕色绒毛样生长,边缘整齐,背面棕黑色菌落不下沉,但表面可以开裂。在BHI上37℃培养,为生长缓慢的酵母菌落,表面光滑或有皱褶。

3)镜下结构:菌丝相除细长分隔菌丝外,有3~6μm小分生孢子,陈旧菌落可见厚壁孢子。酵母相的结构同直接镜检。

(6)皮炎芽生菌

1)直接镜检:可疑标本KOH涂片可见圆形、厚壁、直径8~18μm的单芽胞子,芽颈较粗,孢子呈圆形。

2)菌落形态:在SDA上25℃培养,初为酵母样薄膜生长,后为乳白色菌丝覆盖,背面淡棕色。在BHI上37℃培养,可长成奶油色或棕色酵母样菌落,表面有皱褶。

3)镜下结构:菌丝相可见许多圆形和梨形直径为4~5μm的小分生孢子,直接从菌丝或分生孢子柄上长出,陈旧培养可见间生厚壁孢子。酵母相与直接镜检相同,但可见短菌丝或芽管。

5. 药敏试验　可采用CLSI的M38-A3丝状菌药物敏感性检测方案,来检测双相真菌菌丝相的体外药物敏感性。绝大多数双相真菌的药敏试验折点尚未确定。

(四)检验结果的解释和应用

1. 真菌培养结果解释和应用　由于双相真菌很少在人体定植,一般分离自人体标本的双相真菌均有临床意义。特别是从血液、骨髓、穿刺液、脓液和肺组织中分离出的双相真菌一般认为是感染菌,涂片细胞学检查为合格的痰标本,且在初始分离培养基上呈优势生长,可认为是有意义的感染菌。

2. 药敏试验结果解释和应用

(1)孢子丝菌:伊曲康唑、泊沙康唑、特比萘芬和两性霉素B对孢子丝菌的菌丝相和酵母相均有抗菌活性。特比萘芬对孢子丝菌的菌丝相和酵母相药敏试验的结果一致。伊曲康唑、伏立康唑和两性霉素B对孢子丝菌的菌丝相MIC值明显高于酵母相,尤其伊曲康唑差别最大,提示对伊曲康唑、伏立康唑及两性霉素B最好选择酵母相来进行体外药敏试验,所得结果可能与临床疗效一致性较好。此外,伊曲康唑与米卡芬净、伊曲康唑与特比萘芬的体外联合药敏试验显示具有良好的协同作用。

(2)马尔尼菲青霉:对两性霉素B、伊曲康唑及伏立康唑高度敏感,对氟康唑敏感性较低。米卡芬净对马尔尼菲青霉的菌丝相抑菌活性强,但对孢子相则较弱。

(3)组织胞浆菌:对两性霉素B、伊曲康唑、氟康唑、伏立康唑、泊沙康唑敏感,米卡芬净对组织胞浆菌的菌丝相抑菌活性强,但对孢子相则较弱。

(4)球孢子菌:对两性霉素B、伊曲康唑、氟康唑、伏立康唑、泊沙康唑敏感,米卡芬净对粗球孢子菌的菌丝相抑菌活性强,但对孢子相则较弱。

(5)副球孢子菌:对两性霉素B、伊曲康唑、氟康唑、伏立康唑、泊沙康唑敏感。

（6）皮炎芽生菌：对两性霉素B、伊曲康唑、氟康唑、伏立康唑、泊沙康唑敏感，米卡芬净对皮炎芽生菌的菌丝相抑菌活性强，但对孢子相则较弱。

（王爱平　李若瑜）

第八节　其 他 真 菌

一、镰刀菌

（一）分类

镰刀菌属（*Fusarium*）属于瘤座孢科（*Tuberculariaceae*），主要致病菌种包括尖孢镰刀菌（*F. oxysporum*）、层生镰刀菌（*F. proliferatum*）、茄病镰刀菌（*F. solani*）、胶孢镰刀菌（*F. subglutinans*）和轮状镰刀菌（*F. verticillioides*，即串珠镰刀菌*F. moniliforme*）等。少数菌种的有性型已被发现，属于子囊菌门、真子囊菌纲、肉座菌目、肉座菌纲中的赤霉属（*Gibberella*）和丛赤壳属（*Nectria*）[1-6]。

镰刀菌属形态复杂，种类繁多，而且易受外界环境的影响而发生变异，致使其分类和鉴定十分困难。近年来的分子生物学研究将致病性镰刀菌属的菌种归类为6个复合体，分别为茄病镰刀菌复合体（*F. solani* species complex，FSSC）、尖孢镰刀菌复合体（*F. oxysporum* species complex，FOSC）、藤仓赤霉复合体（*Gibberella fujikuroi* species complex，GFSC）、厚垣孢镰刀菌复合体（*F. chlamydosporum* species complex，FCSC）、单隔镰刀菌复合体（*F. dimerum* species complex，FDSC）、肉色镰刀菌-木贼镰刀菌复合体（*F. incarnatum-F. equiseti* species complex，FIESC）。

（二）致病性

镰刀菌在自然界分布广泛，存在于土壤中、植物和农作物上，属于条件致病菌，可引起眼内炎、角膜炎、溃疡、鼻窦炎、甲真菌病、皮肤感染、过敏、龟头炎、足菌肿、关节炎、肺炎、心内膜炎、脑脓肿、肺部感染、真菌血症等，某些种还与大骨节病、食管癌、克山病有关，有些种还能产生毒素。

（三）实验室检查

1. 标本采集　采取患者的脓液、分泌物、痂皮或活检组织等标本，对其进行显微镜检查和真菌培养等检查。

2. 染色镜检　标本KOH制片直接镜检可见透明、分枝、分隔、成锐角分支的菌丝，与曲霉属的菌丝难以区分。组织中的镰刀菌菌丝用HE染色效果不佳，但PAS或GMS染色法效果良好。

3. 分离培养　镰刀菌菌株在沙氏琼脂培养基上25℃生长迅速，37℃生长缓慢。菌落为白色绒毛或棉絮样或粉状，可为粉红、橙红、黄、紫等颜色。培养基背面可着同样颜色。培养物镜检可见分隔、分隔菌丝，有小分生孢子及大分生孢子。大分生孢子呈镰刀形，亦可为纺锤形、弧弓形、腊肠形等，有1～11分隔。

4. 微生物鉴定　镰刀菌鉴定主要参考以下几个方面：①菌落的生长速度、形态、颜色；②大分生孢子的形态、大小、分隔多少；③小分生孢子的有无及形状、着生方式；④厚壁孢子的有无及多少；⑤分生孢子梗的长短及瓶梗类型。

临床常见镰刀菌的鉴定如表27-8-1所示。

表 27-8-1　临床相关镰刀菌菌种的特征[1]

复合体	菌种	大体形态	微观形态		
			大分生孢子[a]	小分生孢子	厚壁孢子
FSSC	茄病镰刀菌（*F. solani*）	多数为奶油色，偶尔呈天蓝色、淡红色或淡紫色；生长迅速	有分隔，大量，壁厚，背部与腹部平行	数量多，多为0～1隔，呈假头状着生，卵圆形至肾形	有，顶生或间生，单个或成对出现
FOSC	尖孢镰刀菌（*F. oxysporum*）	菌落正面白色、淡紫色，背面淡紫色；絮状，生长迅速	有分隔，镰刀形，薄壁，细长	多无分隔，假头状着生，卵圆形至肾形	大量，顶生或间生，单个或成对出现

续表

复合体	菌种	大体形态	微观形态		
			大分生孢子[a]	小分生孢子	厚壁孢子
GFSC	轮枝镰刀菌 (*F. verticillioides*)	正面白色至淡紫色,背面淡紫色;絮状,生长迅速	多分隔,披针形	0~1分隔,卵圆形至肾形,呈假头状或串状着生	无
FCSC	厚垣孢镰刀菌 (*F. chlamydosporum*)	白色至粉红色至卡红色,中间棕色并产生厚壁孢子;絮状,生长迅速	很少,位于分生孢子梗	0~2分隔,呈中间宽两头尖的纺锤形,在PDA上形成缓慢	大量,灰褐色,粗糙,呈串状或簇状
FDSC	单隔镰刀菌 (*F. dimerum*)	黏腻的酵母样菌落;气生菌丝稀疏或缺如;橙红色至淡橙色,反面相同或淡黄色;生长缓慢	大量;0~1个分隔,位于中央;形状稍弯	椭圆形至卵圆形,或弯曲状;多个同时出现	很少或缺如,由大分生孢子演变而来
FIESC	(*F. incarnatum*)	浅黄至淡棕色,反面橙红色;絮状;生长迅速	由气生菌丝产生的多平直;由粘分生孢子团或分生孢子梗产生的为弯曲状	无分隔,稀疏或缺如	稀疏,单个或串状

a. 大分生孢子鉴定时使用的是石竹叶琼脂(carnation leaf agar,CLA)培养基,在PDA上生长的大分生孢子会相对小一点

5. 药敏试验 镰刀菌可以采用CLSI的M38-A3丝状菌药物敏感性检测方案来检测其体外药物敏感性。绝大多数镰刀菌的药敏试验折点尚未确定。

(四)检验结果的解释和应用

1. 真菌培养结果解释和应用 一般认为,从血液、骨髓、穿刺液、脓液和肺组织中分离出的镰刀菌是感染菌。涂片细胞学检查为合格的痰标本,且在初始分离培养基上呈优势生长的镰刀菌,可认为是有意义的感染菌。

2. 药敏试验结果解释和应用 多数抗真菌药物如两性霉素B、伊曲康唑及特比萘芬等对FSSC镰刀菌及尖孢镰刀菌均有较高的MIC值。但是对GFSC、FCSC及FIESC镰刀菌的体外药物敏感性检测表明,特比萘芬对这些菌株有着较好的抗真菌活性,两性霉素B的抗菌活性最高。但是镰刀菌的体外药物敏感性与临床治疗效果间的关联性并非特别好。最近报道伏立康唑、泊沙康唑等新型抗真菌药物对该菌有较好的抑制活性,应积累临床经验。

二、赛多孢霉

(一)分类

赛多孢霉是子囊菌门(*Ascomycota*),真子囊菌纲(*Euascomycete*)小囊菌目(*Microascales*)小囊菌科(*Microascaceae*)赛多孢霉属(*Scedosporium*)。主要包括尖端赛多孢子菌(*Scedosporium apiospermum*)、多育赛多孢子菌(*Scedosporium prolificans*)。

(二)致病性

赛多孢霉属真菌可引起免疫受损患者感染,如白血病、器官移植或慢性肉芽肿病等,包括肺、鼻窦、耳、眼、中枢神经系统、骨、关节、皮肤、皮下组织及播散性感染,重者危及生命。

(三)实验室检查

1. 标本采集 采取患者的痰、肺泡灌洗液、脓液、分泌物、痂皮或活检组织等标本,进行显微镜检查和真菌培养等检查。

2. 染色镜检 可见分支、分隔菌丝,偶尔菌丝末端可见厚壁分生孢子,菌丝与曲霉菌丝相似。菌落特征及显微镜特征如上所述。组织病理检查不易发现真菌,一旦出现即可确诊。PAS染色可见菌丝和孢子。

3. 分离培养 改良SDA培养,尖端赛多孢子菌可以耐受放线菌酮,而多育赛多孢子菌不能耐受放线菌酮。PDA、PFA、CMA可促进孢子形成。PEA琼脂、土豆-胡萝卜琼脂可促进闭囊壳产生。培养温度为30~37℃。多育赛多孢子菌不能同化核糖醇、木糖醇和L-阿拉伯糖醇。

4. 微生物鉴定

(1)尖端赛多孢霉:菌落形态在改良 SDA 培养 7~10 天后为白色、绒毛状,气生菌丝多,迅速布满培养皿,日久变为烟灰色,背面为灰黑色。菌丝宽为 1~3μm,透明分隔,可分支。以环痕产孢方式产生分生孢子,环痕孢子近球形至椭圆形,无色,基部短缩,约 6μm×8μm。分生孢子梗可长可短,分生孢子单个着生于分生孢子梗顶端,有时可以产生数个孢子;还有一种产孢方式,为黏束孢的产孢方式。

(2)多育赛多孢霉:菌落形态多变,常给初次分离鉴定带来困难。其菌落生长快速,表面平坦、扩展,橄榄灰绿色到黑色,绒面革样到绒毛样,有蜘蛛网样气生菌丝。以环痕产孢方式产生分生孢子,环痕区不明显,分生孢子与菌丝相连的基部膨大,呈烧瓶形,分生孢子合轴成小堆,单细胞,颜色为透明到淡褐色,形状为卵圆形到梨形,壁薄,光滑。

尖端赛多孢霉与多育赛多孢霉鉴别要点如表 27-8-2 所示。

表 27-8-2 尖端赛多孢霉与多育赛多孢霉鉴别要点

特性	尖端赛多孢霉	多育赛多孢霉
有性型菌落特征	分赛多型和黏束孢型,有有性期白色至灰色羊毛样	没有有性阶段及黏束孢阶段可在黑色酵母样菌落与白色短绒样丝状菌落之间转变,体现在镜下形态是可以从菌丝相向厚壁孢子型转变
显微镜下特征	环痕孢子多以单个存在,分生孢子梗细长	环痕孢子成小堆,分生孢子梗基部膨大
生理生化	可以耐受放线菌酮	不能耐受放线菌酮

5. 药敏试验 赛多孢霉可以采用 CLSI 的 M38-A3 丝状菌药物敏感性检测方案来检测其体外药物敏感性。绝大多数菌的药敏试验折点尚未确定。

(四)检验结果的解释和应用

1. 真菌培养结果解释和应用 从血液、骨髓、关节腔穿刺液、脓液和肺组织中分离出的赛多孢霉一般认为是感染菌。对于涂片细胞学检查为合格的痰标本,并且分离出的赛多孢霉在初始分离培养基上呈优势生长,则可认为是有意义的感染菌。

2. 药敏试验结果解释和应用 多育赛多孢霉几乎对所有唑类药物耐药,对于三唑类伏立康唑相对敏感,可与卡泊芬净、特比萘芬联合治疗。尖端赛多孢霉对于传统唑类药物耐药,对于新型三唑类药物泊沙康唑、伏立康唑敏感。赛多孢霉属对于两性霉素 B 均不敏感。

(余 进 李若瑜)

参 考 文 献

1. James V. ,Karen C,Guido F,et al. Manual of Clinical Microbiology. 10th ed. Washington,DC:ASM Press,2011

2. David Ellis,Stephen Davis,Helen Alexiou,et al. Descriptions of medical fungi. 2nd ed. Australia:Adelaide,2007

3. 王端礼.医学真菌学-实验室检验指南.北京:人民卫生出版社,2005

4. Sybren de Hoog,Guarro J,Gene J,et al. Atlas of clinical fungi. CBS,Electronic Version 3. 1,2011

5. Anaissie EJ,McGinnis MR,Pfaller MA.Clinical mycology.2nd ed. New York:Churchill Livingstone:Elsevier,2009

6. Pincus, D. H. , S. Orenga, S. Chatellier. Yeast identification-past, present, and future methods. Med. Mycol, 2007, 45:97-121

第二十八章 病　毒

第一节　绪　论

本章节从病毒的病原学特性、致病性、实验室检测以及结果解释等方面对多种常见病毒进行详细介绍。有基础知识的同时，也尽量增加了病毒实验室检测的新进展，以便对各级医务人员在病毒感染诊断方面提供一定的指导。

病毒为一类非细胞型微生物，结构简单，其区分于其他生物的本质特征是：①含有单一种类核酸（DNA 或 RNA）的基因组和蛋白质外壳，没有细胞结构；②在感染细胞的同时或稍后释放其核酸，然后以核酸复制的方式增殖，而不是以二分裂方式增殖；③严格的细胞内寄生性。病毒缺乏独立的代谢能力，只能在活的宿主细胞中，利用细胞的生物合成机器来复制其核酸并合成由其核酸所编码的蛋白，最后装配成完整的、有感染性的病毒单位，即病毒粒。病毒粒是病毒从细胞到细胞或从宿主到宿主传播的主要形式。

病毒在自然界分布广泛，自 19 世纪末期首次发现病毒，至今已发现 4000 余种动、植物病毒，其中 500 种以上的病毒可感染人类。在人类感染性疾病中，约 70% 以上由病毒引起。病毒性疾病从 20 世纪末以来对人类的危害越来越严重。有些病毒感染人类后，传染性强，死亡率高，或者有严重的后遗症，有些病毒感染还与肿瘤发生或者自身免疫性疾病密切相关。

一、病毒分类

1. 病毒分类的基本原则及分类系统

（1）病毒分类的基本原则：包括核酸的类型、结构和分子量等；病毒体的形态、大小；有无包膜及棘突；病毒体对乙醚、氯仿等脂溶剂的敏感性；血清学性质与抗原关系；病毒在细胞培养方面的繁殖特征；天然宿主范围；传播方式等流行病学特征。

（2）病毒分类一般系统：国际病毒分类系统采用目（order）、科（family）、亚科（subfamily）、属（genus）、种（species）、分类阶元或按照科、亚科、属、种四级。

1）科（families）：拉丁文为斜体，首字母大写，词尾为"-viridae"，仅在 5 个病毒科（痘病毒科、疱疹病毒科、细小病毒科、副黏病毒科和反转录病毒科）中分亚科，亚科名的词尾为"-virinae"。

2）属（genera）：拉丁文为斜体，词尾为"-virus"。

3）种（species）：种名不大写也不用斜体。

2. 常用的分类方式

（1）常用核酸类型分类：①DNA 病毒；②RNA 病毒；③反转录病毒。

（2）依传播方式和感染部位分类：①虫媒病毒；②肠道病毒；③呼吸道病毒；④肝炎病毒；⑤性传播病毒。

病毒的种类由最初的几十种、几百种，发展到今天的 4000 多种。为了使如此多的病毒种类能够得到科学的命名和分类，国际病毒分类委员会（International Comittee on Taxonomy of Viruses，ICTV）已提出和多次修订了病毒的命名和分类原则[1]。详细的命名和分类原则如下所示：

目：细小核糖核酸病毒目（*Picornavirales*）

病毒体（virion）

无包膜，二十面体颗粒

衣壳蛋白含有三个远端联系的"果冻卷域（jelly roll domain）"，它们组成拟三重对称（pseudo-

T＝3 symmetry）颗粒

基因组

正链 ssRNA

1 或 2 个单顺反子（monocistronic）基因组

片段

5'VPg 蛋白

基因组可以作为 mRNA

基因典型情况下包含 3' 多聚 A（poly A）尾

蛋白

初始的多聚蛋白（polyprotein）翻译产物，经 1 或多个病毒编码的蛋白酶裂解，形成成熟蛋白。

功能域包括 1 个超家族Ⅲ解旋酶、半胱氨酸蛋白酶、RNA 依赖的 RNA 聚合酶

非结构蛋白排列为 Hel-VPg-Pro-Pol

科：细小核糖核酸病毒科（*Picornaviridae*）

基因组

1 个单顺反子（monocistronic）基因组片段

蛋白

保守的基因组构成

保守的系列功能性成熟蛋白

蛋白序列保守（蛋白酶—多聚酶区域）

属：肠道病毒属（*Enterovirus*）

蛋白

在多聚蛋白（polyprotein）长度上，至少 50% 的氨基酸一致性

VPg 序列保守

缺少 1 个 L 蛋白

有 1 型内部核糖体进入位点（type 1 internal ribosomal entry site）

宿主

病毒复制主要在（但并不局限于）胃肠道

种：人肠道病毒 C

宿主范围

人

基因组

保守的基因组图（蛋白功能域构成）

普通多聚蛋白（polyprotein）裂解过程

种内基因重组

序列相似性

氨基酸一致性：P1 结构蛋白 70%

氨基酸一致性：2C+3CD 非结构蛋白 70%

相似的 G+C 碱基构成（2.5% 内）

种系发生（phylogeny）

单系类群（monophyletic）

二、病毒感染相关的实验室检查

病毒感染的确诊依赖于病原体的检出，从病毒分离、培养到血清免疫学检测、抗原检测，直到近年来发展起来的分子生物学检测，为病原感染的确诊以及治疗监测提供了更详实的实验室依据[2-4]。

1. 病毒的直接检出

（1）病毒的分离和培养：病毒无法在体外人工培养基上生长，必须寄生于细胞内才能生长，不同病毒所嗜细胞不同。从临床标本中分离到一定量的病毒，被认为是检测病毒感染最准确的方法，是传统意义上的金标准。

（2）电镜检查：应用电子显微镜技术可直接观察病毒的大小、形态、结构以及病毒在细胞内增殖的过程。可直接使用电子显微镜对标本中的病毒颗粒进行观察。

（3）光学显微镜观察细胞病变效应（cytopathic effect，CPE）：大多数病毒属于溶细胞型感染，在敏感细胞内增殖会出现 CPE，通过光学显微镜可观察到细胞内颗粒增多、圆缩、聚集或融合，有时可见包涵体。根据不同病毒包涵体的形态、染色、存在部位的差异，可辅助诊断某些病毒性疾病。例如狂犬病毒包涵体称为内基小体（Negri body）具有诊断价值。

2. 检测病毒抗原　应用单克隆抗体与特异性抗原结合的原理，通过酶联免疫、化学发光和流式细胞等技术检出标本中相应的病毒抗原。目前应用较多的是抗原血症的检测以及应用流式细胞仪检测病毒抗原。

（1）抗原血症的检测：可用于早期诊断，一般在临床症状出现前即可观察到阳性结果，具有较高的敏感性和特异性，比细胞培养快速、敏感，可以做到对病毒载量的半定量，阳性细胞数与临床症状的严重程度具正相关性。敏感性比核酸扩增差，对于微量的病毒抗原难以检测，操作步骤较多。

（2）流式细胞仪（flow cytometry，FCM）：流式细胞技术可进行病毒抗原的检测及定量，检测受感染细胞表面及细胞内的病毒抗原。与 PCR 方法相比，FCM 可以确定病毒抗原的检出与细胞是否受到感染之间的关联。

3. 血清学抗体检测　人体感染病毒后可产生特异性抗体，主要包括抗病毒的 IgG 和 IgM 抗体。

抗体最早可在病毒感染后 1~2 周出现,虽无法提供现症感染依据,但由于其操作简便、快速,目前被临床广泛应用,主要进行感染后的确诊、流行病学调查、术前筛查以及血液制品的检测。常用实验室方法包括:①酶联免疫吸附实验(enzyme-linked immu-nosorbent assay,ELISA);②发光免疫分析法;③补体结合试验(complement fixation test,CF);④免疫印迹(western blot,WB);⑤间接血凝试验或乳胶凝集法(HIA);⑥免疫荧光技术(immunofluorescence assay,IFA)或放射免疫测定试验(RIA)。

4. 病毒的分子生物学检测方法 包括:①核酸杂交;②PCR;③反转录 PCR(reverse transcription PCR,RT-PCR);④芯片技术;⑤测序技术;⑥生物质谱技术(mass spectrometry,MS)。

三、实验方法的选择与评价

进行病毒检测时,应针对不同人群、不同诊疗目的选择合适的检测方法[2-4]。各种检测方法各具优缺点:细胞培养法耗时耗人,条件要求高,但特异性好,一般用于科研或新病原的确定;血清学抗体筛查无创,操作简单方便,但不同方法之间结果可能存在一定差异,会产生假阳性或者假阴性,由于是间接通过人体对病毒感染后的免疫反应状况来判断,并非直接检测病毒本身,并存在感染后的窗口期以及免疫抑制人群无法产生有效抗体,所以一般不适于现症感染或免疫低下人群。

考虑到免疫学方法有可能存在一定的误差,所以建议进行抗体的复查时最好选择不同的实验方法,如化学发光法结合酶联免疫吸附实验的方法,必要时做免疫印迹进行确认。一定要同时检测病毒 IgM 及 IgG 抗体,观察抗体滴度有无动态变化。目前应用较多的分子生物学检测方法是 PCR 方法,敏感、特异,操作简便,可快速得出结果,除了检测病毒的有无,还可以检测病毒载量、病毒分型以及耐药基因等。临床实验室需采用国家药监局批准的试剂盒以保障实验质量。另外实验过程要注重质量控制,避免由于标本核酸降解、提取不当、抑制物等原因所造成的假阴性;同时避免由于标本之间污染、产物对模板的污染等原因造成的假阳性;实验操作的自动化和标准化、完善的室内质控及室间质评流程、实验结果的合理判读、临床意义等都是我们需要综合考虑的问题。

四、对标本采集、保存、运输的要求

进行病毒感染相关实验室检测时,由于标本采集、运输和保存对于检测结果的准确性及有效性影响极大,所以各环节均要求严格。同时也要防止检验人员的交叉感染,注意实验室生物安全。

1. 血清学抗体检测 进行血清学抗体检测的容器一般采用带有促凝剂及惰性分离胶的真空采血管,无菌操作取患者静脉血,抽血后立即颠倒混匀 5 次,避免溶血、避免交叉污染。采集后常温或冷藏保存(2~8℃),4 小时内送检。如不能立即开展实验,则应分离血清后置于 2~8℃保存,如需长期保存,则需要置于-20℃保存。

2. 用于分离病毒、核酸及抗原检测的标本

(1)容器要求无菌或无核酸污染,可采用特殊的病毒培养运送介质;抗凝剂选用 EDTA 或者枸橼酸钠,避免使用肝素抗凝。

(2)及早采集:特别是用于病毒分离、抗原或核酸检测的标本,尽量在使用抗生素和抗病毒药物前采集标本。

(3)尽快送检:病毒离开活体后在室温下很容易死亡,故采集标本后应尽快送检。如果做病毒学培养,要避免组织干燥,48 小时内能进行接种的可置于 4℃保存,如不能 48 小时内进行接种,则应置于-70℃或以下保存。冻存的标本忌反复冻融。进行核酸检测也尽量不要将组织放在甲醛溶液里,以免引起核酸降解。

(4)尽量靠近原发灶取材:用于病毒分离、抗原或核酸检测的标本应尽量取自病变部位或接近病变部位(如脑炎取脑脊液,腹泻取粪便,呼吸道感染取鼻咽分泌物或支气管灌洗液,有病毒血症时考虑采集血液)。由于病毒是细胞内寄生,所以应尽量采集到细胞,如进行 HPV DNA 检测时,不能仅仅取分泌物或宫颈黏液。羊膜腔穿刺取羊水进行病毒的核酸检测,胎血也可以做病毒核酸检测,但是准确性不如羊水标本。

(5)多次取材:可以一次取多种标本,同时在病程急性期和恢复期都取标本,且标本量不能过少。

(6)避免污染标本:避免其他物质对标本的污染,或者标本之间的交叉污染。对于 PCR 检测的标本,要防止 PCR 产物对标本的污染。同时防止气溶胶对工作人员以及环境的污染。

(赵晓涛)

参 考 文 献

1. King AMQ, Adams MJ, Lefkowitz EJ. Virus Taxonomy: Classification and Nomonclature of Viruses: Ninth Report of the International Committee on Taxonomy of Viruses. 2011

2. 倪语星, 尚红. 临床微生物学检验. 第 5 版. 北京: 人民卫生 出版社, 2012

3. 王兰兰. 临床免疫学检验. 第 5 版. 北京: 人民卫生出版 社, 2012

4. 中华人民共和国卫生部医政司. 全国临床检验操作规程. 第 3 版. 南京: 东南大学出版社, 2006

第二节 人类免疫缺陷性病毒

一、病原学

人类免疫缺陷病毒(human immunodeficiency virus, HIV)为反转录病毒科(retroviridae)的 RNA 病毒。病毒颗粒呈球形, 直径为 100~120nm; 病毒体外层为脂蛋白包膜, 其中嵌有 gp120 和 gp41 两种特异的糖蛋白, 前者为包膜表面刺突, 后者为跨膜蛋白。病毒内部为 20 面体对称的核衣壳, 病毒核心含有 RNA、反转录酶和核衣壳蛋白。核心为由两条相同的单股正链 RNA 在 5' 端通过氢键结合而形成的二聚体 RNA、反转录酶组成, 呈棒状或截头圆锥状。HIV 显著特点是具有高度变异性。HIV 感染的宿主范围和细胞范围较窄, 在体外仅感染表面有 CD4 受体的 T 细胞、巨噬细胞, 感染后细胞出现不同程度的病变, 培养液中可检测到反转录酶活性, 培养细胞中可检测到病毒抗原[1-2]。

二、致病性

HIV 感染后的数年至 10 余年可无任何临床表现。发病以青壮年较多, 发病年龄 80% 为 18~45 岁, 即性生活较活跃的年龄段。发展为艾滋病后可以出现各种临床表现。一般初期的症状就像普通感冒、流感样, 可出现全身疲劳无力、食欲减退、发热等症状, 随着病情的加重, 症状日见增多, 如皮肤、黏膜出现白念珠菌感染, 出现单纯疱疹、带状疱疹、紫斑、血疱、淤血斑等; 以后渐渐侵犯内脏器官, 出现原因不明的持续性发热, 可长达 3~4 个月; 还可出现咳嗽、气促、呼吸困难、持续性腹泻、便血、肝脾肿大、并发恶性肿瘤等。临床症状复杂多变, 但每个患者并非上述所有症状全都出现。侵犯肺部时常出现呼吸困难、胸痛、咳嗽等; 侵犯胃肠可引起持续性腹泻、腹痛、消瘦无力等; 还可侵犯神经系统和心血管系统。

三、实验室检查

1. 病毒分离 HIV 感染者外周血细胞、血浆、全血等均存有病毒。可通过与正常人外周血细胞共培养的方法进行病毒分离, 用于 HIV 感染的辅助诊断及 HIV 抗体阳性母亲所生婴儿的早期辅助鉴别诊断。HIV 病毒分离培养阳性表明人体内存在 HIV, 阴性仅表示未能分离培养出病毒, 不能作为 HIV 未感染的诊断依据[3-5]。

2. 抗体检查 人体感染 HIV 后, 2~6 周产生抗 HIV 特异性抗体。HIV 抗体检测分为筛查试验(HIV screening test)和确证试验(HIV confirmatory test)。

(1)筛查试验: 主要用于 HIV 感染筛查, 因此要求操作简便、成本低廉, 而且灵敏、特异。目前主要的筛检方法是 ELISA 方法检测 HIV 抗体, 还有少数的颗粒凝集试剂和快速 ELISA 试剂。

(2)确证试验: 筛检实验阳性血清的确证最常用的是 western blot(WB), 由于该法相对窗口期较长, 灵敏度稍差, 而且成本高昂, 因此只适合作为确证实验。随着第三代和第四代 HIV 诊断试剂灵敏度的提高, WB 已越来越满足不了对其作为确证实验的要求。FDA 批准的另一类筛检确证试剂是免疫荧光试验(IFA)。IFA 比 WB 的成本低, 而且操作也相对简单, 整个过程在 1~1.5 小时内即可结束。此法的主要缺点是需要昂贵的荧光检测仪和有经验的专业人员来观察评判结果, 而且实验结果无法长期保存。现在 FDA 推荐向 WB 不能确定的供血员发布最终结果时以 IFA 的阴性或阳性为准, 但不作为血液合格的标准。确证试验流程如图 28-2-1 所示。

3. HIV p24 抗原检测(HIV p24 antigen) HIV P24 抗原出现早于 HIV 抗体, 有助于进行辅助诊断以缩短窗口期, 目前多采用 ELISA 夹心法进行检测。HIV P24 抗原阳性, 表示检测样品中含有 P24 抗原,但不能作为诊断依据,可用于 HIV 抗体不确定或窗口期的辅助诊断及 HIV 抗体阳性母亲所生婴儿的早期辅助鉴别诊断等。HIV P24 抗原阴性结果只表示在本试验中无反应,不能排除 HIV 感染。

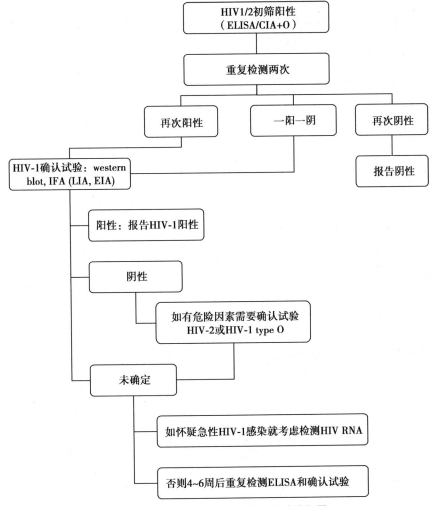

图 28-2-1 HIV 抗体检测确认试验流程图

4. HIV 病毒载量检测(HIV viral load) HIV 病毒载量指感染者体内游离的 HIV 病毒含量,即每毫升血液中含有的 HIV RNA 拷贝数。常用的 HIV 病毒载量检测方法包括反转录 PCR、核酸序列扩增、分支 DNA 杂交和荧光定量 PCR 实验等。HIV 病毒载量检测结果高于检测限,可作为 HIV 感染窗口期的辅助诊断、HIV 抗体不确定及 HIV 抗体阳性母亲所生婴儿的早期辅助鉴别诊断,不能单独用于 HIV 感染的诊断。病毒载量检测还可用于判断 HIV 感染疾病预后、是否需要抗病毒治疗及疗效等。HIV 病毒载量检测结果低于检测限,见于没有感染 HIV 的个体、抗病毒治疗效果好或极少数自身可有效抑制病毒复制的 HIV 感染者。

5. HIV 耐药检测(drug resistance detection) 在对 HIV 感染者抗病毒治疗时,病毒载量下降不理想或抗病毒治疗失败时,需进行 HIV 耐药性检测。

目前耐药性检测有两种方法,即基因型检测及表型检测。基因型检测通过分子生物学方法检测与耐药性相关的病毒基因突变。表型检测通过病毒培养直接检测体内感染 HIV 毒株对不同药物的敏感度,揭示是否存在耐药及交叉耐药。如果检测结果提示耐药,需要密切结合临床、患者服药依从性、药物的代谢和药物水平等因素综合判定。

6. CD4+T 淋巴细胞检测 用于 CD4+T 淋巴细胞检测的方法分为自动检测方法和手工操作法。自动检测方法包括流式细胞仪(单平台一步法、多平台三级程序法)、专门的细胞计数仪,手工操作方法则需要显微镜或酶联免疫实验设备。目前检测 CD4+T 淋巴细胞数的标准方法为应用流式细胞仪技术检测,可得出 CD4+T 淋巴细胞的绝对值及占淋巴细胞的百分率。

四、检验结果的解释和应用

1. 病毒分离 可用于 HIV-1 感染的辅助诊断及 HIV-1 抗体阳性母亲所生婴儿早期辅助鉴别诊断。病毒分离培养必须在生物安全三级实验室进行,技术要求高,目前多用于 HIV 相关的科学研究,临床不作为常规诊断项目。

2. HIV 抗体检测 是 HIV 感染诊断的金标准,筛查试验阳性不能判定是否感染,必须经有资质的确证实验室进行确证试验,确证试验阳性才可报告"HIV 抗体阳性(+)",判断为 HIV 感染[6]。

3. HIV P24 抗原检测 结果阳性仅作为 HIV 感染的辅助诊断依据,不能据此确诊,阳性结果还需经中和试验确认,操作复杂,临床不将其作为常规检测项目。

4. HIV 病毒载量检测 灵敏非常高,在 HIV 感染辅助诊断、患者预后评估及评价抗病毒治疗效果等方面发挥重要作用,但由于有假阳性的可能,阳性结果仅为 HIV 感染的辅助诊断指标,不可据此诊断。

5. 耐药性检测 常用的方法包括基因型和表型检测。表型检测可指导 HIV 感染者的有效用药,但必须在生物安全三级实验室进行,技术要求高,临床不将其作为常规诊断项目。基因型检测费用较低,技术相对容易,但结果分析较复杂,需要掌握大量相关知识,且无法指出药物耐药的程度。目前国际上广泛应用是基因型耐药检测[7]。

6. CD4⁺T 淋巴细胞 CD4 绝对值的变化可用于艾滋病的免疫状态分析、疗效观察及预后判断。艾滋病患者 CD4/CD8 比值显著降低,多在 0.5 以下。

（褚云卓）

参考文献

1. 王兰兰.临床免疫学检验.第 5 版.北京:人民卫生出版社,2012

2. 郑凤英.免疫学检验技术.武汉:华中科技大学出版社,2012

3. 尚红,潘柏申,关明,等.医学检验项目指南——帮你解析化验结果.北京:人民卫生出版社,2011

4. 王鸿利,尚红,王兰兰,等.实验诊断学.第 2 版.北京:人民卫生出版社,2010

5. 中华人民共和国卫生部医政司.全国临床检验操作规程.第 3 版.南京:东南大学出版社,2006

6. James Versalovic, Karen C. Carroll, Guido Funke, et al. Manual of clinical microbiology. 10th ed. Washington DC: ASM Press, 2011

7. Mendelson E, Aboudy Y, Smetana Z, et al. Laboratory assessment and diagnosis of congenital viral infections: Rubella, cytomegalovirus (CMV), varicella-zoster virus (VZV), herpes simplex virus (HSV), parvovirus B19 and human immunodeficiency virus (HIV). Reprod Toxicol, 2006, 21(4): 350-382

第三节 肝 炎 病 毒

一、病原学

1. 甲型肝炎病毒(*Hepatitis A virus*, HAV) HAV 属小 RNA 病毒科中的肝 RNA 病毒属,病毒衣壳由 60 个亚单位组成,每个病毒衣壳亚单位含的 4 种多肽,即 VP1、VP2、VP3 和 VP4 是病毒特异表面抗原,但只有一个血清型[1-2]。

2. 乙型肝炎病毒(*Hepatitis B virus*, HBV) 属于嗜肝 DNA 病毒科。HBV 感染者血液中有三种形态的颗粒,即完整的病毒颗粒(Dane 颗粒)、球形颗粒以及管形颗粒。其中以球形颗粒含量最高。Dane 颗粒有双层脂蛋白外膜与由核壳蛋白包裹双链 DNA 分子的核心。球形和管形颗粒则只含病毒外壳蛋白即乙肝表面抗原(Hepatitis B surface antigen, HBsAg),Dane 颗粒还有核心抗原(Hepatitis B core antigen, HBcAg)。

3. 丙型肝炎病毒(*Hepatitis C virus*, HCV) HCV 病毒体呈球形,直径小于 80nm(在肝细胞中为 36~40nm,在血液中为 36~62nm),为单股正链 RNA 病毒,在核衣壳外包绕含脂质的囊膜,囊膜上有刺突。HCV-RNA 由 9500~10 000bp 组成,5′和 3′非编码区(NCR)分别有 319~341bp 和 27~55bp,含有几个顺向和反向重复序列,可能与基因复制有关。

4. 丁型肝炎病毒(*Hepatitis D virus*, HDV) HDV 体形细小,直径 35~37nm,核心含单股负链共价闭合的环状 RNA 和 HDV 抗原(HDAg),其外包以

HBV 的 HBsAg。HDV-RNA 的分子小量很小,只有 $5.5×10^5$,这决定了 HDV 的缺陷性,不能独立复制增殖。需依赖 HBV 存在复制。

5. 戊型肝炎病毒(*Hepatitis E virus*,HEV) 属肝炎病毒科(*Hepeviridae*)肝炎病毒属(*Hepevirus*),目前,该属仅有戊型肝炎病毒一个种。

二、致病性

1. HAV 多侵犯儿童及青年,发病率随年龄增长而递减。HAV 经粪-口途径侵入人体后,先在肠黏膜和局部淋巴结增殖,继而进入血流,形成病毒血症,最终侵入靶器官肝脏,在肝细胞内增殖。由于在组织培养细胞中增殖缓慢并不直接引起细胞损害,故推测其致病机制,除病毒的直接作用外,机体的免疫应答可能在引起肝组织损害方面起到一定的作用。现可应用狨猴作为实验感染模型以研究 HAV 的致病机制。动物经大剂量病毒感染后 1 周,肝组织呈轻度炎症反应和有小量的局灶性坏死现象。此时感染动物虽然肝功能异常,但病情稳定。可是在动物血清中出现特异性抗体的同时,动物病情反而转剧,肝组织出现明显的炎症和门脉周围细胞坏死。由此推论早期的临床表现是 HAV 本身的致病作用,而随后发生的病理改变是一种免疫病理损害[1-2]。

2. HBV 在青少年和成人期感染 HBV 者中,仅 5%~10% 发展成慢性,一般无免疫耐受期。慢性乙型肝炎发生肝硬化的高危因素包括病毒载量高、HBeAg 持续阳性、ALT 水平高或反复波动、嗜酒、合并 HCV、HDV 或 HIV 感染等。HBV 前 *C* 及 *C* 基因发生变异,可导致 HBeAg 和抗-HBc 均阴性;前 *S* 及 *S* 基因发生变异,可导致 HBsAg 为阴性,而 HBVDNA 的复制仍然活跃。HBV 感染是肝细胞癌(hepatic cellular cancer, HCC)的重要相关因素,HBsAg 和 HBeAg 均阳性者的 HCC 发生率显著高于单纯 HBsAg 阳性者。

3. HCV 丙型肝炎发病机制仍未十分清楚。当 HCV 在肝细胞内复制引起肝细胞结构和功能改变或干扰肝细胞蛋白合成,可造成肝细胞变性坏死,表明 HCV 直接损害肝脏在导致发病方面起到一定作用。但多数学者认为细胞免疫病理反应可能起重要作用。学者经研究发现丙型肝炎与乙型肝炎一样,其组织浸润细胞以 CD3⁺ 为主,细胞毒 T 细胞(TC)特异攻击 HCV 感染的靶细胞,可引起肝细胞损伤。临床观察资料表明,人感染 HCV 后所产生的保护性免疫力很差,能发生再感染,甚至部分患者会导致肝硬化及肝细胞癌。其余约半数患者为自限性,可自动康复。

4. HDV 流行病学调查表明,HDV 感染呈世界性分布,我国以四川等西南地区较多见。全国各地报道的乙肝患者中,HDV 的感染率为 0~10%。在 HDV 感染早期,HDAg 主要存在于肝细胞核内,随后出现 HDAg 抗原血症。HDAg 刺激机体产生特异性 HD 抗体,初为 IgM 型,随后是 IgG 型抗体。HDV 感染常可导致 HBV 感染者的症状加重与恶化,故在发生重症肝炎时,应注意有无 HBV 伴 HDV 的共同感染。HDV 与 HBV 有相同的传播途径,预防乙肝的措施同样适用于丁肝。由于 HDV 是缺陷病毒,如能抑制 HBV,则 HDV 亦不能复制。

5. HEV 主要经粪-口途径传播,潜伏期为 10~60 天,平均为 40 天。经胃肠道进入血液,在肝内复制,经肝细胞释放到血液和胆汁中,然后经粪便排出体外。人感染后可表现为临床型和亚临床型(成人中多见临床型),病毒随粪便排出,污染水源、食物和周围环境而发生传播。潜伏期末和急性期初的患者粪便排毒量最大,传染性最强,是本病的主要传染源。HEV 通过对肝细胞的直接损伤和免疫病理作用,引起肝细胞的炎症或坏死。临床上表现为急性戊型肝炎(包括急性黄疸型和无黄疸型)、重症肝炎以及胆汁淤滞性肝炎。多数患者于发病后 6 周即好转并痊愈,不发展为慢性肝炎。孕妇感染 HEV 后病情常较重,尤以怀孕 6~9 个月最为严重,常发生流产或死胎,病死率达 10%~20%。免疫低下患者罹患此病可慢性化。

三、实验室检测

(一) HAV

1. 抗-HAV IgM 检测 抗-HAV IgM 的检测方法包括基于捕获法原理的 ELISA 和 CLIA 等。ELISA 捕获法采用抗人 IgM μ 链包被微孔板形成固相抗体,加入待测样本后,其中的 IgM 抗体(包括特异的抗-HAV 和非特异的 IgM)与固相上的抗 μ 链抗体结合而吸附于固相载体上;再加入 HAV 抗原与固相上特异的 IgM 结合,加入酶标记的抗-HAV 抗体,形成相应的抗原抗体复合物,洗涤后,加入酶底物比色测定。

2. 抗-HAV IgG 检测　常采用 ELISA 和化学发光免疫测定法（chemiluminescent immunoassay, CLIA）检测抗-HAV IgG。ELISA 主要包括间接法、竞争法和捕获法。化学发光免疫测定是将免疫反应与化学发光检测相结合的一项技术。根据标记物的不同可分为三类，即发光物直接标记的 CLIA（常用的标记物质是吖啶酯类化合物）、元素化合物标记的电化学发光免疫试验（electrochemiluminescent immuno-assay, ECLIA）[常用标记物是三联吡啶钌 $Ru(bpy)_3^{2+}$]和时间分辨荧光免疫试验（time-resolved fluoroimmuno-assay TRFIA）（常用的标记物是镧系元素化合物）。化学发光酶免疫分析法（chemiluminescent enzyme immu-noassay, CLEIA）属于酶免疫分析，酶的反应底物是发光剂，常用的标记酶为 HRP 和碱性磷酸酶（alkaline phos-phatase, ALP），其中 HRP 的发光反应底物为鲁米诺，碱性磷酸酶的底物为环 1, 22 二氧乙烷衍生物（AMP-PD）[3-5]。

（二）HBV

1. HBsAg 检测　HBsAg 检测方法主要有 ELISA、CLIA、免疫渗滤层析（胶体金试纸条）和 HBsAg 中和试验（neutralization test, NT）。采用 HBsAg 中和试验进行检测时，每份待测样本应分别设对照孔和检测孔，在对照孔中加入对照试剂，在检测孔中加入特异性 HBsAb。检测孔中的特异性 HB-sAb 与预包被的 HBsAb 及酶标记的 HBsAb 竞争结合样本中的 HBsAg，从而使结合到预包被板孔上，并与酶标记 HBsAb 结合形成夹心复合物的 HBsAg 的量减少；而对照孔中不存在这样的竞争，HBsAg 可以正常结合到预包被板孔上，并与酶标记的 HBsAb 结合形成夹心复合物。

2. HBsAb 检测　双抗原夹心法原理，方法主要有 ELISA、CLIA 和免疫渗滤层析试验，其中 CLIA 多为定量检测。

3. HBeAb 检测　竞争法原理，检测方法主要有 ELISA 法和 CLIA 法。

4. HBcAb 检测　竞争法或双抗原夹心法原理，方法主要有 ELISA 和 CLIA。

5. 抗 HBc-IgM 检测　捕获法原理，方法主要有 ELISA 和 CLIA。

6. HBV 外膜蛋白前 S1 抗原（Pre-S1）和前 S2 抗原（Pre-S2）检测　采用双抗体夹心 ELISA 法。试剂、操作、结果判定及注意事项参考前述双抗体夹心 ELISA。健康人 Pre-S1 阴性。

7. HBV-DNA PCR 检测　临床也常用 real-time PCR 做定量检测。

8. 耐药基因检测　可用 PCR-RELP、测序等检测耐药突变位点。

（三）HCV

1. HCV IgG 检测　HCV IgG 抗体的检测是基于间接法或双抗原夹心法原理。方法主要有 ELISA、CLIA、免疫渗滤层析试验和确认试验。HCV 抗体确认试验采用重组免疫印迹实验进行检测，在硝酸纤维素膜条上预包被 HCV 合成多肽抗原和重组抗原（Core、NS3、NS4、NS5）及对照线蛋白。将硝酸纤维素膜条浸泡在稀释的血清或血浆样本中反应后洗涤，加入酶标记的抗人 IgG 抗体温育，如样本中含有 HCV 特异性抗体，则会形成"包被抗原-抗体-酶标二抗"复合物，加入底物液显色，终止后，根据出现的不同条带情况判断结果[6]。

2. HCV 核心抗原检测　采用双抗体夹心模式检测，主要有 ELISA 和 CLIA 两类方法。HCV 核心抗原理论上在病毒感染两天就可以在血液中检测到，而抗-HCV 平均"窗口期"为近两个月。因此如果患者抗 HCV 阴性而 HCV 核心抗原阳性时，可通过进行核酸检测进一步确认检测结果。其他同抗-HCV。

3. HCV 抗原抗体联合检测　采用双抗原抗体夹心 ELISA 方法。HCV 核心抗原抗体联合检测可有效缩短检测的窗口期。当结果为弱阳性反应需要进一步确认时，因有可能为早期感染，可采用核酸检测的方法进行结果确认。

4. HCV-RNA　可使用 RT-PCR 法。也可使用 NASBA 技术检测。

（四）HDV

抗-HDV IgM 和抗-HDV IgG 检测常用 ELISA 方法进行检测。抗-HDV IgM 检测原理为捕获法，抗-HDV IgG 检测原理为竞争法。

（五）HEV

抗-HDV IgM 和抗-HDV IgG 检测常用 ELISA 方法进行检测。抗-HEV IgM 检测原理为捕获法，抗-HEV IgG 检测原理为间接法。

四、检验结果的解释和应用

1. 抗-HAV 检测　可用于诊断既往或现症的 HAV 感染，以及观察接种 HAV 疫苗之后的免疫效果。采用免疫学方法测定抗-HAV IgM、IgG

或总抗体,检测的阳性反应有可能不是真正的阳性,尤其是较弱的阳性反应,可能是因为被检者血液中的一些干扰因素如类风湿因子、补体、异嗜性抗体、较高浓度血红蛋白和胆红素等所致的假阳性。因此,临床上可根据患者特异IgM到特异IgG抗体的转换,和(或)特异IgG浓度或滴度的4倍升高变化,结合患者的临床表现及其他生化检测来综合判断患者是否是甲型肝炎。

2. HBV检测

(1)HBV的免疫检测:HBV标志物的联合检测可诊断HBsAg携带者、急性乙型肝炎潜伏期、急性和慢性肝炎患者。HBsAg阴性不能完全排除HBV感染(表28-3-1)。

表 28-3-1　HBV 血清学标志物的临床意义

血清学标志物						临床意义
HBsAg	抗HBs	HBeAg	抗HBe	抗HBc IgG	抗HBc IgM	
+	-	-	-	-	-	急性乙肝潜伏期后期,携带者
+	-	+	-	-	-	急性乙肝早期或潜伏期
+	-	+	-	-	+	急性乙肝早期
+	-	+/-	-	+	+	急性乙肝后期
+	-	-	+	+	-	急性HBV感染趋向恢复;慢性乙型肝炎携带者
+	-	-	-	+	-	急慢性、无或低度HBV复制性
-	+	-	+	+	-	急性乙型肝炎恢复期、既往感染
-	+	-	-	+	-	乙型肝炎恢复期、既往感染
-	-	-	+	+	-	既往感染HBV或HBV急性感染恢复期
-	-	-	-	+	-	恢复后期表明HBV既往感染
-	+	-	-	-	-	成功接种疫苗,具有免疫力

(2)HBV-DNA检测:HBV感染的确证标志。定量检测用于治疗监测、血筛及母婴传播研究等。

3. HCV检测

(1)抗HCV检测:目前检测抗-HCV的ELISA和化学发光方法的试剂属于第2或第3代试剂,包被抗原内含有HCV core、NS3、NS4和NS5抗原(第3代),敏感性和特异性与前两代试剂相比显著提高,各抗原组分检出的临床意义如表28-3-2所示。该方法目前被广泛用于献血员中的HCV感染筛查和临床实验室检测,抗-HCV检测阳性提示感染过病毒;对大部分病例而言,抗-HCV阳性常伴有(70%~80%)病毒核酸HCV RNA的存在。因此,抗-HCV是判断HCV感染的一个重要标志。抗-HCV阳性而血清中没有HCV RNA提示既往感染,在血清中检测不到HCV RNA并不意味着肝脏没有病毒复制。对于极少数病例,特别是经过免疫抑制剂治疗的患者,免疫功能低下,抗-HCV阴性仍可检测到HCV RNA,此类患者适宜采用HCV核心抗原或抗原抗体联合检测试剂进行检测。

表 28-3-2　HCV 各片段抗体检出的临床意义

所针对抗原	临床意义
Core	HCV感染后出现很早,阳性率也很高;是抗-HCV的主要抗体,在重组免疫印迹结果不确定Core单独片段阳性的患者中,有很多是既往感染者
NS3	抗原的免疫原性很强,相应的抗体滴度也很高,是HCV感染后最早出现的抗体,同Core区抗体一样,是抗-HCV的主要抗体
NS4	HCV感染后抗体出现较迟,持续阳性可能与疾病的慢性化有关
NS5	HCV感染后抗体出现较早,在某些NS3和NS4为阴性的HCV感染个体中,可出现针对NS5的抗体

(2)HCV-RNA检测:HCV感染的确证标志。定量用于治疗监测。

4. 抗-HDV检测　抗-HDV IgM在临床发病的早期即可检测到,于恢复期消失,是HDV感染中最先检测出的抗体,特别是在重叠感染时,抗-HDV IgM 往往是唯一可以检测出的血清学标志物。抗-HDV IgG 出现在 HDV IgM 下降时。慢性 HDV 感染,抗-HDV IgG 保持高滴度,并可存在数年。

5. 抗 HEV 检测　戊型肝炎的临床症状和流行病学都与甲肝相似。一般认为,戊肝急性期第一份血清抗-HEV 滴度>40,以后逐渐下降,或抗-HEV 先阴性后转为阳性,或抗-HEV 滴度逐步增高,均可诊断为急性 HEV 感染。抗-HEV IgG 阳性可以作为机体既往感染 HEV 或机体注射戊肝疫苗有效的标志物。注射疫苗后,抗-HEV IgG 阳性即说明机体对 HEV 具有免疫力。

(褚云卓)

参 考 文 献

1. 王兰兰.临床免疫学检验.第 5 版.北京:人民卫生出版社,2012
2. 郑凤英.免疫学检验技术.武汉:华中科技大学出版社,2012
3. 尚红,潘柏申,关明,等.医学检验项目指南——帮你解析化验结果.北京:人民卫生出版社.2011
4. 中华人民共和国卫生部医政司.全国临床检验操作规程.第 3 版.南京:东南大学出版社,2006
5. 李金明.临床酶免疫检测技术.北京:人民军医出版社,2005
6. Courouce AM,Le Marrec N,Bouchardeau F,et al.Efficacy of HCV core antigen detection during the preseroconversion period.Transfusion. ,2000,40:1198-1202

第四节　流行性感冒病毒

一、病原学

流感病毒(*Influenza virus*,IFV)属正黏病毒科流感病毒属,单股负链 RNA 病毒。根据其核蛋白(nucleoprotein,N)及基质蛋白(matrix protein,M1)的不同分为甲、乙、丙型。甲乙丙三型流感病毒均可使人致病,但甲型流感的致病力最强且容易引起大流行。甲型流感病毒呈多形性,其中球形直径80~120nm,丝状可长达400nm,被分为 8 个不同分子量的节段。禽流感病毒(*avian influenza virus*,AIV)属于甲型。根据甲型病毒表面的血凝素(haemagglutinin,HA,16 个亚型)和神经氨酸酶(neuraminidase,NA,9 个亚型)蛋白的不同可将甲型流感病毒分为 144 种亚型。所有的甲型流感病毒均对禽致病,如高致病禽流感 H5N1、H7N7 及 H7N9 等。感染人的甲型流感病毒主要亚型的有 H1N1、H3N2、H1N2、人感染禽流感 H5N1、人感染禽流感 H7N9 等。

流感病毒在加热 56℃30 分钟或煮沸数分钟后即可灭活。病毒对脂溶剂敏感,并可被紫外线、甲醛、氧化剂(如过氧乙酸)、卤素化合物(如漂白粉及碘剂)等灭活。

流感病毒基因组共编码至少 10 种蛋白(PA、PB1、PB2、H、N、M1、M2、NS1 和 NS2 等)[1]。

RNA1~3 分别编码 PB2、PB1 和 PA 3 种 RNA 聚合酶,3 个 *P* 基因都与表型变异有关。与 DNA 聚合酶相比,RNA 聚合酶缺乏校正和修复功能,每个核苷酸在每个复制周期中的突变率较高。另外,流感病毒宿主种类繁多,而且分段的基因组复制周期短,感染频率高,因此在感染和复制过程中极易发生变异,产生新毒株或新亚型(变种),这在甲型流感病毒中表现得最为突出。这种快速而持续的变异,使得机体免疫系统不能对流感病毒产生长期的免疫力,从而导致流感的反复流行。

关于流感病毒感染生物,原则上不同物种之间因病毒受体不同而不交叉感染。有些物种如猪,其体内存在禽和人两种流感病毒受体,AIV 与人流感病毒均可感染猪,而猪可作为 AIV 感染人的中间宿主。低致病力毒株有可能重排成高致病力毒株。研究显示,1957 年(H2N2)和 1968 年(H3N2)引起人类流行的流感病毒均是通过人和禽流感病毒重排而形成的新亚型。而引起人 H5N1 的禽流感 AIV 与引起 1918 年流感的高致病性病毒相似,是一种完全适应人类的禽流感病毒,并未发现其在中间宿主与感染人类的过程中发生流感病毒的基因重排,由此说明 AIV 不经重排可以直接感染人类。

二、致病性

1933 年 Smith 等首次从人分离到甲型流感病毒,乙型和丙型流感病毒分别于 1940 年和 1947 年被发现。甲型流感病毒的宿主范围广泛,除可感染人引发世界性流感大流行外,还可感染其他种属的动物,如禽类、马、猪和海豹等,在动物中广泛存在而导致动物流感流行并可造成大量动物死亡,危害程度最大。其中猪的感染在流行病学传播中最有价值。乙型和丙型则主要感染人,一般呈小型流行或散发,危害程度较小。

流行性感冒病毒引起的流行性感冒(influenza,简称流感)为急性呼吸道传染病,具有突然暴发、迅速蔓延、波及面广的特点。传染源为流感患者和隐性感染者。人类流感的传播方式包括吸入传染性飞沫、直接接触或有可能通过(污染物)间接接触,将病毒自我接种到上呼吸道或结膜的黏膜上。由于流感病毒抗原性变异较快,所以人类无法获得持久的免疫力,人群普遍易感,多发于青少年。病毒侵入呼吸道上皮细胞,几小时内开始复制,产生大量病毒。病毒复制通常局限于呼吸道上皮细胞,一般不发生病毒血症。成人从症状出现前 24 小时到 7 天具有传染性。儿童携带病毒时间更长,传染期>10 天,严重免疫缺陷者可携带病毒几周甚至几个月。发病 2 周后血中出现 H 和 N 抗体,包括 IgM、IgA 和 IgG,4~7 周滴度达到高峰后缓慢下降,几年后仍可检测到。流感一般预后良好,常于短期内自愈。个别患者可并发副鼻窦炎、中耳炎、喉炎、支气管炎、肺炎等。死者大多为婴幼儿、老年人和合并有慢性基础疾病者。

本病除散发外,易发生暴发、流行、大流行甚至世界性大流行。流感流行具有一定季节性。我国北方每年流感活动高峰一般均发生在当年 11 月底至次年的 2 月底,而南方除冬季活动高峰外,还有一个活动高峰(5—8 月份)。然而,流感大流行可发生在任何季节,传播迅速,流行范围大,患病率高,死亡率高,无显著年龄差别。

流感在人类历史上已存在很长时间,早在 1580 年就有了全球性流感流行的记录。流感在 20 世纪共有 4 次流感暴发,即 1918—1920 年的西班牙流感(H1N1)、1957 年的亚洲流感(H2N2)、1968 年的我国香港地区流感(H3N2)和 1977 年的俄罗斯流感(H1N1 再次暴发)[2]。

三、实验室检查

流行病学资料是诊断流感的主要依据之一,并结合典型临床表现可做出临床诊断。但在流行初期、散发或轻型的病例诊断比较困难,确诊需依据实验室检查。

1. 标本采集　标本的采集时间非常重要,发病 4 天内采集的呼吸道标本阳性率最高。对儿童发病 5 天采集的标本进行检测仍然有效。可采集各种类型呼吸道标本,包括鼻拭子、鼻咽拭子、鼻咽抽提物、鼻洗液和口腔含漱液等。鼻洗液和鼻咽抽提物比鼻、咽拭子更敏感。气管插入患者可采集气管吸出物和支气管灌洗液。标本放入无菌容器内,即刻密闭送检,要防止干燥和降解。同时采集间隔 2~3 周的急性期和恢复期双份血液标本用于血清学检测。

2. 病毒分离及鉴定　病毒培养不仅可用于病毒鉴定,还可进一步用于抗原和基因特性、药物敏感性试验和疫苗制备。MDCK 细胞是流感病毒培养常用细胞。为了避免病毒失活,需要将标本快速送至实验室。病毒感染导致的细胞病变效应是非特异性的。IFV 的确认试验可以在细胞培养 12~24 小时后,利用免疫荧光(immunofluorescence,IF)进行特异性单克隆抗体检测。血凝素(HA)试验和细胞培养上清液血凝素抑制(HI)试验或 RT-PCR 进行抗原分析确认 IFV 亚型。传统的培养方法费时,一般需要 2~10 天,常规流感诊断一般不使用此方法。

病毒分离是人流感确诊的金标准。但是病毒分离的实验条件要求较高,加之其有高致病性的危险,对毒株的检测及管理上要严格考虑生物安全措施。IFV 分离最好在生物安全 3 级或 3 级以上的国家指定实验室进行。

3. 病毒特异性抗原检测　采用 IF 或酶免疫法(EIA)直接检测 IFV 特异性抗原,这些试验可检测 IFVA 和 B 或可区分类型(流感 A 或 B),而不能区分人甲型 IFV 亚型或禽流感亚型。IF 通过直接结合荧光染料的特异性抗体(直接免疫荧光法)或通过连接荧光染料的抗抗体(间接免疫荧光法)进行检测,可观察到特异性细胞内荧光。直接 IF 检测速度快,但不如间接 IF 敏感。实验中确保足够的呼吸道上皮细胞量非常重要,最好在发病早期采集标本。

4. 流感快速诊断试验　大多数为抗原检测,可在 30 分钟内获得结果,操作简便,不需专业人员,可在床旁进行,但成本昂贵。其敏感性低于直接 IF、病毒分离和 RT-PCR。实验特异性高,有假阴性可能,只能作为辅助检测,不能作为确诊或排除的依据[3]。

5. 病毒核酸检测 RT-PCR 不仅具有很高敏感性,而且可用于区分亚型。根据已知甲型 IFV 亚型 H 和 N 序列设计引物,特异性扩增某一种亚型 RNA[4]。如需要了解基因突变情况,可对 DNA 产物进行序列分析。分子生物学检测在人员、设施、试剂等技术上要求较高,一般认为同一患者采取不同部位标本(例如呼吸道及粪便)、同一患者不同时间的两份标本或同一份标本在两个不同实验室检测(最好其中之一为参考实验室)结果一致,临床结果才更为可靠。阳性结果可认为有确诊价值。为防止标本中 RNA 降解,采集标本后应尽快送检。RT-PCR 只能在有专业设备和专业人员的实验室进行,检测速度快,可同时检测大量标本。

6. 抗体检测 检测血清(或其他体液)中 IFV 特异性抗体,既可检测总抗体,也可检测特异性 IgG、IgA 或 IgM 抗体。HI 和 CF 耗时费力,难以标准化,但试剂价廉,可广泛应用。HI 比 CF 敏感,而且对于区分 HA 亚型更特异。EIA 比 HI 或 CF 敏感,其中 IgG 和 IgA 检测比 IgM 敏感,但不能显示近期感染。

四、结果解释及应用

病毒性疾病实验室的主要检测技术可分为以下两个方面:一方面直接检测病毒,如病毒分离及鉴定、病毒特异性抗原和病毒核酸检测;另一方面间接检测病毒诱导的机体免疫应答,目前主要是特异性抗体检测,尚无特异的细胞免疫反应检测方法。直接检测病毒是活动性感染的直接依据,定量检测参数有助于评价感染和疾病过程以及疗效。而抗体检测不太适合于急性感染早期以及病程和疗效的随访。

如果考虑早期采取抗病毒药物的治疗措施,可采用快速诊断实验。在医院感染控制中,流感早期诊断也可减少患者之间或健康工作人员与高危患者之间的感染传播等。

血清学检查对急性感染诊断价值较小,一般只能在发病 2~3 周后甚至更长时间才会有抗体出现,可用于近期感染患者诊断或者检测流感疫苗反应,抗体检测对于未曾患过流感的儿科患者价值更大。疾病急性期(发病后 7 天内采集)和恢复期(间隔 2~3 周采集)双份血清标本,后者抗体滴度与前者相比有 4 倍或以上升高,有助于确诊和回顾性诊断。仅有单次血清结果、从无到有的转变或 2 次同一水平抗体出现,只能证明感染,不能证明发病过程的存在。

要综合考虑敏感性、特异性、周转时间、重复性、易于操作和成本等方面的因素,从而决定选择何种试验进行检测。一般来说,直接检测技术如 RT-PCR 或免疫荧光法(IF)能够快速进行检测,比血清学和病毒分离敏感。血清学比 RT-PCR 成本低,但需要急性期和恢复期血清标本。感染的早期特异性诊断最好通过直接检测病毒获得,特别是呼吸道疾病。直接取患者呼吸道标本或肺标本,或者是将采集的标本接种到 MDCK 细胞培养过夜增殖后进行检测。和直接检测标本相比,病毒培养放大了病毒量,提高了敏感性。IFV 检测可以多种方法联合使用,提高了敏感性和特异性。

(赵晓涛)

参 考 文 献

1. Neumann G,Noda T,Kawaoka Y.Emergence and pandemic potential of swine-origin H1N1 influenza virus.Nature,2009,459(7249):931-939

2. Smith G J D,Vijaykrishna D,Bahl J,et al. Origins and evolutionary genomics of the 2009 swine-origin H1N1 influenza A epidemic. Nature,2009,459(7250):1122-1125

3. 卞家蓉,聂蔚,修清玉.流感病毒实验室检测技术研究进展.国际病毒学杂志,2012,19(5):228-232

4. Wang R,Taubenberger J K.Methods for molecular surveillance of influenza. Expert review of anti-infective therapy,2010,8(5):517-527

第五节 腺 病 毒

一、病原学

腺病毒(adenoviruses,ADV)是 1953 年由 Rowe 等人最先发现的,随后 Hilleman 和 Werner 等从患者呼吸道分泌液中分离到同样的病毒[1]。1956 年,国际病毒命名委员会根据 Enders 等人的建议将这类病毒命名为 ADV。

腺病毒呈无囊膜的球形结构,其病毒粒子在感染的细胞核内常呈晶格状排列,每个病毒颗粒包含一个 36kb 的线性双链 DNA,两端各有一个 100～600bp 的反向末端重复序列 (inverted terminal repeat,ITR)。ITR 的内侧为病毒包装信号,是病毒包装所需的顺式作用元件。基因组包含早期表达的与 ADV 复制相关的 E1～E4 基因和晚期表达的与 ADV 颗粒组装相关的 L1～L5 基因。

线状双股 DNA 与核心蛋白形成直径为 60～65nm 的髓芯,被包裹于衣壳内。衣壳呈二十面体对称,由 252 个直径 8～10nm 的壳粒组成,壳粒排列在三角形的面上,每边 6 个,其中 240 个为六邻体(非顶点壳粒),另 12 个为五邻体基底(顶点壳粒)。六邻体上的表位(epitope)是诊断不同血清型的标准,它包括哺乳动物 ADV 属的抗原成分,是病毒体对免疫选择压力最敏感的部位。

ADV 是无包膜病毒,在低 pH 值环境下可稳定存在,有很强的耐物理和化学试剂的能力。ADV 可耐受胃肠分泌物及胆汁,因此 ADV 可在胃肠内复制,并导致相应的临床症状。

二、致病性

ADV 可通过人、水、媒介物和器械传播。室温条件下,ADV 在污物中存在周期可达 3 周。ADV 在儿童和军营人员中易发生感染和大规模流行,大多数婴幼儿在出生后的 5 年内至少感染过 1 种 ADV 毒株。在过去的几年中,ADV 作为主要的病原体在免疫功能低下的宿主如艾滋患者、免疫遗传缺陷的患者、实体器官和造血干细胞移植受者中,引起高发病率和死亡率,其感染的主要流行株为 ADV-7 型。ADV 感染无明显的季节性,但冬春季相对较多。在这些患者体内常会出现细菌、真菌等微生物共感染的情况。艾滋患者感染 ADV 会产生肺炎、肝炎、脑膜软化、肾炎、胃肠炎等并发症。

5%～10% 的儿童和 1%～7% 成人呼吸道感染是 ADV 感染,主要症状有发热、咽喉炎、扁桃体炎、咳嗽、咽痛,大多病例还会伴随胃肠道症状[2]。免疫功能正常的患者,ADV 感染为自限性,2 周内症状缓解或消失,且会诱导机体产生特异性免疫[3]。

ADV 感染可致胃肠道症状(尤其是婴幼儿),在病毒性胃肠炎中 ADV 检出率为 0.8%～14%。70% ADV 性胃肠炎由 ADV-40 和 41 型引起,其他血清型如 ADV-1、2、3 型等亦可引起腹泻。ADV 胃肠炎广泛分布于世界各地,小儿发病情况仅次于轮状病毒,发病年龄以 0～2 岁为多,全年散发,夏季及冬末略多,潜伏期为 10 天左右[4]。

ADV 感染也可引起尿路感染,尤其是接受造血干细胞移植和实质器官移植的患者。典型症状包括排尿困难、血尿、出血性膀胱炎和肾移植后功能不全。

在 ADV 持续感染过程中,其通过感染树突状细胞(dendritic cells,DC)产生早期和晚期抗原来改变细胞表面标志,同时可通过感染单核细胞来抑制其分化为 DC,从而逃避 T 细胞的识别。在急性 ADV 感染恢复过程中,T 细胞介导的细胞免疫是很重要的,T 细胞功能低下的患者感染 ADV 的几率非常高。研究显示,TNF-α、IL-6、IFN-γ 在致命的 ADV 感染的儿童血清中含量高,而在轻度 ADV 感染者体内存在水平很低。体液免疫在 ADV 感染的免疫应答中亦起重要作用,有 ADV 血症的 HSCT(造血干细胞移植)接受者在免疫应答清除病毒的过程中会产生高水平的血清特异性抗体。

ADV 主要通过破坏细胞骨架中的中间丝结构释放其子代病毒颗粒,在病毒感染的末期,病毒水解细胞骨架蛋白 K18,使之不能聚合并形成中间丝结构,由此导致被感染细胞裂解,释放病毒。

由于 ADV 的变异,2006 年和 2007 年分别在北京和美国的 14 个州暴发了小范围的 ADV 流行,其中北京分离株 3、7 和 11 型 ADV 与 GenBank 中其他序列比较虽然有着较高的同源性,但是都有一定的核苷酸和氨基酸的变异,变异多发生在抗原决定簇密集的 HVR_1 区和 HVR_7 区。

三、实验室检查

1. 标本采集与处理 在患者发病 1～2 天内的急性期采集标本,根据症状可采集鼻咽洗液、鼻咽拭子、眼结膜拭子、粪便、肛拭子、尿道或宫颈拭子、脱落细胞刮片、脑积液和血清等标本。由于病毒对热不稳定,收集的标本通常应放在低温环境以防病毒失活。盛放标本的容器及保护剂应当是灭菌且无核酸的,以防止污染。标本在 4℃ 条件下进行运送,实验室收到标本后应立即处理,暂时无法处理的标本,应将初步处理后放 -20℃ 或 -70℃ 冰箱贮藏。

2. 病毒分离与培养 常用 A549、Hep-2 和 Hela 细胞来培养临床标本中的 ADV。除血清型 40 和 41 外,其他 ADV 血清型在人上皮细胞系上生长良好,细胞感染后会出现细胞圆缩和核内包涵体聚集成串等病变现象,其病变在 2~7 天可见,并可持续到 28 天。尽管细胞培养仍然是金标准,但对临床标本仍是不敏感,且比较慢,易受细菌和真菌的污染。

3. 电子显微镜 电子显微镜鉴别主要在科研机构使用,可依据粪便中存在的病毒颗粒(大约 $10^6 \sim 10^8$ 个/ml)诊断急性胃肠炎。

4. 组织病理学 依据肺的组织病理学特征可对 ADV 引起的肺炎加以鉴别。肺的组织病理学特征包括弥散性肺炎、支气管上皮细胞的坏死、单核细胞浸润的毛细支气管炎和透明膜的形成等,通过原位杂交、免疫组化和 PCR 可进一步进行病原学鉴定。

5. 抗原检测 常用来直接检测 ADV 在呼吸道和胃肠道的感染,较快速且灵敏度较高。常用免疫荧光和酶免疫分析,与细胞培养相比,免疫荧光所测 ADV 的灵敏性能提高 40%~60%。其他直接测定抗原的方法包括免疫层析法和乳胶凝集法。研究证实,与细胞培养检测方法相比,使用免疫层析试剂盒所测定的灵敏度可达 90%。

6. 分子生物学 分子生物学技术用来检测 ADV 基因组,方法敏感,当患者体内病毒载量较低或需要快速的检验结果时更为适用。最近几年分子生物学的方法在临床运用越来越多,常选择与六邻体基因、纤突基因或病毒相关的 RNA Ⅰ 和 Ⅱ 作为 PCR 引物,PCR 方法包括常规的 PCR、real time-PCR。常规的 PCR 是一种定性分析的方法,需要1~2d 的时间,而 real time-PCR 可以在数小时内定量分析出结果。扩增后也可以进行序列测定。德国的 Madischiw 等结合了普通 PCR 或者定量 PCR 与测序技术,发明了一种两步诊断法[5]。测序是对核酸序列最全面、直观的反映。

四、结果解释及应用

细胞培养和电子显微镜分析由于费时费力,实验条件要求高,故较少在临床应用,而病理分析由于敏感性较低和对患者损伤较大临床也较少采用。抗原检测和病毒核酸检测一般用于急性期的感染诊断,这时病毒暴发式增长,检测抗原有助于临床确诊。

分子检测多用于疾病早期或 ADV 的分型诊断,在疾病早期由于病毒载量较低,尚未引起免疫系统产生特异性抗体,血清学诊断意义不大,而分子检测可以针对非血标本,有效检出早期感染并对病毒进行明确分型,为临床治疗提供明确依据。

(赵晓涛)

参 考 文 献

1. 高文娟,金玉,段招军.人腺病毒的研究进展.病毒学报,2014,02:193-200
2. 刘秀云,江载芳.腺病毒肺炎 12 例临床特点和鉴别诊断分析.临床儿科杂志,2007,6:454-456
3. Yeung R, Eshaghi A, Lomobos E, et al. Characterization of culture-positive adenovirus serotypes from respiratory specimens in Toronto, Ontario, Canada: September 2007-June 2008. J virol, 2009,6(11):1-3
4. Blcer S, Sahin G T, Koncay B, et al. Incidence assessment of rotavirus and adenovirus associated acute gastroenteritis cases in early childhood. Infez Med ,19(2):113-119
5. Madischiw, LfelR, Heim a, et al.Molecular identification of adenovirus sequences: a rapid scheme for early typing of human adenoviruses in diagnostic samples of immunocompetent and immunodeficient patients.J Med Virol,2006,78(9):1210-1217

第六节 单纯疱疹病毒、巨细胞病毒和 Esptein-Barr 病毒

疱疹病毒(Herpesviruses)是一群中等大小的双股 DNA 病毒,有 100 多个成员,根据其理化性质分为 α、β、γ 三个亚科。迄今为止,发现能致病的疱疹类病毒有 8 种:单纯疱疹病毒 1 型和 2 型、水痘-带状疱疹病毒、Esptein-Barr(EB)病毒、人巨细胞病毒及人疱疹病毒 6、7、8 型。下面就常见的单纯疱疹病毒、巨细胞病毒和 EB 病毒进行介绍。疱疹病毒检测的实验室结果解释与其他病毒相近,由于篇幅限制,不再一一赘述。

一、单纯疱疹病毒

(一)病原学

单纯疱疹病毒(herpes simplex virus,HSV)属于人疱疹病毒科 α 亚科,单纯疱疹病毒属,分为 HSV-1 和 HSV-2 两个亚型。病毒颗粒呈球形,直径为 150~

220nm,由包膜、间层、核衣壳和核心构成。包膜为类脂质双层膜,表面有许多突起,主要含有6种同包膜相关的糖蛋白gB、gC、gD、gE、gG和gH。gB是在感染细胞中含量最多的蛋白,是感染宿主细胞免疫和体液免疫的主要靶标。

HSV DNA长约154kb,为双链线形DNA。HSV-1和HSV-2基因组结构相似,碱基序列同源性约50%。

HSV对外界抵抗力不强,56℃加热30分钟、紫外线照射5分钟、乙醚等脂溶剂均可使之灭活,但在-70℃环境下可长期保存其生物学活性。

(二) 致病性

HSV的感染遍布全球,人群对HSV普遍易感。据估计,全球人口中约1/3患过单纯疱疹,大多数为隐性感染,感染后可以获得一定的免疫力,但不能防止复发。无需动物媒介,人是其唯一自然宿主。HSV-1型主要引起腰以上(非生殖器)感染,而HSV-2型则以腰以下(生殖器)感染为主。临床表现为局限性皮肤和黏膜疱疹(即单纯疱疹)和脑炎、肝炎等严重的全身感染。

传染源包括急性期患者和慢性带毒者。HSV存在于患者的疱疹液、病灶分泌物、唾液及粪便中。HSV-1主要通过呼吸道、消化道传播,也可经直接接触感染性分泌物而传播。HSV-2主要为性传播。新生儿主要在分娩时经产道感染。HSV感染率在经济水平低下、居住条件拥挤地区的人群较高;儿童营养不良或其他原因所致的免疫功能低下者较易患HSV感染。

主要临床表现包括:

1. 疱疹 在唇周、鼻孔等皮肤黏膜交界处发生成簇小水疱,周围有红斑、能迅速结痂愈合、病程短,并具有常因某些促发因素反复发作等特点。

2. HSV脑炎 表现为急性脑炎症状,但需与乙型脑炎或森林脑炎进行鉴别。

3. 全身播散性感染 一般发生在新生儿、早产儿或细胞免疫缺陷者(如AIDS、白血病、癌症、器官移植等),表现为多器官损害、嗜睡、呕吐、进行性加重性黄疸、肝脾肿大、肝功能障碍、出血倾向、呼吸困难和循环衰竭。

(三) 实验室检查

1. 一般检查 外周血白细胞总数减少,淋巴细胞分类相对增多。

2. 病毒分离培养 在疱疹水疱期培养阳性率高,溃疡性损伤检出率低。HSV常用人胚肾细胞进行培养,用免疫荧光法进行鉴定。HSV在组织培养中出现典型的细胞病变效应即可确诊,但需要与其他病毒进行鉴别。由于分离培养病毒受条件和技术限制,同时标本在运送、保存和预处理过程中易受多种因素的影响而出现假阴性,故分离阳性率不高,临床较少应用。

3. 抗原检测 可采用免疫荧光法(IF),其中直接免疫荧光法可以直接检测患者组织或分泌物细胞中的特异性HSV抗原,此法快速、敏感、特异,结果可靠。也可采用酶免疫测定法(EIA),用酶标记的HSV特异性单克隆抗体检测标本中的抗原,本法与IF染色比较无显著性差异,特异性较好,但灵敏度不高。此外还可采用免疫斑点法(IST)以及免疫印迹法(immunoblotting)检测HSV抗原。

4. HSV抗体检测 可采用ELISA间接法检测血清标本内的HSV抗体(IgM及IgG)。使用的包被抗原主要有两类,一类是纯化的天然病毒蛋白或重组蛋白,另一类是合成的多肽。由于包被抗原纯度的问题,有可能出现假阳性。如使用捕获性ELISA法可以提高特异性和敏感性。还可采用双抗原夹心法检测HSV特异性IgG抗体,特异性较好。此外放射免疫法(RIA)以及补体结合试验(CF)均可检测HSV抗体。

5. 核酸检测 最早采用单纯核酸分子杂交技术,后来发展为在PCR后进行杂交,可提高实验的敏感性及特异性,并可以对HSV进行分型。目前临床应用较广泛的方法是PCR技术,以HSV基因组中特异的一段基因序列作为引物,对标本中的DNA模板进行扩增用以检测标本中有无HSV DNA的存在。也可选择型特异性引物分别针对HSV-1和HSV-2进行分型检测,可以帮助诊断及治疗[1]。

二、巨细胞病毒

(一) 病原学

人类巨细胞病毒(human cytomegalovirus, HCMV)属疱疹病毒科β亚科。人类是其目前已知的唯一宿主。1956年首次自患者组织中分离。由于被感染的组织细胞增大,并具有巨大的核内包涵体,故命名为巨细胞病毒。不同毒株间核苷酸序列具有80%以上的同源性,有共同抗原,暂定为一个血清型,因此临床检测可不受毒株型别影响。

HCMV是直径为180~250nm的20面体,是疱疹病毒科中最大的成员。由核、衣壳和包膜三部分组成。核心呈球状，直径约为 64nm，外包衣壳，直径约为 110nm，最外层为包膜。HCMV 为双股线性 DNA 病毒，分子量为（150～160）×10⁶D，大小为 240kb。其基因组分为两个区，一个短单一序列（Us）和一个长单一序列（Ul）。HCMV 的基因分为 IE（即刻早期）、E（早期）和 L（晚期）三类，这些蛋白基因连锁调控，相继表达。其特异的蛋白质有结构蛋白、非结构蛋白和病毒相关的酶类。

HCMV 对脂溶剂及极端的物理条件非常敏感，在 20% 乙醚中最多存活 2 小时。对冻融不稳定。pH<5，或置于 56℃30 分钟，或紫外线照射 5 分钟可被充分灭活，10% 的漂白粉可使其感染性明显降低。保存病毒时，应将其迅速冷冻，保存于 -80℃ 或液氮中，可保存三年。感染了病毒的细胞悬液，保存时需加入 10% 血清以及 10%DMSO，置 -80℃ 或液氮中保存。

（二）致病性

HCMV 在人群中具有较高的感染率，发达国家成人感染率为 40%～60%，发展中国家可高达 100%。初次感染后常呈潜伏感染状态，并在免疫低下（如器官移植后、AIDS 等）时再活化而导致严重感染。CMV 感染还与动脉粥样硬化、冠心病、肝炎、病毒性眼病、肾小球肾炎、特发性血小板减少性紫癜等具有相关性。另外先天性感染导致流产、死胎、早产比较常见。

患者和隐性感染者的血液、唾液、尿液、泌尿生殖道分泌物以及乳汁等均可长期或间歇地排出病毒。可通过宫内感染造成先天性感染，或通过密切接触尿液、唾液、宫颈阴道分泌物、乳汁等引起接触感染；也可通过输血、器官移植、骨髓移植、心脏手术等传播。

几种感染类型的主要临床表现：①先天性感染：病情可轻可重，严重者表现为黄疸、肝脾肿大、瘀点状皮疹，可累及泌尿、中枢神经等多系统，可见小头畸形、运动障碍、脉络膜视网膜炎，可致流产、死胎、早产等[2]。②后天获得性感染：儿童感染 HCMV 后，多无症状，偶有肝肿大伴肝功损害，尿和唾液中可持续数月排出病毒。正常成人感染 HCMV 后，多表现为隐性感染，无明显临床症状，或有类似传染性单核细胞增多症表现。③免疫低下者的 HCMV 感染：初次感染 HCMV 后常呈潜伏感染状态，并在器官或骨髓移植后、AIDS、应用免疫抑制剂等时再活化而导致严重感染，是造成免疫抑制和免疫低下患者机会感染的重要病原微生物，具有较高的死亡率。

最明显的受损器官为肺脏，还可引起胃肠道损害，以及食管、胃、小肠或大肠溃疡，可致出血或穿孔，患者也可有腹泻症状。视网膜、肝脏和肾脏也常受累。

对病毒的易感性取决于年龄、免疫状态、经济情况等。宫内未成熟胎儿最易感，年长儿童和青壮年以隐性感染多见。免疫功能低下者，如器官或骨髓移植、恶性肿瘤、艾滋病、接受免疫抑制治疗、放疗、化疗等情况下的患者，常常发生较为严重的感染。多数人在幼年或青年时期获得感染，随着年龄的增长，血清抗体阳性率增高。

（三）实验室检查

1. 一般实验室检查 外周血血常规检测可见白细胞数目减少或正常（少数出现白细胞增多）、血小板减少、淋巴细胞相对或绝对增高、异常淋巴细胞增多等。尿、便常规没有特异性提示，但当 HCMV 病毒感染累及肾脏致肾小球肾炎时可出现尿常规异常，或累及胃肠道时可出现腹泻、便血等引起的大便性状改变。当 HCMV 感染累及肝脏时，可出现肝炎所致的酶学改变，包括肝功能异常、黄疸变化；累及肾脏可出现肾功能下降。

2. 病原学相关检测

（1）病毒的分离和培养：HCMV 可在人成纤维细胞（HEL）培养基中生长，有传统的病毒分离以及快速细胞培养。由于 HCMV 增殖很慢，传统的病毒分离需 2~4 周才能观察到细胞病变，对实验室设备及技术的要求高，不适于早期检测；在传统的细胞培养基础上将快速组织培养与免疫荧光技术结合，把 HEL 培养于 96 孔微孔板中，并向其中加入处理过的单克隆抗体，标本接种后 3 天即检出结果。

（2）抗体检测：检测人感染 HCMV 后所产生的特异性抗体，包括 IgG、IgM 和 IgA。IgA 应用较少，IgM 型抗体被作为活动性感染的诊断指标，但当患者处于免疫抑制状态时，有时难以产生有效抗体，故不能作为器官、骨髓移植受者等患者 HCMV 活动性感染的检测指标；IgG 型抗体阳性，表示既往感染，是病毒在体内潜伏的标志，潜伏感染状态被激活后 IgG 抗体滴度升高，当双份血清中 IgG 抗体阳转或滴度升高 4 倍或以上者则提示 HCMV 活动性感染。可采用 ELISA 方法，应用 HCMV 免疫原性蛋白[如基质磷蛋白 pp150 与 pp65；DNA 结合蛋白（p52）、pp38；糖蛋白 gB 和 gH 等]或多个抗原的重组蛋白/多肽作为抗原包被微孔板。也可采用免疫印迹（western 印迹）通过敏感的生物分子亲和技术测定，克服了补体结合试验敏感性差的缺点，而比 ELISA

法具有更高的特异性,快速简便。临床上也可以采用免疫荧光技术(immunofluorescence assay,IFA)或放射免疫测定试验(RIA)。这两种方法中,由于前者没有放射污染问题,故应用较多,具有较好的敏感性及特异性,简便快速但需要荧光显微镜,并且对标本要求高。

(3)抗原检测:HCMV 抗原的检测主要是应用单克隆抗体与特异性抗原结合的原理,借免疫组化染色技术手段检测受检材料中的 HCMV 抗原。目前应用较多的是抗原血症的检测以及应用流式细胞仪检测 HCMV 抗原。主要针对即刻早期抗原(IEA)、早期抗原(EA)和晚期抗原(LA)进行检测。最常检测的是 pp65,即病毒的被膜蛋白,它由位于 CMV 衣壳和包膜之间的磷酸化蛋白构成,占病毒蛋白的 15%,是 CMV 基因 *UL83* 编码的 561 个氨基酸的产物,是 HCMV 活动性感染的早期标志性产物。

应用流式细胞仪(FCM)检测 HCMV 抗原,具有检测客观、分析细胞数量大、参数多、统计结论可靠等特点,流式细胞技术与免疫组化染色相结合可以进行 HCMV 抗原的检测并定量,可以检测受感染细胞表面及细胞内的病毒抗原。由于不同的抗体可以标记不同的荧光素,所以 FCM 可同时检测同一种样本中的多种病毒或病毒抗原,同时获得多个分析参数。相比抗原血症检测,FCM 可以检测的标本除血液外,还适用于支气管肺泡灌洗液、尿标本以及经酶消化过的组织细胞等多种标本;相比 PCR 方法,FCM 可以确定病毒抗原的检出与细胞是否受到感染之间的关联。FCM 可以应用于病毒感染的早期诊断,操作简单,客观,容易标准化,比传统的免疫组织化学更加敏感,但是缺点是设备昂贵,实验成本较高[3]。

(4)核酸检测:主要包括核酸杂交技术、PCR 技术、芯片技术。

1)核酸杂交:主要有斑点杂交和原位杂交。应用荧光素标记具有较高的敏感性,无放射性污染。斑点杂交不能观察受感染细胞的状态,而原位杂交实验弥补了这一缺点。核酸杂交技术具有快速、操作简便、特异性强、形态学定位好、敏感性高、探针稳定性高等优点。原位杂交可以用于检测 HCMV 的 DNA 或 mRNA,探针可以是 cDNA 探针、反义(anti-sense)RNA 探针、寡核苷酸探针。检测病毒 mRNA 可在活动性感染前 2~3 周即为阳性,早于抗原血症的检出,可早期诊断 HCMV 活动性感染。

2)PCR:由于 PCR 方法的高敏感性、高特异性、操作简便快速等优点,目前应用广泛。实时荧光 PCR(real time PCR)可用于监测免疫抑制患者的 HCMV 感染,其敏感性高于病毒分离和抗原血症检测。外周血中的白细胞或血浆、血清均可用于 HCMV PCR 的检测。另外,可以进行反转录 PCR(RT-PCR)反映病毒复制的标志。

3)芯片技术:分为基因芯片和蛋白质芯片技术。基因芯片是指将大量已知 DNA 序列的探针固定于某种固相载体表面,形成致密、有序的 DNA 分子点阵。加入一次实验样本就可以一次性获得大量的数据并进行平行分析。蛋白质芯片是将大量蛋白质有规则地固定在介质载体上,利用蛋白质、酶与底物、蛋白质与其他小分子之间的相互作用,达到检测蛋白质的目的,可适用于抗原血症的检测。随着技术日益完善,芯片会有广阔的临床应用价值。

三、Epstein-Barr 病毒

(一) 病原学

Epstein-Barr 病毒(EB 病毒)属于疱疹病毒科 γ 疱疹病毒亚科。1964 年 Burkitt 淋巴瘤细胞被成功地通过体外悬浮培养而建株。同其他疱疹病毒一样,成熟的 EB 病毒呈球形,其基本结构可分为类核、核衣壳和包膜三部分。EBV 由 162 个壳粒组成的核衣壳包绕一根双股螺旋 DNA 核心组成。核衣壳被一层含有多种蛋白的体被包绕,外面又围绕了一层缀以病毒糖蛋白脊的外脂质膜。电镜下可见单个病毒颗粒,直径为 180~200nm。

EBV 基因组是一个 172kb 大小的线性双股螺旋 DNA 分子,其中 G+C 含量约占 60%。大体结构可分为如下几个部分:①末端重复序列(terminal repetition,TR):位于基因组的两端,由长度为 0.5kb 的重复片段呈串联直接排列而构成;②内重复序列(IR);③DL 和 DR:此为 2 个有高度同源性的区域,由多个富含 G+C、长度分别为 125bp(DL)和 102bp(DR)的重复片段加上 2kb 左右的单一序列组成。在不同的病毒株具有以上重复序列的个数不一。EBV 编码大约 100 个基因,其中重要的有编码壳抗原(viral capsid antigen,VCA)、早期抗原(early antigen,EA)、核抗原(epstein Barr nuclear antigen,EBNA)的基因。

根据潜伏状态,EBV抗原性可分成两大类:

(1)病毒增殖感染相关的抗原:包括EBV早期抗原(EBV活跃增殖的标志)、EBV病毒壳抗原(病毒增殖后期合成的结构蛋白)以及EBV膜抗原(EBV的中和抗原)。

(2)EBV潜伏感染时表达的抗原:包括EBV核抗原(EBNA),包括 EBNA1、EBNA2、EBNA3A、EBNA 3B、EBNA3C和主导蛋白(leader protein)。

(3)其他抗原:包括EBV编码的早期核糖核酸(EBERs)、终末蛋白(terminin protein,TP)。

(二)致病性

EB病毒分布在全世界各地,95%以上的成人携带此病毒[4]。本病毒是传染性单核细胞增多症的病原。与鼻咽癌以及非洲儿童淋巴瘤的发生有密切的相关性。

人是EBV感染的宿主,主要通过唾液传播。大多数的EBV感染发生在幼儿,无明显症状。90%以上3~5岁的幼儿均曾感染EBV[5]。90%成人可检测出抗体,故对EB病毒感染具有免疫力。但发达国家仍有50%~70%的成人为无抗体的易感者。

EBV是一种嗜B细胞的人类疱疹病毒,主要侵犯B细胞,对人的B淋巴细胞、咽上皮细胞和腺细胞有亲和力,近年发现EBV亦可以感染上皮细胞。一旦感染,EBV将长期潜伏在人体B细胞中,受感染者将成为终生带毒者。

EB病毒感染相关的疾病主要是侵犯机体的造血系统和淋巴系统,主要包括:①传染性单核细胞增多症(infectious mononucleosis,IM):血清学检查确定为EB病毒感染的青少年或青壮年中很大一部分(可达50%)临床表现为IM,主要症状为一过性发热或持续数周的咽炎、淋巴结病、全身不适。急性IM患者的咽部可检测到高水平的EB病毒复制。IM是一种自限性淋巴细胞增生性疾病,一般持续3~6周。大多数IM患者转变成无症状的病毒携带者,极少数的患者发展成慢性活动性EB病毒感染状态[6]。②EBV相关的血液系肿瘤:主要包括Burkitt淋巴瘤(Burkitt lymphoma,BL)、移植后B细胞淋巴增殖性疾病(post transplant B-cell lymphoproliferative disorders,B-LPD)、T细胞淋巴瘤以及NK细胞淋巴增殖性疾病、NK细胞淋巴瘤/白血病(NK-LPD and NK lymphoma/leukemia)以及霍奇金病(Hodgkin disease,HD)。③EBV相关的非血液系统恶性肿瘤:包括鼻咽癌、胃腺癌、平滑肌肉瘤等。

(三)实验检查

1. 嗜异性抗体凝集试验 主要用于传染性单核白细胞增多症的辅助诊断,患者于发病早期血清可出现IgM型抗体,能凝集绵羊红细胞,抗体效价超过1∶100有诊断意义,但只有60%~80%病例呈阳性,且少数正常人和血清病患者也含有此抗体,不过正常人和血清病患者的抗体经豚鼠肾组织细胞吸收试验,可变为阴性。

2. EBV血清学检查 血清学检测是目前临床最常用的方法之一,对疾病的诊断有一定的参考价值。EBV抗体有抗壳抗原抗体(antiEBVCA,抗VCA)、抗早期抗原抗体(antiEBEA,抗EBEA)、抗核心抗原抗体(antiEBNA,抗EBNA)抗体和抗膜抗原抗体(antiEBMA,抗MA)。检测EBV抗体的方法有荧光抗体方法,而间接免疫荧光法(indirectIF)比ELISA法更敏感,故目前普遍使用间接IF法,但测定抗膜抗原抗体(antiEBMA,抗MA),需要更敏感的抗补体免疫荧光法。

3. 分离培养 取唾液、咽漱液、外周血细胞及肿瘤组织等进行病毒分离,其中以咽漱液病毒分离率最高。临床实验室应用较少。

4. 分子生物学检测 包括核酸杂交、PCR或RT-PCR可检测病变组织内病毒基因组核酸,其中PCR方法敏感性高、特异性强以及短期内可以得到结果。Southem印迹、PCR方法是非定位性的,而采用免疫组织化学(immunohistochemistry,IHC)和原位杂交(in situ hybridization,ISH)技术具有定位作用,能够确定病毒与组织和细胞的关系。进行EB病毒感染诊断应该多种检测方法相结合,监测病程的不同阶段,采用不同的实验室检测手段,如早期、急性期采用敏感性高的核酸检测的方法,而感染后可采用血清学检测方法。并且要求多种标本多次取材检测可以提高阳性率。

(赵晓涛)

参考文献

1. 毕跃东,胡高翔,丁显平.两种实时荧光定量PCR方法的建立及其用于献浆者血液单纯疱疹病毒检测的有效性比较.中国输血杂志,2014,6:606-610

2. Gandhoke I,Aggarwal R,Hussain SA,et al. Congenital CMV infection:Diagnosis in symptomatic infants. Indian J Med Micro,2009,27(3):222-225

3. Sun Z,Ceng X,Mao Z,et al. Diagnostic value of HCMV pp65 antigen detection by FCA for symptomatic and asymptomatic infection:compared to quantification of HCMV DNA and de-

tection of IgM antibody in infants. Med Microbiol Immunol, 2009,198(2):107-112

4. 周志平,陈威巍,汤勃,赵敏.EB 病毒感染及其相关性疾病.传染病信息,2013,1:57-60

5. 易世红,苏盈盈,张国梁.EB 病毒检测及 EB 病毒感染相关疾病的分析.中国卫生检验杂志,2009,1:26-27

6. 金小红,王昕昕,罗菁.EB 病毒感染 30 例临床分析.浙江临床医学,2005,(3):2791

第七节　人类乳头状瘤病毒

乳头状瘤病毒(papillomavirus,PV)可广泛感染人和动物,具有严格的物种特异性。人类乳头状瘤病毒(human papilloma virus,HPV)对其他动物不致病,仅引起人类皮肤或黏膜的疣损害及人类生殖器及生殖道的恶性肿瘤。

一、病原学

HPV 病毒颗粒呈球形,直径为 52~55nm,由病毒基因组 DNA 与衣壳两部分组成,无包膜,衣壳呈二十面体。HPV 的基因组为双链环状 DNA,约 8 kb。HPV 基因组结构按功能分为 3 个编码区:早期区(early region,E 区)、晚期区(late region,L 区)和上游调节区(upstream regulatory region,URR)。每区含有一系列可编码的开放阅读框架(open reading frame,ORF),编码产生功能不同的多种病毒蛋白[1]。

自 1949 年首次发现 HPV,目前已知的 HPV 基因型有 100 余种。HPV 可引起皮肤、黏膜增生性病变,根据其是否致癌分为高危及低危两种。低危型如 HPV6、HPV11 型;高危型如 HPV16、HPV18 型。研究表明 HPV 致癌大致有如下几个机制:①早期基因表达对细胞增殖的激活;②病毒基因整合对细胞基因组的破坏,可能会激活癌基因,灭活抑癌基因;③病毒癌基因(如 E6、E7)可与重要抑癌基因产物结合,使后者降解(如 p53)或失活(如 Rb)[2]。

二、致病性

HPV 主要由直接接触传染,皮肤或黏膜损伤常为 HPV 感染的重要因素。由 HPV 引起的皮肤疣在学龄前儿童多见,而宫颈 HPV 感染高峰年龄为 15~25 岁,感染率与年龄相关。育龄女性 HPV 感染率为 5%~50%,绝经后女性 HPV 感染明显下降。尽管 HPV 研究多集中在女性,男性 HPV 感染同样也很常见,阳性率可达 5%~30%。由于受人群年龄等因素影响,各报道不尽相同。多数 HPV 感染是一过性的,部分表现为慢性感染。宫颈 HPV 感染一般仅在短期内可检出 DNA,并无明显的临床表现。HPV 感染在体内持续时间平均为 8~14 个月,2 年内自然消退。非致瘤性 HPV 的平均感染时间是 8.2 个月,致瘤性 HPV 则长达 13.5 个月。单一 HPV 感染不足以致癌,其他重要因素包括机体免疫功能降低、男性伴侣的性行为等对转归有一定影响,绝大多数感染 HPV 的女性不会发展为恶性肿瘤,但要加强临床随访[3-4]。

感染 HPV 后的潜伏期为 1~20 个月,平均 4 个月,细胞免疫缺陷可促发感染,甚至向全身播散。疣分寻常疣、扁平疣、跖疣和尖锐湿疣(生殖器疣)四种:①寻常疣:较小,质硬,表面干燥粗糙,顶端可分裂成花蕊或刺状,基底及周围无炎症,多见于儿童及青少年,好发于手背、手指、足缘及甲周等处。初发为一个,可由自身接种而增多,一般无自觉症状,偶有压痛,撞击易出血。②扁平疣:如针头或稍大的扁平丘疹,表面光滑,损害常为多个,好发于青少年,多骤然发生,好发于颜面、手背,有时会由于搔抓自体接种而呈串珠样。病程慢性,可自愈,亦可复发。③跖疣:是发生于足底的寻常疣。由于局部压迫、摩擦,表面形成黄色胼胝状,如以小刀削去此层,即可见白色软刺状疣体,表面常有散在小黑点。④生殖器疣:以病变类型分为尖锐湿疣、扁平湿疣和内生型湿疣。后两者肉眼均不可见,内生型湿疣为扁平疣病变向间质内生长;扁平湿疣继续发展则成为尖锐湿疣,尖锐湿疣肉眼可见。

三、实验室检查

1. 标本采集、处理及注意事项　正确的标本采集和处理对实验结果具有重要影响。用棉棒从阴道和宫颈外口取分泌物和细胞,最好能取到一定的上皮细胞,并且在多个部位采集。将采集的标本放入含有标本保存液的管中，离心、洗涤。既要避免由于取材、保存不当造成的假阴性，也要避免由于标本之间的交叉污染造成的假阳性。若不能及时送检，标本应保存在4℃，若长期保存应在-20℃或-70℃，并避免反复冻融。

2. 一般实验室检查　在实验室一般检查项目中（血液常规、生化等）无特异性改变，血清学检测方面也没有简单易行的方法检测血清中抗体。所以实验室诊断主要依赖病毒抗原、核酸的检测以及组织病理改变。

3. 病原学检测　在HPV病原学检测方面，目前既无简单、敏感的血清学方法，也没有在体外细胞培养成功的报道，所以准确的实验室诊断多依赖病毒核酸检测。用于HPV的核酸检测技术有核酸杂交、PCR、芯片技术等。核酸杂交技术中，最常用的是杂交捕获方法，第2代杂交捕获法系统（hc2，Digene Corp.，USA）使用非放射性信号扩增方法，使标记的RNA探针与目的HPV-DNA进行杂交，此杂交体被捕获到微孔板上，再通过特异性的单克隆抗体检测，然后加入化学发光底物，完成对HPV-DNA的半定量检测。该法检测效能高，并可对HPV进行高危型（探针针对16、18、31、33、35、39、45、51、52、56、58、59和68共13个高危型）和低危型（探针针对6、11、42、43和44共5个低危型）分析，但不能检测出具体的病毒型别，敏感性不如PCR，同时存在高、低危两型探针之间的交叉反应。PCR方法由于敏感性高，操作简便，在临床逐渐得到广泛应用。根据引物的不同，可分为HPV型特异性或HPV通用型的PCR。设计型特异的HPV引物用以检测某一特异的基因型时，需要对每一型别进行单独扩增和检测。我们可以选择保守或通用的引物，用以扩增HPV的多个型别。基因芯片技术可同时检测同一临床标本中的多种亚型，与杂交捕获二代相比较，两者有相似的灵敏度和特异性，但基因芯片可确切分型，后者却不能分型[5]。

4. 细胞、组织病理检查

（1）细胞学检查：取阴道、子宫颈等部位的湿疣组织做成涂片后进行帕氏染色。在涂片中可以见到两种细胞，一种为空泡化细胞，它来源于浅层的鳞状上皮细胞；另一种细胞称为角化不良细胞，可单个或成堆分布，胞质呈橙红色至淡黄色，核小而致密。在尖锐湿疣病的涂片中这两种细胞常可混合存在。

（2）组织病理变化：组织病理学显示寻常疣表皮有乳头瘤性增生和角化过度，间有角化不全，棘层和粒层内有大量的空泡化细胞，核内充满嗜碱性的病毒包涵体，电镜下可见大量的病毒颗粒。

（3）组织化学检查：取少量病损组织制成涂片，用特异性抗HPV的抗体作染色。如果病损中有病毒抗原，则抗原抗体结合，常用过氧化物酶-抗过氧化物酶（peroxidase-anti-peroxidase，PAP）方法，核可被染成红色，显示湿疣内的病毒蛋白。此法特异性强且较迅速，对诊断有帮助。

四、结果解释及应用

HPV至今不能在体外用细胞培养，也无动物实验。人感染HPV后针对病毒主要衣壳蛋白产生免疫反应，抗体可存在多年，所以血清学检测无法区分现症感染和既往感染。目前准确地诊断HPV感染主要依赖于病毒核酸的检测。普通的分子杂交方法由于费时、操作烦琐，临床一般很少采用。杂交捕获是较早应用临床的、同时也是目前美国食品与药物管理局批准能够在临床使用的人乳头瘤病毒DNA检测技术，但逐渐被更加敏感和特异的PCR方法取代。PCR方法既可进行不分型的筛查检测，也可分型，并可以定量，目前在临床被广泛应用。芯片方法结合了PCR及杂交的方法，优点是可以进行高通量检测，满足大样本、多个型别同时检测。

（赵晓涛）

参考文献

1. Brooks GF, Butel JS, Morse SA. Jawetz, Melnick, & Adelberg's Medical Microbiology. 22th ed. New York: Appleton & Lange McGraw- Hill, 2001
2. Murray PR, Rosenthal KS, WKobayashi GS, et al. Medical microbiology. 4th ed. St. Louis: Mosby, 2002
3. 尹维，张泉，毛熙光. HPV与宫颈癌的研究进展. 现代医药卫生，2011，11：1662-1665
4. 李力. 宫颈癌与人乳头瘤病毒感染. 中国实用妇科与产科杂志，2006，22（1）：13-15
5. Molijn A, Kleter B, Quint W, et al. Molecular diagnosis of human papillomavirus (HPV) infections. Journal of Clinical Virology, 2005, 32 (Suppl 1): S43-S51

第八节　轮 状 病 毒

一、病原学

人类轮状病毒(Human Rotavirus,HRV)属于呼肠孤病毒科(Reoviridae)轮状病毒属,呈球形、双链RNA病毒,约18kb,由11个节段组成,外有双层衣壳,每层衣壳呈二十面体对称。内层壳粒呈放射状排列,与薄而光滑的外层衣壳形成轮状,故名轮状病毒。完整病毒大小为70~75nm,无外衣壳的粗糙型颗粒为50~60nm。具双层衣壳的病毒有传染性[1]。每个节段含有一个开放读码框(ORF),分别编码6个结构蛋白(VP1~VP4、VP6、VP7)和5个非结构蛋白(NSP1~NSP5)。根据VP6组特异性,将RV分为A~G共7个组,根据VP6亚组特异性,又将A组分为Ⅰ、Ⅱ、(Ⅰ+Ⅱ)、(非Ⅰ非Ⅱ)等4个亚组。A组最常见,是引起婴幼儿腹泻的最主要原因,轮状病毒疫苗也是根据A组设计。以VP4的抗原性将A组RV分为21个P血清型(P1~P21,常见的有P1A、P1B、P2、P3、P4等)。VP7为糖蛋白,是中和抗原,具特异性,以其抗原性将A组分为14个G血清型(G1~G14)[2]。

目前把具有共同群抗原的轮状病毒归为A组轮状病毒,而其他不具有这种群抗原的轮状病毒称为非A组轮状病毒。我国发现的成人腹泻轮状病毒属B组,但是1988—1989年从腹泻患者中又发现C组轮状病毒,该组病毒仅在少数国家发生过几例。目前引起世界流行的轮状病毒主要是A组轮状病毒,B组仅在我国有报道。

轮状病毒对理化因子的作用有较强的抵抗力。病毒经乙醚、氯仿、反复冻融、超声、37℃1小时或室温(25℃)24小时等处理,仍具有感染性。该病毒耐酸、碱,在pH为3.5~10.0的环境中都具有感染性。95%的乙醇是最有效的病毒灭活剂,56℃加热30分钟也可灭活病毒。

二、致病性

轮状病毒胃肠炎是一种全球性疾病,发病具有季节性。几乎每个儿童在5岁前都感染过HRV。在发展中国家和发达国家,轮状病毒感染都是一个重要的健康和公共卫生问题。

轮状病毒属是婴幼儿腹泻的主要病原,全世界因急性胃肠炎而住院的儿童中,有40%~50%为轮状病毒感染所引起。全球每年因轮状病毒感染而死亡的儿童超过50万,约占所有5岁以下儿童死亡数的5%[3]。1973年Bishop等通过电镜检查描述HRV病毒,1983年我国病毒专家洪涛等发现了成人腹泻轮状病毒(adult diarrhea rotavirus,ADRV)。

轮状病毒胃肠炎患者是重要的传染源,主要经粪-口途径传播。潜伏期为1~7天,一般在48小时以内。人轮状病毒侵入人体后在小肠(特别是十二指肠和上段空肠)绒毛上皮细胞中复制,并随粪便大量排出。一般于发病后8小时内可从粪便中查出HRV,但以发病后第3天或第4天排出HRV量最大,患儿排出HRV可持续12天以上。

人对HRV普遍易感。6个月以内婴儿由于母传抗体的保护作用,发病较少。以后通过隐性感染或发病,抗体维持在一定水平。HRV感染后引起肠道局部和血清抗体反应,轮状病毒两个亚组间无交叉保护作用。

三、实验室检查

1. 标本采集处理　采集发病早期5天内的腹泻粪便,水样便可用吸管吸至塑料或玻璃容器内,密封后送实验室。称取粪便加9倍量PBS制成10%的悬液,3000r/min离心10分钟后取上清冻存。

2. 电镜或免疫电镜检查　取便提取液超速离心,取沉渣经磷钨酸染色电镜观察,或进行免疫电镜观察,由于病毒颗粒聚集而易被检出。电镜下常见病毒颗粒,大小为60~80nm,有双层壳,核心呈放射状,类似车轮排列,此为完整病毒颗粒,也可见空心的或不完整病毒颗粒。呼肠孤病毒和轮状病毒的形态相似,电镜下需加以区别:①轮状病毒内衣壳的壳粒为棍棒状,向外呈辐射状排列,构成内衣壳,外周为一层由光滑薄膜构成的外衣壳,故而病毒表面光滑;相反,呼肠孤病毒内衣壳的壳粒接近球形或呈短棱柱状,外衣壳的壳粒清楚可见,故整个病毒的表面呈粗糙颗粒状;②轮状病毒的核心较小,直径为37~

40nm，而呼肠孤病毒的核心较大，直径为40~45nm。

3. 病毒分离培养 用原代猴肾细胞和传代非洲绿猴肾（MA104）分离病毒的粪便标本，用胰酶预处理（10μg/ml）并在培养液中也加入胰酶（0.5~1.0μg/ml），有利于病毒生长。37℃旋转培养。一般无CPE，当经过几代培养后也可出现CPE。

4. 抗原检测 常用ELISA双抗夹心法，用组特异性单抗和亚组血清型特异性单抗配合使用，可检出A组轮状病毒，并判定亚组和血清型。ELISA法有大约5%的假阳性，系粪便中类风湿因子所致，此假阳性可用阻断试验加以克服。也可选用乳胶凝集试验，以组特异性抗体吸附乳胶颗粒，加粪便抽取液进行反应。具有较好特异性，但不及ELISA法敏感，必须在粪便中含有大量病毒颗粒（10^7/g以上）时，乳胶凝集试验才出现阳性结果。

5. 抗体检测 在急性期可从十二指肠分泌液中查出IgM和IgG，6~12个月消失。感染后第4天至6个月，可从感染的人粪便中查出IgA抗体。在原发感染的急性期早期出现血清IgM抗体，5周内消失。血清IgA抗体在感染后第1周出现，2周达高峰，持续4个月。血清IgG抗体在感染后1~4周缓慢上升，以30~45天滴度最高，维持12~15个月。血清中和抗体在感染后2周内出现，有型的特异性。感染后2周血清补体结合抗体达高峰，一年内下降。

6. 病毒RNA检测 将标本或感染的培养物冻融处理后，经差速离心、蔗糖密度梯度离心制备病毒样品后，从轮状病毒中提取RNA进行聚丙烯酰胺凝胶电泳（polyacryamide gel electropHoresis，PAGE）后银染，根据病毒RNA节段的数目及电泳图式即可作出判断。可用于直接检测HRV感染，并同时能鉴定出病毒基因组，是研究HRV分类学和流行病学的最常见方法。

7. 核酸杂交及PCR技术 核酸杂交一般用地高辛等标记组特异性探针（VP6基因）或型特异性探针（VP4或VP基因型特异性序列）检测HRV-RNA。PCR技术既可以用于诊断，又可用于分型。由于扩增RV的RNA基因片段首先需将特异片段反转录成cDNA，但由于粪便中存在某些抑制反转录的物质，使该法的灵敏度受到一定影响。

8. 快速检测 HRV诊断试剂盒（胶体金法）、HRV快速一步检测卡用于体外快速检测人粪便中HRV抗原定性检测方法，以电子显微镜检测为参考，HRV检测卡准确度为94.4%、特异性达95.8%[4]。

四、结果解释及应用

对于HRV感染的诊断，除临床表现和季节分布特点外，实验室诊断是主要的。由于人和动物的HRV感染极为普遍，而动物的临床发病及其血清中的抗体效价又无明显的线性平行关系，因此，抗体测定在HRV感染的现症诊断上的价值不大，只能说明感染率。即使应用双份血清亦然。因为血清中IgM的含量与感染的关系比较密切，IgM测定可能具有较大的现症诊断意义。

HRV的人工培养是相当困难的，至今没有一株HRV能有效地在任何细胞或器官培养系统中繁殖，仅少数毒株已培养出，如人HRV-Wa（血清型I代表株），II亚组病毒能在猴肾原代细胞上生长。RV敏感细胞是小肠黏膜上皮细胞，但此类高度分化细胞的培养十分困难。故临床实验室很少应用[5]。

电镜法可根据其特殊形态快速作出诊断，然而此法受设备和操作人员所限，不适于大规模样品检测。PAGE法特异性强，根据HRV-RNA基因组11个片段的电泳图型，可以肯定阳性结果。此法实验设备和方法较简单，可检测大量标本，但应尽量避免标本中的RNA酶和材料的污染以及标本反复冻化和保存不当可导致标本中RNA降解，造成阴性结果。ELISA法敏感性高，实验设备和方法简单，甚至肉眼也可判定结果，适用于大规模样品调查。此法易受实验条件误差和凹孔板质量的影响而不稳定。上述三法的敏感性近似，均可作为检测HRV的常规方法。三种方法各有特点，实验室可根据条件和实验目的选择使用。酶免疫试验最近已用于检测B组HRV感染。HRV感染的血清学证据可用补体结合试验、ELISA或免疫荧光试验、免疫黏附血凝试验、血凝抑制试验等进行检测。此外核酸电泳和核酸杂交已逐渐成为常规技术，在诊断、鉴别诊断及分子流行病学研究中发挥重要作用。

（赵晓涛）

参 考 文 献

1. Estes M K, Kang G, Zeng C Q Y, et al. Pathogenesis of rotavirus gastroenteritis//Novartis Foundation Symposium. Chichester；New York：John Wiley，1999，2001：82-100
2. Matthijnssens J, Ciarlet M, Heiman E, et al. Full genome-

based classification of rotaviruses reveals a common origin between human Wa-Like and porcine rotavirus strains and human DS-1-like and bovine rotavirus strains. Journal of virology,2008,82(7):3204-3219

3. Parashar U D,Gibson C J,Bresse J S,et al. Rotavirus and severe childhood diarrhea. Emerging infectious diseases,2006,

12(2):304

4. 郭敏,肖密丝,陈焕辉,等.三种方法检测轮状病毒感染的比较研究.热带医学杂志,2013,5:641-643

5. 刘崇海,魏钰书.轮状病毒感染研究现状.实用医院临床杂志,2005,2(3):18-20

第九节 SARS 冠状病毒

严重急性呼吸综合征(severe acute respiratory syndromes,SARS),又称传染性非典型肺炎,以非典型性肺炎表现为主,是可累及呼吸系统、血液系统、免疫系统、消化系统、泌尿系统等多系统、多脏器的严重传染病。病原为 SARS 相关冠状病毒。新型冠状病毒传染性强,传播速度快,病死率高,2003 年曾在短时间内播散全球 29 个国家,近 10 000 人感染,死亡率达 9%,严重影响人类公共卫生安全[1]。

一、病原学

SARS 的病原为 SARS 冠状病毒(SARS-CoV)。属于冠状病毒科(Coronaviridae)冠状病毒属(Coronavirus),与已知人类冠状病毒十分相似,为有包膜病毒,直径为 60~120nm,圆球形或椭圆形,包膜上有放射状排列的突起,形似王冠。包膜蛋白包括 S(spike protein)、M(membrance protein)和 E(small envelope protein)。核衣壳呈螺旋状对称,内由病毒基因组 RNA、N(nucleocapsid protein)以及 M 羧基末端等组成。S 即为在病毒颗粒表面形成的大的花瓣样突起,是冠状病毒表面最重要的跨膜糖蛋白;N 全长有 422 个氨基酸,处于病毒颗粒的核心部分,可能参与病毒的包装、病毒核心的形成以及病毒 RNA 的合成。M 为基质蛋白,全长有 221 个氨基酸,主要参与包膜的形成。E 是 SARS-CoV 最小的结构蛋白,只有 76 个氨基酸,主要散布于病毒包膜上,与 M 以及核衣壳起协同作用,使病毒穿膜出芽[2]。

SARS-CoV 基因组为单股正链 RNA,由大约 30 000 个核苷酸组成,是目前已知 RNA 病毒中基因组最大的一类病毒。SARS-CoV 为该家族中的新成员,SARS-CoV 属于冠状病毒属第Ⅳ群冠状病毒,介于Ⅱ群和Ⅲ群之间。

SARS-CoV 的稳定性和抵抗力较强,这是其传染性很高的原因之一。室温 24℃下 SARS-CoV 在尿液里至少可存活 10 天,在腹泻患者的痰液和粪便里能存活 5 天以上,在血液中可存活约 15 天,在塑料、玻璃、马赛克、金属、布料、复印纸等多种物体表面均可存活 2~3 天。对温度和紫外线照射较敏感,多种常用的消毒剂能使病毒失去感染性。病毒对温度敏感,随温度升高抵抗力下降。紫外线照射 60 分钟可杀死病毒。乙醚 4℃条件下作用 24 小时可完全灭活病毒,75%乙醇作用 5 分钟可使病毒失去活力,含氯的消毒剂作用 5 分钟可以灭活病毒。

二、致病性

SARS-CoV 以膜融合方式侵入宿主细胞,在细胞质内增殖,由 RNA 基因编码的复制酶利用宿主材料进行基因组 RNA 复制和蛋白合成,组装成新病毒,并出芽分泌至细胞外[3]。SARS-CoV 感染引起的 SARS 是一种新发疾病,人群普遍易感,该病患者以青壮年为主。急性起病,常以发热为首发和主要症状,体温一般高于 38℃,常呈持续性高热,可伴有畏寒、肌肉酸痛、关节酸痛、头痛、乏力。可有咳嗽,多为干咳,少痰,少部分患者出现咽痛。可有胸闷,严重者渐出现呼吸加速、气促,甚至呼吸窘迫。常无上呼吸道卡他症状。呼吸困难和低氧血症多见于发病 6~12 天以后。部分患者出现腹泻、恶心、呕吐等消化道症状。部分患者可闻少许湿啰音,或有肺实变体征。偶有局部叩浊、呼吸音减低等少量胸腔积液的体征[4]。

SARS 患者是最主要传染源。SARS 潜伏期由于感染途径、病毒量、免疫力等因素不同,潜伏期也不尽相同,可为 2~14 天,一般为 4~5 天。在发病的第 2 周最具传播力。并非所有患者都有同等传播效力,有的患者可造成多人甚至几十人感染,但有的患者却未传播一人。SARS-CoV 主要引起显性感染,一般认为,症状不典型的轻型患者不是重要的传染源。

经空气传播是 SARS 传播最重要的途径。近距离呼吸道飞沫传播,即通过与患者近距离接触而吸入患者咳出的含有病毒颗粒的飞沫,是 SARS 的主要方式。通过手接触传播是另一种重要的传播途径,是因易感者的手直接或间接接触了患者的分泌物、排泄物以及其他被污染的物品,经口、鼻、眼黏膜侵入机体而传播。目前尚不能排除经肠道传播的可能性,尚无经过血液途径、性途径和垂直传播的流行病学证据。

三、实验室检查

(一) 标本采集、运送和保存

SARS-CoV 感染的实验室结果可靠性取决于临床标本采集类型、采集时间和检测方法。SARS 患者的分泌物、排泄物、血液及体液等标本均存在活的 SARS-CoV,适合于疾病各个过程,特别是在疾病早期抗感染治疗之前。呼吸道标本适用于病毒分离与 RNA 检测,包括鼻咽拭子、鼻咽部冲洗/抽取物、支气管肺泡灌洗液等。出现症状后 3~7 天内采集的标本检出阳性率最高,而多个标本和多部位取材可增加试验敏感性。尿液标本应在疾病急性期采集。粪便标本最好在发病 10 天左右采集。急性期血液标本需尽早采集,同时需采集间隔 2~3 周的恢复期血液标本(全血、血清),用于血清学检测。

在标本采集、运送及保存过程中要重视实验室生物安全保护。一切取自 SARS 患者标本均应视为带病毒、强传染性标本。因此标本采集、运送、保存、污物处理也都要和检测要求一样,必须符合Ⅲ级生物安全要求。

(二) 实验室检查

1. 一般实验室检查　外周血白细胞计数正常或降低,淋巴细胞计数绝对值减少,呈逐步减低趋势,并有中毒性变化及细胞体积的细胞形态学变化。大多数 SARS 患者外周血 T 淋巴细胞 CD3+、CD4+、CD8+亚群均减低,尤以 CD4+亚群减低明显,CD4+/CD8+正常或降低。病情越重,T 淋巴细胞计数下降越明显。SARS 患者恢复后,T 淋巴细胞的数量和功能逐渐恢复正常。不同 SARS 患者之间存在着较大的个体差异,影响因素包括年龄、病情、病程、有无基础疾病、免疫功能状态等。

2. 病原学检测

(1) 抗原检测:用基因工程表达并纯化 N 蛋白制备单克隆抗体,采用双抗体夹心 ELISA 或采用化学发光免疫分析方法(CLIA)检测血清中 N 蛋白抗原。利用 SARS-CoV 特异性抗体检测患者血清中是否存在病毒蛋白,可直接用于 SARS 的早期检测。检测 N 蛋白的试剂阳性率比较高,可能是因为 N 蛋白在包装成为成熟病毒之前就已经在细胞内大量表达,是感染过程中表达数量最多的病毒相关蛋白,在病程早期以可溶性抗原的形式释放到患者血液中。

(2) 核酸检测:可采用普通 RT-PCR、巢式 RT-PCR 和实时荧光定量 PCR 方法进行检测。第 3 种方法具有灵敏度极高、特异性更强的特点,可检测到低至单个拷贝的病毒基因。由于此方法存在假阳性和假阴性问题,对 SARS-CoV 特异性 PCR 试验阳性结果的确认应采用严格的标准,特别是在低流行区。PCR 检测结果的确认:使用原始标本重复 PCR 试验或在第二个实验室检测同一份标本。SARS-CoV RNA 阳性判断标准:至少两个不同部位的临床标本检测阳性(例:鼻咽分泌物和粪便);至少间隔 2 天的同一种临床标本检测阳性(例:2 份或多份鼻咽分泌物);或在每一个特定检测中对原始临床标本使用两种不同方法或使用新的 RNA 提取物重复 RT-PCR 检测阳性。

准确的 SARS-CoV RNA 检测具有早期诊断意义。采用 RT-PCR 方法,在排除污染及技术问题的情况下,从呼吸道分泌物、血液或粪便等人体标本中检出 SARS-CoV RNA,尤其是多次、多种标本和多种试剂盒检测 SARS-CoV RNA 阳性,对病原学诊断有重要支持意义。该项检测可在病毒侵入人体早期进行检测,实现对可疑患者和高危人群大量快速筛查,对评价药物疗效和治愈指标有重要的参考价值[5]。

与一般 PCR 检测一样,这种测试方法也可出现假阳性和假阴性,前者往往因缺乏实验室质量控制而导致实验室标本的污染,后者如标本处理不当、RNA 酶污染使标本中 RNA 降解等。

(3) 分离及鉴定:对 SARS-CoV 进行分离培养,以 Vero E6 细胞最为敏感。病毒在 37℃ 条件下生长良好,细胞感染 24 小时即可出现病变,可用空斑进行病毒滴定。将分离到的病毒,经电子显微镜、免疫电镜、探针杂交等方法做进一步鉴定。病毒的培养是活体病原微生物存在的直接证据。经鉴定后,阳性结果表明在所测试的标本中有活的 SARS-CoV 存在,可在试验动物中验证。病毒分离的阳性率不高,阴性结果并不能排除 SARS-CoV 的存在。

（4）抗体检测：WHO 推荐 ELISA 或 IFA 作为血清 SARS-CoV 抗体检测方法。目前 SARS-CoV 抗体检测包括 IgG、IgM 或总抗体。特异性抗体的出现时间，各家报道不一，但其特异性 IgG 和 IgM 抗体的动态变化规律与大多数急性病毒感染性疾病基本上是一致的。一般在发病后 1 周，患者体内 IgM 开始产生，最多可持续 3 个月。7～10 天 IgG 开始产生，随后逐渐升高，1 个月左右抗体滴度达到高峰并全部阳转，3 个月抗体平均水平最高，随后抗体水平开始下降。IgG 抗体较 IgM 抗体的存在时间长。目前利用基因工程表达并纯化病毒特异性抗原 S 和 N 蛋白作为抗原包被，制备 SARS-CoV 抗体 ELISA 检测试剂盒，有其优越性。

四、结果解释及应用

SARS 患者的早期诊断和隔离对预防 SARS 大规模传播至关重要。检测 SARS-CoV RNA 和其特异性抗原可能对 SARS-CoV 早期感染提供快捷的筛选方法。发病 1～5 天采集患者血样标本，使用检测 N 蛋白的试剂盒进行检测，阳性率最高可达 90.2%（55/61）。采集咽拭子、肛拭子等标本进行基因检测，荧光定量 PCR 阳性率为 56.3%（14/24）。

因为不同患者、不同临床标本病毒载量存在显著差异，与疾病严重程度、标本的采集时间和采集质量有关。因此，阴性试验结果并不能作为排除患者感染 SARS 的依据。阳性试验结果表明患者感染了 SARS-CoV，仍需要确立不同试验方法的特异性。RT-PCR 方法特异性非常高，但敏感性尚需进一步提高。标本采集时间不是在病毒或基因物质存在时

采集，或者标本采集时间过早而抗体尚未产生，均可出现假阴性。

由于可能出现假阳性和假阴性，单一试验结果并不足以确诊 SARS-CoV 感染。各项检测结果均要结合临床整体情况才能得到正确评价。另外，检测应注重连续监测，不能凭一次结果就得出定论，要注意动态变化。检测结果与试剂盒质量及方法学也有很大关系，在评估结果时也应适当考虑。为保证检测结果的可靠，一定要做好质量控制。只有全面结合临床病程及患者具体情况才能正确评估及使用检验结果。

常用的实验室检测方法 RT-PCR、ELISA 和 IFA 都没有经过大标本验证，其方法的稳定性、特异性及重复性有待时间的考验。SARS-CoV 抗体检测阴性的结果不能作为排除 SARS 诊断的依据。血清学抗体检测不作为早期诊断依据，主要用于核实临床诊断和流行病学调查。检测及分析结果时应考虑试剂盒的质量。

（赵晓涛）

参 考 文 献

1. Kathryn V. Holmes. SARS-Associated coronavirus. The New England Journal of Medicine, 2003, 348: 201
2. 周正任. 病原生物学. 北京：科学出版社，2004
3. 芮伟，张其鹏，石磊，等. SARS 冠状病毒基因组，蛋白质与侵入宿主细胞过程研究近况. 中华医学杂志，2003，83（11）：913-921
4. Peiris J, Lai S, Poon L, et al. Coronavirus as a possible cause of severe acute respiratory syndrome. Lancet, 2003, 361（9366）：1319-1325
5. 陈苏红，张敏丽，黄坚，等. SARS 冠状病毒实时荧光 RT-PCR 定量检测. 生物化学与生物物理进展，2004，03：249-254

第十节　朊　病　毒

朊病毒（prion protein，PrP），又称"朊粒"，是一种由正常的宿主细胞基因编码的、构象异常的蛋白质，不含有核酸，具有自我复制能力。可引起的最常见的动物疾患为羊瘙痒症（scrapie，BSE），该病为一种慢性消耗性疾病。其次，牛海绵状脑病（bvine sopngiform encephal，BSE）也非常常见，该病通常被称为"疯牛病"，与羊瘙痒症有着相似的病理变化。

一、病原学

PrP 是由动物机体中高度保守的 PrP 蛋白基因编码的蛋白质。能在机体的多种细胞中表达，在中枢神经系统及神经元细胞中表达量最高。与其他病毒不同，PrP 在机体感染后几乎不引起宿主的免疫反应。其构象分为两种：一种是存在于正常机体或

感染动物的正常细胞中,没有致病作用,称为细胞朊蛋白(cellular PrP,PrP^C),另一种是仅存在于感染动物的感染细胞中,称为朊病毒蛋白(scrapre PrP,PrP^{SC})。两种蛋白的一级结构完全相同,但二级结构及高级结构则有着显著差异。朊病毒一旦造成致病,免疫增强剂和免疫抑制剂均不能改变致病过程[1]。

PrP虽然不含核酸成分,却能进行自我复制,关于PrP的复制模式,目前的研究工作尚未完全揭示其中的谜底,但生物学家们已提出各种假说。其中得到较多认可的是"朊病毒唯蛋白假说"。

提出该假说的Prusiner认为PrP^{SC}是PrP^{C}经翻译后修饰而转变为折叠异常的病理形态,其复制呈一个指数增长过程。PrP^{C}作为许多细胞正常代谢的一部分,被合成和降解,其结构的随机不稳定性能产生极少数部分折叠或构象变化的单体结构PrP*,PrP*是形成PrP^{SC}的中间体,既能重新变为PrP^C,又能在PrP^{SC}上聚集,或与PrP^{SC}形成暂时性复合物PrP*-PrP^{SC},然后再转化为2个分子PrP^{SC}。在下一次循环中,两个PrP^{SC}分子与两个PrP*或PrP^{C}分子结合,形成中间体,进而在转化为PrP^{SC},如此周而复始,形成指数性增殖过程。

人类的 *PrP* 基因位于第20号染色体短臂上,*PrP* 基因变异与TSE有关,已发现 *PrP* 基因上的十几种点突变及插入突变与遗传性TSE有关。朊病毒疾病是由错误折叠的朊蛋白聚集引起的,如Y218N和E196K的突变会分别导致GSS和CJD。突变位点的差异导致的 *PrP* 突变体沿不同的路径错误折叠[2]。

二、致病性

人类朊病毒疾病过去被分为三种,即克雅病(Creutzfeldt-jakob disease,CJD)、库鲁病(Kuru)和格斯特曼综合征(Gerstmann syndrome,GSS)。现在按照病原学种类分为散发型、获得型和遗传型。其中散发型克雅病占人类朊病毒疾病的85%。PrP感染主要疾病和临床表现如下所述。

1. CJD　CJD平均发病年龄为65岁,潜伏期为15个月~10年,最长可在40年以上。其典型临床表现为进展迅速的痴呆、肌阵挛、皮质盲、小脑共济失调,及锥体束和锥体外系征。CJD的病程可以分为三个阶段:前驱期、进展期、终末期。患者最终往往死于肺炎或自主神经功能衰竭。平均存活时间为

6个月,约90%的患者于1年内死亡[3-4]。

2. Kuru病　Kuru病是一种亚急性、进行性小脑和脑干退行性病,潜伏期为4~30年或更长,通常较少累及大脑皮质,最早期临床表现为小脑运动失调,一般为进行性,伴随有细微的躯干、肢端和头部震颤。在病程第2~3个月,震颤粗大且程度加剧,并出现进行性共济失调和运动障碍。早期智力常正常,后期则出现痴呆,常在6~9个月内死亡[5]。

3. GSS　GSS是一种罕见的常染色体显性遗传病。其患病率仅千万分之一,患者存活时间相差较大,从2个月到12年不等。GSS仅累及成年人,临床表现以小脑病变症状为主,可伴有帕金森征、锥体束征和锥体外系征、耳聋、失明及凝视麻痹。病程进展缓慢,仅在晚期出现痴呆。

4. FFI　致死性家族性失眠症(fatal familial insomnia,FFI)通常见于成人,呈亚急性经过,临床表现为难治性失眠、进行性脑神经功能紊乱和运动障碍。

5. TSE　早在18世纪时羊瘙痒症就已被人们所认识,其发生于许多国家。患病羊习惯于在围栏上摩擦身体以减轻瘙痒,同时出现体重下降,步态不稳。

6. BSE　BSE的潜伏期为4~5年,由于患病牛表现为步态不稳、体重下降,以及神经质,甚至狂乱,因此俗称"疯牛病"。患BSE的牛脑组织提取物通过颅内接种,可传染给小鼠、牛、绵羊和猪。新近研究还发现脑内接种可使BSE传染给灵长类动物,如狨和猕猴。

朊病毒疾病的生前诊断较为困难,绝大部分病例经死后病理检查才获确诊。在人类和其他动物中,都发现一些PrP基因突变与PrP疾病的自发性、潜伏期长短及抵抗性有关,通过基因检测能明确一部分基因相关的PrP疾病。此外,特征性的脑电图改变(1~2 Hz的周期性三相波)和病理学检查(如大脑空泡样变、星形胶质细胞增生、神经元死亡)均有辅助诊断价值,而通过免疫组化技术或分子生物学技术证实患者脑组织中朊蛋白的存在,能确诊PrP疾病。

CJD与其他类型快速进展性痴呆(rapidly progressive dementia,RPD)的鉴别点是RPD可在数周至数月呈亚急性进展或非常罕见的数天内呈急性进展,患者常很快死亡,而大多数痴呆需数年的时间进展至最后死亡。因而临床上对于快速进行性痴呆,伴有共济失调、锥体外系受损、肌阵挛等症状时,要

警惕 CJD 的可能,可及时行头颅磁共振以及脑电图、脑脊液 14-3-3 蛋白等检测以帮助诊断。总之,CJD 作为 RPD 的常见原因之一,鉴别诊断范围较广。液体衰减反转恢复(fluid attenuated inversion recovery,FLAIR)和磁共振扩散加权成像(diffusion weighted imaging,DWI)在皮质和基底节的异常可帮助证实 CJD 和排除其他疾病。

三、实验室检查

(一)标本采集与处理

采集样本时,由于不同疾病病毒的富集区域不同,故采集部位也不尽相同。如 Kuru 病最好采集脑脊液进行检测。由于病毒对热不稳定,收集的标本通常应放在低温环境以防病毒失活[6]。盛放标本的容器及保护剂应当是灭菌且无氨基酸的,以防止污染。标本应在 4℃ 条件下进行运送,实验室收到标本后应立即处理,暂时无法处理的标本,应将初步处理后放 4℃ 冰箱贮藏。用于检测病毒的标本应尽可能在发病的初期、急性期采集,越早越能提高病毒的阳性检出率。病毒感染的末期有时会并发细菌性感染,增大了疾病诊断的困难。

(二)实验室检查

1. 脑脊液检查 尽管脑脊液(CSF)蛋白浓度在 PrP 感染时可能有轻微升高,但 CSF 的常规检查和生化检查均没有明确诊断的价值。只有检出一种叫 14-3-3 的蛋白质才有较高的诊断价值。

2. 影像学检查 对晚期病例进行计算机断层扫描(CT)和磁共振(MRI),可发现脑皮质的萎缩。尽管对 PrP 感染诊断意义不大,但常规 CT 和 MRI 可以排除卒中、颅内血肿和出血、原发性和转移性脑肿瘤等。

3. 脑电图 可出现特征性的周期性尖锐复合波,具有辅助诊断价值。

4. 病理检查 尸检或活检脑组织切片观察,可发现空泡、淀粉样斑块、胶质细胞增生、神经细胞丢失等。

5. 免疫组织化学方法 免疫组织化学检测方法是一种特异性高、敏感性强的诊断 PrP 的方法,诊断价值较高。

6. 酶联免疫吸附试验法 酶联免疫吸附试验法具有快速、简便的特点,并且该法可定量,适合大批量样本普查筛选工作。

7. 核酸检测 提取病变神经组织细胞或外周血白细胞的核酸,扩增 PrP 基因,再用特异性探针杂交,检测突变基因,或通过序列分析等方法寻找 PrP 基因突变的位点,协助诊断 TSE[7]。

四、检验结果的解释和应用

在排除一般中枢系统疾病后,可进行脑脊液中 14-3-3 蛋白质的检测,该蛋白阳性有较高的诊断价值,其敏感性和特异性均在 92% 以上。免疫组化和酶联免疫吸附实验阳性可以在很大程度上确诊 PrP 疾病。检测 PrP 基因突变位点可协助针对 TSE。

(赵晓涛 线海鹏)

参 考 文 献

1. 何丽华,李晟阳,沈国顺,等.朊病毒的研究进展.现代畜牧兽医,2006,11:45-48
2. 苏晓鸥,赵德明.朊病毒致病机制的研究进展.中国兽医科学,2007,06:547-552
3. 王刚,刘建荣.克雅病的诊断与鉴别诊断进展.诊断学理论与实践,2009,4:383-386
4. 王小玲,卢洪洲,王珍燕.克-雅病临床研究进展.内科理论与实践,2010,2:187-190
5. Collinge J.,Whitfield J.,McKintosh E,et al.21 世纪的库鲁病:一种潜伏期很长的获得性人朊病毒病.世界核心医学(神经病学分册),2006,10:6-7
6. Hammond G.W.,王蕙.病毒标本的采集.国外医学.护理学分册,1982,5:21-22
7. 白雪,万家余,徐静,等.朊病毒检测和诊断方法的研究进展.现代生物医学进展,2009,3:595-597

第十一节 汉 坦 病 毒

一、病原学

汉坦病毒(Hantaan virus)是分节段的负链 RNA 病毒,属于布尼亚病毒科。成熟的汉坦病毒具有多型性的病毒颗粒,该颗粒拥有双层脂质包膜,表面有规则的方格状突起,为 G1 和 G2 糖蛋白,包膜内有疏松的带有粗颗粒的丝状内含物,是病毒核蛋白、RNA 聚合酶和病毒核酸的混合物。

汉坦病毒基因组由 S、M、L 共 3 个 RNA 片段组成，这 3 个 RNA 片段分别编码依赖 RNA 的 RNA 聚合酶、糖蛋白 G1、G2 和核壳体蛋白。

汉坦病毒 RNA 的复制和转录在细胞质内进行，在 RNA 多聚酶的作用下，核心负链 RNA 转录成为正链 RNA，经过修饰成为 mRNA，之后用于翻译合成蛋白质衣壳，同时 RNA 多聚酶以正链 RNA 为模板复制负链 RNA，最终蛋白质衣壳与负链 RNA 组装，完成病毒复制与繁殖[1-2]。

由于汉坦病毒是典型的分节段 RNA 病毒，故在分子水平上由于核苷酸的点突变、核苷酸的缺失变异、基因的节段内重组或基因的片段间重排造成的病毒变异经常发生。这就直接导致了由于核苷酸变化引起的病毒生物学特性发生变化。20 世纪 80 年代，研究人员对亚洲的 SEO 病毒进行了系统的比较，结果发现核酸同源性大于 98%，进而推算出病毒变异率为 1.8 个碱基/年。

二、致病性

汉坦病毒可引起两种主要疾病：①肾综合征出血热(hemorrhagic fever with renal syndrome，HFRS)：这种疾病主要由 PUU 引起，临床症状较轻，病死率较低；②汉坦病毒肺综合征(hantavirus pulmonary synclrome，HPS)：引起这种疾病的汉坦病毒类型较多，如 HTN、SEO、DOB、SNV 等均可引起 HPS，而且临床症状较为严重，病死率高，尤以 SNV 致病性最强，临床表现最为凶险，致死率可达到百分之四十以上。

HFRS 和 HPS 拥有相似的病理变化，均是由于末端血管严重损害造成细胞内皮变性坏死，导致小血管、毛细血管通透性降低造成血管功能障碍，进而引起渗出、水肿甚至出血，从而使器官功能受到损害。不同之处在于，HFRS 的病理改变以肾脏较为突出，主要是肾小管上皮细胞变性、坏死，导致肾小球充血，进而肾间质被炎性细胞浸润，导致最终的肾脏功能损害[3-5]。HPS 病理改变以肺组织较为突出，肺小血管和毛细血管内可见血栓和上皮细胞坏死，导致局部肺组织充血和炎性浸润加重，使肺泡内充满大量炎性液体，导致肺通气和换气功能严重受损。

汉坦病毒感染主要临床表现为 HFRS 和 HPS。HFRS 的典型临床表现为发热、出血和肾脏损害。病程可以分为发热期、低血压休克期、少尿期、多尿

期和恢复期。不同型别的病毒所致的 HFRS 的临床表现相似，只是有程度上的差别[3-5]。HPS 发病开始为发热、肌肉疼痛、头痛等非特异性症状，以后出现进行性加重的咳嗽和呼吸困难，一般没有严重的出血现象。不同病毒引起的 HPS 则差别较大，SNV 引起的 HPS 主要为肺毛细血管漏出的临床表现，较少有肾脏损害，而 BAY、BCC 等病毒引起的 HPS 除有肺毛细血管漏出的临床表现外，还有肾脏受损，表现为明显的蛋白尿，但是没有肾衰竭的报告。

汉坦病毒广泛分布于世界各地，但在世界不同地区存在的汉坦病毒类型不完全相同。HTN 和 SEO 主要分布于亚洲，而 DOB 和 PUU 主要分布于欧洲，临床症状均为肾综合征出血热；SNV、BCC、BAY、NY 分布于美洲，主要引起汉坦病毒肺综合征。啮齿动物为主要的携带者和传染源，宿主特异性较为严格，不同类型的病毒由不同啮齿动物所携带。汉坦病毒感染性较强，目前已发现 200 余种动物可感染汉坦病毒。

汉坦病毒的主要传播途径是通过气溶胶传播，但不排除通过食用污染病毒的食物、破损的皮肤接触、被携带汉坦病毒的啮齿动物咬伤而感染。汉坦病毒的暴发与流行和啮齿动物的带毒率或啮齿动物密度增高有关，如由于啮齿动物数量增加导致美国东南部的汉坦病毒肺综合征流行；由于过度接触啮齿动物(种植、收获、储藏谷物)造成亚洲肾综合征出血热暴发。

三、实验室检查

1. 标本采集与处理　由于病毒对热不稳定，收集的标本通常应放在低温环境以防病毒失活。盛放标本的容器及保护剂应当是灭菌且无核酸的，以防止污染。标本在 4℃ 条件下进行运送，实验室收到标本后应立即处理，暂时无法处理的标本，应将初步处理后放 −20℃ 或 −70℃ 冰箱贮藏。接种细胞或进行核酸检测时，应预留部分标本，以备进一步检查使用。用于分离或病毒核酸检测的标本应尽可能在发病的初期、急性期采集，正确的采集时间能明显提高病毒的阳性检出率。在疾病的后期，由于机体产生免疫力导致病毒数量减少或消失，不易检出病毒。同时病毒感染的末期常并发细菌感染，增加了疾病诊断的难度。

2. 常规实验室检查　汉坦病毒感染的多数患

者白细胞计数升高,镜下可见核左移、淋巴母细胞化、晚幼粒细胞和(或)中幼粒细胞,异型淋巴细胞亦常见,血小板明显减少,部分患者出现血液浓缩、红细胞和血红蛋白升高以及血细胞比容增大。有肾损害的患者,可出现尿蛋白和显微镜血尿。

3. 病毒分离培养与鉴定 采用幼龄长爪沙鼠接种和 Vero-E6 细胞培养的方法分离病毒,经单克隆抗体间接免疫荧光试验、属特异性 PCR 结合限制性内切酶分析和型特异性 PCR 鉴定病毒型别。

4. 抗原抗体检测 常用方法为免疫荧光法和酶联免疫法。检测时需取双份急性期或恢复期血清,利用抗体对抗原的捕捉进行检测。在检测抗原时,需注意抗体特异性和滴度,最好使用单克隆抗体。在对不同型别的抗体检测时,可结合酶联免疫法和重组抗原对其进行鉴定。

5. 分子检测 在病毒检测中,PCR 的优越性众所周知,且可以对汉坦病毒进行型别鉴定,目前已经用于汉坦病毒的诊断。应用巢氏 PCR 可以提高敏感性,在感染早期从患者血标本中检出汉坦病毒核酸。核酸杂交、蛋白质印迹、放射免疫沉淀、空斑减少中和试验等方法都有其优点,由于操作不够简便、费用较高,所以常用于汉坦病毒的研究[6]。

四、检验结果的解释和应用

常用的血清学抗原检测和病毒核酸检测一般用于急性期的感染诊断,因为这时病毒暴发式增长,检测抗原有助于临床诊断确诊。抗体检测一般用于疾病稳定期或恢复期的常规检测。同时临床应结合常规化验结果和病史对患者进行给予必要的支持治疗,减少肾脏和肺组织的损害。

分子检测多用于疾病早期或汉坦病毒的分型诊断。在疾病早期由于病毒载量较低,尚未引起免疫系统产生特异性抗体,血清学诊断意义不大,而分子检测可以有效检出早期感染并对病毒进行分型,为治疗提供明确依据。

疾病早期与呼吸道系统疾病相鉴别时,应注意呼吸道系统疾病引起白细胞升高但不出现异形淋巴细胞,而汉坦病毒感染引起白细胞增高的同时出现异形淋巴细胞。疾病发展中期要与钩端螺旋体感染和急腹症相鉴别,钩端螺旋体感染出现腋下和腹股沟淋巴结肿大,急腹症有不洁净饮食史,而汉坦病毒感染不出现这些情况。疾病发展中晚期要与血液系统疾病相鉴别,汉坦病毒感染通常血常规变化很大,但治疗后恢复很快,同时应结合病史考虑。

(赵晓涛 线海鹏)

参 考 文 献

1. Arie J. Z, Jangu E. B, Barry D. S, et al. Principles and Practice of Clinical Virology. 6th ed. UK: A John Wiley & Sons Ltd,2009:699-731
2. 金奇,毕胜利,陈继明,等.医学分子病毒学.北京:科学出版社,2001:510-539
3. 马俊亮.肾综合征出血热合并肝损害 307 例临床分析.中国厂矿医学,2007,20(2):129-130
4. 王麟士,周俊英.肾综合征出血热的诊断与鉴别诊断.临床荟萃,2004,19(4):240-封三
5. 宋干.肾综合征出血热.预防医学论坛,2005,11(4):508-512
6. 陈琼,郑锦峰,孙军红,等.量子点荧光探针用于汉坦病毒重组抗原的检测.东南国防医药,2012,14(6):483-486

第二十九章
寄 生 虫

医学寄生虫学是研究和人类疾病有关的寄生虫与人体相互作用导致的寄生虫病的发生、发展和转归的学科[1]。

寄生虫是一种致病性的低等真核生物,目前发现的寄生虫有 340 多种。人体各部位感染的寄生虫主要包括:①脑、脊髓:猪囊尾蚴、血吸虫、弓形虫、溶组织内阿米巴、锥虫、疟原虫、广州管圆线虫;②眼:结膜吸允线虫、弓形虫、裂头蚴、盘尾丝虫;③皮肤、肌肉:疥螨、蚊、虱、蚤、螨、猪囊尾蚴、罗阿丝虫;④血液、淋巴系统:丝虫、血吸虫、疟原虫、锥虫、利什曼原虫、弓形虫、巴贝虫;⑤肺:肺孢子菌、溶组织内阿米巴、钩虫幼虫、蛔虫幼虫、卫氏并殖吸虫;⑥肝脏、胆管:华支睾吸虫、血吸虫、疟原虫、溶组织内阿米巴、利什曼原虫、细粒棘球蚴;⑦消化道:蛔虫、钩虫、鞭虫、蛲虫、血吸虫、绦虫、线虫、猪巨吻棘头虫、结肠小袋纤毛虫、溶组织内阿米巴、蓝氏贾第鞭毛虫、蝇蛆;⑧泌尿生殖系统:阴道毛滴虫、埃及血吸虫、阴虱、螨、蝇蛆。

一般通过询问病史、体格检查、影像学诊断和化学诊断进行寄生虫感染的临床诊断。但是由于寄生虫病的症状和体征特异性较差所以经常被误诊,因此实验室根据寄生虫的形态、生活史、致病特点、流行规律和免疫遗传、分子生物学特征等,利用各种检测技术对寄生虫感染进行病原诊断,为临床提供及时、有效、准确的诊断依据显得尤为重要[2]。实验室检测的一般流程如图 29-0-1 所示。

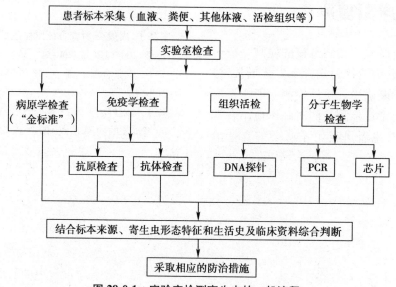

图 29-0-1 实验室检测寄生虫的一般流程

1. 病原学检查 在寄生虫感染中,检出寄生虫病原体是确诊的依据。根据寄生虫的种类、在人体发育阶段和寄生部位的不同,通过直接或者间接的方法采集相应的标本(血液、尿液、粪便、阴道分泌物、肺泡灌洗液、组织活检或者骨髓穿刺),直接或者通过沉淀、染色、培养等方法处理标本后,肉眼和(或)借助显微镜,根据标本来源、寄生虫的形态学特征和生活史及结合临床资料来做出综合判断,此种方法简单但是对于检验医师的临床、寄生虫知识和经验要求较高,需要多次送检标本和对检验医师长时间的培训。

2. 免疫学检查 在感染早期、轻度感染、单性感染、隐性感染时期,仅通过病原学检查难以做出及时的诊断,通过检测特异性抗体、循环抗原、免疫复合物可以做出快速的诊断。根据反应原理分为皮内反应和血清学实验,除血清外也可以检测粪便、尿液、唾液、分泌物等。免疫学诊断具有高度的及时性、特异性、敏感性和可重复性,也具有简便、经济、快速、大量等特点适用于流行病学调查。

3. 分子生物学诊断　根据碱基互补原理设计DNA探针检测寄生虫基因中特异性DNA片段,也可检测某个蛋白的mRNA预测虫体的存活与否。分子生物学的特点是高效、快速、及时、分辨率高、可以鉴定到种属。

随着自然环境改变、虫体的改变及两者相互作用,目前寄生虫感染又有改变,虫体的耐药性也逐年上升,这是当今医学界关注的热点问题。生物化学、免疫学、细胞生物学、分子生物学的理论和技术成就的发展为寄生虫病的诊疗提供了新的理论依据和技术支持,为寄生虫检验的效率、范围提供了新的发展方向。检验过程要做到操作的标准化和规范化,更应该做好全面质量控制为临床提供真实可靠的结果,同时应注意防止实验室人员感染。

第一节　疟　原　虫

疟原虫寄生在人体的血液中,经按蚊叮咬传播,有四个种,即恶性疟原虫、间日疟原虫、三日疟原虫和卵形疟原虫,分别引起恶性疟疾、间日疟、三日疟和卵形疟。我国主要感染为恶性疟疾和间日疟[3-5]。

一、病原学

寄生在人体的四种疟原虫的生活史基本相同,都需要中间宿主(人)和终宿主(按蚊),现在以间日疟原虫为例叙述。

按蚊叮咬人体时,子孢子随唾液进入人体血液,侵入肝细胞发育为红外裂殖体,内含众多裂殖子,当肝细胞胀破时裂殖子进入血流后侵入网织红细胞,生长发育为小滋养体,这时红细胞胞质少呈环状,核呈点状,故又称环状体。后胞质逐渐增多体积胀大被称为大滋养体。后核开始分裂称为早期裂殖体,当胞质也随之分裂包裹部分核时称为成熟裂殖体,其内含有12~24个裂殖子。当红细胞破裂后裂殖子释出,裂殖子再次侵入红细胞重复红细胞内裂体增殖过程。部分裂殖子侵入红细胞内发育,核增大不分裂最后形成雌或雄配子体,当按蚊叮咬人体时各期疟原虫进入蚊胃,配子体从红细胞内逸出发育为雌或雄配子,受精成为合子进而发育为动合子。动合子在蚊胃壁形成卵囊,在其内进行孢子增殖形成子孢子,卵囊破裂释放子孢子入血后集中于按蚊的唾液腺。当按蚊叮咬人体时开始新一轮的发育。

二、致病性

1. 间歇性、定时性、发作性的寒战、高热、大汗　除三日疟的间歇周期为72小时外,其他疟疾的间歇周期均为48小时。恶性疟发热不规则,但间歇周期不变。

2. 疟疾的凶险发作　急起高热、剧烈头痛、呕吐、谵妄、抽搐、昏迷。严重者可发生脑水肿和呼吸衰竭。

3. 继发性贫血。

三、实验室检查

1. 血象　红细胞和血红蛋白在多次发作后下降,恶性疟尤重;白细胞总数初发时可稍增,后正常或稍低,白细胞分类单核细胞常增多,并见吞噬有疟色素颗粒。

2. 疟原虫检测　近年来,分子生物学、血清学技术发展迅猛,但是确诊疟疾的"金标准"仍然是血液显微镜检查。显微镜检查是唯一可鉴别四种疟原虫的方法,厚膜血涂片的检查仍被认为是不可替代的疟疾诊断的金标准。四种疟原虫的形态学鉴定要点如下:

(1)恶性疟(*P. falciparum*)鉴定要点(图29-1-1):红细胞不涨大;环状体纤细,一个红细胞内可有几个环状体,环状体内可有2个核;环状体可贴在红细胞边缘;血片中没有其他发育期滋养体;配子体呈新月形或腊肠形;成熟裂殖体内含6~32个裂殖子;可出现薛氏点。

恶性疟

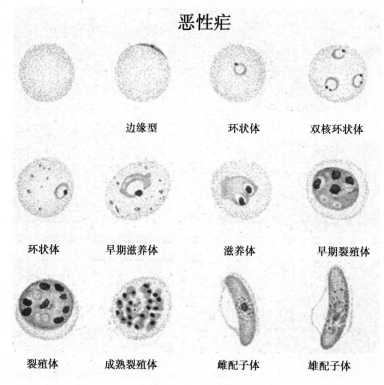

边缘型　　环状体　　双核环状体

环状体　　早期滋养体　　滋养体　　早期裂殖体

裂殖体　　成熟裂殖体　　雌配子体　　雄配子体

图 29-1-1　恶性疟

（2）间日疟（*P. vivax*）鉴定要点（图 29-1-2）:红细胞通常涨大;薛氏点明显;成熟环状体粗大;滋养体胞质有阿米巴样伪足;血片中可见各期的原虫形态;成熟裂殖体内含 12~24 个裂殖子。

（3）三日疟（*P. malariae*）诊断要点（图 29-1-3）:红细胞不涨大或略小;环状体可呈方形;胞质不活跃呈带状形;成熟滋养体呈菊花状,内含 6~12 个裂殖子;核可能出现在环状体边缘。

间日疟

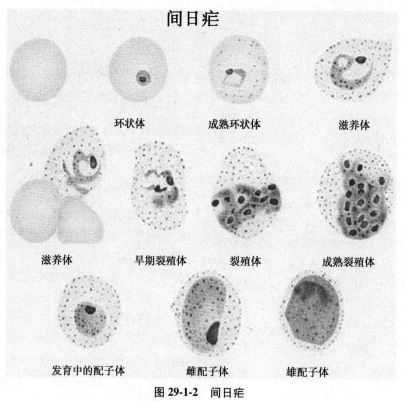

环状体　　成熟环状体　　滋养体

滋养体　　早期裂殖体　　裂殖体　　成熟裂殖体

发育中的配子体　　雌配子体　　雄配子体

图 29-1-2　间日疟

三日疟

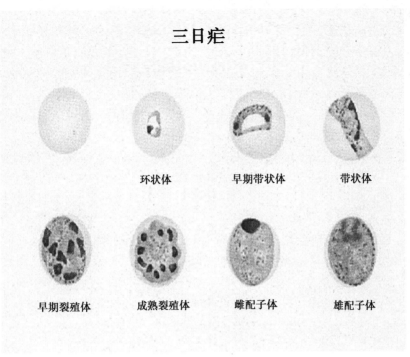

环状体　　　　早期带状体　　　　带状体

早期裂殖体　　成熟裂殖体　　雌配子体　　雄配子体

图 29-1-3 三日疟

(4)卵形疟(*P. ovale*)诊断要点(图 29-1-4):红细胞涨大;常见彗星状(也称齿轮状);环粗大;薛氏点明显;成熟滋养体类似三日疟原虫但更粗大;成熟裂殖体内含 4~12 个裂殖子。

卵形疟

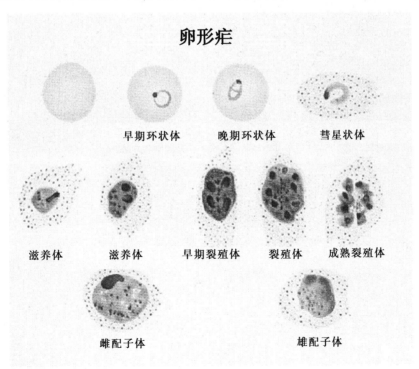

早期环状体　　　晚期环状体　　　彗星状体

滋养体　　滋养体　　早期裂殖体　　裂殖体　　成熟裂殖体

雌配子体　　　　　　　　　　雄配子体

图 29-1-4 卵形疟

3. 血清学检测

(1)检测疟原虫抗原:可查出原虫血症者,故对临床诊断为现症患者以及从人群中追踪传染源、考核疗效均可使用。但是体内原虫一旦消失结果立刻转为阴性,方法有琼脂糖扩散试验、对流免疫电泳、酶联免疫吸附试验、直接荧光或酶免疫染色法等。

WHO推荐应用Dipstick方法,其原理是利用恶性疟原虫能够分泌一种稳定的水溶性抗原-富组蛋白Ⅱ(histidine rich proteinⅡ,HRPⅡ),制备HRPⅡ单克隆抗体滴于免疫层析条上,检测血中疟疾的存在。Dipstick方法诊断疟疾的敏感性(84.2%~93.9%)和特异性(81.1%~99.5%)均较高;且具有操作简便、快速稳定、易学的特点,适用于大范围的开展。必须指出的是,应用Dipstick方法也有一定的局限性,即用此法难以检出尚处于潜伏期或血中仅含有成熟配子体的恶性疟原虫。

(2)检测疟原虫抗体:抗疟疾抗体一般在感染后7天即可检测到。可用于流行病学调查,追溯传染源;借助测定流行区人群抗体水平的高低,来推断疟疾的流行趋势;也可以对供血者进行检测,以预防疟疾输血感染,以及考核抗疟措施的效果等。此外对多次发作又未查明原因者,检测疟疾抗体有助于诊断。常用的有间接荧光抗体试验、间接血凝试验、酶联免疫吸附试验等。

4. 分子生物学检测

(1)核酸探针检测:目前国内外已有几种不同的核酸探针,由于其独特的高特异性,敏感性远高于镜检,认为核酸探针非常有希望替代常规的显微镜检查,并且可在短时间内成批处理大量样本,可以定量及估算疟原虫血症水平,是疟疾流行病学调查及评价抗疟措施效果很有潜力的诊断工具。

(2)PCR检测:在各种疟疾检测方法中,PCR方法的敏感性和特异性是最高的。PCR法敏感度高但是所需时间长,常需要10~16个小时才能得到结果。为进一步提高PCR技术的敏感性和特异性,以及便于在实际工作中推广,又出现了巢式PCR(nested PCR)、RT-PCR、PCR-ELISA等方法的研究。而且PCR检测滤纸干血滴上的疟原虫技术也已成熟,从而便于以PCR技术监测边远地区的疟疾。但是它对实验技术和条件的要求较高,从而限制了其在现场的应用。考虑到目前多数疟区的条件,现场采血后还需要回到具有较好条件的实验室做进一步的分析处理。其中RT-PCR只要3~5个小时就能检测到寄生虫的DNA,但是敏感度比巢式PCR低。

(3)环介导扩增试验(LAMP):能在封闭系统中进行等温分子扩增,耗时1个多小时就能达到与PCR法相似的准确度,且对实验室的要求也较低,准确性与巢式PCR相似,高于镜检。

四、检验结果的解释和应用

有如下检测指标特点结合临床表现可用于判断疟疾感染。

1. 近期内曾在疟疾流行区生活,有蚊虫叮咬史或近期输血史。

2. 凶险发作时急起高热、剧烈头痛、呕吐、谵妄、抽搐、昏迷。

3. 血象 白细胞总数正常或减少,大单核细胞增高。红细胞和血红蛋白减少。

4. 血液或骨髓涂片(薄片或厚片) 找到并鉴定疟原虫种。

5. 血清学检查中抗疟抗体或者抗原阳性。

第二节 血 吸 虫

血吸虫成虫寄生于人体门静脉系统,人通过接触含尾蚴的疫水而受到感染。寄生于人体的血吸虫主要有日本血吸虫、曼氏血吸虫和埃及血吸虫,在我国仅有日本血吸虫流行。故本章只叙述日本血吸虫[3-5]。

一、病原学

当人体接触含有尾蚴的疫水时,尾蚴通过吸盘附着在人体皮肤上,穿刺钻入皮肤转化为童虫。童虫进入皮下微血管和淋巴管后随血流通过体循环到达肠系膜上下动脉,进入肝门静脉。当童虫性器官逐步发育成熟并开始雌雄合抱寄居于门肠系膜静脉系统,通过不断摄取宿主红细胞发育为成虫(图29-2-1)。雌雄成虫在门脉系统内开始交配产卵,受精卵发育为毛蚴,形成虫卵肉芽肿,引起炎症及坏死后破坏肠壁组织溃破,虫卵落入肠腔后随粪便排出体外,不能排出的虫卵沉积于肠壁逐渐钙化。虫卵在水中发育为毛蚴,侵入中间宿主钉螺,经历毛蚴带母胞蚴、子胞蚴的无性繁殖后产生尾蚴,成熟尾蚴从钉螺中逸出重新入水,开始新一轮的感染和繁殖过程(图29-2-2)。

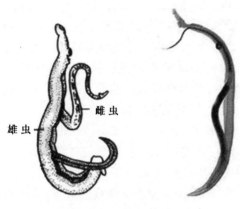

图 29-2-1 雌雄合抱

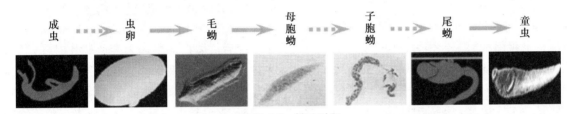

图 29-2-2 繁殖过程

二、致病性

1. 急性血吸虫病 早期疫水接触部位的皮肤出现皮炎;发热,热型不规则,临晚高热,伴畏寒,次晨热退盛汗,热程长;过敏反应、有荨麻疹、血管神经性水肿,全身淋巴结肿大;肝脾肿大,伴有压痛;腹痛、腹泻、排脓血便;重症者伴有贫血、消瘦、水肿、恶病质。

2. 慢性血吸虫病 多无症状,重者有慢性腹痛、腹泻、里急后重、排脓血便;肝脾肿大,以肝左叶肿大为多。

3. 晚期血吸虫病

(1)巨脾型:脾大平脐,质地坚硬,伴有脾功能亢进、继发性贫血。

(2)腹水型:肝硬化失代偿、门脉高压、低蛋白、腹水,下肢水肿。

(3)侏儒型:由于肝硬化肝生长介素减少,影响生长发育而引起。患者身材呈比例矮小,性器官不发育、睾丸细小,无月经,类似垂体侏儒症。

4. 肺损害 虫卵沉积肺间质引起病变,表现胸痛、咳嗽、气喘。

5. 脑损害 急性期引起脑膜脑炎表现意识障碍、脑膜刺激征阳性,瘫痪、抽搐、腱反射亢进、锥体束征阳性;慢性期主要症状为癫痫发作,以局限性癫痫多见。

三、实验室检查

1. 血象 绝大部分患者白细胞及嗜酸性粒细胞增多,白细胞总数(10~30)×10⁹/L。嗜酸性粒细胞一般为 0.15~0.50,偶可达 0.90 以上,但重症患者反可减少,甚至消失,提示病情凶险。常有不同程度贫血和红细胞沉降率加速。

2. 肝功能 以丙种球蛋白升高较为常见,部分病例谷-丙转氨酶轻度升高。

3. 病原诊断 从粪便内检查虫卵或孵化毛蚴以及直肠黏膜活体组织检查虫卵。

(1)直接涂片法:重感染地区患者粪便或急性

血吸虫患者的黏液血便中常可检查到血吸虫虫卵(大小为 67×89μm;颜色为浅黄色;形状为卵圆形;结构为虫卵侧面有小棘,内含毛蚴。如图 29-2-3 所示)。该方法简便,但是虫卵检出率低,沉淀后镜检可以大大提高检出率,包括自然沉淀法、离心沉淀法和乙醚沉淀法,对于住院患者可以把引流的胆汁沉淀后在涂片检查,阳性率接近100%。

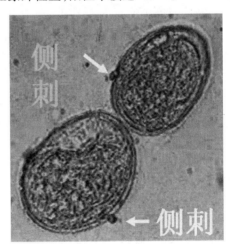

图 29-2-3 血吸虫卵

(2)毛蚴孵化法:相比较直接涂片法可以提高阳性检出率。为了便于观察毛蚴,可采用塑料杯顶管孵化法,毛蚴集中,便于观察,检出率较高。为了提高粪便检查效果,需要连续送检粪便 3 次。

(3)定量透明法:用作血吸虫虫卵计数。常用的计算方法为 kato 厚片法。可测定人群感染情况,并可考核防治效果。

(4)直肠黏膜活体组织检查:慢性及晚期血吸虫患者肠壁组织增厚,虫卵排出受阻,故粪便中不易查获虫卵,应用肠镜检查可见肠黏膜内沉积的有活卵、变性卵和死卵。对未治疗患者检出的虫卵,不论死活均有参考价值;对有治疗史患者,如有活卵或近期变性卵,表明受检者体内有成虫寄生。若为远期变性卵或死卵,则提示受检者曾经有血吸虫感染史。目前流行区血吸虫患者大多已经过一次或多次治疗,检查到活卵的病例很少,并且此方法有一定的危险性,故不适用于大规模应用。

4. 免疫诊断

(1)皮内试验(intradermal test,IDT):一般皮内试验与粪检虫卵阳性的符合率为 90% 左右,但也可出现假阳性或假阴性反应,且与其他吸虫病可产生较高的交叉反应;并且患者治愈后多年仍可为阳性反应。此法简便、快速,通常用于现场筛选可疑病例。

(2)检测抗体:血吸虫患者血清中存在特异性抗体,包括 IgM、IgG、IgE 等,如受检者未经病原治疗,而特异性抗体呈阳性反应,对于确定诊断意义较大;治愈后,特异性抗体在体内仍可维持较长,所以经病原治疗后特异性抗体阳性,并不能确定受检者体内仍有成虫寄生。目前检测抗体的血吸虫病血清学诊断方法常用的有以下几种。

1)环卵沉淀试验(circunoval precipitin test,COPT):通常检查 100 个虫卵,阳性反应虫卵数(环沉率)等于或大于 5% 时,即为阳性。粪检血吸虫卵阳性者,COPT 阳性率平均为 97.3%(94.1%~100%)。健康人假阳性率为 3.1%,与肺吸虫病、华支睾吸虫病可出现交叉反应。患者有效治疗后 COPT 阴转较慢。若血吸虫患者距末次治疗时间已有 3~5 年,而 COPT 环沉率为 3% 或 3% 以上者,可结合临床表现考虑给予重复治疗。目前在基本消灭血吸虫病地区,已广泛应用 COPT 作为综合查病方法之一。

2)间接红细胞凝集试验(indirect hemagglutination test,IHA):粪检血吸虫虫卵阳性者与 IHA 阳性符合率为 92.3%~100%,正常人假阳性率为 2% 左右,与肺吸虫、华支睾吸虫、旋毛虫感染者可出现假阳性反应。IHA 操作简便,用血量少,判读结果快,目前国内已广泛应用。

3)酶联免疫吸附试验(enzyme-linked immunosorbent assay,ELISA):此试验具有较高的敏感性和特异性,并且可反映抗体水平,阳性检出率为 95%~100%,假阳性率为 2.6%,患者在吡喹酮治疗后半年至一年有 50%~70% 转为阴性。此试验已应用于我国一些血吸虫病流行区的查病工作。近年来,在载体、底物及抗原的纯化方面都作了改良,如快速 ELISA、硫酸铵沉淀抗原-ELISA 等。

4)免疫酶染色试验(immunoenzymic staining test,IEST):在检测血吸虫特异抗体的方法中,尚有许多种免疫酶染色试验,如间接荧光抗体试验、胶乳凝集试验、酶标记抗原对流免疫电泳等,这些方法有它们各自的优点。近年有免疫印渍技术、杂交瘤技术制备单克隆抗体的应用、单克隆抗体检测循环抗原,为血吸虫病诊断提供新的途径。

(3)检测循环抗原(circulating antigen,CAG):由于治疗后抗体在宿主体内存留较长时间,其阳性结果往往不能区分现症感染和既往感染,也不易于评价疗效。循环抗原是生活虫体排放至宿体内的大分子微粒,主要是虫体排泄、分泌或表皮脱落物中具有抗原特性,又可为血清免疫学试验所检出。从理论上讲,CAG 的检测有其自身的优越性,它不仅能反映活动性感染,而且可以评价疗效和估计虫负荷。

在感染血吸虫宿主体内 CAG 的种类较多,目前可检出比较重要的 3 类游离循环抗原,即肠相关抗原(gut-associated antigens,GAA)、膜相关抗原(membrane associated antigens,MAA)和可溶性虫卵抗原(soluble egg antigens,SEA)。在检测方法上,采用检测不同靶 CAG 的探针,包括抗血吸虫抗原不同表位-单克隆抗体、组合单克隆抗体以及多克隆抗体等。检测的具体方法有斑点 ELISA(dot-ELISA)、双抗体夹心 ELISA 等。

四、检验结果的解释和应用

有如下检测指标特点结合临床表现可用于判断血吸虫感染。

1. 在流行区有疫水接触史。

2. 急性血吸虫病 有持续不规则发热,过敏反应,肝脾肿大、腹痛、腹泻、排脓血便,伴有贫血、水肿、消瘦,早期疫水接触部位皮肤出现皮炎。

3. 慢性血吸虫病 有慢性腹痛、腹泻、排脓血便,肝脾肿大(肝左叶比较显著)。

4. 晚期血吸虫病 肝脾肿大,腹水,贫血,消瘦。小儿生长发育障碍或侏儒症。

5. 血象　急性期白细胞增高,嗜酸性粒细胞显著增高,晚期红白细胞减少。

6. 粪便检查　粪便直接涂片发现血吸虫卵;粪便沉渣孵化检查血吸虫毛蚴。

7. 直接肠黏膜组织或肝组织活检　找到日本血吸虫卵。

第三节　丝　　虫

丝虫寄生于人体淋巴系统,通过蚊虫叮咬传播。寄生于人体的丝虫有以下八种:班氏丝虫、马来丝虫、帝汶丝虫、罗阿丝虫、盘尾丝虫、链尾丝虫、常现丝虫和奥氏丝虫。我国仅有班氏丝虫和马来丝虫流行[3-5]。

一、病原学

当蚊虫叮咬人体时,感染期幼虫自蚊下唇逸出进入人体淋巴系统,经过两次蜕变发育为成虫,雌雄成虫交配后产生微丝蚴,微丝蚴随淋巴液进入血液循环。当蚊虫叮咬丝虫病患者时,微丝蚴随着血液进入蚊胃,侵入胸肌发育为腊肠期幼虫,继续发育为感染期幼虫,移至蚊下唇随蚊虫叮咬进入人体。

二、致病性

1. 急性淋巴结炎和淋巴管炎的表现　发热、腹股沟和股部淋巴结肿痛,沿大腿内侧淋巴管有一红线自上向下蔓延发展,即所谓"逆行性或离心性淋巴管炎",类似丹毒,俗称"流火"。

2. 丝虫热　周期性寒战高热,为深部淋巴管炎和淋巴结炎所致。多见于班氏丝虫病流行区。

3. 精索炎、附睾炎和睾丸炎　阴囊疼痛并放射至大腿内侧,睾丸和附睾肿大压痛。

4. 蚴虫移行所引起的症状　畏寒、发热、咳嗽及哮喘等。

5. 淋巴结肿大和淋巴管曲张　常在腹股沟处形成肿块,触之似海绵样包囊,中有硬核感觉。

6. 鞘膜腔积液　阴囊增大,有下坠感而无疼痛,透光试验阳性。

7. 乳糜尿　尿呈乳白色,常于高脂肪饮食后加重。若混有血液时可呈粉红色。静置后分三层:上层为脂肪,中层为较清的液体,下层为粉红色或红色沉淀。

8. 象皮肿　常于感染后 10 年左右发生。多见于下肢。早期表现为皮肤增厚,继而不断变粗变硬,皮肤粗糙,出现折沟、疣状结节,下肢变粗大。局部

可继发感染而形成慢性溃疡。

三、实验室检查

1. 病原诊断　典型的微丝蚴具有如下特点:虫体细长,头钝圆,尾尖细,外被有鞘膜;体核是虫种鉴定的依据;头端无核区为头间隙;在虫体前端 1/5 处的无核区为神经环;尾核有或无(图 29-3-1)。

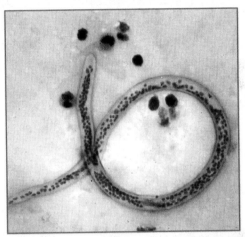

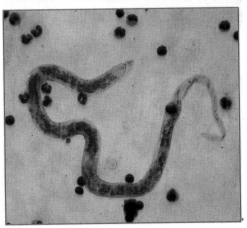

图 29-3-1　微丝蚴

(1)微丝蚴检查法

1)血检微丝蚴:由于微丝蚴具有夜现周期性,取血时间以晚上 9 时至次晨 2 时为宜。

①厚血膜法:取末梢血 60μl 涂成厚片,干燥后溶血镜检。如经染色可减少遗漏并可鉴别虫种。

②新鲜血滴法:取1大滴末梢血滴于载玻片上的生理盐水中,加盖片后立即镜检,观察微丝蚴的活动情况。

③浓集法:取静脉血 1~2ml,经溶血后离心沉淀,取沉渣镜检。

④乙胺嗪白天诱出法:白天给被检者口服乙胺嗪(2~6mg/kg 体重),于服后 30~60 分钟采血检查。

2)体液和尿液查微丝蚴:微丝蚴亦可见于各种体液和尿液,故可于鞘膜积液、淋巴液、腹水、乳糜尿和尿液等查到微丝蚴。可取上述体液直接涂片,染色镜检;或采用离心浓集法、薄膜过滤浓集法等检查。含乳糜液体可加乙醚使脂肪充分溶解,去除上部脂肪层,加水稀释 10 倍后,以 1500~2000r/min 离心 3~5 分钟,取沉渣镜检。

(2)成虫检查法

1)直接查虫法:对淋巴系统炎症正在发作的患者,或在治疗后出现淋巴结节的患者,可用注射器从可疑的结节中抽取成虫,或切除可疑结节,在解剖镜下或肉眼下剥离组织检查成虫(图29-3-2)。取得的虫体,按常规线虫成虫标本制作技术,杀死固定,然后置线虫透明液中,镜检、定种。

2)病理切片检查:将取下的可疑结节,按常规法制成病理切片镜检。若为丝虫性结节,可见结节中心有成虫,其周围为典型的丝虫性病变。

2. 免疫诊断可用作辅助诊断。

(1)皮内试验:不能用作确诊患者的依据,可用于流行病学调查。

(2)检测抗体:试验方法很多,目前以丝虫成虫冷冻切片抗原间接荧光抗体试验(IFAT)、成虫冷冻切片免疫酶染色试验(IEST)及马来丝虫成虫或微丝蚴可溶性抗原酶联免疫吸附试验(ELISA)的敏感性和特异性较高。

(3)检测抗原:近年来国内制备抗丝虫抗原的单克隆抗体进行 ELISA 双抗体法和斑点 ELISA 法分别检测班氏和马来丝虫循环抗原的实验研究已获初步进展。

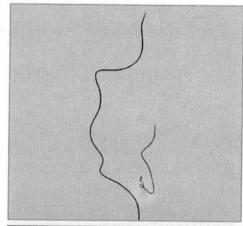
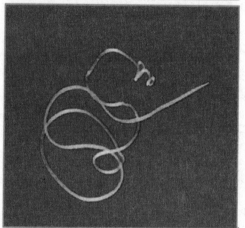

图 29-3-2 成虫

四、检验结果的解释和应用

有如下检测指标特点结合临床表现可用于判断丝虫感染。

1. 流行区居住史。

2. 反复出现淋巴结炎和淋巴管炎、象皮肿、鞘膜积液、乳糜尿等。

3. 血中或淋巴结和淋巴管内找到微丝蚴可确诊。

4. 可疑病例可用乙胺嗪作诊断性治疗,若于服药后 2~14 天内出现发热及淋巴系统反应或淋巴结节者诊断可基本确立。

第四节 利什曼原虫

利什曼原虫泛指利什曼属的各种原虫,是可引起人兽共患的一种以慢性经过为主的寄生虫疾病。利什曼原虫主要有以下九种:杜氏利什曼原虫、巴西利什曼原虫、热带利什曼原虫、墨西哥利什曼原虫、硕大利什曼原虫、秘鲁利什曼原虫、埃塞俄比亚利什曼原虫、婴儿利什曼原虫、恰加斯利什曼原虫。在我国仅有杜氏利什曼原虫流行,引起黑热病[3-5]。

一、病原学

当白蛉叮咬人体时，前鞭毛体随唾液进入皮下组织被巨噬细胞吞噬，逐渐变为无鞭毛体并大量繁殖，最后巨噬细胞破裂将无鞭毛体释放入血。当白蛉叮咬人体时，无鞭毛体进入白蛉胃内，逐渐发育为前鞭毛体并且移动至口腔及喙，白蛉叮咬人体时开始下一个发育周期和循环。

二、致病性

1. 长期发热　热型可拟似伤寒、疟疾、布鲁菌病、结核病等。1/3～1/2 的病例呈双峰热。

2. 脾、肝和淋巴结肿大　早期脾多已肿大，但不显著。偶有黄疸及腹水。

3. 其他　晚期患者常有明显贫血和血小板减少。

三、实验室检查

1. 血象　患者有全血细胞减少，随脾肿增大而加重。白细胞一般首先减少，继以血小板和红细胞。白细胞计数一般为 $1500\sim3000/mm^3$，个别可发生粒细胞缺乏症。嗜酸性粒细胞减少或消失。淋巴细胞与单核细胞相对增多。红细胞计数一般为 300 万/mm^3 左右，血小板常为(4～8)万/mm^3。

2. 血清球蛋白试验　血清球蛋白显著增加，白蛋白减少，白、球蛋白比例倒置。血清球蛋白试验(蒸馏水试验、醛凝试验等)于病程 3 个月后常为阳性。麝香草酚浊度试验和硫酸锌浊度试验早期即可阳性。

3. 病原学检查　前鞭毛体寄生于白蛉消化道内(图 29-4-1)。成熟的虫体呈梭形，长为 11.3～15.9μm(有时可达 20μm)，核位于虫体中部，动基体在前部。基体在动基体之前，由此发出一根鞭毛游离于虫体外。前鞭毛体运动活泼，鞭毛不停地摆动。在培养基内常以虫体前端聚集成团，排列成菊花状。有时也可见到粗短形前鞭毛体，这与发育程度有关。经染色后，着色特性与无鞭毛体相同。

有穿刺检查和皮肤活组织检查两种，其中穿刺检查有以下三种检查方法：

(1)涂片法：骨髓穿刺物作涂片、染色，镜检。此法最为常用，原虫检出率为 80%～90%。淋巴结穿刺应选取表浅、肿大者，检出率为 46%～87%。也可做淋巴结活检。脾穿刺检出率较高，可达 90.6%～99.3%，但不安全，少用。

(2)培养法：将上述穿刺物接种于 NNN 培养基，置 22～25℃温箱内培养 1 周，若培养物中查见活动活泼的前鞭毛体，则判为阳性结果。操作及培养过程应严格注意无菌操作。

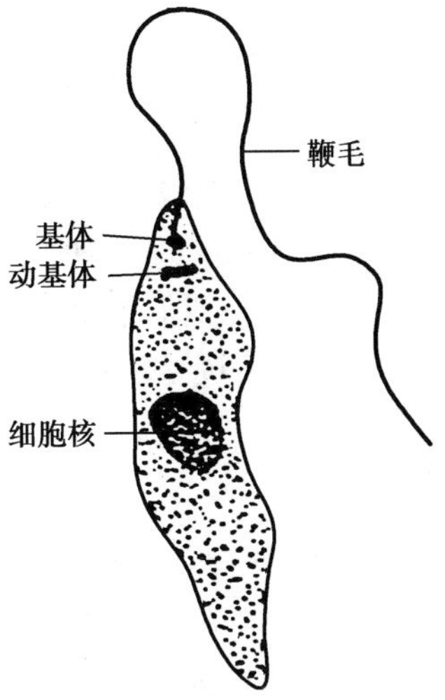

图 29-4-1　利什曼原虫

(3)动物接种法：穿刺物接种于易感动物，1～2 个月后取肝、脾作印片或涂片，瑞氏染液染色，镜检。

4. 免疫学检查

(1)检测循环抗体：一般采取 NNN 培养基内繁殖的利什曼原虫前鞭毛体作为抗原。可用酶联免疫吸附试验(ELISA)、斑点-ELISA、间接荧光抗体试验(IFAT)、间接血凝试验、直接凝集试验、对流免疫电泳等，均具有较高敏感性和特异性，阳性率为 96.7%～100%，对黑热病的诊断有较大应用价值。

(2)检测循环抗原：可作单克隆抗体-抗原斑点试验(McAb-AST)、McAb，亦可作斑点-ELISA 直接法或间接法试验。均具高度敏感性与特异性，适用于对该病的诊断与疗效考核(治愈后 1 个月内转阴)。

(3)皮内试验：患者治愈后由阴性转阳性，故不适用于临床诊断，在流行病学调查中有一定价值。

5. 分子生物学方法　近年用聚合酶链反应(PCR)及 DNA 探针检测黑热病取得较好效果，敏感性、特异性高。

四、检验结果的解释和应用

有如下检测指标特点结合临床表现可用于判断利什曼原虫感染。

1. 流行病学资料　在白蛉繁殖季节(5—9 月)有流行区居住史、被白蛉叮刺史，或输血史。

2. 临床特点 病程中复发与间歇交替出现,随病期进展出现长期不规则发热、乏力、消瘦、贫血、鼻出血或齿龈出血、脾肝进行性肿大和全血细胞减少症等。

3. 实验诊断 利什曼原虫的检出是确诊的依据,血清免疫学检查有辅助诊断价值。

第五节 锥 虫

锥虫寄生于脊椎动物血液和组织,寄生于人体的锥虫分为3种,即冈比亚锥虫、罗得西亚锥虫和枯氏锥虫,其中冈比亚锥虫和罗得西亚锥虫通过舌蝇传播引起非洲锥虫病,枯氏锥虫通过锥蝽引起美洲锥虫病[3-5]。

一、病原学

1. 冈比亚锥虫和罗得西亚锥虫 当舌蝇叮咬人体时,循环后期锥鞭毛体随唾液进入人体。在血液中锥鞭毛体形态发生改变呈细长型、中间型和粗短型,在脑脊液中形态也多变,只有细长型的锥鞭毛体在繁殖。当舌蝇吸入人体血液时,只有粗短型锥鞭毛体可以在其肠内发育,变为细长型锥鞭毛体,然后进入唾液腺发育为上鞭毛体,最后变为循环后期锥鞭毛体,随着唾液进入人体开始下一个发育感染周期。

2. 枯氏锥虫 当锥蝽叮咬人体吸血时,锥鞭毛体随锥蝽粪便经皮肤伤口或者黏膜进入人体,先在皮下组织增殖然后进入血液,血液中的锥鞭毛体再次进入皮下组织形成还有无鞭毛体的假囊,当无鞭毛体转变为锥鞭毛体就破假囊进入血液。当锥蝽叮咬人体吸入锥鞭毛体,转变为无鞭毛体后在肠上皮内增殖,后转变为球鞭毛体,再次发育为锥鞭毛体附着于肠道上皮细胞,随粪便感染人体后开始新一次的发育和感染。

二、致病性

1. 非洲锥虫病 本病初期通常无皮疹表现,有时可于叮咬处皮肤红、肿、压痛,形成结节,可有白晕,持续数天。

2. 美洲锥虫病 急性期可出现一过性荨麻疹,眼结膜常为入侵门户,出现一侧眼睑水肿、结膜炎、泪腺炎,有 Romana 征(即结膜炎、上下眼睑水肿与同侧耳前淋巴结炎)。全身性淋巴结肿大。体征有失语、截瘫、双侧瘫痪和痉挛性瘫痪等。

三、实验室检查

1. 直接检查法 急性期抽取患者末梢血作厚涂片,当血中锥虫虫数多时,锥鞭毛体以细长型为主,血中虫数因宿主免疫反应而下降时,则以粗短型居多。淋巴液、脑脊液、骨髓穿刺液、淋巴结穿刺物也可涂片检查。

2. 动物接种 隐匿期或慢性期血中不易查到锥虫,可通过动物接种方法来诊断。实验室培养的幼虫吮吸疑为感染者的血液4~6周后可发现锥虫。也可取血接种豚鼠进行培养,2~4周后,于豚鼠血中可查见锥虫。只要外周血存在极少量的锥虫即可确诊。

3. 聚合酶链反应 测血液和组织中锥虫特异的 DNA 片段。只要 10ml 血液中有 1 个锥虫就能检出阳性。与动物接种一样,该法的特异性高达100%,敏感性也很高。也可以通过核酸探针检测。

4. 血清免疫学检查 是目前临床上主要的诊断方法,可发现感染者体内存在的抗锥虫抗原的 IgG 抗体。此种抗体在感染后 4~6 周出现,并终生存在。常用的方法有补体结合试验、间接免疫荧光抗体测定以及酶联免疫吸附试验等。

四、检验结果的解释和应用

根据流行病学资料、血清学检查以及临床表现综合考虑做出诊断,主要标准如下(在非流行地区,应更加严格执行该标准):

1. 曾在流行地区居住过。
2. 发热、头痛、关节痛、眼睑水肿等临床表现。
3. 锥虫的血清学试验阳性。
4. 血片、淋巴结穿刺液或脑脊液中找到锥虫。

(苏建荣 孙 伟)

参 考 文 献

1. 诸欣平.人体寄生虫学.第 8 版.北京:人民卫生出版社,2013
2. 沈继龙.临床寄生虫学与检验.第 3 版.北京:人民卫生出版社,2007
3. 童明庆.临床检验病原微生物学.北京:高等教育出版社,2006
4. 图兰热带医学:http://www.tropmed.tulane.edu
5. 寄生虫病:http://www.mic.ki.se/diseases/c3.html

第三十章
新发病原体

第一节　H5N1 和 H7N9 禽流感病毒

一、病原学

流感病毒为分节段的单股负链 RNA 病毒,属于正黏病毒科,根据病毒血凝素(hemagglutinin,HA)和神经氨酸酶(neuramidinase,NA)抗原性不同,甲型流感病毒可再分为若干亚型,迄今已发现 17 种 H 亚型(H1~H17)和 10 种 N 亚型(N1~N10)[1]。甲型流感病毒感染宿主的分子机制主要是 HA 蛋白的特异受体结合位点,大多数禽流感病毒主要结合禽类受体唾液酸 α-2,3 半乳糖苷,并不能与人类受体唾液酸 α-2,6 半乳糖苷结合。然而,由于流感病毒的聚合酶系统缺乏校正功能,使 HA 和 NA 基因更易发生变异,创造了禽流感病毒跨越物种屏障感染人类的分子基础。

根据病毒对禽类致病力的不同,可分为低致病性禽流感病毒(包括 H7N2、H7N3、H7N9、H9N2 和 H10N7)和高致病性禽流感病毒(以 H5N1 禽流感病毒为主)。其中,虽然 H7N9 亚型属于低致病性病毒,但是 2013 年 2 月从我国东部省份出现的新禽流感病毒亚型,可引起人类的重症,甚至致死性肺炎,从病毒基因分析来看,此次 H7N9 禽流感病毒是浙江鸭 H7N3、韩国野鸟 H7N9、北京燕雀 H9N2 禽流感病毒的重配。

二、致病性

1. H5N1 禽流感　源于鹅的 H5N1 禽流感病毒于 1997 年在我国香港地区首次被发现,造成了 18 人感染(6 人死亡)。据 WHO 统计,从 2003 年至 2014 年初,全球相继有 16 个国家累计 650 例感染患者,造成 386 人死亡,病死率高达 59.4%[2]。人感染 H5N1 禽流感一年四季均可发生,以 12 月至次年 3 月为主,以粪-口、口-口或间接气溶胶的方式通过呼吸道和消化道进行传播。已发现多起家庭聚集性发病,推测具备有人传人的能力。全球报道病例中,感染 H5N1 禽流感病毒的潜伏期为 2~8 天,患者主要以流感样症状起病,可进展为肺炎,平均年龄 19.8 岁(0.3~75 岁),女性患者是男性患者的 1.19 倍,可能与女性接触家禽机会更多有关[3,4]。

2. H7N9 禽流感　第一例人感染 H7N9 禽流感病例于 2013 年 2 月 19 日在中国上海被发现。截止到 2014 年 2 月 28 日,全球共报告 375 例确诊病例(中国 367 例),115 人死亡,病死率约为 30.7%。约 3/4 患者具有直接的活禽接触史,目前尚不能完全排除人传人的可能性。全球报道病例中,感染 H7N9 禽流感病毒的潜伏期为 5~7 天,患者多患有基础病(如高血压、糖尿病和心血管疾病),平均年龄 60.9 岁(4~87 岁),以男性更为多见。感染病例主要症状包括高热、咳嗽、肺炎,可伴有急性肾损伤和横纹肌溶解[5,6]。

三、实验室检查

1. 标本采集　用于实验室检查的标本包括:疑似禽流感患者的咽、鼻拭子或痰等呼吸道标本、血清以及死亡病例的尸检肺组织、气管分泌物,标本可在 4℃ 保存 48 小时(更长时间应 -20℃ 或 -70℃ 冻存),并保持冰上运输。其中,呼吸道标本最好在发病后 3 天内、在开始抗病毒治疗前采集;急性期血清在发病后 7 天内采集,恢复期血清在发病后 2~4 周采集;尸检标本在尸检时采集。按照《禽流感职业暴露人员防护原则》,标本采集时检验人员应做好个人防护。

2. 病毒分离　采集疑似禽流感患者的呼吸道

标本,在生物安全Ⅲ级(BSL-3级)实验室中,采用鸡胚和MDCK细胞分离方法,利用血凝及血凝抑制试验(HAI)(具体方法详见国标《流行性感冒诊断标准及处理原则》),和特异性 H5 或 H7 和 N9 RT-PCR病毒核酸检测进行鉴定。

3. 血清学检查　采集疑似病例的急性期和恢复期的双份血清,在生物安全Ⅱ级+(BSL-2+级)及以上实验室中,利用 H5 灭活病毒进行血凝抑制实验(具体方法详见国标《流行性感冒诊断标准及处理原则》)。

4. 荧光定量 PCR 检查　采集疑似禽流感患者的呼吸道标本,在生物安全Ⅱ级+(BSL-2+级)及以上实验室中,利用 RT-PCR 针对禽 H5 或 H7 和 N9亚型核酸进行特异性扩增鉴定。同时,研究表明甲型流感病毒神经氨酸酶 H274Y 点突变与其对奥司他韦和扎那米韦等神经氨酸抑制剂类药物的耐药性相关,因此,通过 RT-PCR 对临床标本进行检测,是筛查耐药株的最为快速的方法。

四、检验结果的解释和应用

病毒分离是实验室检测的"金标准",间隔 2 周以上的双份血清中和抗体的 4 倍及以上升高也可作为感染的实验室诊断依据,但由于病毒分离实验周期长,需要生物安全Ⅲ级实验室和具备经验的技术人员,同时,血清学检测存在抗体反应窗口期,双份血清缺乏时效性等原因,限制了这两种方法的临床应用。临床上的 H5N1 和 H7N9 禽流感病毒实验室检查以荧光定量 PCR 为主。针对 H7N9 禽流感病毒,WHO 推荐使用中国国家 CDC 设计的引物和探针序列,并建议将疑似标本送至 WHO 参比实验室进行确认。

第二节　中东呼吸综合征冠状病毒

一、病原学

2012 年 6 月,沙特地区 1 名 60 岁老人因感染一种新型冠状病毒(Coronavirus,CoV)而出现致死性肺炎的事件引起全世界的关注。由于最初的感染病例多来自中东地区,且以呼吸道症状为主,因此 2013年 5 月 23 日世界卫生组织(WHO)将这种新型冠状病毒命名为"中东呼吸综合征冠状病毒(Middle east respiratory syndrome coronavirus, MERS-CoV)"[7]。MERS-CoV 是一种有包膜的单股正链 RNA 病毒,可以感染包括人类在内的多种宿主,能引起呼吸道、肠道、肝脏、神经系统等多种疾病,蝙蝠被认为是MERS-CoV 始祖病毒的宿主,骆驼最可能是将病毒传染给人类的中间宿主[8]。

二、致病性

截至 2014 年 3 月 27 日,全球范围内,包括中东、欧洲以及北非的突尼斯,累计确诊 206 例 MERS-CoV 感染病例,86 例死亡,病死率约为 41.7%。MERS-CoV 感染的高危人群包括 65 岁以上老年人、儿童、孕妇、患有慢性患者,以及免疫力低下人群。该病毒感染的潜伏期为 10 天左右,发病后可出现发热、咳嗽、呼吸困难等症状,并进展为急性重症肺炎。由于已有医护人员被传染的病例,表明此种病毒可在亲密接触条件下人传人[9]。

三、实验室检查

1. 病毒分离　采集疑似感染患者的呼吸道、排泄物、尿液或组织标本,在生物安全Ⅲ级(BSL-3 级)实验室中,采用猴肾细胞,如 Vero 和 LLC-MK 细胞系,进行病毒分离。

2. PCR 检测　采集疑似感染患者的呼吸道、排泄物和尿液标本,在生物安全Ⅱ级+(BSL-2+级)及以上实验室中,进行特异性的 RT-PCR 检测,靶基因包括病毒的包膜蛋白 E 基因(upE)、开放读码框 1a和 1b 基因(ORF-1a 和 ORF-1b),以及核蛋白 N 基因,然后再扩增病毒的两个基因[RNA 依赖的 RNA聚合酶基因(RdRp)和核蛋白 N 基因],进行测序确认。

3. 血清学检查　采集疑似病例的急性期和恢复期的双份血清,在生物安全Ⅱ级+(BSL-2+级)及以上实验室中,利用 WHO 推荐的基于核蛋白(N)的 ELISA 法和基于全病毒颗粒的免疫荧光法检测 MERS-CoV 抗体,并结合血清中和试验,确认检测结果[9]。

四、检验结果的解释和应用

下呼吸道标本(痰、肺泡灌洗液和气道吸出物等)较上呼吸道标本(鼻咽拭子等)和排泄物标本中含有更高的病毒载量,同时,建议一次采集多种标本进行实验室检测。从上述标本中分离出病毒,并鉴定阳性是 MERS-CoV 实验室检验的"金标准"。患者双份血清样本中检测到特异性抗体升高 4 倍以上,则可确诊病毒感染。但由于两种方法的试验周期较长,且病毒分离需在生物安全Ⅲ级实验室中进行,导致临床应用受到限制。目前,WHO 推荐使用具有准确、快速等优势的 RT-PCR 进行 MERS-CoV

的实验室检验。其中,针对至少两个靶基因 RT-PCR 阳性,或一个靶基因 PCR 阳性,同时通过测序确认另外一个不同的靶基因阳性,均可作为实验室诊断 MERS-CoV 感染病例的依据。特别需要注意的是,有多种原因可以导致实验室检查的假阴性,包括不合格标本、标本采集时间过早或过晚、不恰当的标本处理或运输,以及 PCR 抑制或病毒突变等,因此,对于临床高度疑似病例的阴性结果,需要进行重复采集标本并重复检测。

第三节　尼帕病毒

一、病原学

尼帕病毒(*Nipah virus*,NiV)在分类上属于副黏病毒亚科的亨尼帕病毒属,是单股负链 RNA 病毒,可感染多种动物,如猫、狗、马、山羊等,猪是该病毒的主要中间宿主,果蝠是其自然宿主,在其尿样和咬过的水果中,均能分离到 NiV。NiV 可引起人类脑炎和急性重症呼吸系统疾病,主要有三种传播方式,包括通过中间宿主传播、果蝠传播和人-人传播[10]。

二、致病性

尼帕病毒是一种新发的人畜共患病毒,传染性强。自 1998 年 NiV 在马来西亚被发现以来,该病毒在东南亚地区引起多次暴发。截至 2008 年,共 475 例确诊病例,251 例死亡,病死率约为 52.8%。人感染 NiV 后的潜伏期为 2~30 天,前期的症状主要是发热、头痛、头晕和肌痛,发病 1 周内转为以神经系统症状为主,50% 以上的病例有意识减退和显著的脑干功能障碍,包括肌痉挛、反射消失、肌张力减退、高血压、心动过速等,并最终导致死亡[11]。

三、实验室检查

1. 病毒分离　采集疑似感染患者急性期的尿液、呼吸道分泌物和脑脊液标本,在生物安全Ⅳ级(BSL-4 级)实验室中,利用 Vero 细胞和兔肾细胞 RK-13 细胞系进行 NiV 分离培养,并结合免疫荧光或免疫电镜法进行鉴定。

2. 血清学检查　采集疑似病例的急性期脑脊液,或急性期和恢复期的双份血清,在生物安全Ⅳ级(BSL-4 级)实验室中,利用病毒中和试验或 ELISA 法检测 NiV 特异性 IgM 和 IgG 抗体。

3. 荧光定量 PCR 检查　采集疑似感染患者急性期的尿液、血清、呼吸道分泌物和脑脊液标本,进行特异性的 RT-PCR 检测[12]。

四、检验结果的解释和应用

在患者急性期血清中,NiV 特异性 IgM 抗体阳性率可达 70% 以上,而脑脊液中的阳性率低于 30%,因此,血清学检测要结合血清和脑脊液标本,但也不排除假阴性结果。这时需要结合 RT-PCR 分子检测,对疑似患者标本进行复核。

第四节　埃博拉病毒

一、病原学

埃博拉病毒(*Ebola virus*,EBOV)于 1976 年在苏丹恩扎拉和刚果民主共和国扬布库被首次发现,属

于丝状病毒科(*Filoviridae*)丝状病毒属(*Filovirus*)成员,是非分节段的单股负链 RNA 病毒,包括 5 个属种,即本迪布焦、塔伊森林、雷斯顿、苏丹和扎伊尔,可引起埃博拉病毒病(*Ebola virus disease*,EVD,以往称为埃博拉出血热)[13]。果蝠是 EBOV 的天然宿

主,病毒可以通过果蝠直接传染给人类,或是通过被感染的中间宿主(如黑猩猩和大猩猩等)传染给人类。更严重的是,健康人与感染者的血液、体液和组织直接接触也可造成感染,表明埃博拉病毒具有极高的传染性,已被列为一级生化武器[14]。

二、致病性

EVD 是人类已知最剧烈的病毒性疾病之一。本迪布焦、苏丹和扎伊尔属种与在非洲发生的埃博拉出血热大规模疫情有关,在所有临床病例中病死率为 25%~90%,而塔伊森林和雷斯顿属种病死率较低。人类从感染 EBOV 到发病,一般潜伏期为 2~21 天,可不发病或呈轻型(发病后 2 周逐渐恢复)。重症患者一旦发病,会出现高热、头痛、恶心、肌痛、咽痛和乏力;继而神志改变、呕吐、腹泻、肝肾功能损伤,并出现严重体内和体外出血[15]。

三、实验室检查

鉴于 EBOV 是生物安全 4 级病原体,一旦发现疑似病例,要立即联系国家或国际参比实验室,以确保获得安全可靠的标本采集和运输方法指导。

EBOV 的主要实验室检查方法包括:

1. 检测病毒颗粒或成分(抗原或 RNA 核酸) 连续采集多份疑似感染患者的血液样本,在生物安全Ⅳ级(BSL-4 级)实验室中,利用电镜观察病毒颗粒;ELISA 方法检测病毒抗原;RT-PCR 方法检测病毒 RNA 核酸。

2. 检测患者特异性的免疫反应 采集疑似感染患者的血清样本,在生物安全Ⅳ级(BSL-4 级)实验室中,利用 ELISA 方法检测 EBOV 特异性的 IgM 和(或)IgG 抗体[15]。

四、检验结果的解释和应用

EBOV 感染患者发病 3 天后即可在其血液中检测到病毒核酸和抗原,且可持续阳性 7~16 天。因此,电镜、抗原捕获 ELISA 和 RT-PCR 检测阳性可作为早期诊断方法。EBOV 感染患者血清中特异性的 IgM 抗体在发病 2 天后出现,1~5 个月后消失;IgG 抗体在发病 6~18 天后产生并可持续多年。因此,IgM 抗体阳性或 IgG 抗体滴度升高提示疑似感染,其中,IgM 检测可为早期诊断提供依据;此外,若连续双份血清中 IgM 滴度下降,或 IgG 滴度升高 4 倍以上,则提示存在近期感染。

第五节 西尼罗病毒

一、病原学

西尼罗病毒(West Nile Virus,WNV)在分类上属于黄病毒科(Flaviviridae)黄病毒属(Flavivirus),是有包膜的单股正链 RNA 病毒,可以导致人类罹患神经系统疾病甚至死亡。西尼罗病毒于 1937 年从乌干达西尼罗河地区一位女性体中首次分离出来。过去 50 多年中,在非洲、欧洲、中东、北美和西亚均报道过 WNV 引起的人类感染,其中,热带地区全年均有发病,温带地区发病主要在夏秋季节[16]。WNV 的自然宿主是鸟,人类通过蚊媒的叮咬或与其他受感染动物的血液或组织接触后感染病毒,极少一部分人通过器官移植、输血和母乳获得感染。至今,尚无西尼罗病毒出现人-人传播的报道。

二、致病性

对于感染 WNV 患者,40 岁以下的病死率约为

0.7%,而 70 岁以上患者则高达 17%。WNV 感染的潜伏期一般为 3~14 天,约 80% 表现为无症状的隐性感染,20% 患者(老年人和免疫低下人群)出现西尼罗热(发热、头疼、恶心和呕吐等),以及西尼罗病毒性脑炎(头疼、高热、颈部僵硬、麻木、肌肉无力和麻痹等)[16]。

三、实验室检查

西尼罗病毒的实验室检测手段包括:在生物安全Ⅲ级(BSL-3 级)实验室中,利用 ELISA 法检测血清或脑脊液标本中 WNV 特异性 IgM 抗体阳性;在组织、血液、脑脊液、其他体液标本中,分离到 WNV(需在生物安全Ⅲ级实验室中进行),或利用 RT-PCR 检测到 WNV-RNA 核酸[17]。

四、检验结果的解释和应用

由于 IgM 抗体不能穿透血-脑脊液屏障,若脑脊液检测阳性,表明出现了 WNV 的中枢神经系统感

染。在发病 8 天内,近 90% 的脑炎患者的脑脊液中会出现 IgM 抗体阳性,而血清中特异性 IgM 抗体则在发病 8~14 天出现,且可存留 6 个月以上,因此,双份血清中 IgM 抗体滴度升高提示存在近期感染。WNV 感染后,短暂性和低病毒血症会限制 RT-PCR 的实际作用,只有 50%WNV 脑炎患者的脑脊液中可以用 RT-PCR 检测出 WNV-RNA,因此 RT-PCR 的敏感性较低,阴性结果不能排除感染,应对患者进行血清学试验。

（曲久鑫　曹　彬）

参 考 文 献

1. Centers for Disease Control and Prevention. Types of Influenza Viruses. CDC USA Website. http://www. cdc. gov/flu/about/viruses/types. htm［accessed 19. 04. 13］

2. Cumulative number of confirmed human cases of avian influenza A（H5N1）reported to WHO. Source:WHO/GIP, data in HQ as of 24 January 2014

3. Beigel JH, Farrar J, Han AM, et al. Avian influenza A（H5N1）infection in humans. N Engl J Med, 2005, 353: 1374-1385

4. Abdel-Ghafar AN, Chotpitayasunondh T, Gao Z, et al. Update on avian influenza A（H5N1）virus infection in humans. N Engl J Med,2008,358:261-273

5. Gao R, Cao B, Hu Y, et al. Human infection with a novel avian-origin influenza A（H7N9）virus. N Engl J Med,2013, 368:1888-1897

6. Gao HN, Lu HZ, Cao B, et al. Clinical findings in 111 cases of influenza A（H7N9）virus infection. N Engl J Med,2013,368: 2277-2285

7. Zaki AM, van Boheemen S, Bestebroer TM, et al. Isolation of a novel coronavirus from a man with pneumonia in Saudi Arabia. N Engl J Med,2012,367:1814-1820

8. Reusken CB, Haagmans BL, Müller MA, et al. Middle East respiratory syndrome coronavirus neutralising serum antibodies in dromedary camels:a comparative serological study. Lancet Infect Dis,2013,13:859-866

9. Middle East respiratory syndrome coronavirus（MERS-CoV）Summary and literature update-as of 27 March 2014. Geneva: World Health Organization

10. Chua KB, Bellini WJ, Rota PA, et al. Nipah virus:a recently emergent deadly paramyxovirus. Science, 2000, 288: 1432-1435

11. Goh KJ, Tan CT, Chew NK, et al. Clinical features of Nipah virus encephalitis among pig farmers in Malaysia. N Engl J Med,2000,342:1229-1235

12. Luby SP, Hossain MJ, Gurley ES, et al. Recurrent zoonotic transmission of Nipah virus into humans, Bangladesh, 2001-2007. Emerg Infect Dis,2009,15:1229-1235

13. Leroy EM, Kumulungui B, Pourrut X, et al. Fruit bats as reservoirs of Ebola virus. Nature,2005,438:575-576

14. Groseth A, Feldmann H, Strong JE. The ecology of Ebola virus. Trends Microbiol,2007,15:408-416

15. Heinz F, Thomas WG. Ebola haemorrhagic fever. Lancet, 2011,377:849-862

16. Weiss D, Carr D, Kellachan J, et al. Clinical findings of West Nile virus infection in hospitalized patients, New York and New Jersey, 2000. Emerg Infect Dis,2001,7:654-658

17. Colpitts TM, Conway MJ, Montgomery RR, et al. West Nile Virus:Biology, Transmission, and Human Infection. Clin Microbiol Rev,2012,25:635-648

第四篇

药物敏感性试验和耐药机制

第三十一章
概　　述

病原体对抗菌药物的敏感试验对辅助临床医生使用抗菌药物意义重大。抗菌药物敏感试验（antimicrobial susceptibility test，AST）的主要意义在于：①可预测抗菌治疗的效果；②指导抗菌药物的临床应用；③发现或提示细菌耐药机制的存在，能帮助临床医生选择合适的药物，避免产生或加重细菌的耐药；④监测细菌耐药性，分析耐药菌的变迁，掌握耐药菌感染的流行病学，以控制和预防耐药菌感染的发生和流行。另外，AST 的意义还包括对新药体外抗菌活性评估、生态影响等。

真菌药物敏感试验的目的与检测方法与细菌类似。但由于真菌生长缓慢，有些菌种为双相真菌，生物学特性与细菌不同，因此，其药物敏感试验操作的具体细节和结果判读、解释与细菌有所不同，标准化程度也不如细菌高，大多数药敏折点有待完善。

由于病毒培养困难，病毒耐药性检测除了表型试验之外，基因型试验也是非常有价值的工具。病毒药物敏感性试验的标准化正处于不断完善的过程中。基于培养的药敏试验最大的问题是试验周期太长。

第一节　药敏试验折点的建立和修订

药敏试验折点可以用于定义菌株对抗菌药物的敏感性和耐药性。根据试验方法不同，折点可以用最低抑菌浓度（minimal inhibitory concentration，MIC）（mg/L 或 μg/ml）和抑菌圈直径（mm）表示。MIC 指抗菌药物能够抑制微生物肉眼可见生长的最低浓度[1,2]。

目前，药敏试验折点一般有 3 种：微生物学折点、药代动力学/药效动力学（PK/PD）折点、临床折点。微生物学折点是用于区分野生株菌群和获得性或选择性耐药菌群的 MIC 值，此折点的数据来源是中至大样本量并足以描述野生株菌群的体外 MIC 数据。野生型菌株指不携带任何针对测试药物或与测试药物有相同作用机制的药物的获得性或选择性耐药的菌株。PK/PD 折点是通过药效学理论和能预测药物体内活性的药效学参数计算出的药物浓度，此数据来源于动物模型并通过数学或统计学方法推广至人体。临床折点用于区分预后良好的感染病原菌和治疗失败的感染病原菌，此折点来源于感染患者的前瞻性临床研究，通过比较不同 MIC 病原菌的临床预后得出，当判断结果为敏

感时，临床或细菌学的有效率应能达到 80% 以上。折点制定组织综合考虑以上 3 种折点而得出制定的折点。

目前，世界上折点制定组织有美国临床和实验室标准协会（Clinical and Laboratory Standard Institute，CLSI）、欧洲 EUCAST（European Committee on Antimicrobial Susceptibility Testing）等，我国还没有折点制定组织。设定折点需要 5 方面的数据：①大样本量菌株 MIC 分布和野生株的流行病学界值；②体外耐药标志，包括表型和耐药基因型；③动物实验和人体研究的 PK/PD 数据；④通过高质量前瞻性临床研究获得的病原菌 MIC 值与临床预后关系的数据；⑤给药剂量、途径、临床适应证和目标菌株。CLSI 新文件已经在折点旁边注明了给药方案。

纸片法折点的设立，需要两方面的数据。一是建立抑菌圈直径和 MIC 值之间的线性关系。以 MIC 的 $\log_2$ 值为纵坐标，抑菌圈直径为横坐标绘制散点图，通过线性回归的统计学方法获得两者间的关系，而后根据耐药和敏感的 MIC 折点与回归直线

的交界点初步确定抑菌圈直径的折点;二是采用计算误差率方法(error-rate-bounded method),即以MIC方法为参考方法,确定纸片扩散法的错误率。错误率评价包括:①基本一致性(essential agreement,EA)指被评估仪器检测MIC值与参考方法MIC值相差不超过1个稀释倍数,评估纸片法不计算EA;②分类一致性(categorical agreement,CA)指被评估方法(纸片法)与参考方法(MIC法)药敏结果判断为耐药、中介、敏感应一致;③极重大误差(very major error,VME)指将耐药误判为敏感,即不能检测出耐药;④重大误差(major error,ME)指将敏感误判为耐药,即假耐药;⑤小误差(minor error,ME)指将中介报告为敏感或耐药。采用双侧Z-test验证EA和CA有无统计学意义($\alpha = 0.05$)。按照美国FDA的标准,CA$\geqslant$90%、EA$\geqslant$90%、VME$\leqslant$1.5%、ME$\leqslant$3%为可接受范围。该方法需将纸片法解释标准与MIC标准的误差极小化,特别要控制极重要错误,从而避免对临床治疗的不良影响。

感染类型和疾病严重程度都会影响折点的设定,理论上应对不同感染类型设定不同的折点,如血流感染、蜂窝织炎、脑膜炎、下尿路感染、骨髓炎、肺炎等,这将极大地增加折点设定的复杂性。目前,几乎所有的方法都仅选择了一套折点或当感染部位药物浓度有较大差异时,一些药物设定了不同感染类型的折点,如尿路感染、脑膜炎。一般来说,通常采用血液中的药物PK参数来设定折点。

CLSI定期会修订折点,其修订折点的依据是发现新的耐药机制、临床前瞻性研究结果。例如,2010肠杆菌科细菌对碳青霉烯类的折点进行了下调,主要原因是很多研究发现采用旧的折点,无法检测出产碳青霉烯酶部分菌株;2012年铜绿假单胞菌对哌拉西林、哌拉西林/他唑巴坦、替卡西林、替卡西林/克拉维酸的敏感折点由64mg/L降到16mg/L,其主要原因是很多临床研究发现当以上药物的MIC值大于16mg/L的时候,临床治疗的失败率显著增加,所以下调了折点。因此,药敏试验折点是动态变化的,其中折点与临床疗效的相关性是重要的依据。

第二节 常见药敏试验方法

临床微生物学实验室应选择先进、方便的方法进行常规的抗菌药物敏感性试验,常用的药敏试验方法包括稀释法(dilution test)、纸片扩散法(disc diffusion test)、E-test法和自动化仪器法,稀释法包括宏量肉汤稀释法(macrodilution test)、微量肉汤稀释法(microdilution test)、琼脂稀释法(agar dilution test)。

肉汤稀释法通常用于测定抗菌药物对病原体的体外抗菌活性,将调整浓度后的菌悬液接种于含一系列不同浓度抗菌药物的无菌微孔或无菌管中,通常5~15个浓度,35℃过夜孵育,判读MIC值,根据CLSI折点解释为敏感、剂量依赖性敏感、中介或耐药。

琼脂稀释法是将药物混匀于琼脂培养基中,配制含不同浓度药物平板,使用多点接种器接种细菌,经孵育后观察细菌生长情况,以抑制病原菌生长的琼脂平板所含药物浓度测得MIC。

纸片扩散法又称Kirby-Bauer(K-B)法,由于其在抗菌药物的选择上具有灵活性,且花费低廉,被WHO推荐为定性药敏试验的基本方法,得到广泛使用。将含有定量抗菌药物的纸片贴在已接种测试菌的琼脂平板上,纸片中所含的药物吸收琼脂中水分溶解后不断向纸片周围扩散形成递减的梯度浓度,在纸片周围抑菌浓度范围内测试菌的生长被抑制,从而形成无菌生长的透明圈即为抑菌圈。抑菌圈的大小反映测试菌对测定药物的敏感程度,并与该药对测试菌的MIC呈负相关关系。

E-test法(Epsilometer test)是一种结合稀释法和扩散法原理对抗菌药物敏感性试验直接定量的药敏试验技术。E试条是一条5mm×50mm的无孔试剂载体,一面固定有一系列预先制备的、浓度呈连续指数增长稀释抗菌药物,另一面有读数和判别的刻度。抗菌药物的梯度可覆盖有20个MIC对倍稀释浓度的宽度范围。将E试条放在细菌接种过的琼脂平板上,经孵育过夜,围绕试条明显可见椭圆形抑菌圈,其边缘与试条交点的刻度即为抗菌药物抑制细菌的最小抑菌浓度。

第三节　不同药敏方法和系统的评估

为了使药敏结果准确预测临床疗效,实验室通常采用标准化的方法,尽管如此,还是存在与临床疗效不符的情况。影响药敏结果预测临床疗效的因素包括技术和临床因素[1]。技术因素包括试验方法的类型、细菌的接种量、肉汤或琼脂培养基的类型、培养基的 pH 值、离子的浓度、孵育时间和温度、细菌的生长阶段和生长特性。尽管 CLSI 声明以上技术因素可通过标准化操作和指南解决,但是局限性依然存在。临床因素包括感染细菌的毒力、是局部感染还是全身感染、是抑菌剂还是杀菌剂、药物代谢动力学特征(血液和组织中的药物浓度、药物蛋白结合率)和不同的宿主因素(如体液和细胞免疫状态、白细胞数)等。正是由于这些影响因素的存在,采用新的药敏方法和系统的时候,应该对其进行评估。药敏方法主要包括稀释法和纸片扩散法。

一、稀释法

稀释法是最常用的药敏方法,包括肉汤稀释法和琼脂稀释法。一般而言,结构类似的抗菌药物采用相似的标准方法(例如培养基配制、溶剂、接种量、孵育时间和环境、稀释范围)。比较微量肉汤稀释法和琼脂稀释法 MICs 需要选择 100 株或 100 株以上的临床分离菌株。

药敏试验结果必须符合相同的质量标准。如果采用替代方法,应该有此方法的性能验证试验,替代方法可接受的标准如下:

1. 选择 100 株细菌将微量肉汤稀释法 MIC 结果与参考稀释法结果进行比对。商品化的微量肉汤稀释法板条必须通过食品药品管理部门的批准。方法学细节应该符合 CLSI 参考步骤,包括接种菌悬液的浓度、培养基、补充物、总液体体积、孵育温度和环境、判读结果等。

2. 微量肉汤稀释法的替代板条必须与 CLSI 参考板条做平行试验,测定同一种类抗菌药物代表药敏的 MIC 值。平行试验中每一种属细菌(肠杆菌科、非发酵革兰阴性杆菌、葡萄球菌属、肺炎链球菌、其他链球菌、嗜血杆菌属、肠球菌属)应该至少纳入 100 株。

3. 测定的细菌种类应属于临床感染相关的种属,应包括敏感和耐药临床菌株。此外,测定的细菌应包括已知耐药机制的菌株。如果可行,选取菌株的 MIC 应覆盖抗菌药物的折点。

4. 必须同时测定质控菌株 MIC 并记录结果(整个实验过程中每一标准菌株至少重复 20 次)。

5. 比对结果包括变异范围、每一种类细菌的偏差和潜在的不一致性。方法间的基本一致性应≥90%,并且≥95% 质控在控,没有系统性偏态分布结果。

6. 其他方法(比色/显色终点法、梯度扩散法等)得出 MIC 值应用微量肉汤稀释法进行确认。

7. 当一个抗菌药物折点需要重新评估或治疗适应证需要扩展(增加细菌种类或种属)时,不需要做性能验证试验,商品化微量肉汤稀释法板条的结果可以使用,但是此产品必须通过了食品卫生管理部门的批准。

二、纸片扩散法

(一) 纸片中的抗菌药物

通常,结构相关的抗菌药物纸片中的药物含量相同。纸片中抗菌药物含量是否合适,需要参考同类抗菌药物纸片所含药物的含量,并且设置低含量和高含量纸片。单份菌悬液同时接种纸片扩散法平板和稀释法肉汤,将所得的抑菌圈直径和MIC 值绘制成散点图,以 MIC 法为金标准,通过分析,选择能够将敏感菌株从中介、耐药菌株中区分开的最低错误率的纸片进一步开展研究。理想的抗菌药物纸片测定大部分敏感菌株的抑菌圈直径为 15~45mm,测定耐药菌株抑菌圈很小甚至没有。理想的敏感折点一般设定为 15~25mm。如果抗菌药物为复合制剂,研发抗菌药物纸片时则需要选择与各组分的比例相合适的复合制剂。

(二) 纸片扩散法药敏试验的评估

1. 菌株选择和样本量　一般而言,需要按照纸片扩散法标准步骤测定 500 株所有种类细菌的抑菌圈直径,大部分属于临床相关菌种,采用计算误差率方法分析数据。菌株的收集是非常重要的,当报告结果时,必须标明菌株收集类型。下面列举了 2 种主要菌株收集类型,至少要评估一种,这两种收集类型菌株的结果都需提交 CLSI 分委员会审阅。

(1)收集的菌株包括含所评估抗菌药物的所有耐药机制的菌株、不含耐药机制的相似数目的野生菌株,这些菌株覆盖所有相关的种属。

(2)收集连续分离、来源于不同地理位置医院的≥500 株细菌用于药敏试验。不管能否达到推荐的菌株数,收集的菌株必须是新分离的(例如前 1 年至前 2 年)。一些常规不容易碰到的菌种可以使用库存菌株。用于实验的菌株应包括分离自临床感染患者的野生型和耐药表型或基因型(如果已经测定)的菌株。这些菌株应采用参考方法鉴定过耐药情况。如果耐药机制明确,应标明所有耐药菌株的耐药机制。

除了药物不适用的菌种,同一菌种的菌株数不超过 20%~30%。在收集的菌株中,主要是常见菌种,包括耐药菌株。

当不同的菌种有不同解释标准时(例如肺炎链球菌、嗜血杆菌属、肠球菌属),分别分析数据(抑菌圈直径的直方图)和散点图(抑菌圈直径 vs MICs)。此外,如果目标菌株是特异菌种亚型(如甲氧西林耐药葡萄球菌),也应独立分析数据。在每一情况下,至少包括 100 株目标菌株(例如,100 株甲氧西林耐药的金黄色葡萄球菌和 100 株甲氧西林敏感的金黄色葡萄球菌)。

纸片扩散法评估所用的菌株数目如下:肠杆菌科(≥100 株,≥300 株更好)、铜绿假单胞菌(≥100 株)、不动杆菌属(≥100 株)、葡萄球菌(≥100 株,≥300 株更好,包括金黄色葡萄球菌和凝固酶阴性葡萄球菌)、肠球菌属(≥100 株)、流感嗜血杆菌和副流感嗜血杆菌(≥100 株)、淋病奈瑟菌(≥100 株)、肺炎链球菌(≥100 株,≥300 株更好)、除外肺炎链球菌的其他链球菌(≥100 株,≥300 株更好,包括 β-溶血和 α-溶血性链球菌)、其他菌种(≥100 株)。

对于嗜麦芽窄食单胞菌、霍乱弧菌、特殊菌种(例如炭疽芽胞杆菌)和其他单个种属或种类的菌种,菌株数可减少(≥50 株),但是也应当包含敏感和耐药的临床菌株。

2. 评估方法　所有研究设计的商业化或其他试剂纸片都要符合食品卫生管理部门的要求规定。基于与稀释法结果比较,通过计算误差率方法选择纸片扩散法试验的解释标准如下。

(1)解释标准和不符合率:Metzler and DeHaan 的计算误差率方法用于选择纸片扩散法的解释标准和计算稀释法与纸片扩散法结果之间的不符合率。数据绘制成散点图,X 轴是抑菌圈直径,Y 轴是 MICs,水平和垂直的线显示推测的解释标准。

在实际应用中,推测的纸片法折点需要调整,直至纸片法的假敏感结果(极重大误差)和假耐药结果(重大误差)降到最低。制定折点时小误差(当 1 个方法的结果是中介,另一个方法的结果是敏感或耐药)也需要考虑。当散点图上大部分菌株的点靠近推测折点的线,小不符合率的数值可能很高。

对解释标准的初始设定或再评估,应采用表格列出每个测试菌种的总数目,记录每个菌种小误差、重大误差和极重大误差的数目。

(2)细菌可接受误差率的设定:由于 MIC 终点法具有固有的±1 个稀释倍数差异,所以误差率定义为 MIC 落在中介 MIC 上下 1 个稀释倍数(I±1)的菌株所占总菌株数的比例。

高于或低于中介 MIC 2 倍或 2 倍以上浓度(I±2)的误差率更值得关注。对于不一致的 MIC/抑菌圈直径结果,应分析数据是否有明显的分析或记录错误,记录错误应纠正过来。如果存在污染,菌株应用单菌落重新测定,原始数据用重新测定的结果替换。如果有明显的不一致的 MIC/抑菌圈直径结果,需要进一步评估不符合率,用独立的接种物至少重复 2 次实验,如果 3 次结果至少 2 次一致,用这个结果替代散点图中的原始数据,如果所有结果(原始和重复结果)不同,维持原始结果。在 1 个独立表格中,记录所有不一致结果分析的细节,记录所有重复测定所得的结果。

基于散点图的数据,表 31-3-1 和表 31-3-2 列出计算可接受误差率的准则,这些准则和其他因素用于评估推测解释标准是否合理。

当中介范围是 2 个稀释度,测定误差率的过程与中介范围是 1 个稀释度的相同,I+1 到 I-1 的 MIC 范围就是中介 MIC 的高值加 1 个稀释度到中介 MIC 低值减 1 个稀释度,例如,如果中介范围是 2~4μg/ml,I+1 到 I-1 的 MIC 范围包括 8、4、2 和 1μg/ml(表 31-3-1)。

当 1 个抗菌药物只有敏感和耐药折点,没有中介折点时,测定误差率的过程与表 31-3-1 相似(表

31-3-2)。如果纸片扩散法和稀释法都没有中介折点,小误差可以不考虑。

表 31-3-1　含中介范围的可接受误差率准则

MIC 范围		误差率		
1-稀释度中介范围	2-稀释度中介范围	极重大	重大	小
≥I+2	≥I$_{高}$+2	<2%	NA	<5%
I+1 至 I-1	I$_{高}$+1 至 I$_{低}$-1	<10%	<10%	<40%
≤I-2	≤I$_{低}$-2	NA	<2%	<5%

注:I$_{高}$ 和 I$_{低}$ 指 2 个稀释度中介范围的 MIC 高值和低值;NA 指不适用

表 31-3-2　不含中介范围的可接受误差率准则

MIC 范围	误差率		
无中介范围	极重大	重大	小
≥R+1	<2%	NA	<5%
R+S	<10%	<10%	<40%
≤S-1	NA	<2%	<5%

注:R 指耐药折点 MIC;S 指敏感折点 MIC

(3)未经选择临床菌株的可接受误差率:评价未经选择大样本量临床菌株时,极重大误差率应低于 1.5%,重大误差率应低于 3%,计算应基于所有菌株。

第四节　杀菌活性检测

稀释法、纸片法或梯度扩散法药敏试验是检测抗菌药物抑菌活性的重要方法。药物抑菌活性检测几乎可以满足所有细菌感染患者的临床诊疗要求。然而,对于某些严重感染,临床在选择抗菌药物时需要了解该药对致病菌的杀菌效力。

杀菌活性可以用很多方法检测,包括杀菌时间动力学曲线(单个抗菌药物、固定浓度;单个抗菌药物、多个 MIC;多个抗菌药物联合,协同和拮抗作用)、最低杀菌浓度(minimal bactericidal concentration,MBC)检测和血清杀菌试验(杀菌滴度或杀菌速率)[3,4]。杀菌活性检测没有应用于常规检测,只在一些特殊的情况下使用,例如心内膜炎、慢性骨髓炎、脑膜炎和免疫力低下患者等,杀菌活性检测对这些疾病的治疗有重要意义。此外,这些方法也可应用于新药上市前杀菌活性的检测、药效学的研究,以及联合用药效果的评估。

一、杀菌活性检测方法

(一)最低杀菌浓度检测

最低杀菌浓度(minimum bactericidal concentration,MBC)检测系指某种抗菌药物能杀灭 99.9% 以上受试菌的最低药物浓度。通常采用肉汤稀释法和菌落计数法测定 MBC,即先用肉汤稀释法培养 24 小时后测得 MIC;然后从试管或微孔中依次将未见细菌生长的培养物分别吸取 0.01ml 涂布于琼脂培养基表面,35℃再培养 24 小时,使原接种菌量减少 3-log 的最低抗菌药物浓度即为 MBC。

CLSI 推荐采用微量肉汤稀释法检测 MBC,受试菌接种浓度应为 5×10^5 CFU/ml。次代培养后,孵育 24~48 小时,对任何生长在琼脂培养基上的菌落均应进行计数。同时,CLSI 指南建议采用泊松分布计算否决值(rejection values),初次培养物减少 99.9% 即为试验终点。此外,使用对数期的细菌培养液是准确检测药物杀菌活性的前提。

(二)时间-杀菌动力学曲线

时间-杀菌曲线法可用于检测已知浓度的抗菌药物杀菌活性,也可应用于评价联合用药效果,并根据试验结果报告两种或多种药物的"协同"、"无关"及"拮抗"作用。CLSI 制定的 M26-A 文件是时间-杀菌曲线检测方法的标准操作指南。

时间-杀菌曲线法需要选择适当的抗菌药物浓度测定杀菌曲线。将受试菌液(通常 5×10^5 CFU/ml)与一定浓度的抗菌药物混合后共同孵育,在不同培养时间点(如 0、4、8、12 和 24 小时)从各管中取出定量培养液接种于相应的琼脂培养基中,孵育后进行菌落计数。根据时间点和抗菌药物种类或不同浓度下的存活细菌菌落数绘制杀菌曲线。抗菌药物通常至少检测一种浓度,且与之前测定的药物 MIC 有关(如 1/2MIC、MIC、2MIC 等)。单一药物的杀菌活性定义为初次培养细菌减少 99.9%(3-log);当检测联合用药的效果时,培养 24 小时后,将联合用药结果与活性最强的成分相比,如果受试菌量(CFU/ml)下降≥2-log,则药物间为"协同"作用。时间-杀菌曲线广泛应用于新型抗菌药物的评估,可同时根据曲线斜率确定药物为浓度依赖型抗菌药物或时间依赖型抗菌药物。

（三）血清杀菌活性测定

血清杀菌活性是监测抗菌药物治疗效果的重要手段,应用于细菌性心内膜炎、癌症并发菌血症、骨髓炎和脓毒性关节炎等严重感染,目前也广泛应用于临床评价新抗菌药物的疗效、药物相互作用及联合用药的效果。

血清杀菌活性(serum bactericidal activity,SBA)系指患者应用一种或多种抗菌药物后,患者血清能够使被测菌量减少99.9%的血清最大稀释度或滴度。SBA 检测方法与 MIC 和 MBC 检测过程类似,CLSI M21-A 指南详细介绍了血清杀菌活性测定的规范操作。主要步骤包括:根据抗菌药物药动学特点,在一定间隔内采集患者一份或多份血液标本;将预先筛查过的患者血清混匀,进行倍比稀释;加入标准的患者菌悬液,接种到适当的培养基中,孵育 18～24 小时。推荐使用人血清作为稀释剂,使蛋白质结合率在整个血清稀释度范围内保持一致,尤其是蛋白结合率很高的药物。混合人血清应进行预先筛查,包括人免疫缺陷病毒 1 型、乙型肝炎病毒和丙型肝炎病毒。此外,混合血清在使用前应加热灭活,并将 pH 控制为 7.2～7.4。

患者血样采集通常在患者应用抗菌药物后,于血浆药物浓度达峰值时(通常用药后 30～60 分钟),以及下次用药前(谷底水平)采集患者血液标本。培养一段时间后,患者血清能够抑制细菌可见生长的最高稀释度(滴度),则为血清抑菌滴度。与 MBC 检测相同,再将未见细菌生长的稀释后患者血清进行定量培养,则在标准化操作下,杀灭99.9%以上病原微生物的血清最大稀释度(滴度)即为血清杀菌滴度(serum bactericidal titer,SBT)。与 MIC 或 MBC 结果报告药物浓度(μg/ml)不同的是,SBT 检测需报告患者血清稀释度或滴度。血清杀菌活性检测的目的是保证抗菌药物应用剂量在患者血液中提供足够的杀菌效力。血清杀菌活性滴度高说明患者应用剂量足够,不存在抗菌药物的非正常消除,且没有耐药菌株产生。为了快速治疗菌血症和达到去除细菌性心内膜炎赘生物最佳时机,应尽量控制 SBT 峰值≥1∶64,谷值≥1∶32。然而,杀菌滴度值低也并不一定意味着临床疗效不好。

二、杀菌活性检测的影响因素

杀菌活性检测是研究抗菌药物治疗效果的重要工具,然而生物学和试验操作方面等多种原因均可影响杀菌活性检测结果。下面简单介绍试验操作对结果的影响。

（一）接种细菌的生长期

培养静止期的感染细菌会相对增加缓慢生长或休眠细胞的数量,这些细菌对待测抗菌药物不敏感,尤其是细胞壁活性剂,从而导致所测药物杀菌活性降低。杀菌活性试验需要培养对数期的细菌,以避免低估抗菌药物杀菌活性的可能。

（二）初代培养的细菌接种量

初代培养细菌的接种量(CFU/ml)是影响抗菌药物敏感性试验的最重要因素。接种量和生长速率均独立影响抗菌药物杀菌活性的检测。当接种大量菌液时,细菌对抗菌药物的杀菌耐受性增加;而接种菌量少时,则耐受性降低。

（三）培养基的选择

无论是抑菌浓度还是杀菌浓度,培养基都能显著影响其结果。蛋白、pH、磷酸盐、渗透压、盐离子及二价阳离子浓度等均影响杀菌活性检测。CLSI推荐使用 CAMHB 进行肉汤稀释法检测。

（四）抗菌药物残留效应

抗菌药物残留效应可能影响琼脂平板上的菌落计数结果。由于抗菌药物对微生物生长的持续作用,使菌落数偏低,导致抗菌药物杀菌活性被高估。当抗菌药物浓度过高($>16\times$MIC),且接种量大时,该问题更加严重。可以通过连续稀释或将接种液均匀涂布在整个琼脂平板表面,进而避免抗菌药物残留效应。

（五）次代培养接种量

应定量接种足够的菌液进行次代培养,以确保最终菌落计数的准确性,然而接种量过大可导致抗菌药物的残留效应。次代培养的接种量为 10～100μl 时,孵育后可在琼脂平板上产生 5～50 个菌落。如果接种量超过 100μl,可引起抗菌药物残留效应;如果少于 10μl,则导致菌落数过少,且更易受吸量和样品误差的影响。

（王　辉　陈宏斌）

参 考 文 献

1. Clinical and Laboratory Standards Institute. Development of *In*

Vitro Susceptibility Testing Criteria and Quality Control Parameters; Approved Guideline-Third Edition. CLSI document M23-A3. Wayne, PA: CLSI, 2009

2. Versalovic J, Carroll KC, Funke G, et al, Manual of Clinical Microbiology. 10th ed. Washington: ASM, 2011

3. Lorian V. Antibiotics in laboratory medicine. 5th ed. Lippincott Williams & Wilkins, 2005

4. Pfaller MA, Sheehan DJ, Rex H. Determination of fungicidal activities against yeasts and molds: lessons learned from bactericidal testing and the need for standardization. Clinical Microbiology Reviews, 2004, 17(2): 268-280

第三十二章
细菌药敏试验和耐药机制

第一节 常见细菌药敏试验

细菌药敏试验为临床医生治疗严重细菌感染患者提供最直接的依据,这就要求临床微生物学实验室提供最可靠的药敏结果,同时有能力做新药的药敏[1,2]。一般而言,当一株细菌作为需要抗微生物药物治疗的、某感染过程的病原菌,而其敏感性不能从细菌的种属特性可靠地推知时,就需要进行药敏试验;当病原菌被认为是属于对常用抗菌药物能产生耐药的菌种时,更需进行药敏试验。若感染的性质不清楚、标本中含有数种混合生长的细菌或正常菌群,而且这些菌与正在治疗的感染关系很小时,通常不必作药敏试验,因为其实验结果可能有误导作用;若感染是由公认的对高效药物敏感的微生物引起,就很少需要做药敏试验。

感染或定植,或者说引起感染的病原菌和污染菌、定植菌在一些情况下很难区分,尤其对来自非无菌部位的标本,需要结合临床进行综合考虑。对于无菌部位(如血、脑脊液、胸腹水等)分离的细菌,一般都需要进行药敏试验。痰是呼吸道最常见的标本,也是最难评估的标本。一般通过评估痰的白细胞数、上皮细胞数、有无白细胞吞噬现象来判断痰是否来自下呼吸道,上皮细胞<10个/低倍镜认为是合格的痰标本。首先判定痰来自下呼吸道,再选择有意义的细菌做药敏试验,合格痰中有意义的病原菌包括肺炎链球菌、化脓链球菌、金黄色葡萄球菌、肠杆菌科细菌、非发酵革兰阴性菌、流感嗜血杆菌等。粪便中正常寄生大量需氧菌和厌氧菌,引起腹泻的病原菌包括沙门菌、志贺菌、空肠弯曲菌、霍乱弧菌、副溶血弧菌、难辨梭菌、致腹泻大肠埃希菌等,这些细菌部分需要做药敏试验。

一、稀释法

(一)肉汤稀释法

1. 方法　对于常见需氧菌和兼性厌氧菌,需要使用离子校正的M-H肉汤(cation-adjusted mueller-hinton broth,CAMHB)和对药物进行倍比稀释。配制0.5麦氏浓度菌液,用肉汤(宏量稀释法)、生理盐水(微量稀释法)稀释菌液,使最终菌液浓度(每管或每孔)为5×10^5 CFU/ml;35℃孵育16～20小时,葡萄球菌和肠球菌对苯唑西林和万古霉素的药敏试验应孵育24小时。

2. 抗菌药物选择　遵循美国CLSI制定的抗菌药物选择原则。A组,包括对特定菌群的常规试验并常规报告的药物;B组,包括一些临床上重要的,特别是针对医院内感染的药物,也可用于常规试验,但只是选择性地报告;C组,包括一些替代性或补充性的抗菌药物,在A、B组过敏或耐药时选用;U组,仅用于治疗泌尿道感染的抗菌药物;O组,对该组细菌有临床适应证但一般不允许常规试验并报告的药物;Inv组:目前正在进行抗菌活性评估,还未被FDA批准。

在参考CLSI指南的基础上,每个临床微生物学实验室应该和感染相关科室、药剂科和感控科一起协商决定哪些药物常规报告(A组)、哪些药物仅仅选择性报告(B组)。选择性报告应该促进临床合理用药,并且使由于广谱抗菌药物滥用选择出多重耐药菌株最小化。罕见耐药表型经过确认后应该报告,例如铜绿假单胞菌对一线抗菌药物阿米卡星耐药,但对二线抗菌药物妥布霉素敏感,如果经过确认,两个药物药敏结果都应该报告[1]。

3. 结果判读　在试管内或小孔内完全抑制细菌生长的最低药物浓度为 MIC（μg/ml）。依据 CLSI 最新发布的标准判断敏感、中介和耐药。

敏感（susceptible,S）指当使用常规推荐剂量的抗菌药物进行治疗时，该抗菌药物在患者感染部位通常所能达到的浓度可抑制分离菌株的生长。

中介（intermediate,I）有下列几种不同的含义：①抗菌药物的 MIC 接近血液和组织中通常可达到的浓度，分离株的临床应答率可能低于敏感菌株；②根据药代动力学资料分析，若某药在某些感染部位被生理性浓缩（如喹诺酮类和 β-内酰胺类药物通常在尿中浓度较高），则中介意味着该药常规剂量治疗该部位的感染可能有效；若某药在高剂量使用时是安全的（如 β-内酰胺类药物），则中介意味着高于常规剂量给药可能有效；③在判断药敏试验结果时，中介意味着一个缓冲区，以防止一些小的、不能控制的技术因素导致的结果解释偏差，特别对毒性范围（pharmaco toxicity margin）较窄的药物。

耐药（resistant,R）指使用常规推荐剂量的抗菌药物治疗时，患者感染部位通常所能达到的药物浓度不能抑制菌株的生长；和（或）证明 MIC 或抑菌圈直径可能处于特殊的微生物耐药机制范围（如 β-内酰胺酶），抗菌药物对菌株的疗效尚未得到可靠临床治疗研究的证实。2014 年，CLSI 首次在细菌药敏中提到剂量依赖性敏感（susceptible-dose dependent,SDD）这个概念。SDD 分类提示菌株敏感性依赖于患者使用药物的剂量。当药敏试验的结果是 SDD 时，为了达到临床疗效，采用的修正用药方案（例如高剂量、增加给药频率、或两者兼有）达到的药物浓度比设定敏感折点所使用的用药方案所达到的药物浓度高。

非敏感（non-susceptible,NS）指由于尚未发现或罕见耐药株出现，此分类用于只有敏感解释标准的分离株。当分离株的 MIC 值高于（或抑菌圈直径低于）敏感折点时，应报告为非敏感。但非敏感并不意味着菌株必然携带某种耐药机制[1]。

有时对于稀释法的批量试验，需要报告 MIC_{50}、MIC_{90}。MIC_{50} 是指抑制 50% 试验菌的最低药物浓度，MIC_{90} 是指抑制 90% 试验菌株的最低药物浓度。

4. 注意事项

（1）严格按照 CLSI 的 M07-A9 进行肉汤稀释法药敏试验，注意细节，如肉汤 pH 值、离子浓度、菌液接种浓度等，这些都会影响 MIC 值。

（2）接种后将接种物作传代培养以检测"纯度"

和菌落计数，仔细检查"纯度验证平皿"以保证接种物为纯菌。

（3）每板都应带生长对照和质控。

（4）因培养基存在磺胺类药物的拮抗剂，可允许细菌轻微生长，读取菌量减少 80% 的药物浓度。

（5）存在 1 个跳孔，读最高 MIC，多于 1 个跳孔需重复试验。

（6）当进行以下检测时，需用 MIC 法而不能用纸片扩散法：葡萄球菌-万古霉素、达托霉素，肠球菌-万古霉素"中介"结果、达托霉素，不动杆菌属、洋葱伯克霍尔德菌、嗜麦芽窄食单胞菌对许多药物，肺炎链球菌-青霉素，头孢噻肟和头孢曲松，草绿色链球菌-青霉素，β-溶血链球菌-达托霉素。

（7）临床疗效与药物 MIC 密切相关，有条件尽可能检测药物对菌株的 MIC。以下疾病报告 MIC 值对临床意义重大：心内膜炎、脑膜炎、脓毒症、骨髓炎、免疫抑制和假体装置；虽然体外"敏感"，但是对抗菌药无反应的患者需要检测 MIC 值。

（8）结果复核中需要注意的问题：CLSI M100 附录 A 对其进行了详细的阐述，总结下列情况需要进行复核[1]。

1）一些菌对一些抗菌药物体外敏感但体内无效，不应向临床报告该药。沙门菌属和志贺菌属对一代、二代头孢菌素、头霉素和氨基糖苷类体外可能敏感，但是临床无效，因此不能报告敏感。苯唑西林耐药葡萄球菌对青霉素类、β-内酰胺类/β-内酰胺酶抑制剂复方制剂、抗葡萄球菌头孢菌素（对 MRSA 有活性的除外）和碳青霉烯类体外敏感，但是临床无效，因此不能报告敏感。肠球菌属对氨基糖苷类（除高浓度）、头孢菌素类、克林霉素和复方磺胺体外敏感，但是临床无效，因此不能报告敏感。

2）对一些罕见耐药表型需进行再复核，包括重新菌株鉴定和药敏试验。如万古霉素耐药的葡萄球菌和链球菌、利奈唑胺耐药的葡萄球菌和肠球菌等。

3）一些菌对一些抗菌药物天然耐药，遇到敏感时应复核。如嗜麦芽窄食单胞菌对碳青霉烯类天然耐药。CLSI M100 附录列出了常见菌属天然耐药情况。

（9）脑脊液分离的细菌不报告下列抗菌药物：只有口服剂型的抗菌药物、一代和二代头孢菌素（除头孢呋辛静脉给药外）、头霉素类、克林霉素、大环内酯类、四环素类和氟喹诺酮类，它们对脑脊液中细菌感染无效。

（10）细菌对四环素敏感，可推测其对多西环素和米诺环素敏感;但是,一些细菌对四环素中介或耐药,可能对多西环素、米诺环素敏感。

(11)当治疗由大肠埃希菌、肺炎克雷伯菌和奇异变形杆菌引起的非复杂性尿路感染时,头孢唑林结果可用于预测口服制剂头孢克洛、头孢地尼、头孢泊肟、头孢丙烯、头孢呋辛酯、头孢氨苄和氯碳头孢结果。头孢泊肟、头孢地尼和头孢呋辛酯的敏感性可能需要单独检测,因为一些菌株对头孢唑林耐药时可能对这些药物敏感。分离自脑脊液的菌株需要检测头孢噻肟或头孢曲松,不用检测头孢唑林。

(12)粪便分离的沙门菌和志贺菌仅报告氨苄西林、氟喹诺酮类和复方磺胺。肠道外分离的沙门菌,报告三代头孢菌素,需要时可报告氯霉素。肠道和肠道外分离的伤寒样沙门菌(伤寒沙门菌和甲、乙、丙型副伤寒沙门菌)要做药敏试验,肠道分离的非伤寒样沙门菌一般不做药敏试验。

(13)利福平不单独用于葡萄球菌感染治疗。青霉素敏感葡萄球菌也对其他用于治疗葡萄球菌的β-内酰胺类敏感,青霉素耐药的葡萄球菌对青霉素酶不稳定的青霉素类耐药。苯唑西林耐药葡萄球菌对所有β-内酰胺类耐药(除外抗-MRSA的头孢菌素)。因此,测试青霉素和头孢西丁或苯唑西林的敏感性或耐药性可以推测其他β-内酰胺类的敏感性或耐药性(除外抗-MRSA活性的β-内酰胺类),其他β-内酰胺类不常规测试。

(14)呼吸道分离的菌株不报告达托霉素。

(15)葡萄球菌对氨基糖苷类敏感时,氨基糖苷类仅仅联合其他敏感的药物联合使用。

(16)对于肠球菌,氨苄西林的敏感性可以预测阿莫西林的敏感性;对于不产β-内酰胺酶的肠球菌,氨苄西林的敏感性可以预测阿莫西林/克拉维酸、氨苄西林/舒巴坦、哌拉西林和哌拉西林/他唑巴坦的敏感性;如果鉴定是粪肠球菌,氨苄西林的敏感性可以预测亚胺培南敏感性。

(17)不产β-内酰胺酶的肠球菌对青霉素敏感可以预测对氨苄西林、阿莫西林、氨苄西林/舒巴坦、阿莫西林/克拉维酸、哌拉西林和哌拉西林/他唑巴坦敏感。尽管如此,肠球菌对氨苄西林敏感不能推测对青霉素敏感。氨基糖苷类(除外高水平庆大霉素和链霉素耐药)联合氨苄西林、青霉素或万古霉素(对敏感菌株)用于严重肠球菌感染,如感染性心内膜炎,这种组合有协同作用。

(二)琼脂稀释法

1. 方法　对于常见需氧菌和兼性厌氧菌,制备含倍比稀释药物的MH琼脂,将0.5麦氏浊度菌液

稀释10倍,以多点接种器吸取(1~2μl)接种于琼脂表面,使平皿接种菌量为$1×10^4$CFU/点。接种后置35℃孵育16~20小时,葡萄球菌和肠球菌对苯唑西林和万古霉素的药敏试验应孵育24小时。

2. 抗菌药物选择　同肉汤稀释法。

3. 结果判读　将平板置于暗色、无反光表面上判断试验终点,以抑制细菌生长的药物稀释度为终点浓度。依据CLSI最新发布的标准判断敏感、中介和耐药。

4. 注意事项

(1)M-H琼脂为一般细菌药敏试验的最佳培养基,M-H琼脂厚度为3~4mm,调整pH为7.2~7.4,pH过高或过低会影响药物效能。

(2)琼脂不可过热,药液和琼脂要充分混匀。

(3)若检测链球菌的敏感性,则推荐MH琼脂在被高压灭菌并冷却后,以无菌操作加入5%(v/v)脱纤维羊血或马血并检测pH。

(4)室温凝固后的平皿装入密闭塑料袋中,置2~8℃,贮存时间为5天,对易降解药物如头孢克洛,在使用48小时之内制备平板,使用前应在室温中平衡,放于温箱中30分钟使琼脂表面干燥。

(5)接种最初和最后要分别点种两块不含抗菌药物的MH平皿,即进行"质控前"(检查生长菌的生长性和纯度)和"质控后"(检验在接种过程中有无污染)分析。

(6)如果在明显的终点之上的抗微生物药浓度中,持续存在两个或更多的菌落,或者如果在低浓度时无菌生长而高浓度时有菌生长,就应检查培养的纯度,并尽可能重复试验。

二、纸片扩散法

1. 方法　对于常见需氧菌和兼性厌氧菌,菌株接种采用直接菌落法或细菌液体生长法。将菌液浓度配制为0.5麦氏单位。接种步骤如下:①用无菌棉拭子蘸取菌液,在管内壁将多余菌液旋转挤去后,在琼脂表面均匀涂抹接种3次,每次旋转平板60°,最后沿平板内缘涂抹1周;②平板置室温下干燥3~5分钟,用纸片分配器或无菌镊子将含药纸片紧贴于琼脂表面,各纸片中心相距>24mm,纸片距平板内缘>15mm,纸片贴上后不可再移动,因为抗菌药物会自动扩散到培养基内;③置35℃孵育箱16~18小时后阅读结果,葡萄球菌和肠球菌对苯唑西林和万古霉素的药敏试验应孵育24小时。

2. 抗菌药物选择　同稀释法。

3. 结果判读　用游标卡尺或直尺测量抑菌圈

直径(抑菌圈的边缘应是无明显细菌生长的区域),依据 CLSI 最新发布的标准判断敏感、中介和耐药。

4. 注意事项

(1) MH 平皿应该标准化。

1) pH 应为 7.2~7.4。pH 过低,氨基糖苷类与大环内酯类失活;pH 过高,青霉素类活性增强。

2) 二价阳离子(钙离子、镁离子)含量影响氨基糖苷类对铜绿假单胞菌、四环素对所有细菌的实验结果。二价阳离子含量过低,活性增强。二价阳离子含量过高,活性减弱,钙离子高时,达托霉素的抑菌圈扩大;锌离子高时,碳青霉烯类抑菌圈缩小;锰离子高时,替加环素抑菌圈缩小。

3) 胸苷或胸腺嘧啶过量,磺胺类抑菌圈缩小。

4) 若当天不使用,储存于 2~8℃,7 天内使用。

(2) 抗菌药物纸片应于 -14℃ 以下冷冻。β-内酰胺类应密封包装并冷冻,某些不稳定的药物(如亚胺培南、头孢克洛、克拉维酸复合药)应冷冻保存。

(3) 抗菌药物纸片中心的间距应大于等于 24mm,在预期产生小抑菌圈纸片(如庆大霉素、万古霉素)旁边放置产生大抑菌圈纸片(如头孢菌素类)。

(4) 如果被测菌是肠球菌,则应孵育 24 小时,并在透射光下观察万古霉素的透明抑菌圈内有无耐万古霉素菌落的微弱生长。

(5) 对于变形杆菌属,在本该十分明显的抑菌圈内的薄纱样蔓延生长应该忽略;对于复方磺胺,培养基内的药物拮抗剂可能使细菌能微弱地生长,应忽略微弱生长(生长菌膜的 20% 或更少),并且应测量更为明显的边缘来决定抑菌圈的直径;用加血培养基测试链球菌时,应测量生长受抑制的区域,而不是溶血受抑制的区域。

三、E-test 法

1. 方法　对于常见需氧菌和兼性厌氧菌,使用厚度为 4mm MH 琼脂平板,用 0.5 麦氏浓度的对数期菌液涂布,用 E 试验加样器或镊子将试条放在已接种细菌的平板表面,试条全长应与琼脂平板紧密接触,试条 MIC 刻度面朝上,浓度最大处靠平板边缘。

2. 抗菌药物选择　同稀释法。

3. 结果判读　读取椭圆环与 E 试验试条的交界点值,即为 MIC。依据 CLSI 最新发布的标准判断敏感、中介和耐药。

4. 注意事项

(1) 在贴 E-test 条过程中,90mm 平皿只能贴 2条,同时不同的试纸条高浓度的一端应该向背;若贴 2 条含有酶抑制剂的试条应将含有酶抑制剂的一端贴在同一侧。

(2) 试纸条先恢复室温,平皿无多余水分,试纸条贴好后不能移动,试纸条贴好后赶走气泡。

(3) E-test 试纸条有详尽的说明书,实验之前应认真阅读说明书。杀菌剂读清晰的边缘,抑菌剂读大菌落与小菌落交界处,变形杆菌读最小的 MIC 值,椭圆形的抑菌圈与试纸条交界处两边不一样高时,读高不读低。

四、临床疗效与体外药敏不一致原因分析

在常规工作中,经常碰到体外药敏敏感但体内无效的情况,其原因可能有以下几点。

1. 体外和体内的环境不同,例如一些细菌可以利用体内的一些物质生成抵抗抗菌药物的成分,使抗菌药物失效,导致体外敏感体内无效。

2. 实验室操作失误,如抗菌药物纸片失效等。

3. 引起感染的病原体判断错误或未检出。如检出的是定植菌而不是引起感染的病原体,尤其是一些培养困难的病原体,如病毒、真菌、非典型病原体、苛养菌等。

4. 目前,CLSI 折点的制定基于血流感染,对于其他感染类型,如肺部感染、皮肤软组织感染等,药物在这些感染部位的浓度与血药浓度不同,折点不一定合适。最理想的做法是不同感染类型采用不同折点,但是目前还做不到,有待进一步研究。

5. 折点基于一定的给药方案,如果临床采用的给药方案与折点的给药方案不同,体外有效而体内无效。

6. 患者肝肾功能、表观容积影响血药浓度、组织渗透浓度。

7. 感染原发灶未清除,再强的抗菌药物也不会有很好的治疗效果,因此引流、清创、手术清除感染原发灶很重要。

8. 细菌状态发生变化　生物膜、L-型细菌等。

9. 患者基础疾病未改善　感染是人、细菌、抗菌药物相互作用的关系,患者免疫状态不恢复、血流动力学未改善,仅靠抗菌药物解决不了问题。

五、细菌耐药表型检测

临床重要的耐药细菌主要包括甲氧西林耐药金黄色葡萄球菌(methicillin-resistant *S. aureus*,MRSA)、万古霉素耐药的肠球菌(vancomycin resistant enterococci,VRE)、碳青霉烯类耐药肠杆菌科细菌(carbap-enem resistant *enterobacteriaceae*,CRE)、产超广谱β-内酰胺酶的肠杆菌科细菌、碳青霉烯类耐药不动杆菌(carbapenem resistant *A. baumannii*,CRAB)、青霉素耐药的肺炎链球菌(penicillin-resistant *Streptococcus pneumoniae*,PRSP)等[2]。

(一)葡萄球菌耐药性检测

1. 青霉素耐药性和β-内酰胺酶检测　一般而言,直接用无菌牙签挑取16～20小时的菌落或其细菌悬液涂抹头孢硝噻吩纸片,纸片由黄色变为红色为阳性,表示产生β-内酰胺酶。临床微生物室需要检测β-内酰胺酶的菌株包括葡萄球菌、流感嗜血杆菌、卡他莫拉菌、淋病奈瑟菌、厌氧菌。

葡萄球菌可诱导β-内酰胺酶的检测:大部分葡萄球菌对青霉素耐药,如果青霉素对葡萄球菌的MIC≤0.12μg/ml或者抑菌圈直径≥29mm,应该对其进行可诱导β-内酰胺酶的检测。将待测细菌传代至BAP或MHA琼脂平皿上,在一、二区交界处贴苯唑西林或头孢西丁纸片,过夜培养,从抑菌圈边缘挑取菌落检测β-内酰胺酶,如果阳性,报告青霉素耐药。青霉素用于检测葡萄球菌对所有青霉素酶不耐受的青霉素类的敏感性,例如阿莫西林、氨苄西林、阿洛西林、羧苄西林、美洛西林、哌拉西林和替卡西林。

CLSI 2012年推荐采用青霉素纸片扩散法抑菌圈-边缘试验检测金黄色葡萄球菌是否产生β-内酰胺酶。抑菌圈边缘锐利或如同"绝壁"提示菌株产生β-内酰胺酶,抑菌圈边缘模糊或如同"海滩"提示菌株不产生β-内酰胺酶(图32-1-1、图32-1-2)。如果一些实验室基于头孢硝噻吩检测金黄色葡萄球菌β-内酰胺酶,结果阴性时需用青霉素纸片扩散法抑菌圈边缘试验进一步确认。对于凝固酶阴性葡萄球菌,仅推荐基于头孢硝噻吩检测β-内酰胺酶。

2. 甲氧西林/苯唑西林耐药性检测　耐甲氧西林的金黄色葡萄球菌和耐甲氧西林的葡萄球菌(methicillin-resistant staphylococci,MRS)多由*mecA*基因介导,其基因产物是低亲和力的PBP2a。目前,采用苯唑西林和头孢西丁的药敏结果检测MRSA和MRS。在CoNS(除外表皮葡萄球菌)中由于苯唑西林纸片扩散法存在太多假"R",所以被去除,应当用头孢西丁纸片法、苯唑西林或头孢西丁MIC法检测*mecA*介导的苯唑西林耐药(表32-1-1)。凝固酶阴性葡萄球菌苯唑西林MIC结果报告策略如表32-1-1和图32-1-3所示。如果两个药物被同时用于检测金黄色葡萄球菌且任一药物耐药,则该菌株须报告为

苯唑西林耐药。苯唑西林和头孢西丁同时耐药的耐药模式常见,为*mecA*介导的MRSA;苯唑西林敏感但头孢西丁耐药的耐药模式不常见,耐药机制为*mecA*低水平表达;苯唑西林耐药但头孢西丁敏感的耐药模式罕见,其耐药机制为PBP改变或高水平产β-内酰胺酶(边界MRSA)。菌株一旦被确定为MRSA,应该报告其他β-内酰胺类(除外抗MRSA的头孢菌素)耐药。

采用含4%NaCl和6μg/ml苯唑西林的MHA平皿可以用于筛选MRSA。一些商品化的显色培养基也可用于MRSA的筛查。因为MRSA绝大多数菌株携带*mecA*基因,可以采用PCR扩增*mecA*、*femB*基因来检测MRSA。也可采用乳胶凝集法检测PBP2a来检测MRSA。

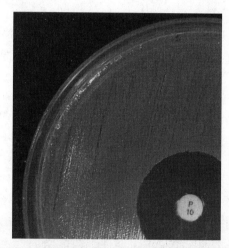

图32-1-1　β-内酰胺酶检测青霉素抑菌圈边缘试验阳性

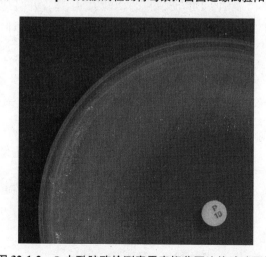

图32-1-2　β-内酰胺酶检测青霉素抑菌圈边缘试验阴性

3. VISA和VRSA检测　随着MRSA发生率的不断上升和临床上万古霉素的大量使用,万古霉素敏感性下降的金黄色葡萄球菌也开始出现,包括万古霉素中介的金黄色葡萄球菌(vancomycin-interme-

diate *S. aureus*, VISA) 和万古霉素耐药的金黄色葡萄球菌 (vancomycin-resistant *S. aureus*, VRSA)。由于多数常规试验方法如万古霉素纸片扩散法无法有效区分 VISA 和 VSSA（万古霉素敏感金黄色葡萄球菌），不能用纸片扩散法检测万古霉素耐药性。必须通过万古霉素 MIC 测定法来检测。

表 32-1-1　苯唑西林耐药葡萄球菌检测方法

葡萄球菌	苯唑西林MIC	头孢西丁MIC	头孢西丁纸片扩散法	苯唑西林盐琼脂筛选试验
金黄色葡萄球菌	可检测	可检测	可检测	可检测
路邓葡萄球菌	可检测	可检测	可检测	不可检测
凝固酶阴性葡萄球菌（除外路邓葡萄球菌）	可检测*	不可检测	可检测	不可检测

*对于凝固酶阴性葡萄球菌（除外路邓葡萄球菌），苯唑西林 MIC 在 0.5~2µg/ml 时，报告策略如图 32-1-3 所示

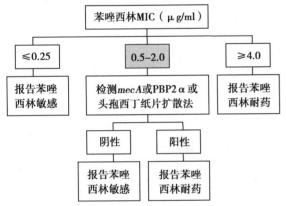

图 32-1-3　凝固酶阴性葡萄球菌*苯唑西林 MIC 结果报告策略

*无菌部位分离的可以引起感染的凝固酶阴性葡萄球菌（除外表皮葡萄球菌）

4. 诱导克林霉素耐药性检测

（1）机制：对大环内酯耐药的葡萄球菌、链球菌可能对克林霉素耐药，通过 *erm* 基因编码的 23S rRNA 甲基化对 MLS_B（大环内酯、林可酰胺和 B 型链阳霉素）耐药，或只对大环内酯类耐药（由 *msrA* 基因编码的外排机制）。

（2）方法：M-H 平板或血 MH 平板，对于葡萄球菌、β-溶血链球菌、肺炎链球菌，距红霉素纸片（15µg/片）边缘 15~26mm 处放置克林霉素纸片（2µg/片）进行检测；对于 β-溶血链球菌，将克林霉素纸片（2µg/片）和红霉素纸片（15µg/片）贴在相邻的位置，纸片边缘相距 12mm。

（3）结果判读：35℃空气中孵育 16~24 小时后，克林霉素抑菌环不出现"截平"现象，应报告分离株对

其敏感。邻近红霉素纸片侧克林霉素抑菌环出现"截平"现象（称为"D"抑菌环）（图 32-1-4），提示存在可诱导的克林霉素耐药，应报告分离株对其耐药，在报告中应注明"通过诱导克林霉素耐药试验，推测此菌株对克林霉素耐药，克林霉素对某些患者可能仍有效"；若无"截平"现象，则应报告菌株对克林霉素敏感。

诱导克林霉素耐药除了在葡萄球菌属中存在，在肺炎链球菌和 β-溶血链球菌中也存在。检测方法除了 D 试验之外，还有微量肉汤稀释法，将红霉素和克林霉素放置在同一孔里。

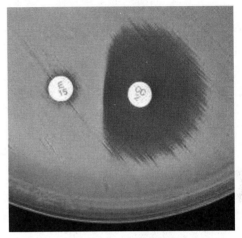

图 32-1-4　D 试验阳性

5. 利奈唑胺耐药性检测　利奈唑胺耐药的葡萄球菌和肠球菌已经在我们国家出现，其耐药机制主要包括 2 个方面，一是药物作用靶位突变，包括 23S rRNA 突变和核糖体 L3、L4 区突变，其中 23S rRNA G2576T 是最常见突变位点；二是获得 *cfr* 耐药基因，造成对氯霉素类、林可酰胺类、噁唑烷酮类、截短侧耳素类和链阳霉素 A（表型 PhLOPSA）耐药。获得 *cfr* 耐药基因或 23S rRNA 突变通常导致利奈唑胺高水平耐药，核糖体 L3、L4 区突变通常造成低水平耐药。

当采用纸片扩散法检测利奈唑胺敏感性时，采用透射光测量抑菌圈直径。

6. 莫匹罗星耐药性检测　金黄色葡萄球菌对莫匹罗星高水平耐药（如 MIC≥512µg/ml）与质粒介导的 *mupA* 基因相关，可以采用纸片扩散法或微量肉汤稀释法检测。纸片扩散法采用 200µg 莫匹罗星纸片贴于涂布细菌的平板上，孵育 24 小时后，透射光测量抑菌圈直径。无抑菌圈提示莫匹罗星高水平耐药，有抑菌圈则不存在莫匹罗星高水平耐药。对于微量肉汤稀释法，MIC≥512µg/ml 提示莫匹罗星高水平耐药，MIC≤256µg/ml 则不存在莫匹罗

高水平耐药。如果采用含 256μg/ml 莫匹罗星单孔检测,生长提示莫匹罗星高水平耐药,不生长则不存在莫匹罗星高水平耐药。

（二）肠球菌耐药性检测

1. 万古霉素耐药性检测　万古霉素耐药的肠球菌的检测方法包括纸片扩散法、BHI 琼脂筛选法、E-test 法和显色培养基法等。用纸片扩散法检测 VRE,孵育时间应为 24 小时,在测量抑菌圈直径的同时用透射光细心检视抑菌圈内纸片周围有否微小菌落或片状轻微生长,当万古霉素纸片抑菌圈直径 ≤14mm 和（或）抑菌圈内发现任何生长均为万古霉素耐药。对于中介的结果（15 ~ 16mm）,需进一步测定 MIC,如 MIC 亦为中介（8 ~ 16mg/L）,需观察试验菌的动力和色素产生,以区别获得性耐药肠球菌（具有耐药基因 *vanA* 和 *vanB*）和固有性中介水平耐药肠球菌（*vanC*）,如鹑鸡肠球菌（动力阳性,不产色素）和铅黄肠球菌（动力阳性,产黄色素）。VRE 的 BHI 琼脂筛选法的具体方法及结果观察与筛查耐万古霉素金黄色葡萄球菌的方法完全一样。发现任何生长即提示中介或耐药,需进一步做 MIC 测定以确证。由于 VRE 菌株的感染治疗十分棘手,而且还存在将万古霉素耐药性传播到毒力更强细菌的危险,因此对 VRE 菌株的检出和预防相当重要。

2. 氨基糖苷类高水平耐药检测　氨基糖苷类高水平耐药（high-level aminoglycoside resistance, HLAR）的检测方法包括纸片扩散法、琼脂稀释法和微量肉汤稀释法。肠球菌对氨基糖苷类的耐药性有 2 种:中度耐药和高度耐药。中度耐药菌株（MIC 为 62 ~ 500μg/ml）系细胞壁屏障所致,此种细菌对青霉素或糖肽类与氨基糖苷类药物联合时敏感;HLAR 由于细菌产生质粒介导的氨基糖苷钝化酶 AAC（6'）-APH（2"）,庆大霉素和链霉素对其的 MIC 分别为 ≥500μg/ml 和 ≥2000μg/ml 时,表明肠球菌对青霉素或糖肽类与氨基糖苷类药物的联合呈现耐药。因此测定该菌对氨基糖苷类高剂量药物的敏感性对临床治疗具有重要意义。

（三）革兰阴性杆菌耐药性检测

产 β-内酰胺酶是革兰阴性菌对 β-内酰胺类最主要的耐药机制。根据 Ambler 的分子结构分类法将 β-内酰胺酶分为 A、B、C、D 类酶（表 32-1-2）。4 类 β-内酰胺酶灭活 β-内酰胺类的速率不同。编码 β-内酰胺酶的基因位于染色体或质粒上。采用新折点后不需要检测特异的 β-内酰胺酶耐药机制,仅用于感染控制和流行病学调查。

表 32-1-2　β-内酰胺酶分类

分类	活性部位	举例
A	对酶抑制剂敏感（极少数例外）	TEM-1、SHV-1、KPC、OXY 和大部分 ESBLs（包括 CTX-M）
B	金属 β-内酰胺酶	金属酶:VIM、IMP、SPM、NDM
C	抑制剂耐药的 β-内酰胺酶	AmpC
D	苯唑西林活性 β-内酰胺酶,可能对酶抑制剂敏感	OXA（包括极少数 ESBL 和碳青霉烯酶表型）

1. 超广谱 β-内酰胺酶检测　超广谱 β-内酰胺酶（extended spectrum beta lactamases, ESBLs）是指由质粒介导的能水解青霉素类、头孢菌素类和单环内酰胺类氨曲南的一类酶,主要是 A 和 D 类酶。ESBLs 不能水解头霉素类和碳青霉烯类药物,能被克拉维酸、舒巴坦和他唑巴坦等 β-内酰胺酶抑制剂所抑制。ESBLs 主要见于大肠埃希菌和肺炎克雷伯菌,此外也见于肠杆菌属、枸橼酸杆菌属、变形杆菌属、沙雷菌属等其他肠杆菌科细菌、不动杆菌、铜绿假单胞菌。

（1）纸片扩散法

1）初筛试验:按照常规标准纸片扩散法进行操作。结果判断:头孢泊肟抑菌圈直径 ≤17mm、头孢他啶 ≤22mm、氨曲南 ≤27mm、头孢噻肟 ≤27mm 和头孢曲松 ≤25mm,任何一种药物抑菌圈直径达到上述标准,提示菌株可能产 ESBLs。奇异变形杆菌 ESBLs 只使用头孢他啶、头孢噻肟和头孢泊肟 3 种药物纸片进行检测,其他 2 种不适用。

2）确证试验:使用每片含 30μg 头孢他啶、头孢噻肟纸片和头孢他啶/克拉维酸（30μg/10μg）、头孢噻肟/克拉维酸（30μg/10μg）复合物纸片进行试验,当任何一种复合物纸片抑菌圈直径大于或等于其单独药敏纸片抑菌圈直径 5mm,可确证该菌株产 ESBLs。

（2）肉汤稀释法

1）初筛试验:按照常规标准肉汤稀释法进行操作。结果判断:头孢他啶、氨曲南、头孢曲松和头孢噻肟等任何一种药物对大肠埃希菌、肺炎克雷伯菌、产酸克雷伯菌的 MIC ≥2μg/ml,头孢泊肟 MIC ≥8μg/ml 提示菌株可能产 ESBLs。奇异变形杆菌使用下列标准:头孢他啶 MIC ≥2μg/ml、头孢噻肟 MIC ≥2μg/ml、头孢泊肟 MIC ≥2μg/ml。

2）确证试验:使用头孢他啶（0.25 ~ 128μg/ml）、头孢他啶/克拉维酸（0.25/4 ~ 128/4μg/ml）、头孢噻肟（0.25 ~ 64μg/ml）、头孢噻肟/克拉维酸（0.25/4 ~

64/4μg/ml)进行试验,当与克拉维酸联合用药的 MIC 小于或等于单独药物组 MIC 3 个倍比稀释度时(或比值≤8),可确证该菌株产 ESBLs。

此外,检测 ESBLs 的方法还有双纸片相邻试验(协同法)(图 32-1-5)、三维试验、E-test 法和显色培养基法等。

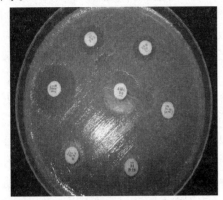

图 32-1-5　ESBLs 协同试验阳性

2. AmpC 酶检测　AmpC 酶是在革兰阴性菌中发现的由染色体或质粒介导的水解头孢菌素的 I 型 β-内酰胺酶。AmpC 酶可分为诱导酶和非诱导酶。与 ESBLs 不同的是,AmpC 酶对三代头孢菌素耐药,但对四代头孢菌素敏感且不被酶抑制剂克拉维酸所抑制,但其酶活性可被氯唑西林和硼酸抑制。

染色体编码的 AmpC 酶主要在肠杆菌属、枸橼酸菌属、沙雷菌属和其他革兰阴性菌中被发现,通常低表达,可以被青霉素类、碳青霉烯类和头霉素类诱导高表达。三、四代头孢菌素不诱导 AmpC 酶。质粒编码的 AmpC 酶可在不同菌种间穿梭,主要发现于肺炎克雷伯菌和大肠埃希菌。

头孢西丁三维试验是检测 AmpC 酶的经典方法,除此之外,还有以硼酸化合物为抑制剂检测肺炎克雷伯菌和大肠埃希菌的 AmpC 酶、AmpC Disk、头孢西丁琼脂基础法等。

3. 碳青霉烯酶检测　碳青霉烯酶可以定义为具有水解碳青霉烯类抗菌药物活性的 β-内酰胺酶,主要分布于 β-内酰胺酶 A、B、D 类中,可在不动杆菌、铜绿假单胞菌、肠杆菌科细菌中发现。根据水解机制中作用位点的不同可以将碳青霉烯酶分为两大类,一类称为金属碳青霉烯酶,这类酶以金属锌离子为活性作用位点,可以被 EDTA 抑制,属于 B 类 β-内酰胺酶;另一类以丝氨酸(ser)为酶的活性作用点,可以被酶抑制剂克拉维酸和他唑巴坦所抑制,属于 A、D 类 β-内酰胺酶。肠杆菌科细菌碳青霉烯酶的表型检测方法主要有以下 3 种:EDTA 协同试验(金属酶)、改良 Hodge 试验和 Carba NP 试验(carbapenemase Nordmann-Poirel test)。

(1)EDTA 协同试验操作步骤:用 0.5 麦氏单位的待测菌悬液涂布 MH 平板,之后将亚胺培南(10μg)纸片贴于 MH 平板上。在距亚胺培南(10μg)纸片 1cm 处贴一空白纸片,纸片上面滴加 4μl 0.5mol/L 的 EDTA 溶液。35℃过夜培养。亚胺培南抑菌圈在靠近加 EDTA 纸片侧明显扩大者为产金属酶菌株(图 32-1-6)。

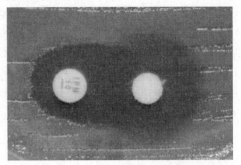

图 32-1-6　EDTA 协同试验阳性结果
注:左侧药物,亚胺培南;右侧药物,EDTA

(2)改良 Hodge 试验操作步骤:使用无菌生理盐水将大肠埃希菌 ATCC 25922 菌悬液调至 0.5 McF,并进行 1:10 稀释,将菌液接种在 MH 琼脂平板上,干燥 3~10 分钟,在平板上中心贴厄他培南或美罗培南纸片,用 1μl 接种环挑取 3~5 个待测菌株并在平板上接种,接种时从平板中心纸片边缘向平板边缘划线,长度至少为 20~25mm,35℃±2℃孵育 16~20 小时,如果在被测菌株与大肠埃希菌 ATCC 25922 抑菌环交汇处大肠埃希菌生长增强,即产碳青霉烯酶(图 32-1-7)。

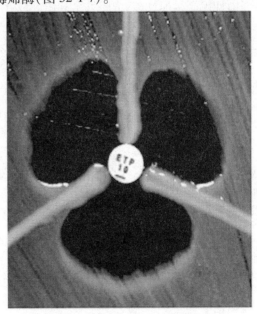

图 32-1-7　改良 Hodge 试验阳性结果

（3）Carba NP 试验操作步骤：采用 Tris-HCl 裂解细菌，离心后取上清即得碳青霉烯酶，将上清加到含酚红指示剂的亚胺培南（6mg/ml）溶液中，孵育 2 小时观察颜色变化判断是否产碳青霉烯酶。碳青霉烯酶水解亚胺培南的 β-内酰胺环引起 pH 变化，溶液由红色变成橙色或黄色表明产碳青霉烯酶。改良的试管法可以增加敏感性和准确性。Carba NP 试验的优点是快速、简单、便宜、准确。

（四）青霉素耐药肺炎链球菌检测

由于青霉素的纸片扩散法不能准确测试肺炎链球菌对青霉素的敏感性，只能用含 1μg 的苯唑西林纸片进行筛查。当肺炎链球菌对苯唑西林的抑菌圈直径≤19mm 时，需要进行青霉素 MIC 值测定，确认其为青霉素不敏感株以及鉴别其为青霉素中介耐药肺炎链球菌或青霉素耐药肺炎链球菌。目前通常采用 E-test 法检测青霉素对肺炎链球菌的 MIC。脑脊液分离的肺炎链球菌需要检测青霉素、头孢噻肟、头孢曲松或美罗培南的 MIC 值，也可以用 MIC 方法或纸片扩散法检测万古霉素敏感性。对于非脑膜炎分离菌株，青霉素 MIC≤0.06μg/ml 或苯唑西林抑菌圈直径≥20mm，可推测对如下 β-内酰胺类敏感：氨苄西林（口服或静脉）、氨苄西林/舒巴坦、阿莫西林、阿莫西林/克拉维酸、头孢克洛、头孢地尼、头孢托仑、头孢吡肟、头孢噻肟、头孢泊肟、头孢丙烯、头孢洛林、头孢唑肟、头孢曲松、头孢呋辛、多利培南、厄他培南、亚胺培南、洛拉卡比、美罗培南和青霉素（口服或静脉）。

（五）碳青霉烯类耐药鲍曼不动杆菌检测

鲍曼不动杆菌是我国院内感染的主要致病菌之一，具有强大的获得耐药性和克隆传播能力。碳青霉烯类耐药鲍曼不动杆菌主要产生 OXA 酶和 MBL 酶，以 OXA 酶最常见。鲍曼不动杆菌具有与 MRSA 相似的特点：多重耐药；可在物体表面长期存在，如电脑键盘、枕头、窗帘和其他干燥物体表面等；以及广泛传播的趋势。不动杆菌对碳青霉烯类的耐药性在全球范围内显著上升，应引起广泛关注。

（陈宏斌）

第二节　苛养菌和不常见细菌

一、常见苛养菌

大多数苛养菌在普通 MH 培养基上不能生长或生长不良，其药敏试验不同于普通细菌。临床常见的苛养菌如流感嗜血杆菌、脑膜炎奈瑟菌、淋病奈瑟菌、肺炎链球菌和其他链球菌，需在培养基中添加营养物质、提高 CO_2 浓度或延长孵育时间，采用纸片扩散法和 MIC 法可获得可靠的药敏结果。表 32-2-1 总结了常见苛养菌的药敏试验条件，抗菌药物选择、药敏结果解释标准和质控菌株允许范围可参考 CLSI M100-S 24 文件[1]。

表 32-2-1　常见苛养菌纸片扩散法和 MIC 法试验条件和质控菌株[2]

细菌	药敏方法	培养基[a]	接种物来源[b]	孵育气体环境[c]	孵育时间	推荐质控菌株
肺炎链球菌和其他链球菌	纸片扩散法	含 5%绵羊血 MHA	SBA 孵育 18~20h	5%~7% CO_2	20~24h	肺炎链球菌 ATCC 49619
	微量肉汤稀释法	CAMHB-LHB	SBA 孵育 18~20h	空气	20~24h	肺炎链球菌 ATCC 49619
流感嗜血杆菌和副流感嗜血杆菌	纸片扩散法	HTM 琼脂	CHOC 孵育 20~24h	5%~7% CO_2	16~18h	流感嗜血杆菌 ATCC 49247 ATCC 49766[d]
	微量肉汤稀释法	HTM 肉汤	CHOC 孵育 20~24h	空气	20~24h	流感嗜血杆菌 ATCC 49247 ATCC 49766[d]

细菌	药敏方法	培养基[a]	接种物来源[b]	孵育气体环境[c]	孵育时间	推荐质控菌株
淋病奈瑟菌	纸片扩散法	GC 琼脂基础+1%特定的生长添加剂	CHOC 孵育20~24h	5%~7% CO_2	20~24h	淋病奈瑟菌 ATCC 49226
	琼脂稀释法	GC 琼脂基础+1%特定的生长添加剂	CHOC 孵育20~24h	5%~7% CO_2	20~24h	淋病奈瑟菌 ATCC 49226
脑膜炎奈瑟菌	纸片扩散法	含 5% 绵羊血 MHA	CHOC 孵育20~24h	5%~7% CO_2	20~24h	肺炎链球菌 ATCC 49619
	微量肉汤稀释法	CAMHB-LHB	CHOC 孵育 20~24h	5%~7% CO_2	20~24h	肺炎链球菌 ATCC 49619
	琼脂稀释法	含 5% 绵羊血 MHA	CHOC 孵育20~24h	5%~7% CO_2	20~24h	肺炎链球菌 ATCC 49619

注：[a]HTM,嗜血杆菌试验培养基；CAMHB-LHB,阳离子调节 MH 肉汤补充 2.5%~5%裂解马血；[b]MH 肉汤或生理盐水制备 0.5 麦氏标准菌悬液,肉汤稀释法接种物终浓度 $5×10^5$ CFU/ml,琼脂稀释法接种物终浓度 $5×10^4$ CFU/点；CHOC,巧克力琼脂；SBA,5%绵羊血平板；[c]孵育温度 35℃；[d] 流感嗜血杆菌 ATCC 49766 用于头孢菌素类(如头孢克洛、头孢孟多、头孢呋辛)

（一）肺炎链球菌

1. 药敏方法　CLSI 推荐肉汤稀释法和纸片扩散法。用苯唑西林纸片(1μg)可预测青霉素的敏感性,其余β-内酰胺类抗生素(除头孢洛林)纸片扩散法结果不可靠。除克林霉素和泰利霉素,美国 FDA 批准其他抗菌药物也可采用 E 试验法(CO2 环境下孵育),大环内酯类和酮内酯类抗生素在低 pH 环境下活性降低,E 试验结果比微量肉汤稀释法高 1~2 稀释度。其他商品化药敏系统如 MicroScan、Phoenix BD、Sensititre、Vitek 测定结果与微量肉汤稀释法结果一致。

2. 结果报告和解释

（1）脑脊液分离的肺炎链球菌应常规报告青霉素、头孢噻肟、头孢曲松或美罗培南 MIC,以及万古霉素 MIC 或纸片扩散法结果。

（2）来自脑脊液分离株,青霉素、头孢吡肟、头孢曲松、头孢噻肟结果按照脑膜炎判定标准解释,并按最大剂量给药;其他部位分离株,按照脑膜炎和非脑膜炎标准解释。

（3）对非脑膜炎分离株,苯唑西林抑菌圈直径≥20mm 提示对青霉素(MIC≤0.06μg/ml)、氨苄西林、氨苄西林/舒巴坦、阿莫西林、阿莫西林/克拉维酸、头孢克洛、头孢呋辛、头孢地尼、头孢托仑、头孢丙烯、头孢洛林、头孢噻肟、头孢曲松、头孢吡肟、头孢唑肟、氯碳头孢、碳青霉烯类敏感。如果苯唑西林抑菌圈直径≤19mm,应测定青霉素、美罗培南、头孢曲松和头孢噻肟的 MIC。

（4）红霉素可预示阿奇霉素、克拉霉素及地红霉素的敏感性和耐药性。

（5）对四环素敏感认为对多西环素及米诺环素敏感。

（6）对左氧氟沙星敏感报告对吉米沙星和莫西沙星敏感,但吉米沙星和莫西沙星敏感不能推测对左氧氟沙星敏感。

（7）诱导型克林霉素耐药筛选采用纸片法(D试验)或微量肉汤稀释法(单孔内同时含有 1μg/ml 红霉素和 0.5μg/ml 克林霉素,有菌生长为阳性),阳性应报告克林霉素耐药。

3. 耐药机制　肺炎链球菌对青霉素的耐药机制主要为青霉素结合蛋白 (penicillin-binding proteins,PBPs) 编码基因突变导致其与抗生素亲和力下降。肺炎链球菌存在 5 个高分子量 PBP (PBP1a,1b,2x,2a,2b)和 1 个低分子量 PBP。青霉素低水平耐药与 PBP2x 和 PBP2b 突变有关,合并 PBP1a 突变导致青霉素高水平耐药。*murM* 基因在 *PBP2x*、*2b*、*1a* 基因突变的基础上导致肺炎链球菌对头孢噻肟/头孢曲松高度耐药。非 PBP 耐药机制如 *ciaH* 因子(跨膜组氨酸蛋白激酶)、*cpoA*(糖基转移酶)也参与青霉素耐药。

肺炎链球菌对大环内酯类耐药主要通过核糖体靶位改变和主动外排机制。由 *ermB* 基因介导的核糖体靶位改变不仅对大环内酯类高度耐药(红霉素

MIC≥64μg/ml），对林可酰胺类和链阳霉素 B 也存在交叉耐药（MLS$_B$ 耐药），又分为结构型耐药（cMLS$_B$）和诱导型耐药（iMLS$_B$）。*mefA* 基因介导的主动外排仅对 14、15 元环大环内酯类抗生素耐药，对 16 元环大环内酯类抗生素、克林霉素和链阳霉素敏感。

（二）其他链球菌

1. 药敏方法　CLSI 推荐肉汤稀释法和纸片扩散法。青霉素纸片法适用于 β-溶血链球菌，但不能用于草绿色链球菌，碳青霉烯类和达托霉素只能采用 MIC 法，其他抗菌药物可采用纸片法或 MIC 法。

E 试验可用于检测链球菌的敏感性，其他商品化药敏系统如 MicroScan、Phoenix BD、Sensititre 美国 FDA 也批准用于检测链球菌的敏感性，Vitek 2 只批准用于 B 群链球菌。

2. 结果报告和解释

（1）链球菌分为草绿色链球菌和 β-溶血链球菌，对青霉素、氨苄西林、头孢噻肟、头孢曲松和头孢吡肟解释标准不同。草绿色链球菌包括变异链球菌群、唾液链球菌群、牛链球菌群、咽峡炎链球菌群和缓症链球菌群，咽峡炎链球菌群包括含 A、B、C、F、G 抗原的小菌落 β-溶血链球菌；β-溶血链球菌指能形成大菌落的含 A（化脓链球菌）、C 或 G 抗原的化脓性链球菌，及含 B 抗原的无乳链球菌。

（2）β-溶血链球菌对青霉素高度敏感，对青霉素和其他 β-内酰胺类无需常规药敏试验，但无乳链球菌有散发耐药株。

（3）分娩期女性预防无乳链球菌感染，推荐使用青霉素或氨苄西林；如低危险性青霉素过敏者，推荐使用头孢唑林，而高危险性青霉素过敏者，推荐使用克林霉素或红霉素，应测定克林霉素和红霉素敏感性，同时还需筛选诱导型克林霉素耐药。一项来自全国 13 家教学医院的耐药监测结果表明，无乳链球菌对左氧氟沙星、红霉素、克林霉素和四环素的耐药率分别为 37.7%、71.2%、53.4%、81.5%。

（4）草绿色链球菌对青霉素耐药率较高，分离自血液、脑脊液、骨髓，特别是感染性心内膜炎患者的菌株，应测定青霉素 MIC。

（三）流感嗜血杆菌和副流感嗜血杆菌

1. 药敏方法　CLSI 推荐肉汤稀释法和纸片扩散法。HTM 琼脂制备：首先将 50mg 氯化血红素粉溶解在 100ml 0.01mol/L NaOH 溶液中，加热搅拌至完全溶解，取 30ml 加到 1L 含 5g 酵母粉的 MH 琼脂中，高压灭菌冷却后，再加入 3ml NAD 原液（50mg

NAD 溶解在 10ml 蒸馏水中过滤除菌）。HTM 肉汤制备以阳离子调节 MH 肉汤为基础，添加上述补充剂，再补充胸苷磷酸化酶（0.2IU/ml）。

也可采用 E 试验法检测流感嗜血杆菌的敏感性，结果与微量肉汤稀释法一致。其他商品化药敏系统美国 FDA 仅批准 Sensititre 用于检测嗜血杆菌属。

2. 结果报告和解释

（1）从脑脊液分离的流感嗜血杆菌，常规只测试和报告氨苄西林、一种三代头孢菌素、氯霉素和美罗培南的药敏结果。

（2）β-内酰胺酶测定对流感嗜血杆菌有重要意义，β-内酰胺酶阳性报告氨苄西林和阿莫西林耐药，主要是产 TEM-1 型 β-内酰胺酶，其活性能被克拉维酸抑制，通常对阿莫西林/克拉维酸敏感。但有少数产酶菌株对阿莫西林/克拉维酸耐药（β-lactamase-producing, amoxicillin-clavulanic acid resistant, BLPACR），与青霉素结合蛋白 PBP3 编码基因 *ftsI* 突变有关。

（3）少数 β-内酰胺酶阴性流感嗜血杆菌对氨苄西林耐药（β-lactamase-negative, ampicillin-resistant, BLNAR），也与基因 *ftsI* 突变有关。BLNAR 菌株应报告对阿莫西林/克拉维酸、氨苄西林/舒巴坦、头孢克洛、头孢孟多、头孢尼西、头孢他美、头孢丙烯、头孢呋辛、氯碳头孢、哌拉西林/他唑巴坦耐药。

（4）流感嗜血杆菌对广谱口服头孢菌素和超广谱头孢菌素如头孢呋辛、头孢克肟、头孢泊肟、头孢曲松耐药非常少见，对阿奇霉素耐药率也较低。

（四）淋病奈瑟菌

1. 药敏方法　淋病奈瑟菌在液体培养基中会发生自溶，因此 CLSI 推荐琼脂稀释法和纸片扩散法，培养基均以 GC 琼脂为基础补充 1% 特定生长添加剂，琼脂稀释法测定碳青霉烯类和含克拉维酸的复合制剂，应使用不含半胱氨酸的特定生长添加剂。

E 试验结果与琼脂稀释法结果一致，其他商品化的药敏系统还不能用于淋病奈瑟菌。

2. 结果报告和解释

（1）淋病奈瑟菌通常无需进行药敏试验，也无需检测 β-内酰胺酶，但如患者对选择的抗菌药物过敏、治疗失败或播散性淋病，应进行药敏试验。

（2）头孢美唑、头孢他啶、头孢西丁和大观霉素体外药敏提示"中介"，用于治疗淋病奈瑟菌感染临床疗效未知。

（3）非复杂淋病，推荐头孢曲松或头孢克肟，目前已有报道少数淋病奈瑟菌对头孢曲松敏感性降低（MIC>0.125μg/ml）。

3. 耐药机制　淋病奈瑟菌对青霉素耐药主要有两种机制，一种是产质粒介导的 TEM-1 型 β-内酰胺酶（penicillinase-producing *N. gonorrhoeae*，PPNG），可用 β-内酰胺酶纸片快速检测，阳性提示青霉素（抑菌圈直径≤19mm）、氨苄西林和阿莫西林耐药，通常不影响其他 β-内酰胺类抗生素；另一种是染色体介导的基因突变引起青霉素结合蛋白（PBP）改变或外膜孔蛋白丢失（chromosomally mediated resistant *N. gonorrhoeae*，CMRNG），可导致其他 β-内酰胺类抗生素敏感性下降。

淋病奈瑟菌对四环素耐药（tetracycline resistant *Neisseria gonorrhoeae*，TRNG）可以是质粒介导，也可以是染色体介导，质粒介导的耐药株 MIC≥16μg/ml（抑菌圈直径≤19mm）。对氟喹诺酮类耐药主要与靶位点 *gyrA* 和 *parC* 氟喹诺酮类耐药决定区突变有关。

（五）脑膜炎奈瑟菌

1. 药敏方法　CLSI 推荐稀释法和纸片扩散法，稀释法包括微量肉汤稀释法和琼脂稀释法。E 试验法也适用于检测脑膜炎奈瑟菌的敏感性，培养基和孵育条件同纸片扩散法，其他商品化药敏系统未见相关报道。需要注意的是，脑膜炎奈瑟菌的药敏试验应在生物安全柜内进行。

2. 结果报告和解释

（1）尽管有报道青霉素对脑膜炎奈瑟菌敏感性下降（MIC 0.12~1.0μg/ml），但这些菌株的临床意义仍不明确。青霉素、头孢噻肟和头孢曲松用于治疗脑膜炎奈瑟菌感染很少有失败病例报道，因此无需常规药敏试验。

（2）米诺环素、环丙沙星（或左氧氟沙星）、利福平、阿奇霉素和复方磺胺主要用于接触者的预防性用药，其折点不适用于侵袭性脑膜炎奈瑟菌感染。

（3）氨苄西林、青霉素和左氧氟沙星纸片扩散法药敏结果不可靠，需测 MIC。

二、不常见细菌

临床标本中分离到其他少见的细菌，如棒杆菌、需氧芽胞杆菌（不包括炭疽芽胞杆菌）、乏养球菌属和颗粒链球菌属、对糖肽类天然耐药的阳性菌（丹毒丝菌属、无色藻菌属、片球菌属、乳杆菌属）、苛养的

阴性杆菌（HACEK 细菌群、巴斯德菌属）、气单胞菌属、弧菌属、李斯特菌属、卡他莫拉菌和弯曲菌属以及潜在性生物恐怖病原菌，通常不需要进行药敏试验，临床可经验性使用抗菌药物。但当临床有需要时，如来自无菌部位标本、严重感染、常用抗菌药物耐药等，实验室可参照 CLSI 45 的药敏方案[4]提供药敏结果，推荐的药敏方法大都采用微量肉汤稀释法，纸片扩散法仅适用于少数菌株。

（一）乏养球菌属和颗粒链球菌属（即营养缺陷链球菌或营养变异链球菌）

1. 药敏方法　CLSI 推荐微量肉汤稀释法，使用阳离子调节 MH 肉汤，补充 2.5%~5% 裂解马血和 0.001% 盐酸吡哆醛，直接菌落悬液法制备 0.5 麦氏标准菌悬液，35℃空气环境孵育 20~24 小时。也可采用 E 试验法，使用含血 MH 培养基补充 0.001% 盐酸吡哆醛。万古霉素 E 试验结果高于微量肉汤或琼脂稀释法，解释结果时需谨慎。

2. 质量控制　质控菌株至少包括肺炎链球菌 ATCC 49619。

3. 药物选择和判断标准　首选药物为青霉素、头孢噻肟或头孢曲松、万古霉素，药敏结果解释标准参考草绿色链球菌（表 32-2-2）。

表 32-2-2　乏养球菌属和颗粒链球菌属微量肉汤稀释法药敏试验解释标准（μg/ml）

抗菌药物	S	I	R
青霉素	≤0.12	0.25~2	≥4
氨苄西林	≤0.25	0.5~4	≥8
头孢噻肟	≤1	2	≥4
头孢曲松	≤1	2	≥4
头孢吡肟	≤1	2	≥4
亚胺培南	≤0.5	1	≥2
美罗培南	≤0.5	1	≥2
红霉素	≤0.25	0.5	≥1
克林霉素	≤0.25	0.5	≥1
环丙沙星	≤1	2	≥4
加替沙星	≤1	2	≥4
左氧氟沙星	≤2	4	≥8
氯霉素	≤4	–	≥8
万古霉素	≤1		

4. 结果报告和解释

（1）乏养球菌属和颗粒链球菌属为苛养菌，培养基

中需补充半胱氨酸或吡哆醛,部分菌株需在巧克力平板或补充半胱氨酸的厌氧菌培养基上才能缓慢生长。

（2）来自呼吸道或伤口的分离株通常无需药敏试验,但来自无菌部位如血液、深部组织、植入的假体装置,特别是免疫缺陷患者,应进行药敏试验。

（3）乏养球菌属和颗粒链球菌属对青霉素、头孢菌素、碳青霉烯类、氟喹诺酮类、大环内酯类均可出现耐药,尚未发现万古霉素耐药株。*ermB* 介导的核糖体甲基化酶和 *mefA* 介导的泵出机制是导致大环内酯类耐药的主要原因。

（4）乏养球菌属和颗粒链球菌属是感染性心内膜炎的重要致病菌,其发生率和病死率均超过其他草绿色链球菌和肠球菌引起的感染性心内膜炎。青霉素联合庆大霉素使用4~6周是通常推荐的治疗方案,对青霉素过敏或治疗失败的患者,可单用万古霉素或万古霉素联合庆大霉素或利福平治疗。需要注意的是尽管氨基糖苷类常用于联合治疗,但并不建议检测这些菌种对氨基糖苷类的敏感性,因体外药敏试验不能预测其在体内的敏感性。对于严重的感染性心内膜炎患者,如瓣膜广泛损害导致血流动力学改变,早期的外科介入治疗可以提高治疗成功率。

（二）无色藻菌属和片球菌属

1. 药敏方法　CLSI 推荐微量肉汤稀释法,使用阳离子调节 MH 肉汤,补充 2.5%~5% 裂解马血。直接菌落悬液法制备 0.5 麦氏标准菌悬液,空气环境下35℃孵育20~24小时。

2. 质量控制　质控菌株至少包括肺炎链球菌ATCC 49619,大肠埃希菌 ATCC 25922 用于庆大霉素检测的质控。

3. 药物选择和判定标准　首选抗菌药物青霉素或氨苄西林,庆大霉素用于联合治疗,药敏结果解释标准如表 32-2-3 所示。

表 32-2-3　无色藻菌属和片球菌属微量肉汤稀释法药敏试验解释标准（μg/ml）

抗菌药物	S	I	R
青霉素	≤8	–	–
氨苄西林	≤8	–	–
庆大霉素	≤4	8	≥16
氯霉素	≤8	16	≥32
米诺环素	≤4	8	≥16
亚胺培南	≤0.5	–	–

注:米诺环素折点适用于无色藻菌属;亚胺培南折点适用于片球菌属

4. 结果报告和解释

（1）仅对来自无菌部位标本如血液、深部组织的分离株进行药敏试验。

（2）无色藻菌属和片球菌属对万古霉素天然耐药,对克林霉素、红霉素通常敏感,多数菌株对青霉素 MIC<0.5μg/ml;无色藻菌属对头孢曲松 MIC 介于 1~>128μg/ml,而片球菌属对头孢曲松 MIC 通常超过 16μg/ml,对环丙沙星耐药。

（3）严重感染如感染性心内膜炎,需青霉素类联合氨基糖苷类治疗。

（三）气球菌属

1. 药敏方法　CLSI 推荐微量肉汤稀释法,使用阳离子调节 MH 肉汤,补充 2.5%~5% 裂解马血。直接菌落悬液法制备 0.5 麦氏标准菌悬液,CO_2 孵箱,35℃孵育20~24小时。

2. 质量控制　质控菌株至少包括肺炎链球菌ATCC 49619。

3. 药物选择和判定标准　首选抗菌药物青霉素、头孢曲松、万古霉素,药敏结果解释标准除复方磺胺参考葡萄球菌属外,其余均参考草绿色链球菌（表 32-2-4）。

表 32-2-4　气球菌属微量肉汤稀释法药敏试验解释标准（μg/ml）

抗菌药物	S	I	R
青霉素	≤0.12	0.25~2	≥4
头孢曲松	≤1	2	≥4
头孢噻肟	≤1	2	≥4
美罗培南	≤0.5	–	–
万古霉素	≤1	–	–
红霉素	≤0.25	0.5	≥1
克林霉素	≤0.5	1~2	≥4
四环素	≤2	4	≥8
环丙沙星	≤1	2	≥4
左氧氟沙星	≤1	2	≥4
复方磺胺	≤2/38		≥4/76
奎奴普丁/达福普汀	≤1	2	≥4
利奈唑胺	≤2	–	–

注:折点仅适用于脲气球菌、浅绿气球菌、血色气球菌

4. 结果报告和解释

（1）脲气球菌常分离自年老女性患者的尿液标本,是否为尿路感染的病原菌尚未明确。但脲气球

菌和其他气球菌可引起侵袭性感染,对来自无菌部位的分离株应进行药敏试验。

(2)气球菌通常对 β-内酰胺类、利奈唑胺和万古霉素敏感,血色气球菌和浅绿气球菌对左氧氟沙星耐药,与靶位点 *gyrA* 或 *parC* 突变有关。

(3)对青霉素或氨苄西林药敏结果为中介的菌株需联合氨基糖苷类治疗。

(4)脲气球菌对复方磺胺体外敏感,但体内敏感性取决于尿液中叶酸的浓度(与患者饮食有关),因此应报告对复方磺胺耐药。其他气球菌对复方磺胺通常敏感。

(四)孪生球菌属

1. 药敏方法　CLSI 推荐微量肉汤稀释法,使用阳离子调节 MH 肉汤,补充 2.5%～5% 裂解马血。直接菌落悬液法制备 0.5 麦氏标准菌悬液,空气环境下 35℃孵育 20～24 小时。

2. 质量控制　质控菌株至少包括肺炎链球菌 ATCC 49619。

3. 药物选择和判定标准　首选抗菌药物青霉素、头孢曲松或头孢噻肟、万古霉素,药敏结果解释标准如表 32-2-5 所示。

表 32-2-5　孪生球菌属微量肉汤稀释法药敏试验解释标准(μg/ml)

抗菌药物	S	I	R
青霉素	≤0.12	0.25～2	≥4
氨苄西林	≤0.25	0.5～4	≥8
头孢吡肟	≤1	2	≥4
头孢噻肟	≤1	2	≥4
头孢曲松	≤1	2	≥4
亚胺培南	≤0.5	1	≥2
美罗培南	≤0.5	1	≥2
万古霉素	≤1	–	–

4. 结果报告和解释　孪生球菌属可以引起心内膜炎、胸膜炎、脑脓肿以及假体感染,来自无菌部位的分离株应进行药敏试验,氨苄西林、头孢吡肟、头孢噻肟和亚胺培南对于孪生球菌属的药敏资料非常有限。

(五)乳球菌属

1. 药敏方法　CLSI 推荐微量肉汤稀释法,使用阳离子调节 MH 肉汤,补充 2.5%～5% 裂解马血。直接菌落悬液法制备 0.5 麦氏标准菌悬液,空气环境下 35℃孵育 20～24 小时。

2. 质量控制　质控菌株至少包括肺炎链球菌 ATCC 49619。

3. 药物选择和判定标准　首选抗菌药物青霉素或氨苄西林、头孢曲松、万古霉素、红霉素和克林霉素,药敏结果解释标准如表 32-2-6 所示。

表 32-2-6　乳球菌属微量肉汤稀释法药敏试验解释标准(μg/ml)

抗菌药物	S	I	R
青霉素	≤1	2	≥4
氨苄西林	≤1	2	≥4
头孢曲松	≤1	2	≥4
美罗培南	≤0.25	0.5	≥1
万古霉素	≤2	4～8	≥16
四环素	≤2	4	≥8
红霉素	≤0.5	1～4	≥8
克林霉素	≤0.5	1～2	≥4
左氧氟沙星	≤2	4	≥8
复方磺胺	≤2/38	–	≥4/76

4. 结果报告和解释

(1)对来自无菌部位的分离株进行药敏试验。

(2)格氏乳球菌对克林霉素天然耐药。

(3)青霉素或氨苄西林、头孢曲松和万古霉素治疗乳球菌属引起的严重感染如心内膜炎,应联合氨基糖苷类。

(六)微球菌属

1. 药敏方法　CLSI 推荐微量肉汤稀释法,使用阳离子调节 MH 肉汤,直接菌落悬液法制备 0.5 麦氏标准菌悬液,空气环境下 35℃孵育 20～24 小时。

2. 质量控制　质控菌株至少包括金黄色葡萄球菌 ATCC 29213。

3. 药物选择和判定标准　首选抗菌药物青霉素、万古霉素,药敏结果解释标准参考葡萄球菌属(表 32-2-7)。

表 32-2-7　微球菌属微量肉汤稀释法药敏试验解释标准(μg/ml)

抗菌药物	S	I	R
青霉素	≤0.12	–	≥0.25
万古霉素	≤2	4～8	≥16
红霉素	≤0.5	1～4	≥8
克林霉素	≤0.5	1～2	≥4

4. 结果报告和解释　微球菌属常为污染菌,多次血培养阳性或假体植入物分离菌需进行药敏试验。

（七）棒杆菌属（包括白喉棒杆菌）

1. **药敏方法** CLSI 推荐微量肉汤稀释法，使用阳离子调节 MH 肉汤，补充 2.5%～5% 裂解马血，如测定达托霉素，培养基中钙离子浓度应补充至 50μg/ml。直接菌落悬液法制备 0.5 麦氏标准菌悬液，空气环境下 35℃孵育 24～48 小时。

药敏试验也可用 E 试验法或琼脂稀释法测定 MIC，培养基应选用含 5% 羊血的 MH 琼脂，不推荐使用纸片扩散法。

2. **质量控制** 质控菌株至少包括肺炎链球菌 ATCC 49619，大肠埃希菌 ATCC 25922 用于庆大霉素的药敏质控。

3. **药物选择和判断标准** 首选抗菌药物为青霉素、万古霉素、庆大霉素、红霉素，药敏结果解释标准如表 32-2-8 所示。

表 32-2-8 棒杆菌属微量肉汤稀释法药敏试验解释标准（μg/ml）

抗菌药物	S	I	R
青霉素	≤1	2	≥4
头孢吡肟	≤1	2	≥4
头孢噻肟	≤1	2	≥4
头孢曲松	≤1	2	≥4
亚胺培南	≤4	8	≥16
美罗培南	≤4	8	≥16
万古霉素	≤2	–	–
达托霉素	≤1	–	–
庆大霉素	≤4	8	≥16
红霉素	≤0.5	1	≥2
环丙沙星	≤1	2	≥4
多西霉素	≤4	8	≥16
四环素	≤4	8	≥16
克林霉素	≤0.5	1～2	≥4
复方磺胺	≤2/38	–	≥4/76
利福平	≤1	2	≥4
奎奴普丁/达福普汀	≤1	2	≥4
利奈唑胺	≤2	–	–

4. 结果报告和解释

（1）棒状的阳性杆菌如隐秘杆菌属、节杆菌属、短杆菌属、纤维单胞菌属、纤维微菌属、皮杆菌属、微杆菌属、厄氏菌属、苏黎世菌属、利夫森菌属、罗氏菌属也可参照棒杆菌属药敏试验解释标准。应注意部分菌株如亲脂性棒杆菌（*C. kroppenstedtii*、*C. tuberculostearicum*）、黏滑罗氏菌生长不良，不适合采用该判断标准，龋齿罗氏菌在该药敏条件下不易生长，建议在厌氧环境下测试。

（2）来自无菌部位标本如血液、深部组织、植入假体装置的分离株，特别是免疫缺陷者，应进行药敏试验。

（3）杰克棒杆菌、解脲棒杆菌、无枝菌酸棒杆菌和耐受棒杆菌通常表现为多重耐药，对 β-内酰胺类、大环内酯类、氨基糖苷类、氟喹诺酮类、四环素、克林霉素均可耐药，对替考拉宁、万古霉素敏感。

（4）孵育 24 小时可报告耐药结果，但 β-内酰胺类敏感结果需孵育至 48 小时才能报告。

（5）青霉素、头孢菌素、碳青霉烯类解释标准不适用于脑膜炎分离株，单用利福平治疗应注意耐药的发生。

（八）猪红斑丹毒丝菌

1. **药敏方法** CLSI 推荐微量肉汤稀释法，使用阳离子调节 MH 肉汤，补充 2.5%～5% 裂解马血。直接菌落悬液法制备 0.5 麦氏标准菌悬液，空气环境下 35℃孵育 20～24 小时。也可采用琼脂稀释法，胰酶大豆琼脂（TSA）含 0.1% 吐温 80，空气环境下 37℃孵育 24 小时。

2. **质量控制** 质控菌株至少包括肺炎链球菌 ATCC 49619。

3. **药物选择和判断标准** 首选抗菌药物为青霉素或氨苄西林，药敏结果解释标准如表 32-2-9 所示。

表 32-2-9 猪红斑丹毒丝菌微量肉汤稀释法药敏试验解释标准（μg/ml）

抗菌药物	S	I	R
青霉素	≤0.12	–	–
氨苄西林	≤0.25	–	–
头孢噻肟	≤1		
头孢曲松	≤1		
头孢吡肟	≤1		
亚胺培南	≤0.5		
美罗培南	≤0.5		
红霉素	≤0.25	0.5	≥1

续表

抗菌药物	S	I	R
克林霉素	≤0.25	0.5	≥1
环丙沙星	≤1	–	–
加替沙星	≤1	–	–
左氧氟沙星	≤2	–	–

4. 结果报告和解释

（1）猪红斑丹毒丝菌为苛养菌，在血平板或巧克力平板空气环境孵育 24 小时形成针尖样菌落，需孵育 1~3 天。

（2）猪红斑丹毒丝菌通常无需进行药敏试验，准确鉴定菌种非常关键。对万古霉素和氨基糖苷类天然耐药，对复方磺胺敏感性差，未发现对 β-内酰胺类和氟喹诺酮类耐药株，很少有菌株对红霉素、克林霉素和四环素耐药，如患者青霉素过敏，需测定红霉素和克林霉素敏感性。

（九）产单核细胞李斯特菌

1. 药敏方法　CLSI 推荐微量肉汤稀释法，使用阳离子调节 MH 肉汤，补充 2.5%~5% 裂解马血。直接菌落悬液法制备 0.5 麦氏标准菌悬液，空气环境下 35℃ 孵育 20~24 小时。EUCAST 还推荐纸片扩散法，使用含 20mg/L β-NAD 和 5% 脱纤维马血 MH 琼脂，直接菌落悬液法制备 0.5 麦氏标准菌悬液，5% CO_2 环境下 35℃ 孵育 16~20 小时。尽管 CLSI 和 EUCAST 均推荐使用含血培养基，但产单核细胞李斯特菌为非苛养菌，可采用不含血的培养基。

2. 质量控制　质控菌株至少包括肺炎链球菌 ATCC 49619。

3. 药物选择和判定标准　CLSI 推荐首选抗菌药物青霉素或氨苄西林、复方磺胺，药敏结果解释标准如表 32-2-10 所示。

表 32-2-10　产单核细胞李斯特菌药敏试验解释标准

抗菌药物	CLSI			EUCSAT				
	MIC（μg/ml）			MIC（μg/ml）		纸片含量	抑菌圈直径（mm）	
	S	I	R	S	R		S	R
青霉素	≤2	–	–	≤1	>1	1U	≥13	<13
氨苄西林	≤2	–	–	≤1	>1	2	≥16	<16
复方磺胺	≤0.5/9.5	1/19~2/38	≥4/76	≤0.06/1.14	>0.06/1.14	1.25/23.75	≥29	<29
红霉素				≤1	>1	15	≥25	<25
美罗培南				≤0.25	>0.25	10	≥26	<26

4. 结果报告和解释　产单核细胞李斯特菌对氨苄西林（或青霉素）、复方磺胺敏感，对治疗阳性菌药物如氯霉素、万古霉素、大环内酯类体外均敏感，对头孢菌素类即使体外敏感，体内无效。治疗产单核细胞李斯特菌感染通常无需药敏试验。

（十）乳杆菌属

1. 药敏方法　CLSI 推荐微量肉汤稀释法，用阳离子调节 MH 肉汤，补充 2.5%~5% 裂解马血。直接菌落悬液法制备 0.5 麦氏标准菌悬液，5% CO_2 环境 35℃ 孵育 24~48 小时。也可采用含 5% 羊血或不含羊血的 MH 琼脂稀释法，5% CO_2 环境孵育。

2. 质量控制　质控菌株至少包括肺炎链球菌 ATCC 49619，大肠埃希菌 ATCC 25922 用于庆大霉素的药敏质控。

3. 药物选择和判定标准　首选抗菌药物青霉素或氨苄西林，庆大霉素用于联合治疗，药敏结果解释标准如表 32-2-11 所示。

表 32-2-11　乳杆菌属微量肉汤稀释法药敏试验解释标准（μg/ml）

抗菌药物	S	I	R
青霉素	≤8	–	–
氨苄西林	≤8	–	–
亚胺培南	≤0.5	1	≥2
庆大霉素	≤4	8	≥16
万古霉素	≤2	4~8	≥16
达托霉素	≤4	–	–
红霉素	≤0.5	1~4	≥8
克林霉素	≤0.5	1	≥2
利奈唑胺	≤4	–	–

4. 结果报告和解释

（1）分离自阴道的菌株在5% CO_2 环境下不易生长，需要厌氧环境才能生长。

（2）大多数乳杆菌对万古霉素天然耐药，对氟喹诺酮类敏感性差。

（3）仅对来自无菌部位标本如血液、深部组织的分离株进行药敏试验。

（4）对于乳杆菌属细菌引起的严重感染如感染性心内膜炎，通常需要青霉素类联合氨基糖苷类治疗。

（十一）需氧芽胞杆菌属（不包括炭疽芽胞杆菌）

1. 药敏方法　CLSI 推荐微量肉汤稀释法，使用阳离子调节 MH 肉汤，直接菌落悬液法制备 0.5 麦氏标准菌悬液，35℃空气环境孵育 16～20 小时。也可采用 MH 琼脂稀释法和 E 试验法，不适合使用纸片扩散法。

2. 质量控制　质控菌株至少包括金黄色葡萄球菌 ATCC 29213。

3. 药物选择和判断标准　首选抗菌药物万古霉素、氟喹诺酮类、克林霉素，药敏结果解释标准参考葡萄球菌（表 32-2-12）。

表 32-2-12　需氧芽胞杆菌（不包括炭疽芽胞杆菌）微量肉汤稀释法药敏试验解释标准（μg/ml）

抗菌药物	S	I	R
青霉素	≤0.12	–	≥0.25
氨苄西林	≤0.25	–	≥0.5
头孢唑林	≤8	16	≥32
头孢噻肟	≤8	16～32	≥64
头孢曲松	≤8	16～32	≥64
头孢他啶	≤8	16	≥32
亚胺培南	≤4	8	≥16
美罗培南	≤4	8	≥16
万古霉素	≤4	–	–
阿米卡星	≤16	32	≥64
庆大霉素	≤4	8	≥16
红霉素	≤0.5	1～4	≥8
克林霉素	≤0.5	1～2	≥4

续表

抗菌药物	S	I	R
四环素	≤4	8	≥16
环丙沙星	≤1	2	≥4
左氧氟沙星	≤2	4	≥8
复方磺胺	≤2/38	–	≥4/76
氯霉素	≤8	16	≥32
利福平	≤1	2	≥4

4. 结果报告和解释

（1）需氧芽胞杆菌为非苛养菌，在血平板上生长良好。

（2）需氧芽胞杆菌通常为污染菌，无需药敏试验，但也可以引起严重的感染，如导管相关性感染、伤口和角膜溃疡。不同菌种对药物敏感性差异较大，因此对分离自无菌标本如血液、深部组织、植入假体装置等菌株需要药敏试验，特别是来自免疫缺陷患者。

（3）蜡样芽胞杆菌和苏云金芽胞杆菌产广谱 β-内酰胺酶，通常对青霉素和头孢菌素类耐药，对万古霉素、大环内酯类、氨基糖苷类、氟喹诺酮类敏感，其他菌种对青霉素和头孢菌素耐药不常见。不推荐通过测定 β-内酰胺酶来预测青霉素的敏感性。

（4）单用利福平治疗时，需要警惕耐药的发生。

（十二）卡他莫拉菌

1. 药敏方法　CLSI 推荐微量肉汤稀释法和纸片扩散法，分别使用阳离子调节 MH 肉汤和 MH 琼脂培养基。直接菌落悬液法制备 0.5 麦氏标准菌悬液，孵育条件为：纸片扩散法，5% CO_2 35℃孵育20～24 小时；微量肉汤稀释法，空气环境，35℃孵育 20～24 小时。

EUCAST 推荐纸片扩散法使用含 20mg/L β-NAD 和 5%脱纤维马血 MH 琼脂培养基，5% CO_2，35℃孵育 16～20 小时。

2. 质量控制　质控菌株至少包括金黄色葡萄球菌 ATCC 29213（MIC）、大肠埃希菌 ATCC 35218（用于 β-内酰胺类/酶抑制剂复合制剂）、金黄色葡萄球菌 ATCC 25923（纸片扩散法）。而 EUCAST 推荐质控菌株为流感嗜血杆菌 NCTC 8468。

3. 药物选择和判定标准　CLSI 推荐首选抗菌药物为阿莫西林/克拉维酸、头孢克洛、头孢呋辛和复方磺胺,药敏结果解释标准如表 32-2-13 所示。

表 32-2-13　卡他莫拉菌纸片扩散法和微量肉汤稀释法药敏试验解释标准

抗菌药物	纸片含量（μg）	抑菌圈直径（mm）			MIC（μg/ml）		
		S	I	R	S	I	R
阿莫西林/克拉维酸	20/10	≥24	–	≤23	≤4/2	–	≥8/4
头孢克洛		–	–	–	≤8	16	≥32
头孢呋辛（口服）		–	–	–	≤4	8	≥16
头孢噻肟	–	–	–	–	≤2	–	–
头孢他啶	–	–	–	–	≤2	–	–
头孢曲松	–	–	–	–	≤2	–	–
阿奇霉素	15	≥26	–	–	≤0.25	–	–
克拉霉素	15	≥24	–	–	≤1	–	–
红霉素	15	≥21	–	–	≤2	–	–
四环素	30	≥29	25~28	≤24	≤2	4	≥8
复方磺胺	1.25/23.75	≥13	11~12	≤10	≤0.5/9.5	1/19~2/38	≥4/76
克林霉素	–	–	–	–	≤0.5	1-2	≥4
环丙沙星	-	–	–	–	≤1	–	–
左氧氟沙星	–	–	–	–	≤2	–	–
氯霉素	–	–	–	–	≤2	4	≥8
利福平	–	–	–	–	≤1	2	≥4

4. 结果报告和解释　卡他莫拉菌除对青霉素、阿莫西林、氨苄西林等不耐酶青霉素耐药外,对其他可选择药物很少耐药,无需常规进行药敏试验,药敏试验常用于流行病学调查或重症感染患者。超过 90% 的卡他莫拉菌产染色体介导的 β-内酰胺酶,主要是 BRO-1 型,其次为 BRO-2 型,部分产 BRO-2 型菌株对氨苄西林、青霉素 MIC≤0.5μg/ml,可用头孢硝噻吩检测 β-内酰胺酶。

（十三）HACEK 细菌群（包括凝聚杆菌属、心杆菌属、啮蚀艾肯菌、金杆菌属）

1. 药敏方法

（1）凝聚杆菌属和啮蚀艾肯菌:CLSI 推荐琼脂稀释法,使用布氏琼脂,补充氯化血红素（5U）和 5% 裂解马血。直接菌落悬液法制备 0.5 麦氏标准菌悬液,5%CO₂ 环境下 35℃ 孵育 24~48 小时。啮蚀艾肯菌也可采用微量肉汤稀释法,使用布氏肉汤,补充维生素 K₁、氯化血红素和 5% 裂解羊血（同厌氧菌）,5%CO₂ 环境下 35℃ 孵育 24 小时,或空气环境下 35℃ 孵育 48 小时。

（2）心杆菌属和金杆菌属:CLSI 推荐微量肉汤稀释法,使用阳离子调节 MH 肉汤,补充 2.5%~5% 裂解马血。直接菌落悬液法制备 0.5 麦氏标准菌悬液,5%CO₂ 环境下 35℃ 孵育 24~48 小时。

2. 质量控制　质控菌株至少包括肺炎链球菌 ATCC 49619、大肠埃希菌 ATCC 35218（β-内酰胺类/酶抑制剂复合制剂）。

3. 药物选择和判断标准　首选抗菌药物为氨苄西林、阿莫西林/克拉维酸、头孢噻肟或头孢曲松、亚胺培南、环丙沙星或左氧氟沙星、复方磺胺,药敏结果解释标准如表 32-2-14 所示。

表 32-2-14　HACEK 细菌群稀释法药敏试验解释标准（μg/ml）

抗菌药物	S	I	R
氨苄西林	≤1	2	≥4
氨苄西林/舒巴坦	≤2/1	–	≥4/2
阿莫西林/克拉维酸	≤4/2	–	≥8/4
青霉素	≤1	2	≥4

续表

抗菌药物	S	I	R
头孢噻肟	≤2	–	–
头孢曲松	≤2	–	–
亚胺培南(凝聚杆菌属)	≤4	8	≥16
美罗培南(凝聚杆菌属)	≤4	8	≥16
亚胺培南(其他菌属)	≤0.5	1	≥2
美罗培南(其他菌属)	≤0.5	1	≥2
阿奇霉素	≤4	–	–
克拉霉素	≤8	16	≥32
四环素	≤2	4	≥8
环丙沙星	≤1	2	≥4
左氧氟沙星	≤2	4	≥8
氯霉素	≤4	8	≥16
利福平	≤1	2	≥4
复方磺胺	≤0.5/9.5	1/19~2/38	≥4/76

4. 结果报告和解释

(1)凝聚杆菌属(*Aggregatibacter*)包括原先属于嗜血杆菌属的嗜沫嗜血杆菌、副嗜沫嗜血杆菌、迟缓嗜血杆菌,以及原先属于放线杆菌属的伴放线放线杆菌。

(2)HACEK 细菌群是引起感染性内膜炎的重要病原菌,营养要求非常高,生长缓慢,在血平板或巧克力平板 CO_2 环境下需孵育 24~48 小时,部分菌株在含 2.5%~5%裂解马血的阳离子调节 MH 肉汤中生长不良。药敏试验过程中,如果阳性生长对照

孔生长不充分,应拒绝报告药敏结果。

(3)对来自无菌部位标本如血液、深部组织、植入假体装置的分离株,特别是免疫缺陷患者,或者患者不能耐受经验性 β-内酰胺类抗生素治疗方案时,需要进行药敏试验。分离自咬伤部位的艾肯菌,对阿莫西林/克拉维酸高度敏感,无需药敏试验。

(4)HACEK 细菌群体外对广谱头孢菌素和氟喹诺酮类均敏感,大多数菌株对青霉素和氨苄西林敏感,但人心杆菌、啮蚀艾肯菌、金杆菌属中也分离到了产 β-内酰胺酶菌株。推荐对所有 HACEK 细菌群常规检测 β-内酰胺酶,阳性提示氨苄西林耐药,酶活性能被克拉维酸抑制,部分凝聚杆菌属菌株对氨苄西林耐药,β-内酰胺酶阴性。

(5)单用利福平治疗时,应注意耐药的发生。

(十四) 气单胞菌属

1. 药敏方法　CLSI 推荐微量肉汤稀释法,使用阳离子调节的 MH 肉汤;纸片扩散法,使用 MH 培养基。直接菌落悬液法制备 0.5 麦氏标准菌悬液,35℃空气环境,肉汤稀释法孵育 16~20 小时;纸片扩散法孵育 16~18 小时。

2. 质量控制　质控菌株至少包括大肠埃希菌 ATCC25922、大肠埃希菌 ATCC35218(用于 β-内酰胺类/酶抑制剂复合制剂)。

3. 药物选择和判断标准　首选抗菌药物阿莫西林/克拉维酸、三代或四代头孢菌素、氟喹诺酮类、复方磺胺,药敏结果解释标准参考肠杆菌科细菌(表 32-2-15)。

表 32-2-15　气单胞菌属纸片扩散法和微量肉汤稀释法药敏试验解释标准

抗菌药物	纸片含量 (μg)	抑菌圈直径(mm)			MIC(μg/ml)		
		S	I	R	S	I	R
阿莫西林/克拉维酸	20/10	≥18	14~17	≤13	≤8/4	16/8	≥32/16
氨苄西林/舒巴坦	10/10	≥15	12~14	≤11	≤8/4	16/8	≥32/16
哌拉西林/他唑巴坦	100/10	≥21	18~20	≤17	≤16/4	32/4~64/4	≥128/4
头孢唑林	–			–	≤1	2	≥4
头孢呋辛钠(注射)	30	≥18	15~17	≤14	≤8	16	≥32
头孢西丁	30	≥18	15~17	≤14	≤8	16	≥32
头孢噻肟	30	≥26	23~25	≤22	≤1	2	≥4
头孢曲松	30	≥23	20~22	≤19	≤1	2	≥4
头孢他啶	30	≥21	18~20	≤17	≤4	8	≥16
头孢吡肟	30	≥18	15~17	≤14	≤8	16	≥32
厄他培南	10	≥19	16~18	≤15	≤2	4	≥8

续表

抗菌药物	纸片含量（μg）	抑菌圈直径(mm)			MIC(μg/ml)		
		S	I	R	S	I	R
亚胺培南	10	≥16	14~15	≤13	≤4	8	≥16
美罗培南	10	≥16	14~15	≤13	≤4	8	≥16
氨曲南	30	≥21	18~20	≤17	≤4	8	≥16
阿米卡星	30	≥17	15~16	≤14	≤16	32	≥64
庆大霉素	10	≥15	13~14	≤12	≤4	8	≥16
环丙沙星	5	≥31	21~30	≤20	≤0.06	0.12~0.5	≥1
左氧氟沙星					≤0.12	0.25~1	≥2
四环素	30	≥15	12~14	≤11	≤4	8	≥16
复方磺胺	1.25/23.75	≥16	11~15	≤10	≤2/38	–	≥4/76
氯霉素	30	≥18	13~17	≤12	≤8	16	≥32

4. 结果报告和解释

（1）气单胞菌属中仅豚鼠气单胞菌、嗜水气单胞菌、简氏气单胞菌、舒氏气单胞菌、维氏气单胞菌温和生物变种可引起人类各种感染，如胃肠炎、蜂窝织炎、菌血症、溶血性尿毒综合征、烧伤相关脓毒症、呼吸道感染、会厌炎，其中又以豚鼠气单胞菌、嗜水气单胞菌、维氏气单胞菌温和生物变种最为常见，绝大多数药敏数据均来自这三种菌株。

（2）气单胞菌引起的腹泻常为自限性，无需抗菌药物治疗，通常只对肠道外的分离菌株进行药敏试验。

（3）碳青霉烯类、头孢吡肟折点可能会参照肠杆菌科细菌进行修改，但目前 M45 指南中仍采用旧折点。

（4）气单胞菌属对氨苄西林和阿莫西林耐药，对阿莫西林/克拉维酸、头孢唑林敏感性依菌种而定。嗜水气单胞菌、豚鼠气单胞菌对头孢噻吩耐药，对头孢呋辛、头孢曲松或头孢噻肟耐药率高于维氏气单胞菌，后者通常对头孢噻吩敏感。

5. 耐药机制　气单胞菌主要产三种染色体介导的 β-内酰胺酶：金属 β-内酰胺酶、诱导型头孢菌素酶、青霉素酶。近年来超广谱 β-内酰胺酶（ESBLs）的发生率有所增加。气单胞菌中最常见的金属酶为 CphA，也有报道部分菌株产 ImiS、IMP-19、VIM 型金属酶。CphA 主要存在于嗜水气单胞菌、维氏气单胞菌和简氏气单胞菌，豚鼠气单胞菌中未有报道。CphA 只水解碳青霉烯类，不水解青霉素和头孢菌素类，但常规药敏方法（EDTA 双纸片法、E 试验、琼脂稀释法）不易检测出产酶株[5]。据我国台湾学者报道，在 34 株产 CphA 气单胞菌中 33 株改良 Hodge 试验阳性，但常规药敏试验（纸片法、E 试验、琼脂稀释法）仅检出 1 株对亚胺培南耐药。如果提高接种菌量（10^7CFU/点，琼脂稀释法），有 33 株对亚胺培南耐药（MIC ≥16μg/ml），但在 CphA 阴性菌株中不出现这种接种物效应。因此临床使用碳青霉烯类治疗气单胞菌感染时，有必要进行改良 Hodge 试验或提高药敏试验接种菌量，以便检出产酶株。常规药敏方法同样不易检测产 AmpC 酶和 ESBLs 菌株，在接受头孢菌素治疗时应注意耐药性的变化。

（十五）弧菌属（包括霍乱弧菌）

1. 药敏方法　CLSI 推荐微量肉汤稀释法和纸片扩散法，使用阳离子调节 MH 肉汤和 MH 琼脂培养基。直接菌落悬液法，用 0.85% NaCl 溶液制备 0.5 麦氏标准菌悬液，空气环境，33~37℃ 孵育，微量肉汤稀释法需孵育 16~20 小时，纸片扩散法需孵育 16~18 小时。

2. 质量控制　质控菌株至少包括大肠埃希菌 ATCC 25922、大肠埃希菌 ATCC 35218（用于 β-内酰胺类/酶抑制剂复合制剂）。

3. 药物选择和判定标准　CLSI 推荐弧菌属首选抗菌药物包括头孢噻肟、头孢他啶、四环素和氟喹诺酮类，霍乱弧菌包括氨苄西林、阿奇霉素、多西环素、四环素、复方磺胺、磺胺类和氯霉素，药敏结果解释标准除阿奇霉素外，均参考肠杆菌科细菌 CLSI

M100(表 32-2-16)。

表 32-2-16 弧菌属(包括霍乱弧菌)纸片扩散法和微量肉汤稀释法药敏试验解释标准

抗菌药物	纸片含量(μg)	抑菌圈直径(mm)			MIC(μg/ml)		
		S	I	R	S	I	R
氨苄西林	10	≥17	14~16	≤13	≤8	16	≥32
阿莫西林/克拉维酸	20/10	≥18	14~17	≤13	≤8/4	16/8	≥32/16
氨苄西林/舒巴坦	10/10	≥15	12~14	≤11	≤8/4	16/8	≥32/16
哌拉西林	100	≥21	18~20	≤17	≤16	32~64	≥128
哌拉西林/他唑巴坦	100/10	≥21	18~20	≤17	≤16/4	32/4~64/4	≥128/4
头孢唑林	30	-	-	-	≤1	2	≥4
头孢吡肟	30	≥18	15~17	≤14	≤8	16	≥32
头孢噻肟	30	≥26	23~25	≤22	≤1	2	≥4
头孢西丁	30	≥18	15~17	≤14	≤8	16	≥32
头孢他啶	30	≥21	18~20	≤17	≤4	8	≥16
头孢呋辛	30	≥18	15~17	≤14	≤8	16	≥32
亚胺培南	10	≥16	14~15	≤13	≤4	8	≥16
美罗培南	10	≥16	14~15	≤13	≤4	8	≥16
阿奇霉素	-	-	-	-	≤2	-	-
阿米卡星	30	≥17	15~16	≤14	≤16	32	≥64
庆大霉素	10	≥15	13~14	≤12	≤4	8	≥16
四环素	30	≥15	12~14	≤11	≤4	8	≥16
多西环素	-	-	-	-	≤4	8	≥16
环丙沙星	5	≥21	16~20	≤15	≤1	2	≥4
左氟氧沙星	5	≥17	14~16	≤13	≤2	4	≥8
氧氟沙星	5	≥16	13~15	≤12	≤2	4	≥8
复方磺胺	1.25/23.75	≥16	11~15	≤10	≤2/38	-	≥4/76
磺胺类	250 或 300	≥17	13~16	≤12	≤256		≥512
氯霉素	30	≥18	13~17	≤12	≤8	16	≥32

4. 结果报告和解释

(1)多数情况下只对来自肠道外的分离菌株进行药敏试验,弧菌属(包括霍乱弧菌)引起的腹泻通常无需抗菌药物治疗,但使用抗菌药物可以缩短病程和减轻疾病的严重程度。

(2)嗜盐弧菌常对磺胺类、青霉素类、头孢噻吩和头孢呋辛耐药。

(3)阿莫西林/克拉维酸用于除霍乱弧菌以外的弧菌,阿奇霉素、多西环素、磺胺类、氯霉素药敏解释标准仅适用于霍乱弧菌;四环素结果可以预测霍乱弧菌对多西环素的敏感性;多西环素纸片扩散法

药敏结果不可靠,与 MIC 相关性较小。

(4)Saha[6]等报道 97 例接受阿奇霉素治疗霍乱患者,细菌清除率高达 78%;而 98 例接受环丙沙星治疗的患者,尽管纸片扩散法和 E 试验法环丙沙星均敏感(MIC$_{50}$为 0.25μg/ml,远高于以往报道),但细菌学清除率仅为 10%,表明以 MIC≤1μg/ml 为环丙沙星敏感折点,不足以筛选出耐药突变株。

(5)创伤弧菌对氨苄西林、四环素、环丙沙星敏感,米诺环素联合头孢噻肟或环丙沙星表现为协同杀菌作用,推荐米诺环素联合头孢他啶治疗创伤弧菌引起的感染。

（十六）空肠弯曲菌/大肠弯曲菌

1. 药敏方法　CLSI 推荐微量肉汤稀释法，使用阳离子调节 MH 肉汤，补充 2.5%~5% 裂解马血；纸片扩散法，使用含 5% 绵羊血的 MH 培养基。直接菌落悬液法制备 0.5 麦氏标准菌悬液，孵育条件为：10% CO_2、5% O_2、85% N_2，36~37℃ 孵育 48 小时，或者 42℃ 孵育 24 小时。

2. 质量控制　质控菌株至少包括空肠弯曲菌 ATCC 33560（用于肉汤稀释法，36~37℃ 孵育 48 小时，或者 42℃ 孵育 24 小时）、金黄色葡萄球菌 ATCC 25923（用于纸片扩散法，普通 MH 培养基，空气环境下 35~37℃ 孵育 16~18 小时）。

3. 药物选择和判断标准　首选抗菌药物红霉素，环丙沙星，药敏结果解释标准如表 32-2-17 所示。

表 32-2-17　空肠弯曲菌/大肠弯曲菌纸片扩散法和微量肉汤稀释法药敏试验解释标准

抗菌药物	纸片含量（μg）	抑菌圈直径（mm） S	I	R	MIC（μg/ml） S	I	R
红霉素	15	–	–	6	≤8	16	≥32
环丙沙星	5	–	–	6	≤1	2	≥4
四环素	–	–	–	–	≤4	8	≥16
多西环素	–	–	–	–	≤2	4	≥8

4. 结果报告和解释

（1）空肠弯曲菌/大肠弯曲菌为苛养菌，在含 5% 绵羊血的 MH 培养基、微需氧环境下生长。

（2）药敏试验目的主要用于流行病学监测，或针对经久不愈、严重患者。

（3）微需氧环境推荐使用压缩气体培养箱，也可使用微需氧气体发生袋。

（4）孵育温度低于 36℃ 或超过 42℃ 均可导致细菌生长不良。

（5）红霉素纸片扩散法抑菌圈直径为 6mm，提示大环内酯类如红霉素、阿奇霉素、克拉霉素耐药，出现任何抑菌圈均需测定 MIC 确认其敏感性。

（6）环丙沙星纸片扩散法抑菌圈直径为 6mm，提示环丙沙星耐药；出现任何抑菌圈均需测定 MIC 确认其敏感性。使用环丙沙星治疗过程中可发生耐药。

（十七）幽门螺杆菌

1. 药敏方法　CLSI 推荐琼脂稀释法，使用含 5% 绵羊血的 MH 琼脂。挑取血平板上已孵育 72 小时的菌落，生理盐水调节菌悬液至 2.0 麦氏浊度单位（相当于 $1×10^7$~10^8 CFU/ml），直接点种在含不同浓度抗菌药物的血 MH 平板，接种菌量为 1~3μl/点，微需氧环境（10% CO_2、5% O_2、85% N_2）33~37℃ 孵育 72 小时。

EUCAST 推荐采用琼脂稀释法，使用含 10% 马血的 MH 琼脂，菌液浓度调为 3.0~4.0 麦氏浊度单位（相当于 10^8~10^9 CFU/ml）。

琼脂稀释法操作比较烦琐，在实验室常规药敏工作中不易开展。E 试验法可用于测定阿莫西林和克拉霉素的敏感性，使用含 10% 马血的 MH 琼脂，菌液浓度调为 3.0 麦氏浊度单位（相当于 10^8 CFU/ml），孵育条件同 MIC 法，测定结果比琼脂稀释法高，但分类完全一致，甲硝唑结果与琼脂稀释法差异较大。尽管 CLSI 和 EUCAST 均未推荐纸片扩散法，但纸片扩散法也可用于筛选克拉霉素耐药的幽门螺杆菌。

2. 质量控制　质控菌株至少包括幽门螺杆菌 ATCC 43504。

3. 药物选择和判断标准　CLSI 仅克拉霉素有解释标准，EUCAST 还提供了阿莫西林、左氧氟沙星、甲硝唑、利福平和四环素的解释标准（表 32-2-18）。纸片扩散法克拉霉素（15μg）抑菌圈直径 <22mm 判定为耐药[7]。

表 32-2-18　幽门螺杆菌琼脂稀释法药敏试验解释标准（μg/ml）

抗菌药物	CLSI S	I	R	EUCAST S	I	R
克拉霉素	≤0.25	0.5	≥1	≤0.25	0.5	≥1
阿莫西林	–	–	–	≤0.12	–	≥0.25
左氧氟沙星	–	–	–	≤1	–	≥2
甲硝唑	–	–	–	≤8	–	≥16
利福平	–	–	–	≤1	–	≥2
四环素	–	–	–	≤1	–	≥2

4. 结果报告和解释

（1）应用克拉霉素的折点是由于假定克拉霉素与质子泵抑制剂合用，同时还联合其他一种或几种抗菌药物。

（2）配制含血 MH 平板，应使用陈旧羊血（≥2 周），新鲜血液现配制的平板不能立即使用（部分菌株生长不良），最好冰箱保存 3 天以上使用。

（3）幽门螺杆菌对抗菌药物耐药是导致根除治疗失败的主要原因。我国流行病学调查显示，幽门螺杆菌对甲硝唑耐药率高达60%~70%,克拉霉素耐药率为20%~38%,左氧氟沙星耐药率为30%~38%,阿莫西林、呋喃唑酮和四环素的耐药率仍很低(1%~5%),因此有必要根据药敏试验结果选择合适的抗菌药物[8]。Venerito等报道克拉霉素体外敏感性与临床疗效相关,使用克拉霉素三联疗法,克拉霉素敏感组治疗成功率明显高于耐药组(88% VS14%);但甲硝唑体外药敏结果与体内临床疗效缺乏相关性,使用铋剂四联疗法中,甲硝唑敏感组与耐药组疗效相当(92% VS84%),且克拉霉素耐药不影响四联疗法的疗效[9]。2012年最新Maastrieht-4共识指出,在克拉霉素高耐药率(>15%~20%)地区,一线方案首先推荐铋剂四联方案,如无铋剂,则推荐序贯疗法或伴同疗法;在克拉霉素低耐药率地区,除推荐标准三联法外,亦推荐铋剂四联疗法作为一线方案[10]。

(4)幽门螺杆菌对糖肽类、多黏菌素、萘啶酸、复方磺胺天然耐药。

5. 耐药机制 23S rRNA V区点突变是导致克拉霉素耐药的主要机制。已报道的突变位点有A2143G、A2142G、A2142C、G2115A和G2141A,其中又以A2143G、A2142G最为常见,A2142G突变株克拉霉素MIC明显高于A2143G突变株。

幽门螺杆菌不是通过产生β-内酰胺酶导致阿莫西林耐药,而是与PBP1(青霉素结合蛋白)突变有关。gyrA突变是幽门螺杆菌对氟喹诺酮类耐药的主要原因。

(十八)巴斯德菌属

1. 药敏方法 CLSI推荐微量肉汤稀释法,使用阳离子调节MH肉汤,补充2.5%~5%裂解马血;纸片扩散法,使用含5%绵羊血的MH培养基。直接菌落悬液法制备0.5麦氏标准菌悬液,空气环境,35℃孵育,微量肉汤稀释法孵育18~24小时,纸片扩散法孵育16~18小时。

2. 质量控制 质控菌株至少包括肺炎链球菌ATCC 49619、大肠埃希菌ATCC 35218(用于β-内酰胺类/酶抑制剂复合制剂)、金黄色葡萄球菌ATCC 25923(纸片扩散法,阿莫西林/克拉维酸和多西环素)。

3. 药物选择和判定标准 CLSI推荐首选抗菌药物为青霉素类、β-内酰胺类/酶抑制剂、头孢菌素类、四环素、大环内酯类、氟喹诺酮类和复方磺胺,药敏结果解释标准如表32-2-19所示。

表32-2-19 巴斯德菌属纸片扩散法和微量肉汤稀释法药敏试验解释标准

抗菌药物	纸片含量(μg)	抑菌圈直径(mm)			MIC(μg/ml)		
		S	I	R	S	I	R
阿莫西林	–	–	–	–	≤0.5	–	–
氨苄西林	10	≥27	–	–	≤0.5	–	–
青霉素	10U	≥25	–	–	≤0.5	–	–
阿莫西林/克拉维酸	20/10	≥27	–	–	≤0.5/0.25	–	–
头孢曲松	30	≥34	–	–	≤0.12	–	–
莫西沙星	5	≥28	–	–	≤0.06	–	–
左氧氟沙星	5	≥28	–	–	≤0.06	–	–
四环素	30	≥23	–	–	≤1	–	–
多西环素	30	≥23	–	–	≤0.5	–	–
红霉素	15	≥27	25~26	≤24	≤0.5	1	≥2
阿奇霉素	15	≥20	–	–	≤1	–	–
氯霉素	30	≥28	–	–	≤2	–	–
复方磺胺	1.25/23.75	≥24	–	–	≤0.5/9.5	–	–

4. 结果报告和解释

(1)对于分离自咬伤部位的巴斯德菌属菌株,通常无需药敏试验,因为这些标本中往往还存在其他细菌。经验性治疗伤口感染的药物对多数巴斯德菌同样有效。对来自无菌部位如血液、深部组织、植入假体装置以及呼吸道标本,特别是免疫缺陷患者,需要药敏试验。

(2)产β-内酰胺酶的巴斯德菌非常罕见,对氨苄西林、阿莫西林、青霉素 MIC 很少超过 0.5μg/ml,对来自呼吸道标本的菌株建议采用头孢硝噻吩检测β-内酰胺酶。

(3)部分菌株生长需 5%CO_2,建议采用微量肉汤稀释法。

(十九)潜在生物恐怖病原菌

主要包括炭疽芽胞杆菌、鼠疫耶尔森菌、鼻疽伯克霍尔德菌、类鼻疽伯克霍尔德菌、土拉弗朗西斯菌和布鲁菌。

1. 药敏方法 CLSI 推荐微量肉汤稀释法:无添加剂布鲁肉汤,pH 值调到 7.1±0.1,用于布鲁菌;阳离子调节 MH 肉汤+2%特定生长添加剂,用于土拉弗朗西斯菌;阳离子调节 MH 肉汤用于其他细菌。生长法或直接菌落悬液法,用阳离子调节 MH 肉汤制备菌悬液相当于 0.5 麦氏标准;对于土拉弗朗西斯菌,直接取巧克力琼脂平板上的菌落制备菌悬液。35℃±2℃,空气环境孵育 16~20 小时;鼠疫耶尔森菌需孵育 24 小时,如生长对照孔生长不好,继续孵育 24 小时;对土拉弗朗西斯菌和布鲁菌需孵育 48 小时。

其他药敏方法很少用于检测这些病原菌,E 试验法可以用于测定炭疽芽胞杆菌除青霉素以外的药物敏感性,青霉素 E 试验法结果明显低于微量肉汤稀释法。

2. 质量控制 质控菌株至少包括大肠埃希菌 ATCC 25922(所有细菌)、大肠埃希菌 ATCC 35218(用于阿莫西林/克拉维酸和类鼻疽伯克霍尔德菌)、金黄色葡萄球菌 ATCC 29213(用于炭疽芽胞杆菌和土拉弗朗西斯菌)、铜绿假单胞菌 ATCC 27853(用于鼻疽伯克霍尔德菌、类鼻疽伯克霍尔德菌和土拉弗朗西斯菌)、肺炎链球菌 ATCC 49619(只用于布鲁菌)。

3. 药物选择和判定标准 CLSI 推荐首选抗菌药物:①炭疽芽胞杆菌:青霉素(可以预测阿莫西林)、多西环素、四环素、环丙沙星;②鼠疫耶尔森菌:庆大霉素、链霉素、多西环素、四环素、环丙沙星、复方磺胺、氯霉素;③鼻疽伯克霍尔德菌:头孢他啶、亚胺培南、多西环素、四环素;④类鼻疽伯克霍尔德菌:阿莫西林/克拉维酸、头孢他啶、亚胺培南、多西环素、四环素、复方磺胺;⑤土拉弗朗西斯菌:庆大霉

素、链霉素、多西环素、四环素、环丙沙星或左氧氟沙星、氯霉素;⑥布鲁菌:庆大霉素、链霉素、多西环素、四环素、复方磺胺,药敏结果解释标准如表 32-2-20 所示。

表 32-2-20 潜在生物恐怖病原菌微量肉汤稀释法药敏试验解释标准(μg/ml)

细菌种类	抗菌药物	S	I	R
炭疽芽胞杆菌	青霉素	≤0.12	–	≥0.25
	四环素	≤1	–	–
	多西环素	≤1	–	–
	环丙沙星	≤0.25	–	–
	左氧氟沙星	≤0.25	–	–
类鼻疽伯克霍尔德菌	阿莫西林/克拉维酸	≤8/4	16/8	≥32/16
	头孢他啶	≤8	16	≥32
	亚胺培南	≤4	8	≥16
	四环素	≤4	8	≥16
	多西环素	≤4	8	≥16
	复方磺胺	≤2/38	–	≥4/76
鼻疽伯克霍尔德菌	头孢他啶	≤8	16	≥32
	亚胺培南	≤4	8	≥16
	四环素	≤4	8	≥16
	多西环素	≤4	8	≥16
鼠疫耶尔森菌	庆大霉素	≤4	8	≥16
	链霉素	≤4	8	≥16
	四环素	≤4	8	≥16
	多西环素	≤4	8	≥16
	环丙沙星	≤0.25	–	–
	左氧氟沙星	≤0.25	–	–
	复方磺胺	≤2/38	–	≥4/76
	氯霉素	≤8	16	≥32
布鲁菌	庆大霉素	≤4	–	–
	链霉素	≤8	–	–
	四环素	≤1	–	–

续表

细菌种类	抗菌药物	S	I	R
	多西环素	≤1	–	–
	复方磺胺	≤2/38	–	–
土拉弗朗西斯菌	庆大霉素	≤4	–	–
	链霉素	≤8	–	–
	四环素	≤4	–	–
	多西环素	≤4	–	–
	环丙沙星	≤0.5	–	–
	左氧氟沙星	≤0.5	–	–
	氯霉素	≤8	–	–

4. 结果报告和解释

(1)严重警告:当鉴定的细菌很有可能是炭疽芽胞杆菌、鼠疫耶尔森菌、鼻疽伯克霍尔德菌、类鼻疽伯克霍尔德菌或土拉弗朗西斯菌时,应及时通知感染控制部门。确认这些菌株可能需要做专门的特殊试验,只有在参考实验室或公共卫生实验室才能开展。

(2)大部分潜在生物恐怖病原菌对经验性治疗有效,对自然疫区分离的菌株通常无需药敏试验,但也可能存在散发的耐药菌株以及在生物恐怖事件中被工程化的耐药菌株。

(3)药敏试验必须在二级生物安全水平以上的实验室进行,对于极易产生气溶胶的操作建议在三级生物安全水平实验室进行。

(4)炭疽芽胞杆菌的药敏方法和结果解释不适用于其他需氧芽胞杆菌。炭疽芽胞杆菌可能含诱导性 β-内酰胺酶,导致青霉素和头孢菌素耐药,常规 β-内酰胺酶试验结果不可靠,青霉素仅推荐用于低细菌载量孕妇和儿童患者的预防用药。

(5)体外药敏试验显示 β-内酰胺类对鼠疫耶尔森菌有活性,但对动物感染模型效果不佳,对鼠疫耶尔森菌应报告 β-内酰胺类耐药。

(6)土拉弗朗西斯菌产 β-内酰胺酶,对 β-内酰胺类包括头孢菌素、碳青霉烯类耐药,对氨基糖苷类、四环素类、氟喹诺酮类、氯霉素尚未发现有耐药株。

(7)部分布鲁菌,特别是流产布鲁菌需要 5% CO_2 才能生长良好,但将肉汤在 CO_2 环境中孵育会升高氨基糖苷类的 MIC 值,降低四环素类的 MIC 值,因此如在 CO_2 环境中孵育,链霉素的敏感折点从 8μg/ml 调整为 16μg/ml。

部分质控菌的 MIC 允许范围可以参考表 32-2-21～表 32-2-24 的相关内容。

表 32-2-21 MIC:微量肉汤稀释法质控允许范围(阳离子调节 MH 肉汤+2%特定生长添加剂)

抗菌药物	金黄色葡萄球菌 ATCC 29213		大肠埃希菌 ATCC 25922		铜绿假单胞菌 ATCC 27853	
	24h	48h	24h	48h	24h	48h
氯霉素	4～16	4～32	2～8	4～16	–	–
环丙沙星	0.25～1	0.25～1	0.004～0.015	0.004～0.03	0.12～1	0.25～1
左氧氟沙星	0.12～0.5	0.12～0.5	0.008～0.03	0.008～0.06	0.5～2	0.5～4
萘啶酸	–		1～8	2～8	–	–
多西环素	0.12～1	0.25～2	1～4	1～8	4～32	4～32
四环素	0.25～2	0.5～4	1～4	2～8	8～32	8～64
庆大霉素	0.25～1	0.25～1	0.25～2	0.25～2	0.5～2	0.5～4
链霉素	8～32	8～64	8～32	8～32	32～128	32～256
复方磺胺	≤0.25/4.75	≤0.25/4.75	≤0.5/9.5	≤0.5/9.5	–	–

注:阳离子调节 MH 肉汤高压灭菌后再加入 2%特定生长补剂(每升水中含 25.9g L-半胱氨酸盐酸、1.1g L-胱氨酸、1g 腺嘌呤、0.03g 盐酸鸟嘌呤、0.01g 维生素 B_{12}、0.1g 焦磷酸硫胺素、0.25g NAD、10g L-谷氨酰胺、20mg 硝酸铁、100g 葡萄糖、3mg 盐酸硫胺、13mg 对氨基苯甲酸),pH 值调至 7.1±0.1

表 32-2-22 MIC:空肠弯曲菌微量肉汤稀释法质控允许范围（阳离子调节 MH 肉汤+2.5%~5.0%裂解马血）

抗菌药物	空肠弯曲菌 ATCC 33560	
	36~37℃/48h	42℃/24h
阿奇霉素	0.03~0.25	0.03~0.12
红霉素	0.5~2	0.25~2
四环素	0.25~2	0.25~1
多西环素	0.12~0.5	0.12~0.5
庆大霉素	0.5~2	0.25~2
环丙沙星	0.06~0.25	0.03~0.12
左氧氟沙星	0.06~0.25	0.03~0.25
美罗培南	0.008~0.03	0.008~0.03

表 32-2-23 MIC:幽门螺杆菌琼脂稀释法质控允许范围（MH+≥2 周羊血）

抗菌药物	幽门螺杆菌 ATCC 43504
阿莫西林	0.015~0.12
克拉霉素	0.015~0.12
甲硝唑	64~256
泰利霉素	0.06~0.5
四环素	0.12~1

表 32-2-24 MIC:微量肉汤稀释法质控允许范围（无添加剂布鲁肉汤,pH 值调至 7.1±0.1）

抗菌药物	大肠埃希菌 ATCC 25922		金黄色葡萄球菌 ATCC 29213		肺炎链球菌 ATCC 49619	
	24h	48h	24h	48h	24h	48h
阿奇霉素	–	–	2~8	2~16	0.25~1	0.25~1
氯霉素	2~8	4~16	4~16	4~16	1~8	2~8
环丙沙星	–	–	0.25~1	0.25~1	0.25~1	0.25~2
左氧氟沙星	–	–	0.06~0.5	0.12~0.5	0.25~1	0.25~2
多西环素	0.5~2	1~4	0.12~0.5	0.12~0.5	0.03~0.12	0.03~0.25
四环素	0.5~2	0.5~4	0.12~1	0.25~1	0.03~0.25	0.06~0.5
庆大霉素	1~8	1~8	–	–	–	–
链霉素	4~32	4~32	8~64	8~64	16~64	16~128
利福平	4~16	4~16	–	–	0.008~0.03	0.008~0.06
复方磺胺	–	–	–	–	0.5/9.5~2/38	0.5/9.5~2/38

（杨　青）

第三节　分枝杆菌、诺卡菌和放线菌

一、结核分枝杆菌复合群

耐药结核分枝杆菌已成为全球关注的公共卫生问题。结核分枝杆菌药敏试验不仅有助于筛选有效的抗结核药物,提示药物所需的治疗剂量,同时还可评估原发性耐药和获得性耐药菌株的流行情况,为抗结核药物的合理应用提供实验依据。建议对每个患者首次分离的菌株都要进行一线抗结核分枝杆菌药物敏感性试验,治疗 3 个月后培养未转阴或临床治疗失败均应重复药敏试验;对利福平或两种一线抗结核分枝杆菌药物耐药,或临床计划采用氟喹诺酮类治疗,需进行二线抗结核分枝杆菌药物敏感性试验[11]。

结核分枝杆菌药敏试验包括直接法和间接法。直接法是指涂片镜检确认阳性的临床标本,经前处理后直接接种含药培养基;间接法是指对临床标本分离培养后得到纯培养物进行药敏试验。直接法虽然较间接法报告结果快，但是由于接种量不易标准化、污染不易控制以及可能存在涂阳培阴等原因，目前并不常用；间接法仍是普遍推荐的方法，常用的有比例法、绝对浓度法、液体培养法等[12]。

（一）绝对浓度法

1. 实验原理　其原理是将同一浓度的菌液接种在两支含不同药物浓度的中性改良 L-J 培养基和生长对照培养基上，计数对照培养基和含药培养基上菌落数量，根据含药培养基上菌落数量，确定测试菌株对该药的耐药性。

2. 含药培养基的制备　每 100ml L-J 培养基基础液中加入 1ml 已配制好的抗结核分枝杆菌药液，混匀后无菌分装每管 7ml，85℃凝固 50 分钟，每种药物浓度如表 32-3-1 所示。培养基储存应冷藏、密封、避光保存。无药培养基保存不超过 2 个月，含药培养基不超过 1 个月。

表 32-3-1　绝对浓度法培养基药物浓度

药物名称	加入培养基前药物浓度（μg/ml）		培养基内药物终浓度（μg/ml）	
异烟肼（INH）	100	1000	1	10
链霉素（SM）	1000	10 000	10	100
对氨基水杨酸（PAS）	100	1000	1	10
乙胺丁醇（EMB）	500	5000	5	50
利福平（RFP）	5000	25 000	50	250

3. 菌悬液的制备　接种量对于实验结果影响至关重要。在菌液比浊、稀释、接种等环节要力求准确，以保证接种量在要求范围内。接种物可以来自液体培养基或固体培养基，尽可能使用原代新鲜培养物（固体培养基上 1~2 周出现肉眼可见菌落即可，不要超过 4~5 周，刮取斜面各个部分的菌落），贮存培养物须在改良罗氏培养基上传代，每周观察菌落生长情况，于肉眼可见菌落出现后 1~2 周进行药敏试验。培养物置于玻璃磨菌器底部，加入 200μl 吐温-80，插入磨菌棒捻动使之成乳酪状，以 PBS 稀释，配制成 1 号麦氏浊度的菌悬液（1mg/ml）。

4. 接种和孵育　将菌悬液 100 倍稀释（10⁻²），准确吸取 0.1ml 分别接种于 2 管含药培养基和 1 管对照培养基斜面上。置 37℃培养，每周观察 1 次，培养至 4 周报告结果。每批含药培养基应接种 H37Rv 菌株，以检验含药培养基的质量。

5. 结果判定　生长对照菌落数应在 200 个以上，且无融合，若菌落数低于 50，应重新作药敏试验。按如下标准报告结果：

（1）分枝杆菌培养阴性：斜面无菌落生长。

（2）分枝杆菌培养阳性（1+）：菌落生长占斜面面积 1/4。

（3）分枝杆菌培养阳性（2+）：菌落生长占斜面面积 1/2。

（4）分枝杆菌培养阳性（3+）：菌落生长占斜面面积 3/4。

（5）分枝杆菌培养阳性（4+）：全斜面生长，菌落融合。

（6）培养基斜面上菌落数少于 20 个时，报告实际生长菌落数。

在对照培养基生长旺盛的前提下，低浓度含药培养基菌落生长 1+ 以上可提示耐药。结果报告应包括生长对照及高、低浓度培养基上菌落生长情况，供临床医生参考。

（二）比例法

比例法是 CLSI 和世界卫生组织（WHO）推荐的标准方法，但两者采用的培养基不同，CLSI 建议采用 Middlebrook 7H10 琼脂作为标准培养基（琼脂比例法），补充 10% 不饱和脂肪酸-白蛋白-葡萄糖-过氧化氢酶（oleic acid-albumin-dextrose-catalase，OADC），或采用 7H11 琼脂（有利于发现异烟肼耐药株）；世界卫生组织（WHO）全球结核病耐药监测项目指南采用中性改良 L-J 培养基，国内实验室均参照 WHO 方案。实验中需确定两个关键的因素：培养基中的药物浓度（临界浓度）和耐药突变株的临界耐药百分比。临界浓度是指抑制 95% 结核分枝杆菌野生株生长所需要的最低抑菌浓度，同时又不影响耐药突变株的生长。根据临床和细菌学研究，将临界耐药百分比设定为 1%。当结核分枝杆菌在含临界浓度药物培养基中的生长数量超过 1% 时，即判定为对该药耐药，临床治疗通常无效。

1. 实验原理　将两种不同浓度的菌液分别接种在含相同药物浓度的培养基和不含药的对照培养基，计数对照培养基和含药培养基上细菌生长菌落的数量，计算耐药百分比，确定测试菌株对该药的耐药性。

2. 含药培养基的制备　不同培养基中所含的抗结核分枝杆菌药物临界浓度不一样（表 32-3-2）。

含药 L-J 培养基的制备：每 100ml L-J 培养基基础液中分别加入 1ml 异烟肼（INH）（20μg/ml）、链霉素（SM）（400μg/ml）、利福平（RFP）（4000μg/ml）、乙胺丁醇（EMB）（200μg/ml）药液，85～90℃血清凝固器中间歇灭菌2次。

琼脂比例法含药培养基的制备有两种方案，一

是配制抗结核分枝杆菌药物溶液，再加入培养基中；二是将含药物的纸片与培养基混合。采用四分隔平板，每隔加入5ml 7H10琼脂，其中一隔加不含药物7H10琼脂作为生长对照。

表 32-3-2　不同培养基抗结核分枝杆菌药物浓度[a]（μg/ml）

抗结核分枝杆菌药物	液体培养系统		固体比例法		
	BACTEC 460	MGIT 960	7H10	7H11	L-J
一线抗结核分枝杆菌药物					
利福平[b]	2	1	1	1	40
异烟肼[c]	0.1,0.4	0.1,0.4	0.2,1	0.2,1	0.2
吡嗪酰胺	100	100	不推荐	不推荐	不推荐
乙胺丁醇[c]	2.5,7.5	5	5,10	7.5	2.0
二线抗结核分枝杆菌药物					
高浓度异烟肼[c]	0.4	0.4	1	1	
高浓度乙胺丁醇[c]	7.5		10		
阿米卡星	1	1	4		
卷曲霉素	1.25	2.5	10	10	
乙硫乙烟胺	2.5	5	5	10	
卡那霉素	5	2.5	5	6	
左氧氟沙星	2	1.5	5		
氧氟沙星	2	2	2		
对氨基水杨酸	4		2	8	
利福布汀[b]	0.5	0.5	0.5	0.5	
链霉素[d]	2,6	1,4	2,10	2,10	4.0

注：a. 某药物如列有两个浓度，则较低的浓度为临界浓度；b. 约有30%的利福平耐药株对利福布汀敏感；c. INH、EMB可以先测定低浓度（临界浓度），如INH或EMB临界浓度耐药，再测定较高浓度；d. 可选择只测定低浓度

3. 菌悬液的制备　同绝对浓度法。

4. 接种和孵育

（1）琼脂比例法：取7H9肉汤或生理盐水或者无菌水将菌液稀释成10^{-2}、10^{-4}两个浓度。如果培养物超过4～5周或浓度不足1.0麦氏浊度，可以稀释成10^{-1}、10^{-3}两个浓度，或传代至7H9肉汤中37℃±1℃孵育，每天观察直至足够浓度。每个稀释度吸取0.1ml菌液分别接种于含药培养基和对照培养基，室温待培养基表面液体干燥后，将平板放入聚乙烯塑料袋中，置37℃±1℃，5%～10%CO_2避光培养，每周用解剖显微镜观察1次，培养至3周报告结果。应注意观察菌落形态和颜色有无污染，孵育时间不能超过3周，否则培养基中药物降解可能会导致假耐药。

（2）L-J培养基：用移液器或22SWG标准接种环将菌液稀释成10^{-2}、10^{-4}两个浓度（22SWG标准接种环金属丝直径为0.7mm，接种环内径为3mm，1满环可移液0.01ml），再用22SWG标准接种环分别蘸取2个浓度的菌液（约0.01ml），划线均匀接种于对照培养基和含药培养基上，37℃培养4周后方可报告结果。

5. 结果判定及解释

（1）按以下方法记录生长情况

1）少于50个菌落：报告实际菌落数。

2）50～100个菌落：1+。

3）100～200个菌落：2+。

4）大部分融合（200～500个菌落）：3+。

5）融合成片（≥500个菌落）：4+。

琼脂比例法要求至少有一个浓度的菌液在对照培养基上生长菌落数不小于50个，否则应判定试验无效，必须重复药敏试验。而L-J培养基要求低稀释度菌液（10^{-2}）对照管中菌落数不少于5个，高稀释度菌液（10^{-4}）不少于20个，否则应从对照管中挑取菌落重复试验。

（2）计算耐药百分比

耐药百分比=（含药培养基上生长的菌落数/对照培养基上生长的菌落数）×100%

举2个例子说明耐药百分比的计算（表32-3-3、表32-3-4）。

表32-3-3 例1

抗结核药物/浓度	生长		
	10^{-2}	10^{-4}	%耐药
对照	4+	100	—
INH（0.2μg/ml）	2+	10	10
RFP（1.0μg/ml）	0	0	0
EMB（5.0μg/ml）	0	0	0

INH耐药百分比=（10/100）×100%=10%

表32-3-4 例2

抗结核药物/浓度	生长		
	10^{-2}	10^{-4}	%耐药
对照	4+	50	—
INH（0.2μg/ml）	100		2
RFP（1.0μg/ml）	0	0	0
EMB（5.0μg/ml）	0	0	0

INH耐药百分比=[100/（50×100）]×100%=2%

（分母中的100为10^{-2}和10^{-4}的稀释倍数）

（3）结果解释：耐药百分比>1%，则认为受试菌对该抗结核分枝杆菌药物耐药。只要对照培养基上菌落数符合要求，即可报告耐药结果，但敏感结果必须观察至3周或4周才能报告。结果报告方式最好包括药物、临界浓度、培养基、试验方法、结果解释。

如果测试菌对INH临界浓度耐药，CLSI推荐重新测试INH临界浓度和高浓度，同时需咨询结核病专家以获得合适的治疗方案和剂量。含药培养基特别EMB出现微小菌落，结果不易判断，有可能是真耐药、敏感（药物降解）或部分耐药。

6. 质量控制 质控菌株推荐采用结核分枝杆菌H37Rv（ATCC 27294），对所有测试药物均敏感，也可采用H37Ra（无毒力株），每批次药敏、每个药物均要有质控菌株。

（三）液体培养系统

固体培养药敏方法简单、经济、易于推广，但培养周期长，培养和药敏共需2~3个月，难以满足临床对结核病诊断和治疗的需求。商品化的液体培养基检测系统能够缩短孵育时间，其药敏结果与比例法结果一致。吡嗪酰胺需在酸性环境才能发挥抗菌活性，药敏不适合采用固体比例法，其参考方法为BACTEC 460液体培养系统，但该方法使用放射性材料和存在潜在交叉污染等缺点，已很少在临床使用。目前BACTEC MGIT-960快速液体培养系统在实验室应用较为广泛。

BACTEC MGIT-960快速培养系统培养管内为Middlebrook 7H9液体培养基，培养基底部包埋对氧分子浓度极为敏感的荧光指示剂，结核分枝杆菌在液体中生长引起O_2浓度降低，激发荧光，通过连续监测荧光可间接判断管内分枝杆菌生长情况。若将菌悬液接种于含抗结核分枝杆菌药物的MGIT培养管及空白对照MGIT培养管，同时置入BACTEC MGIT-960培养仪中进行培养，根据分枝杆菌的生长情况对比可判断分枝杆菌对该药物的敏感性。

MGIT药敏试剂盒中包括INH、RFP、EMB和SM 4种冻干药粉，以及药敏试验所需要的补充剂PANTA，也可测定吡嗪酰胺（PZA）和二线抗结核分枝杆菌药物，PZA需要专门的MGIT管和添加剂。培养基中的药物浓度如表32-3-2。

为保证结果的准确性和重复性，菌悬液的制备应严格按照仪器的操作指南进行，接种前每管加入0.8ml OADC与PANTA混合液，含药管每管加入100μl药物溶液。配制好的菌悬液1:100稀释，取0.5ml稀释后的菌液加入生长对照管，含药管每管接种未稀释的菌液0.5ml，按仪器操作说明放入仪器，仪器自动检测报告结果。其结果判定规则如下：

（1）对照管生长单位（growth unit，GU）4~14天达到400，仪器判定药敏试验完成，如含药管GU>100，报告测试菌对该药耐药；如含药管GU≤100，报告测试菌对该药耐药。

（2）对照管GU不足4天达到400（表明接种菌量偏大或有污染）或者对照管GU超过13天仍未达到400（接种菌量不足或培养基不适合生长），试验无效。

对耐药结果必须确认有无污染或非结核分枝杆菌存在。首先检查提示耐药的MIG管肉汤，通常结核分枝杆菌呈颗粒状生长并沉积在管底部,肉汤保持清亮,如果肉汤浑浊,因怀疑污染或非结核分枝杆菌存在;其次进行抗酸染色,观察菌体排列方式,结核分枝杆菌通常呈索状或致密团块状,非结核分枝杆菌通常分散或疏松团块状。

如对药敏结果有疑问,应采用比例法或 MGIT 960 重复药敏试验。

(3)质控菌株推荐采用结核分枝杆菌 H37Rv (ATCC 27294),每批药敏试剂盒和 MGIT 培养基、每次药敏均需测定质控菌株。

(四)分子生物学方法

近年来,随着分子生物学理论和技术的发展,国内外学者对结核分枝杆菌耐药机制进行了深入的研究并取得了很大的进展,与结核分枝杆菌耐药相关的基因如表 32-3-5 所示。

表 32-3-5　结核分枝杆菌耐药相关基因

抗菌药物	作用机制	耐药基因	基因产物
利福平	抑制 RNA 转录	rpoB	RNA 聚合酶 β 亚单位
异烟肼	抑制分枝菌酸合成,还可以影响 DNA、脂质、碳水化合物和 NAD 代谢	katG	过氧化氢酶-过氧化物酶
		inhA	脂烯酰基载体蛋白还原酶(enoyl-acyl carrier protein reductase)
		aphC	烷基过氧化氢还原酶亚单位
		ndh	NADH 脱氢酶
乙胺丁醇	抑制阿拉伯半乳聚糖合成	embB	阿拉伯糖基转移酶
链霉素	抑制蛋白质合成	rpsL	核糖体蛋白 S12
		rrs	16S rRNA
吡嗪酰胺	酸化胞质,破坏细胞膜	pncA	吡嗪酰胺酶
氟喹诺酮类	抑制 DNA 旋转酶	gyrA	DNA 旋转酶 A 亚单位
		gyrB	DNA 旋转酶 B 亚单位
阿米卡星和卡那霉素	抑制蛋白质合成	rrs	16S rRNA
卷曲霉素	抑制蛋白质合成	rrs	16S rRNA
		tlyA	rRNA 甲基转移酶

通过分子生物技术检测耐药基因可以快速初筛结核分枝杆菌的耐药性。目前常用的分子生物学方法有 DNA 测序、基因芯片技术、实时荧光定量 PCR 技术、PCR-线性探针杂交技术等,且大部分已有商品化的试剂盒,具体操作详见相应说明书。

二、非结核分枝杆菌

1. 药敏方法　CLSI 推荐微量肉汤稀释法,使用阳离子调节 MH 肉汤,若缓慢生长非结核分枝杆菌则需补充 5%OADC 营养剂。对于鸟分枝杆菌复合群,放射性标记的宏量肉汤稀释法结果也是可靠的,尤其是测定对阿奇霉素的药敏结果时,放射性标记的宏量肉汤稀释法是唯一推荐方法。在检测药敏的同时,应接种一份血平板或 TSA 琼脂以监测菌株的纯度。不同菌种孵育条件存在差异:①鸟分枝杆菌复合群:空气环境,35℃±2℃孵育 7 天读结果,若生长不充分则在 10~14 天重新读结果,判读终点为出现可见的浊度;②堪萨斯分枝杆菌:空气或 CO$_2$ 环境,35℃±2℃孵育 7~14 天,若测定大环内酯类药物应避免 CO$_2$ 环境;③海分枝杆菌:30℃±2℃孵育 7 天;④快速生长分枝杆菌:空气环境,30℃±2℃孵育 72 小时,若对照生长不充分,则在 4~5 天重新读结果,5 天是除克拉霉素外其他所有药物的最终判读时间,克拉霉素应该在 7~10 天重新读结果,若敏感需在 14 天再读结果,以检出诱导型大环内酯耐药。

2. 质量控制

(1)鸟分枝杆菌复合群:检测大环内酯类药物时,鸟分枝杆菌 ATCC 700898 是推荐的质控菌株,其可接受范围为克拉霉素 1~4μg/ml(pH 6.8),0.5~2μg/ml(pH 7.3~7.4);阿奇霉素的范围为 8~32μg/ml,莫西沙星 0.25~2.0μg/ml,利奈唑胺 4~16μg/ml。采用微量稀释法时海分枝杆菌 ATCC 927 也可作为质控菌株,其克拉霉素的可接受范围结果

0.25~1μg/ml,莫西沙星和利奈唑胺均为 1~4μg/ml。

（2）堪萨斯分枝杆菌:可接受的质控菌株及对利福平允许范围为堪萨斯分枝杆菌 ATCC 12478 ≤ 1μg/ml、海分枝杆菌 ATCC 927 ≤ 0.25~1μg/ml、粪肠球菌 ATCC 29212 0.5~4μg/ml。

（3）快速生长分枝杆菌质控菌株:*Mycobacterium peregrinum* ATCC700686 和金黄色葡萄球菌 ATCC29213,各种抗菌药物的质控范围如表 32-3-6 所示。

表 32-3-6 各种抗菌药物对质控菌株的 MIC 值允许范围

抗菌药物	*Mycobacterium pereg-rinum* ATCC 700686 MIC(μg/ml)	金黄色葡萄球菌 ATCC 29213 MIC (μg/ml)
阿米卡星	≤1~4	1~4
头孢西丁	4~32	1~4
环丙沙星	≤0.12~0.5	0.12~0.5
克拉霉素	≤0.06~0.5	0.12~0.5
多西环素	0.12~0.5	0.12~0.5
亚胺培南	2~16	0.015~0.06
利奈唑胺	1~8	1~4
复方磺胺	≤0.25/4.8~2/38	≤0.5/9.5
妥布霉素	2~8	0.12~1

注:复方磺胺 MIC 只需 80% 抑制

3. 药物选择和判定标准

（1）CLSI 推荐鸟分枝杆菌复合群一线抗菌药物为克拉霉素和阿奇霉素,二线抗菌药物为莫西沙星和利奈唑胺,药敏结果解释标准如表 32-3-7 所示。播散性疾病治疗 3 个月、慢性肺部疾病治疗 6 个月后患者无好转而且培养阳性,则需要进行再次药敏试验。

（2）CLSI 推荐堪萨斯分枝杆菌一线抗菌药物是利福平,治疗 3 个月后培养持续阳性需重新进行药敏试验。堪萨斯分枝杆菌对利福平耐药（MIC ≥ 1μg/ml）时,需要开展利福布丁、乙胺丁醇、链霉素、异烟肼、克拉霉素、阿米卡星、环丙沙星、复方磺胺、利奈唑胺和莫西沙星的药敏试验,结果解释标准如表 32-3-8 所示。

（3）海分枝杆菌常规不开展药敏试验,当临床治疗数月后培养持续阳性时可以考虑进行药敏试验。CLSI 推荐相关的药物及耐药解释标准（MIC,μg/ml）如下:利福平（>2）、克拉霉素（>16）、阿米卡星（>32）、多西环素或米诺环素（>4）、环丙沙星（>

2）、莫西沙星（>2）、复方磺胺（>2/38）。

（4）快速生长分枝杆菌:CLSI 推荐抗菌药物为阿米卡星、头孢西丁、环丙沙星、克拉霉素、多西环素（或米诺环素）、亚胺培南、利奈唑胺、莫西沙星、复方磺胺和妥布霉素,药敏结果解释标准如表 32-3-9 所示。妥布霉素主要用于龟分枝杆菌感染的治疗,而不用于脓肿分枝杆菌和偶然分枝杆菌复合群感染。当临床治疗 6 个月后培养持续阳性(呼吸道标本除外)时,应重新进行菌种鉴定和药物敏感性试验。

表 32-3-7 鸟分枝杆菌复合群药敏试验解释标准

抗菌药物	检测方法	MIC(μg/ml)		
		S	I	R
一线药物				
克拉霉素	微量肉汤稀释法（pH 7.3~7.4）	≤8	16	≥32
	BACTEC 460TB(pH 6.8)	≤16	32	≥64
阿奇霉素	BACTEC 460TB(pH 6.8)	≤128	256	≥512
二线药物				
莫西沙星	微量肉汤稀释法（pH 7.3~7.4）	≤1	2	≥4
利奈唑胺	微量肉汤稀释法（pH 7.3~7.4）	≤8	16	≥32

表 32-3-8 堪萨斯分枝杆菌微量肉汤稀释法药敏试验解释标准

抗菌药物	耐药(MIC,μg/ml)
阿米卡星	>32
环丙沙星	>2
克拉霉素	>16
盐酸乙胺丁醇	>4
异烟肼	-
利奈唑胺	>16
莫西沙星	>2
利福布丁	>2
链霉素	-
复方磺胺	>2/38

注:"-"目前未建立折点标准

表32-3-9 快速生长分枝杆菌微量肉汤稀释法药敏试验解释标准

抗菌药物	MIC(μg/ml)		
	S	I	R
阿米卡星[a]	≤16	32	≥64
头孢西丁	≤16	32~64	≥128
环丙沙星[b]	≤1	2	≥4
克拉霉素	≤2	4	≥8
多西环素/米诺环素	≤1	2~4	≥8
亚胺培南[c]	≤4	8~16	≥32
利奈唑胺	≤8	16	≥32
莫西沙星	≤1	2	≥4
复方磺胺	≤2/38		≥4/76
妥布霉素[d]	≤2	4	≥8

[a] 脓肿分枝杆菌阿米卡星 MIC≥64μg/ml,需要重复药敏试验
[b] 可用左氧氟沙星代替
[c] 偶然分枝杆菌、耻垢分枝杆菌和 *M. mucogenicum* group 分枝杆菌亚胺培南 MIC>8μg/ml,需要重复药敏试验。亚胺培南的结果不能替代美罗培南和厄他培南的结果,对于快速生长分枝杆菌亚胺培南的活性比美罗培南和厄他培南好。
[d] 妥布霉素用于龟分枝杆菌感染的治疗,若龟分枝杆菌妥布霉素 MIC>4μg/ml,需要重复药敏试验

三、诺卡菌和其他需氧放线菌

1. 药敏方法[11] CLSI 推荐微量肉汤稀释法,使用阳离子调节 MH 肉汤或无菌去离子水,空气环境,37℃±2℃孵育3天。如对照孔生长充分,可判读 MIC;如生长不充分,继续孵育,每日观察,直至第5天。

2. 质量控制 质控菌株为金黄色葡萄球菌 ATCC 29213、大肠埃希菌 ATCC 35218(检测阿莫西林/克拉维酸)。质控每周一次,若检测周期大于一周,则每天质控。

3. 药物选择和判定标准 CLSI 推荐首选药物为阿米卡星、阿莫西林/克拉维酸、头孢曲松、环丙沙星、克拉霉素、亚胺培南、利奈唑胺、米诺环素、磺胺甲噁唑、复方磺胺、妥布霉素;二线抗菌药物为头孢吡肟、头孢噻肟、多西环素和庆大霉素,结果解释标准如表32-3-10所示。其他需氧放线菌仅报告 MIC,尚无判断折点。

表32-3-10 诺卡菌微量肉汤稀释法药敏试验解释标准

抗菌药物	MIC(μg/ml)		
	S	I	R
首选			
阿米卡星	≤8		≥16
阿莫西林/克拉维酸	≤8/4	16/8	≥32/16
头孢曲松	≤8	16~32	≥64
环丙沙星	≤1	2	≥4
克拉霉素	≤2	4	≥8
亚胺培南	≤4	8	≥16
利奈唑胺	≤8	–	–
米诺环素	≤1	2~4	≥8
莫西沙星	≤1	2	≥4
磺胺甲噁唑	≤32	–	≥64
复方磺胺	≤2/38	–	≥4/76
妥布霉素	≤4	8	≥16
二线药物			
头孢吡肟	≤8	16	≥32
头孢噻肟	≤8	16~32	≥64
多西环素	≤1	2~4	≥8
庆大霉素	≤4	8	≥16

（杨 青）

第四节 厌氧菌药敏试验

由于厌氧菌的分离培养方法烦琐,可用于治疗厌氧菌感染的抗生素种类不多,而且耐药率不高,故并不要求临床常规做厌氧菌药敏实验。厌氧菌感染的治疗主要以经验性用药为主[13]。

在下列情况下需要进行药敏检测:①已知可能有获得性耐药机制的特定细菌种属;②采用适当的治疗以后感染仍然持续存在;③按照以往的先例难以作出经验判断;④重症感染或者需要长期进行治

疗的患者如脑脓肿、心内膜炎、骨髓炎、关节感染、假肢或人造血管感染、菌血症和从正常无菌部位分离的细菌，除非能确定是污染菌，否则应进行药敏试验；⑤了解厌氧菌抗菌药物敏感性变迁情况；⑥厌氧菌治疗新药的抗菌谱研究。

（一）厌氧菌常用的药敏方法[14]

目前厌氧菌常用的药敏方法有琼脂稀释法、微量肉汤稀释法、E-test法和一些商品化的检测方法。

1. 琼脂稀释法

（1）方法：在含5%~10%脱纤维羊血的布氏琼脂中，加入配制好的不同工作浓度的抗生素，制成含有不同药物浓度的培养基。然后将培养48~72小时的厌氧菌调为0.5麦氏单位，用多点接种仪将待检厌氧菌同时接种至含不同抗菌药物浓度的布氏琼脂的琼脂表面，35℃厌氧环境孵育24~72小时，观察细菌的生长情况。

（2）评价：此法可用于检测所有的厌氧菌，被CLSI推荐为厌氧菌药敏试验的参考方法。可以较好的检测抗菌药物对某种待检厌氧菌的MIC，并且可以在含有某一抗菌药物浓度的平板上同时接种多株待检厌氧菌，很适合用于耐药监测和科研，并且可以通过该试验与其他方法进行方法学比较。优点：同时测定多株待测细菌的MIC，比较方便、经济。缺点：总的操作过程比较烦琐，技术要求也较高。

2. 微量肉汤稀释法

（1）方法：布氏肉汤加入维生素K_1（0.1μg/ml）和氯化血红素（5μg/ml）制成液体培养基；各种抗生素用布氏肉汤稀释成不同的工作浓度；将培养48~72小时的厌氧菌调为0.5麦氏单位的菌液；在无菌96孔板上的测试孔中分别加入50μl的抗生素药液和50μl的菌液，35℃厌氧环境孵育24~72小时，观察结果。

（2）评价：根据目前的数据，CLSI仅推荐将此法用于脆弱拟杆菌群的部分抗生素药敏试验。此法总的操作过程较琼脂稀释法简便，更适于在临床实验室开展。可以在一个稀释板上同时进行多种药物的MIC检测，但每组稀释浓度的抗菌药物仅可测定单株待检厌氧菌。优点：操作相对简单，有商业化的成品试剂。缺点：由于在操作过程中厌氧菌株尤其是严格厌氧的菌株过度接触氧气，导致细菌生长不良甚至不生长，最终得到的结果不一致或者不可靠，因此CLSI推荐只限用于脆弱拟杆菌的药敏试验。

3. E-test方法

（1）方法：使用在含5%~10%脱纤维羊血的布氏琼脂，将培养48~72小时的厌氧菌调为1麦氏单位的菌液，用无菌棉拭子将待检菌液均匀的涂布在琼脂表面，待菌液干后放上E-test试剂条，35℃厌氧环境孵育24~72小时，观察结果。

（2）评价：E-test方法结合了稀释法和扩散法的原理和特点。优点：操作简便，可以同稀释法一样直接定量检测药物对测试菌的最低抑菌浓度（MIC），结果准确、重复性好。缺点：E-test试剂条价格昂贵，难以在临床微生物学实验室常规应用。

4. 其他商品化的厌氧菌药敏系统　目前商品化的厌氧菌药敏系统主要使用的是微量肉汤稀释法，如法国梅里埃的ATB ANA（Version 96）系统，该方法操作较简单，且同时可报告待检厌氧菌体外药敏试验的定性结果（敏感、中介和耐药）和定量结果（MIC），也是CLSI认可的检测厌氧菌体外药敏试验的方法之一。

（二）厌氧菌首要选择的抗菌药物

在抗厌氧菌治疗中，首选药物是甲硝唑，对所有的厌氧菌包括脆弱拟杆菌有效，但是处理艰难梭菌相关性腹泻时并不推荐开展对甲硝唑的常规药敏试验，因为甲硝唑耐药与临床治疗失败的相关性还未确定。另外对于大多数厌氧菌，除脆弱拟杆菌外，均对青霉素G敏感，也可以作为首选药物。林可霉素的抗菌谱与青霉素G相仿，如患者对青霉素过敏时可选用，其对许多厌氧菌有抗菌活性，但是对脆弱拟杆菌、可变梭杆菌和部分梭菌的抗菌活性较差，而且可引起假膜性肠炎。克林霉素是林可霉素的衍生物，抗脆弱拟杆菌的活性较林可霉素强，但不易通过血-脑脊液屏障，不能用于中枢神经系统的厌氧菌感染。

氨基糖苷类在厌氧菌感染特定的环境中大部分失活，而且这些抗生素不易进入厌氧菌的菌体内，故对厌氧菌感染无效或低效。磺胺类药物对临床上常见的脆弱拟杆菌、产气荚膜梭菌和放线菌无效，故不用于抗厌氧菌的治疗。四环素对于产黑色素普雷沃菌、真杆菌、放线菌和梭杆菌等有抑菌活性，但耐药非常严重。目前厌氧菌对于红霉素有较高的耐药性，因此也较少使用红霉素治疗厌氧菌感染。

CLSI所推荐厌氧菌治疗的首要选择药物如表32-4-1所示。

表 32-4-1　CLSI 所推荐厌氧菌治疗的首要选择药物

	脆弱拟杆菌和其他 β-内酰胺酶阳性或者 β-内酰胺酶未知的厌氧菌	β-内酰胺酶阴性的革兰阴性厌氧菌	除外产气荚膜梭菌的梭菌属	产气荚膜梭菌/革兰阳性球菌和无芽胞形成的革兰阳性杆菌
首要选择	阿莫西林/克拉维酸	氨苄西林	氨苄西林	氨苄西林
	氨苄西林/舒巴坦	青霉素	青霉素	青霉素
	哌拉西林/他唑巴坦	克林霉素	阿莫西林/克拉维酸	克林霉素
	替卡西林/克拉维酸		氨苄西林/舒巴坦	甲硝唑
	克林霉素		哌拉西林/他唑巴坦	
	厄他培南		替卡西林/克拉维酸	
	亚胺培南	甲硝唑	头孢替坦	
	美罗培南		头孢西丁	
	甲硝唑		克林霉素	
			厄他培南	
			亚胺培南	
			美罗培南	
			甲硝唑	

（三）厌氧菌药敏结果的判定[14]

目前对于厌氧菌药物敏感性折点主要有 CLSI 和 EUCAST 两个标准。大部分药物的折点在两个标准中都是一致的,但是对于某些药物可能会有所不同,如青霉素在 CLSI 中 ≤0.5μg/ml 判断为敏感,1μg/ml 为中介,≥2μg/ml 判断为耐药(表 32-4-2),而在 EUCAST 标准中 ≤0.25μg/ml 判断为敏感,>0.5μg/ml 判断为耐药。因此在临床中一定要注明本实验室所使用的判断折点标准是哪一个。

表 32-4-2　CLSI 厌氧菌的判断折点

抗菌药物	最小抑菌浓度(μg/ml)		
	敏感	中介	耐药
阿莫西林/克拉维酸	≤4/2	8/4	≥16
氨苄西林	≤0.5	1	≥2
氨苄西林/舒巴坦	≤8/4	16/8	≥32/16
头孢美唑	≤16	32	≥64
头孢哌酮	≤16	32	≥64
头孢噻肟	≤16	32	≥64
头孢替坦	≤16	32	≥64
头孢西丁	≤16	32	≥64
头孢唑肟	≤32	64	≥128
头孢曲松	≤16	32	≥64

续表

抗菌药物	最小抑菌浓度(μg/ml)		
	敏感	中介	耐药
氯霉素	≤8	16	≥32
克林霉素	≤2	4	≥8
厄他培南	≤4	8	≥16
亚胺培南	≤4	8	≥16
美罗培南	≤4	8	≥16
甲硝唑	≤8	16	≥32
美洛西林	≤32	64	≥128
莫西沙星	≤2	4	≥8
青霉素	≤0.5	1	≥2
哌拉西林	≤32	64	≥128
哌拉西林/他唑巴坦	≤32/4	64/4	≥128/4
四环素	≤4	8	≥16
替卡西林	≤32	64	≥128

（四）厌氧菌药敏检测的注意事项

琼脂稀释法适用于多数厌氧菌药敏试验,而微量肉汤稀释法目前仅限于脆弱拟杆菌药敏试验,因此在进行厌氧菌药敏检测时需要注意要根据实验目的,结合每种药敏方法的适用范围,选择合适的方法进行。在判读结果时,只有细菌得到充分生长,作出的"敏感性"判断才可靠。另外由于许多厌氧菌造成的感染是混合感染,因此有效治疗需采用包括外科的干预和经验性抗菌药物治疗在内的综合治疗措施,仅通过单一细菌的药敏结果难以预测临床预后。

对于琼脂稀释法,每次做厌氧菌抗菌药物敏感试验时应该至少使用脆弱拟杆菌 ATCC 252854、多形拟杆菌 ATCC 29741、迟缓真杆菌 ATCC 43055、艰难梭菌 ATCC 700057 中的两种,以监测药敏试验过程。当检测革兰阳性厌氧菌时,难辨梭菌 ATCC 700057优于迟缓真杆菌 ATCC 43055。对于微量肉汤稀释法,每次进行抗菌药物试验时都建议使用一种或多种能提供报告抗菌药物在控值的质控菌株,以对实验质量进行监控。

(五) 厌氧菌的耐药性及耐药机制[15-19]

近些年来厌氧菌的耐药率明显增加。耐药率在不同种、不同医院之间水平参差不齐。例如,在已报道的脆弱拟杆菌中,克林霉素的耐药率为 15%~44%、头孢替坦耐药率为 13%~94%,头孢西丁耐药率为 3.5%~41.5%,少数菌株甚至对抗菌活性很强的抗生素,如亚胺培南、哌拉西林-他唑巴坦、氨苄西林-舒巴坦及甲硝唑等耐药。非拟杆菌厌氧菌的许多菌属的耐药性也有报道,包括普雷沃菌(青霉素50%;克林霉素 17%,哌拉西林 11%;头孢替坦6%)、消化链球菌(克林霉素16%)等。

厌氧菌耐药机制的形成主要是产酶;细胞壁通透性改变,使抗生素不能穿透细胞壁,或降低抗生素摄取;使抗生素外排;线粒体突变等几种类型。细菌的耐药变异是在抗生素选择压力下细菌适应环境进化的结果。

β-内酰胺酶是厌氧性革兰阴性杆菌对 β-内酰胺类抗生素耐药的主要机制,可以用产色头孢菌素法检测其活性。当其检测结果为阳性时,可报告对青霉素、氨苄西林耐药。由于绝大多数脆弱拟杆菌分离株产 β-内酰胺酶,如 Blandino[17] 等发现,87%的脆弱拟杆菌产生小量此酶,6%的菌株产生大量此酶,从而导致对青霉素、氨苄西林、阿莫西林耐药,因此对于脆弱拟杆菌常规不必常规开展 β-内酰胺酶试验。需要注意某些厌氧菌可能需要延长至 30 分钟才出现阳性反应。

产生 β-内酰胺酶的能力可在菌种之间通过转座子方式或者染色体介导传播。任何产 β-内酰胺酶的厌氧菌,不管体外药敏试验结果如何,都应报告对青霉素和氨苄西林耐药。值得注意的是,吉氏拟杆菌和脆弱拟杆菌中的一些菌株,对 β-内酰胺酶类抗生素耐药不是因为产 β-内酰胺酶,因此,当这类菌株 β-内酰胺酶试验阴性时,不一定对这类抗生素敏感,需要做药敏试验。

另外厌氧菌可以通过接合方式在彼此之间传递耐药基因。革兰阳性厌氧菌如产气荚膜梭菌和难辨梭菌等,通过接合方式将携带耐药基因的质粒传递给另一些菌株。拟杆菌属对克林霉素耐药机制与之相似,转座子将染色体上的耐药基因传递给敏感菌株。转座子 TnS030 是染色体上一段 4500~5000bp 的可转移基因,但它不像典型的革兰阴性菌转座子,具有可被检测的终端重复序列。TnS030 将其携带的克林霉素耐药基因 *ermFV* 及同源序列转移到质粒上的 *tetF* 基因使敏感菌株产生耐药性。耐药基因的转移与环境有关,拟杆菌属内传递的耐药基因的接合转座子具有少见特征,即低浓度抗生素可极大刺激转座子转移。因此抗生素对细菌的作用更多的是促使耐药基因转移,其次才是选择耐药菌株。

(廖 康)

第五节 支 原 体

支原体(*Mycoplasma*)是柔膜体纲微生物,是一类目前所知能在无生命培养基中独立生活、自行繁殖的最小微生物。支原体感染的范围非常广泛,包括人、动物、植物、昆虫及组织培养的细胞。人体可分离出十几种支原体,其中一些对人有致病性,如肺炎支原体(*M. pneumonia*)、生殖支原体(*M. genitalium*)、人型支原体(*M. hominis*)、发酵支原体(*M. fermentans*)、解脲支原体(*M. urealyticum*)等。肺炎支原体可引起呼吸道感染,是儿童和年轻患者的

社区获得性肺炎的主要病原体。在我国肺炎支原体对大环内酯类的耐药率很高[20]。文献报道 356 名呼吸道感染患者中 18.8%患者是由肺炎支原体引起,其中 69%对大环内酯类耐药。生殖支原体是男性急、慢性非淋病奈瑟菌尿道炎的病原体,还可引起女性非淋病奈瑟菌盆腔炎及宫颈炎。文献报道 217名非淋病奈瑟菌男性尿道炎患者中 16.7%的患者是由生殖支原体引起,其中 41%对大环内酯类耐药[21]。生殖支原体对喹诺酮类的耐药率也在不断

升高[22]。另有报道认为生殖支原体感染与艾滋病密切相关,但支原体与艾滋病的发生、发展和死亡之间的关系目前仍不明确[23]。发酵支原体可引起风湿性关节炎[24,25]。解脲支原体与非淋病奈瑟菌尿道炎、不孕症等疾病相关[26,27]。

支原体的体外药敏试验最早是在20世纪60年代提出。在过去的40多年中,很多研究采用肉汤稀释法和琼脂为基础的方法报道了支原体的抗菌活性,但一直没有一个公认的、标准的参考方法。在过去的几年,有关支原体体外药敏试验方法学的研究也有一些报道,但仍存在着一些不足。直至2011年,CLSI M43指南[28]规范了支原体体外药敏试验的方法(微量肉汤法和琼脂稀释法)、明确了质控菌株及对不同抗生素的MIC范围、建立了临床用于支原体治疗药物的敏感性判断折点。因为支原体培养时间较长,临床治疗支原体感染,特别是急性期感染很难依靠培养及药敏结果,基本上采用经验抗菌药物治疗。支原体体外药敏试验对迁延不愈、慢性感染、耐药菌感染,有一定的实际应用价值,对于临床分离株的耐药性监测以及新药的研发更具意义。

一、药敏的适应证

1. 临床分离的支原体通常不需要进行药敏试验,可经验性使用抗菌药物治疗。

2. 当临床经验性抗菌药物治疗效果不好,而可用于支原体感染治疗的药物又非常有限时,需要进行支原体的体外药敏试验。目前,已知可能的耐药包括:

(1)人型支原体、解脲支原体对四环素类药物耐药。

(2)人型支原体、解脲支原体对氟喹诺酮类药物耐药。

(3)肺炎支原体、解脲支原体对大环内酯类药物耐药。

(4)人型支原体对克林霉素耐药。

这时就要考虑可用于治疗的药物中哪些还可以用于耐药菌株的治疗。

3. 尽管人型支原体、解脲支原体常常是泌尿生殖道的致病菌,但是从无菌体液或生殖道以外的部位中分离的人型支原体、解脲支原体应做药敏。特别是从有播散性感染的患者如新生儿[29]或免疫低下患者的无菌部位分离的人型支原体、解脲支原体

应进行体外药敏试验。

二、方法学

(一)肉汤稀释法

1. 微量肉汤稀释法

(1)方法:在无菌的96孔板上,加入一定量的液体培养基(含有酚红指示剂),将测试的抗生素倍比稀释。加入终浓度为$10^4 \sim 10^5$CFU/ml新鲜培养物到不同抗生素浓度孔中。另外设立3个对照孔:阴性对照(只加培养基);药物对照(肉汤+含抗生素肉汤);阳性对照(肉汤+培养物)。加样完毕,在每孔里面滴加3~5滴无菌液状石蜡,以防止长时间培养导致液体挥发,而影响实验结果的准确性。盖上板盖,在37℃的温度和气体环境中培养,阳性对照孔正常生长后读取MIC。

(2)观察结果:一般情况下解脲支原体16~18小时就会产生颜色的变化,因此24小时内应多次观察颜色的变化。人型支原体48~72小时会产生颜色的变化,而肺炎支原体需要4~6天或更长的时间产生颜色的变化。因为MIC终点会随时间变化,经常观察结果对检测结果的准确性是非常重要的,特别是生长速度较快的解脲支原体。

2. 支原体的浓度测定　支原体的MIC测定需要恰当的培养浓度($10^4 \sim 10^5$CFU/ml),以免支原体代谢产物的积累对MIC准确性的影响。一般最大生长时每毫升能存活的支原体数目一般在10^8CFU/ml左右。在做MIC之前,应该采用液相或固相的方法对培养物进行浓度测定。支原体的细胞数目液相以颜色改变单位或固相以菌落形成单位来表示。

(二)琼脂稀释法

1. 琼脂及肉汤培养基

(1)人型支原体:支原体琼脂和肉汤。

(2)解脲支原体:A8琼脂和10B肉汤。

(3)肺炎支原体:SP4琼脂和肉汤。

2. 方法　采用合适的培养基调节待测支原体菌液及质控菌液至$10^4 \sim 10^5$CFU/ml,然后将菌液1:10、1:100、1:1000稀释成3个浓度,直接点种在含不同浓度抗菌药物的相应的培养皿,接种菌量为1~10μl/点。室温放置使接种点干燥,但不要超过30分钟,然后在37℃含5%CO_2的环境中孵育。一定的湿度环境有利于支原体的生长及防止培养皿

干燥。

3. 观察结果　解脲支原体孵育 24~48 小时,人型支原体孵育 48~72 小时,肺炎支原体孵育 4~6 天或更长。

（三）方法学比较

1. 琼脂稀释法　因其稳定的终点观察时间曾被认为是支原体药敏试验的参考方法,但这个方法不适用于临床实验室常规分离的小样本的支原体的检测。

2. 琼脂扩散法　因为没有建立起抑菌圈与 MIC 的相关性,此方法不适用于检测支原体对抗菌药物的敏感性。而且支原体的生长速度较慢,这个方法有很多局限性。

3. 微量肉汤法　是目前广为使用的方法,缺点是比较费力,终点会随着时间而变化。

4. 琼脂梯度扩散法　操作简单,终点不随时间变化,更适用于临床分离的单个菌株的药敏试验。

5. 商品化 MIC 试剂盒　目前,欧洲有一些商品化的试剂盒用于支原体的 MIC 测定。这些试剂盒主要用于引起泌尿生殖道感染支原体(解脲支原体和人型支原体)的检测。例如生物梅里埃的支原体 IST2 诊断试剂盒是由选择性液体培养基肉汤和含有 22 个测试反应杯的试剂条组成,可进行培养、鉴定、半定量计数及 9 种抗生素的药敏试验,每种抗生素测试两个浓度。阈值的设定与传统的细菌学药敏方法一致(敏感、中介、耐药)。国产也有多种类似的集培养、鉴定、半定量及药敏一体化的试剂盒。对于这些试剂盒与其他方法的评估研究很少。2013 年有研究评估了 IST2 试剂盒与其他 5 种方法对支原体的鉴定结果,结果显示 IST 试剂盒对支原体鉴定的敏感性较低(对人型支原体鉴定的敏感性是 44.7%,对解脲支原体鉴定的敏感性是 44.9%),而且不能区分解脲支原体和 *U. parvum*。目前,尚没有商品化试剂盒药敏试验结果与标准化药敏试验方法的评估研究。

6. 耐药基因检测　目前,肺炎支原体对大环内酯类抗生素的耐药比率在不断地增加,临床需要快速准确的药敏结果,而肺炎支原体的培养常常需要几天的时间,获得药敏结果再需要几天,因此以分子生物学技术为基础的药物耐药基因的检测方法可以从临床标本中直接鉴定肺炎支原体,并检测有无耐药基因[30,31]。目前,肺炎支原体对大环内酯类耐药的机制主要是 rRNA 的点突变,还没有其他获得

性的耐药机制的报道。

三、质量控制

1. 质控菌株　人型支原体 ATCC 23114;肺炎支原体 ATCC 29342;解脲支原体 ATCC 33175。

2. 人型支原体、肺炎支原体和解脲支原体的质控范围(MIC, μg/ml)　如表 32-5-1 和表 32-5-2 所示。

表 32-5-1　人型支原体、肺炎支原体和解脲支原体微量肉汤法的质控范围(MIC, μg/ml)

抗生素	人型支原体 ATCC 23114	肺炎支原体 ATCC 29342	解脲支原体 ATCC 33175
红霉素	–	0.004~0.03	1~8
阿奇霉素		≤0.06	
克林霉素	0.03~0.25		–
加替沙星	0.015~0.12		–
左氧氟沙星	–	0.12~1	0.5~0.2
莫西沙星	0.015~0.12	0.03~0.25	0.5~0.2
泰利霉素	–		0.12~1
四环素	–	0.06~0.5	–

表 32-5-2　人型支原体、肺炎支原体和解脲支原体琼脂稀释法质控范围(MIC, μg/ml)

抗生素	人型支原体 ATCC 23114	肺炎支原体 ATCC 29342	解脲支原体 ATCC 33175
红霉素	–		
阿奇霉素	–	–	
克林霉素	0.06~0.5		–
加替沙星	0.06~0.25	0.03~0.25	
左氧氟沙星	0.12~1	0.12~0.5	0.5~4
莫西沙星	0.06~0.25	0.03~0.25	0.25~2
泰利霉素	–		0.12~1
四环素	0.12~1	0.06~0.5	≥8

四、药物选择和判断标准

肺炎支原体药敏试验解释标准如表 32-5-3 所示。

表 32-5-3　肺炎支原体药敏试验解释标准(MIC,μg/ml)

抗生素种类	抗生素	MIC(μg/ml)解释标准			评语
		敏感	中介	耐药	
喹诺酮类	左氧氟沙星	≤1	—	—	
	莫西沙星	≤0.5	—	—	
四环素类	四环素	≤2	—	—	对四环素敏感同样对多西环素敏感
大环内酯类	红霉素	≤0.5	—	≥1	大环内酯类耐药的菌株通常 MIC≥16μg/ml
	阿奇霉素	≤0.5	—	≥1	

人型支原体药敏试验解释标准如表 32-5-4 所示。

表 32-5-4　人型支原体药敏试验解释标准(MIC,μg/ml)

抗生素种类	抗生素	MIC(μg/ml)解释标准			评语
		敏感	中介	耐药	
喹诺酮类	左氧氟沙星	≤1	—	≥2	
	莫西沙星	≤0.25	—	≥0.5	
四环素类	四环素	≤4	—	≥8	对四环素敏感同样对多西环素敏感
林可霉素	克林霉素	≤0.25	—	≥0.5	大环内酯类耐药的菌株通常 MIC≥16μg/ml

解脲支原体药敏试验解释标准如表 32-5-5 所示。

表 32-5-5　解脲支原体药敏试验解释标准(MIC,μg/ml)

抗生素种类	抗生素	MIC(μg/ml)解释标准			评语
		敏感	中介	耐药	
喹诺酮类	左氧氟沙星	≤2	—	≥4	
	莫西沙星	≤2	—	≥4	
四环素类	四环素	≤1	—	≥2	对四环素敏感同样对多西环素敏感
大环内酯类	红霉素	≤8	—	≥16	对红霉素敏感同样对阿奇霉素敏感
酮内酯类	泰利霉素	≤4	—	—	

五、结果报告和解释

1. 质控结果失控时的结果报告　任何的失控,如生长失控、培养基失控、药物失控、试剂失控及质控菌株不在控制范围时,应重复患者及质控菌株的药敏试验。直至质控在可接受的范围方可发出报告。

2. 质控结果在控制范围时的结果报告　仅凭可接受的质控结果不能完全保证患者结果的准确性,因此报告结果之前应分析患者分离株对所有测试药物的检测结果。分析内容包括:患者分离株药敏结果与鉴定结果的一致性;患者分离株是否出现罕见耐药表型等。

3. 出现不寻常的药敏结果时

(1)检查患者以前的药敏结果是否有相同的罕见耐药表型。

(2)检查以前的质量控制结果是否有相似趋势。

(3)检查试验材料、过程及仪器设备是否有异常。

如果没有发现与罕见耐药表型相关的原因,则应重复药敏试验或重新鉴定菌株。实验室应有相应的措施,分析并确认罕见的耐药表型或与鉴定结果不一致的药敏结果,告知临床这些结果可能对治疗带来的巨大影响。

六、耐药机制

1. 临床治疗支原体的药物非常有限,常用的药物包括大环内酯类、林可酰胺类、链阳霉素类和氟喹诺酮类。支原体最突出的特点就是没有细胞壁,因此支原体对作用于细胞壁生物合成的抗生素如 β-内酰胺类、万古霉素等天然耐药,对多黏菌素、利福平、磺胺药物普遍耐药。对干扰蛋白质合成的药物,如红霉素、卡那霉素、四环素、链霉素等敏感。

2. 肺炎支原体

(1)对肺炎支原体最有抑制活性及常用于支原体感染治疗的抗生素是四环素类、大环内酯类及一些氟喹诺酮类抗生素;其他类抗生素如氨基糖苷类、氯霉素对肺炎支原体有较小的抑制作用,故不常用来作为治疗支原体感染的药物。新大环内酯类如阿奇霉素和克拉霉素以及酮内酯类(泰利霉素)对肺炎支原体的体外活性要好于红霉素的体外活性。

(2)目前,呼吸道感染的肺炎支原体对大环内酯类耐药的报道多来自中国(69%)和日本(50%~93%)[32]。肺炎支原体对大环内酯类药物的耐药机制主要是核糖体 23S rRNA V 区中心环核苷酸序列点突变,从而导致抗生素与核糖体亲和力下降引起耐药,A2063G 和 A2064G 基因点突变是最常报道的突变位点,A2063C 等突变也有报道。不同的核苷酸点突变所引起的大环内酯类耐药水平也有不同,A2063G 所引起的耐药主要是针对 14 环和 15 环大环内酯类,而 A2064G 的点突变可引起 16 环大环内酯类的高水平耐药。Real time PCR 检测方法可检出肺炎支原体,并鉴别大环内酯类耐药突变株。

3. 人型支原体和解脲支原体

(1)人型支原体和解脲支原体对四环素的耐药早在 20 世纪 80 年代中期就有报道,对四环素的耐药机制是由 tet(M)介导,其编码的蛋白可以结合核糖体引起耐药。tet(M)基因是目前已知的唯一介导人型支原体和解脲支原体耐四环素的基因,获得 tet(M)基因的转座子可整合到支原体染色体 DNA 上,使支原体产生四环素耐药性。

(2)在不同地域以及抗生素应用的不同,支原体对四环素耐药的比例也不同。在美国的不同地区人型支原体和解脲支原体对四环素的耐药率为40%~50%。

(3)支原体的种类不同对大环内酯类及林可酰胺类的耐药也不同,人型支原体对红霉素及其他 14-环和 15-环的大环内酯类天然耐药,但对林可酰胺类如克林霉素敏感。解脲支原体正好相反。

4. 人型支原体对克林霉素耐药的机制是由于支原体核糖体蛋白插入或缺失氨基酸或 23S rRNA 的点突变造成,这类耐药虽有报道但很少见。

5. 氟喹诺酮类耐药的机制　DNA 螺旋酶和拓扑异构酶IV是氟喹诺酮类药物作用的两个靶位,其分别由 gyrA、gyrB 和 parC、parE 两组基因编码。这两组基因若发生变异,导致靶酶改变,将阻止氟喹诺酮类药物进入作用区,造成药物耐药性的发生。对人型支原体的研究发现 gyrA 基因83位点碱基 C→T 点突变,导致丝氨酸→亮氨酸(Ser83→Leu)变异,同时呈现出对诺氟沙星和氧氟沙星的高度耐药。对拓扑异构酶IV亚单位 parC 和 parE 基因的研究表明,parC 基因 80、87 位点变异是氧氟沙星、环丙沙星作用的原始靶位。也有研究发现部分人型支原体体外诱导耐药株并未出现任何基因变异,提示人型支原体氟喹诺酮耐药机制尚有其他的因素参与。

(刘颖梅)

参 考 文 献

1. Clinical and Laboratory Standards Institute. Performance Standards for Antimicrobial Susceptibility Testing; Twenty-Fourth Informational Supplement. CLSI document M100-S24. Wayne,PA:CLSI,2014

2. James Versalovic, Karen C. Carroll, Guido Funke, et al. Manual of Clinical Microbiology. 10th ed. Washington DC, ASM Press,2011

3. Wang H,Zhao C,He W,et al. High prevalence of fluoroquin-olone-resistant group B streptococci among clinical isolates in China and predominance of sequence type 19 with serotype III. Antimicrob Agents Chemother,2013,57(3):1538-1541

4. Clinical and laboratory Standards Institute. Methods for Anti-microbial Dilution and Disk Susceptibility Testing of Infre-quently Isolated or fastidious Bacteria;Third Edition - Guide-line M45-A3,2015

5. Wu CJ, Chen PL, Wu JJ, et al. Distribution and phenotypic and genotypic detection of a metallo-β-lactamase, CphA, a-mong bacteraemic Aeromonas isolates. J Med Microbiol, 2012,61(Pt5):712-719

6. Saha D,Karim MM,Khan WA,et al. Single-dose azithromycin for the treatment of cholera in adults. N Engl J Med,2006, 354(23):2452-2462

7. Grignon B, Tankovic J, Mégraud F, et al. Validation of diffusion methods for macrolide susceptibility testing of Heli-cobacter pylori. Microb Drug Resist,2002,8(1):61-66

8. 刘文忠,谢勇,成虹,等.第四次全国幽门螺杆菌感染处理共识报告.胃肠病学,2012,17(10),618-625

9. Venerito M,WKrieger T,Ecker T,et al. Meta-analysis of bismuth quadruple therapy versus clarithromycin triple therapy for empiric primary treatment of Helicobacter pylori infection. Digestion,2013,88(1):33-45

10. Malfertheiner P,Megraud F,O'Morain CA,et al.Management of Helicobacter pylori infection--the Maastricht Ⅳ/ Florence Consensus Report. Gut,2012,61(5):646-664

11. Clinical and laboratory Standards Institute. Susceptibility testing of Mycobacteria ,Nocardiae,and other aerobic actinomycetes. Approved Standard. 2nd ed. M24-2A,2011

12. 赵雁林,王黎,成诗明,等.结核分枝杆菌药物敏感性试验标准化操作程序及质量保证手册.北京:人民卫生出版社,2013

13. 赵虎.厌氧菌和微需氧菌感染与实验诊断.上海:上海科学技术出版社,2005

14. Clinical and Laboratory Standards Institute. Methods for Antimicrobial Susceptibility Testing of Anaerobic Bacteria;Approved Standard-Seventh Edition. M11-A7,2007

15. Gaetti-Jardim E Jr, Zelante F, Avila-Campos MJ. Oral species of Fusobacterium from human and environmental samples. J Dent,1996,24(5):345-348

16. Snydman DR,Jacobus NV,McDermott LA,et al. National survey on the susceptibility of Bacteroides fragilis group: Report and analysis of trends in the United States from 1997 to 2004. Antimicrob Agents Chemother,2007,51(5): 1649-1655

17. Blandino G,Milazzo I,Fazio D,et al. Antimicrobial susceptibility and beta-lactamase production of anaerobic and aerobic bacteria isolated from pus specimens from orofacial infections. J Chemother,2007,19(5):495-499

18. Rasmussen BA,Bush K,Tally FP.Antimicrobial resistance in anaerobes.Clin Infect Dis,1997,24(1):110-120

19. Sebald M. Genetic basis for antibiotic resistance in anaerobes. Clin Infect Dis,1994,18(4):297-304

20. Cao B,Zhao CJ,Yin YD,et al. High prevalence of macrolide resistance in Mycoplasma pneumoniae isolates from adult and adolescent patients with respiratory tract infection in China. Clin Infect Dis,2010,51(2):189-194

21. Pond MJ,Nori AV,Witney AA,et al. High prevalence of antibiotic-resistant Mycoplasma genitalium in nongonococcal urethritix:the need for routine testing and the inadequacy of current treatment options. Clin Infect Dis, 2014, 58(5): 631-637

22. Kikuchi M,Ito S,Yasuda M,et al. Remarkable increase in fluoroquinolone-resistant Mycoplasma genitalium in Japan. J Antimicrob Chemother,2014,pii:dku164

23. Vandepitte J,Weiss HA,Bukenya J,et al. Association between Mycoplasma genitalium infection and HIV acquisition among female sex workers in Uganda:evidence from a nested case-control study. Sex Transm Infect,2014; doi:10. 1136/sextrans-2013-051467

24. Katseni VL,Gilroy CB,Ryait BK,et al. Mycoplasma fermentans in indiciduals seropositive and seronegative for HIV-1. Lancet,1993,341(8840):271-273

25. da Rocha Sobrinho HM, Jarach R, da Silva NA, et al. Mycoplasmal lipid-associated membrane proteins and Mycoplasma arthritidis mitogen recognition by serum antibodies from patients with rheumatoid arthritis. Rheumatol Int,2011, 31(7):951-957

26. Deguchi T,Yoshida T,Miyazawa T,et al. Association of Ureaplasma urealyticum(biovar 2)with nongonococcal urethritis. Sex Transm Dis,2004,31:192-195

27. Wang Y,Liang CL,Wu JQ,et al. Do Ureaplasma urealyticum infections in the genital tract affect semen quality? Asian J Androl,2006,8:562-568

28. Clinical and Laboratory Standards Institute consensus process. Methods for Antimicrobial Susceptibility Testing for Human Mycoplasmas;Approved Guideline. M43-A,2011

29. Waites KB, Katz B, Schelonka RL, et al. Mycoplasmas and Ureaplasma as Neonatal Pathogens. Clin Microbiol Rev, 2005,18(4):757-789

30. Choe HS,Lee DS,Lee SJ,et al. Performance of Anyplex™ Ⅱ multiplex real-time PCR for the diagnosis of seven sexually transmitted infections:comparison with currently available methods. Int J Infect Dis,2013,17(12):e1134-1140

31. Wolff BJ,Thacker WL,Schwartz SB,et al. Detection of macrolide resistance in Mycoplasma pneumoniae by real-time PCR and high-resolution melt analysis. Antimicrob Agents Chemother,2008,52(10):3542-3549

32. Kawai Y,Miyashita N,Kubo M,et al.Nationwide surveillance of macrolide-resistant Mycoplasma pneumoniae infection in pediatric patients. Antimicrob Agents Chemother, 2013, 57 (8):4046-4049

第三十三章
真菌药敏试验

伴随着抗肿瘤药物、免疫抑制剂和广谱抗菌药物的使用等因素的增加,侵袭性真菌病的发病率明显提高。同时,由于氟康唑等抗真菌药物在临床的广泛使用,侵袭性真菌感染的病原谱正在发生改变,一些唑类不敏感的菌种(如光滑念珠菌、克柔念珠菌等)的发生率有所升高;另外,临床常见菌种的耐药性高,例如我国热带念珠菌的分离率及氟康唑耐药率均明显高于国际平均水平。从临床角度来讲,这些都使得经验性抗真菌治疗越来越困难,真菌体外药物敏感性检测的临床意义也越来越重要[1]。进行抗真菌药敏测定的目的与细菌药敏检测类似,主要是:①合理评估抗真菌药物对某种病原菌的抗菌活性;②预测药物体内抗菌活性,判断患者预后;③定量筛选获得性耐药病原体;④预测新型抗菌药物的临床治疗潜能以及抗菌谱。

与细菌相比,真菌生长较为缓慢,并且有些菌种呈现双相特征,即在不同的温度条件下生长状态不同。在体外药敏测定方面,真菌药敏也提出了一些有别于细菌药敏的概念[2-5]。

最低抑菌浓度(minimum inhibitory concentration,MIC):按照标准操作规程进行体外真菌药物敏感试验时,在特定培养时间内,能导致特定程度肉眼可见生长抑制的最低药物浓度。真菌药敏试验的 MIC 与细菌 MIC 不同之处在于:真菌药敏试验 MIC 是与无药对照组比较,有些药物 MIC 要求完全抑制,有些部分药物只要求部分抑制。肉眼可见生长抑制程度可为分:①完全清亮;②轻度生长;③显著抑制(约50%);④轻度抑制;⑤无抑制。

由于棘白菌素类药物对丝状真菌 MIC 不易判读,结合大量实验室及临床研究证据,CLSI M38-A2首次引入最低有效浓度(minimum effective concentration,MEC)的概念[6]。MEC 的定义为:与生长对照孔相比,测试孔中观察到菌丝生长呈小、圆、皱缩结构时的最低药物浓度。该判定方法目前仅限于棘白菌素类药物中。

在结果的判定方面,除敏感、中介、耐药界值外,还有剂量依赖性敏感(susceptible-dose dependent,S-DD),它表示给予高于一般给药剂量,且达到最大血药浓度时,临床有效;S-DD 界值的定义反映出抗真菌药物剂量和生物利用度的最大化对治疗成功至关重要。

第一节　酵母样真菌药敏试验

由于真菌药敏检测起步较晚并且具有一定的特殊性,目前对于临床实验室何时需要进行抗真菌药敏测定还没有明确的文件规定。一般建议经过抗真菌药物经验治疗的患者,出现侵袭性真菌感染者,需要对分离的真菌菌株进行药敏试验。同时,要有合适的临床折点或流行病学折点对药敏结果进行有效判定,指导临床用药。

一、纸片扩散法

目前,CLSI M44-A2 文件指出,酵母菌的纸片扩散法药敏试验只适用于念珠菌属,所检测的药物也仅限于氟康唑、伏立康唑、卡泊芬净三种[3]。但有文献显示,CLSI 标准的纸片扩散法药敏试验也同样适用于隐球菌以及其他酵母菌。值得注意的是,目前还没有经 FDA 认证的标准抗真菌药物纸片(6mm 直径)。

(一) 方法

酵母菌纸片扩散法药敏与细菌纸片扩散法药敏操作类似:挑取在沙保弱或血平板上35℃孵育的纯培养物,制成0.5麦氏单位(530nm波长条件下)菌悬液,菌液浓度为(1~5)×10⁶CFU/ml。菌液均匀涂布于酵母菌药敏专用的亚甲蓝MH平板,贴药敏纸片后,35℃孵育20~24小时,测量抑菌圈的大小。

(二) 结果判定及临床解释

量取菌落生长明显减少的抑菌圈直径(mm),并且忽略抑菌环内零星菌落及薄层生长的真菌。2011年,CLSI更新了念珠菌纸片扩散法药敏判定折点以及其对应的MIC折点。纸片扩散法药敏结果判定折点如表33-1-1所示,标准菌株质控允许范围如表33-1-2所示。

表33-1-1　念珠菌纸片扩散法药敏试验判定折点

抑菌圈直径(mm)	敏感(S)	剂量依赖性敏感(S-DD)	耐药(R)
氟康唑(25μg)	≥19	15~18	≤14
伏立康唑(1μg)	≥17	14~16	≤13
卡泊芬净(5μg)	≥11	-	-

表33-1-2　念珠菌纸片扩散法抑菌圈直径质控允许范围

抑菌圈直径(mm)	白念珠菌 ATCC 90028	近平滑念珠菌 ATCC 22019	热带念珠菌 ATCC 750	克柔念珠菌 ATCC 6528
氟康唑(25μg)	28~39	22~33	26~37	-
伏立康唑(1μg)	31~42	28~37	-	16~25
泊沙康唑(5μg)	24~34	25~36	23~33	23~31
卡泊芬净(5μg)	18~27	14~23	20~27	18~26

(三) 注意事项

1. 与细菌纸片扩散法药敏最大的不同之处在于,念珠菌纸片扩散法药敏所用的平板为亚甲蓝MH平板。要求在MH培养基添加2%葡萄糖和0.5μg/ml亚甲蓝,其中葡萄糖有利于念珠菌生长,亚甲蓝能够使抑菌圈更加清晰。

2. 结果判读时,抑菌环内零星菌落及薄层真菌生长忽略不计,不能读取菌株生长完全抑制处。

3. 目前,有直径为9mm抗真菌药敏纸片,其药物种类较多,包括两性霉素B、环己吡酮乙醇胺、克霉唑、益康唑、氟康唑、5-氟胞嘧啶、异康唑、伊曲康唑、酮康唑、咪康唑、制霉菌素、特比萘芬、伏立康唑、卡泊芬净、泊沙康唑等。但其使用的培养基、操作过程、判定折点以及质控允许范围都与CLSI方法有一定差异,具体可见其相应说明书。

二、微量肉汤稀释法

(一) 方法

微量肉汤稀释法是药敏检测的参考方法,虽然操作较为烦琐,但结果可靠性高。美国CLSI M27-A3文件详细规定了微量肉汤稀释法进行酵母菌药物敏感性测定的具体操作流程[4],欧洲EUCAST E. DEF 9.1文件也提供了操作要点[2]。微量肉汤稀释法药敏检测的操作要点如表33-1-3所示。

近期,我国也即将出台卫生行业标准《抗酵母样真菌药物敏感性试验——肉汤稀释法》,其中会对微量肉汤稀释法药敏测定步骤进行详细的规定。

表33-1-3　比较CLSI和EUCAST关于酵母菌微量肉汤稀释法的操作要点

项目	CLSI M27-A3	EUCAST E. DEF 9.1
适应菌种	念珠菌属、隐球菌属	发酵糖的酵母菌,不适用于隐球菌及双相真菌
接种量	(0.5~2.5)×10³CFU/ml(即0.5麦氏菌悬液1:100倍稀释后再进行1:20稀释)	(0.5~2.5)×10⁵CFU/ml(即0.5麦氏菌悬液进行1:20倍稀释)
培养基	RPMI 1640,含谷氨酰胺不含碳酸氢盐并以酚红为pH指示剂,使用0.165mol/L MOPS缓冲液将pH调整到7.0±0.1(室温)	RPMI 1640添加2%葡萄糖,使用MOPS缓冲液
版型	U型	平底
孵育温度	35℃	35~37℃

续表

项目	CLSI M27-A3	EUCAST E. DEF 9. 1
孵育时间	24~48 小时;隐球菌需要延长孵育时间至 70 ~ 74 小时	18~24 小时
判读方法	肉眼判读	分光光度计

（二）结果判定及临床解释

与生长对照孔相比,两性霉素 B 读取 100%抑制时的 MIC 值;而唑类、棘白菌素和 5-氟胞嘧啶读取 50%抑制的 MIC 值。对常见念珠菌进行种特异性的判定对临床用药选择具有明确的指导作用。CLSI M27-S4 及 EUCAST v6. 1 临床判定折点总结比较如表 33-1-4 所示,标准菌株质控允许范围总结如表 33-1-5 所示。

表 33-1-4　比较 CLIS 和 EUCAST 关于酵母菌微量肉汤稀释法的药敏折点

菌种	CLSI M27-S4			EUCAST v6. 1	
氟康唑	S	S-DD	R	S	R
白念珠菌、近平滑念珠菌、热带念珠菌	≤2	4	≥8	≤2	>4
光滑念珠菌	–	≤32	≥64	≤0. 002	>32
伏立康唑	S	S-DD	R	S	R
白念珠菌、近平滑念珠菌、热带念珠菌	≤0. 12	0. 25~0. 5	≥1	≤0. 12	>0. 25
克柔念珠菌	≤0. 5	1	≥2	–	–
泊沙康唑				S	R
白念珠菌、近平滑念珠菌、热带念珠菌	–	–	–	≤0. 06	>0. 06
两性霉素 B				S	R
白念珠菌、近平滑念珠菌、热带念珠菌、光滑念珠菌、克柔念珠菌	–	–	–	≤1	>1
卡泊芬净	S	I	R	S	R
白念珠菌、热带念珠菌、克柔念珠菌	≤0. 25	0. 5	≥1	–	–
近平滑念珠菌、季也蒙念珠菌	≤2	4	≥8	–	–
光滑念珠菌	≤0. 12	0. 25	≥0. 5	–	–
米卡芬净	S	I	R	S	R
白念珠菌	≤0. 25	0. 5	≥1	≤0. 016	>0. 016
近平滑念珠菌	≤2	4	≥8	≤0. 002	>2
热带念珠菌、克柔念珠菌	≤0. 25	0. 5	≥1	–	–
光滑念珠菌	≤0. 06	0. 12	≥0. 25	≤0. 03	>0. 03
季也蒙念珠菌	≤2	4	≥8	–	–
阿尼芬净	S	I	R	S	R
白念珠菌	≤0. 25	0. 5	≥1	≤0. 03	>0. 03
近平滑念珠菌	≤2	4	≥8	≤0. 002	>4
热带念珠菌、克柔念珠菌	≤0. 25	0. 5	≥1	≤0. 06	>0. 06
光滑念珠菌	≤0. 12	0. 25	≥0. 5	≤0. 06	>0. 06
季也蒙念珠菌	≤2	4	≥8	–	–

注:S,敏感;S-DD,剂量依赖性敏感;I,中介;R,耐药

表 33-1-5　常用标准菌株推荐的 MIC 质控允许范围(μg/ml)

药物	近平滑念珠菌 ATCC 22019		克柔念珠菌 ATCC 6528	
	24h MIC 范围	48h MIC 范围	24h MIC 范围	48h MIC 范围
两性霉素 B	0.25~2.0	0.5~4.0	0.5~2.0	1.0~4.0
阿尼芬净	0.25~2.0	0.5~2.0	0.03~0.12	0.03~0.12
卡泊芬净	0.25~1.0	0.5~4.0	0.12~1.0	0.25~1.0
氟胞嘧啶	0.06~0.25	0.12~0.5	4.0~16	8.0~32
氟康唑	0.5~4	1.0~4.0	8.0~64	16~128
伊曲康唑	0.12~0.5	0.12~0.5	0.12~1.0	0.25~1.0
酮康唑	0.03~0.25	0.06~0.25	0.12~1.0	0.25~1.0
米卡芬净	0.5~2	0.5~4	0.12~0.5	0.12~0.5
泊沙康唑	0.06~0.25	0.06~0.25	0.06~0.5	0.12~1.0
伏立康唑	0.016~0.12	0.03~0.25	0.06~0.5	0.12~1.0

(三) 注意事项

1. 由于酵母菌药敏有拖尾现象,在生长情况良好的情况下,尽量在孵育 24 小时情况下读取结果。

2. S-DD 即表示菌株药物敏感性取决于最大的血液药物浓度水平。对于氟康唑而言,肾功能和基础情况正常的成人需要给予超过标准剂量 6mg/(kg·d)或更高剂量治疗。

3. 氟康唑对于光滑念珠菌的体内疗效并不十分理想,CLSI 推荐光滑念珠菌 MIC≤32μg/ml 时应该给予最大剂量的氟康唑治疗。

4. 针对光滑念珠菌对伏立康唑体外药敏试验结果,目前的数据还不足以说明其与临床疗效、预后的关系。

5. 由于实验室间卡泊芬净 MIC 检测变异性较大,EUCAST 没有卡泊芬净的药敏折点,推荐使用米卡芬净或阿尼芬净的药敏结果推测菌株对卡泊芬净的药敏。

6. 光滑念珠菌对米卡芬净的 MICs 相比其他棘白菌素稍低,但并不意味着米卡芬净对光滑念珠菌的活性更强。

三、浓度梯度法

(一) 方法

浓度梯度法(Etest)药敏结合了琼脂扩散法及稀释法的优点,操作简便。酵母菌 Etest 药敏检测原理与细菌类似。将预先制备的含梯度抗生素药物浓度的试纸条贴在已涂布真菌的平板。经过一段时间孵育,不同浓度的抗真菌药物扩散进培养基中,根据抑菌环大小可以读出相应药物的 MIC。常用的试纸条有 Etest 及 MTS 两种,所使用的培养基为 RPMI 1640(MOPS 作缓冲液)添加 2% 葡萄糖以及 1.5% 琼脂。

(二) 结果判定及临床解释

根据不同种药物的杀菌机制的不同,其判读方法各不相同。两性霉素 B 的判读终点在生长被完全抑制处;氟胞嘧啶的判读终点在 95% 菌被抑制处;唑类药敏 MIC 值判读在 80% 菌被抑制处。

(三) 注意事项

1. Etest 药敏结果的正确读取是 MIC 准确报告的前提。由于不同药物的判读方法不同,因此,需要严格遵照说明书图例进行 MIC 读取。

2. 有研究显示,该方法对光滑念珠菌、热带念珠菌及隐球菌结果不够稳定。

(四) 其他方法

ATB FUNGUS 是我国临床实验室比较常用的商品化真菌药敏检测试剂盒,其原理是在半固体培养基中测定菌株对于两性霉素 B、氟胞嘧啶、氟康唑、伊曲康唑和伏立康唑的 MIC,是一种改良的微量肉汤稀释法。但其只适用于念珠菌属和新型隐球菌。

Sensititre YeastOne 是另一种基于微量肉汤稀释法原理的商品化药敏检测板。其原理是使用 Alamar

Blue 指示剂检测培养基中真菌生长引起的氧化还原电势的改变,利用指示剂的颜色改变判读 MIC 值,这种改良的微量肉汤稀释法的结果更易判读。它不仅适用于酵母菌,还适用于曲霉属,并且不同型号药敏板所检测的药物组合不同。由于这种药敏板检测的是氧化还原电势的改变,因此接种后需要立即封膜,并且必须在非 CO_2 孵箱孵育。

四、药敏方法的评价和临床相关性评价

标准微量肉汤稀释法是酵母菌体外抗真菌药物敏感性的参考方法,但操作复杂,不适合临床实验室常规开展。纸片扩散法药敏虽然操作简便,但可检测的药物较少,对于除念珠菌之外的其他酵母菌缺

少可靠的结果判定标准。Etest 方法可直接得出菌株的 MIC 值,但成本昂贵。改良的微量肉汤稀释法(ATB FUNGUS、Sensititre YeastOne、全自动酵母菌药敏检测板)经临床评估,认为其与标准微量肉汤稀释法结果一致性比较好,因此在临床微生物学实验室应用比较广泛。

体外药物敏感性测定能够预测药物体内活性,但是药物在体内的作用受到多方面因素的影响,例如宿主对药物的反应性、基础疾病、感染部位、药物代谢动力学等。因此,目前认为 CLSI 标准微量肉汤稀释法体外药敏结果与临床疗效之间有“90-60”原则,即体外敏感菌株 90%临床治疗有效,体外耐药菌株仍然有 60%临床有效。

第二节　丝状真菌药敏试验

目前,对于侵袭性曲霉菌感染患者初始治疗失败或发生突破性感染或长时间使用唑类药物后曲霉复发感染时,推荐进行药敏检测。已知的天然耐药菌种,如土曲霉对两性霉素 B,则不需检测。另外,MIC 检测也是监测多烯类药物耐药菌种(如黄曲霉)的有效手段。

一、肉汤稀释法

(一)方法

目前,关于产孢丝状真菌的液体培养基稀释法的最新指导方案为 CLSI M38-A2,其中包括宏量肉汤稀释法、微量肉汤稀释法两种测定方法。可测试种属包括:曲霉属、镰刀菌属、根霉属、波氏假阿利霉、多育赛多孢菌、申克孢子丝菌(菌丝相)、接合菌以及暗色真菌,并新增了皮肤癣菌,包括毛癣菌属、小孢子菌属和表皮癣菌属。不适用于申克孢子丝菌的酵母相、其他双相真菌的菌丝相和酵母相、皮肤癣菌对棘白素类药物、非皮肤癣菌-丝状真菌对环匹罗司、灰黄霉素或特比萘芬的敏感性测定。

欧洲 EUCAST 中关于产孢丝状真菌肉汤稀释法 MIC 测定的文件最新版本于 2008 年发布(参见 EUCAST E. DEF 9.1)。该方案中仅涉及曲霉属、毛霉的敏感性测定。测定方法与 CLSI 方案略有不同(表 33-2-1)。我国国家卫生和计划生育委员会

也于 2013 年正式发布了《抗丝状真菌药物敏感性试验——肉汤稀释法》卫生行业标准(标准编号:WS/T 411-2013)。各类药物的具体终点如表 33-2-2 所示。

表 33-2-1　比较 CLIS 和 EUCAST 关于产孢丝状真菌的微量肉汤稀释法操作要点

文件	CLSI M38-A2	EUCAST E. DEF 9.1
适用菌种	曲霉属、镰刀属、根霉属、波氏假阿利霉、多育赛多孢菌、申克孢子丝菌(菌丝相)、接合菌、暗色真菌、毛癣菌属、小孢子菌属、表皮癣菌属	仅曲霉、毛霉
接种量	$(0.4\sim5)\times10^4$ CFU/ml	$(2\sim5)\times10^5$ CFU/ml
培养基	RPMI 1640	RPMI 1640(添加 2%葡萄糖)
接种物计数	分光光度计	血细胞计数器
版型	U 型	平底
孵育温度	35℃	35℃±2℃
富裕时间	48h	48h
终点判读	棘白菌素类 MEC,其他药物 MIC	MIC

表 33-2-2　CLSI 不同药物肉汤稀释法生长终点判读

药物	非皮肤癣菌	皮肤癣菌
两性霉素 B	100%	100%
氟康唑、5-氟胞嘧啶、酮康唑	50%	80%
伊曲康唑、泊沙康唑、雷夫康唑、伏立康唑	100%	80%
棘白菌素类	MEC	不适用
环匹罗司	不适用	80%
灰黄霉素	不适用	80%
特比萘芬	不适用	80%

（二）结果判定

目前,CLSI 未给出针对丝状真菌的药物敏感性临床折点,但给出了用于分析的"工作折点"(working breakpoints),主要用于分析丝状真菌对于伊曲康唑、泊沙康唑、伏立康唑、两性霉素 B 和卡泊芬净的敏感性。

上述五种药物对绝大部分曲霉属有活性;泊沙康唑和伏立康唑对尖端赛多孢菌和淡紫拟青霉;三种唑类药物对链格孢属和平脐蠕孢属;泊沙康唑和两性霉素 B 对接合菌纲的 MIC 通常小于 1μg/ml;因此对上述五种药物,菌株被分为敏感(MIC 或 MEC ≤1μg/ml)、中介(MIC 或 MEC 2μg/ml)和耐药(MIC 或 MEC ≥4μg/ml)三组。需要注意的是,上述分组结果仅来源于大量菌株体外药物敏感性测试的结果,其临床相关性尚不明确,有待验证。

EUCAST 新版抗真菌药物折点文件中(版本 6.1),给出了部分曲霉菌种的 MIC 判定折点(表 33-2-3)。

表 33-2-3　EUCAST 对部分曲霉菌种的 MIC 判定折点

菌种	折点(μg/ml)	两性霉素 B	伊曲康唑	泊沙康唑	伏立康唑
黄曲霉	S≤	IE	1	IE	IE
	R>	IE	2	IE	IE
烟曲霉	S≤	1	1	0.12	1
	R>	2	2	0.25	2
构巢曲霉	S≤	IE	1	IE	IE
	R>	IE	2	IE	IE
黑曲霉	S≤	1	IE	IE	IE
	R>	2	IE	IE	IE
土曲霉	S≤	耐药	1	0.12	IE
	R>	耐药	2	0.25	IE

注:IE:数据不足

（三）注意事项

1. 使用 CLSI 方法检测,绝大部分非皮肤癣丝状真菌的两性霉素 B MIC 为 0.5~2.0μg/ml。但是部分菌种(土曲霉、点枝顶孢霉、淡紫拟青霉、尖端赛多孢菌、多育赛多孢菌)的 MIC 可在 2μg/ml 以上(2~16μg/ml)。尽管目前两性霉素 B 的 MIC 与临床治疗预后的相关性研究数据十分有限,但有研究表明,两性霉素 B 治疗侵袭性曲霉菌失败与菌株 MIC 在 2μg/ml 以上有关。

2. 绝大部分丝状真菌对氟胞嘧啶不敏感(一般 MIC>64μg/ml),仅一些曲霉菌属和暗色真菌株除外。

3. 绝大部分丝状真菌对氟康唑不敏感(一般 MIC>64μg/ml),仅一些双相真菌和皮肤癣菌菌株除外。

4. 非皮肤癣丝状真菌对酮康唑的 MIC 基本介于 0.03 和 16μg/ml 之间。但酮康唑 MIC 与临床疗效之间的相互关系尚不明确。

5. 伊曲康唑、泊沙康唑、雷夫康唑、伏立康唑是非水溶性的,在测试中需要严格按照 CLSI 方案使用规定的溶剂和稀释方法,否则会导致人为偏差。非皮肤癣丝状真菌的对上述药物 MIC 基本介于 0.03~16μg/ml 之间。一些初期研究数据表明伊曲康唑 MIC>8μg/ml 与临床耐药相关。新的唑类药物 MIC 与临床疗效之间的相互关系尚不明确。

6. 棘白菌素类药物(阿尼芬净、卡泊芬净、米卡芬净)对曲霉的 MEC 通常<1μg/ml。尚缺乏对其他丝状真菌的药物敏感性数据,MEC 与临床疗效之间的相互关系尚不明确。

7. 大部分皮肤癣菌对环匹罗司、灰黄霉素的 MIC≤1μg/ml。MIC 值与临床治疗结果的关系尚未完全明确。

8. 大部分皮肤癣菌对特比萘芬的 MIC≤0.25μg/ml。MIC 值与临床治疗结果的关系尚未完全明确。

二、浓度梯度法

（一）方法

浓度梯度法(Etest)药敏在丝状真菌药敏检测方面应用广泛,目前可用于曲霉、镰刀属以及根霉属菌株的 MIC 测定,可测试药物包括两性霉素 B、伊曲康唑、泊沙康唑、伏立康唑、卡泊芬净。基本操作与酵母菌的 Etest 法相同。菌悬液的浓度通过比浊法 0.5 麦氏标准或分光光度计 530nm 条件下,调整其透光百分比确定。培养基采用添加 2% 葡萄糖、MOPS 及 1.5% 蛋白胨的琼脂,将曲霉调至 0.5 麦氏标准、镰刀属及根霉属调至 1.0 麦氏标准接种,35℃±2℃ 孵育 16~72 小时读取结果。

（二）结果判定

丝状真菌药敏拖尾现象并不严重,抑菌圈比较清晰,MIC 结果容易判读。

（三）注意事项

结果判读时严格按照操作说明书图例进行读取。

三、纸片扩散法

（一）方法

用于非皮肤癣丝状真菌的纸片扩散法应按照抗真菌药物敏感性测试指南 CLSI M51-A(approved)[7] 和 M51-S1(proposed)[8]。方案主要用于引起侵袭性感染丝状真菌的药物敏感性测试。可测定种属包括链格孢属、曲霉属、平脐蠕孢属、镰刀属、拟青霉属、米根霉（少根根霉）和其他毛霉（接合菌纲）丝状真菌、波氏假阿利什菌菌种复合体以及多育赛多孢菌。不适用于双相真菌的菌丝相或酵母相或皮肤癣菌的药敏测定。

菌株在马铃薯葡萄糖琼脂培养 7 天。洗脱孢子配制菌悬液,至终浓度为 $(0.4 \sim 5.5) \times 10^6 CFU/ml$。方法为使用光度计测定菌悬液在 530nm 下的吸光度,曲霉属、淡紫拟青霉和宛氏拟青霉吸光度为 $0.09 \sim 0.30$,镰刀属、米根霉和其他毛霉（接合菌纲）、波氏假阿利什菌复合体及多育赛多孢菌为 $0.15 \sim 0.17$,链格孢属、平脐蠕孢属为 $0.25 \sim 0.3$。

使用普通 MH 琼脂(pH 为 7.2~7.4)进行药物敏感性测定,可测定药物种类包括:两性霉素 B (10μg);卡泊芬净(5μg);伊曲康唑(10μg);泊沙康唑(5μg);伏立康唑(1μg)。

（二）结果判定

结果读取时,测量菌株生长 80% 抑制的抑菌圈直径。对于三唑类药物,忽略不明显的拖尾现象,对于卡泊芬净,忽略抑菌圈内微小菌落生长。CLSI M51-S1 中纸片扩散法流行病学折点(epidemiological cutoff value,ECV)为:两性霉素 B,15mm;卡泊芬净、伊曲康唑、泊沙康唑、伏立康唑,17mm。直径≥ECV 为野生型,<ECV 为非野生型。所有药物相应 MIC 或 MEC

的 ECV 为 1μg/ml。

（三）注意事项

1. 与酵母菌纸片扩散法相比,丝状真菌采用的培养基为普通 MH 平板,不需要添加甲基亚甲蓝以及葡萄糖。

2. CLSI M51-S1 指南目前仍为建议(proposed)版本,而非批准(approved)版本。

四、其他方法

比色肉汤稀释法 Sensititre YeastOne 中仅可用于丝状真菌中曲霉的药物敏感性的检测。不同型号药敏板所检测的药物组合不同。可检测的药物包括两性霉素 B、氟康唑、伏立康唑、伊曲康唑、泊沙康唑、酮康唑、5-氟胞嘧啶、米卡芬净、卡泊芬净、阿尼芬净。两性霉素 B、伊曲康唑、泊沙康唑、伏立康唑对曲霉属的性能已经过验证。具体操作方法、质控及结果判读见产品说明书。

五、药敏方法的评价

CLSI 标准微量肉汤稀释法是参考方法,但操作烦琐。Etest 方法操作简便、结果容易判读,因此在丝状真菌药敏检测中应用较多。其结果与 CLSI 微量肉汤稀释法一致性较好,检测唑类药物敏感度时一致率能够达到 90% 以上,检测两性霉素 B 敏感度时一致率能够达到 80% 以上。但其结果与临床的相关性还需要进一步明确。纸片扩散法有方便、经济和快速的优点,但较酵母菌而言,丝状真菌纸片扩散法结果和标准方法检测结果相比,变异较大,有待优化。

关于丝状真菌体外药敏结果与体内药物活性的相关性研究还相对较少。有研究显示,两性霉素 B 对烟曲霉 MIC > 8μg/ml 会导致临床治疗失败。

第三节　真菌耐药机制

一、抗真菌药物

抗真菌药主要包括吡咯类、多烯类、烯丙胺类、棘白菌素类药物。吡咯类抗真菌药,又分为咪唑类

和三唑类,咪唑类代表药物有酮康唑、咪康唑等;三唑类代表药物有氟康唑、伊曲康唑、伏立康唑等。其作用机制是通过抑制真菌细胞色素 P450 依赖的羊毛甾醇 14α-去甲基化酶作用,抑制细胞膜上麦角固醇的生物合成。酮康唑是治疗浅部真

菌感染的首选药物；三唑类药物主要用于治疗侵袭性真菌感染。

多烯类的代表药物为两性霉素 B，其作用机制是和细胞膜上的麦角固醇结合，导致细胞膜对单价、二价阳离子通透性增加，导致细胞死亡。烯丙胺类的代表药物包括特比萘芬、萘替芬，其作用主要是抑制角鲨烯环氧化酶，从而干扰麦角固醇的生物合成。棘白菌素类药物代表药包括卡泊芬净、米卡芬净、阿尼芬净，作用的靶位点是 1,3-β-D 葡聚糖合成复合体的 Fksp 亚基，从而抑制真菌细胞壁的合成。其对念珠菌、曲霉均有良好的抑制活性，但对新型隐球菌及毛孢子菌属无抗菌活性。

二、天然耐药

克柔念珠菌对氟康唑天然耐药；光滑念珠菌虽然对三唑类药物不是天然耐药，但其 MIC 值偏高，有研究表明，光滑念珠菌在接触氟康唑后能产生耐药性。因此，推荐临床使用棘白菌素类药物作为光滑念珠菌治疗的首选药物。另外，氟康唑对曲霉属、赛多孢属、接合菌均无活性，仅对部分双相真菌有活性。

氟胞嘧啶类药物（以 5-氟胞嘧啶为代表），仅用于酵母菌（如念珠菌属、新型隐球菌）的治疗，对绝大部分丝状真菌无活性。棘白菌素类对隐球菌、毛孢子菌属以及部分丝状真菌无活性。常见真菌菌种对常用抗真菌药物的天然耐药谱如表 33-3-1 所示。除表 33-3-1 中所列出的菌种以外，曲霉属的部分少见菌种，如 *A. fumigateaffinis*、*A. viridinutans*、*A. lentulus*、*A. udagawae* 对两性霉素 B 和唑类耐药。两性霉素 B 对镰刀菌属部分菌种，尤其是茄病镰刀菌活性低。

表 33-3-1　常见真菌菌种对常见抗真菌药物的天然耐药

菌种	氟康唑	伏立康唑	伊曲康唑	棘白菌素类	两性霉素 B
克柔念珠菌	耐药				
隐球菌				耐药	
毛孢子菌属				耐药	
烟曲霉	耐药				
黄曲霉	耐药				
土曲霉	耐药				耐药
尖端赛多孢菌	耐药		耐药	耐药	
多育赛多孢菌	耐药	耐药	耐药	耐药	耐药
镰刀属	耐药			耐药	

续表

菌种	氟康唑	伏立康唑	伊曲康唑	棘白菌素类	两性霉素 B
接合菌纲	耐药	耐药	耐药	耐药	
皮炎芽生菌					耐药
粗球孢子菌					耐药
荚膜组织胞浆菌					耐药
申克孢子丝菌	耐药	耐药			耐药

三、各类药物的耐药机制

（一）唑类

念珠菌对唑类耐药的主要机制为：编码药物作用靶酶（14-α-脱甲基酶）的基因 *erg*11 发生改变和多药外排转运蛋白过表达。*erg*11 基因编码区点突变、基因过表达、基因复制等都是导致白念珠菌对唑类耐药的机制。丝状真菌对唑类的耐药包括原发性（天然耐药）及继发性（获得性耐药）两种。在烟曲霉中，最常见的耐药机制是唑类抗真菌药物的靶向酶——14α-去甲基化酶 *CYP51A* 编码基因发生突变或表达上调。根据监测结果，我国烟曲霉临床分离株中常见 *CYP51A* 基因的 TR/L98H 突变，从而引起唑类耐药。近期一项研究表明，*CYP51A* 的同源基因 *CYP51C* 的突变会导致黄曲霉对唑类耐药。

另一种可能的耐药机制是外排泵（如 ATP 结合转运蛋白）活性的上调。这种机制在实验室构建的曲霉菌株中得到了证实，但其临床意义仍待证实。

（二）棘白菌素类

目前在棘白菌素类药物耐药机制中，目前较为清楚的是由于 *fks* 基因突变导致药物作用靶位点 Fksp 亚基氨基酸替换，从而使菌株 MIC 升高并且导致临床治疗失败。该机制主要在酵母菌中报道较多。已有实验室研究证实，将突变后的 *fks*1 基因导入烟曲霉中会导致菌株药物敏感性降低；但该种机制临床罕见。另外有研究发现，部分菌株对卡泊芬净的耐药是由编码真菌细胞壁蛋白的 *ecm*33 基因发生突变导致的。

而关于部分丝状真菌（如镰刀属、接合菌纲）棘白菌素类天然耐药机制尚不明确。有研究表明，*fks*1 突变并不是镰刀属对棘白菌素类药物耐药的主要原因。

（三）多烯类

关于两性霉素 B 的获得性耐药迄今罕有报道。

四、酵母样真菌和丝状真菌耐药现状

根据中国医院感染侵袭性真菌监测网（CHIF-NET）2012 年纸片扩散法药敏数据显示，在我国绝大部分白念珠菌、热带念珠菌、近平滑念珠菌复合体菌株对氟康唑敏感（>91%敏感），其中白念珠菌的敏感率高达 99.3%。在光滑念珠菌复合体中，11.8%的光滑念珠菌菌株对氟康唑耐药。所有的毛孢子菌均为氟康唑敏感。总体来说，绝大部分菌株对伏立康唑保持敏感（95.0%）。根据流行病学折点，非光滑念珠菌酵母菌对伏立康唑的敏感性达到了95.8%。20 株光滑念珠菌（11.4%）被判定为伏立康唑非野生型。此外出现伏立康唑耐药的菌种包括16 株热带念珠菌、10 株近平滑念珠菌、6 株角膜念珠菌、5 株胶红酵母、4 株季也蒙念珠菌、4 株希木龙念珠菌等[9]。

根据 ARTEMIS 和 SENTRY 的报道，北美地区热带念珠菌的唑类耐药率略高（ARTEMIS，氟康唑4.4%，伏立康唑5.3%；SENTRY，氟康唑2.7%，伏立康唑0.9%），而拉美地区较低（ARTEMIS，氟康唑2.6%，伏立康唑3.7%；SENTRY，氟康唑0，伏立康唑0）。但对于亚太地区，ARTEMIS 监测中表明热带念珠菌耐药率高（氟康唑6.5%，伏立康唑8.4%）。根据 CHIF-NET 三年监测以及最新的 China-SCAN的研究结果，虽然白念珠菌仍是侵袭性真菌感染最常见的病原菌，但热带念珠菌紧随其次或居于第三位，分离比率达到16%以上；同时其对氟康唑耐药率达到6%以上，远远高于白念珠菌的耐药率。根据 CHIF-NET 数据，我国念珠菌血症中热带念珠菌占 14.9%（48/322），其中氟康唑、伏立康唑耐药率均为 8.3%（4/48）。可以看出，无论是热带念珠菌的分离率还是对氟康唑及伏立康唑的耐药率，我国数据都明显高于同时期世界平均水平[10-11]。

上述数据提示，流行病学的不同和耐药数据差异及其相应变化凸显了抗真菌药物敏感试验的临床意义[12-13]。

（徐英春）

参 考 文 献

1. James Versalovic, Karen C. Carroll, Michael A. Pfaller, et al. Manual of clinical microbiology. 10th ed American Society for Microbiology, 2011

2. The European Committee on Antimicrobial Susceptibility Testing. Breakpoint tables for interpretation of MICs. Version 6.1, 2013. http://www.eucast.org

3. Clinical Laboratory Standards Institute. Method for antifungal disk diffusion susceptibility testing of yeasts; Approved guideline-Second edition. M44-A2

4. Clinical Laboratory Standards Institute. Reference method for broth dilution antifungal susceptibility testing of yeasts; approved standard-third edition. M27-A3

5. Clinical Laboratory Standards Institute. Reference method for broth dilution antifungal susceptibility testing of yeasts; Fourth informational supplement. M27-S4

6. Clinical Laboratory Standards Institute. Reference method for broth dilution antifungal susceptibility testing of filamentous fungi; approved standard-second edition. M38-A2

7. Clinical Laboratory Standards Institute. Method for antifungal disk diffusion susceptibility testing of nondermatophyte filamentous fungi; approved guideline. M51-A

8. Clinical Laboratory Standards Institute. Performance standards for antifungal disk diffusion susceptibility testing of filamentous fungi; informational supplement. M51-S1

9. Wang H, Xiao M, Chen SC, et al. In vitro susceptibilities of yeast species to fluconazole and voriconazole as determined by the 2010 National China Hospital Invasive Fungal Surveillance Net (CHIF-NET) study. J Clin Microbiol, 2012, 50 (12):3952-3959

10. Liu W, Tan J, Sun J, et al. Invasive candidiasis in intensive care units in China: in vitro antifungal susceptibility in the China-SCAN study. J Antimicrob Chemother, 2014, 69: 162-167

11. Pfaller MA, Diekema DJ, Gibbs DL, et al. Results from the ARTEMIS DISK Global Antifungal Surveillance Study, 1997 to 2007: a 10.5-year analysis of susceptibilities of Candida Species to fluconazole and voriconazole as determined by CLSI standardized disk diffusion. J Clin Microbiol, 2010, 48 (4):1366-1377

12. Pfaller MA1, Messer SA, Boyken L, et al. Evaluation of the NCCLS M44-P disk diffusion method for determining susceptibilities of 276 clinical isolates of Cryptococcus neoformans to fluconazole. J Clin Microbiol, 2004, 42(1):380-383

13. Brunella Posteraro, Riccardo Torelli, Elena De Carolis, et al. Antifungal Susceptibility Testing: Current Role from the Clinical Laboratory Perspective. Mediterr J Hematol Infect Dis, 2014, 6(1):e2014030

第三十四章
病毒耐药性

病毒(virus)是由一个核酸分子(DNA 或 RNA)与蛋白质构成的非细胞形态的依赖寄生生活的生命体。在人类传染病中 70% 以上是由病毒引起的,尽管现代医药科技的发展已经使许多难治性疾病得到了治疗,但病毒性疾病的治疗仍是摆在医学科学家面前的难题,特别是病毒耐药性的出现,使抗病毒药物的临床应用和新的抗病毒药物的开发面临着巨大的挑战。

病毒耐药检测主要分为两大部分,基因型检测和表型检测。其中基因型检测主要方法为 DNA 序列分析和分子杂交分析技术,检测方法较为成熟,临床上有明确的操作方法和步骤;表型检测以野生型和突变型对比检测为主,检测方法除单纯疱疹病毒(HSV)(注:CLSI 文件有明确的 HSV 表型检测方法和指导意见)外,均不够成熟,有待进一步发展。本章以明确病毒耐药机制、指导临床用药为核心,概述以下病毒的耐药机制、耐药性检测和检测方法评价。

第一节　人类免疫缺陷病毒的耐药性

人类免疫缺陷病毒(HIV)感染目前多采用多重药物联合治疗的用药方案,然而自 1996 年第一种核苷类反转录酶抑制剂上市至今,其耐药率逐年上升。虽然近些年来不断有针对不同靶位点的新药上市,但是病毒的高速复制和突变率使得临床用药依旧面临严峻的耐药形势,这就凸显了 HIV 耐药检测的重要性。

一、HIV 的耐药机制

目前,治疗 HIV 的五大类药物及其耐药机制如下:

1. 核苷类反转录酶抑制剂　核苷类反转录酶抑制剂(nucleoside reverse transcriptase inhibitor,NRTI)通过与脱氧核糖核苷三磷酸(deoxy-ribonucleoside triphosphate,dNTP)竞争,达到抑制病毒复制的目的[1]。耐药突变的宿主细胞能加快核苷类似物从新生 DNA 链中去除或者减少参与,起到抑制 NRTI 的作用,进而使宿主细胞发生耐药,国内临床指南推荐使用齐多夫定(ZDV),虽然近年来 ZDV 的耐药率有逐年上升的趋势,但是其作为临床基础用药的地位依旧没有改变。

2. 非核苷类反转录酶抑制剂　该药物的耐药性突变一般位于疏水袋,突变能降低药物与反转录酶的亲和力,导致治疗失败[2]。国内首选依非韦伦(EFV)、奈韦拉平(NVP),这两种药具有使用方便、不良反应少等优点。

3. 蛋白酶抑制剂　其耐药性的产生主要是由于底物结合窝发生结构性改变,从而导致药物对突变后蛋白酶的亲和力降低[3]。国内目前使用阿扎那韦/利托那韦(ATV/r)(ATV 300mg+RTV 100mg)和地瑞纳韦/利托那韦(DRV/r)(DRV 800mg+RTV 100mg)。单独使用蛋白酶抑制剂的临床效果不好,一般结合核苷类反转录抑制剂或非核苷类反转录抑制剂使用。

4. 整合酶抑制剂　整合酶抑制剂在体内通过两个突变路径引起耐药:①以 N155H 为主的突变;②以 Q148K/R/H 为主的突变。目前拉替格韦(Ral)为此类药物首选,多采用联合治疗方法,副作用较少。

5. 融合酶抑制剂　融合酶抑制剂通过阻止病毒与靶细胞膜融合达到抗病毒作用,因此在 gp41 的 HR1 区域催化部位出现突变位点可降低融合酶抑制剂的抗病毒效能[4]。

二、HIV 耐药性检测方法

（一）基因型检测

1. DNA 序列分析法（direct sequencing）　该方法不仅技术成熟，而且能够提供较为全面的耐药突变信息，并可以分析交叉耐药与多重耐药的情况，临床上多采用此方法进行耐药性监测。

2. 分子杂交分析法（hybridization）　此方法敏感性较 DNA 序列分析法高，但只能分析有限的耐药变异位点。同时存在对非 B 亚型及 B 亚型中插入和缺失突变不敏感问题[5]。

（二）表型检测

1. 基于活病毒的表型耐药检测方法　传统表型检测只能确定存在于外周血单个核细胞（PBMC）中病毒的敏感性，而不能直接评估血浆病毒；而使用特殊细胞系的表型耐药检测，快速简便，重复性好，但不能检测作用于病毒蛋白酶和整合酶的药物。

2. 基于假病毒的表型耐药检测　该方法主要基于将反转录聚合酶链式反应（RT-PCR）扩增的患者 *HIV*-1 基因插入载体中，通过产生的重组病毒进行表型耐药检测，此方法为欧洲指南推荐使用的表型检测方法。

3. 快速耐药性表型检测方法（非培养的表型检测）　此方法无需进行病毒培养，是利用生化方法来直接检测血浆中药物对 RT 和蛋白酶活性的影响。

4. 虚拟表型（virtual phenotype，vPT）　是在基因型分析的基础上，通过将感染者 HIV 的基因型与数据库的资料进行比对，从中找出基因型与感染相似表型的分析，间接推断感染者对各种抗病毒药物的敏感性（IC_{50}）[6]。

三、检测方法评价

1. 基因型检测　基因型耐药检测的主要优点是简单、快速、费用低，但在选择替代药物时仅依靠基因型耐药解释系统的结果往往不够合理，还应结合其他临床相关数据进行综合判断。

2. 表型检测　HIV 表型耐药性检测方法能直接测出 HIV 对药物的敏感度，并能揭示事先存在或交叉的耐药情况，有利于指导 HIV-1 感染者有效地用药。但结果易受实验室条件影响，因此对表型耐药性检测结果解释时应结合临床信息[7]。

第二节　乙型肝炎病毒和丙型肝炎病毒的耐药性

我国是肝炎大国，乙型肝炎和丙型肝炎的患者和携带者人数均居世界前列，这也使我国肝炎治疗的形势非常严峻。临床上多采用核苷类似物和干扰素的联合治疗乙肝和丙肝，其中核苷类似物中又以拉米夫定为代表药物，其五年耐药率高达 70%，所以深入明确乙肝和丙肝的病毒耐药机制不仅有利于临床用药的选择，更加有助于临床制订出更有利于患者的治疗方案。

一、HBV 耐药性

（一）HBV 的耐药机制

目前，治疗 HBV 的药物有 2 大类，其耐药机制如下：

1. 核苷（酸）类似物　引起病毒耐药的分子生物学基础是病毒的基因变异，针对不同的核苷（酸）类似物 HBV 的耐药变异位点不同。拉米夫定 1 年耐药率为 14%～32%，5 年耐药率高达 70%，其耐药位点主要是 rtM204I[8]。阿德福韦酯应用于拉米夫定耐药的挽救治疗，其主要的耐药位点是多聚酶区 rtN236T。替比夫定与拉米夫定耐药位点相同，但耐药率低。替诺福韦主要耐药位点是 rtAl94T[9]。恩替卡韦需要多个位点的突变才能出现耐药，因此耐药率低，它的主要耐药位点是 rtLl80M 和 rtM204V[10]。单药治疗的耐药位点目前研究较多，但交叉耐药、多耐药发生机制目前还不十分明确。

2. 干扰素　目前，干扰素已成为慢性病毒性肝炎治疗的主要药物，但其耐药机制还不明确。已有文献报道的可能与干扰素耐药相关的因素有：① I 型干扰素受体在肝组织内表达量；②肝炎患者肝组织内的可溶性（血浆内）IFNa/bR[11]。

（二）HBV 耐药性检测方法

1. 基因型检测

（1）DNA 序列分析法（direct sequencing）：该方法可检测已知和可能的未知耐药变异位点，是最常用的基因型耐药检测方法之一。缺点是灵敏度较差。

（2）聚合酶链反应-限制性片段长度多态性（PCR-RFLP）：是一种通过将扩增产物用限制性内切酶消化来判断有无基因耐药变异的方法。该方法较简便、实用，但难以胜任多位点变异的检测。

（3）实时 PCR（real-time PCR）：该方法操作简便，可检测变异发生率低于 10% 的耐药变异；缺点是仅能检测已知位点，同样难以实现一次进行多个耐药突变位点的检测[12]，现在国际上一般推荐使用此方法检测 HBV 耐药，国内临床上也多采用此方法。

（4）聚合酶链反应-逆向点杂交技术（PCR-RBD）：该方法可一次检出 10 余种至几十种突变位点。

（5）基因芯片技术（gene chip）：其基本原理与 RBD 技术相似，具有快速、高效、敏感、平行化和自动化等优点，但只可检测已知变异位点。

（6）限制性片段质谱多态性技术（RFMP）：该技术将 PCR-RFLP 技术与基质辅助激光解吸电离飞行时间质谱技术相结合，敏感、准确、重复性好，能够发现数量不足 HBV 准种池 1% 的变异株，但其仅能检测已知位点变异，且价格昂贵，很难在临床推广应用。

2. 表型检测　HBV 表型耐药分析的基本方法是将变异株与野生株的病毒基因组分别转染肝癌细胞系（如 Huh7 或 HepG2），比较病毒变异株相对于野生株对药物敏感性变化的倍数。目前用于表型耐药分析的系统主要有 3 种：无载体 HBV 瞬时转染系统、有载体 HBV 瞬时转染系统和 HBV 稳定复制细胞系[13]。

（三）检测方法评价

1. 基因型检测部分　HBV 基因型耐药分析是通过分析药物作用靶位基因序列的改变，进而推导相应氨基酸的改变，以确定病毒是否产生了基因型耐药，其前提是所检测的突变已被证实可以引起耐药。

2. 表型检测部分　耐药分析是确定某种基因变异是否与耐药相关的重要手段。根据半数有效剂量（IC_{50}），评估病毒变异株对药物敏感性的变化[14]。病毒基因突变并不一定都引起耐药，因此表型耐药分析比耐药相关基因检测更适用于临床。但目前表型耐药分析过程烦琐，不适用于临床常规开展。

二、HCV 耐药性

HCV 耐药检测在国际上并没有具体指南说明，且由于我国 HCV 感染的型别多为 1b 型，临床对药物反应好，所以在此不作为重点病毒进行说明。

（一）HCV 的耐药机制

目前，治疗 HCV 的药物有 2 大类，其耐药机制如下：

1. 直接抗病毒药物（direct-acting antivirals，DAA）　由于 HCV 的快速复制，而聚合酶缺乏校正活性，因此，在复制过程中病毒基因组会产生一批基因序列差异的病毒变异株，引起病毒耐药。目前常用的治疗药物是特拉泼维（telaprevir）和博赛泼维（boceprevir），其中特拉泼维（telaprevir）的主要耐药位点包括 V36、T54、R155 和 A156，其中，V36、T54、R155 变异可导致低度或中度耐药，而 A156V/T 可导致高度耐药[15]。博赛泼维（boceprevir）的耐药相关变异位点有 V36、T54、R109、R155、A156 以及 V170[16]。

2. α-干扰素　目前，约 60% 的慢性丙型肝炎患者在接受标准的抗病毒治疗，即 α-干扰素联合利巴韦林治疗后，仍不能清除体内的 HCV，导致治疗失败，但其耐药机制还不明确，涉及宿主因素、治疗因素及病毒因素。HCV 变异株种可逃逸 α-干扰素治疗，其原因主要是其逃逸 α-干扰素诱导的宿主反应，而不是逃逸 α-干扰素本身。

（二）HCV 耐药性检测方法

1. 基因型检测

（1）DNA 序列分析法（direct sequencing）：是当前最常应用的方法，它可进一步区分为 PCR 产物直接测序和克隆测序。只有当变异株在病毒群中所占比率大于 20% 时，PCR 产物直接测序法方可检出。而对于克隆测序而言，如果每份标本提取超过 80 份克隆，则可检出占病毒群比率约 5% 的变异株[17]。

（2）PCR-RFLP：此法特异性较高，但只能分析已知序列特定位点的基因突变。

（3）杂交分析法（hybridization）：主要包括线性探针分析法和基因芯片分析法。其中基因芯片分析法灵敏、方便，特异性高、信息量大，且成本较低，因而具有广阔的临床应用前景。

2. 表型检测　表型耐药是指通过体外培养 HCV 时加入不同浓度的药物，检测 HCV 序列上某个位点的变异导致 HCV 对于某种药物的敏感性下降,通常采用 IC_{50}/EC_{50} 的改变来衡量,同时评价突变对病毒复制能力的影响。

（三）检测方法评价

1. 基因型检测 HCV 基因型耐药分析所需时间短、敏感性和特异性高。但该法仅能用于检测已知的突变位点。

2. 表型检测 表型检测方法是确定耐药的金标准,可以检测出发生已知突变、新型突变或联合突变的耐药株或药物敏感性降低的毒株。但由于病毒株在体外培养过程中可发生新的耐药突变,应结合基因型检测结果和患者临床数据综合分析。

第三节　巨细胞病毒的耐药性

随着免疫缺陷患者和器官移植患者人数的增加,CMV 导致的人巨细胞病毒（HCMV）肺部感染、胃肠道感染和视网膜炎等疾病受到越来越多的关注。当前治疗该病毒的药物主要有核苷拟似物更昔洛韦（GCV）、核苷酸拟似物西多福韦（CDV）和焦磷酸盐拟似物膦甲酸钠（FOS）。自 1986 年分离到第一例耐更昔洛韦的 CMV 病毒株后,随着抗病毒药物的使用增加、较低的药物浓度以及患者体内高病毒负荷状况,耐药病毒株的数量也逐渐增多。CMV 耐药性的出现是患者疾病进展和治疗失败的一个重要因素,因此这一问题日益受到临床广泛关注。

一、CMV 的耐药机制

临床常用的抗 CMV 药物主要有更昔洛韦、西多福韦和膦甲酸钠,其中最常用的是更昔洛韦;膦甲酸钠常用于更昔洛韦无效的情况下;西多福韦主要用于治疗 AIDS 患者的视网膜炎。耐药性的突变通常出现于长期使用抗病毒药物的情况下,其原因很可能是因为病毒 DNA 多聚酶的校正读码功能极大地降低核苷酸的错参率。更昔洛韦最常见的耐药突变位点是磷酸转移酶基因（UL97）,UL97 突变能抑制药物的合成代谢,降低更昔洛韦的磷酸化作用,抑制其转化成有活性的细胞内三磷酸盐复合物[18]。此外,DNA 多聚酶基因（UL54）突变也与耐药有关,UL54 突变后可能导致对更昔洛韦、膦甲酸钠都产生耐药。

二、CMV 耐药性检测方法

（一）基因型检测

1. DNA 序列分析法（direct sequencing） 是最常用的基因型耐药检测方法之一,既可检出已知突变,也可检出未知突变,并且能发现新的耐药突变位点。但该方法灵敏度低。

2. PCR-RFLP CMV 的耐药突变大多集中在 UL97 基因。密码子 460 和 594 的突变可导致内切酶位点的消失,而密码子 520 和 595 的突变可导致内切酶位点的增加。该法操作简便、快捷,适用于多种标本（血浆、脑脊液等）,缺点是不能发现不导致限制性内切酶图谱发生改变的耐药突变。

（二）表型检测

1. 空斑试验 空斑试验是检测 CMV 耐药的金标准,但由于空斑试验耗时长（4~6 周）,不便于在临床实验室中广泛应用。此方法主要检测病毒体复制被抗病毒药物的抑制情况[19]。

2. DNA 杂交 前期试验步骤同空斑试验相似,然后用 ^{125}I 标记 CMV 探针监测 CMV 在抗病毒药物中 DNA 合成被抑制的情况,主要检测病毒 DNA 合成的抑制情况。其不足之处是试验过程中需使用放射性核素。

3. ELISA 和流式细胞仪 原理是用过氧化物酶。免疫荧光的方法来检测病毒表达抗原的改变。主要用于监测一种或几种病毒蛋白被抑制的情况。

三、检测方法评价

1. 基因型检测部分 基因型检测是建立在 CMV 基因组中耐药性突变的基础上,只能用于检测表型检测已证实的与耐药相关的基因突变[20]。

2. 表型检测部分 表型检测是检测细胞培养基中的病毒复制,根据药物的浓度和病毒的生长状况来计算 IC50,进而把病毒分为敏感型和耐药型[21]。但该方法的周期很长,临床应用受限。

（赵晓涛　线海鹏）

参考文献

1. de Mendoza C, Jiménez-Nacher I, Garrido C, et al. Changing

patterns in HIV reverse transcriptase resistance mutations after availability of tenofovir. Clinical Infectious Diseases, 2008, 46 (11):1782-1785

2. Panel on Antiretroviral Guidelines for Adults and Adolescents. Guidelines for the use of antiretroviral agents in HIV-1-infected adults and adolescents. Department of Health and Human Services, 2009:1-161

3. De Clercq E. Anti-HIV drugs:25 compounds approved within 25 years after the discovery of HIV. International Journal of Antimicrobial Agents, 2009, 33(4):307-320

4. Garcia JM, Gao A, He P L, et al. High-throughput screening using pseudotyped lentiviral particles:A strategy for the identification of HIV-1 inhibitors in a cell-based assay. Antiviral Research, 2009, 81(3):239-247

5. Hirsch MS, Günthard HF, Schapiro JM, et al. Antiretroviral drug resistance testing in adult HIV-1 infection:2008 recommendations of an International AIDS Society-USA panel. Clinical Infectious Diseases, 2008, 47(2):266-285

6. Marconi VC, Sunpath H, Lu Z, et al. Prevalence of HIV-1 drug resistance after failure of a first highly active antiretroviral therapy regimen in KwaZulu Natal, South Africa. Clinical Infectious Diseases, 2008, 46(10):1589-1597

7. Poon AFY, Aldous JL, Mathews W C, et al. Transmitted drug resistance in the CFAR network of integrated clinical systems cohort:prevalence and effects on pre-therapy CD4 and viral load. PloS One, 2011, 6(6):e21189

8. Lok AS, Zoulim F, Locarnini S, et al. Antiviral drug-resistant HBV:Standardization of nomenclature and assays and recommendations for management. Hepatology, 2007, 46(1):254-265

9. Pawlotsky JM, Dusheiko G, Hatzakis A, et al. Virologic monitoring of hepatitis B virus therapy in clinical trials and practice:recommendations for a standardized approach. Gastroenterology, 2008, 134(2):405-415

10. Ghany M, Liang TJ. Drug targets and molecular mechanisms of drug resistance in chronic hepatitis B. Gastroenterology, 2007, 132(4):1574-1585

11. Inoue J, Ueno Y, Wakui Y, et al. Four-year study of lamivudine and adefovir combination therapy in lamivudine-resistant hepatitis B patients:influence of hepatitis B virus genotype and resistance mutation pattern. Journal of Viral Hepatitis, 2011, 18(3):206-215

12. Locarnini S. Primary resistance, multidrug resistance and cross-resistance pathways in HBV as a consequence of treatment failure. Hepatology International, 2008, 2(2):147-151

13. Marcellin P, Heathcote EJ, Buti M, et al. Tenofovir disoproxil fumarate versus adefovir dipivoxil for chronic hepatitis B. New England Journal of Medicine, 2008, 359(23):2442-2455

14. Keeffe EB, Dieterich DT, Han SHB, et al. A treatment algorithm for the management of chronic hepatitis B virus infection in the United States:2008 update. Clinical Gastroenterology and Hepatology, 2008, 6(12):1315-1341

15. Sarrazin C, WKieffer T L, Bartels D, et al. Dynamic hepatitis C virus genotypic and phenotypic changes in patients treated with the protease inhibitor (Telaprevir). Gastroenterology, 2007, 132(5):1767-1777

16. Bartels DJ, Zhou Y, Zhang EZ, et al. Natural prevalence of hepatitis C virus variants with decreased sensitivity to NS3·4A protease inhibitors in treatment-naive subjects. Journal of Infectious Diseases, 2008, 198(6):800-807

17. 成军.慢性丙型肝炎直接抗病毒药物耐药研究进展.首都医科大学学报, 2012, 33(4):530-533

18. Marfori JE, Exner MM, Marousek GI, et al. Development of new cytomegalovirus UL97 and DNA polymerase mutations conferring drug resistance after valganciclovir therapy in allogeneic stem cell recipients. Journal of Clinical Virology, 2007, 38(2):120-125

19. Hantz S, Michel D, Fillet AM, et al. Early selection of a new UL97 mutant with a severe defect of ganciclovir phosphorylation after valaciclovir prophylaxis and short-term ganciclovir therapy in a renal transplant recipient. Antimicrobial Agents and Chemotherapy, 2005, 49(4):1580-1583

20. Chevillotte M, Schubert A, Mertens T, et al.Fluorescence-based assay for phenotypic characterization of human cytomegalovirus polymerase mutations regarding drug susceptibility and viral replicative fitness. Antimicrobial Agents and Chemotherapy, 2009, 53(9):3752-3761

21. Iwasenko JM, Scott GM, Rawlinson WD, et al. Successful valganciclovir treatment of post-transplant cytomegalovirus infection in the presence of UL97 mutation N597D. Journal of Medical Virology, 2009, 81(3):507-510

第五篇

临床微生物学与医院感染控制

第三十五章
医院感染概述

医院感染是医疗过程中发生的最常见的不良事件。据 WHO 估计，全球每年有数以亿计的患者发生医院感染，导致住院时间延长，并发症、后遗症发生率提高，抗菌药物耐药性上升，医疗费用增加，甚至造成不必要的死亡[1]。目前，尚无医疗机构或国家能够解决此问题。由于大多数国家缺乏有效的医院感染监控系统，加之医院感染的诊断复杂、缺乏统一的诊断标准，医院感染造成的全球负担尚无准确资料，可以肯定的是，中、低收入国家的医院感染负担比高收入国家高数倍。

第一节 流 行 病 学

医院感染(hospital infection，HI)，也称为医院内感染(nosocomial infection，NI)、医源性感染(iatrogenic infection)、医院获得性感染(hospital-acquired infection，HAI)、医疗机构相关性感染(health-care-associated infection，HAI，HCAI)，现多使用"医疗机构相关性感染"一词，指患者在入院时不存在，也不处于潜伏期，而是在医疗卫生机构中发生的感染，包括在医疗卫生机构获得、出院以后出现临床表现的感染，以及医务工作者的职业性感染。简言之，指在医疗卫生机构中获得的感染，可累及患者、探视者、医务人员等。

在欧洲，医院感染每年导致患者延长 1600 万个住院日，增加 11 万例死亡，约花费 70 亿欧元；导管相关性血流感染增加住院日 4~14 天，每例次增加费用 4200~13 030 欧元。美国监测结果显示，2002 年医院感染导致 9.9 万例死亡，2004 年医院感染医疗费用约为 65 亿美元，机械通气相关性肺炎病死率为 7%~30%，每例患者花费 1~2.5 万美元。在发展中国家，医院感染导致患者住院日增加 5~29.5 天。文献报道，低、中等收入国家医院感染发病率为 10.1%~15.5%，以手术部位感染最常见，发病率为每 100 例手术患者中 11.8 例感染；ICU 中医院感染发病率高于高收入国家至少 2~3 倍；某些研究显示，器械相关性感染发病率高于美国 13 倍[1]。

一、常见病原体

几乎所有病原体都可以导致医院感染。医院感染病原谱随着医疗技术的发展及抗菌药物的使用而发生改变。

抗菌药物问世以前，主要是革兰阳性细菌，尤其是化脓性链球菌、金黄色葡萄球菌感染。青霉素类等具有抗葡萄球菌活性的抗菌药物使用后，大肠埃希菌、铜绿假单胞菌等革兰阴性细菌成为重要的病原菌。近年来，广谱抗菌药物的使用、侵入性诊疗措施的日益增多，导致多重耐药细菌分离率升高，如表皮葡萄球菌、肠球菌等耐药革兰阳性细菌、MRSA。多重耐药细菌在城市内、国家间传播屡有报道，如多重耐药的铜绿假单胞菌、鲍曼不动杆菌在城市内传播，多重耐药产气肠杆菌、碳青霉烯类耐药的肠杆菌科细菌在国家间传播。此外，在美国等发达国家，实施预防新生儿 B 群链球菌感染方案后，极低体重新生儿早发性细菌性脓毒症病原谱发生了变化，B 群链球菌脓毒症减少，大肠埃希菌脓毒症增加。

病毒是医院感染的重要病原体。病毒感染季节，儿科及老年病区易发生相应病毒的医院传播。重要的医院感染病毒包括呼吸道病毒，尤其是流感病毒和呼吸道合胞病毒；麻疹病毒、风疹病毒等经呼吸道传播的病毒;肝炎病毒;人类免疫缺陷病毒。其中,乙型肝炎病毒、丙型肝炎病毒和人类免疫缺陷病毒的传播依赖于血液、其他体液,或经器官移植手术将感染者组织移植给未感染者。轮状病毒亦是医院感染的重要病原体,尤其是 5 岁以下儿童及老年人易感,能引起免疫缺陷患者胃肠炎。儿科病房获得性胃肠炎中,约 50% 病例是由轮状病毒引起。

许多情况下,真菌是条件致病菌,导致免疫功能低下患者感染,或者接受侵入性操作患者感染。国内外研究显示,真菌已成为重要的医院感染病原菌。常见的医院感染真菌包括白念珠菌、曲霉菌、新型隐球菌、隐孢子菌属、放线菌、球孢子菌、组织胞浆菌等。近年来,念珠菌引起的血流感染增多,导致氟康唑处方量增加,继而出现热带念珠菌等非白念珠菌感染比例增加。曲霉存在于灰尘和土壤,在医院建设过程中经空气传播导致医院感染。

在输血或免疫功能低下时,寄生虫也可引起医院感染,如输血疟疾。人肺孢子菌病与弓形虫病常发生于器官移植后大剂量免疫抑制剂治疗者。兰氏贾第鞭毛虫等寄生虫容易在成人和儿童中传播。疥螨可在医疗机构中反复引起暴发。原虫感染少见。

二、感染源

与社区获得性感染不同的是,医院感染来源包括受感染的患者或携带者、污染的诊疗设施(医疗器械等)环境。

根据病原体是否来源于患者自身,医院感染分为内源性感染和外源性感染。

内源性感染指病原体来自患者自身的感染,又称自身感染。通常发生在患者接受诊疗的过程中,由腔道或体表正常菌群感染所致,与患者自身的正常菌群转移到其他部位,或组织受损、不合理的抗菌药物使用导致局部某些细菌过度生长有关。

外源性感染指感染来自于自身以外的其他患者、医务人员、探视者,感染源可能是有临床表现的患者,或处于潜伏期的感染者、病原体携带者,此外,外源性感染也包括通过接触污染的诊疗设施(含器械、药物)以及环境而发生的感染。通常将在医院内自其他患者或工作人员获得的感染称为交叉感染,接触污染的诊疗设施以及环境等无生命物体引起的感染称为环境感染。交叉感染、环境感染均属于外源性感染。

三、感染途径

外源性感染传播途径与社区感染相同,包括接触传播、空气传播、虫媒传播、共同途径。主要感染方式为:

1. 直接接触感染　因接触感染源机体、血液或其他体液,或接触污染的环境、物品、水及器械等而发生的感染。金黄色葡萄球菌、化脓性链球菌(皮肤)、革兰阴性杆菌(尿道、尿道周围)等经直接接触传播。

2. 间接接触感染　因接触被感染源感染的人,或被感染源污染的环境、物品等而发生的感染。如医务人员被感染源感染后,病原体在鼻咽部定植,成为暂时性或永久性携带者,通过直接接触将所携带的病原体传播给患者、探视者、其他医务人员;接触被感染源污染的物品,环境,医务人员、探视者、其他患者的手等。沙门菌属、假单胞菌属等肠道革兰阴性杆菌经污染的物品间接传播(如内镜)。静脉输液中的革兰阴性杆菌、消毒剂中的铜绿假单胞菌、血液及血液制品中的 HBV、HIV 等、食物中的沙门菌属、弯曲菌属,均可通过其污染的媒介传播。

3. 经空气飞沫感染　因接触被感染源污染的飞沫或灰尘而发生的感染。结核分枝杆菌、军团菌、曲霉、水痘-带状疱疹病毒、麻疹病毒等存在于直径<5μm 飞沫核,脑膜炎奈瑟菌、化脓性链球菌(咽炎)、白喉棒杆菌、呼吸道合胞病毒等存在于直径>5μm 的飞沫核。

4. 其他　虫媒传播、粪-口传播(志贺菌属、甲型肝炎病毒等)在医院感染中少见。

内源性感染病原体来自患者自身,感染途径常与诊疗过程有关,如皮肤黏膜损伤、不合理地使用抗菌药物导致局部某些病原体过度生长。

四、易感人群

医院感染重点部门包括重症监护病房、手术室、血液透析室、新生儿室、产房、内镜室、口腔科和导管室等,重点环节包括各种插管、注射、手术、内镜诊疗操作、消毒供应等。

易感人群为老年人、新生儿、严重基础病患者、术后患者、免疫抑制剂治疗患者、长期使用抗菌药物患者、接受侵入性诊疗操作患者。无论是意外创伤,还是诊疗操作导致创伤,均因破坏机体正常防御机制而易发生感染。

此外,罹患肝脏疾病、糖尿病、恶性肿瘤、HIV、皮肤损伤、肾衰竭、中性粒细胞减少、使用免疫抑制剂或激素等患者,对感染敏感性增加。

五、临床表现

除需确定感染来源于医院内或识别感染发生的时间外,医院感染的临床表现及诊断无特殊性。医院感染按临床诊断报告,力求做出病原学诊断。通常将发生于入院48小时后的感染诊断为医院感染。以下情况也诊断为医院感染:超过平均潜伏期的感染;与上次住院有关的感染;在前一所医院获得的感染;住院期间新的部位、新的病原体感染;新生儿经产道发生的感染;诊疗措施激活的潜在性感染,如疱疹病毒、结核分枝杆菌。入院时处于潜伏期的感染,不属于医院感染。社区获得性感染可能经患者带入医院,感染患者、探视者及医务人员,导致医院感染,也可能在患者出院后出现临床表现。医务人员的职业感染属于医院感染。

下列情况不属于医院感染:皮肤黏膜开放性伤口只有细菌定植而无炎症表现;由于创伤或非生物性因子刺激而产生的炎症表现;新生儿经胎盘获得(出生后48小时内发病)的感染,如单纯疱疹、弓形体病、水痘等;患者原有的慢性感染在医院内急性发作等。

第二节 医院感染控制计划

医院感染控制的目的是努力减少患者及医务人员感染的危险性。医院感染控制计划分国家、地方、医疗机构三个层面。

国家(或地方)卫生行政部门医院感染控制计划包括确定与国家(或地方)卫生保健相适应的感染控制目标;建立和更新医院感染监测、预防和实践指南;建立全国性目标感染监测体系并评价干预措施的效果;制定医务人员岗前培训计划和继续教育计划;保障市售医用材料和产品卫生安全;鼓励医疗机构开展医院感染监测,并反馈结果。感染控制计划的制定需要相关专家委员会及专业学术组织参与,卫生行政部门、机关或其他团体等专门机构监督实施。

医疗卫生机构是医院感染控制的重点。本节主要介绍医疗机构感染控制计划。

一、组织和计划

预防医院感染是每位医务人员的职责,也是医疗机构的职责。医疗机构管理者应重视患者和医务人员感染预防,制订年度计划。医院感染控制年度计划应包括评价感染控制措施效果;推动良好的医疗卫生实践,如正确隔离、消毒与灭菌以及其他医疗实践;人员培训;流行病学监测,并提供足够的资源支持计划的实施。

医疗卫生机构应设立医院感染管理委员会和感染控制小组。

2006年9月1日实施的《医院感染管理办法》[国家卫生与计划生育委员会(原卫生部)第48号令]规定,医院感染管理委员会由医院感染管理部门、医务部门、护理部门、临床科室、消毒供应室、手术室、临床检验部门、药事管理部门、设备管理部门、后勤管理部门及其他有关部门的主要负责人组成,主任委员由医院院长或者主管医疗工作的副院长担任。委员会的职责是:认真贯彻医院感染管理方面的法律法规及技术规范、标准,制定本医院预防和控制医院感染的规章制度、医院感染诊断标准并监督实施;根据预防医院感染和卫生学要求,对本医院的建筑设计、重点科室建设的基本标准、基本设施和工作流程进行审查并提出意见;研究并确定本医院的医院感染管理工作计划,并对计划的实施进行考核和评价;研究并确定本医院的医院感染重点部门、重点环节、重点流程、危险因素以及采取的干预措施,明确各有关部门、人员在预防和控制医院感染工作中的责任;研究并制定本医院发生医院感染暴发及出现不明原因传染性疾病或者特殊病原体感染病例等事件时的控制预案;建立会议制度,定期研究、协调和解决有关医院感染管理方面的问题;根据本医院病原体特点和耐药现状,配合药事管理委员会提出合理使用抗菌药物的指导意见,以及其他有关医院感染管理的重要事宜。

感染控制小组是感染控制专业人员,由感染控制专家和感染控制工作人员(infection control

persons,ICPs)组成,其合理的人员结构和数量因医疗机构类型、临床需要和资源而异。感染控制小组及感染控制工作者的职责是:落实感染控制日常工作;医院感染监测;医院感染培训;起草感染控制计划、制定并更新感染控制手册供感染控制委员会和管理部门讨论、审批;评价医用材料和产品发生医院感染的危险性;控制灭菌和消毒。

在许多国家,感染控制工作人员由护士担任,为专职人员,感染控制专家为兼职。在美国,感染控制专家多由经流行病学培训的感染科医师担任,而欧洲多由临床微生物学家担任,他们在行政上属于各自学科,如感染科或临床微生物科,其职责是感染性疾病的临床会诊、制定暴发调查和控制方案、分析流行病学调查结果以确定感染控制重点、培训临床医师等。

医疗卫生机构应发布便于医务人员执行的医院感染预防手册,以指导患者护理和实践。该手册由感染控制小组制定和更新,感染控制委员会审核并批准。

二、职责

医院管理者、医生、护士、微生物专业人员、药剂师、后勤人员等所有医务人员都具有预防医院感染

的职责。

概括而言,管理者的职责是保障、监督检查医院感染控制计划的实施,参加暴发调查。医生在医院感染预防和控制中具有保护患者免受医院感染的侵害、诊疗过程中减少医院感染的发生、报告医院感染病例等重要职责。

医护人员有责任执行感染控制指南,熟悉感染发生和传播的预防知识,在患者住院期间确保执行相关措施。高级护理管理人员参加感染控制委员会、制定护理人员培训计划、监督护理政策及特殊病区感染控制技术的实施、促进护理技术的发展。病房护士执行感染控制技术,发现任何感染征兆立即报告主治医师,在医师不能及时赶到时,根据感染征象隔离患者、采集标本。

临床微生物专业人员的职责是制定标本采集、运送规范,以获得合格、有价值的标本;建立科学、有效的标本处理程序,以获得准确的检测结果;处理取自患者和医务人员的标本,尽可能检测其中的病原体;采用国际标准化的抗微生物药物敏感性试验方法,定期总结报告耐药性监测结果;及时将具有流行病学意义的结果通知相关人员;建立生物安全规程,预防工作人员发生实验室感染;监测消毒、灭菌效果,必要时进行环境监测;必要时进行医院感染病原体的流行病学分型。

第三节　预防和控制措施

医院感染的预防和控制措施取决于传播途径。医务人员必须遵守标准预防或常规预防措施,某些情况下,还需执行特殊预防措施。

一、标准预防措施

标准预防是将所有血液、体液、分泌物、排泄物(除汗液)、破损皮肤、黏膜视为具有感染性、可传播病原体加以防护。标准预防适用于所有医疗卫生机构,以及所有患者的处理。

标准预防措施包括:洗手和手消毒(手卫生);根据可能的暴露,使用个人防护设备;正确处理污染的设备及棉制品;预防锐器伤;环境清洁和溢出管理;正确的废弃物处理等。

所有医务人员应遵循标准预防措施,即限制医务人员接触所有破损的皮肤、黏膜,以及血液、体液,

当进行可能导致污染的接触时,必须戴手套,可能污染衣服或面部时,应保护性着装;处理所有尖锐物品时应小心,避免锐器伤;立即清洁溢出的感染物质;保证每个患者使用经消毒灭菌的合格物品(包括器械);正确处理废弃物。

保护性着装包括穿隔离衣及戴手套、口罩。隔离衣应为易清洗的材料,背后有纽扣或拉链,必要时使用塑料围裙防护。口罩采用布或纸质的外科口罩以防飞溅。

二、针对性预防措施

除上述标准预防措施外,还应针对感染病的传播途径采取相应的预防措施:

1. 经空气传播感染的预防措施(飞沫核$<5\mu m$) 病房应具有合适的通风设备,包括尽可能使用负

压、关门、换气(至少每小时 6 次),医务人员在病房内应实施呼吸道防护(如戴 N95 口罩)。限制患者离开病房。

2. 经飞沫传播感染的预防措施(飞沫核>5μm) 患者尽可能住单人病房,医务人员在病房内戴口罩。限制患者离开病房,如若离开病房,应戴外科口罩。

3. 经接触传播感染的预防措施 患者尽可能住单人病房,或相同感染患者住同一间病房;医务人员进入病房时应戴手套,接触患者或接触污染的物体或物品时穿隔离衣,接触患者前后、离开病房时洗手;正确的环境和器械清洁、消毒和灭菌。限制患者离开病房。适用于肠道感染、不能控制的腹泻、多重耐药菌(multi-drug-resistant organisms, MDROs)传播等。

4. 多种传播途径感染的预防措施 对于SARS 病毒、耐万古霉素金黄色葡萄球菌等毒性大或特殊的病原体,可能存在多种传播途径,应采取严密的隔离措施,包括患者住隔离病房或单人病房;进入病房的所有人员必须戴口罩、手套、帽子及眼罩,穿隔离衣,进出病房要洗手;使用一次性器械;消毒医疗器械、被服;每天消毒,出院时终末消毒;正确运送和管理患者的检验标本;焚烧针头、注射器、排泄物、体液、鼻咽分泌物;限制探视者和工作人员进入病房。

三、MDROs 感染

近年来,MDROs 已经逐渐成为医院感染的重要病原菌。预防和控制其感染和传播的有效措施包括:

1. 手卫生 在直接接触患者前后、对患者实施诊疗护理操作前后、接触患者体液或者分泌物后、摘掉手套后、接触患者使用过的物品后以及从患者的污染部位转到清洁部位实施操作时,都应当严格实施手卫生。手被明显污染时,应当洗手,无明显污染时,可以使用速干手消毒剂进行手消毒。

2. 隔离 对多重耐药菌感染、定植患者实施隔离措施,首选单间隔离,也可以将同类感染或定植患者安置在同一房间。医务人员接触多重耐药菌感染或者定植患者的伤口、溃烂面、黏膜、血液和体液、引流液、分泌物、痰液、粪便时,应当戴手套,必要时穿隔离衣,完成操作后,及时脱去手套和隔离衣。

3. 无菌技术 遵循无菌操作规程,尤其在实施中心静脉置管、气管切开、气管插管、留置尿管、放置引流管等操作过程中。

4. 环境卫生管理 对多重耐药菌感染、定植患者的病房进行清洁和消毒。每天清洁和擦拭消毒患者经常接触的物体、设备设施。

5. 抗菌药物合理应用 严格执行抗菌药物临床应用的基本原则,正确、合理地实施给药方案,以减少或者延缓多重耐药菌的产生。

MDROs 通常经医务人员的手传播。此类病原体传播的预防措施为:①及早发现感染或携带者;②感染或携带者住单人病房或携带相同病原体者集中于同一病房,病房门口做特殊标示以提醒医护人员;③戴手套、穿隔离衣或围裙,处理 MDROs 污染物品;④接触感染者后洗手,或使用速干手消毒剂;⑤感染或携带者可使用抗菌清洁剂清洗或洗澡,如氯己定擦浴;⑥小心处理医疗器械、被服、废弃物等;⑦鼻腔携带者可用莫匹罗星局部涂抹治疗;⑧减少工作人员和携带者转换病房;⑨明确规定解除隔离的时间。[2]

四、医务人员医院感染预防和控制

医务人员存在职业暴露获得感染的风险,并且可能将其传播给患者和其他医务人员。因此,必须制定计划以预防和控制医务人员感染。

医务人员医院感染预防和控制计划包括:①上岗前健康检查,记录免疫接种史、传染病(如结核病)暴露史;②了解免疫状况,通过血清学检查评估既往感染,如水痘带状疱疹病毒、结核菌素试验反映既往结核分枝杆菌感染;③免疫接种,必要时接种甲型肝炎、乙型肝炎、麻疹、腮腺炎、风疹、破伤风、白喉相应疫苗,每年接种流感疫苗,特殊情况下接种水痘疫苗;④制定并实施特殊病原体暴露后处理方案,如人类免疫缺陷病毒(HIV)、甲型肝炎病毒、乙型肝炎病毒、丙型肝炎病毒、戊型肝炎病毒、脑膜炎奈瑟菌、结核分枝杆菌、水痘带状疱疹病毒、白喉棒杆菌、百日咳博代杆菌和狂犬病毒。

乙肝病毒、丙肝病毒和艾滋病毒是最常见的经血液传播的病原体,医务人员因锐器伤等暴露于这些病原体后处理程序为:①暴露报告:报告暴露时间和日期、暴露方式、部位、持续时间及暴露者详情(如:乙肝疫苗接种及免疫应答)。②暴露处理:皮肤破损和黏膜表面的污染用肥皂、清水清洗。③风险评估：根据感染源病原体种类、浓度、暴露的类型和程度评估感染的风险。尽早采集暴露者血液标本进行相应病原体检查，并定期检查血清转化。深部损伤、器械进入血管、器械上有肉眼可见的血液、感染源的病毒含量高等因素增加感染风险。④针对暴露的病原体开展必要的预防性治疗[3]。

（孙自镛）

第三十六章
医院感染调查和处理

随着医学和科技的发展、新诊疗技术的引进、新病原菌、耐药菌出现,以及免疫功能低下患者增加,医院感染危险因素、易感人群日益增多,需要通过监测及时发现医院感染危险因素,通过调查发现需要改善的医院感染控制措施。

第一节　医院感染监测

医院感染监测是评价感染控制效果必不可少的首要步骤。通过医院感染监测,可以增强医务人员、管理者对医院感染和抗微生物药物耐药性的认识,理解感染控制预防措施的必要性。通过分析医院感染监测结果,可以了解医院感染发生率、分布、危险因素、流行趋势,评价预防措施效果,以便及时调整医院感染控制计划、改善诊疗实践,最终目的是降低医院感染率、减少医院感染造成的损失。医院感染率是评价医疗卫生机构医疗质量和患者安全的一项重要指标。

医院应参加地方性、地区性、全国性或国际性监测网,在保密的基础上,与网上类似医疗机构共享监测资料相互比较,以便制定标准和了解趋势。

一、策略

医院感染监测的基本原则是:选择调整危险率等实用的质量指标;有效、及时地反馈监测结果;认真落实干预措施;通过持续监测,发现趋势性变化,评价干预效果。

医院感染监测分为主动监测和被动监测。主动监测是指通过感染控制小组前瞻性调查获得医院感染现患率或发病率等资料。被动监测是指通过感染控制小组以外人员报告或自实验室监测资料、出院病历记录获得感染信息。被动监测敏感度较低,推荐采用主动监测。

近年来,医院感染监测多选择对死亡率、发病率、医疗费用(如额外住院日、治疗费)增加有意义的、可以避免的感染为对象,开展"目标性监测"。常见的监测目标有:①以感染部位为目标,如机械通气相关性肺炎、导管相关性血流感染、手术部位感染;②以高危病房为目标,如重症监护病房、外科病房、肿瘤/血液病房、烧伤病房、新生儿病房等;③优先项目:与某机构有关的特殊项目,如长期护理机构导尿患者的泌尿道感染监测、多重耐药菌感染监测。

二、方法

简单计数感染病例数量,只能获得非常有限且难以解释的资料,需要全面、深入地分析资料,定量描述人口基本特征,以便进行比较、解释差异。危险因素分析需要收集感染及非感染患者信息,再计算感染率及调整危险率。

医院感染监测指标通常以"率"表示。率是以感染或所观察的感染患者数量为分子,以危险人群或危险患者住院日为分母,两者相除所得的商,常用发病率、现患率、罹患率三个指标。

现患率和发病率的分母为所监测人群或暴露于某种危险因素的患者。

现患率调查,又称为横断面调查。在指定时间内,全院或所选择的病房住院患者中发现的指定感染的所有患者,经计算获得现患率,如:导尿患者的尿道感染现患率(%)=(指定时间内发生尿道感染的导尿患者数量/同期导尿患者数量)×100%。

现患率调查简单、快速,较为便宜。开展现患率调查评估所有病房、所有感染类型、所有患者的当前问题,有助于确定后续的监测目标及监测计划。反复开展现患率调查,多次比较病房或医院的感染率有助于监测感染趋势。值得注意的是,现患率受患者住院天数和感染天数的影响,感染患者住院时间较长,导致过高估计患者获得感染的危险性。

发病率调查,又称为持续/纵向调查,是在指定时间内,监测特定人群中的所有新感染患者,可获得罹患率、感染比例和发病率资料。罹患率与发病率都是测量新发病例的频率指标,区别在于罹患率用于衡量小范围、短时间内新发病例的频率。例如:住院患者尿道感染罹患率(%)=(一定时期内尿道感染新病例数/同期住院患者数)×100%;手术患者手术部位感染罹患率(%)=(一定时期内新发手术部位感染患者数/同期手术患者数)×100%。1000个患者住院日血流感染发病率=(一定时期内新发血流感染患者数/同期患者住院日总数)×1000‰;1000个患者住院日机械通气相关性肺炎发病率=(一定时期内新发机械通气相关性肺炎患者数/同期机械通气患者住院日总数)×1000‰。

发病率是通过计算暴露于危险因素的天数或患者住院日和(或)随访天数获得,更明确地反映危险性,有助于追踪感染趋势、分析感染和危险因素,利于医院间和病房间的比较。然而,与现患率调查相比,发病率监测需要投入更多的人力、时间和经费,因此,常仅选择重症监护病房等高危病房进行动态监测,或在限定时间内选择重点感染和专科开展监测(如在外科开展3个月监测)。

三、步骤

医院感染监测是一个循环过程,大致分为四个步骤,即:①选择明确、实用、有效的监测目标并收集资料;②分析、解释、比较、讨论所获得的资料,形成监测报告后,及时向相关人员反馈;③根据监测发现的危险因素制定相应的干预措施,并组织实施;④再监测,以评价干预措施的效果并发现新的监测目标。

医院感染监测可通过临床微生物学检验报告、医院感染控制专职人员巡视病房及查阅病例、医务人员主动报告,以及尸检报告、医务人员健康记录、随访出院患者等途径收集资料,也可通过分析资料发现医院感染线索。

值得注意的是,根据临床微生物学检验报告进行医院感染监测敏感度较低。原因为:①并非所有的感染均采集标本进行病原学检查;②不合格标本导致假阳性或假阴性结果;③有些病原体检测技术未常规开展(如病毒分离);④新出现的病原体。若临床重视感染性疾病的病原学诊断,微生物学检验对泌尿道感染、血流感染和多重耐药细菌感染的监测是可靠的,因为这些感染诊断主要依据微生物学检查。

医院感染监测资料分析包括人员描述、危险暴露和感染率、患者分组比较(采用有意义的检测)、多次比较率等。为了获得满意的样本量和监测长期趋势,推荐持续监测或在足够时间内定期间断监测。所研究的危险因素根据危险性分层,采用危险修正率进行比较。修正率将病房或医院监测结果与其既往结果进行比较,也可以和其他相似病房、医院或有相似危险水平的患者群体进行比较。

第二节　暴发的处理

暴发(outbreak)指在病例定义、实验室诊断、监测方法不变的前提下,感染率异常增高或出现新感染性疾病。医院感染暴发应尽早发现、及时调查,否则导致病死率上升、损失增加,造成严重后果。研究表明,10%的医院感染呈聚集性,其中4%为暴发,6%为聚集。所谓聚集(cluster)是指一定时间内某地出现的病例数或发病率不高于正常水平。通常,暴发是少数,是可以预防和控制的。通过暴发调查,可以不断提高医疗水平。

一、识别暴发

当医疗机构或其科室的患者中,短时间内出现3例以上临床综合征相似、怀疑有共同感染源的感染病例,或者3例以上怀疑有共同感染源或感染途径的感染病例现象时,为疑似医院感染暴发。疑似医院感染暴发通常由护士、医生、微生物学家、其他医务人员首先发现,或通过医院感染监测计划发现。

早期发现暴发并采取相应控制措施,有助于限制病原体的传播。暴发控制措施因病原体和传播方式而异,但应包括隔离措施、护理改进和环境清洁。

二、调查暴发

暴发调查的目的是控制本次暴发,防止同类暴发再次发生。具体步骤如下:

(一) 初步评估

该步骤的目的是证实暴发,确定是否需要启动暴发调查。

在开展全面调查前,医疗卫生机构应先成立调查小组并明确其权力。暴发调查小组成员由与暴发相关人员和部门,以及感染控制人员组成。

通过分析资料判断暴发的存在。资料分析包括:①初步信息中可能的感染病例、微生物学资料、问题的严重性和人口学资料、地点、时间;②确定病例定义、实验室诊断、监测方法无改变,即排除因诊断、监测方法敏感性提高导致病例数增加;③定义初始病例;④快速寻找病例并分析:发病率是否增高、病例严重性、可疑的诊疗操作、其他医院/社区有无暴发。发病率可与本底水平、1个月或1年前同期比较。

(二) 定义病例

病例定义应包括时间、地点、特殊生物学和(或)临床标准;诊断和排除病例标准;阐明最佳标本采集方法,并选择性地保留标本。分级定义常有助于暴发处理,如确定病例、可能病例或可疑病例。尽可能利用相关信息,发现先证病例。

病例定义随调查的深入、新信息的出现或诊断水平的提高而进行相应调整。

(三) 收集资料和标本

制订查找病例的资料收集表格,内容包括:①人口统计学特征,即基本信息:年龄、性别、入院原因/主要诊断、入院日期、各种手术日期、抗微生物药物使用情况等;②临床资料:症状和体征、与暴发相关临床特征的频率和持续时间、治疗、器械的使用等;③其他相关资料。

表格设计应简单、明了,便于使用。调查者应尽可能到现场收集病例、设备详细资料,现场观察医务人员诊疗操作。若根据病历、微生学报告、药房报告和感染病房记录等资料完成表格时,应确定资料的

有效性。

由于感染性疾病临床诊断需经微生物学确诊,因此,应尽可能采集标本,至少遵循病例定义中最佳诊断标本采集方法,用于病原学诊断或保留标本,以便有新的实验诊断方法出现时使用。

(四) 描述暴发

描述性分析的目的是分析初步调查结果,推测感染来源和感染途径,提出控制措施的初步建议。

描述性分析步骤:①根据调查资料,描述人群、地点和时间,以及性别、年龄、入院日期、从其他病房转入等病例特征;②按时间、患者、地点列表并绘制流行图。按发病时间绘制的流行曲线,可提示同源感染(如共同来源)、连续传播(如人-人传播)或间歇传播(病原体在一段时间内自同一感染源播散);③计算罹患率,即危险人群中感染病例数/危险人群总数。也可根据性别、年龄、地点或特殊暴露(如机械通气、插管、手术、职业暴露)等相关特征,分层计算罹患率。

(五) 检验推测

采用统计学方法检验上述描述性分析获得的暴发危险因素推测及假设。

最常用的统计学方法是病例对照研究。根据病例定义选择病例组、对照组,比较两组危险因素发生率,或通过比值比(或队列研究的相关危险性)和95%的可信度计算暴露和疾病的关系。查阅近期文献有助于发现怀疑或已知病原体感染的可能途径。在解释结果时,应考虑概率、混杂因素和偏倚的影响。

(六) 采取措施

通过初步分析结果,咨询感染控制人员、流行病学家、医师、微生物学家、护士等相关专家,确定控制措施并实施,以阻断传播链,控制本次暴发及预防类似暴发。

暴发的紧急控制措施因病原体和传播途径而异,如怀疑交叉感染(人-人传播)时,根据病原体确定隔离和屏障预防;怀疑经手传播时,加强手卫生、采取分组护理;怀疑经空气传播时,适当通风、隔离患者;怀疑发生水源传播时,检查水供应系统和所有容器,使用一次性器械;怀疑经食物传播时,处理可疑食物。

在暴发识别、调查、分析、控制的整个过程中,以下事项值得关注:①调查者应到现场,开展现场调查;②发现暴露与疾病之间的关联性,而非因果关系;③并非每例患者都能发现危险因素;④流行病学

资料比微生物学资料更重要;⑤调查过程中,随时调整控制措施,以减少新发感染病例;⑥重视交流,及时向医院管理者、卫生行政部门报告最新信息,在某些情况下,在调查小组、管理者和卫生行政部门取得一致意见后,可向媒体发布信息;⑦推测、假设经流行病学(如病例-对照研究)、病原学(如分型研究)证明,控制措施评估有效后,书写并完成调查报告。

（孙自镛）

第三十七章
医院感染病原学诊断

病原学诊断是医院感染诊断、治疗、预防和控制的基础,是合理使用抗菌药物、遏制细菌耐药性增长的重要技术支持。临床微生物实验室是医院感染控制重要的组成部分,其职责是病原体诊断、暴发调查和监测、了解发病机制,为医院感染控制、治疗、预防提供依据。

第一节　筛查和监测

病原体携带者筛查、职业暴露后监测、医疗用品监测以及必要的环境监测有助于遏制病原体传播、预防和控制医院感染发生。

一、筛查

(一) MRSA

MRSA 筛查结果可以为接触预防感染控制措施提供依据,降低 MRSA 医院感染率,避免患者严重感染。

目前,对筛查对象尚无一致意见。大多数医疗机构对高危病区(如 ICU)患者进行筛查,有些医疗机构则在全院开展主动筛查。至少应在患者转院、转病房前进行风险评估。可能发生严重 MRSA 感染患者或 MRSA 感染率高的病房/医疗机构患者为高风险人群。当病房采取了有效的控制措施而 MRSA 持续传播,或流行病学调查需要等特殊情况时,应对医务人员进行筛查。

高风险病房包括重症监护病房、新生儿重症监护病房、烧伤、移植、心胸外科、矫形外科、创伤外科、血管外科、肾病科。

应考虑对有既往 MRSA 定植或感染史、其他医疗机构或特殊场所到访史、有伤口或溃疡、假体或植入物者进行筛查。急诊患者 MRSA 定植的危险因素包括:过去 60 个月内住过重症监护病房或接受外科治疗、过去 24 个月内曾住院、过去 18 个月内住过长期看护机构或康复机构、过去 12 个月内使用过抗菌药物、院内转科、留置导尿管、存在皮肤损伤、既往有 MRSA 定植史、因慢性疾病或卧床而活动严重受限者、终末期疾病患者、男性患者。

标本采集:最常见的标本来自鼻前庭,其他包括伤口、腋窝、腹股沟。增加不同部位的送检标本有助于提高阳性率,但是否能减少 MRSA 传播尚不明了。

送检频率:常在入院时筛查,有时每周复查。出院时主动筛查有助于了解患者住院期间是否被感染。

检测方法包括传统检测技术、聚合酶链反应技术。传统培养技术成本低,许多实验室常规开展,但耗时长,若未提前采取接触隔离措施,当获得阳性报告时可能已发生传播。聚合酶链反应技术结果报告快速,但成本高、技术复杂。

常用传统检测技术有:①标准培养方法:标本常规分离、鉴定,用头孢西丁纸片(30μg/片)进行药敏试验判定 MRSA。该方法准确可靠,但烦琐、耗时(需要 48~72 小时)。②选择性显色培养方法:培养基含抑菌物质和以细菌代谢产物为底物的显色剂,集培养、分离、鉴定于一体,操作简便。样本接种后,35℃培养 24~48 小时判断结果。此方法敏感性高、特异性好,可检测异质性耐药的 MRSA 菌株。③乳胶凝集检测法:采用包被 MRSA 特异性的 *mecA* 基因编码的青霉素结合蛋白(PBP2a)单克隆抗体的乳胶颗粒,在分离金黄色葡萄球菌后 15 分钟获得结果。因需获得单个菌落,采样后至少过夜培养才能取得结果。④分子生物学方法:样本直接 PCR 或

RT-PCR检测可在 2 小时内报告结果。目前已有操作简单、结果准确的商品化试剂盒,可以直接检测鼻拭子、呼吸道等标本,2 小时内获得结果,敏感性、特异性分别为 95%、98%。

（二）VRE

VRE 筛查目的是尽可能识别定植患者,以便采取感染控制措施,减少 VRE 传播、降低 VRE 感染患者的数量。筛查对象和时间因医疗卫生机构而异,有些医院筛查所有新入院患者,有些医院筛查 VRE 定植高风险患者（如重症监护患者、肿瘤患者、外科患者）。

VRE 常定植于患者胃肠道,偶尔定植于尿道。VRE 感染患者和定植患者粪便中 VRE 的菌落计数相似。筛查 VRE 定植患者可提供潜在感染源的信息。如果医疗机构仅以感染患者临床标本培养结果计算感染率,将低估该医疗机构 VRE 的真实负担,忽略 VRE 潜在的传播性。

VRE 筛查方法有多种。直肠/肛门拭子或粪便标本直接接种含 6μg/ml 万古霉素的胆汁七叶苷叠氮琼脂,挑选黑色菌落鉴定到种,并用 MIC 法确定万古霉素耐药后,报告 VRE。

纯培养获得的肠球菌菌悬液接种于含 6μg/ml 万古霉素脑心浸液琼脂平板。CLSI 推荐检测万古霉素 MIC 并通过动力试验、产色素试验区别获得性耐药（*vanA* 和 *vanB*）和携带 *vanC* 基因的固有耐药菌种。

（三）B 群链球菌

筛查并治疗 B 群链球菌（group B Streptococcus, GBS）携带者可大大降低婴儿经产道感染 GBS,进而减少新生儿死亡率,预防孕妇羊膜炎和子宫内膜炎。筛查对象为除有 GBS 菌血症或 GBS 疾病新生儿生产史孕妇外,所有孕期为 35～37 周的孕妇。

标本采集与运送:孕龄 35～37 周女性自行或由医务人员以棉签采集阴道口和直肠（通过直肠括约肌）标本,不推荐采集宫颈部标本,不应使用窥阴镜。用一个或两个拭子采集阴道和直肠标本后放入同一个非营养的运送培养基。运送培养基含庆大霉素（8μg/ml）和萘啶酸（15μg/ml）或黏菌素（10μg/ml）和萘啶酸（15μg/ml）,在室温或冰箱中可保持 GBS 活性 4 天以上。青霉素过敏的孕妇应在申请单上注明。

培养和鉴定:选择性肉汤培养基在 35～37℃空气或 5% CO_2 环境中温育 18～24 小时,转种于羊血平板,培养 18～24 小时。若不能识别 GBS,继续温育至 48 小时,鉴定可疑菌落。青霉素过敏患者检测

克林霉素和红霉素敏感性。

围生期 GBS 疾病的抗菌药物预防指征:①生产过 GBS 疾病患儿;②本次孕期内有 GBS 菌尿症;③本次妊娠 GBS 检查阳性（除非羊膜未破裂时行剖宫产）;④GBS 检查结果未知;⑤妊娠低于 37 周,胎膜破裂超过 18 小时;⑥围生期体温高于 38℃。以下情况不使用抗菌药物预防:①上次怀孕时 GBS 检查阳性（除非本次妊娠 GBS 检查阳性）;②羊膜未破裂时行剖宫产;③本次妊娠阴道和直肠 GBS 筛查阴性。[4-6]

二、职业暴露后监测

职业暴露锐器伤后,可能感染血源传播性病原体,推荐血清学检查方案为:

血源患者 HIV 阳性时,暴露后 0、6 周、12 周、6 个月分别检测暴露者 HIV 抗体,阳性结果最好以蛋白印迹法（western blot）确证。

血源患者 HBsAg 阳性时,若暴露者曾接种乙肝疫苗且不确定是否产生免疫应答时,立即检测暴露者血液 HBsAb。

血源患者 HCV 抗体阳性时,立即检测暴露者血液 HCV 抗体、ALT,暴露后 6 周可检测 HCV RNA、6 个月可检测 HCV 抗体、4～6 个月检测 ALT。

血源患者感染状况不确定时,暴露后立即检测暴露者 HIV 抗体、HBsAb（暴露者曾接种乙肝疫苗且不确定是否产生免疫应答）、HCV 抗体、ALT,暴露后 6 周、12 周分别检测 HIV 抗体。

三、医疗用品及环境监测

医疗机构除监测医院感染病例外,还应常规监测消毒灭菌效果、医院配制产品、"开放"系统中准备的血液成分、血液透析液。

对于物体表面、空气和水等环境以及医务人员标本,因无标准化操作规范,结果难以解释,极少提供有价值的信息,无需常规监测。只有当流行病学调查提示医务人员或环境与医院感染传播有关时,才进行患者或医务人员标本以及相关物品、使用中消毒剂和灭菌器、呼吸机等诊疗设备、腹膜透析液、空气等样品培养。必要时,咨询具有暴发调查经验的专业人员,经确认后,采集与病例具有流行病学联系的医务人员标本。

第二节　病原体检测

病原学诊断对制定医院感染控制和预防措施，了解病程、有效治疗具有重要作用。

一、病原微生物学检测

医院感染是在医疗机构内获得的感染，几乎包括细菌、病毒、真菌等所有病原体，尽可能获得病原学诊断，是医院感染控制的基础。与其他感染性疾病相比，医院感染微生物学检测方法并无特别之处，包括肉眼观察、显微镜检查、分离培养技术、血清免疫学检测、分子生物学技术等。值得注意的是，微生物学检测技术的改善、新技术新方法的运用，将提高医院感染病例监测的敏感性。

近年出现的分子生物学、免疫学快速诊断试验可以快速检测呼吸道合胞病毒、艰难梭菌、结核分枝杆菌以及重要的耐药菌，如乳胶凝集试验筛查 PBP2a 或 mecA 基因从而诊断 MRSA，这些快速、准确的检测技术对感染控制具有重要意义。阳性结果有助于尽早采取控制措施及暴发调查。然而，快速诊断试验可能因质量控制、方法学局限性，导致错误结果，存在假阴性或假阳性、假暴发的缺点。应在临床应用前进行方法学评估。

许多医院感染病原体是机体正常菌群以及存在于环境中的细菌，标本采集、运送过程不规范，导致假阳性、假阴性结果，影响医院感染率，因此，应制定原始样品采集手册、评估标本质量、执行不合格标本拒收制度，减少错误的微生物学检测报告。医院感染病例标本中的微生物应鉴定到种，不常见或难以鉴定的病原体应送至有能力的实验室鉴定，以便为识别医院感染暴发提供线索。

随着抗菌药物的研发和使用，耐药率逐渐上升、新耐药菌及耐药机制不断出现，多重耐药细菌常引起医院感染，甚至导致暴发流行，因此，需要根据新的技术规范，及时更新检测方法、建立新耐药菌及新耐药机制的快速检测技术和预警体系，及时发现、早期诊断多重耐药菌感染/定植患者。

二、病原流行病学检测

病原流行病学检测可以了解菌株的遗传相关

性，描述流行克隆的传播方式，验证宿主、传染源、传播途径之间关系的假设，证明感染控制措施的有效性。良好的病原体分型技术应具有分辨率高、重复性好、分型能力强的特点，方法学包括表型分型、生物分型、特异性分型。

常规微生物学实验室能开展表型分型及简单的生物分型。表型分型是通过分析抗菌药物敏感性试验结果，初步判断菌株间的差异。抗菌谱表型分析因简单、快速，成为目前使用最多的分型技术，其缺点为分辨率低，不同菌株在抗菌药物选择性压力下可能经过进化和基因转换出现相同耐药表型，而相同菌株可能因获得或丢失耐药质粒，耐药谱不相同。生物分型是利用微生物的生长、代谢特性，将微生物鉴定到亚群，是鉴别微生物属和种快速、可靠的诊断方法，可用于临床各种微生物分型。

特异的分型技术通过检测病原体特异抗原结构、遗传物质及特异性噬菌体等原理进行分型，由于花费时间及成本，或技术复杂，多由有能力的实验室完成。常用的特异分型技术包括特异性抗血清反应、噬菌体分型、细菌素分型、分子分型。

分子分型技术具有广泛鉴定基因型间差异的能力，并且有很好的再现性。分型的再现性对于建立已知物种资料库极其重要。常用方法包括脉冲场凝胶电泳、质粒指纹图谱、限制性片段长度多态性、核糖体分型、随机扩增多态性 DNA、扩增片段长度多态性、多位点序列分型和全基因组测序等。

1. 脉冲场凝胶电泳（pulsed-field gel eletrophoresis，PFGE）　PFGE 是将细菌基因组酶切后得到的片段大小不同的 DNA 在电场不断变化的琼脂糖凝胶中电泳，使不同大小 DNA 分离，成像后根据 DNA 片段数量、大小及相对位置区分不同基因型。该方法重复性好、稳定性好、分型率高、分辨率高、通用性强，缺点是操作较复杂、耗时且需要特殊仪器。PFGE 是细菌基因分型的金标准，是监测暴发疫情及医院感染的重要调查方法。

2. 质粒指纹图谱（plasmid profiling）　质粒指纹图谱是根据细菌所携带质粒的数量和大小进行分型。该法通用性强、成本低，操作简单、快速，不需要特殊仪器，广泛用于社区获得性感染和医院感染的流行病学调查。缺点是重复性、稳定性差，分辨率低。

3. 限制性片段长度多态性(restriction fragment length polymorphism,RFLP)　RFLP 是用限制性内切酶对细菌染色体 DNA 上的特殊位点进行酶切,产生数百条大小不等的 DNA 片段,这些 DNA 片段通过琼脂糖凝胶电泳分离,根据分离后 DNA 条带的大小和位置进行分型。RFLP 操作简单、重复性好,缺点是分型率低、分辨能力差、数据较难分析。该方法使用范围有限,主要用于白念珠菌等病原菌的分子分型。

4. 核糖体分型(ribotyping)　属于探针分型。核糖体核糖核酸(rRNA)基因是细菌进化过程中最保守的基因,在细菌染色体上可存在多个拷贝。以 rRNA 的基因片段为探针可检出含 rRNA 的 DNA 片段。染色体 DNA 经限制酶切消化、琼脂糖凝胶电泳分离后,与细菌 rRNA 探针杂交,根据杂交条带数目和大小鉴别菌株。该方法重复性好、分型率高,主要用于医院感染的溯源调查。缺点是分辨能力较弱、操作复杂、耗时。

5. 随机扩增多态性 DNA(random amplified polymorphic DNA,RAPD)　RAPD 是用随机合成的 DNA 引物对基因组 DNA 进行 PCR 扩增,根据产生可反映基因型的特征性片段进行分型。优点是操作简单、通用性强、分辨率高。缺点是重复性、稳定性差,数据分析复杂。该方法主要用于小规模暴发疫情的监测和医院感染调查。

6. 扩增片段长度多态性(amplified fragment length polymorphism,AFLP)　AFLP 是对基因组 DNA 进行酶切,形成分子量不同的随机限制片段,再进行 PCR 扩增,根据扩增片段长度的多态性进行分型。AFLP 重复性、稳定性、通用性好,分型率高,分辨能力非常强。缺点是操作较复杂、耗时。该方法主要用于局部暴发疫情的监测。

7. 多位点序列分型(multilocus sequence typing,MLST)　MLST 是对菌株的多个管家基因进行测序,再提交到网络数据库中获得等位基因编号,这些编号排列组合后得到菌株最终的序列型(sequence type,ST)。MLST 重复性、稳定性好,分辨能力较强。缺点是不同菌种之间通用性差。该方法主要用于病原体系统进化分析和某些病原菌如脑膜炎奈瑟菌、金黄色葡萄球菌、肺炎链球菌和弯曲菌的分子流行病学调查。

8. 全基因组测序(whole genome sequencing,WGS)　WGS 是用速度快、通量高的测序方法对菌株全基因组 DNA 进行测序比对分型。WGS 重复性、稳定性较好,分辨率高,通用能力强。缺点是操作极为复杂、耗时,成本高昂。该方法主要用于病毒性暴发疫情的调查、病毒性感染的溯源和病原体系统进化分析。[7,8]

(孙自镛)

参 考 文 献

1. Report on the Burden of Endemic Health Care-Associated Infection Worldwide. Geneva. WHO,2011
2. Jane D. Siegel, Emily Rhinehart, Marguerite Jackson, et al. Management of Multidrug-Resistant Organisms in Healthcare Settings,CDC,2006
3. Prevention of Hospital-acquired Infections：A Practical Guide. 2nd ed. WHO/CDC/CSR/EPH,2002
4. Screening Programmes for Hospital Acquired Infections.European Diagnostic Manufactures Association,2007
5. Jean B. Patel, Franklin R. Cockerill Ⅲ, Jeff Alder, et al.Performance Standards for Antimicrobial Susceptibility Testing；Twenty-Fouth Informational Supplement. CLSI,M100-S24
6. Jennifer R. Verani, Lesley McGee, Stephanie J. Schrag, et al. Prevention of Perinatal Group B Streptococcal Disease：Revised Guidelines from CDC. MMWR,2010,59(RR10)：1-32
7. James Versalovic,Karen Carroll,Guido Funke,et al. Manual of clinical microbiology. 10th ed. ASM Press,2011
8. Geo Brooks, Janet Butel, Stephen Morse. Jawetz, Melnick, & Adelberg' medical microbiology. 26th ed. McGraw-Hill Medical Press,2012

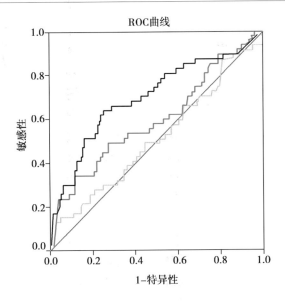

图 13-4-3　PCT、CRP 和 WBC 的细菌感染/脓毒症
的鉴别诊断 ROC 曲线

■ 为降钙素原，■ 为 CRP 水平，■ 为白细胞水平

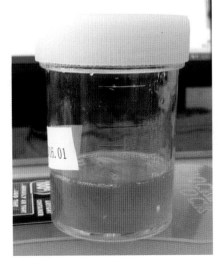

图 21-2-1　关节液标本盛放容器

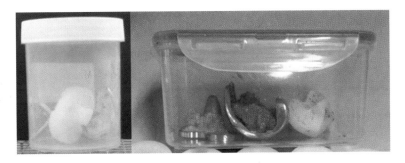

图 21-2-2　实验室常用假体标本盛放容器

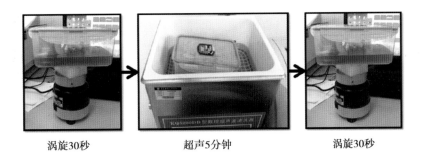

涡旋30秒　　　　　　超声5分钟　　　　　　涡旋30秒

图 21-2-3　假体关节超声处理图

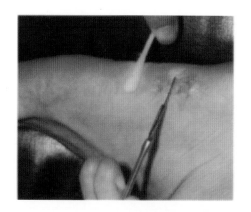

图 24-4-1　刮取皮屑

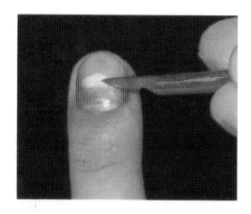

图 24-4-2　刮取甲屑

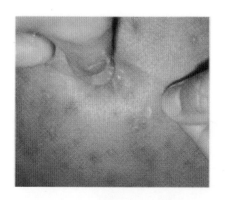

图 24-4-3　透明胶带拭取标本

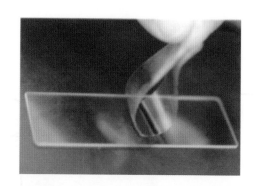

图 24-4-4　透明胶带压片（载片上有酚棉兰）

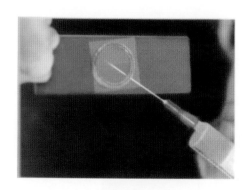

图 24-4-6　小培养（又叫玻片法）

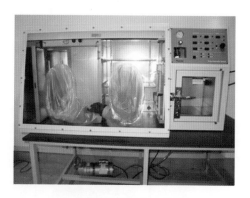

图 26-10-1　厌氧菌培养箱

恶性疟

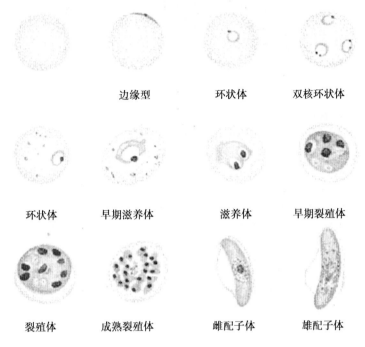

图 29-1-2　恶性疟

间日疟

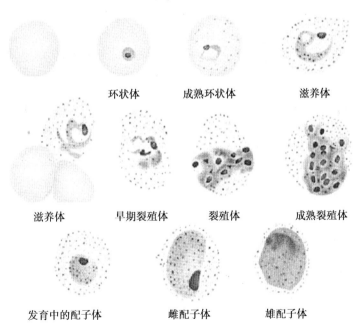

图 29-1-3　间日疟

三日疟

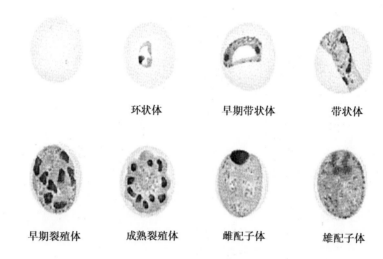

环状体 早期带状体 带状体

早期裂殖体 成熟裂殖体 雌配子体 雄配子体

图 29-1-4　三日疟

卵形疟

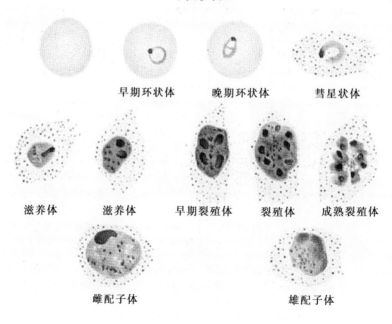

早期环状体 晚期环状体 彗星状体

滋养体 滋养体 早期裂殖体 裂殖体 成熟裂殖体

雌配子体 雄配子体

图 29-1-5　卵形疟

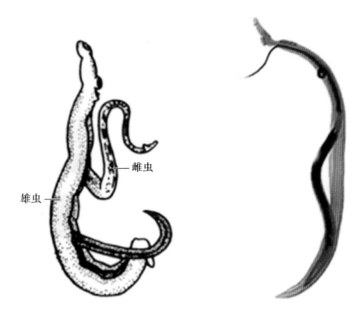

图 29-2-1　雌雄合抱

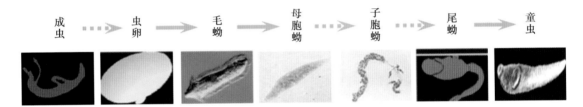

图 29-2-2　繁殖过程

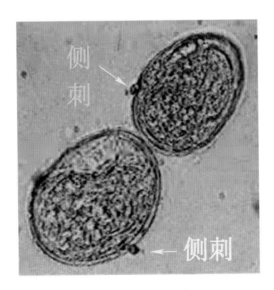

图 29-2-3　血吸虫卵

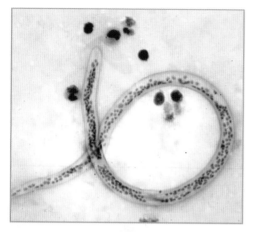

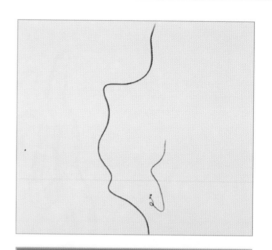

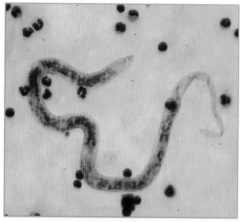

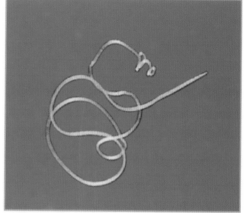

图 29-3-1　微丝蚴

图 29-3-2　成虫

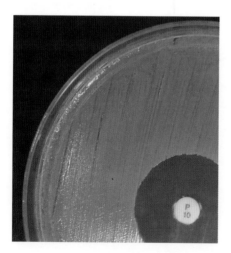

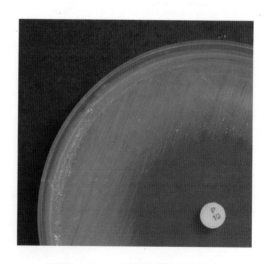

图 32-1-1　β-内酰胺酶检测青霉素抑
菌圈边缘试验阳性

图 32-1-2　β-内酰胺酶检测青霉素
抑菌圈边缘试验阴性

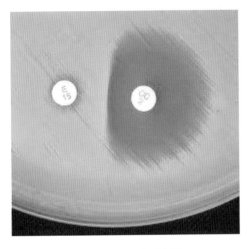

图 32-1-4　D 试验阳性

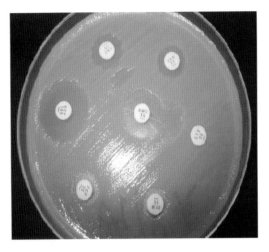

图 32-1-5　ESBLs 协同试验阳性

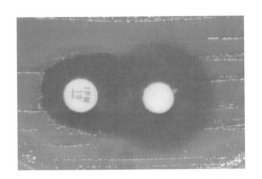

图 32-1-6　EDTA 协同试验阳性结果
注:左侧药物;亚胺培南;右侧药物;EDTA

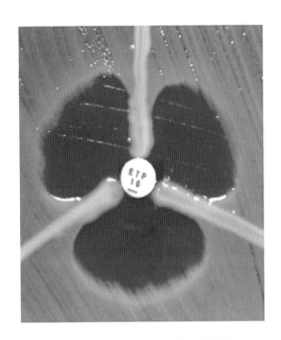

图 32-1-7　改良 Hodge 试验阳性结果